Manual de Medicina
de Emergência

Consulta Prática

Manual de Medicina de Emergência

Consulta Prática

Editores

Hélio Penna Guimarães
Guilherme Benfatti Olivato
Fernanda Ariane Mendes Costa
Luiz Alexandre Alegretti Borges
Frederico Carlos de Sousa Arnaud

IPATRE Formação que faz a diferença

ABRAMEDE Associação Brasileira de Medicina de Emergência

NEU Núcleo de Educação em Urgências

90 anos 1928•2018 Atheneu nossa missão é construir o futuro

EDITORA ATHENEU

	São Paulo:	*Rua Jesuíno Pascoal, 30* *Tel.: (11) 2858-8750* *Fax: (11) 2858-8766* *E-mail: atheneu@atheneu.com.br*
	Rio de Janeiro:	*Rua Bambina, 74* *Tel.: (21)3094-1295* *Fax: (21)3094-1284* *E-mail: atheneu@atheneu.com.br*
	Belo Horizonte:	*Rua Domingos Vieira, 319 — conj. 1.104*

CAPA: Equipe Atheneu

PRODUÇÃO EDITORIAL: MKX Editorial

CIP - BRASIL. CATALOGAÇÃO NA PUBLICAÇÃO
SINDICATO NACIONAL DOS EDITORES DE LIVROS, RJ

M251

Manual de medicina de emergência : consulta prática / Hélio Penna Guimarães ... [et al.]. - 1. ed. - Rio de Janeiro : Atheneu, 2018.
il.

Inclui bibliografia
ISBN 978-85-388-0910-4

1. Medicina de emergência. I. Guimarães, Hélio Penna.

18-51629 CDD: 616.025
CDU: 616-083.98

Vanessa Mafra Xavier Salgado – Bibliotecária – CRB-7/6644
06/08/2018 08/08/2018

GUIMARÃES, H.P.; OLIVATTO, G.B.; COSTA, F.A.M.; BORGES, L.A.A.; ARNAUD, F.C.S.

Manual de Medicina de Emergência – Consulta Prática

São Paulo, Rio de Janeiro, Belo Horizonte, 2018.

Editores

Hélio Penna Guimarães

Médico Especialista em Clínica Médica, Medicina Intensiva e Cardiologia. Mestre em Direção Clíncia e Gestão pela Universidade Carlos III, de Madri. Doutor em Ciências pela Universidade de São Paulo (USP). MBA em Gestão de Serviços de Saúde pela Fundação Getulio Vargas (FGV). Primeiro Secretário da Associação Brasileira de Medicina de Emergência (ABRAMEDE) (2018-2019). Professor Afiliado do Departatmento de Medicina da Escola Paulista de Medicina da Universidade Federal de São Paulo (EPM/Unifesp). Médico Coordenador da Unidade de Terapia Intensiva (UTI) de Clínica Médica da EPM/Unifesp. Diretor Científico do Instituto Paulista de Treinamento e Ensino (IPATRE). Coordenador Médico do Instituto de Ensino do Hospital do Coração (IE-HCor). Membro das Câmaras Técnicas de Medicina de Emergência do Conselho Regional de Medicina do Estado de São Paulo (CREMESP) e Conselho Federal de Medicina (CFM). Professor Titular de Medicina de Emergência do Centro Universitário São Camilo (CUSC). *Fellow* do American College of Physicians (FACP) e American Heart Association (AHA).

Guilherme Benfatti Olivato

Médico Especialista em Clínica Médica. Médico Assistente da Unidade de Terapia Intensiva (UTI) de Clínica Médica da Escola Paulista de Medicina da Universidade Federal de São Paulo (EPM/Unifesp). Instrutor do Centro de Ensino, Treinamento e Simulação do Hospital do Coração (CETES-HCor).

Fernanda Ariane Mendes Costa

Instrutor Faculty da American Heart Association pelo Instituto de Ensino do Hospital do Coração (IE-HCor).

Luiz Alexandre Alegretti Borges

Vice-Presidente da Associação Brasileira de Medicina de Emergência (ABRAMEDE). Ex-Presidente da ABRAMEDE. Presidente da Associação de Medicina Intensiva Brasileira (AMIB) nos períodos 1991-1993 e 1993-1995. Coordenador da Câmara Técnica de Medicina de Emergência do Conselho Regional de Medicina do Estado do Rio Grande do Sul (CREMERS). Membro da Câmara Técnica de Medicina de Emergência do Conselho Federal de Medicina (CFM). Coordenador da Comissão de Residência Médica (COREME) do Hospital de Pronto-Socorro de Porto Alegre (HPS). Médico Intensivista das Unidades de Terapia Intensiva (UTI) do HPS e do Hospital Nossa Senhora da Conceição de Porto Alegre. Título de Especialista em Medicina Intensiva pela Associação de Medicina Intensiva Brasileira (AMIB). Título de Especialista em Medicina de Emergência pela ABRAMEDE.

Frederico Carlos de Sousa Arnaud

Médico Especialista em Medicina de Emergência e Anestesiologia. Presidente da Associação Brasileira de Medicina de Emergência (ABRAMEDE) (2018-2019). Coordenador da Unidade de Emergência do Hospital Dr. Carlos Alberto Studart Gomes – Hospital de Messejana. Coordenador da Residência em Medicina de Emergência da Secretaria da Saúde do Estado do Ceará. Professor de Medicina de Emergência Universidade de Fortaleza (UNIFOR). Pós-graduado em Neurointensivismo pelo Hospital Sírio-Libanês (HSL).

Colaboradores

Abel de Barros Araújo Filho

Médico Assistente da Divisão de Emergências Clínicas do Departamento de Clínica Médica da Faculdade de Medicina de Ribeirão Preto da Universidade de São Paulo (FMRP-USP).

Adriana Bottoni

Especialista em Medicina Intensiva e em Nutrologia, área de atuação em Nutrição Parenteral e Enteral e em Administração em Saúde. MBA em Economia e Gestão em Saúde pela Universidade Federal de São Paulo (Unifesp). Doutoranda em Bioética pelo Centro Universitário São Camilo (CUSC). Diretora da Funzionali.

Adriana Valente Fadel

Médica da Disciplina de Hematologia no Departamento de Clínica Médica da Faculdade Medicina de Botucatu (UNESP).

Adriano A. M. Truffa

Médico Especialista em Clínica Médica e Cardiologia. Doutor em Cardiologia pela Universidade Federal de São Paulo (Unifesp). Pós-Graduação em Pesquisa Clínica na Duke University, NC, EUA. *Fellowship* em Cardiologia pela Duke University, NC, EUA. Médico Plantonista da Unidade de Terapia Intensiva da Disciplina de Clínica Médica da Unifesp.

Afonso José Celente Soares

Professor, Doutor e Especialista em Medicina Intensiva pela Associação de Medicina Intensiva Brasileira (AMIB).

Alberto Starzewski Junior

Médico Intervencionista e Coordenador Operacional Médico do Serviço de Atendimento Móvel de Urgência (SAMU) de São Paulo. Professor das Disciplinas de Otorrinolaringologia, de Medicina Pré-Hospitalar e Desastres e de Urgências e Emergências na Faculdade de Medicina da Universidade Anhembi Morumbi (Laureate International Universities).

Alexandre Naime Barbosa

Professor Doutor de Infectologia pela Faculdade de Medicina da Universidade Estadual de São Paulo (UNESP). Diretor Clínico e Infectologista no Serviço de Ambulatórios Especializados (SAE) de Infectologia "Domingos Alves Meira". Infectologista no Hospital das Clínicas da UNESP.

Álvaro Réa Neto

Professor Adjunto de Medicina do Departamento de Clínica Médica da Universidade Federal do Paraná (UFPR). Diretor do Centro de Estudos e Pesquisas em Emergências e Terapia Intensiva (CEPETI) em Curitiba–PR.

Ana Luiza Mezzaroba

Médica Especialista em Medicina Intensiva, Mestranda em Ciências da Saúde da Universidade Estadual de Londrina (UEL).

Ana Paula Freitas

Medica especializada em Medicina de Emergência, Medicina Interna e Medicina Intensiva. Coordenadora da Residência de Medicina de Emergência do Hospital de Pronto-Socorro (HPS) de Porto Alegre.

André Feldman

Médico Especialista em Cardiologia, Clínica Médica e Terapia Intensiva. Diretor-instrutor de Advanced Cardiovascular Life Support (ACLS) pela American Heart Association (AHA) no Instituto Dante Pazzanese de Cardiologia. Coordenador de Cardiologia AME Jd. Prados. Professor de Cardiologia na Universidade de Santo Amaro – Unisa. Médico da UTI do Instituto Dante Pazzanese de Cardiologia (IDPC).

André Pinheiro Weber

Médico Residente em Medicina de Emergência no Hospital de Pronto-Socorro (HPS) de Porto Alegre. Graduação em Medicina pela Universidade Federal de Pelotas (UFPel).

Andrea Bottoni

Mestre em Nutrição pela Universidade Federal de São Paulo (Unifesp). Doutor em Ciências pela Unifesp. MBA Executivo em Gestão de Saúde pelo Insper. MBA em Gestão Universitária pelo Centro Universitário São Camilo (CUSC). Docente da Universidade de Mogi das Cruzes (UMC). Diretor da Funzionali.

Andréia Kist Fernandes

Mestre em Ciências Pneumológicas pela Faculdade de Medicina da Universidade Federal do Rio Grande do Sul (UFRGS). Residência em Medicina de Emergência pelo Hospital de Pronto-Socorro (HPS) de Porto Alegre. Médica contratada do Serviço de Emergência do Hospital de Clínicas de Porto Alegre (HCPA) e do HPS de Porto Alegre.

Anne Grazielle Lima Bindá

Médica Especialista em Clínica Médica pelo Hospital Heliópolis e pela Escola Paulista de Medicina da Universidade Federal de São Paulo (EPM/Unifesp).

Anthony J. Tomassoni

Professor-Assistente de Medicina de Emergência do Department of Emergency Medicine, Yale University School of Medicine & Medical Director, Yale New Haven Center for Emergency Preparedness and Disaster Response, Yale New Haven Health System em New Haven – CT (EUA).

Antonio Carlos Lima Pompeo

Professor Titular da Disciplina de Urologia da Faculdade de Medicina do ABC (FMABC). Responsável pela Equipe Pompeo de Urologia no Hospital do Coração (HCor-SP).

Antonio Carlos Mugayar Bianco

Diretor do Serviço Médico Hospitalar do Instituto Dante Pazzanese de Cardiologia (IDPC). Chefe da Seção Médica de Pós-Operatório em Adultos do IDPC. Doutor em Ciências Médicas, área de concentração em Cardiologia, pelo Instituto do Coração da Faculdade de Medicina da Universidade de São Paulo (InCor-FMUSP). Especialista em Medicina Intensiva pela Associação de Medicina Intensiva Brasileira (AMIB).

Antonio Carlos Seguro

Professor da Disciplina de Nefrologia na Faculdade de Medicina da Universidade de São Paulo (FMUSP). Ex-Chefe da UTI do Instituto de Infectologia Emílio Ribas (IIER-SP).

Antonio Corrêa Lopes Neto

Professor Afiliado da Disciplina de Urologia da Faculdade de Medicina do ABC (FMABC). Membro da Equipe Pompeo de Urologia e Gestor de Urologia no Hospital do Coração (HCor-SP).

Antônio Pazin Filho

Docente da Divisão de Emergências Clínicas do Departamento de Clínica Médica da Faculdade de Medicina de Ribeirão Preto da Universidade de São Paulo (FMRP-USP).

Ariane Coester

Médica Emergencista. Professora da Residência de Medicina de Emergência do Hospital de Pronto-Socorro (HPS) de Porto Alegre. Mestre em Epidemiologia.

Benedito Barraviera

Professor Titular de Infectologia pela Faculdade de Medicina da Universidade Estadual de São Paulo (Unesp). Fundador, Ex-Diretor e Pesquisador do Centro de Estudos de Venenos e Animais Peçonhentos (CEVAP) da Unesp. Editor-Chefe do *The Journal of Venomous Animals and Toxins including Tropical Diseases*. Coordenador do Grupo de Pesquisa em Toxinologia pela Unesp e Conselho Nacional de Desenvolvimento Científico e Tecnológico (CNPq).

Bruno Freire Martins

Residência em Clínica Médica pela Irmandade da Santa Casa de Misericórdia de São Paulo (ISCMSP). Residente de Clínica Médica, Ano Opcional, na Universidade Federal de São Paulo (Unifesp).

Bruno Ribeiro de Almeida

Especialista em Clínica Médica, Nefrologia e Medicina Intensiva. *Fellowship in Critical Care Medicine* no Hospital Erasme, Université Libre de Bruxelles, Bélgica. Coordenador da Unidade de Terapia Intensiva (UTI) do Hospital Getúlio Vargas. Preceptor da Residência Médica em Medicina Intensiva da Universidade Estadual do Piauí (UESPI) e Nefrologista do Hospital de Urgência de Teresina (HUT).

Caio Augusto Dantas Pereira

Médico Residente de Oncologia Clínica do Hospital do Câncer de Barretos.

Caio Vinícius Suartz

Médico Plantonista do Hospital Militar de Área de São Paulo.

Camila Toscan

Médica Especialista em Medicina Intensiva.

Carlos Darwin Gomes da Silveira

Especialista em Medicina Intensiva pela Associação de Medicina Intensiva Brasileira (AMIB). Especialista em Cardiologia. Professor do Curso de Medicina da Escola Superior de Ciências da Saúde (ESCS). Intensivista do Hospital Santa Luzia Rede D'Or São Luiz – DF.

Carlos Henrique Miranda

Docente da Divisão de Emergências Clínicas do Departamento de Clínica Médica da Faculdade de Medicina de Ribeirão Preto da Universidade de São Paulo (FMRP-USP).

Carlos Thiene Cunha Pachón

Especialista em Cardiologia e Eletrofisiologia. Médico Assistente do Setor de Arritmias e Marca-Passos do Hospital do Coração (HCor). Médico Assistente do Setor de Arritmias do Hospital Professor Edmundo Vasconcelos de São Paulo.

Carolina da Silva Rodrigues

Residente de Terapia Intensiva do Hospital Israelita Albert Einstein (HIAE).

Carolina Sgarbi

Médica pela Pontifícia Universidade Católica de São Paulo (PUC-SP). Especialista em Dermatologia pela Sociedade Brasileira de Dermatologia (SBD).

Ceila Maria Sant'Ana Malaque

Especialista em Infectologia. Mestrado em Doenças Infecciosas e Parasitárias pela Faculdade de Medicina da Universidade de São Paulo (FMUSP). Doutorado pelo Programa de Fisiopatologia Experimental da FMUSP. Médica do Hospital Vital Brazil do Instituto Butantan. Médica na Unidade de Terapia Intensiva do Instituto de Infectologia Emílio Ribas (IIER).

Célia Mantovani

Doutora em Ciências Médicas pela Faculdade de Medicina de Ribeirão Preto da Universidade de São Paulo (FMRP-USP). *Clinical Assistant Professor* da University of New England College of Osteopathic Medicine, Maine (EUA).

Cintia Magalhães Carvalho Grion

Médica Especialista em Medicina Intensiva. Professora Adjunta de Medicina Intensiva da Universidade Estadual de Londrina (UEL).

Cláudia Freire Cardoso

Pós-Graduada em Nutrologia pelo Instituto de Estudos e Pesquisas de Gastroenterologia e Outras Especialidades (IBEPEGE). Curso de Especialização Médica da Equipe Funzionali.

Claudio Piras

Especialista em Medicina Intensiva e Cirurgia Geral. Mestre em Morfologia pela Universidade Federal de Minas Gerais (UFMG). Doutor em Cirurgia pela UFMG. Diploma de Acreditación de la Federación Panamericana e Ibérica de Sociedades de Medicina Crítica y Terapia Intensiva. Médico Intensivista do Vitória Apart Hospital. Professor-Associado do Departamento de Cirurgia da Universidade Federal do Espírito Santo (UFES).

Cristiane Schwarz Gelain

Médica Especialista em Clínica Médica pela Sociedade Hospitalar Angelina Caron, de Curitiba, e Escola Paulista de Medicina da Universidade Federal de São Paulo (EPM/Unifesp).

Cristina Marta Del-Ben

Professora-Associada da Divisão de Psiquiatria, Departamento de Neurociência e Comportamento da Faculdade de Medicina de Ribeirão Preto da Universidade de São Paulo (FMRP-USP).

Cristina Prata Amendola

Médica Especialista em Medicina Intensiva. Coordenadora da Unidade de Terapia Intensiva do Hospital do Câncer de Barretos.

Dahir Ramos de Andrade Júnior

Médico Assistente do Serviço de Clínica Geral e Propedêutica do Hospital das Clínicas da Faculdade de Medicina da Universidade de São Paulo (HCFMUSP). Doutor em Medicina. Pesquisador do LIM-54 do HCFMUSP. Membro do Corpo Clínico do Hospital Sírio-Libanês (HSL).

Daniel Zoppi

Especialista em Clínica Médica. Preceptor da Residência de Medicina de Urgência e Emergência da Faculdade de Medicina de Ribeirão Preto da Universidade de São Paulo (FMRP-USP).

David Szpilman

Fundador, Ex-Presidente e atual Diretor Médico da Sociedade Brasileira de Salvamento Aquático (SOBRASA). Médico da Unidade de Terapia Intensiva do Hospital Municipal Miguel Couto. Médico da Reserva do Corpo de Bombeiros do Estado do Rio de Janeiro, Grupamento de Socorro de Emergência. Membro do Conselho Médico da Federação Internacional de Salvamento Aquático. Membro da Câmara Técnica de Medicina Desportiva do Conselho Regional de Medicina do Estado do Rio de Janeiro (CREMERJ).

Denis Bernardi Bichuetti

Neurologista. Doutor em Ciência pela Universidade Federal de São Paulo (Unifesp). Membro Titular da Academia Brasileira de Neurologia. Professor Adjunto da Disciplina de Neurologia da Unifesp.

Dirceu Thiago Pessoa de Melo

Especialista em Cardiologia pelo Instituto do Coração do Hospital das Clínicas da Faculdade de Medicina da Universidade de São Paulo (InCor-HCFMUSP).

Edgar de Brito Sobrinho

Coordenador das Unidades de Terapia Intensiva (UTIs) Adulto do Hospital Adventista de Belém. Mestrando Saúde na Amazônia pela Universidade Federal do Pará (UFPA). MBA em Gestão Hospitalar pelo Centro Universitário Internacional (UNINTER). Residência Médica em Clínica Médica pelo Hospital Universitário João de Barros Barreto e em Medicina Intensiva pela Fundação Pública Estadual Hospital das Clínicas Gaspar Viana.

Edmilson Bastos de Moura

Especialista em Medicina Intensiva pela Associação de Medicina Intensiva Brasileira (AMIB). Especialista em Cirurgia Geral e Cardiovascular. Mestre em Ciências Médicas pela Universidade Bandeirantes (UnB). Preceptor do PEMI da AMIB e Intensivista do Hospital Santa Luzia Rede D'Or São Luiz – DF. Intensivista no Hospital de Base do Distrito Federal – DF.

Eduardo Gomes

Médico Especialista em Clínica Médica e Gastroenterologia.

Eduardo Maidana

Médico Assistente do Pronto-Socorro de Oftalmologia do Hospital São Paulo da Universidade Federal de São Paulo (Unifesp) (2008-2010). Especialização nos Setores de Doenças Externas e Córnea, Catarata e Cirurgia Refrativa da Unifesp.

Elcio Shiyoiti Hirano

Professor-Associado da Disciplina de Cirurgia do Trauma do Departamento de Cirurgia da Faculdade de Ciências Médicas da Universidade Estadual de Campinas (FCM/Unicamp).

Elisabeth Nogueira Martins

Doutora em Medicina pela Universidade Federal de São Paulo (Unifesp). Pós-Doutorado em Retina e Vítreo pela University of California, Davis (EUA). Médica Assistente do Setor de Trauma Ocular do Departamento de Oftalmologia da Unifesp.

Elmo Pereira Jr.

Professor Auxiliar da Disciplina de Emergências na Universidade Estácio de Sá. Médico Rotina da Unidade de Terapia Intensiva de Neurologia (NeuroUTI) no Instituto Estadual do Cérebro Paulo Niemeyer. Titulado em Medicina Intensiva pela Associação de Medicina Intensiva Brasileira (AMIB). Membro do WINFOCUS – Board of Directors (2015-2016). Coordenador do WINFOCUS – Rio de Janeiro.

Endric Hasegawa

Graduação pela Universidade Federal de São Paulo (Unifesp). Residência de Cirurgia Geral e Urologia pela Unifesp. Título de Especialista em Urologia pela Sociedade Brasileira de Urologia (SBU). Doutor em Medicina pela Faculdade de Medicina da Universidade de São Paulo (FMUSP).

Enrique Indalécio Pachón Mateo

Especialista em Cardiologia e Eletrofisiologia. Médico Assistente do Hospital do Coração (HCor), do Hospital Professor Edmundo Vasconcelos e do Instituto Dante Pazzanese de Cardiologia (IDPC).

Fábio Fernandes

Especialista em Cardiologia pelo Instituto do Coração do Hospital das Clínicas da Faculdade de Medicina da Universidade de São Paulo (InCor-HCFMUSP).

Fábio Ferreira Amorim

Especialista em Medicina Intensiva pela Associação de Medicina Intensiva Brasileira (AMIB). Doutor em Pneumologia pela Escola Paulista de Medicina da Universidade Federal de São Paulo (EPM/Unifesp). Professor do Curso de Medicina e Coordernador de Pós-Graduação e Extensão da Escola Superior de Ciências da Saúde (ESCS). Intensivista do Hospital Santa Luzia Rede D'Or São Luiz – DF.

Fábio Freire

Médico Reumatologista. Coordenador da Enfermaria de Clínica Médica Feminina do Hospital São Paulo da Escola Paulista de Medicina da Universidade Federal de São Paulo (EPM/Unifesp).

Fabricio Bragagnolo

Médico Especialista em Clinica Médica e Endoscopia. Médico assistente do Hospital Moinhos de Vento-RS.

Fan Hui Wen

Médica. Mestrado em Epidemiologia pela Universidade Federal de São Paulo (Unifesp). Doutorado em Saude Coletiva pela Universidade Estadual de Campinas (Unicamp). Médica e Gestora de Projetos do Instituto Butantan.

Fátima Magro Ostini

Médica Assistente do Centro de Terapia Intensiva (CTI) da Unidade de Emergência do Hospital das Clínicas da Faculdade de Medicina de Ribeirão Preto da Universidade de São Paulo (HC--FMRP-USP). Médica Assistente do Serviço de Terapia Intensiva da Santa Casa de Ribeirão Preto.

Felipe Augusto Hortêncio

Especialista em Cardiologia. Médico Assistente do Hospital do Coração (HCor).

Felipe Nominando Diniz Oliveira

Médico Pneumologista pela Associação Médica Brasileira (AMB) e Endoscopista Respiratório com Certificado de Atuação na Área pela AMB.

Fernanda Ariane Mendes Costa

Instrutor *Faculty* da American Heart Association (AHA) pelo Instituto de Ensino do Hospital do Coração (IE-HCor).

Fernanda Nascimento Velloso da Silva

Médica Especialista em Cardiologia pela Beneficência Portuguesa de São Paulo. Médica Cardiologista do Instituto de Previdência do Município de Belém – PA. Médica Cardiologista da Unidade de Referência Especializada do Estado do Pará.

Fernando Anauate

Acadêmico da Faculdade de Medicina da Universidade Anhembi Morumbi (Laureate International Universities).

Fernando Baldy dos Reis

Chefe da Disciplina de Trauma Ortopédico do Departamento de Ortopedia e Traumatologia da Universidade Federal de São Paulo (DOT/Unifesp). Professor Livre-Docente pela Unifesp.

Fernando Gonzales Corrêa

Acadêmico da Faculdade de Medicina da Universidade Anhembi Morumbi (Laureate International Universities).

Fernando Luiz Cavalcante Lundgren

Médico Especialista em Clínica Médica e Pneumologia.

Flávia Nassif Gumiero

Médica Preceptora da Residência de Pediatria do Hospital Sírio-Libanês (HSL).

Flávio Araújo

Especialista em Medicina Intensiva. Médico Assistente da Unidade de Terapia Intensiva (UTI) do Hospital do Mandaqui. Instrutor do Instituto Paulista de Treinamento e Ensino (IPATRE-SP).

Flávio Augusto de Carvalho

Médico Neurologista do Hospital Israelita Albert Einstein (HIAE) e da Universidade Federal de São Paulo (Unifesp).

Flávio Eduardo Nácul

Fellowship em Medicina Intensiva da Lahey Clinic & Tufts University, Boston (EUA). Mestre e Doutor em Medicina pela Universidade do Estado do Rio de Janeiro (UERJ). Médico do Centro de Terapia Intensiva (CTI) do Hospital Universitário Clementino Fraga Filho da Universidade Federal do Rio de Janeiro (UFRJ). Médico do CTI Cirúrgico do Hospital Pró-Cardíaco no Rio de Janeiro.

Flora Zancaner Aranha Pereira

Médica Residente em Pediatria do Hospital Sírio-Libanês (HSL).

Frank G. Walter

Professor-Assistente de Medicina de Emergência do Department of Emergency Medicine, College of Medicine e Professor of Pharmacy Practice & Science, College of Pharmacy da The University of Arizona, EUA.

Frederico Bruzzi de Carvalho

Especialista em Clínica Médica e Medicina Intensiva. Ex-*Research Fellow* do Départemént de Soins Intensifs do Hôpital Erasme, em Bruxelas. Coordenador Médico do Centro de Terapia Intensiva do Hospital Eduardo de Menezes, da Fundação Hospitalar do Estado de Minas Gerais (FHEMIG). Médico da Equipe de Clínica Médica 1 do Hospital Unimed de Belo Horizonte – MG.

Gabriela Matielo Galli Starzewski

Médica Intervencionista do Serviço de Atendimento Móvel de Urgência (SAMU) de São Paulo. Médica do Corpo Clínico do Pronto-Socorro Adulto do Conjunto Hospitalar do Mandaqui. Professora da Faculdade de Medicina da Universidade Nove de Julho (UNINOVE).

Gilvan Vilarinho S. Filho

Médico Especialista em Clínica Médica.

Gisele Sampaio Silva

Professora Adjunta da Disciplina de Neurologia Clínica da Universidade Federal de São Paulo (Unifesp). Gerente Médica do Programa Integrado de Neurologia do Hospital Israelita Albert Einstein (HIAE). Doutora em Ciências pela Unifesp. Mestre em Saúde Pública pela Harvard School of Public Health.

Glauco Adrieno Westphal

Especialista em Medicina Intensiva. Doutor em Ciências pela Universidade de São Paulo. Preceptor do Programa de Residência em Medicina Intensiva do Hospital Municipal São José, Coordenador do Serviço de Residência, Ensino e Treinamento do Hospital e Maternidade Santa Joana, Professor da Universidade da Região de Joinville e Vice-Presidente da Sociedade Catarinense de Terapia Intensiva.

Glauco Baiocchi Junior

Médico Especialista em Alergia e Imunologia Clínica pela Associação Brasileira de Alergia e Imunologia (ASBAI) e Associação Médica Brasileira (AMB). Ex-Presidente da ASBAI – Nacional. Presidente da ASBAI – Regional Goiás (2013-2014). Professor Colaborador do Ambulatório de Alergia e Imunologia da Faculdade de Medicina da Pontifícia Universidade Católica de Goiás (PUC-GO).

Guilherme Benfatti Olivatto

Médico Especialista em Clinica Médica. Médico Assistente da Unidade de Terapia Intensiva (UTI) de Clínica Médica da Universidade Federal de São Paulo (EPM/Unifesp). Instrutor do Centro de Ensino, Treinamento e Simulação do Hospital do Coração (CETES – HCor).

Guilherme Bicudo Barbosa

Médico Assistente do Setor de Oncologia Pélvica do Hospital Pérola Byington. Médico Assistente da Ginecologia Oncológica do Complexo Hospitalar do Vale do Paraíba.

Guilherme Boni

Pós-Graduando da Disciplina de Trauma do Departamento de Ortopedia e Traumatologia da Universidade Federal de São Paulo (DOT/Unifesp). Membro do Grupo de Trauma Ortopédico do DOT/Unifesp.

Guilherme D'Andréa Saba Arruda

Médico Especialista em Clínica Médica, Medicina Intensiva e Cardiologia. Atualmente, Médico Assistente da Unidade de Terapia Intensiva (UTI) de Pós-Operatório de Cirurgia Cardíaca do Instituto Dante Pazzanese de Cardiologia (IDPC) e Cardiologista do Hospital Edmundo Vasconcelos.

Gustavo Pereira Fraga

Professor-Associado e Coordenador da Disciplina de Cirurgia do Trauma do Departamento de Cirurgia da Faculdade de Ciências Médicas da Universidade Estadual de Campinas (FCM/Unicamp).

Gutemberg Lavoisier da Cruz

Especialista em Clínica Médica com área de atuação em Medicina de Urgência e Emergência pela Sociedade Brasileira de Clínica Médica (SBCM). Especialista em Medicina Intensiva pela Associação de Medicina Intensiva Brasileira (AMIB).

Helder José Lima Reis

Médico Especialista em Medicina Intensiva e Cardiologia. Diarista da Unidade Coronariana da Fundação Pública Estadual Hospital de Clínicas Gaspar Vianna. Médico Instrutor do Instituto Paulista de Treinamento e Ensino (IPATRE). Presidente da Associação Brasileira de Medicina de Emergência (ABRAMEDE) – Regional Pará. Doutorando em Ciências pela Universidade de São Paulo (USP).

Helton Luiz Aparecido Defino

Professor Titular do Departamento de Biomecânica, Medicina e Reabilitação do Aparelho Locomotor da Faculdade de Medicina de Ribeirão Preto da Universidade de São Paulo (FMRP-USP).

Hugo Corrêa de Andrade Urbano

Especialista em Medicina Intensiva pela Associação de Medicina Intensiva Brasileira (AMIB). Coordenador da Unidade de Terapia Intensiva (UTI) Adulto do Hospital Vila da Serra, Nova Lima – MG.

Humberto Graner Moreira

Especialista em Cardiologia e Medicina Intensiva. *Fellow* em Coronariopatias Agudas no Instituto do Coração do Hospital das Clínicas da Faculdade de Medicina da Universidade de São Paulo (InCor-HCFMUSP). Doutor em Cardiologia pela FMUSP. Professor de Cardiologia e Emergências Clínicas da Faculdade de Medicina UniEvangélica, Anápolis – GO.

Igor Gouveia Pietrobom

Especialista em Clínica Médica e Nefrologia. Médico Nefrologista Assistente da Universidade Federal de São Paulo (Unifesp).

Irapuá Ferreira Ricarte

Residência Médica em Neurologia pela Universidade Federal de São Paulo (Unifesp). Especialista em Doenças Cerebrovasculares e *Doppler* Transcraniano pela Unifesp. Doutorando do Departamento de Neurologia da Unifesp.

Ítalo Bruno dos Santos Sousa

Médico graduado pela Faculdade de Ciências Médicas de Campina Grande (FCM-CG). Residente na área de Clínica Médica pela Universidade Federal de São Paulo (Unifesp).

Iuri Santana Neville

Especialista em Neurocirurgia. Assistente de Neurocirurgia do Hospital das Clínicas da Faculdade de Medicina da Universidade de São Paulo (HCFMUSP).

Jenna Kadja Neves Valente

Médico Oncologista Clínico e Preceptor da Oncologia Clínica do Hospital do Câncer de Barretos.

Jorge Eduardo S. S. Pinto

Professor Adjunto da Faculdade de Ciências Médicas da Universidade do Estado do Rio de Janeiro (UERJ). Mestre e Doutor em Medicina pela Faculdade de Medicina da Universidade Federal do Rio de Janeiro (UFRJ). Coordenador do Centro de Terapia Intensiva do Hospital Norte D'Or – Rede D'Or São Luiz. Presidente da Sociedade de Terapia Intensiva do Estado do Rio de Janeiro (SOTIERJ) – biênio 2012-2013.

Jorge Michel Ribera

Médico Cirurgião Vascular. Instrutor do PreHospital Trauma Life Support (PHTLS). Diretor Geral do Grupo de Resgate e Atenção as Urgências e Emergências (GRAU) da Secretaria Estadual da Saúde.

José Benedito Morato

Médico Especialista em Pneumologia pela Sociedade Brasileira de Pneumologia e Tisiologia (SBPT) e Medicina Intensiva pela Associação de Medicina Intensiva Brasileira (AMIB). Doutor em Pneumologia pela Universidade de São Paulo (USP). Professor de Pneumologia da Universidade de Santo Amaro (Unisa). Médico Instrutor do Centro de Ensino, Treinamento e Simulação do Hospital do Coração (Cetes-HCor) e do Instituto Paulista de Treinamento e Ensino (IPATRE).

José Carlos Martins Coelho Junior

Graduado em Medicina pela Universidade Federal do Maranhão (UFMA). Residência em Clínica Médica na Universidade Federal do Triângulo Mineiro (UFTM). Médico Residente do Instituto Dante Pazzanese de Cardiologia (IDPC).

José Carlos Pachón Mateos

Especialista em Cardiologia e Eletrofisiologia. Doutor em Ciências pela Universidade de São Paulo (USP). Médico-Chefe do Serviço de Marca-Passo do Instituto Dante Pazzanese de Cardiologia (IDPC). Diretor do Serviço de Eletrofisiologia, Marca-Passo e Arritmias do Hospital do Coração (HCor). Médico Responsável pelo Serviço de Arritmias do Hospital Professor Edmundo Vasconcelos.

José E. Vidal

Médico Infectologista do Instituto de Infectologia Emílio Ribas (IIER) e do Hospital das Clínicas da Faculdade de Medicina da Universidade de São Paulo (HCFMUSP). Doutor em Ciências. Aperfeiçoamento em Neuroinfectologia.

José Noronha Vieira Junior

Residente em Medicina Intensiva pela Universidade Estadual do Piauí (UESPI). Médico Infectologista pela Universidade Federal do Piauí (UFPI). Pós-Graduação em Medicina Intensiva pela Faculdade Redentor (Credenciada AMIB). Mestrado em Medicina Tropical pela Fiocruz – PI.

Josiane Festti

Professor-Assistente de Medicina Intensiva da Universidade Estadual de Londrina (UEL).

Joyce Aparecida Lira

Acadêmica da Faculdade de Medicina da Universidade Anhembi Morumbi (Laureate International Universities).

Julia de Lima Antoniazzi

Especialização em Clínica Médica pela Universidade Federal do Estado de São Paulo (Unifesp). Especialização em Cardiologia pelo Instituto do Coração da Universidade de São Paulo (InCor-USP). Especializanda em Medicina Intensiva do Hospital do Servidor Público Estadual em São Paulo. Título de Especialista em Clínica Médica pela Sociedade Brasileira de Clínica Médica (SBCM) e Associação Médica Brasileira (AMB).

Juliana Batista R. Pereira

Médica Residente em Medicina de Emergência no Hospital de Pronto-Socorro (HPS) de Porto Alegre. Graduação em Medicina pela Faculdade de Medicina de Marília – SP.

Juliana Valéria de Souza Framil

Médica Residente de Infectologia do Instituto de Infectologia Emílio Ribas (IIER). Especialista em Clínica Médica pela Sociedade Brasileira de Clínica Médica/Universidade Federal de São Paulo (Unifesp). Médica Instrutora do Centro de Ensino, Treinamento e Simulação do Hospital do Coração (CETES-HCor).

Juliano Gasparetto

Médico formado pela Universidade Federal do Paraná (UFPR). Especialista em Medicina Interna pelo Hospital de Clínicas da UFPR. Especialista em Terapia Intensiva no Hospital do Trabalhador SESA/PR. Médico Intensivista Titulado pela Associação de Medicina Intensiva Brasileira (AMIB). Diretor Clínico da Unidade de Terapia Intensiva (UTI) Geral e UTI Cardiovascular do Hospital Santa Casa de Misericórdia de Curitiba. Professor do Curso de Medicina da Pontifícia Universidade Católica do Paraná (PUC/PR). Gerente do Hospital Santa Casa de Misericórdia de Curitiba.

Julio Cesar Gasal Teixeira

Especialista em Clínica Médica e Cardiologia. Médico Assistente do Pronto-Socorro e da Unidade de Emergência do Hospital do Servidor Público Estadual de São Paulo (HSPE-SP).

Julliana Belico Esteves de Carvalho

Acadêmica da Faculdade de Medicina da Universidade Anhembi Morumbi (Laureate International Universities).

Kelson Nobre Veras

Médico Intensivista pela Associação de Medicina Intensiva Brasileira (AMIB) e Associação Médica Brasileira (AMB). Título de Mestre pela Fundação Oswaldo Cruz (Fiocruz). Hospital de Urgência de Teresina.

Krissia Kamile Singer Wallbach

Especialista em Clínica Médica e Nefrologia. Médica Assistente da Unidade de Terapia Intensiva (UTI) da Disciplina de Clínica Médica e Médica Nefrologista Assistente da Universidade Federal de São Paulo (Unifesp).

Leandro Garambone de Cerqueira Lima

Médico Residente (R2) de Clínica Médica da Santa Casa de Misericórdia de Ribeirão Preto – SP.

Leandro Pereira Vieira

Anestesiologista dos Hospitais Luxemburgo e do Instituto de Previdência dos Servidores do Estado de Minas Gerais (IPSEMG), Belo Horizonte. Intensivista do Hospital Vila da Serra, Belo Horizonte.

Leonardo Lucena Borges

Residência em Medicina de Emergência pelo Hospital de Pronto-Socorro de Porto Alegre (HPS). Residência em Medicina Interna pelo Hospital Nossa Senhora da Conceição. Médico contratado do Serviço de Emergência do Hospital de Clínicas de Porto Alegre (HCPA) e do HPS.

Licia Matieli

Doutora em Medicina pela Universidade Federal de São Paulo (Unifesp). Vice-Coordenadora do Pronto-Socorro de Oftalmologia do Hospital São Paulo (Unifesp). Especialização no Setor de Retina e Vítreo da Unifesp.

Lígia Niero-Melo

Mestre e Doutor em Clínica Médica. Chefe da Disciplina de Hematologia no Departamento de Clínica Médica da Faculdade Medicina Botucatu da Universidade Estadual Paulista (Unesp). Citomorfologista do Serviço de Transplante de Medula Óssea – Hospital Amaral Carvalho, Jaú – SP. Morfologista do Comitê de Morfologia do Grupo Brasileiro de Síndromes Mielodisplásicas em Pediatria (GB-SMD-Ped).

Ligia Peraza

Especialista em Medicina Intensiva e Clínica Médica. Médica Diarista do Serviço de Terapia Intensiva da Santa Casa de Misericórdia de São Paulo (SCMSP). Médica Intensivista do Instituto Arnaldo Vieira de Carvalho.

Lilian Fátima Miguel Acha

Especialista em Medicina Intensiva pela Associação de Medicina Intensiva Brasileira (AMIB) e Nefrologista.

Lívia Medeiros Neves Casseb

Laboratório de Raiva no Instituto Evandro Chagas – PA.

Luana Alves Tannous

Especialista em Medicina Intensiva. Diretora Clínica do Serviço de Terapia Intensiva do Hospital Universitário Cajuru da Pontifícia Universidade Católica do Paraná (PUC-PR). Professora de Urgências e Emergências da Escola de Medicina da PUC-PR. Médica da Central Estadual de Transplantes do Paraná.

Lucas Lousada Ferreira

Médico Oncologista Clínico e Preceptor da Oncologia Clínica do Hospital do Câncer de Barretos.

Lúcia Andrade

Professora da Disciplina de Nefrologia na Faculdade de Medicina da Universidade de São Paulo.

Lucilene Ruiz e Resende

Doutora e Docente da Disciplina de Hematologia no Departamento de Clínica Médica da Faculdade Medicina Botucatu – Universidade Estadual de São Paulo (Unesp).

Luis Felipe Chiaverini Ensina

Mestre em Imunologia pela Universidade de São Paulo (USP). Professor Adjunto da Disciplina de Reumatologia e Imunologia da Universidade de Santo Amaro (Unisa). Pós-Graduando da Disciplina de Alergia, Imunologia e Reumatologia do Departamento de Pediatria da Universidade Federal de São Paulo (Unifesp).

Luiz Alexandre Alegretti Borges

Presidente da Associação Brasileira de Medicina de Emergência (ABRAMEDE). Presidente da Associação de Medicina Intensiva Brasileira (AMIB) (1991-1993 e 1993-1995). Coordenador da Câmara Técnica de Medicina de Emergência do Conselho Regional de Medicina do Estado do Rio Grande do Sul (CREMERS). Membro da Câmara Técnica de Medicina de Emergência do Conselho Federal de Medicina (CFM). Coordenador da Comissão de Residência Médica (COREME)do Hospital de Pronto-Socorro (HPS) de Porto Alegre. Médico Intensivista das Unidades de Terapia Intensiva (UTIs) do Hospital de Pronto-Socorro de Porto Alegre e do Hospital Nossa Senhora da Conceição de Porto Alegre. Título de Especialista em Medicina Intensiva pela Associação de Medicina Intensiva Brasileira (AMIB).

Luiza Helena Degani Costa

Médica Pneumologista pela Escola Paulista de Medicina da Universidade Federal de São Paulo (EPM/Unifesp). Plantonista da Unidade de Terapia Intensiva da Disciplina de Clínica Médica da EPM/Unifesp. Pós-Graduanda da Disciplina de Pneumologia da EPM/Unifesp. *Research Fellowship* in Pulmonary Medicine at Massachusetts General Hospital – Harvard Medical School (2013-2014).

Luzia de Fátima Alves Martorelli

Coordenação de Vigilância em Saúde (COVISA), SP.

Maíra Thomazini Rodrigues

Médica Pneumologista pela Escola Paulista de Medicina da Universidade Federal de São Paulo (EPM/Unifesp). Plantonista da UTI da Disciplina de Clínica Médica da EPM/Unifesp. Preceptora da Residência de Pneumologia da EPM/Unifesp.

Manoel Jacobsen Teixeira

Especialista em Neurocirurgia. Professor Titular da Disciplina de Neurocirurgia do Departamento de Neurologia da Faculdade de Medicina da Universidade de São Paulo (FMUSP). Diretor Técnico de Serviço de Saúde da Divisão de Neurocirurgia Funcional do Instituto de Psiquiatria, Coordenador do Centro de Dor e Diretor Técnico da Divisão de Neurocirurgia Funcional do Instituto de Psiquiatria do Hospital das Clínicas da FMUSP. Diretor Técnico de Serviço de Saúde de Serviço de Neurocirurgia da Divisão de Clínica Neurocirúrgica das Unidades Médicas e de apoio do Instituto Central do Hospital das Clínicas da FMUSP (IC-HCFMUSP).

Mara Rubia Fernandes de Figueiredo

Especialista em Pneumologia. Pneumologista do Hospital de Messejana/CE – Sociedade Brasileira de Pneumologia e Tisiologia (SBPT). Membro do Conselho Científico (Comissão de Infecção Respiratória) da SBPT. Presidente da Sociedade Cearense de Pneumologia e Cirurgia Torácica.

Marcela Fiori Gomes da Costa

Médica Especialista em Clínica Médica.

Marcela Galassi

Fisioterapeuta da Equipe de Pacientes Graves do Hospital Israelita Albert Einstein (HIAE). Instrutora do Centro de Ensino, Treinamento e Simulação do Hospital do Coração (CETES-HCor) e Instituto Paulista de Treinamento e Ensino (IPATRE).

Marcelo de Oliveira Maia

Especialista em Medicina Intensiva pela Associação de Medicina Intensiva Brasileira (AMIB). Especialista em Cirurgia Cardiovascular. Coordenador da Pós-Graduação da AMIB no Distrito Federal. Coordenador de Programa de Especialização (PEMI) da AMIB no Hospital Santa Luzia Rede D'Or São Luiz – DF. Coordenador Médico do Centro de Terapia Intensiva (CTI) do Hospital Santa Luzia Rede D'Or São Luiz DF. Coordenador Médico do CTI do Hospital Regional de Santa Maria SES – DF.

Marcelo Scomparin Said Monteiro

Médico Especialista em Clínica Médica.

Marcos de Carvalho Borges

Docente da Divisão de Emergências Clínicas do Departamento de Clínica Médica da Faculdade de Medicina de Ribeirão Preto da Universidade de São Paulo (FMRP-USP).

Maria Fernanda Neves

Médica Residente em Cardiologia no Hospital Pró-Cardíaco, Rio de Janeiro.

Maria Gabriela Baumgarten Kuster

Pós-Graduanda da Disciplina de Ginecologia Oncológica da Universidade Federal de São Paulo (Unifesp). Preceptora dos Residentes do Departamento de Ginecologia da Unifesp.

Maria Julia Machline Carrion

Médica Neurologista. Pesquisadora do Instituto de Pesquisa do Hospital do Coração (HCor).

Mariana Granado Barbosa

Médico Assistente da Ginecologia Oncológica do Complexo Hospitalar do Vale do Paraíba.

Mario Henrique Elias de Mattos

Assistente da Disciplina de Urologia da Faculdade de Medicina do ABC (FMABC). Membro da equipe Pompeo de Urologia do Hospital do Coração (HCor-SP). Médico Diarista da Unidade de Terapia Intensiva Geral da Fundação Pública Estadual Hospital de Clínicas Gaspar Vianna. Titulação em Medicina Intensiva pela Associação de Medicina Intensiva Brasileira (AMIB) e Associação Médica Brasileira (AMB).

Maurício Soares Carneiro

Médico Diarista da Unidade de Terapia Intensiva Geral da Fundação Pública Estadual Hospital de Clínicas Gaspar Vianna. Titulação em Medicina Intensiva pela Associação de Medicina Intensiva Brasileira (AMIB) e Associação Médica Brasileira (AMB).

Mauricio Stedile

Especialista em Medicina de Emergência pelo Hospital de Pronto-Socorro de Porto Alegre (HPS).

Mirella Cristine de Oliveira

Médica Especialista em Medicina Intensiva. Presidente da Associação de Medicina Intensiva Brasileira (AMIB) 2016-2017. Coordenadora do Programa de Especialização em Medicina Intensiva do Centro de Estudos e Pesquisas em Emergências e Terapia Intensiva (CEPETI) de Curitiba. Coordenadora da Residência de Medicina Intensiva do Hospital do Trabalhador da Universidade Federal do Paraná (UFPR). Coordenadora da Pós-Graduação em Medicina Intensiva pela AMIB/CEPETI.

Murillo Santucci Cesar Assunção

Médico Especialista em Medicina Intensiva. Mestre em Cirurgia e Experimentação pela Universidade Federal de São Paulo (Unifesp). Intensivista do Centro de Terapia Intensiva Adulto do Hospital Israelita Albert Einstein (HIAE). Coordenador do Protocolo Gerenciado de Sepse do HIAE.

Nádia Aparecida Mendes Sanches

Especialista em Clínica Médica pela Irmandade da Santa Casa de Misericórdia de São Paulo. Residente do 3° ano opcional de Clínica Médica na Universidade Federal de São Paulo (Unifesp).

Nilton Freire de Assis Neto

Acadêmico da Faculdade de Medicina da Universidade Anhembi Morumbi (Laureate International Universities).

Osmar Mazetti Jr.

Médico Residente em Medicina de Emergência no Hospital de Pronto-Socorro (HPS) de Porto Alegre. Graduação em Medicina pela Universidade Federal do Rio Grande do Sul.

Osmir de Cássia Sampaio

Pós-Graduando em Ciências da Saúde Aplicadas ao Aparelho Locomotor na Faculdade de Medicina de Ribeirão Preto da Universidade de São Paulo.

Patrícia M. Veiga de Carvalho Mello

Especialista em Clínica Médica e Medicina Intensiva. Residência em Medicina Intensiva no Cooper Hospital, UMDNJ – EUA. Médica Intensivista titulada pela Associação de Medicina Intensiva Brasileira (AMIB) e SCCM. Mestre em Ciências e Saúde pela Universidade Federal do Piauí. Presidente da Comissão de Título em Medicina Intensiva da AMIB. Supervisora de Residência Médica e Medicina Intensiva do Hospital Getúlio Vargas da Universidade Estadual do Piauí (UESPI). Professora de Medicina de Emergências na UFPI. Coordenadora da Unidade de Terapia Intensiva no Hospital de Terapia Intensiva.

Paula Geraldes David João

Especialista em Medicina Intensiva. Médica do Serviço de Terapia Intensiva do Hospital Universitário Cajuru da Pontifícia Universidade Católica do Paraná (PUC-PR). Professora de Urgências e Emergências da Escola de Medicina da PUC-PR.

Paula Seixas Verardo

Médico do Centro de Terapia Intensiva do Hospital Oeste D'Or – Rede D'Or São Luiz. Médico Residente no Hospital Universitário Pedro Ernesto da Universidade do Estado do Rio de Janeiro (UERJ).

Paulo Antoniazzi

Professor de Medicina Intensiva da Faculdade de Medicina do Centro Universitário Barão de Mauá, Ribeirão Preto – SP. Chefe do Serviço de Terapia Intensiva da Santa Casa de Misericórdia de Ribeirão Preto. Membro do Conselho Diretivo da Federação Panamericana e Ibérica de Terapia Intensiva (FEPIMCTI).

Paulo Ricardo Gessolo Lins

Coordenador e Diarista da Unidade de Terapia Intensiva (UTI) do Pronto-Socorro e Semi-Intensiva do Hospital Universitário da Escola Paulista de Medicina da Universidade Federal de São Paulo (EPM/Unifesp). Especialista em Nefrologia pela Sociedade Brasileira de Nefrologia.

Paulo Rogério Scordamaglio

Médico Assistente do Serviço de Endoscopia Respiratória do Hospital das Clínicas da Faculdade de Medicina da Universidade de São Paulo (HCFMUSP). Médico Especialista em Terapia Intensiva pela Associação de Medicina Intensiva Brasileira (AMIB) e Associação Médica Brasileira (AMB). Fundador do Núcleo de Via Aérea Difícil do HCFMUSP.

Pedro De Marchi

Médico Oncologista Clínico e Preceptor da Oncologia Clínica do Hospital do Câncer de Barretos.

Priscila Sandri

Fisioterapeuta Especialista em Cuidados Intensivos. Instrutora do Centro de Ensino, Treinamento e Simulação do Hospital do Coração (CETES-HCor) e Instituto Paulista de Treinamento e Ensino (IPATRE).

Rafael Dezen Gaiolla

Médico, Mestre e Doutor da Disciplina de Hematologia no Departamento de Clínica Médica da Faculdade de Medicina de Botucatu da Universidade Estadual de São Paulo (Unesp).

Rafael Franco da Silveira Marques

Médico pela Escola de Ciências Médicas de Volta Redonda. Pós-Graduado pela Fundação Técnico Educacional Souza Marques. Especialista em Dermatologia pela Sociedade Brasileira de Dermatologia (SBD).

Raul Favas Alencar

Médico Especialista em Clínica Médica e Pneumologia. Médico do Hospital de Messejana – Dr. Carlos Alberto Studart Gomes – CE.

Régis Eric Maia Barros

Mestre e Doutor em Ciências Médicas com Área de Atuação em Saúde Mental pela Faculdade de Medicina de Ribeirão Preto da Universidade de São Paulo (FMRP-USP).

Renata Ligia Vieira Guedes

Fonoaudióloga. Mestre em Fonoaudiologia pelo Hospital AC Camargo.

Renata Parrode Bittar

Médica Especialista em Alergia e Imunologia Clínica pela Universidade de São Paulo. Médica Especialista em Alergia e Imunologia Clinica pela ASBAI/Associação Médica Brasileira (AMB). Médica Instrutora dos Cursos de Suporte Avançado de Vida em Cardiologia (ACLS), Suporte Avançado de Vida em Pediatria (PALS) e Suporte Básico de Vida (BLS) da American Heart Association (AHA).

Renato Correa Alves Moreira

Médico Especialista em Medicina Intensiva. Médico Assistente da Unidade de Terapia Intensiva do Hospital São Camilo (HSC).

Renato Moretti Marques

Doutor em Ciências pela Disciplina de Ginecologia Oncológica na Universidade Federal de São Paulo (Unifesp). Pós-doutorando da Disciplina de Ginecologia Oncológica na Unifesp. Professor da Disciplina de Ginecologia e Obstetrícia na Universidade de Taubaté (UNITAU).

Ricardo Del Manto

Médico Intensivista e Cirurgião Geral. Título de Terapia Intensiva pela Associação de Medicina Intensiva Brasileira (AMIB). Assistente do Serviço de Terapia Intensiva da Santa Casa de Misericórdia de São Paulo (SCMSP). Médico Intensivista do Hospital Militar de Área de São Paulo.

Ricardo Luiz Affonso fonseca

Coordenador da Residência de Pediatria do Hospital Sírio-Libanês (HSL). Coordenador do Pronto Atendimento Pediatrico do HSL.

Ricardo Ribeiro Dias

Especialista em Clínica Médica e Cardiologia. Doutor em Ciências pela Faculdade de Medicina da Universidade de São Paulo. Responsável pelo Núcleo de Miocardiopatias e Doenças da Aorta pelo Instituto do Coração do Hospital das Clínicas da Faculdade de Medicina da Universidade de São Paulo (InCor-HCFMUSP).

Ricardo Vanzetto

Médico Intensivista Pediátrico, Diretor Médico do Grupo de Resgate e Atenção as Urgências e Emergências (GRAU) da Secretaria Estadual da Saúde.

Rita Catarina Medeiros Sousa

Médica Especialista em Infectologia. Especialista em Bioquímica com Ênfase em Biologia Molecular pela Universidade Paris 7. Mestrado e Doutorado em Virologia pela Universidade Paris 7 – Instituto Pasteur. Professora-Associada da Universidade Federal do Pará (Disciplina de Infectologia e Virologia). Pesquisadora Colaboradora do Instituto Evandro Chagas – Laboratório de Vírus Respiratórios. Coordenadora do Mestrado Profissional Saúde na Amazônia do Núcleo de Medicina Tropical da Universidade Federal do Pará (UFPA).

Roberto Camargo Narciso

Doutor em Ciências na Disciplina de Nefrologia pela Escola Paulista de Medicina da Universidade Federal de São Paulo (EPM/Unifesp). Nefrologista e Intensivista da Sociedade Beneficente Israelita Brasileira Albert Einstein (SBIBAE).

Roberto Muniz Junior

Médico Infectologista. Médico Assistente da Unidade de Terapia Intensiva do Instituto de Infectologia Emílio Ribas (IIER). Médico Instrutor do Centro de Ensino, Treinamento e Simulação do Hospital do Coração (HCor).

Rodrigo Cruvinel Figueiredo

Médico Especialista em Medicina Intensiva pela Universidade Federal de São Paulo (Unifesp) e Associação de Medicina Intensiva Brasileira (AMIB). Coordenador da Unidade de Terapia Intensiva do Hospital e Maternidade São José, Colatina – ES.

Rodrigo Marques Gonçalves

Cardiologista do Instituto Dante Pazzanese de Cardiologia (IDPC) e da Unidade de Pronto-Atendimento do Hospital Israelita Albert Einstein (HIAE). Coordenador do Centro de Simulação Realística do Hospital Samaritano.

Rodrigo Mendonça Paulino

Médico Assistente e Preceptor do Pronto-Socorro Central do Serviço de Emergência da Irmandade da Santa Casa de Misericórdia de São Paulo (ISCMSP). Médico Assistente do Hospital Santa Isabel - SP e do Instituto do Câncer do Estado de São Paulo (ICESP).

Rodrigo Palácio de Azevedo

Médico Especialista em Medicina Intensiva pela Universidade Federal de São Paulo (Unifesp) e Associação de Medicina Intensiva Brasileira (AMIB). Editor do *blog* pacientegrave.com.

Sabrina Bernardez-Pereira

Especialista em Clínica Médica e Cardiologia. Mestre em Ciências Cardiovasculares pela Universidade Federal Fluminense (UFF). Doutor em Ciências Cardiovasculares pela UFF. Coordenadora dos protocolos institucionais do Hospital do Coração (HCor-SP). Pesquisadora no Laboratório de Genética Molecular do Instituto do Coração da Faculdade de Medicina da Universidade de São Paulo (InCor-HCFMUSP).

Sandra Regina Schwarzwälder Sprovieri

Doutora em Ciências da Saúde pelo Departamento de Clínica Médica da Faculdade de Ciências Médicas da Santa Casa de São Paulo (FCMSCSP). Coordenadora Clínica do Serviço de Emergência da Irmandade da Santa Casa de Misericórdia de São Paulo (ISCMSP). Médica Chefe de Clínica da ISCMSP. Professora Adjunta e Chefe da Disciplina de Emergência em Clínica Médica do Departamento de Medicina da FCMSCSP.

Sérgio Atala Dib

Especialista em Clínica Médica e Endocrinologia. Mestrado e Doutorado em Endocrinologia Clínica pela Universidade Federal de São Paulo (Unifesp). Pós-Doutorado na Harvard University. Livre-Docência pela Unifesp.

Sérgio dos Anjos Garnes

Especialista em Nutrologia, área de atuação em Nutrição Parenteral e Enteral. Médico Nutrólogo Voluntário do Programa de Atenção aos Transtornos Alimentares (PROATA) da Universidade Federal de São Paulo (Unifesp). Diretor da Funzionali.

Simone Fortaleza Castelo Branco

Médica Especialista em Clínica Médica, Pneumologia e Terapia Intensiva. Mestre em Clínica Médica pela Universidade Federal do Ceará (UFC). Professora de Medicina do Centro Universitário Unichristus. Médica Pneumologista da Unidade de Terapia Intensiva Respiratória do Hospital de Messejana – SESA e do Hospital Universitário Walter Cantídio da UFC.

Tania Maria Marcial

Médica Infectologista do Centro de Informações e Estratégias em Vigilância a Saúde – CIEVS Minas. Mestre em Ciências da Saúde: Infectologia e Medicina Tropical pela Universidade Federal de Minas Gerais. Professora da Disciplina de Doenças Infecciosas e Parasitárias da Faculdade de Saúde e Ecologia Humana (FASEH).

Thais Colodetti

Médica Especialista em Clínica Médica pela Escola Paulista de Medicina da Universidade Federal de São Paulo (EPM/Unifesp).

Thais Juliano Garcia Tosta

Médica pela Faculdade de Medicina de Itajubá – FMIt. Pós-graduanda pela Fundação Técnico Educacional Souza Marques.

Thirso de Sousa Muniz Nascimento

Residência em Clínica Médica no Hospital Getúlio Vargas (HGV) da Universidade Federal do Piauí (UFPI). Residência em Medicina Intensiva no HGV pela Universidade Estadual do Piauí (UESPI). Médico Clínico do Hospital Universitário da UFPI. Médico do SAMU Aéreo do Estado do Piauí.

Ticiana Paes Batista da Silva

Especialista em Clínica Médica e Endocrinologia. Mestrado em Endocrinologia Clínica pela Universidade Federal de São Paulo (Unifesp).

Tomás Santillana Pena

Especialista em Cardiologia e Eletrofisiologia. Médico Assistente na Casa de Saúde Santa Marcelina. Médico Assistente do Hospital do Coração (HCor) e do Hospital Edmundo Vasconcelos.

Vagner Madrini

Especialista em Clínica Médica pela Universidade Federal de São Paulo (Unifesp). Médico Residente em Cardiologia pelo Instituto do Coração (InCor-SP).

Victor Augusto Grécia Coutinho

Médico Graduado pela Universidade Estadual do Pará (UEPA).

Viviane Bernardes de Oliveira Chaiben

Especialista em Medicina Intensiva. Médica do Serviço de Terapia Intensiva do Hospital Universitário Cajuru da Pontifícia Universidade Católica do Paraná (PUC-PR). Professora de Urgências e Emergências da Escola de Medicina da PUC-PR.

Wellingson Silva Paiva

Especialista em Neurocirurgia. Doutor em Ciências pela Universidade de São Paulo (USP). *Fellow* da The Royal Society of Medicine. *Research Fellowship* na Harvard Medical School. Neurocirurgião da Unidade de Emergência e do Grupo de Neuroncologia da Divisão de Neurocirurgia do Hospital das Clínicas da Faculdade de Medicina da USP (HCFMUSP). Professor Responsável pela Disciplina MNE 5757 do Programa de Pós-Graduação *stricto sensu* da FMUSP. Professor Livre-Docente do Departamento de Neurologia da FMUSP.

Wilson Massayuki Imanishi

Médico Assistente do Departamento de Medicina Interna e da Terapia Intensiva do Hospital do Câncer de Barretos.

Dedicatória

A todos os que se dedicam ao cuidado dos pacientes nos Departamentos de Emergência de todo o país e que realmente acreditam que a qualificação e a especialização da Medicina de Emergência podem salvar mais vidas! Muito obrigado por seu incansável trabalho!

À Associação Brasileira de Medicina de Emergência em sua dedicação inconteste para valorização dos cuidados dos pacientes nos Departamentos de Emergência do Brasil

Os Editores

Agradecimentos

No intuito de congregar colegas Emergencistas e especialistas de outras aéreas da medicina e dar a esta obra um cunho nacional, contamos com autores e colaboradores de diversas instituições nacionais e internacionais que gentilmente aceitaram este trabalho de contribuir para a bibliografia nacional da Medicina de Emergência.

Esta obra certamente jamais teria se concretizado sem a fundamental e preciosa colaboração de todos.

Aos amigos Alexandre Massa Rzezinski e Paulo da Costa Rzezinski: muito obrigado pelo companheirismo inabalável de longas jornadas de trabalho.

Ao Instituto Paulista de Treinamento e Ensino – IPATRE, por sua dedicação em mostrar que não há fronteiras para o conhecimento.

Aos amigos editores, Guilherme, Fernanda, Luiz Alexandre e Frederico.

Hélio Penna Guimarães

Prefácio

A Medicina de Emergência (ME) envolve conhecimentos e habilidades comuns a diversas especialidades médicas, mas que quando aglutinadas no cenário da emergência demandam a necessidade de um profissional capacitado e habilitado para coordenar equipes e fluxos, organizar, gerir e dimensionar redes, sempre a contento nas diversas etapas e sequências de atendimento com precisão, acurácia e rapidez buscando imediato tratamento e estabilização.

Este livro foi construído com a experiência e dedicação de quatro editores, 223 autores/colaboradores nacionais e internacionais divididos em 92 capítulos, que ofertaram seu tempo e dedicação para compartilhar conhecimentos fundamentais nas mais diversas especialidades e oferecer ferramentas à prática clínica segura do Emergencista.

A ME em seu ambiente pré-hospitalar ou hospitalar abrange cuidados, raciocínio clínico, destrezas manuais e habilidades comportamentais que devem se sobrepor à nebulosidade de fatores externos diversos e ao ruído do estresse; o foco do cuidar com eficiência e segurança é a razão da existência da ME, limitando a morbidade e a mortalidade dos pacientes que diariamente recorrem a seus recursos; trata-se, assim, de uma área em que se exige dedicação, foco, precisão e resiliência.

Essa resiliência levou a ME a construir-se, lenta, mas solidamente, como uma especialidade médica no Brasil, reconhecida apenas em setembro de 2015. Ainda jovem, a ME caminha com suas primeiras disciplinas nas graduações e residências médicas reconhecidas. Há ainda um longo caminho a traçar... mas há muitas vidas para cuidar!

E que os Emergencistas brasileiros possam consolidar esse caminho!

Os Editores

Sumário

1

Abordagem Sistemática no Departamento de Emergência

Hélio Penna Guimarães
Guilherme Benfatti Olivato

Introdução

A avaliação sistematizada é essencial no cuidado do paciente em Medicina de Emergência, pois a rápida identificação de sinais e sintomas que posicionam o paciente em condição promove a instituição de medidas imediatas para maior atenção e segurança ao paciente.

O princípio da abordagem sistemática segue dois dos maiores aforismas que caracterizam a pratica do Emergencista:

- O princípio da abordagem sistemática segue dois dos maiores aforismas que caracterizam a prática do Emergencista:
- "Não é o que o paciente tem... é do que ele precisa no momento"
- "Avaliar, identificar e intervir"

Os principais sistemas acometidos que oferecem maior ameaça a condição básica hemostasia são: respiratório, circulatório e nervoso. Se abordados de forma incorreta, a progressão para insuficiência cardiopulmonar e posterior PCR, conforme ilustrado na **Figura 1.1**, são potencialmente fatais.

Impressão inicial

Corresponde a breve observação na admissão do paciente no departamento de emergência. É feita rapidamente uma avaliação tátil, visual e auditiva da consciência, respiração e cor (**Tabela 1.1**).

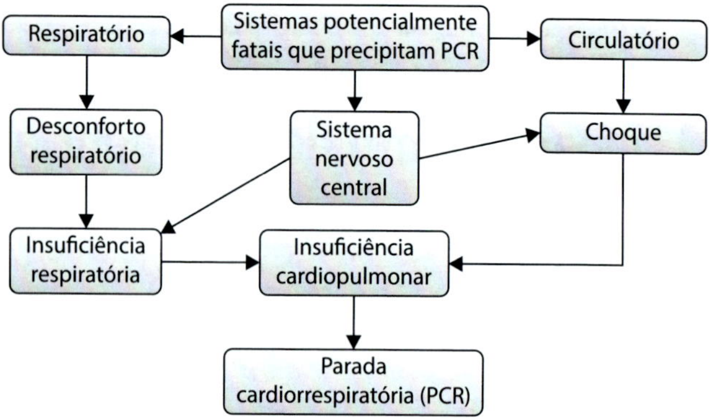

Figura 1.1 *Principais sistemas que precipitam PCR. Fonte: Produzida pelos autores.*

Tabela 1.1	
Impressão inicial	Principais alterações detectadas
Consciência	Nível de consciência (responsivo × irresponsivo).
Respiração	Esforço respiratório (aumentado × reduzido), sons anormais ouvidos sem ausculta.
Cor	Coloração alterada da pele (cianose × palidez × moteamento).

Após realização da impressão inicial, medidas e intervenções iniciais são necessárias e se resumem na sigla MOV, que corresponde:

1. Monitorização (cardioscopia, pressão arterial não invasiva e oximetria de pulso);
2. Saturação de oxigênio e ofertá-lo, se necessário); e
3. Veia (canulação de acesso venoso calibroso).

Avaliar/Identificar/Intervir

Use a sequência avaliar/identificar/intervir para manejo do paciente crítico. Durante sua avaliação, identifique o problema por tipo de gravidade e indique o melhor tratamento para cada instante, sempre reiniciando o ciclo, como círculo constante. Assim, a cadeia avaliar-identificar-intervir deve ser sempre retomada quando:

1. Até o paciente evoluir para estabilidade;
2. Após cada intervenção realizada;
3. Quando o estado do paciente se alterar ou deteriorar. A **Figura 1.2** ilustra o que foi descrito.

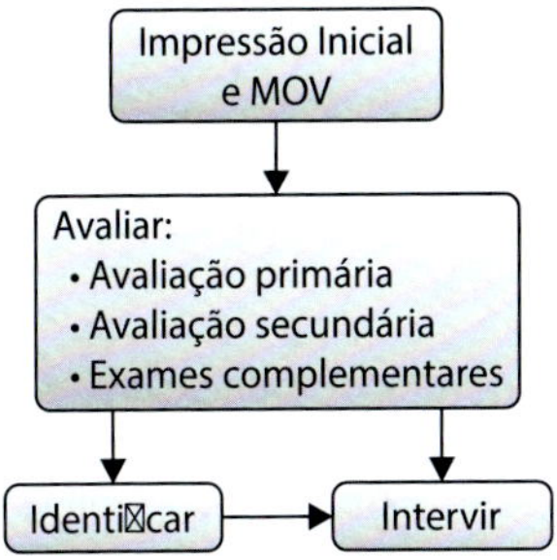

Figura 1.2: *Manejo sequencial no departamento de emergência. Fonte: Produzida pelos autores.*

Avaliação primária

A avaliação primária é o primeiro passo do tópico "avaliar" e é composta pelo mnemônico ABCDE: A: Via Aérea; B: Respiração; C: Circulação; D: Disfunção; E: Exposição.

Essa abordagem enfatiza o exame dos sistemas potencialmente fatais: função respiratória (A e B), cardíaca (C) e neurológica (D).

Via aérea

Se as vias aéreas superiores estiverem obstruídas, devemos tentar desobstruí-las e preservá-las com ações simples ou se são necessárias intervenções avançadas.

Medidas simples

Condutas simples para abrir e preservar as vias aéreas superiores incluem:

1. Manobra de inclinação da cabeça + elevação do queixo: não deve ser usada se suspeita de lesão na coluna cervical (p. ex.: trauma craniano ou cervical).

2. Anteriorização/subluxação da mandíbula – é preferida na suspeita de trauma/lesão de coluna cervical. Deve ser realizada tracionado o ângulo da mandíbula, sem extensão do pescoço.
3. Equipamentos adjuntos de vias aéreas (p. ex.: cânula nasofaríngea ou orofaríngea) – impedem que a língua desabe para trás e obstrua a via aérea. Mesmo com a utilização dessa ferramenta é necessário realizar a inclinação da cabeça + elevação do queixo (posição olfativa).

Intervenções avançadas

Os métodos de via aérea avançada são: Intubação endotraqueal; Dispositivos supraglóticos (principalmente máscara laríngea); Ventilação não invasiva com pressão positiva (CPAP ou BiPAP); Cricotireoidostomia por punção ou cirúrgica.

Respiração

O manejo deste item engloba:

1. Frequência respiratória;
2. Sinais de esforço respiratório;
3. Expansão torácica;
4. Simetria torácica;
5. Ausculta do movimento de ar;
6. Saturação de oxigênio por oximetria de pulso (se não avaliada anteriormente no MOV).

Circulação

Dentro deste item, devemos examinar cinco sinais:

1. Frequência cardíaca e ritmo cardíaco;
2. Pulsos periféricos e centrais;
3. Tempo de preenchimento capilar;
4. Coloração e temperatura da pele;
5. Pressão arterial.

O débito urinário e o nível de consciência também refletem o estado circulatório.

Disfunção

É uma avaliação objetiva da função neurológica. Três fatores devem ser avaliados: nível de consciência, pupilas, força motora:

- Escala de Resposta AVDI (Alerta, Voz, Dor, Irresponsivo);
- Escala de Coma de Glasgow;
- Fotorreatividade das pupilas;
- Avaliação de força motora. Neste item, também devemos lembrar da aferição de glicemia capilar (dextro).

Exposição

Deve-se observar com atenção a face, cabeça, tronco, extremidades e pele do paciente, buscando evidências de trauma, sinais de hemorragias e queimaduras, presença de petéquias e púrpuras. Neste tópico, a aferição da temperatura corporal também é necessário.

Distúrbios potencialmente fatais

Podemos reconhecer esses problemas durante a realização da avaliação primária descrita anteriormente:

- A – Vias Aéreas: obstrução total ou intensa de via aérea.
- B – Respiração: alteração importante da frequência respiratória (principalmente bradipneia e apneia), aumento significativo do esforço respiratório, uso de musculatura acessória, queda da saturação de oxigênio.
- C – Circulação: ausência de pulsos palpáveis, perfusão inadequada, hipotensão, bradicardia, taquicardia.
- D – Disfunção: incapacidade de responder, redução do nível de consciência, déficit neurológico focal, afasias, crise epiléptica, *delirium*.
- E – Exposição: hipotermia, sinais de hemorragia, petéquia relacionada ao choque séptico.

Intervenções

São realizadas de modo apropriado conforme a avaliação, identificação e determinação da situação potencialmente fatal em cada item da abordagem, como descrito a seguir:

- A – Vias Aéreas: manobras de desobstrução da via aérea.

- B – Respiração: uso de dispositivo bolsa-válvula-máscara, medidas adjuvantes (cânulas naso ou orofaríngea), via aérea avançada (máscara laríngea, combitubo, intubação endotraqueal, cricotireoidostomia).
- C – Circulação: administração de cristaloides e/ou vasopressores e inotrópicos.
- D – Disfunção: proteção de via aérea por meio de dispositivo avançado, administração de glicose hipertônica para correção de hipoglicemia.
- E – Exposição: controle da temperatura e hemorragias, redução de fraturas.

Avaliação secundária

Após finalizar a avaliação primária e as intervenções necessárias para estabilizar o quadro do paciente, deve ser iniciada a avaliação secundária. Seus componentes são: Histórico específico e exame físico direcionado.

Histórico específico

É importante a busca ativa para obter informações que justificam o quadro atual, através da entrevista direcionada ao paciente e/ou familiares. Objetividade é o principal foco neste tópico. Os principais aspectos a serem investigados se resumem no mnemônico "SAMPLE".

- S: sinais e sintomas – desde o início do quadro.
- A: alergias – medicamentos, alimentos, outras substâncias.
- M: medicações – em uso, última dose e horários.
- P: passado médico – histórico de saúde, comorbidades conhecidas, cirurgias prévias, estado de imunização.
- L: líquidos/última refeição – hora e conteúdo da última ingestão.
- E: eventos – acontecimentos que levaram ao quadro atual.

Exame físico direcionado

No cenário da emergência, deve ser realizado uma breve avaliação global, que possa lhe dar informações suficientes para elaborar hipóteses diagnósticas. Esse exame é composto pela análise de: cabeça e pescoço, tórax, abdome e extremidades.

Através dos dados iniciais obtidos pela avaliação primária e secundária, o médico deve desenvolver uma hipótese diagnóstica sindrômica inicial (choque, insuficiência respiratória ou rebaixamento do nível de consciência).

Exames complementares

Importante passo para auxiliar nas intervenções, corroborar a hipótese diagnóstica sindrômica inicial e determinar as possíveis etiologias do quadro. Devem ser solicitados de acordo com a suspeita clínica.

Os principais testes diagnósticos e monitorizações no âmbito da emergência são:

1. Gasometria arterial e venosa;
2. Saturação de oxigênio venoso central;
3. Lactato arterial;
4. Monitorização da pressão venosa central;
5. Monitorização invasiva da pressão arterial;
6. Radiografia de tórax; ECG;
7. Ultrassonografia a beira leito;
8. Tomografia computadorizada.

Todo conteúdo descrito durante o capítulo se resume na **Quadro 1.1**, a seguir.

Quadro 1.1 *Resumo da Abordagem Sistemática. Fonte: adaptada do livro SAVP, edição 2011.*

<table>
<tr><td>Impressão inicial</td><td colspan="2">Sua primeira observação rápida (em alguns segundos) “logo na entrada”</td></tr>
<tr><td>Consciência</td><td colspan="2">Nível de consciência (p. ex.: não responde, irritável, alerta)</td></tr>
<tr><td>Respiração</td><td colspan="2">Maior dificuldade para respirar, ausência ou redução do esforço respiratório ou sons anormais ouvidos sem ausculta</td></tr>
<tr><td>Cor</td><td colspan="2">Coloração anormal da pele, como cianose, palidez ou moteamento</td></tr>
<tr><td colspan="3">O objetivo é identificar rapidamente um problema potencialmente fatal.</td></tr>
<tr><td colspan="3">O paciente não responde e/ou não respira ou apresenta gasping?</td></tr>
<tr><td colspan="2">Se sim:
• Chame ajuda.
• Acione a resposta de emergência/urgência conforme apropriado a situação.
• Verifique se há pulso.
• Inicie as medidas para salvar o doente conforme a necessidade.</td><td>Se não:
• Continue a sequência avaliar/identificar/intervir.</td></tr>
<tr><td>Use a sequência avaliar/identificar/intervir para atender um paciente gravemente doente:
• Avalie para obter informações sobre sua condição ou estado.
• Identifique qualquer problema por tipo e gravidade.
• Intervenha com as ações apropriadas para tratar o problema.
Em seguida, repita a sequência: esse processo é constante.</td><td>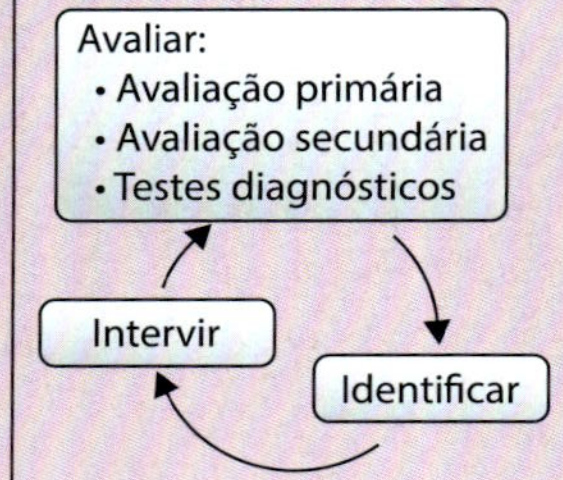
</td><td>Se, em algum momento, identificar um problema potencialmente fatal, inicie imediatamente as intervenções apropriadas. Acione a resposta de emergência/urgência como indicado em seu ambiente de trabalho.</td></tr>
</table>

Continua

Continuação

Avaliar	"Avaliar" consiste na avaliação primária (ABCDE), avaliação secundária e testes diagnósticos.			
Avaliação Primária	Abordagem ABCDE, rápida e prática, para avaliar a função respiratória, cardíaca e neurológica; esta etapa inclui a avaliação dos sinais vitais e a oximetria de pulso.			
A – Vias Aéreas				
Pérvias		Preserváveis	Não preserváveis	
B – Respiração				
Frequência e Padrão Respiratório	Esforço respiratório	Expansão Torácica e Movimento de Ar	Sons Anormais nos Pulmões e nas Vias Aéreas	Saturação de oxigênio por oximetria de pulso
• Normal • Irregular • Taquipneia • Bradipneia • Apneia	• Normal • Aumentado • Batimento de asa nasal • Retrações intercostais e/ou de fúrcula esternal • Respirações paradoxais inadequada • Apneia • Tosse	• Normal • Reduzida • Desigual • Espiração prolongada	• Estridor • Roncos • Rouquidão • Gemido • Sibilos • Crepitações	• Saturação de oxigênio normal (>94%) • Hipoxemia (<94%)

Continua

Continuação

C – Circulação					
Frequência e ritmo cardíacos	Pulsos		Tempo de preenchimento capilar	Coloração e temperatura da pele	Pressão arterial
• Normal • Taquicardia • Bradicardia	• Central • Normal • Fraco • Ausentes	• Periférico • Normal • Fraco • Ausentes	• Normal: ≤ 3 segundos • Lentificado: >3 segundos	• Palidez • Moteamento • Cianose • Pele fria	• Normal • Hipotensão • Hipertensão

D – Disfunção							
Escala de resposta pediátrica AVDN				Tamanho da pupila/Reação à luz		Glicemia	
Alerta	Responde à Voz	Responde à dor	Não responde	Normal	Anormal	Normal	Baixa

E – Exposição				
Temperatura			Pele	
Normal	Hipertermia	Hipotermia	Erupções (p. ex.: púrpura)	Trauma (p. ex.: lesão, hemorragia)

Avaliação secundária	Histórico médico (mnemônico SAMPLE) e exame físico direcionados.
Testes diagnósticos	Exames laboratoriais, radiográficos e outros testes avançados que ajudam a identificar a condição fisiopatológica e diagnóstico do doente.
Identificar	Identifique o problema do paciente como respiratório, circulatório e/ou neurológico. Determine o tipo e a gravidade das alterações (ex:insuficiência/desconforto respiratório, obstrução de via aérea alta/baixa, tipo de choque, etc).
Intervir	Com base na identificação do problema, intervenha com as ações apropriadas. Suas ações serão determinadas pelo escopo da sua prática e pelo protocolo local.

Bibliografia

1. Bianchi W, Dugas AF, Hsieh YH, et al. Revitalizing a vital sign: improving detection of tachypnea at primary triage. Ann Emerg Med 2013; 61:37.
2. Gruson D, Thys F, Ketelslegers JM, et al. Multimarker panel in patients admitted to emergency department: a comparison with reference methods. Clin Biochem 2009; 42:185.
3. Hill NS. Acute ventilatory failure. In: Murray and Nadel´s textbook of respiratory medicine. 6. Ed. Philadelphia: Elsevier; 2016. p. 1723-39.
4. Huang DT, Osborn TM, Gunnerson KJ, et al. Critical care medicine training and certification for emergency physicians. Crit Care Med 2005; 33:2104.
5. Nicks BA, et al. Approach to shock. In: Tintinalli´s emergency medicine. 8. Ed. New York: McGraw-Hill; 2016. P. 63-9.
6. Rivers EP, et al. Approach to the patient with shock. In: Goldman´s Cecil medicine. 25. Ed. Philadelphia: Elsevier; 2015. p. 672-80.
7. Spiegel R, Mallemat H. Emergency Department Treatment of the Mechanically Ventilated Patient. Emerg Med Clin North Am 2016; 34:63.

2

Cefaleias

Maria Julia Machline Carrion

Introdução

Cefaleia é uma das queixas mais frequentes na prática clínica diária, tanto em unidades de atenção primária, onde são responsáveis por 9% das consultas, como em Departamentos de Emergência (DE).

Epidemiologia

Nos Departamentos de Emergência, a cefaleia é uma causa frequente de procura por atendimento. No Brasil, a frequência dos atendimentos por cefaleia varia entre 1 e 2% nos diferentes estudos, sendo que as cefaleias primárias representam a maior parte dos diagnósticos (entre 65 e 77%). Das cefaleias primárias, a migrânea é o motivo de consulta mais frequente, seguida da cefaleia do tipo tensional. Dentre as cefaleias secundárias, a cefaleia atribuída à rinossinusite é um diagnóstico prevalente, enquanto a cefaleia atribuída a hemorragia subaracnoide representa apenas 1,5% dos casos.

A Classificação Internacional das Cefaleias (ICHD-3)

A Terceira Classificação Internacional (ICHD-3) tem a intenção de padronizar, tanto para a aplicação em pesquisas como para a prática clínica, a definição dos tipos de cefaleia. É dividida em três partes:

- **Primeira Parte:** aborda as Cefaleias Primárias
  - Migrânea.
  - Cefaleia do tipo tensional.

  - Cefaleias trigêmino-autonômicas.
  - Outras cefaleias primárias.
- **Segunda Parte:** aborda as Cefaleias Secundárias
  - Cefaleia atribuída a trauma craniano ou cervical.
  - Cefaleia atribuída a distúrbio vascular craniano ou cervical.
  - Cefaleia atribuída a distúrbio intracraniano não vascular.
  - Cefaleia atribuída a substâncias ou à sua retirada.
  - Cefaleia atribuída a infecções.
  - Cefaleia atribuída a distúrbios da homeostase.
  - Cefaleia ou dor facial, atribuídas a distúrbios do crânio, pescoço, olhos, ouvidos, seios da face, dentes, cavidade oral ou outras estruturas faciais ou cervicais.
  - Cefaleia atribuída a distúrbios psiquiátricos.
- **Terceira Parte:** aborda Neuropatias Cranianas Dolorosas, Outras Dores Faciais e Outras Cefaleias.
  - Neuropatias cranianas dolorosas e outras dores faciais.
  - Outras cefaleias.

Diagnóstico das Cefaleias

É importante no diagnóstico de cefaleia a diferenciação como primária ou secundária. Esse raciocínio envolve não somente o conhecimento dos critérios diagnósticos das cefaleias primárias, mas também a identificação de possíveis sinais e sintomas de alerta. A presença desses chamados "sinais de alarme" sugere a possibilidade de cefaleia secundária e indicaria a necessidade de investigação adicional.

Migrânea

A migrânea é uma cefaleia primária comumente incapacitante. Os dois subtipos mais importantes são a migrânea com aura e a migrânea sem aura.

Migrânea sem aura (Tabela 2.1)

A	Pelo menos cinco crises que preencham os critérios B-D
B	Crises de cefaleia com duração de 4-72 horas (não tratadas ou tratadas sem sucesso)
C	Cefaleia acompanhada por pelo menos duas das características a seguir: ◗ localização unilateral; ◗ caráter pulsátil; ◗ intensidade moderada a grave; ◗ agravada por, ou leva a restrição das atividades físicas rotineiras (como caminhar ou subir escadas).
D	Durante as crises, pelo menos um dos seguintes sintomas: ◗ náusea e/ou vômito ◗ fotofobia e fonofobia
E	Não é mais bem caracterizada por nenhum outro diagnóstico da ICHD-3

Migrânea com aura (Tabela 2.2)

Tabela 2.2 *Critérios diagnósticos da migrânea com aura pela ICHD-3*	
A	Pelo menos duas crises que preencham os critérios B-C
B	Uma ou mais das auras (completamente reversíveis) ◗ visual ◗ sensitiva ◗ fala e/ou linguagem ◗ motora ◗ tronco cerebral ◗ retiniana
C	Pelo menos uma das características a seguir: ◗ Pelo menos um dos sintomas de aura avança gradualmente em 5 minutos, e/ou dois ou mais sintomas ocorrem em sucessão ◗ Cada uma das auras dura 5-60 minutos ◗ Pelo menos uma das auras é unilateral ◗ A aura é acompanhada ou precede a cefaleia em até 60 minutos
D	Não é mais bem caracterizada por nenhum outro diagnóstico da ICHD-3 e acidente isquêmico transitório foi excluído

Cefaleia do tipo tensional (Tabela 2.3)

Tabela 2.3 *Critérios diagnósticos da cefaleia do tipo tensional pela ICHD3*	
A	Pelo menos 10 crises com frequência menor que um dia ao mês (em média 12 dias por ano) e que preencham os critérios B-D
B	Duração de 30 minutos a 7 dias.
C	Pelo menos uma das características a seguir: ◗ Localização bilateral ◗ Caráter em pressão (não pulsátil) ◗ Intensidade média ou moderada ◗ Não é agravada por atividade física de rotina (como caminhar ou subir escadas)
D	Ambas as características a seguir ◗ Sem náusea ou vômito ◗ Fotofobia ou Fonofobia (mas nunca as duas concomitantemente)
E	Não é mais bem caracterizada por nenhum outro diagnóstico da ICHD-3

A cefaleia do tipo tensional episódica afeta até 80% das pessoas ao longo da vida. É caracterizada pelos pacientes como "um sintoma normal ou comum", o que pode levar à automedicação e ao abuso de analgésicos sem orientação médica.

Cefaleia em salvas (Tabela 2.4)

Tabela 2.4 *Critérios diagnósticos da cefaleia em salvas*[5]	
A	Pelo menos cinco crises que preencham os critérios B-D
B	Dor unilateral severa orbital, supraorbital, e/ou temporal com duração de 15 a 180 minutos (quando não tratada)
C	Uma ou ambas as características a seguir: ◗ Pelo menos um dos sintomas ou sinais ipsilaterais à dor: ◗ hiperemia conjuntival ou lacrimejamento ◗ congestão nasal ou rinorreia ◗ edema palpebral ◗ sudorese facial ◗ rubor facial ◗ sensação de volume no ouvido ◗ miose e/ou ptose ◗ Sensação de inquietude ou agitação
D	Crises com frequência de uma crise em dias alternados e até oito crises por dia por mais da metade do tempo enquanto a doença está ativa
E	Não é mais bem representada por outro diagnóstico da ICHD-3

O diagnóstico é clínico. As crises são severas, estritamente unilaterais. A dor é referida na região orbital, supraorbital, temporal ou em combinação. Geralmente dura entre 15 a 180 minutos e ocorre de uma a oito vezes ao dia. Há associação com hiperemia conjuntival ipsilateral, congestão nasal, rinorreia, sudorese facial, miose, ptose ou edema palpebral e/ou agitação ou inquietação.

Abordagem do paciente

Na maioria dos casos, o diagnóstico é clínico através de anamnese e exame físico completos

Ao abordar a história da cefaleia, alguns aspectos, observados na **Tabela 2.5**, são fundamentais:

Tabela 2.5 *Abordagem da história clínica da cefaleia*

Temporalidade	• Por que o paciente está consultando agora? • Quando os sintomas iniciaram? • Qual a frequência e padrão temporal (episódico ou diário)? • Qual a duração dos sintomas?
Caracterização da dor	• Intensidade. • Tipo de dor (em pressão, pulsátil etc.). • Localização e padrão de dispersão. • Graduação da dor através de uma escala que varia entre 0 (ausência de dor) e 10 (a pior dor possível). • Sintomas associados.
Causalidade	• Fatores predisponentes ou desencadeantes. • Uso de substâncias ilícitas. • Fatores agravantes ou de alívio. • História familiar de cefaleia.
Responsividade	• Que medicações já foram utilizadas, e qual a resposta? • O que o paciente costuma fazer durante as crises? • O quanto as atividades do paciente ficam limitadas durante as crises.
Estado de saúde entre as crises	• Como está o estado emocional do paciente? • Qual o estado do paciente entre as crises (totalmente assintomático, persistem sintomas)?

Quando devemos nos preocupar com um caso de cefaleia?

Identificando os sinais de alarme

A maioria dos pacientes que procuram atendimento médico por cefaleia, mesmo que seja de início recente, terá uma cefaleia primária ou uma causa benigna. No entanto, o médico deve ser cauteloso ao atribuir à cefaleia uma causa benigna na ausência de uma história prévia de cefaleia.

Dessa forma, devemos considerar aspectos da história e exame físico que podem ser indicativos de cefaleia secundária, indicando assim investigação complementar. São os chamados **sinais de alarme**, ou "*red flags*", os quais estão apresentados na **Tabela 2.6.**

Tabela 2.6 *Sinais de alarme*
◗ A história não é sugestiva de cefaleia primária
◗ É o primeiro episódio de uma cefaleia aguda
◗ Houve mudança no padrão da cefaleia
◗ Cefaleia de instalação súbita
◗ Pior dor da vida
◗ Cefaleia desencadeada por atividade física/sexual
◗ Cefaleia associada a qualquer déficit neurológico focal, mesmo que transitório
◗ Cefaleia de início recente (menos de 1 ano)
◗ Cefaleia associada a febre
◗ Cefaleia associada a outros sintomas incapacitantes
◗ Cefaleia associada a alteração do nível de consciência
◗ Cefaleia iniciada após trauma de crânio recente
◗ Cefaleia de evolução progressiva e noturna
◗ Cefaleia iniciada após os 50 anos de idade
◗ História de imunodeficiência, discrasia sanguínea (ou uso de anticoagulantes), neoplasia, doenças genéticas (como síndrome de Marfan)
◗ Estado de mal migranoso refratário ao tratamento

Cefaleias secundárias importantes

Emergências cerebrovasculares

Hemorragia subaracnoide aneurismática (HSA)

A apresentação clínica usualmente contempla uma combinação de sintomas e sinais, sendo a cefaleia severa súbita o mais marcante. Contudo, a dor pode ser o único sintoma de apresentação em até um terço dos casos, o que pode acarretar alguma dificuldade ou atraso no diagnóstico. Os pacientes geralmente referem que a dor atinge seu pico de intensidade instantaneamente ou em poucos minutos. Outros sintomas que podem acompanhar o quadro são os sinais de irritação meníngea, náuseas, vômitos, fotofobia, comprometimento do sensório, sinais focais (motores, disfasia), crises epilépticas. Apenas em um paciente em cada dez a apresentação isolada de cefaleia severa súbita será decorrente de HSA. Assim, o quadro clínico isoladamente não permite distinguir HSA, e exames complementares (neuroimagem e punção lombar) são essenciais.

Dissecção arterial cervical

As dissecções arteriais cervicais representam uma causa importante de acidente vascular cerebral (AVC) em pacientes jovens, compreendendo 20% dos casos de AVC em pacientes com menos de 45 anos. O quadro clínico típico é constituído por dor local, cefaleia ou carotidínea acompanhadas ou não de síndrome de Horner ipsilateral.

Trombose de seio venoso

A trombose de seio venoso é uma causa importante de AVC a ser considerada em mulheres jovens. A cefaleia nesses casos é um sintoma importante, ocorrendo em praticamente todos os pacientes, e como sintoma isolado em uma grande parte. Diversos fatores de risco estão associados: uso de anticoncepcional oral, gravidez, puerpério, síndrome antifosfolipídio, antecedente de trombose venosa profunda e trombofilias hereditárias.

Arterite de células gigantes

A arterite de células gigantes (ou arterite temporal) é uma forma comum de vasculite em pessoas na terceira idade, com incidência progressiva a partir dos 50 anos. É um diagnóstico a ser considerado em pacientes nessa faixa etária e que apresentam cefaleia de início recente, disfunção visual, polimialgia reumática e doença inflamatória sistêmica. Usualmente, as provas de atividade inflamatória como a velocidade de hemossedimentação e a proteína C reativa encontram-se alteradas. Os sintomas costumam responder rápida e completamente à terapia com glicocorticoides.

Lesões expansivas

Neoplasias intracranianas

Neoplasia cerebral é uma preocupação comum em pacientes que procuram atendimento por queixa de cefaleia leve ou moderada de início recente. A apresentação clínica dos tumores cerebrais geralmente contempla cefaleia em associação com déficits focais e/ou crises epilépticas.

A cefaleia classicamente se manifesta com dor noturna, que acorda o paciente, acompanhada por vômitos e com piora à manobra de Valsalva. A característica da dor é variável, sendo descrita como pulsátil, em pressão ou em pontadas.

Hipertensão intracraniana idiopática

Hipertensão intracraniana idiopática (HII) é uma síndrome que costuma acometer mais frequentemente mulheres em idade fértil ou obesas, caracterizada por pressão intracraniana (PIC) elevada por causas desconhecidas. Por definição, o termo HII descreve a situação de pacientes com PIC elevada que não está relacionada a distúrbios intracranianos como processos meníngeos, neoplasias intracranianas etc. Entretanto, pacientes que desenvolvem HII secundária a uso de determinadas medicações, ou por trombose de seio venosos, ainda são classificados nessa entidade.

Os critérios diagnósticos de Dandy modificados classificam a HII da seguinte forma:

- Sinais e sintomas de PIC elevada (cefaleia, náusea, vômitos, alteração visual, papiledema).
- Ausência de sinais neurológicos focais (exceto paresia de VI nervo craniano uni ou bilateral).
- Pressão liquórica de abertura ≥ 25 cm de água, sem alteração citológica ou bioquímica.
- Neuroimagem (ressonância magnética de crânio ou tomografia contemplando pesquisa para trombose de seio venoso) normal.

Doenças sistêmicas

Cefaleia e hipertensão arterial sistêmica

A cefaleia atribuída à hipertensão arterial sistêmica é descrita como uma dor geralmente bilateral e pulsátil, que usualmente ocorre durante uma elevação súbita da pressão sistólica (≥ 180 mmHg) ou diastólica (≥ 120 mmHg). Costuma aliviar com o tratamento da pressão arterial.

Infecções

Meningites/encefalites

As meningites bacterianas podem ser muitos graves. Os melhores prognósticos dependem de diagnóstico e tratamento precoces.

Classicamente, apresentam-se com febre, rigidez de nuca, cefaleia e alteração do sensório. Contudo, a clínica completa só está presente em 50% dos pacientes. A cefaleia, por sua vez, mesmo sendo um sintoma comum de meningite, não apresenta um padrão característico.

Exames complementares

Na grande maioria das vezes não há necessidade de realização de exames de neuroimagem, já que prevalecem as cefaleias primárias. Portanto, nessas situações, os exames de neuroimagem devem ser evitados caso não tenham sido indicados com a intenção de mudar o tratamento. Contudo, há situações em que se deve considerar a realização de exames complementares no intuito de verificar uma possível cefaleia secundária, mesmo em um paciente com história conhecida de cefaleia crônica.

Tanto a tomografia computadorizada (TC) como a ressonância magnética (RM) podem ser utilizadas. A RM é mais sensível em identificar alterações de substância branca e alterações vasculares.

Quando há suspeita de hemorragia subaracnoide (HSA) deve-se realizar tomografia de crânio o quanto antes. A sensibilidade do exame é de 98% nas primeiras 12 horas e de 93% nas primeiras 24 horas. Dessa forma, uma tomografia normal não exclui HSA, sendo necessária a realização de uma punção lombar.

A punção lombar com medida de pressão de abertura também é utilizada nos casos de suspeita de infecções do sistema nervoso central e nos casos de **pseudotumor cerebral** ou **hipertensão intracraniana benigna** (situação em que há cefaleia intensa com aumento da pressão intracraniana, porém sem lesão expansiva que a justifique).

Outros exames, como radiografia de seios da face, hemograma etc., devem ser solicitados conforme as suspeitas específicas.

Abordagem Terapêutica

O manejo da crise de cefaleia deve objetivar o alívio da dor e dos sintomas associados, e também iniciar a educação do paciente e encaminhamento a serviços especializados para controle e profilaxia da dor, evitando o retorno à unidade de emergência.

Migrânea

Na **Figura 2.1** observamos uma proposta de tratamento escalonado baseada na intensidade da dor.

Esquema 1 Migrânea fraca	Esquema 2 Migrânea moderada
Ácido acetilsalicílico Paracetamol Dipirona Naproxeno sódico Diclofenaco sódico Ácido tolfenâmico # Não respondendo em uma hora: usar o esquema 2	Ácido acetilsalicílico* Ácido tolfenâmico* Tartarato de ergotamina* Dihidorergotamina* Sumatriptano** Naratriptano** Zolmitriptano** Rizatriptano** # Não respondendo em uma hora: usar o esquema 3

Esquema 3 Migrânea forte	Esquema 4 Migrânea refratária ou estado migranoso
Dipirona* Sumatriptano** Rizatriptano** Zolmitriptano** Indometacina Clorpromazina Dexametasona Haloperidol # Não respondendo: usar o esquema 4	• Internar • Investigar cefaleias secundárias • Hidratar e repor eletrólitos • Dexametasona 10 mg IV • Persistindo a dor: Dexametasona 6 mg de 6 em 6 horas (até 48 horas) + Clorpromazina 0,1 mg/kg IV em 3 minutos, manter infusão de SF 0,9% e repetir a cada 4 horas, se necessário.

Figura 2.1. *Tratamento da migrânea.*[8] **Associar metoclopramida se náuseas ou vômito. **Não usar nas migrâneas com aura.*

A **Tabela 2.7** apresenta uma relação das opções de drogas mais utilizadas na prática brasileira, de acordo com as recomendações da Sociedade Brasileira de Cefaleia.

Tabela 2.7 *Opções farmacológicas para o tratamento da crise de migrânea*[8]

Droga	Dose	Posologia	Dose Máxima Diária
Tratamento da Crise Fraca			
Ácido acetilsalicílico	1.000 mg VO	Repetir em 2-4h SN	3 g
Paracetamol	1.000 mg VO	Repetir em 2-4h SN	3 g
Naproxeno sódico	750-1.250 mg VO	Repetir em 2-4h SN	1.650 mg
Ibuprofeno	800-1.200 mg VO	Repetir em 2-4h SN	1.600 mg
Diclofenaco	50-100 mg VO	Repetir em 2-4h SN	200 mg
Dipirona	500 mg VO	Repetir em 2-4h SN	2 g
Metoclopramida	10-20 mg VO	Associada a todos os medicamentos SN	*
Tratamento da Crise Moderada			
Ácido acetilsalicílico	1.000 mg VO	Repetir em 2-4h SN	3 g
Ácido tolfenâmico	200-400 mg VO	Repetir em 2-4h SN	600 mg
Tartarato de ergotamina	1-2 g VO	Repetir em 1-2h SN	4 g
Di-hidroergotamina	0,5 mg em cada narina	Repetir em 15 min SN	2 mg
Sumatriptano	50-100 mg VO ou 20 mg IN	Repetir SN	200 mg
Naratriptano	2,5 mg VO	Repetir SN	5 mg
Zolmitriptano	2,5-5 mg VO	Repetir SN	7,5 g
Rizatriptano	5-10 mg VO	Repetir SN	20 mg

Continua

Continuação

Droga	Dose	Posologia	Dose Máxima Diária
Rizatriptano	5-10 mg VO	Repetir SN	20 mg
Tratamento da Crise Forte			
Dipirona	1.000 mg IV diluída em SF 0,9%	Repetir SN	2 g
Indometacina	100 mg intrarretal	Repetir 1h SN	200 mg
Clorpromazina	0,1-0,7 mg/kg IV diluída em SF 0,9%	Repetir até 3 vezes nas 24 horas	*
Dexametasona	4 mg IV	Repetir em 12-24h SN	*
Haloperidol	5 mg IM ou IV diluído em SF 0,9%	Repetir em 15 min SN	*
Sumatriptano	6 mg SC ou 20 mg IN ou 50-100 mg VO	Repetir SN	200 mg (VO)
Zolmitriptano	2,5-5 mg VO	Repetir SN	7,5 g
Rizatriptano	5-10 mg VO	Repetir SN	20 mg

Cefaleia do tipo tensional

As crises de cefaleia do tipo tensional são usualmente tratadas com analgésicos simples. Aspirina na dose de 500-1.000 mg costuma ser bastante efetiva em ensaios clínicos randomizados, com até 75% dos pacientes referindo melhora em 2 horas. Anti-inflamatórios não esteroides como ibuprofeno, cetoprofeno, naproxeno sódico e diclofenaco potássico também mostraram-se adequados. Contudo, a baixa taxa de resposta em 2 horas, variando entre 17 e 32% para essa classe de medicamentos, deixa claro o espaço para outras intervenções.

No cenário brasileiro, duas drogas comumente utilizadas são dipirona (1 grama IV) ou diclofenaco 75 mg IM.

Uma alternativa bastante interessante é a clorpromazina.

Cefaleia em salvas

Uma terapêutica comumente utilizada e amplamente disponível para o manejo da cefaleia em salvas é a oxigenoterapia.

Preconiza-se o uso de O_2 por máscara nasal, 8-10 litros por minuto, durante 10-15 minutos. Esse método deve ser sempre instituído, exceto em casos de contraindicação bem-estabelecida (por exemplo, DPOC).

Os triptanos costumam ser bastante eficazes. O sumatriptano subcutâneo é o mais eficaz. Sumatriptano oral e zolmitriptano também são utilizados.

Bibliografia

1. Bigal M, Bordini CA, Speciali JG. Headache in an emergency room in Brazil. Sao Paulo Med J, 2000. 118(3): 58-62.
2. Bigal ME, Bordini CA, Speciali JG. Headache treatment in an emergency unit of the city of Ribeirao Preto, Brazil. Arq Neuropsiquiatr, 1999. 57(3B): 813-9.
3. Bigal ME, Bordini CA, Speciali JG. Intravenous chlorpromazine in the acute treatment of episodic tension-type headache: a randomized, placebo controlled, double-blind study. Arq Neuropsiquiatr, 2002. 60(3-A): 537-41.
4. Bigal ME, Bordini CA, Speciali JG. Intravenous dipyrone for the acute treatment of episodic tension-type headache: a randomized, placebo-controlled, double-blind study. Braz J Med Biol Res, 2002. 35(10): 1139-45.
5. Headaches diagnosis and management of headaches in young people and adults. N.I.f.H.a.C. Excellence, Editor. 2012: United Kingdom.
6. Loder E, Rizzoli P. Tension-type headache. BMJ, 2008. 336(7635): 88-92.
7. Rasmussen BK. Epidemiology of headache. Cephalalgia, 1995. 15(1): 45-68.
8. Stewart WF, et al. Prevalence of migraine headache in the United States. Relation to age, income, race, and other sociodemographic factors. JAMA, 1992. 267(1): 64-9.
9. Stovner L, et al. The global burden of headache: a documentation of headache prevalence and disability worldwide. Cephalalgia, 2007. 27(3): 193-210.
10. Tfelt-Hansen P. Acute pharmacotherapy of migraine, tension-type headache, and cluster headache. J Headache Pain, 2007. 8(2): 127-34.

3

Síncope, Tontura e Vertigem

Enrique Indalécio Pachón Mateo
José Carlos Pachón Mateos
Carlos Thiene Cunha Pachón
Tomás Santillana Pena
Felipe Augusto Hortêncio

Tontura

Introdução

"Tontura" é um termo inespecífico frequentemente utilizado por pacientes para descrever sintomas. Os distúrbios mais comuns sob esse termo incluem tontura, vertigem, desequilíbrio inespecífico e pré-síncope. O primeiro passo na avaliação é direcionar o doente com sintomas típicos para uma dessas categorias.

Abordagem geral

A descrição do sintoma pelo paciente é crítica para classificar a etiologia das tonturas. O exame físico geralmente confirma, mas não faz o diagnóstico. Sintomas que surgem com a mudança de posição, alterações da pressão arterial ortostática e pulso, observação da marcha e detecção de nistagmo são os dados mais úteis no exame físico.

Deve-se também estabelecer o curso de tempo, procurando agravantes, sintomas concomitantes, idade, condições preexistentes e os achados no exame físico.

Desequilíbrio

Desequilíbrio é uma sensação de instabilidade que ocorre principalmente ao andar. A presença de tontura crônica ou desequilíbrio pode causar comprometimento significativo do desempenho físico e social, principalmente nos idosos.

O desequilíbrio pode ser consequência da neuropatia periférica, de um distúrbio musculoesquelético interferindo com a marcha, de alteração vestibular, de problemas do cerebelo e/ou de espondilose cervical. Problemas cerebelares podem afetar principalmente a marcha, mas muitas vezes vêm associados a disartria e alterações oculares, como nistagmo, e se o hemisfério cerebelar também está envolvido, haverá perda de coordenação dos membros.

Para se chegar ao diagnóstico de tontura, vertigem ou síncope, é necessário avaliar o tempo de evolução dos sintomas, fatores provocativos que desencadeiam esses sintomas, fatores que agravam (como a movimentação da cabeça ou balançar o corpo), sinais e sintomas associados (como náuseas), presença de alterações oculares (como o nistagmo), instabilidade postural, perda de audição e sinais centrais.

Tonturas em idosos

Sete características são as mais frequentes nesse grupo e merecem ser avaliadas: ansiedade; sintomas depressivos; desequilíbrio; infarto do miocárdio prévio; hipotensão postural; cinco ou mais medicações em uso concomitante; e piora da audição.

A tontura pode representar o sinal de uma síndrome que deverá ser investigada e esclarecida pelo médico do Departamento de Emergência para permitir o diagnóstico e o tratamento correto (**Figura 3.1**).

Vertigem

Introdução

A vertigem é um sintoma no qual a pessoa tem a sensação de uma tontura rotatória, podendo causar náuseas, vômitos, sensação de movimento etc. Algumas pessoas percebem seu corpo girar, enquanto outras percebem o movimento do meio ambiente. É muito importante fazer o diagnóstico diferencial com outros tipos de tonturas, especialmente aquelas que provocam ou são precedidas do escurecimento visual e perda dos sentidos, pois estas são mais graves e colocam a vida do paciente em risco.

Causas

A vertigem é um sintoma, não um diagnóstico. A causa mais comum é a vertigem posicional periférica benigna (VPPB), que pode ocorrer em qualquer idade, mas é mais comum em idosos.

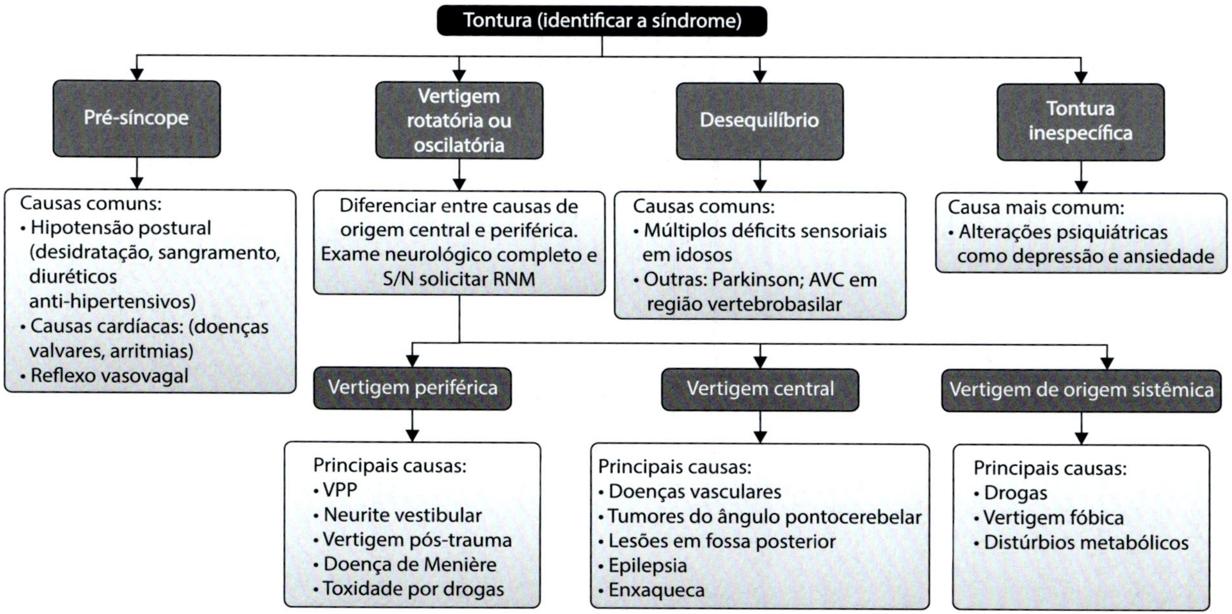

Figura 3.1 *Fluxograma para auxiliar no diagnóstico diferencial de tontura, vertigem e pré-síncope. VPP: Vertigem posicional periférica. Explicação detalhada no texto.*

Em vez de um problema limitado ao ouvido, a vertigem pode ser causada por um distúrbio neurológico cerebral (vertigem central), sendo asso ciada a cefaleia, fala pastosa, visão dupla, fraqueza de um dos braços ou de uma das pernas e movimentos descoordenados (**Tabela 3.1**).

Sendo a vertigem uma queixa frequente na emergência, e ela pode representar um problema simples ou até mesmo um grave problema central, o médico deve solicitar ao paciente que explique seus sintomas e defina o que ele entende por vertigem. Sempre é importante iniciar a anamnese questionando ao paciente se a vertigem a que se refere é secundária ao escurecimento visual ou se ele percebe que está girando ou o ambiente está em movimento. Essa questão é particularmente importante para afastar causas cardíacas de tonturas e síncopes daquelas de origem labiríntica (**Figura 3.1**).

Tabela 3.1 *Dados clínicos para diferenciação entre vertigem de etiologia periférica e central*

	Periférica	Central
Início	Súbito	Gradual
Intensidade	Intensa	Menos intensa
Náusea e sudorese	Comum	Incomum
Fadiga dos sinais	Sim	Não
Perda de audição	Pode ocorrer	Não
Sintomas do SNC	Não	Presentes

Outras causas de vertigem periférica

- Neurite vestibular (possível etiologia viral), que é um quadro incapacitante de vertigem sem perda de audição;
- Labirintite, que pode ser produzida por infecções virais ou bacterianas do ouvido médio e mastoide e se associa-se a redução da audição;
- Doença de Ménière, produzida por distensão dos canais endolinfáticos e que apresenta vários episódios de vertigem associados a surdez progressiva;
- Ototoxicidade por medicamentos como aminoglicosídeos, quinino, salicilatos e diurético de alça.

Causas de vertigem central

- Hemorragia ou infarto cerebelar (associa-se a ataxia, Romberg positivo);
- Insuficiência vertebrobasilar;
- Tumores do 8º par craniano e do ângulo cerebelopontino.

Quadro clínico

A apresentação súbita e severa da vertigem, com padrão paroxístico, sugere causa periférica. É desencadeada com a mudança de posição. O teste de Hallpike pode ser utilizado para o diagnóstico de VPPB, o qual consiste em colocar o paciente sentado com a cabeça virada para um lado, em 45°. A seguir, o paciente é deitado na maca com a cabeça pendente 30° a 45° (sem desvirar a cabeça). Após a manobra o paciente exibirá um nistagmo de curta duração com o componente rápido na direção do ouvido afetado, (**Figura 3.2**). Nesse caso, não é necessário fazer exames de imagem. O nistagmo é um movimento rápido dos olhos, como se o indivíduo estivesse observando os rebotes rápidos de uma bola de tênis de mesa, da esquerda para a direita ou de cima para baixo ou vice-versa.

Conduta

Tendo-se certeza de que é uma vertigem periférica, iniciar o tratamento com anti-histamínicos como a prometazina 25 a 50 mg IV ou IM se não houver contraindicação. Outros medicamentos que aliviam a vertigem incluem a meclizina, o dimenidrinato, a perfenazina e a escopolamina. A escopolamina, que é particularmente útil na prevenção da doença do movimento, pode ser utilizada sob a forma de adesivos, cuja ação dura vários dias. Todos esses medicamentos podem causar sonolência, especialmente em indivíduos idosos, com exceção da escopolamina.. Nos casos de labirintite bacteriana, deve-se proceder a uma hidratação adequada, repouso, supressão dos sintomas clínicos com analgésico e antitérmico e início de antibioticoterapia adequada.

Síncope

Conceito

Síncope é uma perda súbita e momentânea da consciência e do tônus postural, seguida de recuperação espontânea, sem sequelas neurológicas. A diferença entre síncope e morte súbita é que na primeira o paciente se recupera sem a necessidade de manobras de ressuscitação.

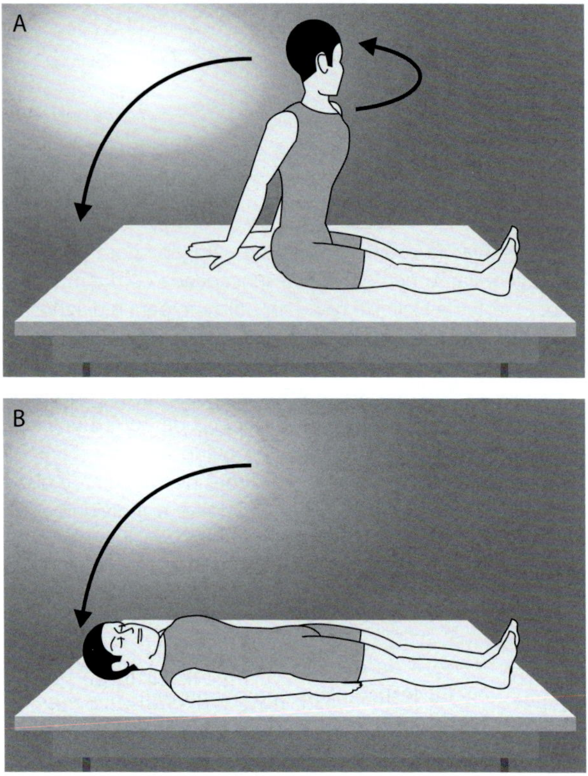

Figura 3.2 *Teste de Hallpike para avaliação de vertigem de origem periférica. Explicação da manobra no texto.*

Epidemiologia

A síncope é um sintoma frequente mesmo na população aparentemente normal. Apesar de ocorrer em todas as idades, 80% dos pacientes apresentam mais de 65 anos. Nesses, em 30%, o sintoma é recorrente.

Fisiopatologia

A síncope ou pré-síncope é causada por queda súbita da oxigenação cerebral, mais comumente relacionada a redução do fluxo sanguíneo cerebral. Além disso, mesmo que este seja quantitativamente normal, pode ocorrer síncope ou pré-síncope por falta mais ou menos rápida de nutrientes cerebrais, dentre os quais o principal é a glicose.

Classificação etiológica e fisiopatológica da síncope

As causas de síncope são numerosas e frequentemente multifatoriais, sendo difícil uma classificação sintética e abrangente. Sob o ponto de vista do prognóstico, é conveniente dividi-las basicamente em cardíacas e não cardíacas (**Tabela 3.2**).

Tabela 3.2 *Classificação fisiopatológica e etiológica de síncope*

Origem	Tipos	Exemplos
Cardíacas	Não obstrutivas (por arritmias)	Bradiarritmias, Taquiarritmias, Disfunção MP/CDI
	Obstrutivas (obstrução à ejeção do VE e/ou VD)	Esquerdas (estenose aórtica valvar/ hipertrófica, estenose mitral, mixoma) Direitas (estenose pulmonar, hipertensão pulmonar, embolia pulmonar, mixoma). Outras (falência de bomba, tamponamento, dissecção aórtica, espasmo coronário, infarto do miocárdio etc.).
Não Cardíacas	Neuromediadas	Neurocardiogênica, micção, tosse, defecação, deglutição, neuralgias, síndrome do seio carotídeo, exercício físico, altitude, mergulho etc.
	Hipotensão ortostática	Primária, secundária (drogas, senilidade, neuropatias, metabólicas, hipovolemia etc.)
	Neurológicas	Cerebrovasculares, enxaqueca
	Psiquiátricas	Hiperventilação, autonômicas, conversivas, abuso de drogas
Desconhecida		

Síncope neurocardiogênica

É a causa mais frequente de síncope em pessoas jovens, aparentemente normais. Ocorrem bradicardia, assistolia e/ou vasodilatação severas, em decorrência de vários estímulos, tais como dor, emoções, estresse, parada súbita de esforço físico, sangramento, permanência em posição ortostática, ação de beta-agonistas etc.

Hipotensão ortostática

A posição ortostática promove significativo sequestro de sangue para os membros inferiores e a circulação esplâncnica. A redução do retorno venoso resultante reduz a pressão arterial média, diminuindo o estiramento dos pressorreceptores.

As causas mais frequentes de hipotensão ortostática são a hipovolemia e efeitos indesejáveis de drogas (álcool, tranquilizantes, antidepressivos, diuréticos, betabloqueadores, anti-hipertensivos, nitratos, vasodilatadores, antiarrítmicos).

O manejo geral da síncope por hipotensão ortostática é ilustrado no **Quadro 3.1**.

Quadro 3.1 *Síncope por hipotensão ortostática*

Tratamento
• Hidratação e ingestão salina adequados
• Midodrina deve ser administrada como terapia associada, se necessário
• Fludrocortisona deve ser administrada como terapia associada, se necessário
• Manobras de contração isométrica podem ser indicadas
• Cintas de contenção abdominal e meias elásticas podem ser indicadas
• Dormir com a cabeceira elevada (> 10°) pode ser indicado

Fisiopatologia das causas neurológicas de síncope

Doença cerebrovascular

A síncope, apesar de rara nessa condição (6% dos casos), pode ser provocada por acidentes isquêmicos devidos a patologias dos vasos cerebrais (aterosclerótica, inflamatória, degenerativa, embólica, espondilite cervical, doença de Takayasu etc.).

Enxaqueca

O espasmo da artéria basilar pode levar a enxaqueca severa e síncope, por isquemia vertebrobasilar ou por reação vasovagal em decorrência da dor. É mais comum na infância e na adolescência.

Síncope metabólica

Existem muitas condições que, mesmo sem modificar o fluxo sanguíneo cerebral mas alterando a constituição bioquímica sanguínea, podem levar a estados progressivos de torpor e perda da consciência.

Incidência das etiologias de síncope

As diversas etiologias de síncope têm se modificado nos últimos anos devido à evolução dos métodos diagnósticos. Atualmente a causa mais frequente é a síncope neurocardiogênica.

Atendimento do paciente com síncope na emergência

Na **Tabela 3.3** vemos de forma mais detalhada as causas mais importantes com alto risco de vida imediato.

Tabela 3.3 *Condições de alto risco no paciente com síncope*

- ECG anormal
- Histórico de doença cardíaca, principalmente a presença de insuficiência cardíaca
- Pressão arterial persistentemente baixa (sistólica < 90 mmHg)
- Falta de ar com o evento ou durante a avaliação
- Hematócrito < 30%
- Idade avançada e comorbidades associadas
- História familiar de morte súbita cardíaca

Síncope é sem dúvida o sintoma mais expressivo e de maior impacto na avaliação do paciente na emergência de arritmia. Ao avaliar o portador de síncope, a questão fundamental é verificar se uma causa de alto risco de morte súbita está presente (**Tabelas 3.4**).

Tabela 3.4 – *Causas de síncope com alto risco de vida*

Síncope Cardiovascular
Arritmia
Taquicardia ventricular
Canalopatias (síndrome do QT longo, síndrome de Brugada, TV catecolaminérgica etc.)
Bradiarritmias (BAV 2º grau tipo II ou BAVT, pausas sinusais > 3 s)
Isquemia
Síndrome coronariana aguda, infarto do miocárdio
Anormalidades estruturais
Valvopatias: estenose aórtica, estenose mitral
Cardiomiopatia (isquêmica, dilatada, hipertrófica)
Tamponamento cardíaco
Dissecção aórtica
Mixoma/trombo atrial
Hemorragia
Trauma com importante perda sanguínea
Sangramento gastrintestinal
Ruptura de tecidos: aneurisma, baço, cisto ovariano, prenhez ectópica, hemorragia retroperitoneal etc.
Embolia pulmonar
Hemorragia subaracnóidea

Adicionalmente, devem também ser consideradas outras condições, tais como convulsão, acidente vascular cerebral e traumatismo cranioencefálico, apesar de não preencherem claramente os critérios de síncope. Causas muito frequentes, porém de menor risco, incluem síncope neurocardiogênica, hipersensibilidade do seio carotídeo, hipotensão ortostática e ocasionada por medicamentos, (**Tabela 3.5**).

Tabela 3.5 *Causas comuns de síncope porém de baixo risco*
Síncopes Neuromediadas
• Vasovagal ou neurocardiogênica • Síncope do seio carotídeo hipersensível • Viscerais: micção, defecação, tosse, deglutição • Neurogênicas: glossofaríngeo ou trigêmeo
Síncope Ortostática
Hipovolemia, disfunção autonômica, repouso prolongado
Síncope Medicamentosa
• Medicamentos vasoativos • Beta e alfabloqueadores, bloq. cálcio, nitratos, anti-hipertensivos, diuréticos, vasodilatadores. • Medicamentos cardiodepressores (condução e automatismo) • Antiarrítmicos, bloq. de cálcio, betabloqueadores, digoxina • Medicamentos que prolongam o QT • Antiarrítmicos, antibióticos, antieméticos, antipsicóticos, antidepressivos • Diuréticos

O primeiro passo para avaliação de um paciente com suspeita de síncope ou com perda transitória da consciência (TLOC) consiste na obtenção de uma história detalhada, exame físico meticuloso incluindo medida da pressão para investigar hipotensão ortostática e um ECG de 12 derivações. Em casos selecionados, a avaliação inicial poderá incluir um ecocardiograma, além de exame neurológico e bioquímica sanguínea.

Um exame clínico cardíaco e neurológico é muito importante, além da busca detalhada de traumatismo cranioencefálico, inclusive com pesquisa de hemorragia subdural, fratura de punho e de quadril, condições que não raramente acontecem pelo trauma da própria síncope. Nenhum exame laboratorial pode ser absolutamente indicado para avaliação de síncope; entretanto, consideram-se os seguintes, baseados em consenso de diretrizes: glicose sérica, hemograma completo, eletrólitos, enzimas cardíacas, CPK e urina I.

É importante uma pesquisa dirigida para sintomas de alto risco, tais como palpitações precedendo a síncope, dispneia, cefaleia, dor precordial, perda súbita da consciência sem pródromos, síncope de esforço, idade avançada e história familiar de morte súbita, além de uma verificação cuidadosa da medicação em uso.

Um problema clínico frequente é a diferenciação entre a síncope verdadeira e um distúrbio comicial (epilepsia, convulsão). Sabemos que o portador de epilepsia pode apresentar o problema sem convulsão generalizada. Por outro lado, o portador de síncope verdadeira pode apresentar contrações tônico-clônicas.

Estudos de imagem que podem ser úteis incluem os seguintes:

- Radiografia do tórax: pode identificar um pneumotórax, pneumonia, insuficiência cardíaca, tumor, derrame pleural ou pericárdico, alargamento do mediastino, aneurisma aórtico etc.;
- Tomografia computadorizada do crânio sem contraste tem pouca capacidade diagnóstica na síncope, porém está indicada em pacientes com déficit neurológico ou com trauma secundário a síncope;
- Tomografia computadorizada do tórax e abdome está indicada somente em casos específicos, por exemplo, suspeita de dissecção aórtica, ruptura de aneurisma aórtico abdominal ou embolia pulmonar;
- Ressonância magnética da cabeça e arteriografia podem ser úteis para avaliar comprometimento vascular cerebral;
- Ventilação-perfusão é apropriada para os casos com suspeita de embolia pulmonar;
- Ecocardiograma é o exame de escolha para avaliação das causas cardíacas de síncope;
- Eletrocardiograma para pesquisa de isquemia e arritmias.
- Eletroencefalograma é de grande utilidade principalmente quando se suspeita de disritmia cerebral.

Prognóstico da síncope

É geralmente mais dependente da severidade da doença subjacente do que da própria síncope. Doença cardíaca estrutural e hipotensão ortostática no paciente idoso estão associadas a aumento da mortalidade devido a comorbidades.

Bibliografia

1. Baloh RW. Clinical practice. Vestibular neuritis. N Engl J Med 2003; 348:1027.
2. Dallan I, Bruschini L, Nacci A, et al. Drop attacks and vertical vertigo after transtympanic gentamicin: diagnosis and management. Acta Otorhinolaryngol Ital 2005; 25:370.
3. Kattah JC, Talkad AV, Wang DZ, et al. HINTS to diagnose stroke in the acute vestibular syndrome: three-step bedside oculomotor examination more sensitive than early MRI diffusion-weighted imaging. Stroke 2009; 40:3504.
4. Newman-Toker DE, Hsieh YH, Camargo CA Jr, Pelletier AJ, Butchy GT, Edlow JÁ. Spectrum of dizziness visits to US emergency departments: cross--sectional analysis from a nationally representative sample. Mayo Clin Proc. 2008;83(7):765.
5. Schmid G, Henningsen P, Dieterich M, Sattel H, Lahmann C.Psychotherapy in dizziness: a systematic review. J Neurol Neurosurg Psychiatry. 2011;82(6):601.
6. Tinetti ME, Williams CS, Gill TM.Dizziness among older adults: a possible geriatric syndrome. Ann Intern Med. 2000;132(5):337;
7. Traccis S, Zoroddu GF, Zecca MT, et al. Evaluating patients with vertigo: bedside examination. Neurol Sci 2004; 25 Suppl 1:S16.
8. Zingler VC, Cnyrim C, Jahn K, et al. Causative factors and epidemiology of bilateral vestibulopathy in 255 patients. Ann Neurol 2007; 61:524.

4

Estado de Coma: Abordagem Inicial e Diagnóstico Diferencial

Flávio Augusto de Carvalho
Gisele Sampaio Silva

Introdução

Coma é um estado semelhante ao sono com uma diferença fundamental: nele o paciente não tem nenhuma resposta proposital ao ambiente e portanto, não é possível acordá-lo. Coma é o mais grave dos distúrbios da consciência e consequentemente a mais séria emergência neurológica.

Consciência, por sua vez, pode ser definida como estado de ciência de si mesmo e do ambiente e a presença de responsividade a estímulos externos e necessidades internas. Por outro lado, inconsciência implica a suspensão das atividades mentais que deixam o indivíduo ciente de si mesmo e do ambiente, e está associada à responsividade diminuída a estímulos externos.

De consciência é a capacidade de despertar ou o nível de alerta do paciente, enquanto conteúdo da consciência engloba qualidade e coerência do pensamento e comportamento (linguagem, raciocínio, orientação espacial). Os níveis de consciência são classicamente divididos entre *sonolência, obnubilação, torpor* e *coma.*

Coma: quadro clínico

O grau de disfunção das vias responsáveis pela ativação cortical e vigília é em regra geral proporcional ao nível de consciência; um paciente sonolento, por exemplo, costuma ter a atenção levemente reduzida e tende a ficar de olhos fechados, mas é facilmente acordado ao chamado. O paciente obnubilado, no entanto, não é tão facilmente acordado e demonstra dificuldade em manter-se vígil após acordado. O torpor representa um estágio mais grave de acometimento neurológico em que o paciente geralmente só apresenta alguma resposta localizatória breve ao estímulo sonoro ou doloroso intenso, podendo muitas vezes não apresentar abertura ocular. O paciente comatoso, por sua vez, não apresenta abertura ocular e nenhuma resposta localizatória evidente, o que demonstra grave acometimento das vias de ativação da consciência. Outros distúrbios de consciência incluem o estado vegetativo e o estado de consciência mínima, que serão abordados ao longo deste capítulo. Em resumo, o paciente em coma não tem movimentos que indiquem algum grau de consciência, por exemplo a resposta localizatória ao estímulo doloroso, e nem pode ser acordado por nenhum estímulo.

Topografia das lesões que podem levar ao estado de coma

Para que uma lesão resulte em coma, deve ocorrer perda ou depressão da função de ambos os hemisférios cerebrais ou da substância reticular ativadora ascendente (SARA), incluindo a região paramediana das porções superiores do tronco encefálico ou do diencéfalo bilateralmente. Isso significa que existem condições essenciais para o coma: *a disfunção da região que ativa a vigília e nos mantém conscientes (substância reticular ativadora ascendente) e/ou a anulação do funcionamento de seus alvos bilateralmente (hemisférios corticais)*. Lesões unilaterais localizadas nos hemisférios cerebrais ou lesões no tronco encefálico na porção mediana caudal da ponte ou que se situem inferiormente a esse nível usualmente não devem causar coma. No entanto, lesões hemisféricas unilaterais podem causar distúrbios da consciência, inclusive coma, por diversos mecanismos:

- edema e distorção das áreas encefálicas responsáveis pela vigília;
- aumento da pressão intracraniana e consequente declínio do fluxo sanguíneo cerebral;
- causando deslocamentos teciduais (herniações).

A calota craniana não é expansível, a soma dos volumes do encéfalo, líquido cefalorraquidiano e sangue intracraniano é constante ao longo do tempo. Essa definição também se aplica aos diversos compartimentos encefálicos (supratentorial direito e esquerdo; infratentorial e espaço subaracnóideo medular).

Num encéfalo normal, o aumento de volume causado por a presença de uma lesão com efeito de massa pode ser compensado por deslocamento de igual volume de líquido cefalorraquidiano do compartimento encefálico em que se encontra a lesão. O deslocamento de líquido cefalorraquidiano e em alguns casos de sangue encefálico permite que a pressão intracraniana se mantenha estável temporariamente.

Caso a pressão no compartimento encefálico adjacente esteja normal, esse desequilíbrio tem como consequência a herniação (**Tabela 4.1**). A fisiopatologia dos sinais e sintomas de uma lesão com efeito de massa que leva o paciente ao estado de coma raramente envolve puramente o aumento da pressão intracraniana, geralmente resultando do desequilíbrio de pressões entre diferentes compartimentos encefálicos com consequentes herniações. As herniações e seus fenômenos acompanhantes (isquemias por compressão direta tecidual e das artérias nutridoras da região) são os responsáveis pelo dano direto ao sistema reticular ativador ascendente localizado na porção superior do tronco encefálico ou diencéfalo bilateralmente.

Conceitualmente, portanto, lesões hemisféricas unilaterais geralmente não causam coma agudamente, a não ser que cursem

Tabela 4.1 *Principais tipos de herniações encefálicas e suas características clínicas*

Herniação	Topografia	Características Clínicas
Transtentorial uncal	Herniação do úncus através da tenda do cerebelo	Dilatação precoce da pupila ipsilateral, seguida por dilatação da pupila contralateral, perda da movimentação ocular, do reflexo córneo-palpebral, presença de posturas patológicas e alteração do ritmo respiratório
Transtentorial central	Estruturas diencefálicas centrais e do mesencéfalo comprimidas por herniação do encéfalo para baixo através da tenda do cerebelo	Confusão e agitação, padrão respiratório de Cheyne-Stokes, pupilas inicialmente pequenas e depois dilatadas até perda da fotorreação em fases tardias, movimentos desconjugados do olhar, posturas patológicas
Cerebelar ascendente	Deslocamento superior do cerebelo na presença de lesões compressivas de fossa posterior	Pode ocorrer após colocação de derivação ventricular em pacientes com lesões com efeito de massa em fossa posterior
Tonsilar (cerebelar foraminal)	Deslocamento das tonsilas cerebelares através do forame magno	Geralmente não há progressão dos sinais de herniação. Quadro clínico pode ser óbito súbito
Transfalcina	Deslocamento contralateral do giro do cíngulo por baixo da foice cerebral	Oclusão da artéria cerebral anterior pode ser uma complicação

com compressão da substância reticular ativadora ascendente no tronco encefálico (por exemplo, em pacientes com acidente vascular cerebral isquêmico hemisférico que cursa com edema importante, coma devido a compressão do tronco encefálico geralmente acontece no período de pico do edema cerebral, entre o terceiro e quinto dias).

Exame neurológico do paciente em coma

O exame neurológico do paciente em coma deve ser sistemático e deve sempre incluir:

- Responsividade a estímulos (avaliação do nível de consciência)
- Pesquisa de irritação meníngea
- Avaliação de nervos cranianos
- Avaliação do padrão respiratório
- Avaliação da resposta motora

Responsividade a estímulos (avaliação do nível de consciência)

O exame deve ser iniciado com estímulo auditivo, devendo-se falar o nome do paciente em voz alta e pedir para que ele abra os olhos. Manobras alternativas como bater palmas ou chacoalhar levemente o paciente pelos ombros podem ajudar. Assim, deve-se tentar sempre outros comandos, como pedir para que o paciente mostre a língua ou movimente os dedos. Caso o paciente não atenda a comandos verbais, deve-se fazer estímulo tátil e doloroso. Pressão supraorbitária ou temporo mandibular são estímulos dolorosos adequados e permitem que pacientes tetraplégicos que não apresentam respostas a estímulos dolorosos abaixo do crânio possam ser avaliados. Outras manobras de estímulo doloroso que podem ser utilizadas incluem a compressão esternal e a pressão no leito ungueal.

Pesquisa de irritação meníngea

Deve-se realizar a flexão passiva do pescoço do paciente (ficando atento para que lesões cervicais tenham sido excluídas em caso de trauma). O observador deve ficar a atento à presença de rigidez na tentativa de flexão nucal, assim como à presença de flexão involuntária dos membros inferiores (sinal de Brudzinski).

Avaliação de nervos cranianos

A avaliação ocular deve começar com estímulos visuais (aproximação das mãos do examinador dos olhos do paciente) e verificação se há piscamento ocular. Para tanto, o examinador deve abrir os olhos do paciente e, ao fazê-lo, deve observar se há presença de desvios oculares ou alguma movimentação ocular. Desvios conjugados horizontais do olhar não são incomuns em pacientes comatosos e nem sempre representam lesões de tronco encefálico. Desvios conjugados do olhar vertical, assim como desvios "*skew*" são quase sempre patológicos e podem representar disfunção da porção superior do tronco encefálico (mesencéfalo) ou do III ou IV nervos cranianos. Em pacientes com paralisia de III nervo devido a herniação transtentorial uncal, o olho afetado estará desviado lateral e inferiormente e a pupila estará dilatada e não reativa (o reflexo fotomotor consensual contralateral porém deve estar presente). Lesões que comprimem os núcleos dos terceiros nervos bilateralmente (herniação transtentorial central) causam ptose bilateral, paresia do olhar para cima e pupilas fixas e dilatadas bilateralmente.

A movimentação ocular extrínseca deve ser testada através do reflexo oculocefálico e do reflexo oculovestibular (provas calóricas). O reflexo oculocefálico só deve ser testado em pacientes sem trauma de coluna cervical. A cabeça do paciente deve ser rapidamente rodada horizontalmente com rápida pausa nos extremos do movimento. Caso o tronco encefálico do paciente esteja intacto, os olhos devem se movimentar na direção oposta àquela em que a cabeça é movimentada. Os movimentos verticais também devem ser testados seguindo o mesmo princípio. A manobra oculovestibular deve ser realizada através da introdução de água ou soro fisiológico gelado (4° Celsius) no canal auditivo do paciente. Para que a manobra seja realizada apropriadamente, deve-se antes realizar otoscopia para excluir a presença de *debris* ou cerúmen e para garantir a integridade da membrana timpânica. A cabeça do paciente durante a realização da manobra deve ser posicionada a 30 graus. Após a introdução da água gelada, os olhos do paciente devem ser observados por 60 segundos. Caso o tronco encefálico esteja intacto, devemos observar movimentação tônica dos olhos para o lado em que água foi injetada.

O reflexo pupilar deve ser testado utilizando-se uma lanterna potente. Os olhos devem ser testados individualmente. O reflexo direto e o consensual (contração pupilar com o estímulo luminoso contralateral) devem ser testados. Caso haja dúvida, lentes de aumento podem ser utilizadas. Uma importante característica clínica é que *desordens tóxico-metabólicas, apesar de poderem causar miose pupilar, usualmente não cursam com alterações do reflexo fotomotor, portanto a ausência de reflexo fotomotor implica uma provável causa estrutural para o estado de coma*. Pupilas secundárias a lesões pontinas são extremamente mióticas, reflexo da perda da aferência simpática. Pupilas dilatadas não fotorreagentes ou mediofixas são indicativas de lesões mesencefálicas. O exame de fundo de olho deve ser realizado e pode revelar papiledema, indicativo de hipertensão intracraniana.

O reflexo corneano deve ser testado através da instilação de salina estéril no olho ou através do toque na córnea de um cotonete ou pedaço de algodão. O reflexo de tosse pode ser testado através da aspiração traqueal.

Avaliação do padrão respiratório

O padrão respiratório não voluntário é mediado primariamente pelo tronco encefálico baixo (bulbo) e medula espinhal cervical. Lesões em diferentes topografias podem causar padrões respiratórios distintos. Exemplos de padrões respiratórios que podem ser observados em pacientes comatoso incluem:

- Respiração de Cheyne-Stokes: oscilação entre períodos de hiperventilação e apneia relativa. Esse padrão respiratório é pouco específico, podendo ser observado em pacientes com lesões encefálicas ou doenças sistêmicas (insuficiência cardíaca congestiva). Caso o paciente não consiga respirar durante a fase de apneia ou desacelerar voluntariamente a respiração na fase de hiperventilação, trata-se provavelmente de uma respiração de Cheyne-Stokes de origem encefálica que pode ser observada em pacientes com lesões hemisféricas bilaterais ou com extensão para o diencéfalo.
- Hiperventilação central: padrão rápido, regular, geralmente levando a hipocapnia e alcalose. Lesões que causam hiperventilação central usualmente se localizam nas porções rostrais do tronco encefálico (mesencéfalo baixo ou ponte alta).
- Respiração apnêustica: clínicamente, caracteriza-se por pausas respiratórias de até 3 segundos no final da inspiração e ocasionalmente no final da expiração. Lesões nas porções mediais e caudais da ponte (como na oclusão de artéria basilar) podem levar à respiração apnêustica.

- Respiração atáxica: padrão irregular e imprevisível de respiração, com inspirações profundas e superficiais. Trata-se de um padrão respiratório muito preocupante, decorrente de acometimento bulbar, usualmente como manifestação tardia de herniações encefálicas, precedendo a apneia.

Avaliação da resposta motora

Para avaliação da resposta motora do paciente com alteração do nível de consciência, devem ser realizados estímulos dolorosos. Em geral pode ser observado um dos três padrões de resposta motora: movimento proposital, movimento patológico ou ausência de movimento. Os termos decorticação ou descerebração são muito utilizados como sinônimos de resposta flexora ou extensora, respectivamente, no entanto frequentemente ocorre erro no uso indiscriminado desses termos. Frequentemente essas posturas patológicas acontecem num contínuo, e usualmente posturas extensoras representam lesões mais graves e difusas do tronco encefálico do que respostas flexoras.

Escalas de coma

O nível de consciência pode ser expressado quantitativamente pela Escala de Coma de Glasgow. Ela é útil em avaliar sequencialmente o paciente (**Tabela 4.2**). No entanto, essa escala tem uma série de limitações, como a não avaliação de funções do tronco encefálico, hemiparesia ou afasia. Pacientes com diferentes quadros clínicos podem apresentar a mesma pontuação na escala, portanto recomenda-se registro de todos os itens da escala. A escala FOUR (Full Outline of Unresponsiveness) (**Tabela 4.3**) incorpora uma avaliação mais detalhada das funções de tronco encefálico, e, por já ter sido validada clinicamente, pode ser uma opção ao uso da Escala de Coma de Glasgow.

Tabela 4.2 *Escala de coma de Glasgow*

Variáveis		Escore
Abertura ocular	Espontânea	4
	À voz	3
	À dor	2
	Nenhuma	1

Continua

Continuação

Resposta verbal	Orientada	5
	Confusa	4
	Palavras inapropriadas	3
	Palavras incompreensíveis	2
	Nenhuma	1
Resposta motora	Obedece a comandos	6
	Localiza dor	5
	Movimento de retirada	4
	Flexão anormal	3
	Extensão anormal	2
	Nenhuma	1

Etiologia das lesões que levam ao coma

As etiologias das lesões que levam ao coma podem ser divididas em:

- Coma sem sinais localizatórios ou irritação meníngea
- Coma com sinais de irritação meníngea
- Coma com sinais localizatórios

O coma sem sinais localizatórios muitas vezes nos remete a etiologias de natureza tóxico-metabólica, enquanto o coma com sinais localizatórios e/ou irritação meníngea nos remete ao provável diagnóstico de coma por lesão estrutural central.

Exemplos de causas de coma sem sinais localizatórios ou irritação meníngea incluem intoxicação exógena, distúrbios

Tabela 4.3 *Escala FOUR*

Resposta Ocular
4 = Pálpebras abertas, acompanha com o olhar ou pisca ao comando
3 = Pálpebras abertas, mas não acompanha com o olhar
2 = Olhos fechados, mas abrem a estímulo auditivo forte (loud voice)
1 = Olhos fechados, mas abrem apenas com dor
0 = Não há abertura ocular, mesmo à dor

Continua

Continuação

Resposta Motora
4 = Faz sinal de OK com as mãos, fecha o punho, ou "sinal de paz"
3 = Localiza a dor
2 = Resposta em flexão à dor
1 = Resposta em extensão à dor
0 = Sem respostas à dor ou mioclonias generalizadas
Reflexos de Tronco Cerebral
4 = Presentes reflexos pupilares e corneanos
3 = Uma pupila fixa e midriática
2 = Reflexos corneanos ou pupilares ausentes
1 = Tanto os reflexos corneanos quanto os pupilares ausentes
0 = Ausência de reflexos corneanos, pupilares ou de tosse
Respiração
4 = Não intubado, com padrão respiratório regular, normal
3 = Não intubado, com padrão respiratório Cheyne-Stokes
2 = Não intubado, com padrão respiratório irregular
1 = Respira com frequência respiratória acima do ventilador
0 = Respira com a frequência respiratória do ventilador, ou apneia

metabólicos, infecções sistêmicas, estado pós-ictal, encefalopatia hipertensiva, concussão cerebral e hidrocefalia. Hemorragia subaracnóidea, meningoencefalites infeciosas e meningite carcinomatosa podem causar coma com sinais de irritação meníngea. Acidente vascular cerebral hemorrágico lobar ou cerebelar (com compressão do tronco encefálico) ou diretamente do tronco encefálico, acidente vascular cerebral isquêmico hemisférico (com compressão do tronco encefálico) ou diretamente do tronco encefálico, hematomas subdurais ou extradurais, contusões e lesões com efeito de massa levando a herniação podem causar coma com sinais localizatórios.

Diagnósticos diferenciais de coma

Estado de coma deve ser diferenciado de diagnósticos como morte encefálica, estado vegetativo, estado de consciência mínima, síndrome do cativeiro (*locked in*) e mutismo acinético.

Na morte encefálica há ausência de atividade cerebral e do tronco encefálico, irreversível e de causa conhecida. Todas as provas de avaliação do tronco encefálico, incluindo o teste da apneia, devem ser compatíveis com ausência de função.

No estado vegetativo, o paciente tem abertura ocular espontânea, pode piscar em resposta a ameaça ou a estímulo doloroso e os olhos se movem intermitentemente no plano horizontal. O paciente permanece inatento e sem consciência do ambiente ou de suas necessidades internas. Não há resposta motora voluntária, apenas postural ou reflexa. Há perda do controle esfincteriano e preservação do ciclo sono-vigília.

No estado de consciência mínima o paciente é capaz de algum comportamento rudimentar, como seguir um comando simples, gesticular ou produzir palavras soltas ou frases curtas, sempre de maneira inconsistente. Há preservação da habilidade de realizar algumas atividades motoras básicas que demonstram algum grau de atenção.

Abordagem terapêutica inicial do paciente em coma

Como apresentado no início deste capítulo, o coma constitui a mais grave emergência neurológica. Por esse motivo, o tratamento inicial deve ser realizado assim que o paciente chega à sala de emergência, ao mesmo tempo que se realizam o exame clínico e testes diagnósticos. A abordagem inicial do paciente comatoso deve incluir avaliação de vias aéreas, padrão respiratório e circulatório (ABC) e a aferição imediata da glicemia capilar (ABC-G). (**Tabela 4.4**). Em pacientes com suspeita de intoxicação, antídotos devem ser considerados (naloxona para intoxicação por opioide, flumazenil para intoxicação por benzodiazepínicos). Em pacientes com glicemia capilar abaixo de 70 mg/dL, glicose 50% deve ser administrada acompanhada por tiamina 100 mg endovenosa a fim de se evitar a ocorrência de encefalopatia de Wernicke em pacientes que recebem glicose e apresentam risco nutricional elevado. Se há sinais clínicos de herniação intracraniana (por exemplo, dilatação pupilar unilateral), podem-se utilizar medicações osmóticas (manitol ou solução salina hipertônica) até a definição diagnóstica. Antibióticos de amplo espectro devem ser iniciados na suspeita de meningite (se possível coletar hemoculturas antes do início do antibiótico). Se crises epilépticas forem observadas ou se houver suspeita de crises sutis, deve-se considerar tratamento para estado de mal epiléptico. Pacientes em coma pós-parada cardiorrespiratória devem ser avaliados de urgência para tratamento com hipotermia.

Tabela 4.4 *Exames laboratoriais iniciais no paciente comatoso*
Perfil toxicológico (incluindo nível sérico de drogas e medicamentos, como antiepilépticos)
Glicemia, CO_2, amônia
Função renal
Função hepática
Eletrólitos, gasometria arterial
Hemograma completo, hemoculturas na suspeita de infecção

Fonte: Posner JB. et al. Plum and Posner's diagnosis of stupor and coma.

Ainda, deve-se considerar a realização de exame de líquido cefalorraquidiano na suspeita de meningoencefalites (no caso do paciente em coma, esse exame deve ser precedido por exame de neuroimagem a fim de se evitar iatrogenia em casos de lesões de massa que gerem gradiente de pressão e risco para herniação). O eletroencefalograma deve ser considerado em casos de suspeita de estado de mal epiléptico não convulsivo. O eletroencefalograma tem sido cada vez mais utilizado na avaliação de pacientes com distúrbios de consciência, mesmo em pacientes sem quadro clínico sugestivo de crise epilépticas, sendo o único método capaz de diagnosticar crises epilépticas sutis ou não convulsivas.

Tomografia computadorizada (TC) de crânio deve ser realizada de emergência na apresentação inicial em todos os pacientes em coma com causa estrutural presumida ou em paciente em coma de causa incerta. A TC de crânio pode revelar presença de infartos cerebrais, hemorragias intracranianas, lesões com efeito de massa e hidrocefalia aguda.

Prognóstico das lesões que levam ao coma

Usualmente o coma de causa metabólico (não estrutural) tem um prognóstico melhor do que o coma de etiologia traumática, que por sua vez tem um prognóstico melhor do que o coma de etiologia anóxica.

MNEMONICO para diferenciais de coma em medicina de emergencia

A regra mnemônica AEIOUTIPS fornece recordação aos principais diagnósticos diferenciais para situações de coma, conforme o **Quadro 4.1**.

Quadro 4.1

A	Alcohol Acidosis (metabolic disorders) Ammonia (hepatic encephalopathy) Arrhythmias (any cardiac cause)
E	Endocrine Electrolytes Encephalopathy
I	Infection
O	Oxygen Overdose Opiates
U	Uremia
T	Trauma Temperature (hyper/hypothermia) Thiamine (Wernicke-Korsakoff)
I	Insulin (hypo/hyperglycemia)
P	Poisoning (all medications) Pyschiatric
S	Stroke Seizure (or postictal state) Syncope Space occupying lesions Shunt (VP) malfunction

Bibliografia

1. Acciarresi M, Alberti A. Impaired consciousness. Front Neurol Neurosci 2012;30:34-7.
2. Bussière M, Young GB. Anoxic-ischemic encephalopathy and strokes causing impaired consciousness. Neurol Clin 2011 Nov;29(4):825-36.
3. Kampbell WW. DeJong's The Neurologic Examination, 7th ed. Philadelphia: Lippincott Williams & Wilkins, 2005.
4. Kornbluth J, Bhardwaj A. Evaluation of coma: a critical appraisal of popular scoring systems. Neurocrit Care 2011 Feb;14(1):134-43.
5. Posner JB et al. Plum and Posner's diagnosis of stupor and coma. 4th ed. Oxford University Press, Inc. 4th ed. C 2007.
6. Ropper AH. Herniation. Handb Clin Neurol 2008;90:79-98.

7. Teasdale G, Jennett B. Assessment of coma and impaired consciousness. A practical scale. Lancet 1974, 2:81-84.
8. Wijdicks EF, Bamlet WR, Maramattom BV, Manno EM, McClelland RL. Validation of a new coma scale: The FOUR score. Ann Neurol 2005 Oct;58(4):585-93.

5

Dor Torácica

Humberto Graner Moreira

Introdução

Dor torácica é uma das queixas mais frequentes no Departamento de Emergência. Várias condições clínicas podem se apresentar com sintomas de dor torácica, e, apesar de algumas delas serem benignas, outras podem corresponder a situações potencialmente fatais. Por essas razões, o paciente com dor torácica usualmente requer avaliação imediata.

História clínica e exame físico

Como existem vários diagnósticos diferenciais a serem considerados num paciente com dor torácica (**Tabela 5.1**), uma abordagem propedêutica sistemática é necessária, tanto para identificar rapidamente pacientes mais graves quanto para descartar causas benignas que podem ser liberadas com segurança. O primeiro e talvez mais importante aspecto é a história clínica. Uma boa anamnese é fundamental para identificar ou descartar algumas causas de dor torácica, assim como estabelecer probabilidades pré-teste que auxiliam na tomada de decisão sobre algum método de investigação complementar.

Na identificação da dor torácica, componentes principais devem ser avaliados, como ilustra a **Tabela 5.2**.

Para completar a história clínica, deve-se perguntar sobre antecedentes patológicos e hábitos de vida, com a finalidade de se identificar fatores que predispõem a alguma doença em específico.

Tabela 5.1 *Detalhes específicos na história clínica da dor torácica*

Elementos	Perguntas orientadas	Comentários
Características da dor		
Qualidade	Nas suas próprias palavras, como você descreveria a dor?	Preste atenção na linguagem; considere a subjetividade na descrição
Localização	Aponte com o dedo onde você sente a dor. Aponte ou delimite a área onde você sente a dor	
Irradiação	A dor caminha para algum lugar além do tórax? Onde?	Pode pedir para o paciente demonstrar no examinador quando se referir às costas
Intensidade	Se 10 for a dor mais intensa que você já sentiu, numa escala de 1 a 10, qual a gravidade dessa dor?	Você pode ajudar o paciente com algum referencial: dor nefrética, fratura óssea ou dor de parto são boas referências para nota 10
Início da dor	Quando a dor começou? Você ainda sente dor? Ela melhorou ou piorou desde que tudo começou?	Dor que ainda persiste no momento da avaliação deve receber mais atenção
Duração	Por quanto tempo você sente a dor? A duração é de segundos, minutos ou horas?	Peça para o paciente ser mais preciso na determinação dessa característica
Frequência	Quantas vezes por dia ou por semana você experimenta a dor?	Relevante para dores paroxísticas e recorrentes
Eventos prévios	Quando foi a primeira vez que você teve essa dor? Essa dor é semelhante a um infarto ou angina prévia (se for o caso).	Importante determinar o histórico de DAC prévia e possíveis procedimentos a que o paciente já tenha se submetido

Continua

Continuação

Elementos	Perguntas orientadas	Comentários
Fatores precipitantes ou agravantes		
Pleurítica	A dor piora à respiração ou quando tosse?	Distinguir se essas manobras reproduzem a dor parcial ou completamente, e em qual intensidade
Posição	A dor melhora ou piora quando você muda de posição? E quais são essas posições?	Distinguir se essas manobras reproduzem a dor parcial ou completamente. Tente reproduzir as situações durante o exame físico
Palpação	Se eu pressiono seu tórax, você sente a dor?	Quando o paciente delimitar a localização, tente reproduzir a dor com a palpação
Exercícios	A dor se inicia ou piora quando você se esforça (sobe escadas, caminha rápido etc.)?	Importante identificar limiares e padrões de mudança recente, p.ex., a intensidade do esforço realizado para desencadear a dor
Estresse emocional	A ansiedade ou nervosismo alteram a dor?	Existem outros sintomas relacionados ao estresse (p.ex., parestesias em mãos)?
Sintomas associados	Você experimenta outros sintomas no mesmo momento em que sente a dor?	Se a resposta for evasiva, pergunte especificamente por dispneia, náuseas ou vômitos, ou sudorese.
Fatores de alívio	A dor piora à respiração ou quando tosse?	Distinguir se essas manobras reproduzem a dor parcial ou completamente, e em qual intensidade

Fonte: Adaptado de Swap CJ, Nagurney JT. Value and Limitations of Chest Pain History in the Evaluation of Patients With Suspected Acute Coronary Syndromes. JAMA. 2005;294(20):2623-2629.

Tabela 5.2 *Diagnósticos diferenciais de dor torácica*

Cardiovasculares	Pulmonares
Síndromes coronárias agudas	Tromboembolismo pulmonar
Síndromes aórticas agudas	Pleurite e derrame pleural
Pericardite	Pneumotórax
Miocardite	Pneumonia
Angina estável	Neoplasia pulmonar
Valvopatias cardíacas	Hipertensão pulmonar
Relacionadas com a parede torácica	Broncoespasmo (asma, DPOC)
Causas musculoesqueléticas	**Mediastinais**
Doenças reumatológicas	Mediastinite
Fraturas de estresse	Pneumomediastino
Tumor metastático	**Psiquiátricas**
Herpes-zóster	Ansiedade
Gastrintestinais	Depressão
Ruptura esofagiana	Ataque de pânico
Espasmo ou refluxo esofágico	Síndrome de Münchausen
Esofagite	**Estados hiperadrenérgicos**
Pancreatite	Abuso de cocaína
Colecistite	Abuso de anfetaminas
Úlcera péptica	Feocromocitoma

Síndromes coronárias agudas

A dor torácica é o principal sintoma de uma SCA. Classicamente, a dor torácica secundária à isquemia do miocárdio é descrita como sendo em aperto, sensação de "peso", ou queimação, retroesternal, de início súbito, mas de evolução gradual em intensidade. Pode irradiar-se para os ombros, membros superiores, mandíbula ou região epigástrica. Episódios de angina crônica podem tipicamente iniciar-se após exercício físico ou estresse mental, e duram menos que 10 minutos. Já na SCA, essa dor tem duração usualmente maior que 20 minutos e pode ocorrer mesmo em repouso. Dores descritas como pleuríticas ou em pontadas, que se modificam conforme a posição do corpo e são reprodutíveis à palpação, diminuem a probabilidade de uma SCA. A presença de fatores de risco para doença aterosclerótica aumenta as chances de se tratar de uma SCA. Sintomas associados, como náuseas, vômitos, sudorese, dispneia, ou síncope, também são sugestivos.

Síndromes aórticas agudas

Esse termo abrange as entidades relacionadas com a dissecção aguda da aorta, hematoma intramural aórtico e úlcera penetrante de aorta. A dissecção aórtica aguda, embora pouco frequente no pronto-socorro, é a principal representante dessas síndromes. A dor costuma ser de início súbito, de forte intensidade desde o início (diferente da dor anginosa, que muitas vezes é em crescendo) e pode ser insuportável. Muitas vezes descrita como lancinante, com a sensação de que está rasgando o paciente por dentro, irradiando para outros pontos além da sua região de origem seguindo o percurso da aorta. Sinais autonômicos (palidez cutânea, sudorese profusa) estão associados. O exame físico pode revelar uma crise hipertensiva, diferença de pulsos entre membros, sopro de insuficiência aórtica associada ou não a sinais de insuficiência cardíaca, sinais de derrame pleural e de derrame pericárdico.

Pericardite

Dor torácica é a apresentação inicial da pericardite aguda na maioria dos casos, exceto algumas raras condições como na pericardite reumática. A dor é caracteristicamente em pontada, de início súbito e progressivo, que piora na posição supina, com movimentos e com a inspiração. A posição sentada, com o tronco ligeiramente inclinado para a frente, usualmente alivia a dor. A dor também pode se irradiar para o dorso, região cervical e membros superiores, o que pode criar dificuldades no diagnóstico diferencial de SCA. Febre baixa é comum e pode preceder o aparecimento da dor torácica. Ao exame físico, os achados podem variar desde o clássico atrito pericárdico até bulhas cardíacas abafadas sem atrito quando houver derrame pericárdico volumoso.

Doença cardíaca valvular

Algumas valvopatias aórticas e mitrais podem cursar com dor torácica. Estenose aórtica deve ser considerada sempre que um paciente se apresenta com angina progressiva, dispneia ou síncope. Devido aos resultados auscultatórios característicos, um exame físico pormenorizado do coração é suficiente para elucidar o diagnóstico. A dificuldade na avaliação de pacientes com estenose aórtica é que estes muitas vezes possuem doença arterial coronariana concomitante. Por outro lado, os pacientes com estenose mitral raramente sentem dor torácica. Quando presente, muitas vezes esta se assemelha à angina e mais comumente é resultado de hipertensão pulmonar e hipertrofia do ventrículo direito, além de alguma taquiarritmia atrial associada.

Tromboembolismo pulmonar

O diagnóstico de tromboembolismo pulmonar (TEP) requer um alto índice de suspeita, pois em muitos casos os sintomas são leves e atenuados. O sintoma mais frequente é a dispneia, ocorrendo em mais de 70% dos pacientes. A dor torácica, de origem súbita e muitas vezes pleurítica, é observada em até 66% dos casos. Tosse e hemoptise também podem ocorrer. É importante a avaliação de fatores de risco, contemplados no Escore de Wells, que também leva em consideração a apresentação clínica para estimar probabilidade diagnóstica: suspeita de trombose venosa profunda, taquicardia, imobilização cirúrgica, embolia pulmonar prévia e malignidade. O Escore de Wells deve ser aplicado em qualquer paciente que se apresenta com dor torácica ou dispneia que não é totalmente explicada pela avaliação clínica, radiografia de tórax (RXT) ou eletrocardiograma. Contudo, o escore de probabilidade baixa não exclui o diagnóstico, principalmente se não houver outra hipótese. Isso porque, ocasionalmente, os sintomas podem estar ausentes ou se manifestar de forma leve mesmo em casos de embolia grave.

Pneumotórax

Um pneumotórax espontâneo deve ser considerado em qualquer paciente com queixa de dor torácica tipo pleurítica de início súbito, acompanhada de desconforto respiratório. O pneumotórax espontâneo primário ocorre sem um evento precipitante identificável e normalmente acomete homens jovens e tabagistas. Nesse caso, a recorrência é comum. O pneumotórax secundário pode ocorrer como complicação de uma doença pulmonar de base, como DPOC ou pneumocistose.

Outras causas pulmonares de dor torácica

A hipertensão pulmonar pode apresentar dor retroesternal em aperto desencadeada pelo esforço físico, sendo acompanhada de dispneia aos esforços, fadiga e sinais de hipertensão pulmonar. A causa da dor geralmente é atribuída à dilatação das artérias pulmonares e à isquemia do ventrículo direito.

A pneumonia também pode manifestar dor do tipo pleurítica associada a sintomas como febre, tosse produtiva com expectoração purulenta, dispneia, e ausculta pulmonar com estertores ou roncos. A dor torácica ocorre em 30% dos casos. A pleurite, que pode se associar ao quadro pneumônico ou manifestar-se isoladamente, apresenta dor torácica mais frequentemente, além de achados como atrito pleural e sinais de derrame pleural. Pacientes com neoplasia pulmonar também podem experimentar dor torácica em até 50% dos casos.

Causas psicogênicas ou psicossomáticas

Dor torácica é uma manifestação comum do transtorno do pânico, depressão e outros transtornos ansiosos.

Dados a alta prevalência e o impacto funcional negativo a longo prazo, qualquer transtorno psicoemocional deve ser ativamente considerado em pacientes com dor torácica de etiologia incerta. A vigilância maior é necessária pelo fato de que pacientes com transtornos psiquiátricos são muitas vezes estereotipados, mas também podem desenvolver doenças orgânicas que ofereçam riscos. Assim, doenças orgânicas devem ser razoavelmente excluídas antes de se atribuir a dor torácica a uma causa psicogênica.

Doenças esofagianas

DRGE causa tipicamente uma sensação de queimação retroesternal, associada ou não a outros sintomas dispépticos. A dor pode se irradiar para o dorso e também para a região cervical, que pode ser agravada pela posição supina e não se relaciona com os esforços. Quando associada a dispepsia, a sensibilidade à palpação epigástrica pode sugerir o diagnóstico.

As desordens de motilidade esofagianas são raras. Dor torácica por espasmo esofagiano pode ser quase indistinguível da dor isquêmica do coração. A dor é central, de duração variável, sem fatores precipitantes óbvios, e não necessariamente relacionada à ingesta de alimentos. A nitroglicerina alivia a dor torácica do espasmo de maneira similar à angina. Em alguns casos, pode haver disfagia associada, o que auxilia no diagnóstico diferencial.

Doenças musculoesqueléticas

Das condições benignas, a dor de origem musculoesquelética é a mais frequente entre os pacientes que visitam o pronto-socorro. Costumam provocar dores contínuas, com duração de horas a dias, geralmente de início insidioso e bem localizadas, algumas vezes paroxísticas. Entre as etiologias mais comuns estão mialgia, costocondrite, lesões ósseas, artralgias e radiculopatias. Movimentos torácicos como girar o tronco, inspiração profunda ou se levantar podem agravar a dor.

O herpes-zóster é caracterizado pelo surgimento de lesões cutâneas vesiculares unilaterais que acompanham a distribuição de um dermátomo.

Abordagem ao paciente com dor torácica no Departamento de Emergência

O paciente que se apresenta com dor torácica deve ser avaliado imediatamente. Os sinais vitais (frequência cardíaca, pressão arterial, oximetria de pulso e frequência respiratória) devem ser rapidamente obtidos e o paciente encaminhado para a sala de emergência para monitorização contínua caso haja evidências de condição com ameaça à vida, instabilidade hemodinâmica ou insuficiência respiratória.

O eletrocardiograma (ECG) deve ser realizado em até 10 minutos em todo paciente com dor torácica ou outro sintoma que sugira SCA. Contudo, o ECG normal não exclui a possibilidade de SCA, mas implica melhor prognóstico do que naqueles pacientes com exame alterado. Além disso, um ECG normal possui um valor preditivo negativo de 80 a 90%, independentemente de o paciente estar apresentando ou não a dor torácica por ocasião da realização do exame. A comparação com traçados eletrocardiográficos prévios, quando possível, melhora a acurácia diagnóstica, assim como a realização de ECGs seriados quando a suspeita ainda é uma SCA.

A radiografia de tórax também deve ser obtida em todos os pacientes com instabilidade hemodinâmica ou com suspeita de condição ameaçadora à vida. Idealmente, deve ser obtida em duas incidências (posteroanterior e perfil lateral). Síndromes aórticas agudas alteram a radiografia de tórax em até 90% dos casos, e as alterações clássicas são um alargamento do mediastino ou silhueta aórtica alterada. Pneumotórax e enfisema subcutâneo também são rapidamente identificados na radiografia simples. A maioria das causas pulmonares de dor torácica é identificável ou suspeitada à radiografia de tórax. No caso de TEP, as alterações radiográficas clássicas são raras, como a corcova de Hampton (zona de consolidação periférica com base pleural e convexidade para o hilo pulmonar) e sinal de Westermark (atenuação da trama vascular).

Se o ECG inicial e a radiografia de tórax não forem diagnósticos e ainda houver suspeita de SCA, recomenda-se manter o paciente em observação e coletar marcadores de necrose miocárdica, preferencialmente troponinas cardíacas, nesses casos, também se recomenda a realização de ECG seriado a cada 3 horas.

O ecocardiograma transtorácico é um exame prontamente disponível e de realização à beira-leito que pode ser útil para avaliar pacientes com pericardite e derrame pericárdico, além da repercussão hemodinâmica de possível embolia pulmonar (sobrecarga ventricular direita) ou SCA (hipocinesia segmentar, disfunção ventricular esquerda). Nos casos de tamponamento pericárdico, o exame também já orienta a punção pericárdica quando indicada.

A angiotomografia é atualmente o exame complementar de escolha para confirmar TEP ou síndromes aórticas agudas, assim como para determinar a extensão dessas últimas. A angiotomografia de coronárias também está validada para o rápido descarte de possível SCA em pacientes de baixo risco e marcadores de necrose miocárdica normais.

A tomografia de tórax de alta resolução pode ser solicitada quando for necessário investigar doença pulmonar de base, além de diferenciar bolhas enfisematosas de pneumotórax verdadeiro e diagnosticar e determinar a extensão do comprometimento mediastinal na ruptura esofágica.

Observe na **Tabela 5.3** o diagnóstico diferencial de causas potencialmente ameaçadoras de dor torácica.

A abordagem sistemática do paciente com dor torácica incluindo os principais diagnósticos está sintetizada na **Figura 5.1**.

Tabela 5.3 *Diagnóstico diferencial de causas potencialmente ameaçadoras de dor torácica*

História clínica	Exame físico	Eletrocardiograma	Radiografia de tórax
Síndromes coronárias agudas			
• Dor torácica retroesternal em pressão ou aperto • Início gradual • Irradia para ombros, membros superiores ou mandíbula • Sintomas atípicos mais comuns em idosos, mulheres e diabéticos	• Não específico • Casos mais graves apresentam sinais de insuficiência cardíaca ou choque (cardiogênico)	• Alterações do segmento ST (infra ou supradesnivelamento) ou de onda T sugestivas de isquemia • ECGs seriados aumentam a sensibilidade do diagnóstico • Ondas Q patológicas sugerem DAC prévia	• Não específico • Pode evidenciar alterações sugestivas de insuficiência cardíaca
Dissecção aórtica			
• Início súbito de dor fina, lancinante ou "rasgando" • Já inicia na sua intensidade máxima • Irradia para o dorso, região cervical ou abdome • Pode mimetizar AVC, SCA, isquemia mesentérica	• Ausência de pulsos em um dos membros ou uma das carótidas • Diferença na PA sistólica >20 mmHg entre os membros superiores • Até 30% apresentam achados neurológicos	• Alterações isquêmicas em até 15% • Alterações não específicas de ST-T em 30%	• Alargamento do mediastino ou perda do contorno normal da croça da aorta • Pode ser normal em até 10%
Tromboembolismo pulmonar			
• Variadas apresentações, incluindo dor pleurítica e dispneia sem dor • Início súbito • Dispneia é mais típica que a dor torácica	• Achados inespecíficos • Exame das extremidades pode ser normal • Ausculta pulmonar inespecífica • Taquicardia e taquipneia são comuns	• Taquicardia sinusal é o mais comum • S1Q3T3 é raro, mas de alta especificidade • Sinais de sobrecarga de câmaras direitas	• Normal na grande maioria • Pode apresentar: atelectasias, derrame pleural, elevação de cúpula diafragmática

Continua

Continuação

História clínica	Exame físico	Eletrocardiograma	Radiografia de tórax
Pneumotórax hipertensivo			
• Início súbito • Inicialmente dor em pontada e pleurítica • Dispneia é predominante	• Exame físico permite diagnóstico mesmo sem exames complementares • Murmúrio diminuído ou ausente unilateralmente • Hipertimpanismo • Enfisema subcutâneo é incomum	• Inespecífico	• Evidencia ar no espaço pleural e atelectasia pulmonar ipsilateral
História clínica	**Exame físico**	**Eletrocardiograma**	**Radiografia de tórax**
Pericardite com tamponamento pericárdico			
• Dor em pontada, anterior, que piora com a inspiração ou na posição supina e alivia ao sentar-se inclinado para a frente • Início gradual • Dispneia é comum	• Atrito pericárdico • Tamponamento cardíaco pode levar ao choque obstrutivo, com turgência jugular, hipotensão e abafamento de bulhas	• Depressão do segmento PR e elevação do segmento ST difusamente • Voltagem diminuída e alternância elétrica presentes em derrames pericárdicos significativos	• Área cardíaca aumentada simetricamente (coração em "moringa")
Mediastinite (ruptura esofagiana)			
• Vômito repetidos e forçados precedem a ruptura esofagiana • Endoscopia ou procedimento de tubo digestivo alto aumenta o risco • Sintomas respiratórios e do trato gastrintestinal simultâneos	• Pode-se apresentar em estado de choque; febre também é comum. • Pode apresentar estertores crepitantes sincronizados ao batimento cardíaco ao longo do mediastino (sinal de Hamman)	• Inespecífico	• A maioria possui alguma anormalidade: pneumomediastino, derrame pleural, pneumotórax.

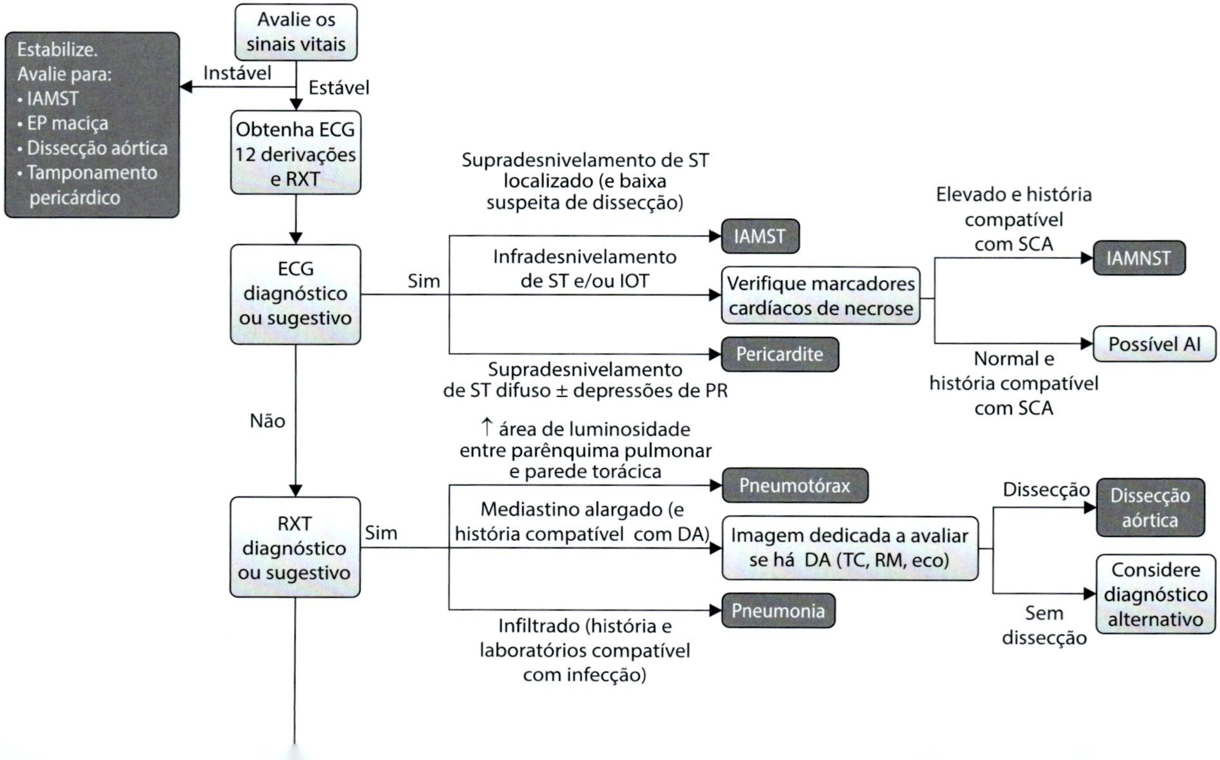
Avalie os sinais vitais
Instável
Estável
Estabilize.
Avalie para:
• IAMST
• EP maciça
• Dissecção aórtica
• Tamponamento pericárdico
Obtenha ECG 12 derivações e RXT
ECG diagnóstico ou sugestivo
Sim
Supradesnivelamento de ST localizado (e baixa suspeita de dissecção)
IAMST
Infradesnivelamento de ST e/ou IOT
Verifique marcadores cardíacos de necrose
Elevado e história compatível com SCA
IAMNST
Normal e história compatível com SCA
Possível AI
Supradesnivelamento de ST difuso ± depressões de PR
Pericardite
Não
RXT diagnóstico ou sugestivo
Sim
↑ área de luminosidade entre parênquima pulmonar e parede torácica
Pneumotórax
Mediastino alargado (e história compatível com DA)
Imagem dedicada a avaliar se há DA (TC, RM, eco)
Dissecção
Dissecção aórtica
Sem dissecção
Considere diagnóstico alternativo
Infiltrado (história e laboratórios compatível com infecção)
Pneumonia

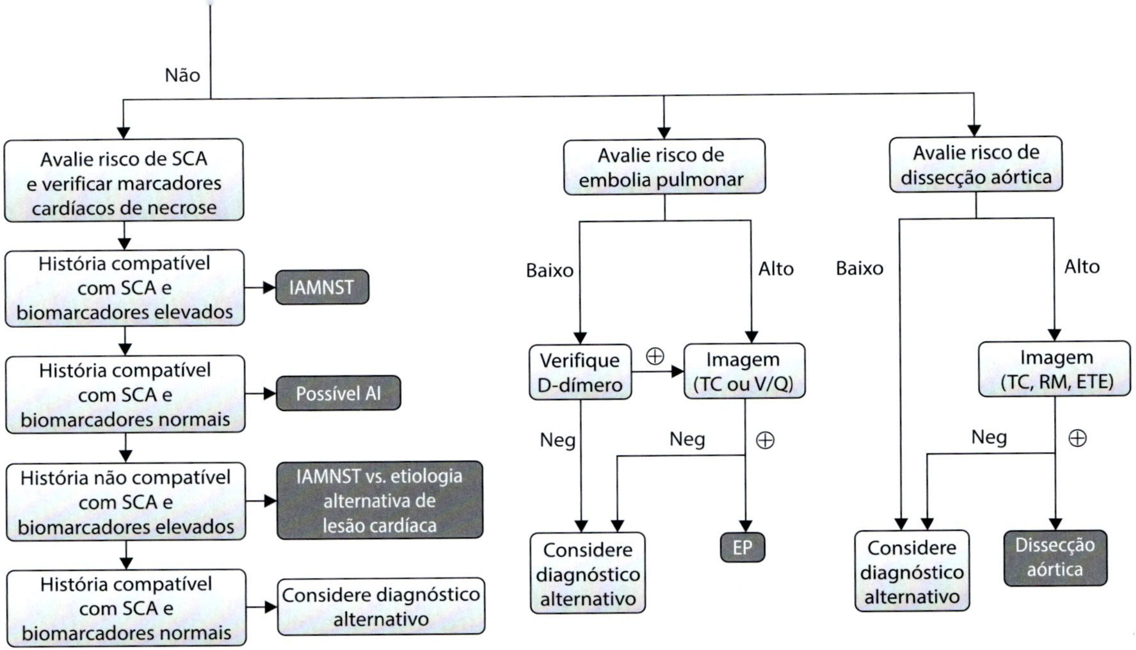

Figura 5.1 *Algoritmo para a abordagem inicial do paciente com dor torácica. ECG: Eletrocardiograma; SCA: Síndrome coronariana aguda; IAMST: Infarto agudo do miocárdio com supradesnivelamento do segmento ST; RXT: Radiografia de tórax; TC: Tomografia computadorizada. Fonte: Adaptado de Cannon CP, Lee TH. Approach to the patients with chest pain. In: Bonow RO, Mann DL, Zipes DP, Libby P. Braunwald's Heart Disease: A Textbook of Cardiovascular Medicine, 9thed. Saunders Elsevier, Philadelphia, PA, 2011.*

Bibliografia

1. Amsterdam EA, Wenger NK, Brindis RG, et al. 2014 AHA/ACC Guideline for the Management of Patients With Non-ST-Elevation Acute Coronary Syndromes: A Report of the American College of Cardiology/American Heart Association Task Force on Practice Guidelines. Circulation 2014;130:e344–e426.
2. Lange RA, Hillis LD. Clinical practice. Acute pericarditis. N Engl J Med 2004;351:2195.
3. Lee TH, Goldman L. Evaluation of the patient with acute chest pain. N Engl J Med 2000; 342:1187.
4. O'Gara PT, Kushner FG, Ascheim DD, et al. 2013 ACCF/AHA Guideline for the Management of ST-Elevation Myocardial Infarction: Executive Summary: A Report of the American College of Cardiology Foundation/American Heart Association Task Force on Practice Guidelines. Circulation 2013;127:529–555.
5. Pope JH, Aufderheide TP, Ruthazer R, et al. Missed diagnoses of acute cardiac ischemia in the emergency department. N Engl J Med 2000;342:1163.
6. Turnipseed SD, Trythall WS, Diercks DB, et al. Frequency of acute coronary syndrome in patients with normal electrocardiogram performed during presence or absence of chest pain. Acad Emerg Med 2009;16:495.

6

Dispneia

Paulo Antoniazzi
Leandro Garambone de Cerqueira Lima
Julia de Lima Antoniazzi

Classificação

É um termo utilizado para caracterizar uma experiência subjetiva de desconforto respiratório que compreende sensações qualitativamente distintas e que variam em intensidade. Queixa comum nos Departamentos de Emergência em todo o país, acometendo cerca de 50% dos pacientes dessas unidades.

O paciente com dispneia aguda apresenta difíceis desafios no diagnóstico e no manejo clínico. O emergencista deve trabalhar com uma variedade de diagnósticos diferenciais enquanto administra adequado tratamento inicial para, por exemplo, quando ela for uma doença potencialmente ameaçadora à vida. Via aérea, respiração e circulação devem ser garantidas imediatamente, e no momento em que esses parâmetros são obtidos a investigação clínica deve continuar.

Quadro clínico

As manifestações clínicas dependem da causa da dispneia, e em sua grande maioria o diagnóstico pode ser feito apenas com a história clínica. Iremos abordar na próxima seção o quadro clínico típico de cada causa secundária. A seguir iremos focar, bem objetivamente, os sinais clínicos que o médico emergencista deve procurar nos pacientes com dispneia aguda ameaçadora à vida.

Uma breve inspeção já nos fornece dados suficientes da gravidade do caso. Sinais que sugerem iminente parada respiratória:

- Depressão do nível de consciência.
- Cianose.
- Incapacidade de manter *drive* respiratório adequado.

Muitos pacientes em insuficiência respiratória encontram-se ansiosos, assumem uma posição preferencial de conforto respiratório (posição sentada ou em tripé), e alguns sinais sugestivos de estresse respiratório grave são:

- Tiragem e utilização de musculatura acessória;
- Agitação ou confusão mental;
- Fala fragmentada;
- Intolerância ao decúbito dorsal;
- Transpiração excessiva.

Em caso de esses sinais de gravidade serem evidenciados no atendimento inicial devemos tomar as medidas necessárias imediatamente, e caso o paciente não os apresente poderemos então proceder a um exame físico mais detalhado. É importante ter em mente que o exame físico do aparelho pulmonar é limitado quanto ao diagnóstico de doenças significativas. Alguns sinais e sintomas que devemos procurar no exame geral incluem:

- **Inspeção:** sinais de hipoperfusão, reação alérgica, evidências de trauma.
- **Extremidades:** baqueteamento digital sugere hipoxemia crônica, edema de extremidades pode sugerir insuficiência cardíaca descompensada (ICD) como causa da dispneia.
- **Frequência respiratória:** eupneia, taquipneia ou bradipneia podem se alternar durante o curso da doença causadora da dispneia.
- **Oximetria de pulso:** sempre correlacionar com as condições de base do paciente, como obesidade, DPOC, tabagismo e idade avançada. Pode não ser fidedigna na vigência de hipotermia ou instabilidade hemodinâmica.
- **Ausculta pulmonar:**
    - Estridor: predominantemente inspiratório, semelhante a um ronco, e ocorre nas obstruções de vias aéreas. Estridor inspiratório indica obstrução acima das cordas vocais (corpo estranho, epiglotite, angioedema). Estridor expiratório indica obstrução abaixo das cordas vocais (traqueíte bacteriana, corpo estranho, laringotraqueobronquite).
    - Sibilos: sons agudos semelhantes a assobios.Obstrução abaixo do nível da traqueia, e podem ser encontrados na asma, anafilaxia, corpo estranho, ICD, tumores.

- Estertores: sugerem a presença de fluido interalveolar, como visto em pneumonias ou ICD; entretanto, sua ausência não descarta essas patologias.
- Murmúrio vesicular diminuído: pode ser causado por qualquer evento que dificulte a entrada de ar nos pulmões, como DPOC grave, asma severa, pneumotórax, hemotórax.

- Sinais cardiovasculares:
  - Arritmia: resposta a uma doença vigente, como a taquicardia sinusal na presença de tromboembolismo pulmonar (TEP), ou é a causa da dispneia, como nos casos de fibrilação atrial associada a IC.
  - Bulhas: B3 sugere disfunção sistólica ventricular esquerda (ICD), B4 sugere disfunção ventricular esquerda (HAS, estenose aórtica, cardiomiopatia hipertrófica). Hipofonese/abafamento de bulhas na vigência de clínica sugestiva podem indicar tamponamento cardíaco.
  - Turgência jugular ou refluxo hepatojugular: evidenciam pressão venosa aumentada, estando presentes no tamponamento cardíaco, ICD ou qualquer causa de elevação da pressão intratorácica que diminua o enchimento ventricular direito.
- Pulso paradoxal: ocorre em situações onde a função ventricular direita está comprometida (asma severa, TEP, tamponamento cardíaco). Está presente quando a diferença da pressão sistólica é maior que 10 mmHg comparando a pressão após uma expiração normal e após uma inspiração normal.

Algumas características da dispneia podem ser úteis na determinação da causa, conforme mostra a **Tabela 6.1**.

Tabela 6.1 *Tipos de dispneia*

Tipo	Característica	Causas
Ortopneia	Piora com o decúbito dorsal	IC, paralisia diafragmática, traqueomalácia e obesidade
Platipneia	Piora com o ortostatismo e melhora com o decúbito dorsal	Fístula arteriovenosa pulmonar, síndrome hepatopulmonar
Trepopneia	Dispneia em decúbito lateral	Derrame pleural maciço
Dispneia paroxística noturna	Surge subitamente durante a noite após suportar bem o decúbito inicialmente	Insuficiência ventricular esquerda

Causas

Como todo sintoma subjetivo, a queixa de dispneia produz uma quantidade enorme de diagnósticos diferenciais no pensamento do clínico na sala de emergência. É essencial pontuar os mais importantes, seja pela gravidade ou pela relevância estatística de aparecimento para que o clínico tenha um pensamento organizado quando se deparar diante dessas situações:

- **Corpo estranho:** promove principalmente obstrução de via aérea superior
- **Anafilaxia:** geralmente causada por alimentos, mordeduras de inseto ou medicamentos, a anafilaxia pode causar edema severo das vias aéreas e da língua, com obstrução à passagem do ar, e é definida como uma reação alérgica severa de instalação rápida, sendo potencialmente fatal.
- **Trauma de via aérea:** traumas contusos ou perfurantes da cabeça ou pescoço podem causar hemorragias, fratura de laringe, distorção anatômica e/ou edema que podem ocasionar dispneia aguda. Queimaduras de face ou inalação de fumaça podem causar grande risco de comprometimento da via aérea, e a intubação orotraqueal precoce geralmente é indicada.
- **Angioedema:** edema significativo de lábio, língua, faringe e laringe desencadeando intensa dispneia.
- **Tromboembolismo pulmonar (TEP):** deve ser um diagnóstico sempre a ser considerado em quem se apresenta com quadro de dispneia aguda.
- **DPOC:** exacerbação de DPOC é uma causa extremamente comum de dispneia no pronto atendimento.
- **Asma:** crises asmáticas apresentam-se com dispneia, opressão torácica e sibilância, e pelo menos um desses sintomas está presente em 90% dos casos.
- **Pneumotórax:** definido como a presença de ar no espaço pleural, secundário a um colapso pulmonar. Além do trauma e de procedimentos médicos (colocação de cateter venoso central), inúmeras condições médicas podem aumentar o risco de desenvolvimento de pneumotórax. Os achados clínicos incluem início abrupto, dor torácica, estase jugular, colapso cardiovascular, redução dos sons pulmonares unilateralmente e desvio da traqueia.

- **Pneumonia:** o início da dispneia é paulatino, exceto nas situações onde o paciente já tem uma doença pulmonar crônica.
- **Síndrome do desconforto respiratório agudo (SDRA):** uma ampla variedade de condições médicas pode cursar com SDRA, que é caracterizada por uma dispneia rapidamente progressiva, início súbito, hipoxemia refratária e infiltrados pulmonares bilaterais no raio-X de tórax.
- **Síndrome coronariana aguda (SCA):** dispneia pode ser o único sintoma em um paciente sofrendo um infarto do miocárdio, particularmente nos idosos. No pronto-socorro, devemos estar atentos a essa patologia para não subestimar esses pacientes cuja queixa principal é dispneia.
- **Insuficiência cardíaca descompensada (ICD):** a dispneia nesses pacientes é causada por excesso de volume, disfunção sistólica e/ou diastólica e/ou aumento da pós-carga (estenose aórtica, HAS severa, cardiomiopatia hipertrófica).
- **Intoxicações:** toxinas podem causar desequilíbrio na função pulmonar, desencadeando a dispneia.
- **Anemia:** anemia aguda devido a hemorragia, hemólise ou distúrbio na produção de hemácias pode resultar em dispneia por falta de carreadores de oxigênio para os tecidos.
- **Ascite:** ascites volumosas devido a malignidade ou doença hepática podem distender a cavidade abdominal de tal maneira que aumentam muito a pressão diafragmática e consequentemente o trabalho respiratório.
- **Ansiedade:** a maioria descreve a dispneia como uma sensação de sufocamento associada a parestesia, sensação de "bolo" na garganta e palpitação. É um diagnóstico de exclusão no pronto-socorro, e mesmo em pacientes jovens, saudáveis, com crises de ansiedade conhecida, é aconselhável realizar uma história clínica e exame físico dirigidos para identificar possíveis outras causas de dispneia.

Investigação

A escolha do exame complementar deve ser guiada pelo contexto da história clínica e achados no exame físico. Testes aleatórios sem levar em consideração os importantes diagnósticos diferenciais apontados anteriormente podem induzir de forma errônea o julgamento clínico e atrasar o tratamento correto da doença causadora da dispneia. Os exames complementares mais solicitados para investigação do quadro de dispneia aguda são:

- **Raio-X de tórax:** é a principal ferramenta diagnóstica utilizada pelo clínico no pronto-socorro, tendo grande potencial no diagnóstico inicial de diversas doenças pulmonares causadoras de dispneia aguda. Desempenha papel crucial no processo diagnóstico no departamento de emergência, pois permite uma visão panorâmica, sendo ao mesmo tempo barato, seguro e rápido de ser realizado. Nosso objetivo é analisar o uso correto do raio-X de tórax nas mais importantes causas de dispneia cardíaca e/ou pulmonar, suas indicações e limitações.
- **Ultrassom:** é uma ferramenta eficaz na investigação de importantes causas de dispneia aguda, incluindo tamponamento cardíaco, pneumotórax de relevância clínica ou derrame pleural, e, associado a esses, também pode ser utilizado para identificar anormalidades na motilidade da parede cardíaca, sugestivo de isquemia ou TEP, assim como avaliar presença de trombose venosa profunda, que é um importante sinal sugestivo de TEP em pacientes dispneicos. Em pacientes com ultrassom normal, o raio-X também foi normal em 90% dos casos, sugerindo que na emergência, quando o ultrassom torácico é normal, o raio-X também pode ser normal em um grande número de pacientes.
- **Eletrocardiograma:** útil na avaliação de possível causa isquêmica da dispneia, pode sugerir também tromboembolismo pulmonar pelos sinais de sobrecarga ventricular direita. Sinais de baixa voltagem difusa e alternância elétrica podem sugerir tamponamento cardíaco.
- **Marcadores de lesão miocárdica:** também são uma ferramenta importante para diagnosticar isquemia cardíaca. Possuem especificidade limitada, podendo estar elevados em diversos contextos: TEP, sepse, pericardite, miocardite, uso de varfarina e insuficiência renal.
- **BNP:** a medida do BNP pode ser de ajuda quando o diagnóstico de ICD está em questão. Não é recomendado seu uso indiscriminado em pacientes com dispneia aguda devido ao fato de se elevar em outras condições (p. ex.: insuficiência renal) e não melhorar as taxas de internação hospitalar, a decisão de alta ou o planejamento do tratamento inicial.

Valores menores que 100 pg/mL têm um valor preditivo negativo de 90% para ICD.

- **D-Dímero:** é um teste com alta sensibilidade porém com baixa especificidade, e sua utilização depende da probabilidade pré-teste para TEP do paciente. Pacientes com baixa probabilidade e com D-dímero negativo podem ter descartada a possibilidade de TEP sem outros exames, assim como também não é apropriado utilizar o D-dímero para *screening* em pacientes com alto risco para TEP. Pacientes idosos que fizeram cirurgia recente ou que possuem neoplasia podem ter o D-dímero falsamente aumentado.
- **Gasometria:** a informação contida numa gasometria arterial falha em distinguir causas pulmonares de causas cardíacas de dispneia. Valores da PaO_2 servem basicamente para triagem e para guiar o tratamento, não servindo para diferenciar as diferentes causas de dispneia. Seu valor preditivo para diagnosticar pacientes com TEP, por exemplo, é muito baixo;
- **Tomografia computadorizada do tórax/Angiotomografia computadorizada do tórax:** pode ser usada para o diagnóstico de diversas condições médicas, incluindo TEP, malignidade, pneumonia. É um procedimento que pode ocasionar riscos como: nefropatia induzida por contraste, reações alérgicas ao contraste e à radiação.

Tratamento

O tratamento da dispneia vai depender da causa base, e não é o objetivo deste capítulo nos aprofundarmos no tratamento de cada doença separadamente. Algumas medidas, porém, são comuns para todos os pacientes dispneicos e devem sempre ser lembradas pelo clínico nesses doentes.

Para qualquer paciente com dispneia aguda devemos prover imediatamente as seguintes medidas terapêuticas: oxigenoterapia, estabelecer acesso venoso periférico, exames laboratoriais, monitorização cardíaca e oximetria de pulso. Em seguida, três objetivos principais devem estar na mente do clínico no pronto-socorro:

- Otimizar a oxigenação arterial;
- Determinar a necessidade de suporte ventilatório invasivo ou não invasivo;

- Estabelecer a principal causa da dispneia e iniciar o tratamento.

A oxigenoterapia é um tratamento potente e acessível para diversas causas de dispneia e deve ser administrada sempre, embora isso não queira dizer que deva ser utilizada sem controle ou critério. Os maiores gastos, tratando-se de gestão hospitalar, não são com medicamentos, mas sim com oxigênio, por isso é imperioso conhecer as indicações e as formas de se utilizar essa terapia.

Para pacientes com dispneia leve e saturação de oxigênio (SO_2) em ar ambiente normal, cateter nasal a 2 L/min geralmente é adequado. Em pacientes com dispneia moderada e queda na SO_2 com cateter, uma progressão para máscara de Venturi com fração inspirada de O_2 (FiO_2) a 30% ou 50% é necessária. O fluxo (L/min) necessário para atingir essa FiO_2 varia conforme o fabricante da máscara e está especificado na mesma. Para pacientes com hipóxia e dificuldade respiratória grave devemos utilizar a máscara de oxigênio com reservatório a 15 L/min, o que garante uma FiO_2 próxima a 100%.

As ferramentas diagnósticas devem ser aplicadas corretamente e individualmente para se chegar a um diagnóstico preciso, proporcionando assim um tratamento adequado (**Fluxograma 6.1**).

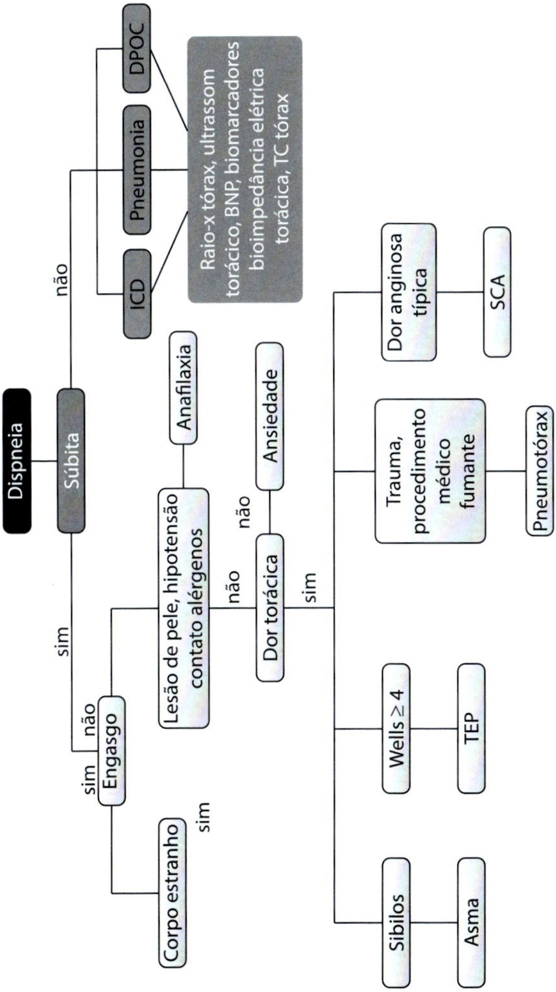

Fluxograma 6.1 *Roteiro diagnóstico.*

Bibliografia

1. Belle A, Buller HR, Huisman MV, et al. Effectiveness of managing suspected pulmonary embolism using an algorithm combining clinical probability, D--dimer testing, and computed tomography. JAMA 2006;295:172-9.
2. Brywczynski JJ, Barrett TW, Lyon JA, et al. Management of penetrating neck injury in the emergency department: a structured literature review. Emerg Med J 2008;25(11):711-715.
3. Casalini AG, Majori M, Burlone E, et al. Foreign body aspiration in adults and in children: advantages and consequences of a dedicated protocol in our 30-year experience. J Bronchology Interv Pulmonol 2013; 20(4): 313-321.
4. Leuppi JD, Dieterle T, Koch G, et al. Diagnostic value of lung auscultation in an emergency room setting. Swiss Med Wkly 2005;135(35-36):520-524.
5. Parshall MB, Schawartztein RM, Adams L, et al. An official American Thoracic Society statement: update on the mechanisms, assessment, and management of dyspnea. Am J Respir Crit Care Med, 2012;185(4):435-452.
6. Pumphrey RS. Lessons for management of anaphylaxis from a study of fatal reactions. Clin Exp Allergy 2000;30(8):1144.
7. Sampson HA, Muñoz-Furlog A, Campbell RL, et al. Second symposium on the definition and management of anaphylaxis: summary report – Second National Institute of Allergy and Infectious Disease/Food Allergy and Anaphylaxis Network symposium. J Allergy Clin Immunol2006;117(2):391-397.
8. Wipf JE, Lipsky BA, Hirschmann JV, et al. Diagnosing pneumonia by physical examination: relevant or relic?. Arch Intern Med, 1999;159(10):1082-1087.

7

Derrames Pleurais

Luiza Helena Degani Costa
Maíra Thomazini Rodrigues

Introdução

O **derrame pleural** é definido como acúmulo de líquido no espaço pleural que excede o seu volume fisiológico. Embora ele possa representar uma doença primária da pleura, na maioria das vezes se trata de uma complicação de outras doenças. No entanto, seja qual for a etiologia, um ou mais dos seguintes mecanismos fisiopatológicos estão envolvidos na sua formação:

- Aumento da pressão hidrostática nos vasos pleurais (p. ex.: insuficiência cardíaca).
- Aumento da permeabilidade vascular (p. ex.: derrame parapneumônico).
- Redução da pressão osmótica (p. ex.: síndrome nefrótica).
- Aumento da pressão negativa intrapleural (p. ex.: atelectasia).
- Redução da drenagem linfática (p. ex.: carcinomatose mediastinal).

Quadro clínico e avaliação radiológica

Os principais sintomas de derrame pleural são tosse seca, dor torácica ventilatório-dependente e dispneia. Ao exame físico, pode-se notar redução ou ausência local de murmúrio vesicular, broncofonia diminuída localmente e macicez à percussão do tórax. Entretanto, tais sinais de derrame pleural só costumam ser vistos quando o volume de líquido é superior a 300-400 mL.

A **radiografia de tórax** é o exame de imagem mais utilizado na prática clínica para se pesquisar a existência de derrame pleural. O sinal mais precoce de derrame pleural livre na radiografia em posição posteroanterior é a obliteração do seio costofrênico com formação do sinal do menisco (**Figura 7.1A**); no entanto, tais achados só costumam ser vistos quando o volume de líquido pleural excede 200 mL. Derrames pleurais maiores se manifestam com opacificação do hemitórax acometido e, eventualmente, desvio contralateral do mediastino.

A realização da radiografia em outras incidências aumenta a sensibilidade do método. A radiografia em perfil é capaz de demonstrar obliteração do seio costofrênico posterior quando o volume excede 25 a 50 mL (**Figura 7.1B**). Por sua vez, a radiografia em decúbito lateral com raios horizontais permite a identificação de líquido livre (**Figura 7.1C**) em volumes tão pequenos quanto 10 mL e pode, inclusive, orientar a possibilidade de se realizar a toracocentese às cegas (lâmina de líquido ≥ 10 mm é puncionável).

O derrame pleural também pode se acumular no interior das cissuras e, com isso, ser confundido com massas pulmonares. As imagens formadas, no entanto, são caracteristicamente elípticas (**Figura 7.2**) e somem com o tratamento do derrame pleural.

A **ultrassonografia** (USG) **de tórax** vem sendo cada vez mais utilizada para o diagnóstico de derrames pleurais. Ela permite não só verificar a presença ou ausência de derrame pleural, mas também inferir se o derrame pleural é um transudato ou exsudato. Além disso, aumenta o sucesso e a segurança da toracocentese quando utilizada para guiar o procedimento. A ultrassonografia de

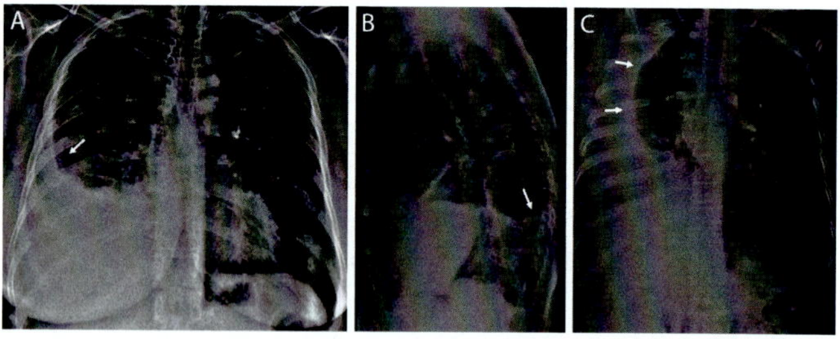

Figura 7.1 *Derrame pleural tuberculoso. (A): Radiografia posteroanterior mostra o velamento do seio costofrênico D com o sinal do menisco (seta). Quando presentes, esses sinais indicam a presença de pelo menos 200 mL de líquido pleural. (B): Radiografia lateral mostra a elevação da base pulmonar e o velamento do seio costofrênico posterior (seta). O borramento do seio costofrênico posterior aparece com pequenos volumes de líquido pleural (25 a 50 mL). (C): Radiografia em decúbito lateral com raios horizontais mostra um derrame pleural volumoso (setas) que separa o pulmão aerado da parede torácica. Fonte: Cortesia do Dr. Elmadan Barroso Jr.*

tórax tem sensibilidade de quase 100% para derrames pleurais de volume superior a 100 mL.

Derrames pleurais simples, sugestivos de transudato, são visualizados como imagem hipoecogênica ou anecóica delimitada por uma linha hiperecogênica, a pleura visceral. Derrames pleurais complexos, caracterizados pela presença de debris, aumento da ecogenicidade e ocorrência de septações, sugerem exsudato.

Por fim, a **tomografia de tórax com contraste** também pode ser utilizada dentro do algoritmo de avaliação do derrame pleural no departamento de emergência, principalmente quando a etiologia do derrame é desconhecida, quando se suspeita de neoplasia ou tromboembolismo pulmonar e quando se deseja avaliar o derrame parapneumônico complicado (**Figura 7.3A**).

Derrames pleurais crônicos e complicados podem ser loculados e, por isso, perdem a sua tendência gravitacional e adquirem contornos lobulados, mas o valor da atenuação não se mostra útil para distinguir transudatos de exsudatos. No caso dos derrames parapneumônicos, o espessamento e a hiperatenuação da gordura

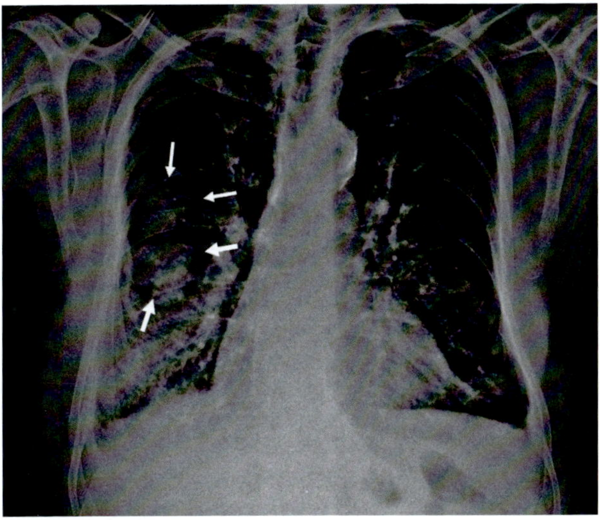

Figura 7.2 *Pseudotumor na insuficiência cardíaca. Radiografia evidencia formações arredondadas (setas), representando líquido localizado nas fissuras pulmonares. Essas coleções se resolvem com o tratamento da doença de base. Fonte: Cortesia do Dr. Elmadan Barroso Jr.*

extrapleural, assim como o sinal da pleura dividida, também são sugestivos de derrame pleural complicado (**Figura 7.3B**). A presença de espessamento nodular da pleura sugere etiologia neoplásica para o derrame pleural (**Figura 7.3C**).

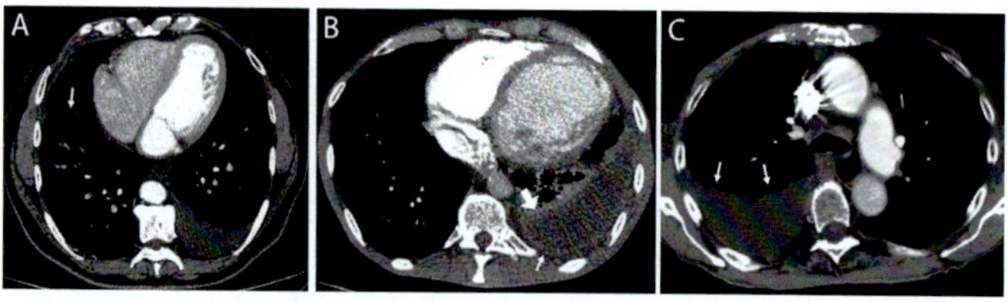

Figura 7.3 *Cortes axiais tomográficos. (A): TC evidenciando derrame pleural simples à E em paciente com descompensação de insuficiência cardíaca, é possível observar também a presença de líquido em fissura (seta). (B): Empiema pulmonar. TC mostra espessamento de ambas camadas pleurais tanto a parietal (seta pequena), como a visceral (seta grande), o chamado sinal da pleura dividida. O espessamento pleural parietal associado a um derrame pleural sugere que o líquido seja um exsudato. (C): Espessamento nodular pleural (setas) em paciente com derrame pleural por metástase de carcinoma pulmonar. Fonte: Cortesia do Dr. Elmadan Barroso Jr.*

Toracocentese

A toracocentese com posterior análise do líquido pleural é determinante na investigação do derrame pleural; o estabelecimento do diagnóstico etiológico será possível na vasta maioria dos casos a partir da associação entre a história clínica, exames laboratoriais e os achados laboratoriais/citopatológicos.

Caso o objetivo da toracocentese seja também o de aliviar a dispneia, a American Thoracic Society recomenda que não seja retirado mais do que 1 a 1,5 L de líquido pleural, de forma a se evitar o desenvolvimento do edema pulmonar de reexpansão. A velocidade de remoção do líquido mais determinante para a ocorrência de edema de reexpansão do que propriamente o volume retirado.

Análise do líquido pleural

Aspecto do líquido pleural

O primeiro passo na avaliação do líquido pleural é a sua análise macroscópica. O líquido pleural normal é fluido, de coloração amarelo-citrino, sem debris. Alterações no seu aspecto macroscópico indicam processos patológicos, embora raras vezes sejam capazes de estabelecer um diagnóstico ou orientar conduta terapêutica. Duas exceções, no entanto, merecem destaque:

1. A saída de sangue na toracocentese, sendo diagnóstica de hemotórax;
2. A saída de líquido francamente purulento em paciente com derrame pleural parapneumônico, situação em que o diagnóstico de empiema é imediato. Em ambos os casos, a necessidade de drenagem torácica se impõe.

Líquido de aspecto sero-hemático é visto frequentemente em derrames pleurais neoplásicos, porém outras condições podem se apresentar de forma macroscopicamente semelhante, tais como derrame pleural benigno por asbesto, embolia pulmonar e pós-operatório de revascularização miocárdica.

A saída de líquido branco, de aspecto leitoso, deve, imediatamente, suscitar a hipótese de quilotórax ou pseudoquilotórax, devendo-se solicitar os exames necessários para seu diagnóstico bioquímico (triglicerídeos e colesterol). Na prática clínica, frequentemente, confunde-se o aspecto do quilotórax com aquele do empiema.

Transudato ou exsudato?

O segundo passo na análise do líquido pleural é determinar se ele se trata de um transudato ou exsudato, já que tal divisão é capaz de restringir as possibilidades diagnósticas de forma a orientar a continuidade da investigação. O **Quadro 7.1** resume os principais diagnósticos diferenciais de derrames pleurais transudativos e exsudativos.

Desde 1972, com a publicação dos chamados Critérios de Light, vários critérios bioquímicos vêm sendo utilizados para **definir exsudato**, a saber:

- $\text{Proteína}_{\text{líquido}}/\text{Proteína}_{\text{sangue}} > 0{,}5$
- $\text{Proteína}_{\text{sangue}} - \text{Proteína}_{\text{líquido}} < 3{,}1$ g/dL
- $\text{Albumina}_{\text{sangue}} - \text{Albumina}_{\text{líquido}} \leq 1{,}2$ g/dL
- $\text{DHL}_{\text{líquido}}/\text{DHL}_{\text{sangue}} > 0{,}6$
- $\text{DHL}_{\text{líquido}} > 2/3$ do limite superior de normalidade
- $\text{Colesterol}_{\text{líquido}} > 45$ mg/dL

O gradiente de albumina e de proteínas é particularmente útil no diagnóstico de transudatos em pacientes com insuficiência

Quadro 7.1 *Principais diagnósticos diferenciais de derrames pleurais transudativos e exsudativos*

Transudatos	Exsudatos
Insuficiência cardíaca	Derrame parapneumônico
Síndrome nefrótica	Neoplasia (primária ou metastática)
Hidrotórax hepático	Tuberculose
Diálise peritoneal	Colagenoses (AR e LES)
	Quilotórax e pseudoquilotórax
	Derrame pós-revascularização miocárdica
	Síndrome de Dressler
	Derrame pleural benigno por asbesto

cardíaca (IC) em uso de diuréticos. Nesses pacientes, os critérios clássicos de Light podem erroneamente indicar a presença de exsudato em derrames pleurais transudativos secundários à IC, de forma que a determinação do gradiente de proteína é altamente recomendável para se fazer um diagnóstico assertivo.

Avaliação do pH e da glicose

O pH do líquido pleural normal é levemente alcalino, de forma que a redução do pH a valores inferiores a 7,3 é um importante dado laboratorial que direciona o raciocínio clínico para alguns poucos diagnósticos diferenciais (**Quadro 7.2**).

Citologia total e diferencial

Conforme descrito anteriormente, líquido pleural normal é composto predominantemente de macrófagos e linfócitos. Alterações na contagem diferencial de leucócitos ocorrem em processos patológicos e auxiliam na investigação etiológica dos derrames pleurais. O **Quadro 7.3** resume os principais diagnósticos diferenciais de acordo com a contagem diferencial de leucócitos.

Análise bioquímica, microbiológica e citopatológica complementar do líquido pleural

- **Adenosina deaminase (ADA):** Seus níveis estão aumentados no empiema e nos derrames pleurais com linfocitose

Quadro 7.2 *Principais diagnósticos diferenciais de derrames pleurais de acordo com pH e glicose*

pH < 7,3	Glicose < 60 mg/dL
Derrame parapneumônico complicado Tuberculose	Derrame parapneumônico complicado Tuberculose
Artrite reumatoide	Artrite reumatoide
Derrame neoplásico	Derrame neoplásico
Ruptura esofágica	
Paragonomíase	
Hemotórax	Raros: paragonomíase, hemotórax, vasculite de Churg-Strauss, lúpus eritematoso sistêmico

Quadro 7.3 *Principais diagnósticos diferenciais de derrames pleurais de acordo com a contagem diferencial de leucócitos*

Linfocitose > 50%	Neutrofilia	Eosinofilia > 10%
Tuberculose		Pneumotórax
Linfoma	Parapneumônico	Hemotórax
Outras neoplasias	Tuberculose (inicial)	Neoplasias
Pós-revascularização miocárdica (> 1mês) Síndrome de Dressler	Pseudoquilotórax	Derrame benigno por asbesto
Quilotórax		Secundário a medicamentos
Pós-radioterapia		Idiopático (até 1/3)
Artrite reumatoide		Paragonimíase
		Vasculite de Churg-Strauss

importante, como aqueles secundários à tuberculose (TB), artrite reumatoide e linfomas. No nosso meio, em que a tuberculose é endêmica e de alta prevalência, o valor preditivo positivo da ADA aumentada para diagnóstico de TB pleural é alto, de forma que está autorizado o início empírico do esquema básico no paciente com quadro clínico compatível com TB pleural e líquido pleural linfocítico com ADA > 40 UI/L. Também, ADA torna-se mais importante quando seus valores estão baixos (ADA < 40 UI/L), situação em que se pode excluir com segurança a possibilidade de tuberculose (alto valor preditivo negativo).

- **Colesterol e triglicerídeos:** a dosagem de colesterol e triglicerídeos deve ser solicitada quando se suspeita de quilotórax ou pseudoquilotórax devido ao aspecto leitoso do líquido pleural. A **Tabela 7.1** faz uma análise comparativa entre o quilotórax e o pseudoquilotórax.

Tabela 7.1 *Diferenciação entre quilotórax e pseudoquilotórax*

Parâmetro	Quilotórax	Pseudoquilotórax
Etiologia	• Geralmente maligno (principalmente linfoma não Hodgkin) • Pós-trauma ou cirurgia com lesão de ducto torácico • Linfangioleiomiomatose • Idiopático	Geralmente se desenvolve em derrames pleurais crônicos devido à inflamação persistente (artrite reumatoide, TB, empiema)
Diagnóstico laboratorial	Triglicerídeos > 110 mg/dL# e Colesterol 65 – 220 mg/dL	Colesterol > 220 mg/dL Triglicerídeos podem ser > 110 mg/dL
Celularidade	Linfocitose	Neutrofilia

TG entre 50 e 110 mg/dL ainda pode ser quilotórax e confirmação depende da identificacão de quilomicrons por eletroforese de lipoproteínas.

- **Análise microbiológica:** pesquisa de bactérias pela coloração com Gram e pela cultura para aeróbio e anaeróbio deve ser feita de rotina caso a hipótese seja de derrame parapneumônico. A pesquisa de bacilo álcool-acidorresistente (BAAR) e a cultura para micobactérias no líquido pleural devem ser solicitadas na suspeita de TB pleural, mas deve-se ter em mente que a sensibilidade desses testes no líquido pleural é baixa e o fato de terem resultados negativos não exclui o diagnóstico. A pesquisa de fungos e parasitas no líquido pleural também pode ser feita quando se suspeita desses diagnósticos.
- **Análise citopatológica e imuno-histoquímica:** na suspeita de derrame pleural neoplásico, uma amostra de líquido deve ser enviada para realização de citologia oncótica e imuno-histoquímica.

Tratamento das principais causas de derrame pleural no Departamento de Emergência

Insuficiência cardíaca

A insuficiência cardíaca (IC) é a principal causa de derrame pleural, sendo mais comum nos casos de insuficiência de câmaras esquerdas. O mecanismo fisiopatológico subjacente é o aumento da pressão hidrostática no compartimento venoso, com consequente redução da capacidade de drenagem do líquido pleural.

Nos casos de derrame unilateral à esquerda ou quando se suspeita de outra etiologia para o derrame pleural (p. ex.: parapneumônico, neoplásico, etc.), a toracocentese diagnóstica está indicada. A análise do líquido pleural revela transudato, lembrando que em até 20% dos indivíduos recebendo diurético os critérios tradicionais de Light podem ser compatíveis com exsudato.

Hidrotórax hepático

Derrame pleural pode estar presente em aproximadamente 5% dos pacientes com cirrose. Ele ocorre pela passagem de líquido ascítico através de poros no diafragma, determinada pelo gradiente de pressão entre os compartimentos torácico e abdominal (pressão negativo no espaço pleural e positiva na cavidade abdominal).

A toracocentese diagnóstica está indicada também pelo risco de desenvolvimento de pleurite bacteriana espontânea, análoga à peritonite bacteriana espontânea (PBE). A análise do líquido pleural no hidrotórax hepático não complicado revelará um transudato e seu manejo é clínico, com o tratamento da doença de base e da ascite.

Derrame parapneumônico

Todo derrame pleural que é concomitante a pneumonia bacteriana, bronquiectasia infectada ou abscesso pulmonar é considerado, *a priori*, um derrame parapneumônico. Até 57% das pneumonias podem estar associadas a derrame pleural, sendo esta uma importante causa de falência da antibioticoterapia empírica.

Os agentes causadores de derrame pleural parapneumônico são distintos quando se comparam infecções comunitárias e hospitalares. Os derrames pleurais associados a pneumonias comunitárias geralmente são causados por *Streptococcus* (> 50%) e bactérias anaeróbias (aproximadamente 20%); contudo, o *Staphylococcus aureus* e *Enterococci* adquirem importância nas pneumonias hospitalares.

O derrame parapneumônico pode ser dividido em estágios evolutivos:

- **Derrame parapneumônico simples:** representa um estágio inflamatório e exsudativo. O líquido encontra-se livre na cavidade e as análises bioquímica e microbiológica revelam pH > 7,3, glicose > 60 mg/dL, DHL < 1.000 UI/L, gram e cultura negativos.
- **Derrame parapneumônico complicado:** representa a existência de infecção no espaço pleural, estimulando a reação inflamatória e evoluindo com formação de traves fibróticas, loculações e pus. Dá-se o nome de empiema ao derrame com líquido francamente purulento. Qualquer um dos achados a seguir é indicativo de derrame complicado, a saber: líquido francamente purulento, pH < 7,2, glicose < 40 mg/dL, DHL > 1000 UI/L, gram e/ou cultura positivos.

O tratamento do derrame pleural parapneumônico é baseado em dois pontos fundamentais:

1. Antibioticoterapia empírica com cobertura adequada para os principais agentes etiológicos;
2. Avaliação da necessidade de drenagem torácica e limpeza cirúrgica.

Nos pacientes com derrame pleural associado à pneumonia comunitária, a antibioticoterapia inicial empírica com ceftriaxone + clindamicina é adequada. Após 5 ou mais dias de tratamento endovenoso, é possível avaliar a troca para antibióticos de espectro equivalente por via oral (p. ex.: amoxacilina + ácido clavulânico), caso o paciente esteja apresentando boa evolução. O tratamento antibiótico deve ser mantido por 2 a 4 semanas a depender da evolução clinicorradiológica.

A presença de um ou mais critérios de derrame parapneumônico complicado indica a necessidade de drenagem torácica. Caso haja persistência ou aumento do derrame pleural ou não se observe melhora clínica/laboratorial após 3 a 5 dias da drenagem, deve-se considerar as hipóteses de que o dreno esteja obstruído ou mal locado ou que o derrame esteja loculado e apenas uma loja esteja sendo drenada. Nesta situação, recomenda-se realizar avaliação radiológica complementar com USG de tórax e/ou TC de tórax com contraste e solicitar avaliação da cirurgia torácica para a necessidade de limpeza cirúrgica com ou sem decorticação.

Radiograficamente, verifica-se derrame pleural unilateral pequeno a moderado. A toracocentese diagnóstica demonstra exsudato, com líquido predominantemente linfocítico, redução de mesoteliócitos (frequentemente com 0% de células mesoteliais) e ADA > 40 UI/L, sendo que valores acima de 70 UI/L são praticamente diagnósticos de TB pleural (sensibilidade de 92% e especificidade de 90%). Cabe ressaltar que a toracocentese, em um estágio precoce da TB pleural, pode evidenciar neutrofilia; nesses casos, a repunção após 48 horas pode evidenciar a mudança do diferencial de células para predomínio linfocítico.

Conforme citado anteriormente, a pesquisa de BAAR e cultura para micobactérias no líquido pleural têm baixa sensibilidade para o diagnóstico de TB pleural. Sendo assim, no Brasil está autorizado o início empírico de esquema básico nos pacientes com quadro clínico sugestivo e líquido pleural com as características descritas. O diagnóstico de certeza poderá ser firmado, nesses casos, de duas formas:

1. Pesquisa de BAAR e cultura para micobactérias no escarro induzido, que serão positivas em até 50% dos pacientes HIV-negativos e 75% do HIV-positivos com TB pleural;
2. Biópsia pleural com achado de granuloma com necrose caseosa, com ou sem positividade na coloração de Ziehl-Neelsen e cultura para micobactéria do fragmento pleural.

Derrame neoplásico

A vasta maioria dos derrames pleurais neoplásicos tem origem metastática, sendo os principais causadores os cânceres de pulmão, mama e os linfomas. Conforme já descrito, o líquido pleural frequentemente tem aspecto sero-hemático e a análise bioquímica revela exsudato com linfocitose e/ou eosinofilia.

A possibilidade de derrame neoplásico é reforçada pela presença de espessamento pleural circunferencial e/ou nodular na TC de tórax, mas o diagnóstico de certeza se dá pelo achado de células neoplásicas no líquido pleural e/ou biópsia pleural evidenciando neoplasia.

Nos indivíduos sintomáticos, a toracocentese terapêutica com esvaziamento do derrame pleural é a conduta inicial no departamento de emergência.

Bibliografia

3. Antony VB, Loddenkemper R, Astoul P, et al. Management of malignant pleural effusions. Am J Respir Crit Care Med; 2000;162(5):1987–2001.
4. Baumann MH. Pleural Disorders. In: ACCP pulmonary medicine board review. 26. ed. Northbrook, IL: American College of Chest Physicians; 2012:641-68.
5. Feller-Kopman D, Berkowitz D, Boiselle P, Ernst A. Large-volume thoracentesis and the risk of reexpansion pulmonary edema. Ann Thorac Surg; 2007;84(5):1656–1662.
6. Gopi A, Madhavan S, Sharma SK, Sahn SA. Diagnosis and treatment of tuberculous pleural effusion 2008. Chest; 2007;131(3):880–889.
7. Gordon CE, Feller-Kopman D, Balk EM, Smetana GW. Pneumothorax following thoracentesis. A systematic review and meta-analysis. Arch Intern Med; 2010;170(4):332–339.
8. Light RW, MacGregor I, Luchsinger PC, Ball W. Pleural effusions: the diagnostic separation of transudates and exudates. Ann Intern Med; 1972; 77(4):507–512.
9. Loddenkemper R. Pleural effusion. In: Palange P, Simonds AK, eds. ERS Handbook. 2. ed. Sheffield, European Respiratory Society; 2013:428-31.
10. Rahman NM, Mishra EK, Davies H, Davies RJO, Lee YCG. Clinically important factors influencing the diagnostic measurement of pleural fluid pH and glucose. Am J Respir Crit Care Med; 2008;178(5):483–490.

8

Dor Abdominal e Abdome Agudo

Elcio Shiyoiti Hirano
Gustavo Pereira Fraga

Introdução

A dor abdominal é uma queixa que representa entre 5 e 10% das consultas que ocorrem no setor de emergência. O abdome agudo (AA) é considerado uma síndrome cujo principal sintoma é a dor e pode ser de início agudo, intermitente ou gradual, com duração pelo menos de 6 horas, necessitando, geralmente, de tratamento cirúrgico da etiologia suprajacente.

Dor abdominal

É o principal sintoma pelo qual se inicia o diagnóstico de AA e deve ser minuciosa e sistematicamente avaliado durante a anamnese e o exame físico. Essa avaliação adequada é importante para definir a necessidade ou não de procedimento cirúrgico.

Na anamnese, as seguintes informações devem ser obtidas em qualquer tipo de dor:

data e horário do início; localização inicial e atual; instalação súbita ou gradual; apresenta irradiação para outro local; intensidade da dor; tipo/caráter da dor: cólica, pontada, queimação; fatores de melhora; fatores de piora; presença de posição antálgica; sintomas associados.

A data do início da dor abdominal contribui para avaliar a evolução do quadro clínico. Por exemplo: a hipótese de apendicite aguda com 1 dia de sintomas sugere um quadro inicial; e 5 dias, associados com febre, indicam complicações.

Em paciente mulheres, deve-se perguntar sobre o ciclo menstrual e se há queixas ginecológicas.

Conforme a localização da dor, pela referência anatômica, pode-se, inicialmente, elaborar a hipótese diagnóstica. Por exemplo: dor em hipocôndrio direito sugere doenças relacionadas à vesícula biliar e vias biliares.

A forma de instalação pode auxiliar se o paciente lembrar o momento do início súbito, estará sugerida perfuração de vísceras ocas (p. ex.: úlcera péptica perfurada).

A dor iniciada em epigastrio que se irradia para dorso ou flancos sugere pancreatite aguda, ou aquela que se localizou posteriormente em fossa ilíaca direita faz supor apendicite aguda.

A intensidade e o tipo da dor indicam um processo de instalação abrupta ou gradual. Quando o conteúdo das vísceras ocas, como estômago ou colo perfurados, cai na cavidade peritoneal, inicia-se uma peritonite promovendo uma dor em pontada intensa. Ao passo que, quando ocorre obstrução intestinal, o tipo de dor é em cólica com aumento gradativo da intensidade.

Os fatores de melhora ou piora constituem-se em informações adicionais que complementam o raciocínio diagnóstico. Assim, quando o quando se alimenta e ocorre piora da dor epigástrica ou em hipocôndrio direito, a dor pode pertencer a um quadro, respectivamente, de uma pancreatite aguda ou de uma colecistite aguda.

Além dessas informações, é essencial obter na anamnese: comorbidades pregressas; história familiar; uso de medicações usuais; viagem recente; e história ginecológica em paciente feminino e sintomas semelhantes anteriores.

Os sintomas associados devem ser questionados, entre eles anorexia, febre, diarreia, constipação, flatulência, queixas urinárias, sintomas respiratórios altos e baixos.

Exame físico

À anamnese, segue-se o exame físico que deve ser feito de modo completo e sistemático do corpo, sendo realizado no sentido craniocaudal. Dessa forma, pode-se realizar diagnóstico de doenças que simulam AA, ou falso AA. Entre elas, infecção de vias aérea (linfadenite mesentérica), pneumonia de lobo inferior, cetoacidose diabética, crise de falcização, herpes-zóster, uremia, porfiria intermitente, infarto agudo do miocárdio, doenças reumatológicas, pielonefrite, tétano e outras.

De modo específico, na região abdominal, essa avaliação inicia-se por inspeção, ausculta, percussão, palpação superficial e profunda (manobras).

Na inspeção, deve-se avaliar a presença de distensão abdominal, contratura abdominal, movimentos peristálticos, cicatriz de cirurgia anterior, equimoses e hérnias da parede abdominal.

A ausculta deve preceder a percussão e palpação para que não haja estímulo. Os ruídos aéreos aumentados, com timbre metálico, coincidentes com episódios de dor, sugerem quadro de obstrução intestinal. Os ruídos aéreos diminuídos ou ausentes indicam alças intestinais com comprometimento da vitalidade, que ocorrem na trombose/isquemia mesentérica.

A percussão deve-se iniciar na região do abdome com menor intensidade de dor para maior. O timpanismo está relacionado com um quadro de obstrução ou suboclusão intestinal, e a macicez indica líquido na cavidade abdominal (ascite ou sangue).

A palpação profunda também se inicia na região do abdome com menor intensidade de dor para a maior. Realiza-se a pesquisa da presença ou não da descompressão brusca dolorosa, além de manobras específicas, como:

- **Sinal de Blumberg:** descompressão brusca dolorosa presente no ponto de Mc Burney
- **Sinal de Rovsing:** promove dor na fossa ilíaca direita comprimindo sequencialmente, sem retirar a mão da parede abdominal, as topografias da fossa ilíaca esquerda, colo ascendente e transverso.
- **Sinal de Murphy:** quando se colocam as pontas de dois dedos abaixo da borda costal direita, no ponto correspondente à topografia da vesícula, e solicita-se ao paciente para realizar uma inspiração profunda, se houver interrupção abrupta, o sinal é presente.
- **Sinal de Jobert:** presença de hipertimpanismo na região hepática (perda da macicez), indicando pneumoperitônio.
- **Sinal de Giordano:** presença de punho percussão lombar dolorosa na região lombar (topografia renal).

Definido o quadro sindrômico de AA, deve-se classificá-lo em inflamatório (ou por inflamação), vascular, perfurativo (ou por perfuração), obstrutivo (ou por obstrução) ou hemorrágico. A partir da definição, deve-se elencar a etiologia mais provável e os diagnósticos diferenciais.

Portanto, para que haja diagnóstico precoce de um quadro de AA, é necessário que o raciocínio seja sequencial (**Figura 8.1**), não permitindo ou diminuindo de forma significativa o retardo nas condutas e condições despercebidas.

Deve-se ressaltar que em paciente instável, a sequência poderá não ser seguida em razão da necessidade emergencial de condutas para restabelecer as funções vitais.

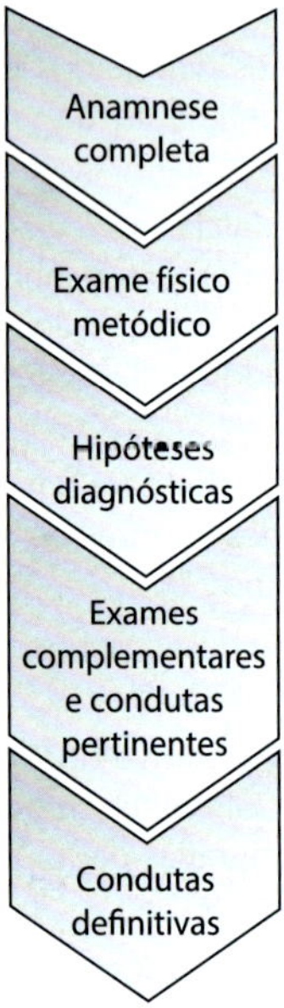

Figura 8.1 *Raciocínio sequencial para o diagnóstico.*

Abdome agudo inflamatório

É um dos tipos mais frequente de AA; dentro as etiologias mais comuns, identificam-se: apendicite aguda; diverticulite de colo; pancreatite aguda; e colecistite aguda.

O quadro clínico da apendicite aguda depende da evolução. Nas formas não complicadas (graus I e II), o paciente apresenta-se estável, geralmente com dor iniciada no andar superior do abdome que, depois, localiza-se em fossa ilíaca direita e sinal de Blumberg presente. Na presença de complicações (graus III e IV), o paciente apresenta-se com febre, queda do estado geral e sinais de peritonite. O diagnóstico é definido pela anamnese e exame físico, quando há eminente dúvida, indica-se método de imagem que, inicialmente, pode ser uma ultrassonografia (USG), seguido de tomografia computadorizada (TC) do abdome, caso necessária. Em paciente do sexo feminino, a USG transvaginal está indicada para avaliar presença de processos ginecológicos que simulam um quadro de apendicite aguda. O exame radiográfico de abdome, na maioria dos casos, não traz sinais específicos. O tratamento em adultos é a conduta cirúrgica, seja pelo método convencional ou laparoscópico.

Na diverticulite aguda dos colos, nas apresentações não complicadas (Hinchey I e II), a conduta inicial é o tratamento clínico. Acomete principalmente idosos e caracteriza-se por dor em fossa ilíaca esquerda. Para diagnóstico e definição do grau de evolução, o método complementar de eleição é a TC do abdome. A colonoscopia é contraindicada, sendo realizada no período posterior da resolução completa do quadro. Nas formas complicadas (Hinchey III e IV), o procedimento cirúrgico é indicado, pois são estágios que caracterizam complicação (perfuração) do processo inflamatório. Entretanto, no Hinchey III, em casos selecionados de doente sem sinais de peritonite e hemodinamicamente estável, há possibilidade de iniciar com antibioticoterapia (ATB) e, não havendo melhora, segue-se com cirurgia. Abcessos maiores do que 5 cm podem ser puncionados, guiados por TC ou USG, associando-se antibioticoterapia. O exame radiográfico de abdome não traz informações importantes nas formas não complicadas, e sim quando ocorre perfuração (pneumoperitônio).

Na pancreatite aguda, a conduta inicial é tratamento clínico. A dor é de forte intensidade em região epigástrica que se irradia para flancos ou dorso. As etiologias mais comuns são a colelitíase ou ingesta alcoólica. O exame inicial a ser solicitado é a dosagem de amilase/lipase. A amilasemia normal não descarta a ocorrência de pancreatite aguda, principalmente em etilista crônico, pois tem pouco parênquima pancreático que produz minimamente a enzima, níveis bem abaixo da normalidade. O exame para avaliar a evolução e/ou complicações é a TC contrastada e, sempre que possível, deve ser indicada após 48 horas do diagnóstico, quando os distúrbios hidreletrolíticos e hipovolemia já foram corrigidos, diminuindo o risco de complicação pelo uso do contraste (lesão renal). A USG pode ser feita no início do diagnóstico para definir se a etiologia é de colelitíase e avaliar se há dilatação das vias biliares extra-hepáticas. A hidratação adequada é primordial para que não ocorra piora das funções orgânicas e, consequentemente, da gravidade da pancreatite aguda. Indica-se punção guiada por TC ou USG da coleção na região do pâncreas se houver confirmação ou alto suspeição de abcesso. A cirurgia é indicada quando não há melhora do quadro clinico infeccioso, após antibioticoterapia (ATB) e/ou punção.

A colecistite aguda litiásica é caracterizada por dor em hipocôndrio direito e com o sinal de Murphy presente. O exame de imagem para o diagnóstico é a USG. A conduta pode ser cirúrgica (convencional ou laparoscopia) ou clínica. A colecistite aguda litiásica geralmente não apresenta icterícia, esse achado no exame físico ou laboratorial relaciona-se com colestase, que ocorre na coledocolitíase.

Abdome agudo perfurativo

Origina-se de uma complicação de uma condição prévia e as mais comuns são ulcera péptica, diverticulite do colo complicada, apendicite aguda e obstrução intestinal.

O exame de imagem inicial é a radiografia simples que consiste nas incidências de abdome ortostático e decúbito dorsal horizontal, tórax com cúpulas diafragmáticas ou abdome em decúbito lateral esquerdo.

O exame radiográfico de abdome é utilizado para tomada de decisão se trouxer informações, o que não ocorre quando é negativo. Portanto, por essa razão é indicado em casos específicos, como perfuração de víscera oca, cálculos do trato urinário, obstrução intestinal, suboclusão intestinal e corpos estranhos ingeridos.

O exame radiográfico de abdome não substitui o valor da anamnese e do exame físico na suspeita de perfuração de víscera oca.

Na presença de pneumoperitônio (**Figuras 8.2** e **8.3**), no exame radiográfico simples de abdome associado à peritonite, a laparotomia exploradora está indicada, dispensando outras investigações. O diagnóstico etiológico é realizado no intraoperatório, demais exames de imagem não modificam a indicação cirúrgica.

Abdome agudo obstrutivo

Obstrução em qualquer ponto do trato gastrintestinal. Quanto mais distal o comprometimento, maior é a distensão abdominal e mais tardios são os episódios de vômitos. Para todo paciente com queixas de dor abdominal ou vômitos persistentes associados à

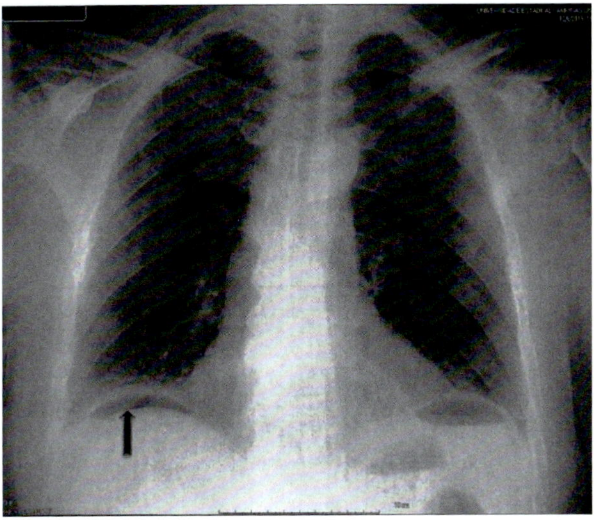

Figura 8.2 *O exame radiográfico de tórax simples ortostático com cúpulas diafragmáticas demonstrando pneumoperitônio (seta)*

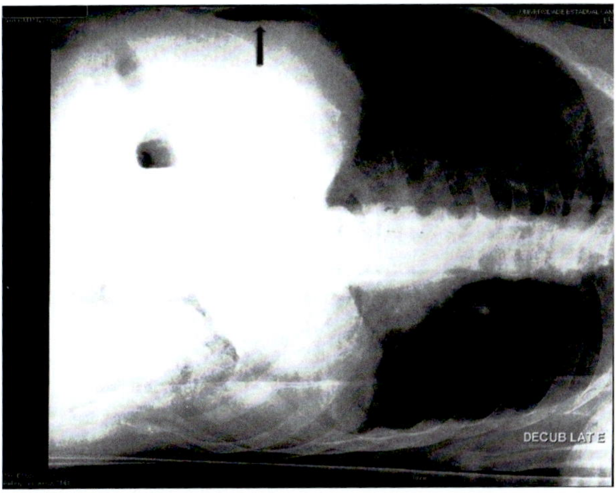

Figura 8.3 *Exame radiográfico de abdome simples em decúbito lateral esquerdo demonstrando pneumoperitônio (seta).*

parada ou diminuição da evacuação e da flatulência, deve-se raciocinar que pode haver um obstáculo mecânico causando uma obstrução ou suboclusão intestinal. Ressalte-se que há situações com ocorrência do íleo paralítico, em que a conduta é essencialmente o tratamento clínico, destacando-se entre essas situações os distúrbios eletrolíticos, o tratamento medicamentoso e as patologias extra-abdominais.

A obstrução mecânica pode ter localização intraluminal, extraluminal ou estar na parede da alça intestinal. Dentro das etiologias mais frequentes, observam-se bridas/aderências, hérnias da parede abdominal, neoplasias, volvo de sigmoide e outros.

Independentemente da causa, é importante realizar anamnese e exame físico adequados e sistematizados, direcionando uma hipótese da etiologia, por exemplo, bridas/aderências em pacientes com cirurgia prévia e intussuscepção ou bolo de *Ascaris lumbricoides* em criança. Nesse último aspecto, pode-se evitar uma cirurgia. Entretanto, na obstrução intestinal pelas outras etiologias, a intervenção tardia pode comprometer a evolução e o prognóstico do paciente, visto que pode ocorrer isquemia e/ou perfuração do segmento intestinal. Portanto, mesmo diante de um paciente hemodinamicamente estável e exames de laboratórios normais, não se deve aguardar que esses itens se alterem.

A condução do AA obstrutivo apresenta três etapas:

1. Correção de distúrbios hidreletrolíticos;
2. Descompressão intestinal; e
3. Remoção do fator mecânico.

Quando anamnese, exame físico e exame radiográfico de abdome simples definem um AA obstrutivo, e não de suboclusão, a conduta cirúrgica está indicada. Qualquer exame complementar ou a busca da causa da obstrução mecânica não mudarão a necessidade da laparotomia exploradora, embora a TC de abdome seja cada vez mais utilizada na investigação de AA.

O exame radiográfico de abdome simples normalmente demonstra imagem das haustrações (**Figura 8.4**). Quando há obstrução intestinal, com envolvimento do intestino delgado, ocorrem níveis hidroaéreos e as pregas coniventes tornam-se evidentes (**Figura 8.5** e **8.6**).

Quando ocorre obstrução em alça fechada, a isquemia e ruptura do segmento são eminentes. O exemplo clássico e ilustrativo é a neoplasia na região retossigmoide com válvula ileocecal continente; assim, há dois pontos de obstrução, o conteúdo do íleo

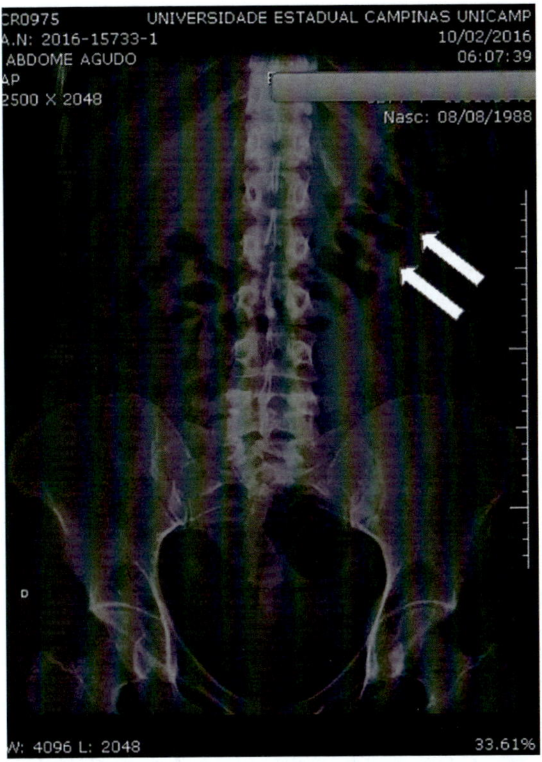

Figura 8.4 *Exame radiográfico simples de abdome, em decúbito dorsal horizontal demonstrando as haustrações (setas).*

passa somente para o colo, não há refluxo coloentérico, o que aumenta gradativamente a pressão intracolônica, principalmente na área do ceco, local em que geralmente ocorrem a isquemia e perfuração. Portanto, essa condição é uma emergência cirúrgica, mesmo com exames laboratoriais complementares e sinais vitais normais.

Abdome agudo vascular

Consiste na insuficiência aguda do ramo principal ou tributárias das seguintes estruturas: tronco celíaco; artéria mesentérica superior ou inferior. Também pode ser decorrente de trombose venosa da veia mesentérica ou da veia porta.

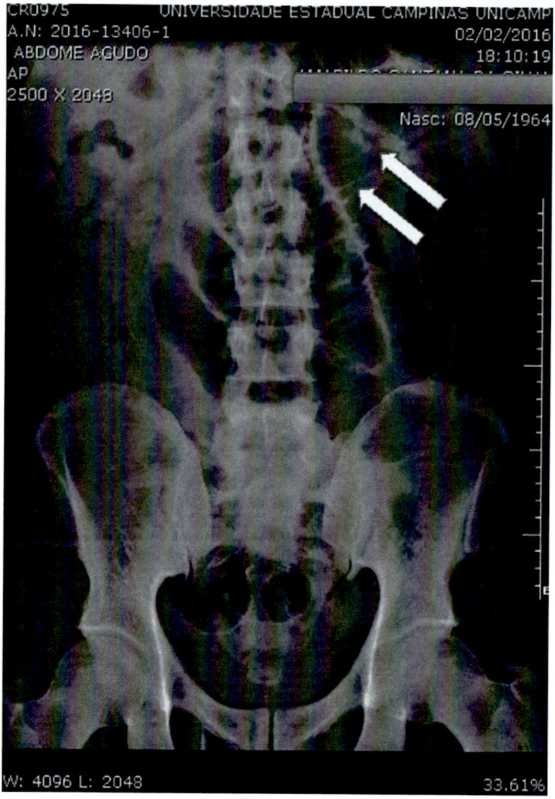

Figura 8.5 *Exame radiográfico de abdome simples, em decúbito dorsal, demonstrando pregas conviventes (setas).*

O diagnóstico é um desafio. A etiologia pode ser embolia ou trombose.

Na anamnese, pode se obter informações importantes para diagnóstico: antecedentes de arritmia cardíaca (p. ex.: fibrilação arterial); processos isquêmicos (p. ex.: infarto agudo do miocárdio, acidente vascular cerebral); tabagismo; diabetes; e dor abdominal pós-prandial.

Os exames laboratoriais complementares não auxiliam diretamente no diagnóstico, porém norteiam a correção de distúrbios hidreletrolíticos e metabólicos. A isquemia intestinal, independentemente da etiologia, apresenta lactato sérico elevado. O exame radiográfico simples de abdome deitado e em pé pode

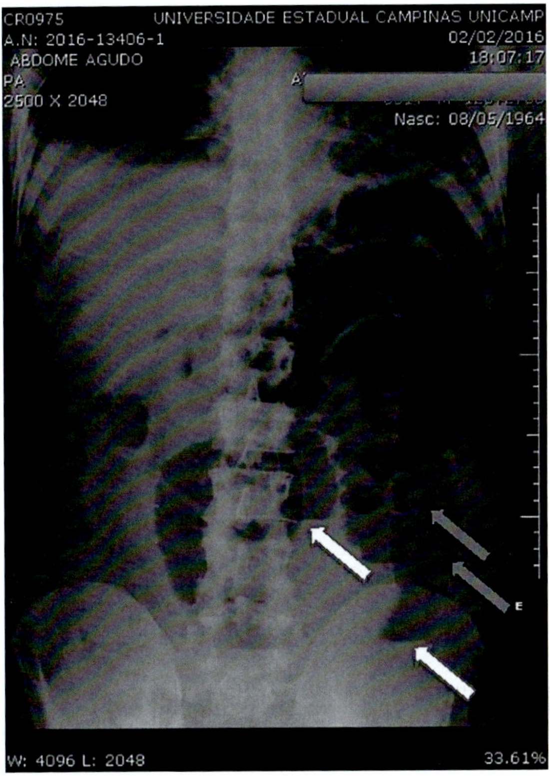

Figura 8.6 *Exame radiográfico de abdome simples, em ortostático, demonstrando níveis hidroaéreos (setas brancas) e "empilhamento de moedas"/pregas coniventes (seta cinzas).*

demonstrar alças intestinais distendidas sem suas projeções anatômicas intraluminares (haustrações ou pregas coniventes), "alças carecas", que indicam comprometimento da parede pela isquemia, podendo se manifestar como hematoquezia e, na evolução, com perfuração. A TC *multislice*, com estudo do sistema arterial, permite diagnosticar o local da obstrução vascular.

Abdome agudo hemorrágico

Pode ter origem em qualquer área anatômica do abdome (retroperitônio ou intraperitoneal), ocasionando, por exemplo, aneurismas rotos de artérias principais ou de seus ramos, frequentemente em idosos; gravidez ectópica e cisto ovariano hemorrágico, em mulheres.

Na anamnese (**Figura 8.7**), é importante obter informações relacionadas a comorbidades, ciclo menstrual, uso de anticoagulantes e condições hereditárias (p. ex.: hemofilia).

No exame físico, a dor abdominal associada com instabilidade hemodinâmica e sinais de anemia aguda indica provavelmente AA de uma causa hemorrágica.

Os exames laboratoriais complementares são indicados conforme a hipótese diagnóstica estabelecida. Por exemplo: para mulher jovem com atraso menstrual, solicita-se dosagem da gonadotrofina

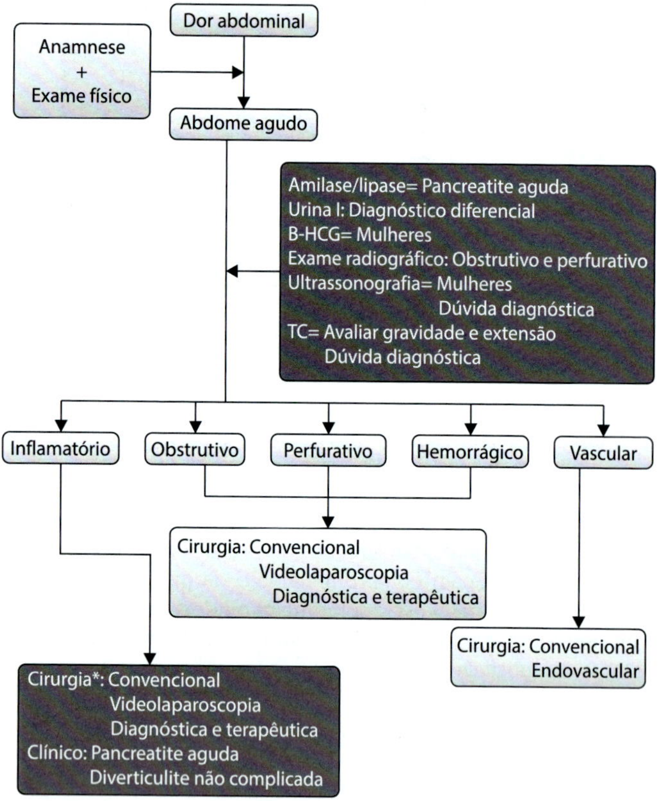

Figura 8.7 *Algoritmo – Dor abdominal no pronto-socorro. * Complicação ou não melhora com tratamento clínico.*

coriônica sérica. Da mesma forma, os métodos de imagem: para paciente com tumor pulsátil, indica-se TC *multislice,* podendo estender-se para a região torácica para uma avaliação completa da aorta. O exame radiográfico de abdome não é útil para o diagnóstico nesse tipo de AA.

A conduta é dependente da etiologia; por exemplo, na gravidez ectópica, pode-se fazer uma cirurgia convencional ou por videolaparoscopia.

Bibliografia

1. Bansal J, Jenaw RK, Rao J, Kankaria J, Agrawal NN. Effectiveness of plain radiography in diagnosing hollow viscus perforation: study of 1,723 patients of perforation peritonitis. Emerg Radiol. 2012;19(2):115-9.
2. Brewer BJ, Golden GT, Hitch DC, Rudolf LE, Wangensteen SL. Abdominal pain. An analysis of 1.000 consecutive cases in a University Hospital emergency room. Am J Surg. 1976;131(2):219-23.
3. Brownson EG, Mandell K. The Acute Abdomen. In: Doreth GM. Current-Diagnosis & Treatment. 14. ed. US: McGraw-Hill Education; 2015. p. 483-97.
4. Diethelm AG, Stanley R, Robbin ML. O abdomen agudo. In: Sabiston Jr DC, Lyerly HK (eds). Tratado de cirurgia - as bases biológicas da prática cirúrgica moderna.15. ed. Rio de Janeiro: Editora Guanabara, 2012; p. 769-787.
5. Hossne WS, Hossne RS. Ética em cirurgia (Moral e Deontologia Médica). In: Jr Saad R, Salles RARV, Maia AM, Filho Castro HF (eds). Tratado de Cirurgia do CBC. 2. ed. São Paulo:Editora Atheneu; 2015. p. 1533-44.
6. Powers RD, Guertler AT. Abdominal pain in the ED: stability and change over 20 years. Am J Emerg Med. 1995;13(3):301-3.
7. Sebastião Jurandir. Conduta profissional e responsabilidade civil. In Responsabilidade médica: civil, criminal e ética. Belo Horizonte: Ed. Del Rey. 2003:63-85.
8. Stone R. Acute abdominal pain. Lippincotts Prim Care Pract. 1998;2(4):341-57.

9

Ascite

Dahir Ramos de Andrade Júnior

Introdução

Ascite o acúmulo de líquido livre de origem patológica na cavidade peritoneal. A grande maioria das ascites é formada por líquido derivado do plasma e tem como causa a cirrose hepática.

O volume da ascite determina qual método diagnóstico deverá ser utilizado. A ascite é perceptível ao exame físico com volume acima de 1.500 mL. De 100 a menos de 1.500 mL, a ultrassonografia de abdome deve ser solicitada para o diagnóstico.

Definição e aspectos

O exame físico deve ser realizado com o paciente deitado em decúbito dorsal. Na inspeção, constatamos a presença do abdome em formato de "ventre de batráquio", com o líquido ascítico ocupando preferencialmente os flancos do paciente, pela ação da gravidade. Há três sinais propedêuticos mais utilizados:

- **Macicez do flanco:** é verificado se os flancos estão maciços à percussão;
- **Macicez móvel:** é pesquisado se a macicez percebida nos flancos se mobiliza com o posicionamento do paciente em decúbito lateral. Este sinal tem sensibilidade de 83% e especificidade de 56% e está presente nas ascites pequenas, médias e grandes;
- **Sinal do piparote ou da onda de fluido:** obtido quando com um piparote em um dos lados do abdome e percebida a onda de fluido resultante pela mão espalmada sobre o flanco oposto.

Diagnóstico diferencial

Na maior parte das casuísticas, cerca de 80 a 90% dos casos de ascite são atribuídos à cirrose hepática. Apesar do predomínio de cirrose hepática como etiologia principal, há muitas causas possíveis para a ascite, como se observa no **Quadro 9.1**.

Quadro 9.1 *Principais doenças causadoras de ascite*
Doenças com hipertensão portal
Cirrose
Insuficiência hepática fulminante
Retardo/Obstrução ao fluxo de saída do sangue hepático • Insuficiência cardíaca congestiva • Pericardite constritiva • Miocardiopatia restritiva • Síndrome de Budd-Chiari • Doença veno-oclusiva
Neoplasias
Infecções
• Tuberculose peritoneal • Síndrome de Fitz-Hugh-Curtis • AIDS
Renal
Síndrome nefrótica
Nefrogênica em pacientes sob hemodiálise
Endócrina
Hipotireoidismo (mixedema) Síndrome de Meig *Struma ovarii* Síndrome da hiperestimulação ovariana
Pancreática
Biliar
Urinária
Lúpus eritematoso sistêmico
Miscelânea

Cirrose

É a causa mais importante de ascite respondendo por aproximadamente 80% dos casos.

Insuficiência hepática fulminante

Pode causar ascite principalmente em sua fase final, acompanhada por encefalopatia hepática. O surgimento da ascite indica piora do prognóstico. É causa pouco frequente.

Insuficiência cardíaca (IC)

Nas IC de alto e baixo débito, o mecanismo gerador de ascite é o porejamento de líquido do fígado congesto, a partir de sua superfície. Geralmente, a ascite é precedida pelo edema de membros inferiores na história do paciente, caracterizando a evolução ascendente do edema. As miocardiopatias são as causas mais comuns, seguidas pelas valvulopatias e pela pericardite constritiva.

Síndrome de Budd-Chiari

Causada pela obstrução ao fluxo venoso de saída do fígado, por trombose da veia supra-hepática ou formação de membrana estenosante na veia cava. A síndrome é caracterizada por hepatomegalia, dor abdominal, ascite e histologia hepática compatível.

Doença veno-oclusiva

Nesta doença, ocorre oclusão dos ramos venosos intra-hepáticos das veias de saída do fígado, a partir da veia centrolobular, provocada pelo espessamento da camada íntima dos vasos. É importante causa de ascite em grupos específicos, como os receptores de transplante de medula óssea. Na estatística geral, entretanto, é causa rara de ascite.

Neoplasias

Respondem por até 10% dos casos de ascite. Embora possa ocorrer infiltração primária do peritônio, os tumores metastáticos são responsáveis pela grande maioria dos casos desse grupo. O mesotelioma é a neoplasia primária do peritônio.

Tuberculose peritoneal

Apresenta caráter insidioso e cerca de 70% dos pacientes têm sintomas por mais de 1 a 4 meses antes do diagnóstico.

O peritônio é considerado sítio raro de acometimento das formas extrapulmonares da tuberculose. Em países de baixa incidência da doença, responde por 2% dos casos de ascite.

Síndrome de Fitz-Hugh-Curtis

Caracteriza-se por peri-hepatite associada com exsudato peri-hepático fibroso, usualmente devido à infecção por *Neisseria gonorrhoeae* ou *Chlamydia trachomatis*. A etiologia deve ser suspeitada em mulheres jovens, sexualmente ativas, que desenvolvem febre e ascite neutrocítica. É causa rara de ascite.

Infecções em pacientes com aids

As infecções mais associadas com peritonite em pacientes com aids são histoplasmose, tuberculose, complexo *Micobacterium avium*, toxoplasmose e criptococose.

Renal

A distribuição do edema é típica, com anasarca e inchaço matutino do rosto. As alterações da urina facilitam o diagnóstico. A síndrome nefrótica é causa comum de ascite em crianças, mas rara em adultos, sendo responsável por menos de 1% dos casos.

Endócrina

A ascite pelo mixedema no hipotireoidismo é gerada pelo aumento da pressão portal, como pode ser provado pelo alto gradiente soro-ascite de albumina nesses casos. É causa rara de ascite. A síndrome de Meigs é caracterizada por ascite e derrame pleural causada por neoplasias ovarianas benignas.

Pancreática

Pode ocorrer após formação do pseudocisto de pâncreas, na evolução de pancreatite aguda grave ou de pancreatite crônica agudizada. O pseudocisto não tem uma parede verdadeira e pode se romper na cavidade peritoneal em um ponto frágil. A pancreatite necro-hemorrágica também pode gerar ascite, mesmo sem formação de pseudocisto. As causas pancreáticas respondem por cerca de 1% dos casos de ascite.

Biliar

Causada por fístulas biliares espontâneas ou pós-cirúrgicas. São também causas raras de ascite. A perfuração espontânea da via biliar ocorre principalmente em crianças.

Urinária

Causa muito rara de ascite, em geral em consequência de complicação pós-operatória de cirurgia urológica ou pós-trauma.

Lúpus eritematoso sistêmico

Causa incomum de ascite. Dentro do espectro clínico desta doença, pode haver as seguintes causas para a ascite: serosite peritoneal; perda entérica de proteínas (por vasculite atingindo os vasos da parede intestinal); e síndrome nefrótica devido ao acometimento renal da doença. A serosite peritoneal responde bem ao uso de corticosteroides.

Miscelânea

Neste grupo, estão incluídas causas raras de ascite como endometriose (causadora de ascite hemorrágica), sarcoidose, doença de Crohn (peritonite granulomatosa), pós-cirúrgica por uso de talco (irritação peritoneal), doença de Degos, derrame do conteúdo de cistos e abscessos, peritonite inespecífica crônica do paciente com aids, esquistossomose forma hepatoesplênica, paracoccidioidomicose, etc.

Diagnóstico laboratorial

Além da história e do exame físico, a análise do líquido ascítico é a melhor ferramenta para definição diagnóstica dos casos de ascite. Existe um aforismo médico recomendando que "toda ascite de recente começo ou de recente piora deve ser puncionada". Em casos em que a causa da ascite for bem conhecida e o paciente estiver assintomático, com o volume do abdome estável, a punção da ascite não será necessária.

A paracentese abdominal para análise do líquido ascítico é a forma mais eficiente para confirmar a presença de ascite, diagnosticar sua causa e determinar se o líquido está infectado. O quadrante inferior esquerdo se mostrou superior em relação à linha mediana, por ser a parede abdominal mais fina nesse local e a profundidade do líquido ser maior. Deve-se evitar a punção no ponto equivalente do lado direito do abdome, pela posição fixa do ceco nessa região. Caso seja necessário puncionar o lado direito, deve-se fazê-lo guiado pela ultrassonografia. Alguns autores recomendam a realização da manobra em "Z" no momento da entrada da agulha na pele para evitar vazamento.

É um procedimento seguro. Mesmo sem a administração de plasma fresco e/ou plaquetas, o risco de desenvolvimento de um grande hematoma é de 1%. O risco de desenvolvimento de hemoperitônio ou infecção iatrogênica é de 1:1000. A taxa de hemorragia pelo procedimento é de 0,19% e a taxa de morte foi de 0,016%. Não há, portanto, evidências de que o uso profilático de transfusões de plasma ou plaquetas seja necessário para efetuar a paracentese abdominal.

Devemos destacar, também, ser muito rara a punção de uma alça intestinal por acidente na paracentese do abdome. Isso pode ocorrer em ascites muito pequenas, ou com punção sobre cicatriz cirúrgica prévia. Percebe-se o acidente quando a seringa se enche de ar ou de líquido intestinal, no momento da punção. Caso isso ocorra, deve-se retirar imediatamente a agulha e encerrar a punção, mantendo o paciente em observação em relação à queixa de dor abdominal progressiva, piora da ascite, febre e quadro séptico por pelo menos 48 horas. Na grande maioria dos casos, nada acontece, pois a parede muscular da alça intestinal se fecha após a retirada da agulha.

Os exames a serem solicitados se resumem a seguir (**Quadro 9.2**).

Testes laboratoriais na ascite

Citológico

A contagem de células com diferencial é um dos testes mais úteis realizados no líquido ascítico para avaliação de infecção. O citológico da ascite deve estar disponível dentro de 1 hora, enquanto a cultura, de forma geral, demora vários dias para ficar pronta. A contagem normal de leucócitos na ascite cirrótica não

Quadro 9.2 *Exames que podem ser solicitados no líquido ascítico*

Rotina	Opcional	Não Usual/Situações Específicas	Não Tem Utilidade
Contagem de células e diferencial	Glicose	Pesquisa BAAR	pH
Albumina	DHL	Cultura BAAR	Lactato
Proteína total		ADA	Colesterol
Cultura		Pesquisa células neoplásicas	
Gram		Triglicerídeos	
		Bilirrubina	
		Amilase	

BAAR: bacilo álcool-acidorresistente; ADA: adenosina deaminase.

complicada é de 281 ± 25 células/mm, sendo o limite superior de 500 células/mm. O número de leucócitos pode variar com a diurese, atingindo até 1.000 células/mm^3, com predomínio de linfócitos. O limite superior de polimorfonucleares (PMN) é de 250/mm. Os PMN têm meia-vida curta (algumas horas) e são estáveis durante a diurese (ao contrário dos leucócitos totais). Pela influência conhecida da diurese na contagem celular da ascite, deve-se evitar a punção diagnóstica imediatamente após uma diurese do paciente.

A contagem celular é útil para diagnosticar várias doenças relacionadas com a ascite: na peritonite bacteriana espontânea (PBE), há aumento dos leucócitos com predomínio de PMN (> 250/mm^3); na tuberculose e na carcinomatose peritoneal, aumentam os leucócitos na ascite com predomínio de linfócitos; na pancreatite, há padrão semelhante à PBE com aumento de PMN.

Gradiente soro-ascite de albumina (GASA)

O GASA mede indiretamente a pressão portal, identificando a presença de hipertensão portal. Este índice substituiu o conceito antigo de exsudato/transudato baseado em proteína e DHL. Deve-se ter o cuidado de colher a albumina do líquido ascítico e do sangue no mesmo dia. A presença de um gradiente ≥ 1,1 g/dL indica que o paciente tem hipertensão portal com 97% de acurácia. Pacientes com GASA abaixo de 1,1 g/dL (sem hipertensão portal) raramente desenvolvem PBE.

Gram

O teste de gram tem uma positividade baixa para a pesquisa de PBE, ao redor de 10% para amostras de 50 mL de ascite, com centrifugação, e 7% para o líquido sem centrifugação. Esses valores baixos de detecção são explicados pela sensibilidade do teste de gram, que exige 10.000 bactérias/mL para a sua positividade, ao passo que na PBE ocorre densidade baixa de até 1 a 2 bactérias/mL.

Cultura

Recomenda-se a coleta de cultura do líquido para todo paciente com ascite de "recente começo e recente piora", mesmo sem sintomas sistêmicos.

Proteína

Pacientes com nível de proteína na ascite < 1 g/dL tem alto risco de desenvolver PBE. Sabe-se que pacientes com baixa taxa de proteína na ascite têm menor concentração de opsoninas no líquido ascítico. É importante destacar que a concentração total de proteína não se altera durante um episódio de PBE. Outra descoberta recente indica o valor das dosagens de proteína total, glicose e DHL na ascite, para diagnosticar casos duvidosos de PBE. Pacientes com contagem de neutrófilos na ascite compatível com PBE terão baixa probabilidade do diagnóstico se pelo menos dois dos três critérios seguintes estiverem presentes na ascite:

- Proteína total > 1 g/dL;
- Glicose < 50 mg/dL;
- DHL acima do limite superior para o soro.

Glicose

A concentração de glicose no líquido ascítico é similar à do soro, a menos que esteja sendo consumida por células do sangue, bactérias ou células carcinomatosas.

DHL

No líquido ascítico estéril de um paciente cirrótico, o DHL fica em torno de 43 ± 20 μm/mL, e esses valores sobem durante uma PBE. A razão normal do DHL ascite/soro do cirrótico não complicado é de 0,4. Não se utiliza mais para as ascites a razão DHL ascite/soro > ou < 0,6 para classificação de exsudato/transudato. Esse conceito também foi substituído pelo índice GASA.

Amilase

A concentração da amilase na ascite do cirrótico não complicado é de 40 UI/L e a razão ascite/soro é de 0,4. Há duas causas clássicas para o aumento de amilase no líquido ascítico: pancreatite e perfuração intestinal. Qualquer segmento do intestino pode liberar amilase quando perfurado, com exceção da vesícula biliar. Na ascite pancreática, a [amilase] pode chegar a 2.000 UI/L e a razão ascite/soro atinge 6.

Testes para tuberculose (TBC)

A adenosina deaminase (ADA) é uma enzima que degrada purina, sendo necessária para a maturação e diferenciação de células linfoides. Os níveis dessa enzima na ascite sobem na peritonite tuberculosa. A sensibilidade e especificidade da dosagem de ADA, na ascite tuberculosa, é de 100% e 97% respectivamente, utilizando como corte o valor de 33 UI/L. Entretanto, a sensibilidade da determinação da ADA na ascite cai cerca de 30% em pacientes com cirrose (devido à pior imunidade humoral e celular). Portanto, a ADA tem maior utilidade para o diagnóstico de peritonite tuberculosa em pacientes não cirróticos.

Triglicerídeos

Sua dosagem deve ser solicitada quando o líquido ascítico for leitoso. Na ascite quilosa, o nível de triglicerídeos é maior do que 200 mg/dL, podendo atingir valores maiores que 1.000 mg/dL.

Bilirrubina

A dosagem deve ser pedida em pacientes com ascite de cor marrom ou laranja escuro. A concentração normal de bilirrubina na ascite não complicada fica em torno de 0,7 mg/dL. Se a bilirrubina do líquido for maior do que a do soro (principalmente quando superior a 6 mg/dL) e a amilase do líquido ascítico não for elevada, o médico pode suspeitar de perfuração da vesícula biliar, com quadro de coleperitônio.

Células neoplásicas

A sensibilidade da citologia em detectar carcinomatose peritoneal é de 96,7%, se três amostras são enviadas e processadas prontamente.

Antígeno carcinoembriônico (CEA)

Um estudo mostrou indícios da utilidade da determinação do CEA na ascite para detecção de ascites neoplásicas. Outro estudo mostrou que um CEA > 5 ng/mL ou a fosfatase alcalina do líquido > 240 UI/L tiveram sensibilidade de 92% e especificidade de 88% para detectar perfuração intestinal no líquido ascítico.

Outros métodos diagnósticos

Ultrassom

Pode ser solicitado pelo clínico para esclarecer o diagnóstico em pacientes com dúvida propedêutica quanto à presença de ascite, pois é exame muito sensível, detectando até 100 mL de líquido na cavidade peritoneal.

Laparoscopia

A laparoscopia com biópsia de peritônio pode ser útil no diagnóstico de ascites de etiologia não esclarecida, mesmo após a investigação habitual realizada pela anamnese e pelos exames de laboratório.

Tomografia computadorizada (TC)

Pode ser útil na suspeita diagnóstica de tuberculose peritoneal, revelando espessamento peritoneal do grande omento. A TC pode também auxiliar o clínico, quando houver suspeita diagnóstica de carcinomatose peritoneal.

Complicações da ascite

Peritonite bacteriana espontânea (PBE)

A PBE está incluída no grupo das infecções espontâneas do líquido ascítico que incluem também a bacterascite monomicrobiana não neutrocítica (BMNN) e a ascite neutrocítica cultura negativa (ANCN). Os elementos necessários para definição dessas entidades são os seguintes:

- **PBE:** obtém-se cultura positiva do líquido ascítico para apenas um agente microbiano (monomicrobiana), com contagem de PMN na ascite acima de 250/mm³;
- **BMNN:** cultura positiva do líquido ascítico para apenas um agente microbiano, com contagem de PMN na ascite inferior a 250/mm³;
- **ANCN:** não há crescimento bacteriano nas culturas do líquido ascítico, porém a contagem de PMN é maior que 250/mm³. Para a definição de ANCN, é importante afastar que algum antibiótico tenha sido administrado (mesmo uma única dose pode negativar a cultura), e que não haja outra explicação para o aumento dos PMN (hemorragia, carcinomatose, tuberculose ou pancreatite).

Na PBE, os sintomas mais comuns são febre, dor abdominal e alteração do estado mental. Entre os exames gerais, os pacientes podem apresentar leucocitose, acidose e alteração da função renal. A febre é a manifestação mais comum de PBE, em geral, em níveis baixos a partir de 37,8°C.

Outra observação interessante da prática clínica é que o desenvolvimento de PBE é extremamente raro em pacientes com ascites não detectáveis clinicamente.

O termo "PBE complicada" refere-se à PBE acompanhada de qualquer uma das seguintes situações: encefalopatia grau II a IV, choque, hemorragia digestiva alta, íleo paralítico ou alteração da função renal.

Peritonite bacteriana secundária (PBS)

Deve ser diferenciada obrigatoriamente da PBE. A PBS é definida como uma infecção do líquido ascítico em que há evidência de fonte de infecção intra-abdominal de solução cirúrgica. Nesta condição, a cultura do líquido é positiva, usualmente para múltiplos microrganismos, com contagem de PMN $\geq$ 250 células/mm³.

Hérnias

Há maior incidência de hérnias (umbilical, incisional, inguinal e femoral) no paciente com ascite, com prevalência de 20%. Indica-se a cirurgia corretiva em pacientes com hérnia e ascite, desde que a ascite possa ser controlada clinicamente.

Derrame pleural/hidrotórax hepático

Em pacientes com cirrose e ascite, o derrame pleural pode ser detectado em cerca de 6%. Em cerca de 70% das vezes, o derrame pleural ocorre do lado direito devido, principalmente, a defeitos do diafragma que permitem a passagem do líquido do abdome para o espaço pleural.

Ascite tensa

Denominação das ascites de grande volume (> 10 L) que provocam dificuldade de excursão do diafragma e desconforto respiratório ao paciente. Exige paracentese terapêutica o mais cedo possível. O volume de ascite retirado que trará alívio clínico para o paciente é muito variável, ficando em média por volta de 2 L.

Tratamento da ascite no cirrótico

Aspectos gerais

Para o tratamento da ascite dos cirróticos que sofrem internação hospitalar, recomenda-se que o paciente seja colocado em repouso, com restrição de sal na dieta. Nas primeiras 24 horas de internação, deve-se manter o paciente sem diuréticos e solicitar dosagem de sódio no sangue e na urina de 24 horas.

Pacientes com outras causas para formação da ascite (não cirrose) usualmente não respondem ao tratamento administrado aos cirróticos. Isso é verdade especialmente para as ascites neoplásicas, em que há muita dificuldade de mobilização do líquido ascítico com restrição de sal e uso de diuréticos.

Restrição de sódio

A remoção da ascite e do edema periférico requer a indução de balanço negativo de sódio. Além do alívio do desconforto abdominal, a remoção do excesso de líquido produz pequena redução da pressão portal, além da melhora da atividade opsônica do líquido ascético.

A restrição de sódio mais utilizada é a de 88 meq/dia (cerca de 2 g de sal), incluindo a soma do sal de todos os alimentos, líquidos e medicações.

Uso de diuréticos

A opção terapêutica que tem mais sucesso é a combinação de doses únicas matinais de espironolactona e furosemide, iniciando com 100 mg e 40 mg, respectivamente. Essas doses podem ser dobradas a cada 3 dias se o efeito obtido não for satisfatório. Pela sua farmacologia, a espironolactona deve ser administrada sempre uma vez ao dia.

Durante todo o período de internação do cirrótico com ascite, recebendo tratamento com diuréticos, recomenda-se a monitoração da função renal a cada 2 dias. Se em qualquer momento houver surgimento de encefalopatia hepática, hiponatremia < 120 mEq/L (apesar da restrição hídrica) ou creatinina > 2 mg/dL, os diuréticos devem ser suspensos e a situação deve ser reavaliada (**Figura 9.1**). Uma expansão com albumina pode ser tentada nos casos em que não houver recuperação da função renal prontamente.

Paracentese

A paracentese é a opção terapêutica correta quando o paciente cirrótico com ascite tiver indicação de perder um volume de líquido maior do que 1.000 mL em 24 horas, como já referido. Estudos mostram que a remoção de um volume de líquido de até 5 L de uma vez por paracentese não tem consequências hemodinâmicas e hormonais e a infusão concomitante de coloides não é necessária. Para paracenteses de volume maior, deve-se efetuar infusão de albumina pós-procedimento na proporção de 6 a 8 gramas de albumina para cada litro de ascite.

Opções cirúrgicas

O uso dos TIPS (*transjugular intrahepatic portosystemic shunts*) deve ser reservado para pacientes com ascite refratária. Uma recente metanálise, comparando o uso dos TIPS com a paracentese em casos de ascite refratária, mostrou que os TIPS foram mais eficientes em remover a ascite, porém não produziram diferenças em relação aos parâmetros mortalidade, sangramento digestivo, infecção e insuficiência renal aguda. Além disso, os pacientes com TIPS desenvolveram mais encefalopatia hepática.

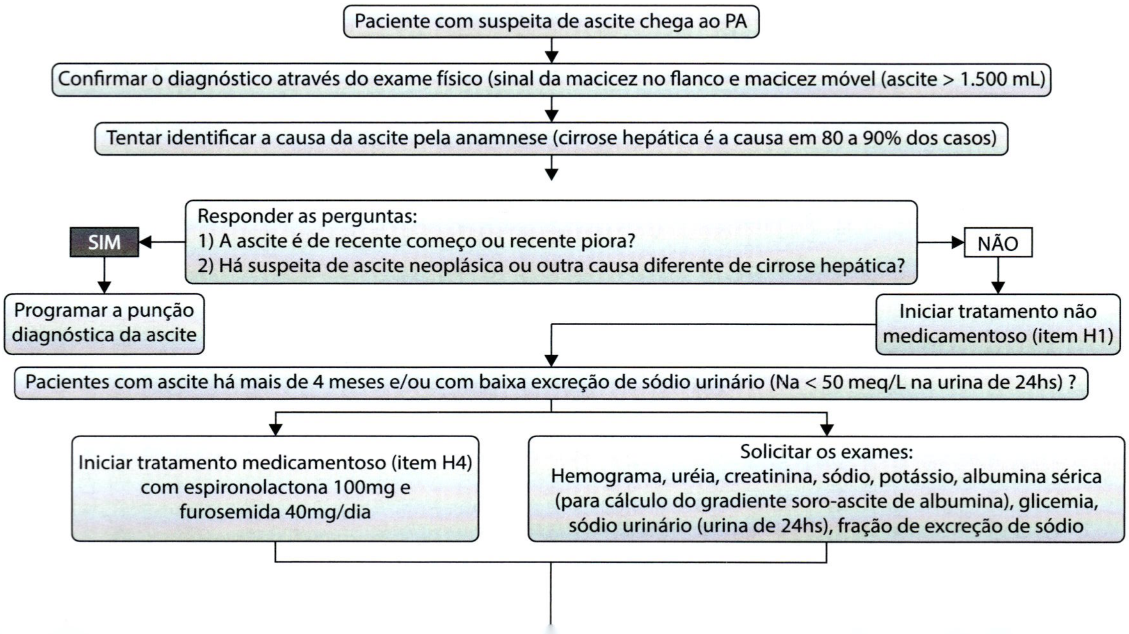
Paciente com suspeita de ascite chega ao PA
Confirmar o diagnóstico através do exame físico (sinal da macicez no flanco e macicez móvel (ascite > 1.500 mL)
Tentar identificar a causa da ascite pela anamnese (cirrose hepática é a causa em 80 a 90% dos casos)
Responder as perguntas:
1) A ascite é de recente começo ou recente piora?
2) Há suspeita de ascite neoplásica ou outra causa diferente de cirrose hepática?
SIM
Programar a punção diagnóstica da ascite
NÃO
Iniciar tratamento não medicamentoso (item H1)
Pacientes com ascite há mais de 4 meses e/ou com baixa excreção de sódio urinário (Na < 50 meq/L na urina de 24hs) ?
Iniciar tratamento medicamentoso (item H4) com espironolactona 100mg e furosemida 40mg/dia
Solicitar os exames:
Hemograma, uréia, creatinina, sódio, potássio, albumina sérica (para cálculo do gradiente soro-ascite de albumina), glicemia, sódio urinário (urina de 24hs), fração de excreção de sódio

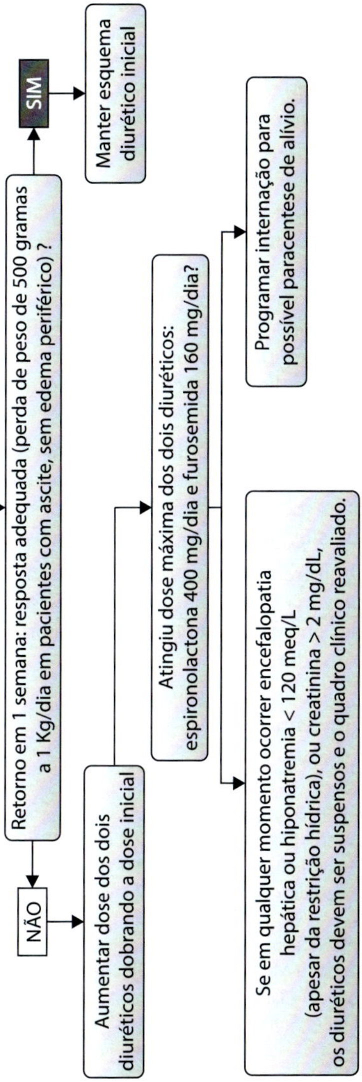

Figura 9.1 *Algoritmo da abordagem da ascite no pronto atendimento (PA).*

Peritonite bacteriana espontânea

O tratamento antibiótico na PBE deve ser considerado em pacientes com contagem de PMN ≥ 250/mm³ no líquido ascítico. Para o tratamento da PBE ou da ascite neutrocítica, recomenda-se o uso de cefotaxima EV na dose de 2 g, a cada 8 horas, por 5 dias. A resposta ao tratamento deve ser reavaliada em 48 horas após o início, com nova paracentese. Se a contagem de PMN for menor do que o valor pré-tratamento e na cultura inicial da ascite crescer apenas um agente infeccioso, o paciente provavelmente tem PBE de fato.

O tratamento da bacterascite não neutrocítica monomicrobiana somente deve ser feito se o paciente tiver sintomas. Para os pacientes que já apresentaram um episódio de PBE, deve-se instituir profilaxia com uso crônico de norfloxacina (400 mg/dia) pela alta taxa de recidiva da PBE nesses casos. Manter e estimular a diurese é outra medida de proteção contra PBE por concentrar o líquido ascítico e melhorar a defesa do paciente contra as bactérias.

Pacientes com contagem de PMN < 250/mm³ no líquido ascético, porém com sinais clínicos de infecção (febre + dor abdominal), deveriam receber antibioticoterapia empírica de cefotaxime 2 gr 8/8 horas EV, enquanto se aguardam as culturas.

O ofloxacin oral na dose de 400 mg 2 vezes/dia é opção para a cefotaxima EV em paciente sem os seguintes sintomas: vômitos; choque; encefalopatia grau 2 ou maior; ou creatinina sérica maior que 3 mg/dL.

Bibliografia

1. Andrade DR. Estudo da excreção de água livre, água ligada a solutos, sódio e potássio e da filtração glomerular, em pacientes cirróticos com ascite, pela prova da sobrecarga de água. São Paulo, 1966, 87 p. Tese (Doutorado) Faculdade de Medicina, Universidade de São Paulo.
2. Andrade Júnior DR, Galvão FHF, Santos AS, Andrade DR. Ascite: estado da arte baseado em evidências. Rev Assoc Med Bras, 2009; 55: 489-496.
3. Arroyo V, Bosch J, Gaya-Beltran J, et al. Plasma renin activity and urinary sodium excretion as prognostic indicators in nonazotemic cirrhosis with ascites. Ann Intern Med, 1981; 94: 198-201.
4. Arroyo V, Claria J, Salo J, et al. Antidiuretic hormone and the pathogenesis of water retention in cirrhosis with ascites. Semin Liver Dis, 1994; 14: 44-58.

5. Biggins SW, Rodriguez HJ, Bacchetti P, et al. Serum sodium predicts mortality in patients listed for liver transplantation. Hepatology, 2005; 41: 32-39.
6. Cattau EL, Benjamin SB, Knuff TE, et al. The accuracy of the physical exam in the diagnosis of suspect ascites. JAMA, 1982; 247: 1164-1166.
7. Gines P, Fernandez-Esparrach G, Arroyo V, Rodes J. Pathogenesis of ascites in cirrhosis. Semin Liver Dis, 1997; 17: 175-189.
8. Reichle FA, Owen OE. Hemodynamic patterns in human hepatic cirrhosis: a prospective randomized study of the hemodynamic sequelae of distal splenorenal (Warren) and mesocaval shunts. Ann Surg, 1979; 190: 523-534.

10

Icterícia

Fabricio Bragagnolo
Eduardo Gomes
Mauricio Stedile
Camila Toscan

Introdução

Icterícia é um sinal clínico, resultante do aumento da concentração sérica de bilirrubinas, e se apresenta como uma coloração amarelada da pele, mucosa e esclera. O desafio do emergencista, ao se deparar com um paciente ictérico, é identificar a gravidade potencial da situação diferenciando os casos que exijam rápido diagnóstico e introdução precoce de medidas terapêuticas entre aqueles que podem ser encaminhados para tratamento eletivo. Para fazer tal avaliação, é necessário que se tenha uma linha de pensamento que inclua avaliar as principais causas de icterícia e os achados que possam indicar as situações de maior gravidade.

Os níveis séricos normais de bilirrubina total giram em torno de 1,2 mg/dL. Normalmente, a icterícia se torna clinicamente perceptível quando atinge níveis séricos superiores a 2,5 mg/dL.

Assim sendo, nosso objetivo primeiro é sistematizar uma forma de avaliação inicial que permita identificar as situações em que a icterícia seja um sinal decorrente de uma situação clínica de extrema gravidade, em que as medidas terapêuticas devem ser precoces, diferenciando-as daquelas em que não exista risco imediato e que podem ser investigadas e tratadas de forma ambulatorial.

Classificação da icterícia

- **Pré-hepática:** Ocorre aumento da bilirrubina indireta ou não conjugada por aumento da degradação dos produtos da heme.
- **Hepática:** Aumento da bilirrubina indireta por defeito na conjugação da bilirrubina; Aumento da bilirrubina direta por

dificuldade de transporte da bilirrubina conjugada através da membrana canalicular.

- **Pós-hepática ou colestática:** Aumento da bilirrubina direta ou conjugada por dificuldade de fluxo da bile pelas vias biliares, gerando estase e aumento de pressão nas vias biliares e refluxo nos sinusoides hepáticos. Ver **Figura 10.1** e **Quadro 10.1**.

Diagnóstico e abordagem clínica

Na abordagem inicial do paciente com icterícia, para que se possa classificar e entender a relevância clínica, deve-se realizar uma anamnese e exame físico que contenham os dados necessários para elaboração de uma hipótese diagnóstica e avaliação de gravidade potencial. Exames complementares laboratoriais

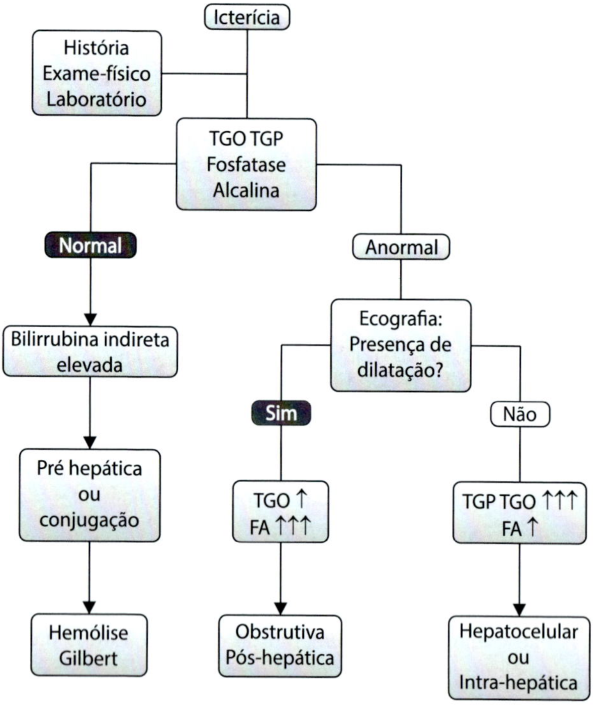

Figura 10.1 *Definições dos tipos de icterícia. Fonte: Banco de dados do autor.*

Quadro 10.1 *Características da icterícia*

Característica da icterícia	Local de alteração metabólica	Causa
Aumento da bilirrubina indireta	• Pré-hepática: aumento dos produtos da heme • Bilirrubina não conjugada	• Hemólises • Anormalidades eritrocitárias • Esferocitose • Doenças enzimáticas • Autoimune • Fármacos • Anormalidades da hemoglobina • Talassemia • Anemia falciforme
	• Intra-hepática • Defeito na conjugação de bilirrubina	• Gilbert • Crigler-Najjar
Aumento da bilirrubina direta	• Intra-hepática • Defeito no transporte da bilirrubina	• Hepatite viral • Fármacos • Álcool • Autoimune • Metabólicas • Transinfecciosas • Rotor • Metabolismo enzimático
	• Pós-hepática	• Litíase • Tumor • Doenças autoimunes • Colangite esclerosante • Infecciosas

contemplando a função hepática são fundamentais, e a realização de ecografia abdominal é mandatória. Com os dados de história, exame físico e exames complementares, abordaremos os tipos de icterícia e quais as situações de alta gravidade que cada um desses quadros possam apresentar (**Quadro 10.2**).

Icterícia pré-hepática e por defeito de conjugação. Nestas situações, há o predomínio da bilirrubina indireta e as provas de lesão hepática (TGO e TGP) e permeabilidade biliar (fosfatase alcalina) não apresentam alterações significativas.

Quadro 10.2 *História, exame físico e laboratório*

História	Exame físico	Laboratório
Pródromos virais	Pressão arterial	Hemograma completo
Uso de álcool	Frequência cardíaca	Transaminases
Medicamentos	Temperatura	Bilirrubinas
Acolia/coluria	HGT	Fosfatase alcalina
Uso de drogas ilícitas	Dor abdominal	Amilase
Tempo de início	Ascite	Creatinina
Trauma prévio	EPS/confusão mental	Ureia
Febre	Esplenomegalia	INR/TP
Infecções recentes	Massa palpável abdominal	Sódio
Emagrecimento	Eritema palmar	Potássio
Prurido	Ginecomastia	Glicemia
Acidente por material biológico	Aranhas vasculares	Considerar:
Hepatopatia prévia	**Exame de imagem**	Hemoculturas
Dor abdominal súbita	Ecografia abdominal	Gasometria
Calafrios		Lactato
Episódios anteriores		CPK
		DHL
		COOMBS

A síndrome de Gilbert é a causa mais comum deste tipo de icterícia, pois acomete de 4 a 7% da população. Tem caráter intermitente e recorrente, sendo uma condição assintomática e benigna que não requer tratamento. Apresenta-se, geralmente, com bilirrubina total menor do que 5 mg/dL por aumento da bilirrubina indireta, tem transaminases e fosfatase alcalina normais e não apresenta sinais clínicos e laboratoriais de hemólise.

Icterícia intra-hepática ou hepatocelular: Se caracteriza por aumento da bilirrubina total, com aumento da bilirrubina direta e grande elevação dos níveis das transaminases (maior do que 10 vezes o normal), sem elevação importante da fosfatase alcalina (até três vezes o valor normal). A ecografia abdominal não mostra dilatação das vias biliares (**Figura 10.2**).

As situações mais relevantes a serem identificadas por sua gravidade neste tipo de icterícia são as descritas a seguir.

Icterícia devido à insuficiência hepática aguda grave: aparecimento de encefalopatia portossistêmica (EPS) no intervalo de 8 semanas do quadro ictérico, na ausência de comprometimento prévio da função hepática. O quadro apresenta desde manifestações

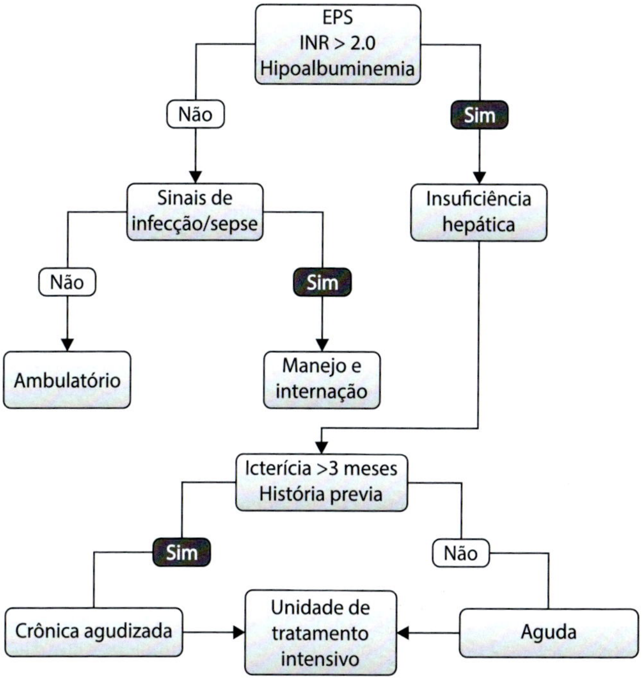

Figura 10.2 *Icterícia intra-hepática.*

subclínicas até o estupor e o coma profundo. O diagnóstico é eminentemente clínico e a classificação encontra-se a seguir:

- **Grau I:** Alterações leves de comportamento e de funções biorregulatórias, como alternância no padrão de sono, distúrbios discretos do comportamento, hálito hepático.
- **Grau II:** Letargia ou apatia, lentidão nas respostas, desorientação no tempo e no espaço, alterações de personalidade, comportamento inadequado, presença de *flapping*.
- **Grau III:** Sonolência e torpor com resposta aos estímulos verbais, desorientação grosseira e agitação psicomotora, desaparecimento do *flapping*.
- **Grau IV:** Coma não responsivo aos estímulos verbais e com resposta flutuante à dor.

As causas mais frequentes são medicamentos (paracetamol), hepatites virais (A, B, C e E), hepatite transinfecciosas virais (herpes, Epstein-Baar e citomegalovírus), isquemia hepática, trombose (síndrome de Budd-Chiari), ervas com *Amanita phalloides*, hepatite autoimune, hepatites metabólicas (doença de Wilson, hemocromatose). O paciente se apresenta com EPS, hipoalbuminemia, ascite e coagulopatia (TP < 50% e/ou RNI > 2). O hemograma é inespecífico, podendo apresentar linfocitose se causa viral ou mesmo se normal. Deve-se iniciar com medidas de suporte (neurológico, renal, distúrbios da coagulação, respiratório, infecções). Em pacientes que apresentarem EPS graus III e IV deve-se considerar intubação orotraqueal e monitorização da pressão intracraniana. Deve-se sempre usar N-acetilcisteína se não houver certeza da etiologia.

- **Icterícia por insuficiência hepática crônica agudizada:** deterioração aguda de uma doença hepática pré-existente, frequentemente relacionada a um evento precipitante. Geralmente leva à falência de múltiplos órgãos, ou choque séptico, e apresenta alta mortalidade em 3 meses. Para se diferenciar a falência hepática própria da progressão da cirrose de uma insuficiência hepática crônica agudizada, o critério fundamental é a reversibilidade da segunda ao se tratar o fator precipitante. Os principais fatores precipitantes são infecções bacterianas, hepatite alcoólica sobreposta, superinfecção viral, fármacos, hemorragia digestiva varicosa e cirurgia. O tratamento do paciente com insuficiência hepática consiste em identificar o fator precipitante, usar antibióticos indicados pelo sítio de infecção no cirrótico e manejo agressivo das complicações renais, neurológicas, respiratórias e de coagulação em UTI.
- **Icterícia na hepatite alcoólica grave:** se caracteriza pela inflamação do parênquima hepático pelo consumo abusivo do álcool (de pelo menos 40 g/dia para homens e 20 g/dia para mulheres). Na sua forma mais grave, há perda de função hepática associada, podendo apresentar icterícia, ascite, EPS, coagulopatia, disfunção renal e febre (mesmo sem infecção associada). A mortalidade gira em torno de 50% e ocorre devido à evolução para insuficiência hepática, sepse, hemorragia digestiva alta e síndrome hepatorrenal. O diagnóstico de hepatite alcoólica grave é feito pela história de consumo de álcool de longa data, transaminases elevadas (geralmente acima de 400 UI ou TGO de 2 a 6 vezes maior do que o normal), TGO maior do que 2 vezes o valor da TGP e icterícia há menos de 3 meses. A biópsia hepática é o padrão-ouro de avaliação diagnóstica e de gravidade e deve ser considerada nos casos que requeiram tratamento específico.

O tratamento preconizado é prednisona na dose de 40 mg/dia via oral (VO) ou metilprednisolona 32 mg/dia EV. Na impossibilidade de usar corticosteroide a alternativa é pentoxifilina 400 mg por VO a cada 8 horas. Medidas como abstinência, suporte nutricional e manejo das complicações da cirrose são necessárias. Posteriormente, uma avaliação de resposta deverá ser realizada pelo especialista no 7º dia de tratamento. Os pacientes que apresentarem resposta satisfatória seguirão internados para completar as 4 semanas de corticosteroideterapia.

- **Icterícia das doenças infecciosas:** várias doenças infecciosas (bacterianas e virais) extra-hepáticas podem se manifestar com icterícia. O ponto a se salientar é que a presença dela, nesses casos, se deve a comprometimento sistêmico grave com falência de órgãos. Nessa situação, a icterícia é sempre um sinal de gravidade.
- **Icterícia da gestação:**
  - Síndrome HELLP12 (*hemolytic elevatedliver enzymes low platelet*): ocorre entre a 27ª e a 36ª semana de gestação em 0,2 a 0,6% das gestantes. As bilirrubinas variam de 5 a 25 mg/dL, com aumento de indireta também, hemólise, elevação de transaminases até 20 vezes o valor normal. Apresenta mortalidade materna de até 25% e fetal de até 9%. O tratamento é manejo em UTI e interrupção da gestação o mais breve possível.
  - Esteatose aguda da gestação: ocorre entre a 34ª e a 37ª semanas de gestação em até 0,01% das gestantes. Apresenta elevação de transaminases até 50 vezes o valor normal, coagulopatia, aumento de amônia, lactato e ácido úrico. O tratamento é internação em UTI e interrupção da gestação. Ambos os quadros necessitam de acompanhamento multidisciplinar.
  - Colestase intra-hepática da gestação: ocorre entre a 25ª e a 32ª semanas de gestação em até 0,1% das gestantes. Apresenta aumento discreto das transaminases, prurido e aumento de ácidos biliares.
- **Icterícia pós-hepática ou colestática:** Resulta da dificuldade do fluxo biliar chegar até o duodeno. Pode ser decorrente de patologia que ocorra em qualquer lugar desde o hepatócito até a ampola de Vater. Doenças autoimunes ou infecciosas, e até mesmo algumas medicações, podem provocar

ectasia das biliares intra-hepáticas, causando colestase sem comprometimento das vias biliares principais. Porém, a causa mais comum de icterícia colestática é a obstrução das vias biliares extra-hepáticas, seja por litíase, tumores e até mesmo parasitas (muito menos frequentemente). Os pacientes apresentam aumento da bilirrubina direta, aumento importante da fosfatase alcalina (maior do que três vezes) e aumento discreto das transaminases (menor do que cinco vezes). Na ecografia abdominal, a dilatação de vias biliares extra-hepáticas é observada com ou sem fator obstrutivo definido (**Figura 10.3**).

A instalação abrupta da icterícia colestática, quando acompanhada de dor intensa em quadrante superior direito, sugere como causa a impactação de cálculo coledocociano. Quando associada à febre, calafrios e hipotensão, indica colangite. As causas obstrutivas merecem atenção especial, pois, nessas situações, há uma frequente contaminação da bile pela flora intestinal causando colangite. Sepse e abcesso

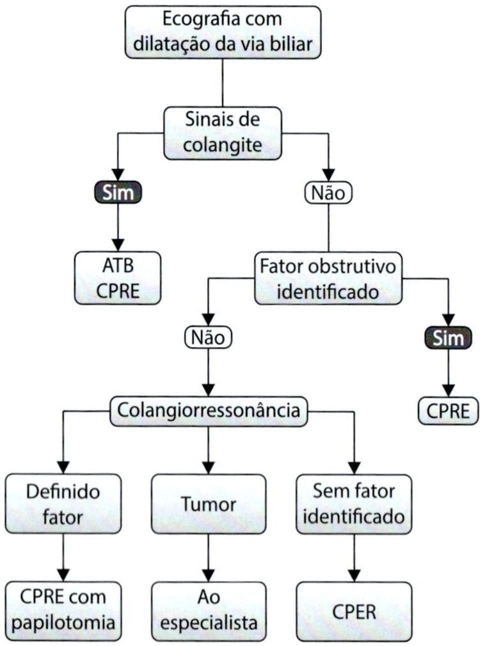

Figura 10.3 *CPRE.*

hepáticos também são complicações da obstrução biliar, assim como a pancreatite. Portanto, são importantes o rápido diagnóstico e o tratamento precoce desses casos, evitando complicações potencialmente muito graves. A história clínica, o exame físico e laboratoriais, além dos métodos de imagem, permitem diagnosticar a etiologia da obstrução e suas complicações, possibilitando o tratamento adequado. A ecografia abdominal é o exame inicial preferencial, uma vez que mostra a dilatação das vias biliares. Na falência ecográfica em demostrar causa obstrutiva e indisponibilidade de ressonância, a tomografia computadorizada abdominal pode oferecer subsídios diagnósticos, principalmente em causas tumorais de icterícia.

Na falha de identificação de causa obstrutiva pelos métodos de imagem e no tratamento preferencial da obstrução calculosa da via biliar, está indicada a colangiopancraetografia endoscópica retrógrada (CPRE).

Bibliografia

1. Chowdury, N. Classification and causes of jaundice or asymptomatic hyperbilirrubinemia. 0 2014 UpToDate: http://www. uptodate.com. Software 19.3; 2015.
2. Chowdury, N. Clinical aspects of serum bilirrubin determination. 0 2014 UpToDate: http://www.uptodate.com. Software 19.3; 2015.
3. Chowdury, N. Diagnostic approach to the patient with jaundice or asymptomatic hyperbilirrubinemia. 0 2014 UpToDate: http:// www.uptodate.com. Software 19.3; 2015.
4. Dooley, J. Sherlock's: diseases of the liver and biliary System. 12. Ed. Oxford: Wiley-Blackwell; 2011. p. 234-256.
5. Martins, H. Pronto Socorro: medicina de emergência. 3. Ed. Barueri: Manole; 2013;453-463.
6. Marx, J. Rosen´s emergency medicine: concepts and clinical practice, 8. ed. Philadelphia: Elsevier; 2014. p. 232-237.
7. Tintinalli, J. Tintinalli´s emergency medicine: a comprehensive study guide. 7. Ed. New York: McGraw Hill; 2011. p. 566-574.
8. Zollinger, C. Manual de cuidados intensivos em hepatologia. Barueri: Manole; 2014. p. 286-385.

11

Diarreia Aguda

Adriana Bottoni
Cláudia Freire Cardoso
Sérgio dos Anjos Garnes
Andrea Bottoni

Introdução

A diarreia é definida como uma alteração do movimento intestinal normal, caracterizada pelo aumento na frequência, no volume e no conteúdo de água das fezes, e muitas vezes definida clinicamente como um aumento na frequência de três ou mais evacuações líquidas ou semiformadas em 24 horas. A duração é inferior a 14 dias na diarreia aguda.

A diarreia pode ser classificada ainda em alta ou baixa, dependendo do local de origem. Na diarreia alta ocorre o comprometimento do intestino delgado, é comum o surgimento de fezes liquefeitas ou pastosas com volume normal ou pouco aumentado, e a dor abdominal periumbilical pode estar presente. Nos casos de diarreia baixa, o comprometimento é predominantemente do intestino grosso; nesses casos observa-se o aumento na frequência das evacuações, e o volume de fezes estará diminuído, as fezes são líquidas e apresentam normalmente muco e sangue. É frequentemente observada lesão na ampola retal.

Etiologia

Quanto à etiologia, as diarreias podem ser classificadas como infecciosas e não infecciosas. As causas infecciosas de diarreia aguda incluem vírus, bactérias e, menos frequentemente, parasitas. As causas não infecciosas incluem efeitos adversos de medicamentos, processos abdominais agudas, doenças gastrintestinais e doenças endócrinas.

A **Tabela 11.1** mostra as principais causas da diarreia aguda, e a **Tabela 11.2** compara as diarreias inflamatórias e as não inflamatórias na diarreia aguda infecciosa.

Tabela 11.1 *Principais causas das diarreias agudas*

Infecciosas			Não infecciosas
Vírus	Bactérias	Protozoárias	
Rotavirus, Norovirus, Adenovirus, Coronavirus, Astrovirus	*Salmonella, Shigella, Campilobacter, Clostridium difficile, Yersinia enterocolitica, Aeromonas, Escherichia coli, Vibrio cholerae, Vibrio parahaemolyticus, Staphylococcus aureus*	*Cyclospora cayatenesis, Cryptosporidium, Microsporidium, Isospora belli, Giardia lamblia, Enteroamoeba histolytica*	Medicamentos (AINH, antibióticos, diuréticos etc.), Neoplasias, Alergia alimentar, Tireotoxicose, Tumor carcinoide

A **Tabela 11.3** traz dicas de patógenos que podem estar relacionados a alguns veículos de infecção.

Diagnóstico de diarreia

A diarreia aguda é uma patologia autolimitada, e por isso os exames diagnósticos geralmente não são indicados.

Os exames complementares, quando indicados, podem ajudar no diagnóstico do agente etiológico (coprocultura, pesquisa de leucócitos, pesquisa de sangue oculto, exame parasitológico de fezes), além de auxiliar no tratamento dos distúrbios hidroeletrolíticos e orientação terapêutica (sódio, potássio, magnésio, gasometria, hemograma).

O uso indiscriminado de culturas de fezes (coprocultura) na avaliação de diarreia aguda é ineficiente (resultados são positivos em apenas 1,6% para 5,6% dos casos), além de serem exames caros.

No caso de pacientes imunodeprimidos, especialmente naqueles com contagem de linfócitos CD4 inferior a 50 células/mm^3, deve-se solicitar análise específica das fezes para detecção de *Cryptosporidium, Microsporidium, Ciclosporidium* e *Isospora belli* e, ainda, hemocultura e biópsia intestinal para pesquisa de *Mycobacterium avium* e citomegalovírus.

A pesquisa de leucócitos fecais, sangue oculto nas fezes e lactoferrina fecal deve ser realizada nos casos em que forem detectados sinais de alerta.

Os testes de toxinas *Clostridium difficile* A e B são recomendados para pacientes que desenvolvem quadro de diarreia inexplicada após três dias de internação; o teste será positivo em 15% a 20% desses pacientes.

Tabela 11.2 *Síndromes diarreicas não inflamatórias × inflamatórias*

Fator	Não inflamatória	Inflamatória
Etiologia	Normalmente viral, mas podem ser bactérias	Geralmente invasivas ou produtoras de toxinas bacterianas ou parasitárias.
Fisiopatologia	Geralmente promove a secreção intestinal sem perturbação significativa na mucosa intestinal (mecanismo osmótico, secretor e alteração da motilidade)	Mais suscetíveis a perturbar a integridade da mucosa, o que pode levar a invasão e destruição de tecidos.
História e exame físico	Náuseas, vômitos; normotermia; cólicas abdominais; maior volume de fezes; fezes líquidas não sanguinolentas	Febre, dor abdominal, tenesmo, menor volume das fezes, fezes com sangue
Achados laboratoriais	Ausência de leucócitos nas fezes	Presença de leucócitos nas fezes
Patógenos comuns	*Escherichia coli enterotoxica, Clostridium perfringens, Bacillus cereus, Staphylococcus aureus, Rotavirus, Norovirus, Giardia, Cryptosporidium, Vibrio cholerae*	*Salmonella* (espécies não typhi), *Shigella, Campylobacter, E. coli* produtora de toxina Shiga, *E. coli* enteroinvasiva, *Clostridium difficile, Entamoeba histolytica, Yersinia*
Outros	Geralmente doença mais branda. Perda líquida grave pode ocorrer principalmente em pacientes desnutridos	Geralmente mais severa

Tabela 11.3 *Dicas epidemiológicas para diarreia infecciosa*

Veículo	Patógeno clássico
Água (incluindo alimentos lavados nessa água)	*Vibrio cholerae*, agente Norwalk, *Giardia sp.* e *Cryptosporidium sp.*
Alimentos	
Aves domésticas	*Salmonella, Campylobacter* e *Shigella sp.*
Carne bovina	*E. coli* entero-hemorrágica, *Taenia saginata*
Carne suína	Tênia
Frutos do mar	*Vibrio cholerae, Vibrio parahaemolyticus* e *Vibrio vulnificus; Salmonella sp.*; tênia e anisaquiase
Queijo	*Listeria sp.*
Ovos	*Salmonella sp.*
Alimentos contendo maionese	Intoxicações alimentares por *Staphylococcus* e *Clostridium; Salmonella*
Tortas	*Salmonella, Campylobacter, Cryptosporidium* e *Giardia sp.*
Zoonoses (animais de estimação e gado)	Maioria das bactérias, vírus e parasitas entéricos
Interpessoal (incluindo contato sexual)	
Creches	*Shigella, Campylobacter, Cryptosporidium* e *Giardia sp.*; vírus; *Clostridium difficile*
Hospital, antibióticos ou quimioterapia	*Clostridium difficile*
Piscina	*Giardia* e *Cryptosporidium sp.*
Viagem ao estrangeiro	*E. coli* de vários tipos; *Salmonella, Shigella, Campylobacter, Giardia* e *Cryptosporidium sp.; Entamoeba histolytica*

No caso do exame parasitológico de fezes, devem ser coletadas três amostras em dias consecutivos. Esse exame é indicado nos casos de diarreia persistente, que dura mais de sete dias (*Giardia*, *Cryptosporidium*, *Entamoeba histolytica*), na diarreia persistente em creches e orfanatos (*Giardia* e *Cryptosporidium*), diarreia com história de sexo anal (*Giardia*, *Entamoeba histolytica*), imunocomprometidos, surtos na comunidade devido a água contaminada (*Giardia*, *Cryptosporidium*) e diarreia sanguinolenta com febre ou sem presença de leucócitos fecais (amebíase intestinal).

Avaliação clínica

As informações obtidas com a história clínica são muito importantes para o correto diagnóstico da diarreia aguda. O início, a duração, a intensidade e a frequência de diarreia devem ser sempre pesquisados. Uma atenção particular deve ser dada às características das fezes (por exemplo, aquosa, sanguinolenta, presença de muco, purulenta, biliosa).

A história de ingestão de comidas incomuns e de viagens é útil para avaliar os potenciais riscos. Crianças que ficam parte do dia na creche, indivíduos que residem em lares e asilos, indivíduos que trabalham manipulando alimentos e pacientes recentemente hospitalizados têm, todos, um alto risco de contrair doença diarreica infecciosa.

A história de uso de antibióticos e outros medicamentos deve ser observada em pacientes com diarreia aguda. Práticas sexuais que incluem anal receptivo e contato oral-anal aumentam a possibilidade de inoculação direta retal e transmissão fecal-oral.

Achados de história associados com causas de diarreia estão resumidos na **Tabela 11.4**. e a **Tabela 11.5** resume as características clínicas de acordo com os prováveis patógenos.

Tratamento

O primeiro passo no tratamento da diarreia aguda é a reidratação, que de preferência deve ser administrada por via oral. A terapia de reidratação oral (TRO) consiste na administração de soluções apropriadas por via oral para evitar ou corrigir a desidratação produzida pela diarreia.

Uma solução de reidratação oral (SRO) deve conter uma mistura correta de sal e glicose em combinação com água. Essa é a solução mais bem utilizada pelo mecanismo de transporte celular

Tabela 11.4 *Dicas para o diagnóstico da diarreia aguda*

História	Patógeno e/ou etiologia potencial
Afebril, dor abdominal com diarreia sanguinolenta	E. coli produtora de toxina Shiga
Fezes com sangue	*Salmonella, Shigella, Campylobacter, E. coli* produtora de toxina *Shiga, Clostridium difficile, Entamoeba histolytica, Yersinia*
Camping, consumo de água não tratada	*Giardia*
Exposição a creches	*Rotavirus, Cryptosporidium, Giardia, Shigella*
Contato sexual fecal-oral	*Salmonella, Campylobacter*, doença por protozoários
Admissão em hospital	*C. difficile*, o tratamento tem efeito adverso
Infecção pelo vírus da imunodeficiência humana, imunossupressão	*Cryptosporidium, Microsporida, Isospora, Citomegalovirus*, complexo *Mycobacterium avium intracellulare -, Listeria*
Condições médicas associadas à diarreia	Endócrinas: hipertireoidismo, insuficiência adrenocortical, tumor carcinoide, câncer medular da tireoide
	Gastrintestinais: colite ulcerativa, doença de Crohn, síndrome do intestino irritável, doença celíaca, intolerância à lactose, colite isquêmica, câncer colorretal, síndrome do intestino curto, má absorção, gastrinoma, VIPoma, obstrução intestinal, constipação com o excesso líquido
	Outras: apendicite, diverticulite, infecção pelo vírus da imunodeficiência humana, infecções sistêmicas, amiloidose, adnexite

Continua

Continuação

História	Patógeno e/ou etiologia potencial
Outras terapias medicamentosas associadas a diarreia	Antibióticos especialmente de amplo espectro, laxantes, antiácidos (com base de magnésio ou cálcio), quimioterapia, colchicina, terapia de radiação pélvica
	Menos comuns: inibidores da bomba de próton, manitol, medicamentos anti-inflamatórios não esteroidais, inibidores da enzima de conversão da angiotensina, medicamentos para baixar o colesterol, lítio
Diarreia persistente com perda de peso	*Giardia, Cryptosporidium, Cyclospora*
Gravidez	*Listeria*
Uso de antibióticos recentes	*C. difficile*
Sexo anal receptivo, com ou sem dor ou proctite retal	Infecção pelo vírus Herpes simplex, clamídia, gonorreia, sífilis
Dor retal ou proctite	*Campylobacter, Salmonella, Shigella, E. histolytica, C. difficile, Giardia*
Fezes arroz em água	*V. cholerae*

Continua

Continuação

História	Patógeno e/ou etiologia potencial
Várias pessoas com orientação alimentar comum têm início agudo de sintomas	Intoxicação alimentar com toxinas pré-formadas
	Início dos sintomas dentro de seis horas: *Staphylococcus*, *B. cereus* (normalmente provoca vômitos)
	Início dos sintomas dentro de oito a 16 horas: *C. perfringens* tipo A (geralmente provoca diarreia)
Viagem para um país em desenvolvimento	*E. coli* enterotoxigênica é mais comum
	Muitos outros patógenos (por exemplo, *Shigella, Salmonella, E. histolytica, Giardia, Cryptosporidium, Cyclospora*, vírus entéricos) são possíveis por causa de alimentos mal limpos ou malcozidos, ou contaminação fecal de alimentos ou água
Consumo de alimentos comumente associados a doenças transmitidas por alimentos:	
Arroz frito	*Bacillus cereus*
Carne moída crua ou sementes e brotos	*E. coli* produtora de toxina *Shiga* (por exemplo, *E. coli* O157: H7)
Leite cru	*Salmonella, Campylobacter, E. coli* produtora de toxina *Shiga, Listeria*
Marisco, especialmente cru ou malcozido	*Vibrio cholerae, Vibrio parahaemolyticus*
Carne bovina, suína ou de aves malcozida	*Staphyilococcus aureus, Clostridium perfringens, Salmonella, Listeria* (bovina, suína, aves), *E. coli* produtora de toxina *Shiga* (carne de porco), *B. cereus* (carne de porco), *Yersinia* (carne de porco), *Campylobacter* (aves)

Tabela 11.5 *Características clínicas da diarreia aguda causada por patógenos*

Patógeno	Principal transmissão	Incubação	Febre	Dor abdominal	Náuseas, vômitos ou ambos	Evidência fecal de inflamação	Sangue nas fezes	Fezes com heme positivo
Bactéria								
Campylobacter	Aves domésticas malcozidas, derivados de leite, interpessoal, viagens	1 - 7 dias	Comum	Comum	Ocorre	Comum	Ocorre	Variável
Clostridium difficile	Variável	Nosocomial, uso de antibiótico	Ocorre	Ocorre	Incomum	Comum	Ocorre	Ocorre
Salmonella spp	Surtos, alimentos contaminados (ovos, maionese etc.), aves domésticas, viagens	6 - 72h	Comum	Comum	Ocorre	Comum	Ocorre	Variável
E. coli produtora de toxina *Shiga*	Surtos, alimentos contaminados, carne malcozida, brotos de sementes crus	1 - 9 dias	incomum	Comum	Ocorre	Incomum	Comum	Comum
Shigella spp	Interpessoal, aves domésticas, viagens	16 - 72h	Comum	Comum	Comum	Comum	Ocorre	Variável

Continua

Continuação

Patógeno	Principal transmissão	Incubação	Febre	Dor abdominal	Náuseas, vômitos ou ambos	Evidência fecal de inflamação	Sangue nas fezes	Fezes com heme positivo
Bactéria								
Vibrio spp (não cólera)	Ingestão de frutos do mar	12 - 24h	Variável	Variável	Variável	Variável	Variável	Variável
Yersinia	Alimentos contaminados	1 - 11 dias	Comum	Comum	Ocorre	Ocorre	Ocorre	Ocorre
Parasita								
Cryptosporidium	Água contaminada, surtos, interpessoal, piscina, viagens	7 - 10 dias	Variável	Variável	Ocorre	Pouco ou nada	Incomum	Incomum
Cyclospora	Surtos de alimentos contaminados, viagens	16 - 72 h	Variável	Variável	Ocorre	Incomum	Incomum	Incomum
Entamoeba histolytica	Viagens	Variável	Ocorre	Ocorre	Variável	Variável	Variável	Comum
Giardia	Água contaminada, má higiene, interpessoal, viagens, piscina	16 - 72 h	incomum	Comum	Ocorre	Incomum	Incomum	Incomum
Vírus								
Rotavirus	Interpessoal	2 - 6 dias	Comum	Comum	Comum	Pouco ou nada	Pouco ou nada	Pouco ou nada
Norovirus	Surto no inverno, frutos do mar malcozidos	16 - 72 h	Variável	Comum	Comum	Incomum	Incomum	Incomum

do intestino. Em 2002, a Organização Mundial da Saúde aprovou uma SRO com osmolaridade reduzida (250 mOsm/L ou menos em comparação com o padrão anterior de 311 mOsm/L). A SRO com osmolaridade reduzida diminui a eliminação de fezes, os episódios de vómito e a necessidade de reidratação intravenosa, sem aumentar a hiponatremia, em comparação com as SRO padrão. A redução de osmolaridade ORS pode ser alcançada misturando meia colher de chá de sal, 6 colheres de chá de açúcar e 1 litro de água. Se reidratação oral não é viável, a reidratação intravenosa pode ser utilizada.

Dieta

A realimentação precoce diminui a permeabilidade intestinal causada pelas infecções, reduz a duração da doença e melhora resultados nutricionais. Isso é particularmente importante nos países em desenvolvimento, onde a desnutrição preexistente é muitas vezes um fator subjacente. Orientações para que o paciente se abstenha de comer alimentos sólidos por 24 horas não parecem úteis no tratamento da diarreia aguda.

A prática de suspensão da dieta durante mais de 4 horas é considerada inadequada; a alimentação normal deve ser instituída em pacientes sem sinais de desidratação A dieta deve ser reiniciada imediatamente após a correção de desidratação moderada ou grave (o que normalmente ocorre em 2 a 4 horas após instituído o tratamento) com o uso da TRO ou com a reidratação intravenosa.

A dieta deve ser isosmótica, equilibrada, facilmente digerida e com teor normal em fibras, respeitando-se a anorexia do doente quando esta ocorrer. Preferência deve ser dada para alimentos sem lactose, já que a prevalência de intolerância à lactose é elevada

Prebióticos e prebióticos na diarreia

Existem algumas particularidades quanto ao uso de probióticos na diarreia associada ao uso de antibiótico, que discutiremos a seguir. A diarreia associada a antibióticos é uma complicação comum do tratamento antimicrobiano. Muitos autores acreditam que quase 30% dos pacientes tratados com antimicrobianos apresentam diarreia. O *Clostridium difficile* é a principal causa de diarreia hospitalar. A diarreia por *C. difficile* vem aumentando sua incidência e sua morbiletalidade nos últimos anos. Os principais fatores de risco relacionados são uso de antibióticos, idosos e permanência hospitalar prolongada.

Medicação antidiarreica

A loperamida é indicada para o tratamento da diarreia aguda em adultos e crianças com mais de 12 anos de idade e para o tratamento sintomático da diarreia crônica em adultos.

Estudos mostram que a loperamida pode reduzir a duração da diarreia em até um dia e aumentar a probabilidade de cura clínica às 24 e 48 horas quando administrada com antibióticos para a diarreia do viajante. A loperamida nunca deve ser usada se há suspeita de doença inflamatória (sangue visível nas fezes, disenteria ou colite aguda).

O racecadotril é indicado para o tratamento sintomático da diarreia aguda em adultos e crianças. Recentemente, um estudo multicêntrico realizado em 945 pacientes externos concluiu que o racecadotril foi tão eficaz quanto a loperamida na redução da diarreia. Houve uma prevalência menor de efeitos secundários tais como: constipação, anorexia e dor abdominal quando comparados ao uso de loperamida.

Antimicrobianos

A diarreia aguda é frequentemente autolimitada e causada por vírus, por isso o uso de antibióticos de rotina não é recomendado para a maioria dos adultos com diarreia não grave e diarreia aquosa.

A **Tabela 11.6** resume a antibioticoterapia a ser utilizada na diarreia aguda.

Tabela 11.6 *Resumo da antibioticoterapia na diarreia aguda*

Bactéria	Eficácia terapêutica	Medicação preferida	Medicações alternativas	Comentários
Campylobacter	Disenteria comprovada e sepse	Azitromicina (Zithromax), 500 mg uma vez por dia durante 3 a 5 dias	Eritromicina, 500 mg quatro vezes por dia durante 3 a 5 dias	Considere o tratamento prolongado, se o paciente é imunocomprometido
	Possivelmente eficaz na enterite		Ciprofloxacino (Cipro), 500 mg duas vezes por dia durante 5 a 7 dias	–
Clostridium difficile	Comprovada	Metronidazol (Flagyl), 500 mg três vezes por dia durante 10 dias	Vancomicina, 125 mg quatro vezes por dia durante 10 dias	Se um agente antimicrobiano está causando a diarreia, deve ser descontinuado, se possível
Escherichia coli enteropatogênica e enteroinvasiva	Possível	Ciprofloxacino, 500 mg duas vezes por dia durante 3 dias	TMP / SMX DS, 160/800 mg, duas vezes por dia durante 3 dias	–
E. coli enterotoxigênica	Comprovada	Ciprofloxacino, 500 mg duas vezes por dia durante 3 dias	TMP / SMX DS, 160/800 mg, duas vezes por dia durante 3 dias Azitromicina, 500 mg por dia durante 3 dias	E. coli enterotoxigênica é a causa mais comum de diarreia do viajante

Continua

Bactéria	Eficácia terapêutica	Medicação preferida	Medicações alternativas	Comentários
Salmonella, espécies não *typhi*	Duvidosa em enterite -Comprovada em infecção grave, sepse ou disenteria	–	Opções para doença grave: - Ciprofloxacino, 500 mg duas vezes por dia durante 5 a 7 dias TMP/SMX DS, 160/800 mg, duas vezes por dia durante 5 a 7 dias de azitromicina, 500 mg por dia durante 5 a 7 dias	Além de pacientes com doença grave, é adequado para o tratamento de pacientes com menos de 12 meses ou mais de 50 anos e pacientes com uma prótese, doença cardíaca valvular, aterosclerose grave, neoplasia ou uremia
			TMP / SMX, 160/800 mg, duas vezes por dia	Os pacientes que estão imunocomprometidos devem ser tratados por 14 dias
E. coli produtora de toxina Shiga	Controverso	Nenhum tratamento	Nenhum tratamento	O papel dos antibióticos não é claro; eles geralmente são evitados por causa de sua associação com a síndrome hemolítico-urêmica; - Agentes antimotilidade devem ser evitados.
Shigella	Disenteria comprovada	Ciprofloxacino, 500 mg duas vezes ao dia durante 3 dias, ou 2 gramas dose única	Azitromicina, 500 mg duas vezes por dia durante 3 dias	Uso de TMP / SMX é limitada por causa da resistência

Continua

Continuação

Bactéria	Eficácia terapêutica	Medicação preferida	Medicações alternativas	Comentários
Shigella			TMP/SMX DS, 160/800 mg, duas vezes por dia durante 5 dias Ceftriaxona (Rocephin), de 2 a 4 g em dose única	Os pacientes que estão imunocomprometidos devem ser tratados durante 7 a 10 dias
Vibrio cholerae	Comprovada	Doxiciclina, dose única de 300 mg	Azitromicina, 1-g em dose única	Doxiciclina e tetraciclina não são recomendadas em crianças devido à possível descoloração dos dentes
			Tetraciclina, 500 mg quatro vezes por dia durante 3 dias	
			TMP/SMX DS, 160/800 mg, duas vezes por dia durante 3 dias	
Yersinia	Não é necessário nos casos leves - doença ou enterite		Opções para doença grave: - doxiciclina combinada com um aminoglicosídeo	
	Comprovada na doença grave ou bacteremia	–	TMP/SMX DS, 160/800 mg, duas vezes por dia durante 5 dias	–
			Ciprofloxacino, 500 mg duas vezes por dia durante 7 a 10 dias	

Continua

Continuação

Bactéria	Eficácia terapêutica	Medicação preferida	Medicações alternativas	Comentários
Protozoário			Protozoário	
Cryptosporidium	Possível	A terapia pode não ser necessária em pacientes imunocompetentes com doença leve ou em pacientes com aids que têm uma contagem de células CD4 superior a 150 células por mm	Opção para a doença grave: Nitazoxanida (Alinia), 500 mg duas vezes por dia durante 3 dias (pode oferecer mais tempo de tratamento para os casos refratários em pacientes com aids)	Terapia antirretroviral altamente ativa, que atinge reconstituição imune, é adequada para erradicar a doença intestinal em pacientes com aids
Cyclospora ou *Isospora*	Comprovada	Associação de Trimetoprim / Sulfametoxazol (TMP / SMX), 160/800 mg duas vezes por dia durante 7 a 10 dias	–	–
		Aids ou imunossupressão: TMP / SMX DS, 160/800 mg, duas a quatro vezes ao dia durante 10 a 14 dias, em seguida três vezes por semana na fase de manutenção		

Continua

Continuação

Bactéria	Eficácia terapêutica	Medicação preferida	Medicações alternativas	Comentários
Protozoário			Protozoário	
Entamoeba histolytica	Comprovada	Metronidazol, 750 mg, três vezes ao dia durante 5 a 10 dias, associado a paromomicina, de 25 a 35 mg por kg por dia em 3 doses divididas, durante 5 a 10 dias	Tinidazol (Tindamax), 2 g por dia, durante 3 dias, mais paromomicina, de 25 a 35 mg por kg por dia em 3 doses divididas, durante 5 a 10 dias	Se o paciente tiver doença grave ou infecção extraintestinal, incluindo abscesso hepático, a sorologia será positiva
Giardia	Comprovada	Metronidazol, 250 a 750 mg três vezes ao dia durante 7 a 10 dias	Tinidazol, 2 g em dose única	Podem ocorrer recidivas
Microsporida	Comprovada	Albendazole, 400 mg duas vezes ao dia durante 3 semanas	–	Terapia antirretroviral altamente ativa, que atinge reconstituição imune, é adequada para erradicar a doença intestinal em pacientes com aids

Bibliografia

1. Barr W, Smith. Acute diarrhea in adults. Am Fam Physician 2014;89(3):180-189.
2. Ejemot-Nwadiaro RI, Ehiri JE, Arikpo D, Meremikwu MM, Critchley JA. Hand washing promotion for preventing diarrhoea. Cochrane Database of Systematic Reviews 2015, Issue 9. Art. No.: CD004265. DOI: 10.1002/14651858.CD004265.pub3.
3. Farthing M, Salam MA, Lindberg G, Dite P, Khalif I Salazar-Lindo E, et al. Acute diarrhea in adults and children. A global perspective. J Clin Gastroenterol 2013 Jan;47(1) p.12-20.
4. Freeman MC, Stocks ME, Cumming O, Jeandron A, Higgins JPT, Wolf J, et al. Hygiene and health: systematic review of handwashing practices worldwide and update of health effects. Tropical Medicine and International Health August 2014; 19(8):906-18.
5. Heather CS. Travellers' diarrhoea. BMJ Clin Evid 2015 Apr 30;2015. pii: 0901.
6. WHO. Diarrhoeal disease. Fact sheet N°330. April 2013. Disponível em: http://www.who.int/mediacentre/factsheets/fs330/en/ Acesso em 18/09/2015.
7. WHO. Water-related diseases. Disponível em: WHO - http://www.who.int/water_sanitation_health/diseases/diarrhoea/e Acesso em 18/09/2015.
8. World Health Organization. The treatment of diarrhoea, a manual for physicians and other senior health workers. 4th revision. Geneva, Switzerland: World Health Organization, 2005.

12

Febre

Rodrigo Mendonça Paulino
Sandra Regina Schwarzwälder Sprovieri

Introdução

Definida como um aumento anormal da temperatura corporal, causado pela elevação do ponto de ajuste térmico (*set-point*) hipotalâmico, a febre é caracterizada como uma temperatura central acima de 38,3 °C. Contudo, devido à dificuldade de se obter essa aferição, a maioria dos autores e estudos sobre o tema considera febre quando a temperatura axilar ultrapassa 37,8 °C. Se o aumento da temperatura ocorre sem a alteração do *set-point* do centro termorregulatório, chamamos de hipertermia. Nesses casos, o aumento da temperatura ultrapassa a capacidade do organismo de perder calor, exemplificado pelas intermações ou *heat stroke syndrome*, além de certas doenças metabólicas e efeitos de agentes farmacológicos que interferem na termorregulação.

O termo hiperpirexia é utilizado para febres extremamente altas, > 41,5 °C, podendo estar presentes em infecções graves, bem como em hemorragias do sistema nervoso central.

Febre de origem indeterminada (FOI) é definida pela presença de temperatura axilar maior do que 37,8 °C, em várias ocasiões, pelo tempo mínimo de três semanas e após uma semana de investigação hospitalar. Também existem subgrupos específicos em que a FOI apresenta algumas particularidades, como no paciente neutropênico, ou associada ao HIV, conforme demonstrado na **Tabela 12.1**.

Diagnóstico e abordagem

Por tratar-se de queixa comum no Departamento de Emergência, a elevação da temperatura corporal, seja por febre ou hipertermia,

Tabela 12.1 *Definições de FOI em diversos grupos*

FOI clássica
Febre ≥ 37,8 ºC em várias ocasiões, duração ≥ três semanas, ausência de diagnóstico após três dias de investigação hospitalar ou três consultas ambulatoriais.
FOI nosocomial
Pacientes internados, febre ≥ 37,8 ºC em várias ocasiões, ausência de infecção ou doença incubada à admissão, ausência de diagnóstico após três dias, apesar de investigação adequada (incluindo pelo menos 48h de cultura microbiológica).
FOI no paciente neutropênico
Neutrófilos < 500 mm³, febre ≥ 37,8 ºC em várias ocasiões, ausência de diagnóstico após três dias, apesar de investigação adequada (incluindo pelo menos 48h de cultura microbiológica).
FOI associada ao HIV
Infecção pelo HIV, confirmada febre ≥ 37,8 ºC em várias ocasiões, duração ≥ quatro semanas (regime ambulatorial), ou ausência de diagnóstico após três dias ou mais em pacientes internados, apesar de investigação adequada (incluindo pelo menos 48h de cultura microbiológica).

tem as mais variadas etiologias. Apesar de as causas infecciosas serem mais comuns e prevalentes, existem inúmeras condições não infecciosas que podem cursar com aumento da temperatura corporal (**Tabela 12.2**). Por isso, o examinador deve realizar uma anamnese detalhada, porém direcionada, além de exame físico adequado para procurar as possíveis causas da febre. Desse modo, ao lançar mão de exames complementares, a chance de êxito no diagnóstico será maior, evitando-se a solicitação de exames desnecessários.

Indicadores de gravidade

Na prática clínica, bem como em estudos e pesquisas realizados sobre o assunto, nem todos os pacientes atendidos em um serviço de pronto-socorro necessitam de investigação específica sobre a origem da febre.

Pacientes idosos (> 50[9] ou > 60[11]), com alteração dos sinais vitais (frequência cardíaca, frequência respiratória, pressão arterial e saturação de oxigênio) e com presença de comorbidades de fatores de risco para imunodepressão, possuem maiores chances de evoluir desfavoravelmente (**Tabela 12.3**).

Tabela 12.2 *Principais etiologias de aumento de temperatura Departamento de Emergência*

Causas infecciosas
◗ Resfriado comum, gripe, faringite, sinusite;
◗ Otite média aguda, mastoidite, abscesso periamigdaliano ou retrofaríngeo;
◗ Pneumonia, bronquite aguda, abscesso pulmonar, tuberculose;
◗ Infecção do trato urinário, cistite, pielonefrite, doença inflamatória pélvica;
◗ Hepatites agudas virais;
◗ Endocardite, miocardite, pericardite;
◗ Gastroenterite, apendicite, colecistite, diverticulite, peritonite infecciosa;
◗ Infecções de pele e tecido subcutâneo (celulite, erisipela);
◗ Meningite, encefalite, meningococcemia;
◗ Dengue, leptospirose, malária, febre Chikungunya, febre amarela, tétano e demais doenças infectocontagiosas.
Causas não infecciosas
◗ Neoplasias (tumores sólidos, neoplasias hematológicas);
◗ Doenças autoimunes (vasculites, artrite reumatoide, sarcoidose, lúpus eritematoso sistêmico etc.);
◗ Hepatites medicamentosas, alcoólicas;
◗ Reação medicamentosa;
◗ Intoxicações exógenas;
◗ Infarto agudo do miocárdio, embolia pulmonar, hemorragia SNC;
◗ Reação transfusional, rejeição a transplante;
◗ Hipertermia maligna;
◗ Síndrome neuroléptica maligna;
◗ Síndrome serotoninérgica, adrenérgica e anticolinérgica;
◗ Síndrome de abstinência e delirium tremens;
◗ Intermação (*heat stroke syndrome*).

Dentre os exames laboratoriais, leucocitose ou leucopenia (>16.000 ou <4.000/mm^3), elevação de proteína C reativa, PCR (>10 mg/dL), hemoglobina (<12 ou >17 g/dL), polimorfonucleares > 80%, plaquetas <100.000/mm^3, Urina I infecciosa, exames radiológicos alterados (radiografia de tórax ou abdome, ultrassonografia, tomografia computadorizada de crânio/abdome/tórax) são considerados indicadores de gravidade. Lembrando que nem sempre esses exames estão indicados e serão realizados, principalmente na ausência das alterações de anamnese e exame físico citadas anteriormente.

Lembrar que viagens recentes para áreas endêmicas de patologias infectocontagiosas bem como uso de medicações devem

Tabela 12.3 *Comorbidades e fatores de risco para imunodepressão*
Hipertensão arterial sistêmica.
Diabetes mellitus.
Doença renal crônica.
HIV/aids.
Neoplasias.
Esplenectomizados.
Quimioterapia ou radioterapia nos últimos 30 dias.
Uso de corticosteroides e imunossupressores.
Etilismo.
Uso de drogas ilícitas.

sempre ser questionados, como maneira de investigar outras causas de febre/hipertermia.

A coleta de hemoculturas e uroculturas está sempre indicada em pacientes com queixas sugestivas de infecção, sinais de sepse ou que se apresentam gravemente enfermos, com sinais de instabilidade ou risco elevado para infecções.

Exames específicos como ecocardiograma, análise de líquido cefalorraquidiano e outros líquidos corporais, sorologias e exame toxicológico devem ser solicitados de acordo com a pertinência e a suspeita diagnóstica.

Nos casos de FOI, a ausência de etiologia diagnóstica deve ser aventada após a realização de história e exame físicos completos e minuciosos, hemograma, hemoculturas, bioquímica sanguínea, incluindo enzimas hepáticas e bilirrubinas, sorologias para hepatites A, B e C (se exames hepáticos alterados), análise de Urina I e urocultura e radiografia de tórax. Alguns autores consideram a tomografia parte da investigação adequada na suspeita de FOI.

A **Figura 12.1** resume de forma objetiva a abordagem da febre no Departamento de Emergência.

Tratamento

O tratamento da febre e hipertermia baseia-se em medidas farmacológicas e físicas, sendo que nos casos de hipertermia as medidas não farmacológicas terão maior importância. As opções terapêuticas estão expostas na **Tabela 12.4**.

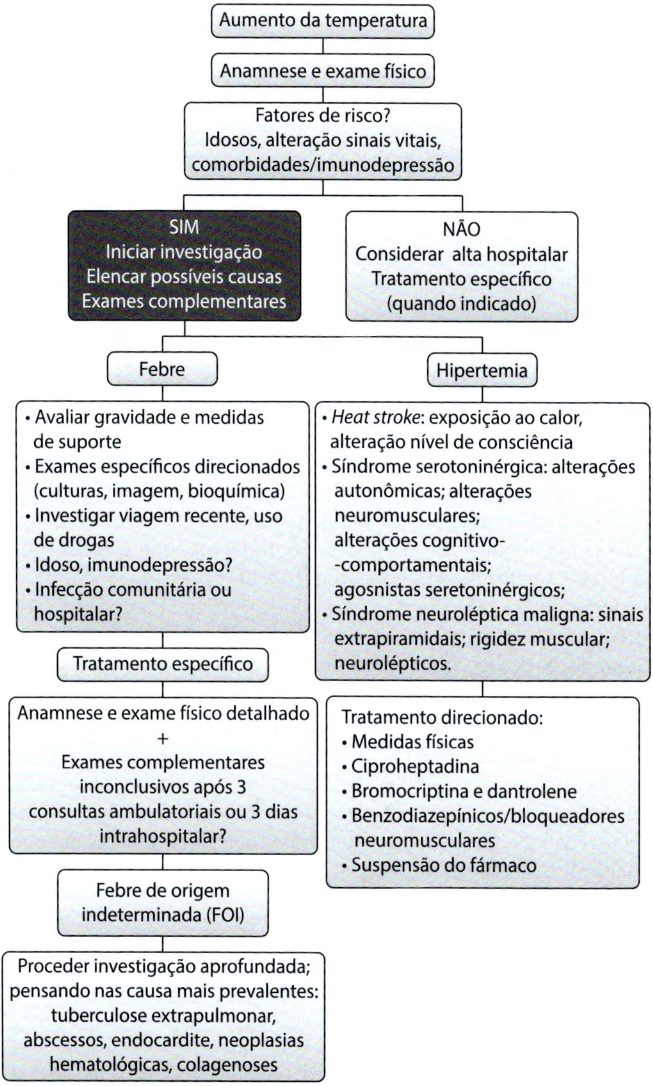

Figura 12.1 *Abordagem do paciente com aumento de temperatura no pronto socorro*

Tabela 12.4 *Tratamento da febre e hipertermia no pronto-socorro*

Medicamentoso
• Ácido acetilsalicílico (AAS) - 500 a 1.000 mg a cada seis horas, via oral; • Dipirona - 500 a 1.000 mg a cada seis horas, via oral, ou 1 a 2 g a cada seis horas, endovenoso ou intramuscular; • Paracetamol - 500 a 1.000 mg a cada seis horas, via oral; • Ibuprofeno - 200 a 400 mg a cada quatro ou seis horas, via oral.
Não medicamentoso
• Soro fisiológico resfriado endovenoso; • Cobertores hipotérmicos, bolsas de gelo (pescoço, virilha e axilas), imersão em água; • Ventiladores e exposição corpórea; • Hemodiálise ou circulação extracorpórea em casos muito graves.

No caso de síndrome neuroléptica maligna, pode-se utilizar a bromocriptina, via oral, 2,5 mg a cada seis ou oito horas (dose máxima 40 mg/dia) ou dantrolene, via parenteral, em *bolus* de 2 mg a cada cinco minutos (dose máxima 10 mg) e manutenção de 1 mg/kg a cada quatro ou seis horas por 24 a 36 horas. Na síndrome serotoninérgica, a cipro-heptadina pode ser utilizada, em dose inicial de 12 mg e doses adicionais de 2 mg a cada duas horas em caso de persistência dos sintomas, com dose de manutenção de 8 mg a cada seis horas.

O uso de benzodiazepínicos também pode ser útil para controle de agitação e diminuição de tremores, e o diazepam 10 mg, por via endovenosa, pode ser realizado até de hora em hora, se necessário. Alguns casos necessitarão de sedação, intubação orotraqueal e uso de bloqueadores neuromusculares não despolarizantes (rocurônio, pancurônio).

Bibliografia

1. Balanzó X, Pujol R y Grupo Intercomarcal de Servicios de Medicina Interna. Estudo multicéntrico de las urgencias em hospitales generales básicos de Catalunya. Med Clin (Barc) 1989; 92:86-90.
2. Guerra CM, Godoy HDL, Ferreira PRA. Abordagem da febre em Medicina Intensiva. In: Guimarães HP, Lopes RD, Lopes AC. Tratado de Medicina de urgência e emergência: pronto-socorro e UTI. São Paulo: Editora Atheneu 2010. pp. 1193-1196.
3. Knockaertd C, Vanderschueren S, Blockmans D. Fever of unknown origin in adults: 40 years on. Journal of Internal Medicine 2003; 253: 263-275.

4. Knott JC, Tan SL, Street AC, Bailey M, Cameron P. Febrile adults presenting to the emergency department: outcomes and markers of serious illness. Emerg Med J 2004; 21:170-174.
5. Petersdorf RG, Beeson PB. Fever of unexplained origin: report of 100 cases. Medicine 1961; 40(1):196.
6. Petersdorf RG. Fever of unknown origin: an old friend revisited. Archives of Internal Medicine 1992;152: 21-2.
7. Petersdorf RG. FUO: how it has changed in 20 years. Hospital Practice 20: 84-89, 1985.
8. Porat R, Dinarello CA. Pathophysiology and treatment of fever in adults. Disponível em: < www.uptodate.com>. Acesso em: 15 jul. 2015.
9. Talan DA. Infectious disease in the emergency department. Clin Infect Dis 1996; 23:1-14.

13

Desidratação

Gilvan Vilarinho S. Filho
José Noronha Vieira Junior
Patrícia M. Veiga de Carvalho Mello

Introdução

O equilíbrio no conteúdo de água corporal é essencial para a manutenção do equilíbrio hidroeletrolítico e da homeostase. Em indivíduos normais, o ganho hídrico é semelhante à perda hídrica. A desidratação se caracteriza pela redução da água corporal total e ocorre em situações patológicas, onde a perda de água supera o ganho (**Tabela 13.1**).

O ganho hídrico varia com a idade, o nível de atividade física e a temperatura ambiental e ocorre por meio da ingestão de água na forma de líquidos ou alimentos. A perda hídrica pode ocorrer por meio de perdas insensíveis através da pele e pela respiração; do suor, o qual varia com o nível de atividade física do indivíduo, e da temperatura ambiental; perda de água pelas fezes; e perda de água pelos rins (urina), que é o meio mais importante pelo qual o corpo mantém o equilíbrio hidroeletrolítico.

Tabela 13.1 *Principais mecanismos e causas de desidratação*

Perdas cutâneas	Febre, sudorese excessiva, queimaduras
Perdas gastrointestinais	Vômitos, diarreia
Perdas respiratórias	Hiperventilação
Perdas urinárias	Uso de diuréticos, *diabetes insipidus*
Perdas por desvio de líquido	Choques distributivos (anafilático e séptico), cirrose, pancreatite, complicações no pós-operatório de cirurgia abdominal
Hipodipsia	Idosos restritos ao leito, distúrbios psiquiátricos

No meio extracelular, os principais osmoles são o sódio, o cloro e o bicarbonato, e no meio intracelular, são o potássio, o cloro e o fosfato. Outros osmoles menos eficazes são os açúcares, os lipídios e as proteínas (**Figura 13.1**).

<table>
<tr><th colspan="3">Água corporal total
(2/3 do peso corporal)</th></tr>
<tr><td colspan="2">LEC = 1/3</td><td>LIC = 2/3</td></tr>
<tr><td>Plasma = 1/4</td><td>LIT = 3/4</td><td></td></tr>
<tr><td>Proteínas
HCO^{3-} Na^{+} Cl^{-}</td><td>HCO^{3-} Na^{+} Cl^{-}</td><td>Proteínas Mg^{2+}
P^{-} Cl^{-} Na^{+} K^{+}</td></tr>
</table>

Figura 13.1 *Distribuição de água e eletrólitos por compartimento celular. LEC: Líquido extracelular; LIC: Líquido intracelular*

Desidratação

Quando o organismo perde água a partir da pele, pulmão, intestino e/ou rins (desidratação), o meio extracelular torna-se hipertônico em relação ao meio intracelular, ocorrendo passagem de água do segundo para o primeiro até atingir o equilíbrio osmótico. Sendo assim, na desidratação, todos os compartimentos (LEC e LIC) encolhem em proporção ao seu tamanho inicial para manter o equilíbrio osmótico. Entretanto, como a maior parte da água está no interior das células, o LIC é o compartimento mais comprometido. Por isso, a desidratação raramente compromete a volemia. No entanto, as células neuronais são altamente sensíveis a contração do compartimento intracelular, podendo ocorrer quadro de encefalopatia hiperosmolar, especialmente quando a concentração sérica de sódio se encontra > 170 mEq/L.

A apresentação clínica depende do tempo de instalação e da evolução do estado de hipertonicidade. A rápida contração do volume intracelular leva à plasmólise das hemácias na presença de meio hipertônico, com saída excessiva de água, a célula encolhe e sofre danos irreversíveis, ou seja, sofre crenação neurológica. Esses pacientes podem apresentar-se com rebaixamento do nível de consciência, crise convulsiva ou coma.

Quando a hipertonicidade se desenvolve lentamente, os neurônios acumulam osmoles eletrolíticos a curto prazo e osmoles orgânicos a longo prazo, promovendo retorno da água para o compartimento intracelular, restaurando parcialmente o LIC. Este mecanismo de compensação evita inicialmente a crenação neurológica e os pacientes podem permanecer assintomáticos ou apresentar sintomas neurológicos leves. Em contrapartida, o aumento progressivo da concentração intracelular destes osmoles (como em casos de hipertonicidade progressiva) pode causar sintomas neurológicos, como convulsões, coma e quadros de mielinólise pontina central, que se caracteriza por dano neurológico irreversível ocasionado por destruição da bainha de mielina do tronco cerebral.

Tipos de desidratação

O volume extracelular é regulado principalmente pela ingestão e excreção de sódio, que é o eletrólito extracelular mais abundante. Sua concentração influencia o movimento da água, desse modo, distúrbios do sódio na verdade refletem distúrbios da água. Quando há ganho isotônico de sódio no meio extracelular, não há deslocamento de água do espaço intracelular, e o aumento de volume do espaço extracelular é igual ao volume de solução isotônica infundida. Entretanto, quando este ganho é hipotônico ou hipertônico, o volume do espaço intracelular é alterado de modo correspondente.

Na desidratação isotônica, que é a mais comum, a perda de água é proporcional à perda de eletrólitos. Sendo assim, não ocorre movimento de água do meio intracelular para o extracelular e não há alteração do equilíbrio osmótico, havendo apenas redução de volume do compartimento extracelular. Na desidratação hipertônica, a perda de água é superior à perda de eletrólitos, com aumento da tonicidade do extracelular e translocação rápida de água do LIC para o LEC por osmose. Desse modo, a desidratação hipertônica cursa com elevação da osmolaridade sérica e redução proporcional do volume do LEC e LIC. Como o LIC corresponde a cerca de 66% da água corporal total, há maior perda de volume pelo compartimento intracelular. Na desidratação hipotônica, que é mais rara, a perda de água é inferior à perda de eletrólitos, havendo redução da tonicidade do LEC e translocação de água do LEC para o LIC por osmose. Desse modo, a desidratação hipotônica cursa com redução da osmolaridade sérica e edema celular (**Tabela 13.2**).

Hipovolemia

A hipovolemia ocorre quando se tem uma redução do volume circulante efetivo, que corresponde a aproximadamente 25% do volume do LEC. A maior parte do sódio encontra-se no meio

Tabela 13.2 *Tipos de desidratação e suas principais causas*

Tipos de desidratação	Desidratação isotônica	Desidratação hipertônica	Desidratação hipotônica
	Perda de H_2O e eletrólitos	Perda de H_2O > eletrólitos	Perda de H_2O < eletrólitos
Causas	Uso de diuréticos Vômitos Hemorragias Diminuição do aporte de fluidos	Hiperventilação Febre alta Diarreia aquosa Cetoacidose diabética *Diabetes insipidus* Jejum prolongado Administração de fluidos hipertônicos Excesso de bicarbonato Dieta enteral sem água	Calor excessivo
Características	Na^+ entre 135 e 145 mEq/L Osmolaridade sérica entre 275 e 290 mOsm/L Redução do LEC, sem modificação do equilíbrio osmótico Não altera LIC	Na^+ >145 mEq/L Osmolaridade sérica >290 mOsm/L Redução proporcional do LEC e LIC Desidratação celular	Na^+ < 135 mEq/L Osmolaridade sérica < 275 mOsm/L Edema celular*

*Este tipo de desidratação pode cursar com aumento da pressão intracraniana (edema celular), causando cefaleia e confusão mental.

extracelular com o objetivo de reter água neste espaço. Neste distúrbio, a depleção de volume quase sempre é isotônica (perda de água e sódio), a qual é cerca de 2 vezes mais potente do que as perdas de água pura para reduzir o volume sanguíneo.

Seria necessária uma perda isotônica não hemorrágica de cerca de 15% do fluido extracelular, correspondente a 7% da água corporal total. Em contrapartida, seria necessário um déficit de água pura equivalente a 15% da água corporal total para atingir o mesmo limiar hemodinâmico. Perdas isotônicas reduzem o volume circulante efetivo e a taxa de filtração glomerular (TFG), deixando a tonicidade do corpo praticamente inalterada. Por outro lado, um déficit equivalente de água pura não altera a volemia ou a TFG de maneira perceptível, ocasionando principalmente hipernatremia e hipertonicidade. Podemos observar melhor as diferenças nos quadros de hipovolemia e hipertonicidade na **Tabela 13.3**.

Diagnóstico e abordagem

A análise conjunta de vários exames laboratoriais é essencial para o diagnóstico, etiologia e gravidade de quadros de desidratação e hipovolemia, mas nenhum isoladamente é patognomônico dessas condições.

Tabela 13.3 *Diferenciação das características clínicas da hipovolemia e da hipertonicidade*

Aspectos clínicos	Hipovolemia	Hipertonicidade
História		
Estado mental alterado	+	+++
Ortostase	++	0
Sede	+	+++
Exame físico		
Taquicardia supina/ortostática	++	0
Turgor de pele diminuído	++	+
Mucosas secas	+	+++
Sulcos longitudinais na língua	+	+++
Oligúria	++	+++
Exames laboratoriais		
Hipernatremia e hipertonicidade plasmática	0	+++
Creatinina elevada	++	0
Osmolaridade urinária elevada	++	+++
Diminuição do Na+ urinário	+++	0
Hemoconcentração	+	0
Tratamento		
Tipo de fluido	Salina isotônica	Água livre
Taxa de administração	Rápido	Devagar

A dosagem do sódio sérico ajuda a delinear o tipo de desidratação e terapêutica fluida, a avaliação do estado **acidobásico** e eletrólitos, além de sinalizar etiologia envolvida no processo de desidratação, essencial para planejamento da terapia hidroeletrolítica. A dosagem de lactato pode sinalizar a existência de hipoperfusão tecidual, avaliação da função renal, da osmolaridade urinária, a avaliação da concentração do sódio urinário e a avaliação da fração de excreção do sódio, também úteis no delineamento diagnostico e terapêutico desses casos.

Na presença de hipovolemia, a urina torna-se concentrada, com osmolaridade muitas vezes superior a 450 mOsmol/kg, mas esta resposta pode não ser observada se a capacidade de concentração urinária estiver prejudicada por doença renal, diurese osmótica, administração de diuréticos ou *diabetes insipidus*.

A baixa concentração de sódio na urina (ou uma baixa concentração de cloreto na urina em pacientes que têm alcalose metabólica) sugere a presença de hipoperfusão tecidual e hipovolemia, a menos que haja um fator desencadeante da perda de sal (ex.: diuréticos, doença renal subjacente), isquemia renal seletiva (glomerulonefrite aguda ou estenose bilateral da artéria renal), ou uma dieta de muito baixo teor de sódio. No entanto, uma baixa concentração de sódio na urina pode também estar presente em estados edematosos. Esses pacientes conservam sódio avidamente por cursarem com redução do volume circulante efetivo por redução do débito cardíaco (insuficiência cardíaca), ou por vasodilatação esplâncnica e sequestro de líquido na cavidade peritoneal e *shunts* arteriais (cirrose), ou ainda por terem uma baixa pressão oncótica plasmática (síndrome nefrótica).

Além de exames laboratoriais, avaliação de parâmetros hemodinâmicos é importante na avaliação da volemia. A aferição de pressões no sistema circulatório pode auxiliar nessa avaliação desde que se compreenda as limitações em sua interpretação. Pode-se aferir a pressão venosa central (PVC), ou a pressão de oclusão da artéria pulmonar (POAP) as quais podem ser indicativas da pressão diastólica final do ventrículo esquerdo (PDFVE).

O uso da ultrassonografia a beira leito por profissionais da emergência intensiva recentemente tem crescido rapidamente. Uma de suas grandes vantagens está em sua natureza não invasiva e facilidade de operação e poder oferecer informações relevantes. Uma rápida avaliação das quatro câmaras cardíacas pode evidenciar enchimento deficiente o que sugere hipovolemia e a avaliação da variação respiratória do diâmetro da veia cava inferior quando maior que 42% é capaz de predizer que o paciente é fluido responsivo, ou seja, aumentará o débito cardíaco após infusão de fluidos expansores.

Tratamento

O objetivo inicial da abordagem terapêutica deve ser remover ou corrigir o fator causal da desidratação e restaurar o equilíbrio volêmico, hidroeletrolítico e ácido base do paciente. Deve-se identificar e remover prontamente focos infecciosos, iniciar antibioticoterapia apropriada e/ou proceder com hemostasia de hemorragias quando indicado.

Reposição hidroeletrolítica

A necessidade basal de fluido e eletrólitos em um indivíduo adulto em 24 horas é de aproximadamente 30 mL/kg de água, 1 mEq/kg de sódio, potássio e cloro. Em média o indivíduo adulto ingere e perde cerca de 2,5 L de fluidos/dia. Destes, aproximadamente 1,2 L é proveniente da ingestão de líquidos, 1 L proveniente dos alimentos e 300 mL de água endógena proveniente do metabolismo basal. As perdas diárias são de aproximadamente 500 mL através da respiração, 500 mL através da sudorese; 100 mL pelas fezes e aproximadamente 1,4 L pela urina em pacientes com função renal preservada. A composição de eletrólitos conforme o tipo de fluido corporal pode ser observada na **Tabela 13.4**.

Tabela 13.4 *Composição eletrolítica média por tipo de secreção perdida*

TIPO DE PERDA	Composição eletrolítica média			
	Na^+ (mEq/L)	K^+ (mEq/L)	Cl^- (mEq/L)	HCO_3^- (mEq/L)
Suor	30-50	5	50	-
Secreções gástricas	20	10	10	-
Suco pancreático	130	5	35	115
Bile	145	5	100	25
Líquido duodenal	60	15	100	10
Líquido ileal	100	10	60	60
Diarreia colônica	1401	10	85	60

Adaptado de Current Medical Diagnosis and Treatment. 2011. September. 21:842.

Tipos de fluido

A composição do fluido utilizado vai depender das características da perda e distúrbios hidroeletrolíticos subjacentes. Desse modo, soluções hipotônicas como salina a 0,45% ou dextrose a 0,5% devem ser reservadas para indivíduos com desidratação hipertônica; soluções isotônicas como salina a 0,9% e ringer lactato para indivíduos com desidratação isotônica e, salina hipertônica nos casos de desidratação hipotônica. Os tipos de fluidos endovenosos utilizados mais frequentemente são caracterizados na **Tabela 13.5**.

A velocidade de infusão de fluidos depende da severidade da desidratação, se há hipovolemia ou não e se o distúrbio de sódio envolvido é agudo ou crônico.

A adição de potássio nas soluções de hidratação venosa está indicada para pacientes que tenham desenvolvido hipocalemia. Existem situações onde a depleção de potássio se faz presente sem haver uma queda no potássio sérico, que pode estar normal ou até elevado; sendo exemplos clássicos a cetoacidose diabética e a hiperglicemia não-cetótica, condições clínicas onde tanto a hiperosmolaridade quanto a deficiência de insulina promovem a saída de potássio das células, mascarando seu consumo.

O potássio é tão osmoticamente ativo quanto o sódio, de tal maneira que a adição de 40 mEq de potássio em 1L de solução salina a 0,45% (77 mEq/L de Na^+) cria uma solução com menos água livre (correspondente a uma salina a 0,75%). Desse modo devemos

Tabela 13.5 *Características das soluções parenterais mais utilizadas*

Solução	Osmolaridade (mOsm/Kg)	Glicose (g/L)	Na^+ (mmol/L)	Cl^- (mmol/L)
SG 5%	278	50	-	-
SG 10%	556	100	-	-
SG 50%	2.778	500	-	-
NaCl 0,45%	154	-	77	77
NaCl 0,9%	308	-	154	154
NaCl 3%	1.026	-	513	513
Ringer Lactato	274	-	130	109

redobrar a atenção ao infundir soluções com potássio em pacientes com hiperosmolaridade plasmática como os hipernatrêmicos ou com diabetes mellitus descompensado.

Pacientes com hipovolemia grave e instabilidade hemodinâmica devem receber cerca de 30 mL/Kg de solução cristaloide nas primeiras 3 horas objetivando queda do lactato sérico e um débito urinário maior ou igual a 0,5 mL/Kg/h. Nos casos de hipovolemia leve a moderada a administração de fluidos deve apenas superar o volume de perdas (débito urinário + perdas insensíveis + outra fonte de perda. Ex.: diarreia) o que pode ser conseguido com um balanço hídrico positivo em cerca de 50 a 100 mL/h.

Bibliografia

1. Chumlea WC, Guo SS, Zeller CM, et al. Total body water reference values and prediction equations for adults. Kidney Int. 2001; 59:2250-2258.
2. Edelmans IS, Leibman J. Anatomy of body water and electrolytes. Am J Med. 1959; 27:256-77.
3. Feig PU, McCurdy DK. The hypertonic state. N Engl J Med. 1977; 297:1444-54.
4. Gamble JL. Chemical anatomy, physiology and pathology of extracellular fluid: A lecture syllabus. Department of Pediatrics, Harvard Medical School, Boston, 1939.
5. Gilman A. The relation between blood osmotic pressure, fluid distribution and voluntary water intake. Am J Physiol. 1937; 120:323-30.
6. Goldberg M. Hyponatremia. Med Clin North Am. 1981; 65:251-69.
7. Moore FD, Olesson KH, McMurray JD, et al. The Body Cell. Mass and Its supporting environment: Body Composition in Health and Disease, Philadelphia, WB Saunders, 1963.
8. Watson PE, Watson ID, Batt RD. Total body water volumes for adult males and females estimated from simple anthropometric measurements. Am J Clin Nutr. 1980; 33:27-39.

14

Avaliação Inicial e Abordagem ao Politraumatizado

Alberto Starzewski Junior
Gabriela Matielo Galli Starzewski
Joyce Aparecida Lira
Julliana Belico Esteves de Carvalho

Introdução

O trauma pode levar a morte em segundos, minutos, horas ou dias. Precocemente, um indivíduo politraumatizado pode morrer de graves lesões cranioencefálicas, cervicais, cardíacas, na aorta e em outros vasos calibrosos. Após esse período, os óbitos são decorrentes de hematomas subdural ou epidural, ruptura de baço, hemopneumotórax, lesões hepáticas e fraturas pélvicas. Mais tardiamente, as mortes são secundárias a sepse e/ou falência de múltiplos órgãos e sistemas.

O tratamento de um politraumatizado grave requer rápida avaliação das lesões e instituição de medidas terapêuticas de suporte de vida. Para isso, é desejável uma abordagem sistematizada que possa ser aplicada com precisão e agilidade. As fases que compõem esse tratamento são a preparação, a triagem, uma rápida avaliação primária, reanimação das funções vitais e a utilização de medidas auxiliares, avaliação secundária minuciosa e nova reanimação do doente quando necessário até a realização do tratamento definitivo.

Preparação

O início dessa fase ocorre no ambiente pré-hospitalar, e todos os eventos devem ser coordenados com o médico do intra-hospitalar que irá receber o doente.

Na fase pré-hospitalar a ênfase deve ser dada a manutenção da via aérea, controle da hemorragia externa e do choque, imobilização e transporte do doente ao hospital especializado. Todo esse processo deve ser realizado para abreviar a permanência no local do acidente, encaminhando o paciente de forma segura à unidade de tratamento definitivo.

Na fase hospitalar, o planejamento antecipado à chegada do doente traumatizado é essencial: tudo deve estar organizado e testado.

Triagem

A triagem envolve a classificação dos doentes de acordo com o tipo de tratamento necessário e os recursos disponíveis no hospital.

Avaliação primária e reanimação

A avaliação primária do politraumatizado deve ser rápida e precisa. Os doentes devem ser avaliados e as prioridades de tratamento serão estabelecidas de acordo com suas lesões, sinais vitais e o mecanismo da lesão. O objetivo dessa fase é a identificação e o atendimento (resolução) rápido das condições que ameacem a vida do paciente.

As lesões que devem ser reconhecidas e rapidamente abordadas apresentam risco iminente, e, portanto, a avaliação primária deve seguir uma sequência de prioridades. Essa sequência é a mesma para todas as faixas etárias, e é composta pelo "ABCDE" do trauma:

A – (*Airway*) Vias Aéreas com Proteção da Coluna Cervical

B – (*Breathing*) Respiração e Ventilação

C – (*Circulation*) Circulação com Controle de Hemorragias

D – (*Disability*) Incapacidades e Estado Neurológico

E – (*Exposure*) Exposição e Controle da Hipotermia

A avaliação clínica de cada item do "ABCDE" do trauma compõe o diagnóstico e a tomada de decisões sobre o estado de saúde do paciente antes de se avançar para o próximo item da escala. As prioridades de atendimento de um doente pediátrico, idoso e gestantes são as mesmas das de um adulto embora cada qual tenha suas particularidades anatômicas e fisiológicas.

A avaliação primária "ABCDE" da gestante inclui a letra "F" (Feto) no final, quando devem ser avaliados principalmente os batimentos cardíacos fetais e sua vitalidade. O melhor tratamento inicial para o feto, além de sua avaliação precoce, é a reanimação da mãe. Não podemos esquecer que as mães fator Rh-negativas devem receber imunoglobulina, a menos que a lesão seja longe do útero.

A – Manutenção das vias aéreas com proteção da coluna cervical

A obstrução de vias aéreas é um quadro que pode tirar a vida do paciente em poucos minutos, por isso o diagnóstico e sua abordagem são prioridade na avaliação do traumatizado. Devemos nesse momento procurar por sinais de obstrução das vias aéreas, causada por corpo estranho, dentes, coágulos, fraturas faciais, mandibulares ou laríngeas.

Uma forma rápida de realizar essa avaliação é conversar com o paciente, pedindo, por exemplo, que ele diga o seu nome. Se ele consegue se comunicar verbalmente, é pouco provável que a obstrução da via aérea represente um risco imediato, porém deve ser reavaliada em curtos períodos de tempo.

Quando as vias aéreas do paciente se encontram obstruídas, a medida inicial para permeabilizar consiste na manobra de tração da mandíbula (*jaw thrust*) (**Figura 14.1**) ou elevação do mento (*chin lift*) (**Figura 14.2**). Ambas devem ser realizadas sem a mobilização da coluna cervical. Na identificação de corpo estranho, dentes ou quantidade excessiva de sangue, deve-se realizar a aspiração utilizando uma cânula rígida.

Podemos utilizar como recursos para manter a via aérea pérvia uma cânula orofaríngea ou uma cânula nasofaríngea. A cânula orofaríngea é contraindicada para pacientes com reflexo do vômito presente.

O paciente que está com rebaixamento do nível de consciência deverá ter garantida uma via aérea definitiva (tubo endotraqueal, com balão insuflado, devidamente fixado e com oferta de oxigênio) através da intubação orotraqueal ou de uma cricotireostomia cirúrgica de urgência. São alternativas para as vias aéreas definitivas a máscara laríngea, o tubo duplo lúmen, a tubo laríngeo e a cricotireostomia por punção. Nas suspeitas de lesão laríngea, por risco de exacerbação das lesões, avulsão, laceração ou falso trajeto, o procedimento de escolha é a traqueostomia sob anestesia local.

Durante toda essa fase de abordagem da via aérea, é necessário estabilizar a coluna cervical do paciente, evitando a hiperextensão, a hiperflexão ou a rotação. Essa estabilização pode ser inicialmente manual, com manutenção da coluna cervical em

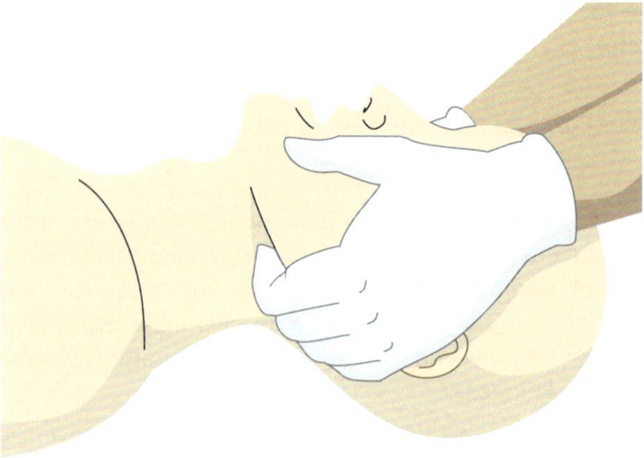

Figura 14.1 *Manobra de jaw thrust.*

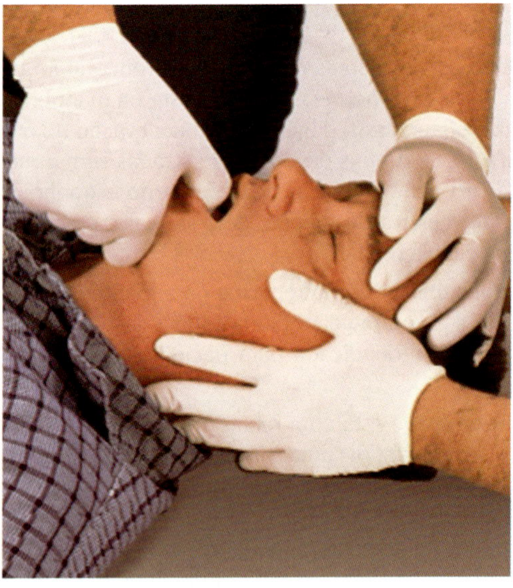

Figura 14.2 *Manobra de chin lift.*

posição neutra durante as manobras, e após, caso ainda não tenha sido realizado, deve ser colocado no paciente um colar cervical no tamanho adequado. O colar cervical não deve limitar a abertura da boca e não deve obstruir ou dificultar a ventilação, sendo de tamanho correto ou ajustado corretamente nos colares ajustáveis.

A medida da lateral da estrutura rígida do colar deve corresponder à medida do pescoço, entre a mandíbula e o ombro do paciente. O colar cervical não deve ser retirado nesse momento da abordagem do paciente, só devendo ser retirado uma vez excluída a hipótese de lesão cervical. Deve-se considerar a existência de lesão de coluna cervical em todos os traumatismos multissistêmicos e principalmente na existência de traumatismo fechado acima da clavícula ou nível de consciência alterado.

B – Respiração e ventilação

Assim como a permeabilidade das vias aéreas é de vital importância, a ventilação e a troca gasosa devem ser avaliadas na sequência.

Os quadros que devem ser prontamente diagnosticados e abordados são a hipóxia, a parada respiratória, o pneumotórax hipertensivo, o pneumotórax aberto, o hemotórax maciço e o tórax instável com contusão pulmonar.

Os parâmetros iniciais a serem observados são a frequência respiratória, a profundidade dos movimentos respiratórios e a oximetria. A avaliação deve ser realizada através da inspeção do pescoço e tórax (desvio de traqueia, assimetrias, deformidades, sinais de fraturas, uso de musculatura acessória), ausculta pulmonar, palpação e percussão (presença de macicez ou timpanismo).

Os quadros devem ser abordados com oferta de oxigênio (cateter, máscara ou bolsa-válvula-máscara com reservatório), e especificamente com descompressão do pneumotórax hipertensivo (toracocentese com agulha de grosso calibre no segundo espaço intercostal, rente à borda superior da costela, na linha hemiclavicular do hemitórax afetado), oclusão do pneumotórax aberto com curativo de três pontas, drenagem torácica, abordagem do choque no hemotórax maciço e analgesia no tórax instável.

C – Circulação com controle de hemorragias

As condições que ameaçam a vida e que devem ser descartadas nesse momento da avaliação são basicamente os choques (hipovolêmico, cardiogênico, obstrutivo e distributivo) e o tamponamento cardíaco.

Os parâmetros a serem avaliados são frequência cardíaca, pulsos periféricos e centrais, pressão arterial e perfusão periférica.

Deve-se buscar a presença de sangramentos, estase jugular, abafamento de bulhas e alterações no exame do anel pélvico.

Quando um paciente politraumatizado se encontra hipotenso, a hipotensão deve ser considerada secundária a hipovolemia, até que algo nos leve a pensar diferente desse quadro. Inicialmente deve-se procurar e abordar as fontes de sangramento externas. Também devemos suspeitar da possibilidade de hemorragias internas (trauma torácico, trauma abdominal ou fraturas de ossos longos e pelve). As hemorragias externas devem ser tratadas com pressão direta no local da ferida. O torniquete raramente é utilizado, mas é efetivo e seguro quando adequadamente usado para controlar hemorragias graves e quando a compressão é ineficaz. Nas hemorragias internas ativas, a conduta cirúrgica é fundamental. A imobilização de fraturas e a redução e estabilização do anel pélvico também são de suma importância.

Todo paciente politraumatizado deve receber cateteres intravenosos calibrosos, sendo o acesso intraósseo uma alternativa tanto em crianças quanto em adultos (na presença de material específico para tal e com treinamento da equipe). Uma alternativa é a dissecção venosa. No momento em que é obtido o acesso, deve ser coletada uma amostra de sangue para tipagem sanguínea em todos os pacientes, prova cruzada, análises químicas e hematológicas, gasometria arterial e teste de gravidez em pacientes do sexo feminino em idade fértil. Feito isso, deve-se iniciar a infusão rápida, com solução salina isotônica, aquecida (37 a 40 °C), iniciando com 2000 mL para adultos e 20 mL/kg nas crianças. A infusão pode ser repetida, e, caso o paciente não apresente uma resposta hemodinâmica satisfatória, deve ser considerada a infusão de sangue. Nos quadros de hemorragias internas pode-se permitir níveis pressóricos abaixo dos normais, mantendo uma pressão sistólica entre 80 e 90 mmHg até que a hemorragia possa ser controlada, realizando assim uma "hipotensão permissiva".

O choque obstrutivo pode ocorrer por um pneumotórax ou pelo tamponamento cardíaco (trauma fechado ou penetrante). A melhor conduta para o tamponamento é cirúrgica, porém a pericardiocentese pode ser uma medida paliativa temporária quando não for possível a realização da toracotomia de imediato e existe grande comprometimento hemodinâmico.

O choque distributivo associado ao trauma na avaliação inicial é o choque neurogênico, sendo o choque séptico incomum imediatamente após o trauma. O choque neurogênico ocorre por lesão medular com perda do tônus simpático.

D – Disfunção neurológica

Devem ser realizados uma avaliação do nível de consciência e exame das pupilas.

O nível de consciência pode ser avaliado pela Escala de Coma de Glasgow. Valores abaixo ou iguais a 8 indicam coma ou traumatismo cranioencefálico (TCE) grave e exigem o estabelecimento de uma via aérea definitiva (intubação orotraqueal ou cricotireostomia cirúrgica) ou uma alternativa (máscara laríngea, tubo duplo lúmen ou tubo laríngeo).

O rebaixamento do nível de consciência pode representar diminuição na oxigenação, diminuição da perfusão cerebral ou resultado de traumatismo cranioencefálico direto. Abuso de álcool e drogas, assim como a hipoglicemia, também pode alterar o nível de consciência do paciente. Após correção da ventilação, da oxigenação e da perfusão, uma alteração de nível de consciência deve ser considerada originária de um trauma ao sistema nervoso central até que se prove o contrário.

Em relação ao exame pupilar, deve-se avaliar seu tamanho (normal, midríase ou miose), a simetria (isocóricas ou anisocóricas) e a reação pupilar. A anisocoria (assimetria pupilar) deve levantar a hipótese de uma lesão cerebral com herniação.

E – Exposição e controle da hipotermia

No final da avaliação primária, o paciente deve ser totalmente despido, tendo-se cuidado para não causar hipotermia.

O objetivo é a busca de outras lesões que tenham passado despercebidas durante o restante da avaliação. Aqui também deve ser examinado o dorso do paciente, se ainda não realizado, com o rolamento em bloco e estabilização da coluna cervical (**Figura 14.3**).

As roupas devem ser removidas com o paciente em ambiente isolado, para preservar sua privacidade e em ambiente aquecido.

Após o exame, deve-se providenciar cobertores ou dispositivos de aquecimento externo.

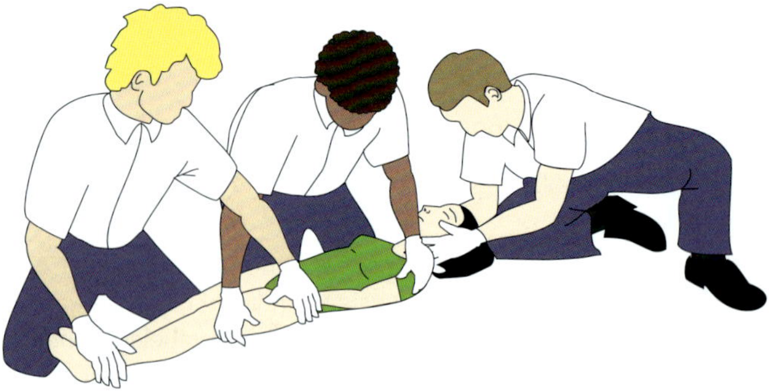

Figura 14.3 *Rolamento em bloco.*

Medidas auxiliares à avaliação primária e à reanimação

Algumas manobras de ressuscitação e monitorações devem ser feitas nos pacientes politraumatizados.

No eletrocardiograma (ECG) devemos atentar para os casos de taquicardia inexplicável, fibrilação atrial, extrassístoles e mudanças no segmento ST, pois podem indicar contusão cardíaca.

A introdução de sonda uretral deve ser realizada para identificar hematúria e quantificar o débito urinário. A presença de hematúria indica lesão intra-abdominal. Já o débito urinário é um parâmetro a ser considerado para a monitorização da perfusão tecidual e da volemia do paciente. A sondagem é contraindicada em casos de suspeita de lesão uretral (sangue no meato uretral, equimose perineal, sangue no escroto, deslocamento cranial da próstata ao toque retal ou quando não é palpável e fratura pélvica).

A sonda gástrica é indicada para reduzir a distensão gástrica e diminuir os riscos de aspiração. Na suspeita de fraturas de base de crânio, a sondagem deve ser feita por via oral.

Outros exames que devem ser considerados são as radiografias de tórax e pelve, além da avaliação ultrassonográfica ou lavagem peritoneal diagnóstica. A Avaliação Ultrassonográfica Direcionada para o Trauma (FAST - Focused Assessment Sonography in Trauma) tem por objetivo detectar hemorragias internas de uma maneira rápida, através da procura de líquido livre nos espaços pericárdico, intraperitoneal e pleural (hemorragias).

Ao final da avaliação primária e da reanimação, o médico tem informações suficientes para avaliar a necessidade de transferência do paciente para outro serviço com mais recursos. Caso essa decisão seja tomada, deve ser feita a comunicação entre o médico que está atendendo o doente e o médico que irá recebê-lo.

Avaliação secundária

A avaliação secundária é o exame realizado no doente traumatizado da cabeça aos pés, que abrange a história clínica e o exame físicos completos somados a reavaliação de todos os sinais vitais. Ela somente deverá ser iniciada após a realização da avaliação primária e quando o paciente demonstrar tendência à normalização de suas funções vitais com a reanimação.

Nos atendimentos pré-hospitalares, caso a vítima se apresente em estado crítico na cena, ela deverá ser transportada imediatamente após o término da avaliação primária, não se iniciando a avaliação secundária.

Na avaliação secundária, após uma breve anamnese, deve ser feita a avaliação minuciosa de cada região do corpo para diminuir a possibilidade de passar despercebida uma lesão. O exame segue direção craniocaudal, terminando com a avaliação das extremidades de proximal para distal e com o exame neurológico mais detalhado que o da avaliação primária. A seguir apresenta-se um detalhamento do que deve ser buscado.

Avaliação SAMPLE"

Toda avaliação deve conter o mecanismo de trauma do acidente e um rápido histórico do doente. Essas informações podem ser coletadas com o paciente, familiares ou testemunhas. Para isso deverá ser utilizado o mnemônico SAMPLE, formado pelas iniciais de cada etapa:

- **Sintomas:** queixas do paciente;
- **Alergias:** principalmente a medicamentos;
- **Medicações:** medicamentos de uso habitual (prescritos ou não);
- **Passado médico:** problemas clínicos importantes para os quais o doente recebe tratamento, cirurgias prévias e gravidez;
- **Líquidos e alimentos:** ingeridos recentemente;
- **Evento:** que levou ao trauma e mecanismo de trauma.

Exame Físico Geral

Iniciamos observando o aspecto geral do doente, sua temperatura, cor e turgor da pele, além da cor e hidratação das mucosas.

Cabeça

Ao exame de inspeção e palpação da cabeça e da face, o objetivo é identificar lacerações, contusões, assimetrias, defeitos ósseos, hemorragias, anormalidades nos olhos, pálpebras, orelha, nariz, boca e mandíbula.

- **Couro cabeludo:** palpação em busca de lesões de partes moles;
- **Ossos da face e crânio:** crepitações, desvios, mobilidade anormal e depressões;
- **Olhos:** hemorragias, lesões penetrantes, remover lentes de contato (antes que ocorra edema), alterações da acuidade visual.
- **Pupilas:** tamanho, simetria, formatos irregulares e reatividade à luz;
- **Pálpebras:** edema periocular e equimoses;
- **Orelha, nariz e boca:** presença de sangue, liquor, secreções, corpos estranhos, dentes, ferimentos e lacerações de partes moles.

Pescoço

Doentes com lesões correspondentes a trauma craniano e maxilofacial devem ser considerados portadores de lesões instáveis de coluna cervical. A imobilização do pescoço é impreterível até a sua total avaliação.

- **Inspeção:** lacerações, contusões, abrasões, deformidades, assimetrias, lesões penetrantes, desvio de traqueia e estase jugular;
- **Palpação:** em posição linear neutra e de forma cuidadosa, procurando enfisema subcutâneo, crepitação, dor (fratura, luxação ou lesão ligamentar), simetria dos pulsos e frêmitos na artéria carótida;
- **Ausculta:** artérias carótidas (procura de sopros).

Tórax

Pode absorver uma quantidade alta de energia no trauma por suas características de flexibilidade, elasticidade e força.

- **Inspeção:** deformidades, contusões, abrasões, áreas de movimento paradoxal, assimetria, saliências, ferimentos penetrantes
- **Palpação:** crepitações ósseas, dor e enfisema subcutâneo;
- **Percussão:** hipertimpânica, sugerindo pneumotórax, ou maciça, sugerindo hemotórax;
- **Ausculta pulmonar:** murmúrio vesicular diminuído, abolido, ou presença de ruídos adventícios;
- **Ausculta cardíaca:** abafamento de bulhas, ritmo e presença de sopros.

Abdome

As lesões abdominais merecem identificação rápida e tratamento adequado. Sua identificação é mais importante do que o diagnóstico preciso, e o acompanhamento de um cirurgião precocemente é fundamental.

- **Inspeção:** equimoses, contusões, lacerações, ferimentos penetrantes, evisceração, sinal do cinto de segurança (contusão transversal próxima do umbigo que pode indicar lesões de vísceras ocas ou fratura de coluna lombar);
- **Palpação:** dor à palpação ou à descompressão, massas, rigidez, posição de defesa ou presença de útero gravídico;
- **Ausculta:** presença ou ausência de ruídos hidroaéreos.

Pelve e Períneo

Fraturas pélvicas podem acarretar lesões hemorrágicas internas maciças, e, se não tratadas, podem levar a deterioração rápida do paciente.

- **Inspeção:** abrasões, lacerações, equimoses, hematomas, contusões, fraturas expostas, assimetrias, sinais de distensão e hemorragia uretral;
- **Palpação:** deve ser realizada uma só vez, procurando instabilidade ou crepitações;

- **Toque retal (se ainda não realizado):** hemorragia retal, tônus do esfíncter, integridade de parede intestinal, posição da próstata;
- **Avaliação vaginal:** presença de sangue e lacerações.

Dorso

O exame do dorso é realizado quando o doente é lateralizado em bloco, como é demonstrado na **Figura 14.3**.

- **Inspeção:** equimoses, ferimentos, contusões, abrasões, lacerações, assimetrias, deformidades, ferimentos penetrantes e hemorragias;
- **Palpação:** crepitações ósseas, dor, enfisema subcutâneo, palpação de toda a extensão da coluna vertebral à procura de fraturas, crepitações;
- **Ausculta pulmonar:** face posterior do tórax.

Extremidades

Inicia-se nas cinturas escapular e pélvica em direção à porção mais distal do membro avaliado. Cada osso e articulação devem ser avaliados individualmente. A imobilização deverá ser realizada se houver qualquer suspeita de fratura até confirmação radiológica. Deve-se também considerar a possibilidade de síndrome compartimental no paciente vítima de trauma.

- **Inspeção:** deformidades ósseas e articulares, desalinhamentos, equimoses, fraturas expostas, hemorragias ou lesões penetrantes;
- **Palpação:** crepitações, sensibilidade, dor ou movimento incomum, palpação dos pulsos periféricos e avaliação da função de nervos.

Exame Neurológico

Nessa etapa deve ser realizado um exame neurológico mais abrangente, reavaliando o nível de consciência com a Escala de

Coma de Glasgow novamente, as respostas pupilares e efetivando a avaliação sensorial e motora das extremidades. A proteção da coluna, com a movimentação em bloco, é sempre necessária até que seja excluída lesão medular.

- **Avaliação do nível de consciência:** Escala de Coma de Glasgow;
- **Avaliação das pupilas:** tamanho, simetria e reflexo;
- Avaliação motora dos membros;
- Avaliação sensitiva nas extremidades.

Medidas auxiliares à avaliação secundária

Durante a avaliação secundária podem ser realizados testes diagnósticos complementares para identificar lesões específicas quando suspeitas. Esses testes são as radiografias adicionais (coluna e extremidades), tomografia computadorizada (cabeça, tórax, abdome e coluna), urografia excretora, arteriografia, ultrassonografia transesofágica, broncoscopia, endoscopia digestiva alta, entre outros.

Reavaliação e monitorização contínua

O paciente politraumatizado deve ser avaliado constantemente para garantir que novos quadros não sejam negligenciados ou que ocorra uma deterioração dos diagnosticados e abordados previamente. O prognóstico também pode ser afetado pelas enfermidades preexistentes, e deve-se prestar atenção a qualquer mudança significativa na condição do doente para que a reavaliação seja realizada o mais breve possível.

Qualquer alteração significativa no quadro do paciente, em qualquer momento de sua abordagem, deve redirecionar o exame para o início da avaliação primária.

A monitorização do paciente é de fundamental importância para que seja possível obter um panorama geral do quadro e sua estabilidade. Devemos considerar monitorização constante dos sinais vitais, medidas dos gases arteriais, monitorização cardíaca, oximetria,

Tabela 14.1 *Abordagem ao traumatizado*

Preparação		
Avaliação primária		
A: Vias aéreas com proteção da coluna cervical	◗ Descartar obstrução de vias aéreas ◗ Proteção da coluna cervical	
B: Respiração e ventilação	◗ Hipóxia ◗ Parada respiratória ◗ Pneumotórax hipertensivo	◗ Pneumotórax aberto ◗ Hemotórax maciço ◗ Tórax instável com contusão pulmonar
C: Circulação com controle de hemorragias	◗ Choque hipovolêmico ◗ Choque cardiogênico	◗ Choque obstrutivo (tamponamento cardíaco) ◗ Choque neurogênico
D: Incapacidade e estado neurológico	◗ Escala de Coma de Glasgow ◗ Avaliação das pupilas (tamanho, simetria e reflexo)	
E: Exposição e controle da hipotermia		
Medidas auxiliares à avaliação primária e à reanimação		
ECG		
Sonda uretal		
Sonda gástrica		
Radiografias	Tórax e pelve	
FAST		
Lavagem peritoneal diagnóstica		
Histórico "SAMPLA"	◗ Sintomas ◗ Alergias ◗ Medicações	◗ Passado médico ◗ Líquidos e alimentos ◗ Ambiente
Exame físico geral		
Cabeça	◗ Couro cabeludo ◗ Ossos da face e crânio ◗ Olhos ◗ Pupilas	◗ Pálpebras ◗ Orelha ◗ Nariz ◗ Boca
Pescoço	◗ Inspeção ◗ Palpação ◗ Ausculta	

Continua

Continuação

Exame físico geral		
Tórax	▸ Inspeção ▸ Palpação ▸ Percussão	▸ Ausculta pulmonar ▸ Ausculta cardíaca
Abdome	▸ Inspeção ▸ Palpação ▸ Ausculta	
Pelve e períneo	▸ Inspeção ▸ Palpação	▸ Toque retal ▸ Avaliação vaginal
Dorso	Inspeção Palpação Ausculta pulmonar	
Extremidades	Inspeção Palpação	
Exame neurológico	Escala de Coma de Glasgow Avaliação das pupilas (tamanho, simetria e reflexo)	Avaliação motora Avaliação sensitiva
Oximetria		

capnografia (doentes intubados) e o débito urinário (mínimo de 0,5 mL/kg/h no adulto e 1 mL/kg/h em crianças acima de 1 ano).

O manejo da dor deve ser considerado, e analgesia deverá ser feita sempre que necessário. A administração de analgésicos deverá ser cautelosa para que se evite a depressão respiratória (opioides) ou o mascaramento de lesões sutis, mas deve fornecer conforto e alívio ao paciente.

Manejo do politraumatizado

A **Tabela 14.1** resume as fases da abordagem ao traumatizado. Lembrando que todos os pacientes vítimas de trauma devem ser abordados quanto à profilaxia antitetânica.

Bibliografia

1. Abramovici S, Souza RL. Abordagem em criança politraumatizada. Jornal de Pediatria 1999; 75(2):S268-S278.

2. Albino RM, Riggenbach V. Atendimento hospitalar inicial ao politraumatizado. Arquivos Catarinenses de Medicina 2004;33:18-22.
3. Ali M, Betancourt M, Hernández B. Atención al paciente politraumatizado. Salud Online 2007;7(2):43-54.
4. Colégio Americano de Cirurgiões. ATLS - Suporte Avançado de Vida no Trauma para Médicos. 9a ed. Chicago, 2012.
5. Hopper RA, Salemy S, Sze RW. Diagnosis of midface fractures with CT: what the surgeon needs to know. Radiographics 2006;26(3):783-93.
6. National Association of Emergency Medical Technicians. PHTLS - Atendimento Pré- Hospitalar ao Traumatizado. 7a ed. Rio de Janeiro: Elsevier, 2011.
7. Padovani C, Silva JM, Tanaka C. Perfil dos pacientes politraumatizados graves atendidos em um serviço público de referência. Arq Ciênc Saúde 2014;21(3):41-45.
8. Rocha NSM, Andrade JR, Jayanthi SK. Imagem no trauma de face/Imaging in facial trauma. Revista de Medicina. 2011;90(4):169-73.
9. Walters TJ et al. Issues related to the use of tourniquets on the battlefield. Military Medicine, 2005;170(9):770-775.

15

Incidente de Múltiplas Vítimas e Desastres

Jorge Michel Ribera
Ricardo Vanzetto

Definições

Iniciando pela definição de termos mais empregados, convêm definir:

- **Desastre:** tanto naturais quanto os produzidos pelo homem, podem afetar toda a comunidade. As comunidades são especialmente vulneráveis, quando os sistemas locais e nacionais, principalmente os sistemas de saúde, são incapazes de fazer frente às consequências de uma crise, devido a um aumento repentino da demanda (Organização Mundial de Saúde). Os desastres podem ser naturais ou antropogênicos.
- **Catástrofe:** é um fenômeno ecológico, súbito e de magnitude suficiente para requerer assistência externa. (Organização Mundial de Saúde).
- **Incidente:** evento acidental ou deliberadamente causado.
- **Acidente:** é um evento indesejável e inesperado que causa danos pessoais, materiais e financeiros, de modo não intencional. (Emergency Management Australia, 1998).
- **Incidente de múltiplas vítimas (IMV):** evento de qualquer natureza que determine um maior volume de vítimas, em um pequeno lapso de tempo, de forma a comprometer os recursos habitualmente disponibilizados (Organização Mundial de Saúde)

Classificação de desastres e IMV

Existem várias formas de se classificar, a depender dos critérios analisados (**Quadro 15.1**).

Quadro 15.1 *Classificação de desastres e IMV*

Elemento Causal	
Natural	Antropogênico
Climáticos - enchentes, furacões etc.	Não intencional - acidentes aéreos, estruturas colapsadas
Geofísicos - vulcões, terremotos	Intencional - terrorismo
Ambiente	
Aberto	Fechado
Duração	
Finita	Em curso
Natureza das lesões: Queimaduras, químicas, esmagamento, explosão etc.	
Nível de Resposta	
Nível I	Requer recursos locais somente
Nível II	Requer recursos regionais
Nível III	Requer recursos estaduais e nacionais

Adaptado de: Scandinavian Journal of Surgery 2005;94:267-271. Do ponto de vista operacional, desenvolvemos uma classificação logístico-operacional, para os eventos de desastres e múltiplas vítimas, vivenciados em nosso país, junto ao grupo de resgate de São Paulo (GRAU - Grupo de Resgate e Atenção às Urgências e Emergências - SES).

Desastre – GRAU I

Incidente em área de limites precisos e abordagem habitual, com recursos suficientes no local, geralmente não necessitam de Posto Médico Avançado (PMA). A rede hospitalar se encontra a menos de 30 minutos do foco (Resposta Nível I). Ex.: incidentes com ônibus, deslizamentos, eventos etc., próximo aos centros (incidentes em locais com agrupamento de pessoas ou de veículos coletivos).

Desastre – GRAU II

Incidente em área de limites precisos, porém com tempo prolongado de chegada à rede hospitalar (> 30 minutos), determinado pela distância, dificuldade de acesso ou insuficiência de recursos para transporte (acidentes em rodovias etc.) suportado por um PMA. Ideal a utilização de transporte aeromédico por asa rotativa, e o PMA pode ter atributos mais intensivos e prolongados, a depender do tempo de evacuação (Resposta Nível I ou II).

Desastre – GRAU III

Evento de dimensão ou disposição anormal, a ponto de determinar múltiplos incidentes críticos e não contíguos, necessariamente. Impõe dispersão de equipes médicas (por helicóptero ou por terra) próximas aos focos esparsos. A rede hospitalar pode ter acesso ou estrutura comprometida, podendo se fazer necessária a montagem de PMAs ou de um Posto Médico com características de Pronto Atendimento, devido à necessidade de um período de atuação mais prolongado (Resposta Nível II ou III). Ex.: enchentes e deslizamentos atingindo diversos núcleos urbanos simultaneamente, gerando insuficiência de recursos gerais a populações (desde saúde, alimentação, comunicação e energia).

Desastre – GRAU IV

Evento de proporções "catastróficas", gerando enorme quantidade de vítimas ("vítimas em massa") e determinando inclusive comprometimento da rede hospitalar, por dano estrutural e/ou por excessiva demanda. Necessita de transporte aeromédico para desviar vítimas de alta complexidade para outros centros (Resposta Nível III), mais distantes ou até mesmo a criação de hospitais de campanha e MASHs (*mobile army surgery hospital*), nas situações mais críticas, bem como a criação de Área de Concentração de Vítimas. Ex.: terremotos de alta magnitude, tsunamis etc.

Atendimento pré-hospitalar

O atendimento às vítimas de desastres se divide em duas etapas:

- Atendimento em campo
- Atendimento hospitalar
- Atendimento em campo

Por tratar de evento imprevisível, todo o trâmite de montagem e organização será realizado instantaneamente, compondo os seguintes eventos:

- Organização
- Central de Regulação
- Triagem na cena
- Evacuação da cena
- Posto Médico Avançado (PMA)
- Transporte para Hospital

Organização

Incidentes de múltiplas vítimas ocorrem frequentemente em grandes centros urbanos, como acidentes automobilísticos compreendendo ônibus, lotações ou vários veículos, porém esses locais costumam ter varias ambulâncias, e, assim sendo, tais incidentes têm rápida classificação, suporte de vida imediato para as vítimas mais graves e transporte para os hospitais.

Para desastres de grande porte, urge um status organizacional, que também dependerá da sua extensão em área, da dificuldade de evacuação das vítimas, bem como para acessá-las e transportá-las, e do tempo de duração (ex.: terremoto do Haiti 2010, desastre do Rio de Janeiro 2011, Mariana 2015).

Para tais eventos, impõe-se uma organização central. Aplicamos em São Paulo, junto ao Corpo de Bombeiros, o SCI (sistema de comando de incidentes) ou SICOE (sistema de comando e operações de emergências), do qual o GRAU participa, na célula de logística e operações, explicadas na **Figura 15.1**.

- **Coordenação do Desastre:** incidentes de grande magnitude impõem uma coordenação única, atuando junto a todos os setores envolvidos, desenvolvendo a sinergia entre os setores e objetivando as ações diante de uma observação macro da situação. Dentro dessa Coordenação do Desastre, costuma estar à frente a Defesa Civil.

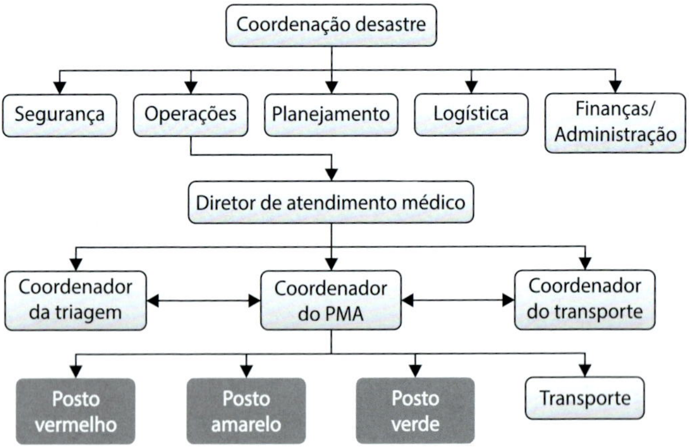

Figura 15.1 *SCI (sistema de comando de incidentes) ou SICOE (sistema de comando e operações de emergências), do qual o GRAU participa, na célula de logística e operações.*

- **Segurança:** não é relativa somente ao policiamento, mas também a outros recursos como Cetesb, Eletropaulo, IPT, especialistas em produtos perigosos e biológicos.
- **Operações:** incluem os bombeiros, médicos, enfermeiros, socorristas e outros que se julgarem oportunos para a situação, como tratoristas e operadores de maquinário especial.
- **Planejamento:** grupo com conhecimento operacional, planejando as ações e as necessidades, coletando e avaliando as informações e mudando ou mantendo a estratégia na linha do tempo.
- **Logística:** provisiona recursos para o desempenho operacional, atentando para escala e revezamento de equipes, materiais e equipamentos, transporte e alimentação.
- **Finanças e administrativo:** executa a contabilidade e viabiliza recursos financeiros para a demanda solicitada.

Desastres de maior vulto, com grandes áreas envolvidas, a magnitude, bem como a estratégia, têm uma melhor visualização pelo ar, onde podem ser identificados focos de incêndio, diferentes acessos, estruturas colapsadas, elaboração de rota de fuga, montagem de PMA etc.

Central de Regulação

Pode ser locada junto à coordenação do desastre (SCI) ou ser regulada por uma central fixa já existente e que já trata desse encargo habitualmente (ex.: SAMU, bombeiros etc.).

- Tem por finalidade alertar, definir e comunicar os hospitais de destino.
- Atende a demanda de recursos solicitados pelo PMA e sua logística.
- Mantém contato com o Coordenador Médico do PMA.

Triagem

Objetiva selecionar rapidamente todas as vítimas, para priorizar a retirada dos mais graves.

No Brasil utilizamos, o *S.T.A.R.T.- Simple Triage and Rapid Treatment*. De metodologia simples, consiste em parâmetros clínicos rápidos a serem pesquisados em segundos.

Utiliza-se a classificação por cores (**Figura 15.2**):

- **Vermelha:** vítimas apresentam comprometimento respiratório (qualquer nível), avaliado por taquipneia ou bradipneia, ou comprometimento hemodinâmico, avaliado pela lentificação da perfusão tecidual e alteração do nível de consciência. Necessitam de suporte de vida imediata e rápido transporte para o hospital, respeitando a "Golden Hour". Devem ingressar no hospital em menos de 1 hora do incidente.
- **Amarela:** vítimas sem critérios para vermelha, porém não deambulam ou apresentam queimaduras menores, fraturas, lesões que podem aguardar. Esse nível de gravidade pode aguardar o hospital por mais que 1 hora.
- **Verde:** são vítimas que não apresentam lesões ou leves o suficiente que permitem a mobilidade por meios próprios.
- **Cinza ou Preta:** vítimas inviáveis.

Esta ficha é um padrão a ser utilizado, permanecendo uma parte da mesma com a equipe de pré-hospitalar, permitindo a conferência numérica com cada um dos hospitais.

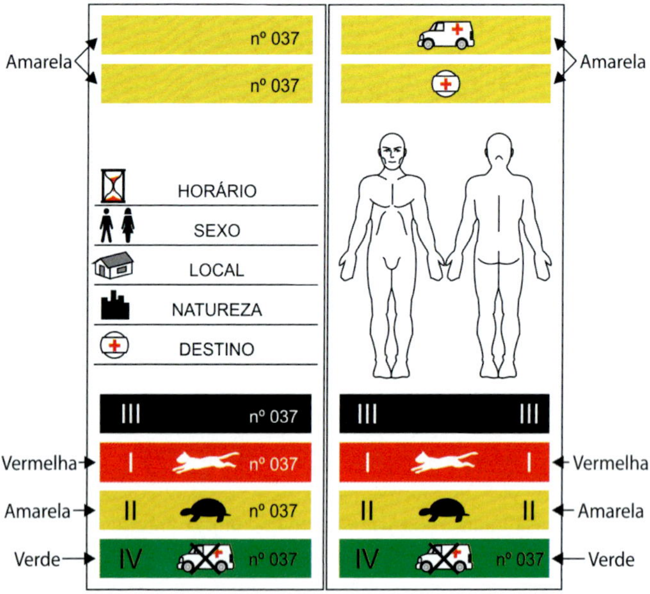

Figura 15.2 *O S.T.A.R.T. - Simple Triage and Rapid Treatment.*

A triagem na cena é preferencialmente realizada por bombeiros, com equipamentos de proteção individual (EPI) adequados, pois esta se realiza em área instável, e, devido ao recente incidente, raramente a cena pode ser considerada segura para permitir a entrada de pessoal de saúde.

Excepcionalmente, em situações em que há falta de pessoas para triagem, o pessoal da saúde poderá entrar na cena, desde que com EPI adequado e treinamento para ponderar sobre os riscos e não se transformar em mais uma vítima. Outra exceção para entrada de equipe médica na cena trata da situação das vítimas presas, que necessitarão de algum tipo de intervenção médica durante o procedimento de retirada, que às vezes pode levar horas, porém sempre mantendo a cena o mais segura possível. Lembrar de priorizar para retirada as vítimas que estiverem livres, antes de dar atenção às vítimas de maior complexidade.

Frequentemente observamos em casos reais a *overtriage*, que significa que haverá mais casos de pseudovermelhos do que os de fato o são, por pautar-se em sinais frequentemente alterados no momento agudo do desastre, em que o emocional da vítima determina a hiperventilação, bem como a palidez cutânea, induzindo o avaliador a classificá-la como "vermelha".

Apesar das falhas citadas acima, é um método que até o momento tem se mostrado útil para uma primeira e rápida identificação dos mais graves.

Evacuação da cena (área quente)

Preferencialmente executada com pranchas e a devida imobilização, sem perder o objetivo dessa etapa, que é a retirada rápida do maior número de vítimas no menor espaço de tempo.

Posto médico avançado

Deve operar com radiocomunicação, com escuta auricular (excessivo barulho), em faixa exclusiva para o PMA.

Quando devemos montar um Posto Médico?

Quando tivermos a probabilidade de um certo volume de vítimas, que determine a necessidade de um ambiente onde se possam adiantar procedimentos para suporte de vida, prévios ao transporte, enquanto não se alcança o tratamento definitivo no hospital.

Confirma-se a classificação antes do embarque, priorizando as mais graves que se beneficiarão do tratamento mais imediato (**Figura 15.4**).

Onde posicioná-lo?

- Sempre na área fria (**Figura 15.5**):
- Próximo ao bolsão das ambulâncias.
- Na rota de fuga.
- Fácil aproximação de vítimas oriundas da cena.

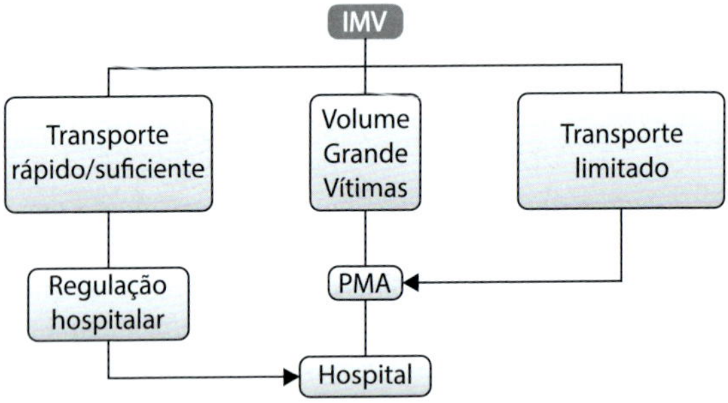

Figura 15.4 *Classificação de IMV.*

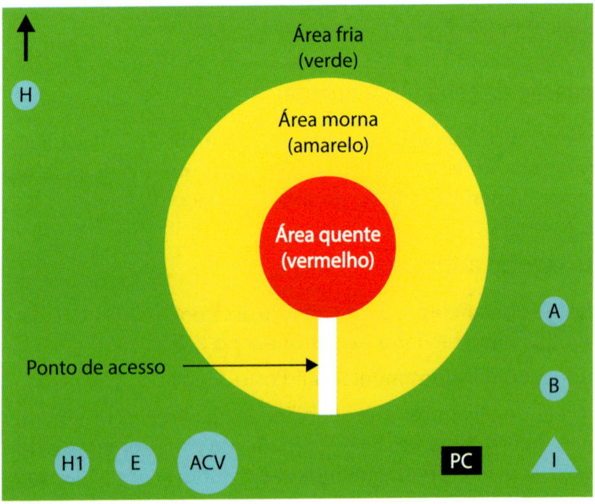

Figura 15.5 *Áreas de ocorrência e acesso ao evento.*

- Sem travessia de veículos entre a cena e o PMA.
- Visualização fácil dos postos.
- Com o sentido do vento do PMA para a Zona Quente (evitando gases e fumaça sobre as vítimas).
- Vento.

Posicionamento dos postos

Os postos vermelho e amarelo são posicionados próximos para facilitar a reclassificação e o reposicionamento, se necessário.

Os postos vermelho e amarelo devem ser os mais próximos do acesso às ambulâncias.

O verde deve estar distante destes, para evitar estresse.

É importante a percepção visual dos postos a distância, através de lonas e/ou bandeiras.

Da mesma forma, a equipe que trabalha no PMA deverá ser identificada em médicos e enfermagem. O colete pode ser a maneira mais pratica para diferenciar a equipe.

Os coordenadores dos postos devem ser diferenciados por coletes e/ou capacetes/bonés; com este último a diferenciação é mais evidente.

O posto cinza é o último a ser montado e deve estar bem afastado do campo visual das vítimas e da Zona Quente (**Figura 15.6**).

Hierarquia do posto médico avançado

Coordenador do PMA

- Destina as ambulâncias, conforme a sua Central de Regulação.

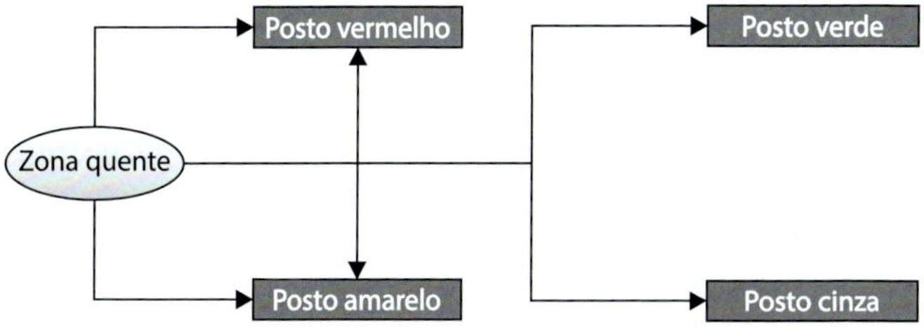

Figura 15.6 *O posto cinza, o último a ser montado e deve estar bem afastado do campo visual das vítimas e da Zona Quente.*

- Solicita aos chefes dos postos as vítimas mais graves e já prontas para embarque.
- Solicita as ambulâncias ao Chefe do Transporte (bombeiro), uma a uma.
- Distribui os recursos médicos no PMA, conforme a necessidade a cada momento (**Figura 15.7**).

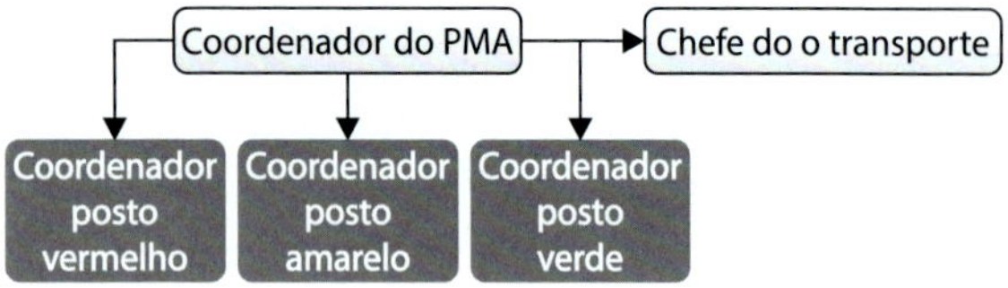

Figura 15.7 *Atividades de coordenador do PMA.*

Transporte para hospital

Quando a quantidade de vítimas é excessiva e dispersa em uma área muito grande, há de se criar uma Área de Concentração de Vítimas, onde podemos ter grandes ganhos logísticos, ao contrário de vários PMAs, em equipamentos, medicações e equipes, bem como no controle e terapia, facilitando também a evacuação das mesmas.

O médico entra para atendimento na zona quente?

Na presença de desastre com múltiplas vítimas, faz-se necessário considerar que o atendimento deve ser centralizado, haja vista que nesses casos os recursos são escassos, principalmente na cena. Lembrando que a efetividade do médico é muito mais bem aproveitada em um ambiente que concentre as vítimas do que em um ambiente em que elas se encontram esparsas.

Em situações de colapsamento estrutural (BREC - busca e resgate em estruturas colapsadas), existem equipes treinadas para esse trabalho, denominadas USAR (*urban search and rescue*). São equipes treinadas no Corpo de Bombeiros e que contam com médico e enfermeiro. Essa equipe tem a tarefa de chegar até a vítima, através do rompimento de estruturas e escoramentos. A equipe médica tem a mesma capacidade e conhecimento para esse trabalho, revezando-se com a equipe, e, ao alcançarem a vítima, iniciam os procedimentos possíveis, já que essas retiradas podem ultrapassar várias horas ou até mais que um dia. Essas vítimas frequentemente encontram-se desidratadas e com distúrbios metabólicos.

As vítimas amarelas são preferencialmente transportadas por ambulâncias simples, e aos pares, se possível, para que os recursos sejam primariamente otimizados. Os hospitais de destino, a vítima embarcada e a ambulância deverão ser registrados por um anotador antes da saída do veículo, para compilação desses dados posteriormente.

As vítimas verdes poderão ser transportadas por qualquer tipo de veículo coletivo, furgões etc. O momento da evacuação dependerá da disponibilidade e não deve ser prioritário, a não ser que a presença dessas vítimas seja maciça e de difícil controle.

Deve-se ter em conta que não devemos transferir o desastre para um único hospital, mas sim distribuir ao máximo os pacientes para vários hospitais, lembrando que os hospitais mais próximos podem ficar rapidamente saturados pelas vítimas encaminhadas por leigos e pela demanda espontânea perifericamente ao desastre.

Bibliografia

1. Briggs SM, Brinsfield KH, eds. Advanced Disaster Medical Response Manual for Providers. Boston, Mass.: Harvard Medical International; 2003.
2. Burkle FM. Mass casualty management of a large-scale bioterrorist event: an epidemiological approach that shapes triage decision. Emer Med Clin N Am, 2002; 20: 409-36.
3. Emergency Management Australia (EMA), Canberra, Australia, EMA. Australian emergency management glossary. (Australian emergency manual). Emergency Management Australia (EMA), Canberra, Australia, 1998.
4. Hammond J. Department of Surgery, Robert Wood Johnson Medical School, New Brunswick, NJ, USA. Mass Casualty Incidents: Planning implications for trauma care. Scandinavian Journal of Surgery 2005; 94: 267-271.
5. Koenig K, Schultz C. Disaster Medicine. Londres. Cambridge University Press. 2011.
6. Levi L, Bregman D, Geva H, et al. Hospital disaster management simulation system. Prehospital Disaster Med 1998; 13(1): 29-34.
7. Mehta S. Disaster and mass casualty management in a hospital: How well are we prepared? J Postgrad Med 2006;52:89-90.
8. Ministério da Integração Social. Secretaria Nacional de Defesa Civil. Departamento de Atenção Especializada. Manual de Medicina de Desastres. Vol. 1. Brasília, 2007.

16

Manuseio da Via Aérea e Oxigenoterapia

Felipe Nominando Diniz Oliveira
Paulo Rogério Scordamaglio

Manejo básico da via aérea e oxigenoterapia

O manejo básico da via aérea é um conhecimento essencial na prática médica diária dos médicos emergencistas e na dos demais profissionais de saúde, sendo a ventilação com bolsa-máscara um dos pilares para essa finalidade, especialmente quando há inadequação da ventilação. Antes de discutir as principais técnicas no manejo básico da via aérea, este capítulo abordará as causas de alteração na ventilação.

Em primeiro lugar, deve-se posicionar o paciente de maneira adequada, havendo algumas medidas simples que ajudam a garantir a perviedade das vias aéreas. Uma delas é a *head-tilt chin-lift*, que consiste em uma leve extensão cervical e elevação do mento. Se houver alguma suspeita de lesão cervical, outra manobra deverá ser feita: a *jaw-thrust*, em que há o deslocamento anterior da mandíbula.

Em relação aos dispositivos, são descritos a seguir os modelos principais, bastante úteis no manejo básico da via aérea:

- **Cânula orofaríngea:** Deve ser utilizada apenas em pacientes inconscientes com risco acentuado de obstrução da via aérea (queda da língua principalmente), pois pode provocar náuseas e vômitos. Existem vários tamanhos deste dispositivo, também conhecido como Guedel, que devem ser escolhidos baseando-se na distância entre o ângulo da mandíbula (lobo inferior da orelha) e a boca. Em relação à inserção do dispositivo, esta deve se dar com a parte convexa voltada para a língua do paciente e sendo girada em 180 graus conforme a proximidade da cânula da parede da faringe.

- **Cânula nasofaríngea:** Consiste em um tubo oco de plástico ou de borracha suave que é inserido pelo nariz em direção à faringe posterior. Mais bem tolerado do que a cânula orofaríngea, permitindo, pois, o uso em pacientes semiconscientes. Antes de sua inserção, lubrifica-se o dispositivo com uma solução com água ou um gel anestésico.

Ventilação com bolsa-máscara

Inicialmente, deve-se posicionar corretamente o paciente para que fique patente a via aérea, usando as manobras já citadas e/ou os dispositivos auxiliares. Depois, acopla-se a máscara à face do paciente, devendo ficar três pontos cobertos por ela: ponte do nariz; as eminências malares; e a crista alveolar mandibular. Para segurar a máscara, existem duas técnicas, uma para um único operador realizar e a outra quando há dois profissionais. Na primeira, com a mão não dominante, o médico deve segurar a máscara formando um "C" com o polegar e indicador, ficando os outros dedos fixados na parte inferior da mandíbula, em forma de um "E", elevando o mento. Quando há dois profissionais, um deles ficará responsável pela ventilação, enquanto o outro, com as duas mãos, poderá fazer a vedação da máscara e abertura da via aérea.

Oxigenoterapia

Oxigenoterapia suplementar é usada frequentemente em pacientes enfermos, devendo ser administrada sempre que houver queda significativa na saturação periférica de oxigênio ou sinais clínicos de hipoxemia.

Existem diversas maneiras de fornecimento de oxigênio, seja através da cânula nasal, seja através de ventilação mecânica invasiva. Entretanto, serão discutidas aqui inicialmente os modos mais simples de oxigenoterapia.

Sistema de baixo fluxo

- **Cânula nasal:** tubo de plástico com orifícios que se abrem na projeção das narinas. Mais confortável, porém não se deve usar fluxo com valores acima de 5 L/minuto, pois pode haver ressecamento nasal e até epistaxe.
- **Cateter nasal:** cateter flexível com múltiplos orifícios na sua extremidade, porém sua ponta fica posicionada na

faringe. Tem aspectos similares aos da cânula nasal - fluxo, ressecamento da via aérea, temas apresenta como potencial vantagem a redução do risco de, pelo colabamento das vias aéreas superiores (língua, paredes da orofaringe), haver impedimento na chegada do fluxo aéreo à região glótica.

- **Máscara facial simples:** consegue fornecer maior concentração de oxigênio (em torno de até 60%), ficando posicionada cobrindo a boca e o nariz. O fluxo empregado varia entre 5 e 15 L/minuto. Tem como limitação dificultar a alimentação e a hidratação durante o uso, assim como impede a expectoração adequada.

Sistema de alto fluxo

- **Máscara de Venturi:** existem diversos modelos com adaptadores de FiO_2 distintos, permitindo fluxos maiores e mais previsíveis de oxigênio. O conjunto é composto de uma máscara, traqueia, ligação para o fluxômetro, adaptador para inalação e a pipeta com diferentes percentuais de FiO_2 (**Figura 16.1**).
- **Máscara com reservatório de oxigênio (Figura 16.2):** constituída de uma máscara facial acoplada a uma bolsa-reservatório. Existe um modelo com sistema parcial de reinalação que fornece entre 50 e 60% de concentração de oxigênio com um fluxo de 10 a 12 L/minuto. Neste dispositivo, a bolsa-reservatório pode conter alguma quantidade de gás exalado com CO_2, embora isso não costume ser relevante. O outro modelo consiste em um sistema de reinalação, limitando, assim, a mistura de oxigênio ofertado com os gases exalados. Com o fluxo entre 10 e 15 L/minuto e um bom acoplamento da máscara, a FiO_2 pode superar 95%.

Manejo da via aérea difícil

Não há uma definição universal para via aérea difícil, mas poderemos considerar que se trataria de uma situação em que um anestesiologista experiente tem dificuldade em ventilar o paciente com máscara facial ou em realizar a intubação traqueal. Nessa avaliação, também é levada em consideração a dificuldade em ventilar com dispositivo supraglótico, assim como a limitação à laringoscopia.

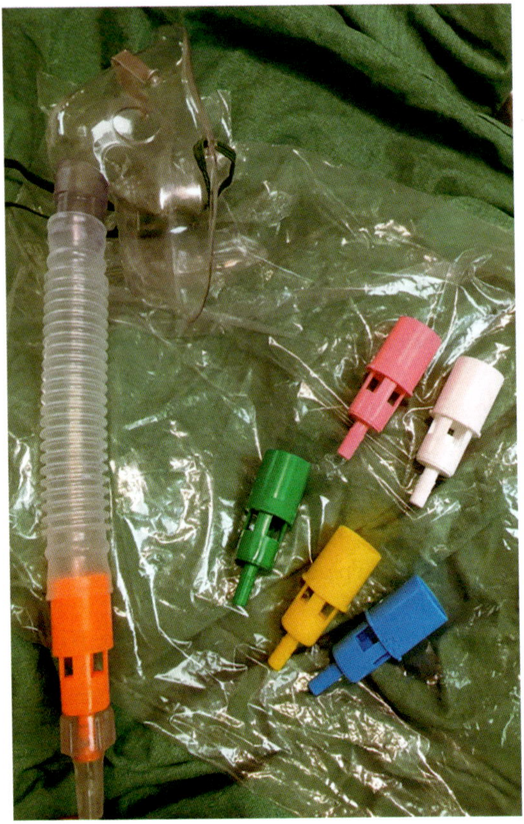

Figura 16.1 *Kit Venturi. Observem-se as diversas pipetas com cores diferentes, cada uma representando uma* FiO_2 *distinta: azul, 24% (3 L/minuto); amarela, 28% (6 L/minuto); branca, 31% (8 L/minuto); verde, 35% (12 L/minuto); rosa, 40% (15 L/minuto); e laranja, 50% (15 L/minuto).*

Os pontos a seguir devem ser considerados para avaliar a possibilidade de via aérea difícil e manejo:

- **Avaliação da via aérea:** uma anamnese com histórico sobre via aérea para detectar fatores médicos, cirúrgicos e até anestésicos que possam indicar a presença de uma via aérea difícil deverá ser realizada se factível, assim como histórico de procedimentos prévios com manejo da via aérea. Além disso, o exame clínico poderá detectar algumas características que poderiam indicar a presença de uma via aérea difícil, por isso deverá ser realizado sempre que

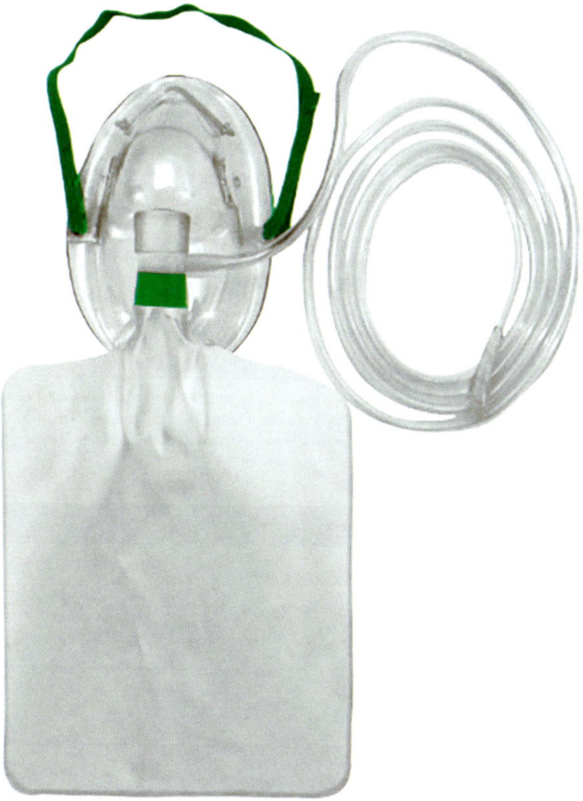

Figura 16.2 *Máscara com reservatório.*

possível. Existem alguns métodos mnemônicos que podem auxiliar para predizer o cenário de via aérea difícil: LEMON 9 (**Tabela 16.1**) – dificuldade na laringoscopia e MOANS 10 (**Tabela 16.2**) – dificuldade em ventilar com bolsa-máscara.

- **Estratégia para intubação:** o médico deve ter um planejamento para intubar uma via aérea difícil. O algoritmo a seguir (**Figura 16.3**) resume a estratégia recomendada pela Sociedade Americana de Anestesiologia, devendo sempre levar em consideração as condições clínicas do paciente, o potencial de urgência do procedimento e a habilidade do profissional que realizará a intubação. Considerar, ainda, a possibilidade de intubação com paciente acordado ou após

Tabela 16.1 *Mnmonico LEMON*

L - Look	Inspeção externa	Barba, grandes incisivos Macroglossia, trauma
E - Evaluate	Avaliar – 3-3-2 dedos	3 dedos de abertura bucal 3 dedos mento-hioide 2 dedos hioide-tireoide
M - Mallampati	Mallampati	≥ 3
O - Obstruction	Obstrução	Secreção, corpo estranho
N - Neck Mobility	Mobilidade Cervical	Colar cervical, restrição na extensão ou flexão
Pontos: 0 → 10		

Aplicabilidade do mnemônico LEMON. Cada alteração citada no Look adiciona 1 ponto (máximo de 4). No Evaluate, máximo de 3 pontos. Quanto ao restante, adiciona-se 1 ponto. Em situações de emergência, muitas vezes é impossível avaliar o Mallampati. Nesse caso, a pontuação máxima seria 9.

Tabela 16.2 *Escala MOANS*

M - Mask Seal	Vedação da Máscara	Alteração da anatomia, barba
O - Obesity/ Obstruction	Obesidade/Obstrução	IMC > 26, gestação
A - Aged	Idade	≥ 55
N - No teeth	Edêntulo	Edêntulo
S - Stiff Lungs	Rigidez pulmonar	DPOC, asma, edema pulmonar

Avaliação de dificuldade na ventilação com bolsa-máscara. Embora não haja uma clara correlação entre esses atributos e o grau de dificuldade, eles servem para determinar se alguma dificuldade é provável.

anestesia geral, técnicas menos ou mais invasivas, uso de dispositivos auxiliares/ópticos como procedimento inicial, manutenção ou não de ventilação espontânea.

Intubação traqueal

Uma das prioridades do médico que atende um paciente instável clinicamente é a garantia de uma via aérea segura. Nesses pacientes mais críticos, a intubação traqueal é a modalidade de obtenção de via aérea artificial mais utilizada para oxigenação e ventilação, devendo, pois, ser obtida de forma rápida e segura principalmente naqueles com reserva cardiocirculatória limitada.

A intubação endotraqueal de emergência é um procedimento complexo, podendo apresentar complicações diversas, entre as quais destacam-se hipoxemia grave, hipotensão e morte.

Em situações de emergência, muitas vezes é necessário acessar a via aérea mais rapidamente, sendo, então, a intubação em sequência rápida uma opção adequada em, por exemplo, paciente sob risco de aspiração ou de perda iminente de permeabilidade da via aérea, como a vítima de um trauma ou um grande queimado, assim como paciente com hipoxemia grave, necessitando de ventilação mecânica.

Resumidamente, é possível sintetizar a realização deste procedimento em alguns passos. Inicialmente, preparar e checar os equipamentos. Em seguida, o uso de pré-medicações (antes da indução e paralisia muscular) serviria para diminuir a ansiedade e reduzir os reflexos fisiológicos ao manuseio da via aérea. O paciente, então, deverá ficar na posição olfativa, ser pré-oxigenado por normalmente 3 minutos com oxigênio a 100% para aumentar a reserva desse gás no sangue e prevenir hipoxemia - lembrar que, quando induzido o bloqueio neuromuscular, a ventilação com máscara não costuma ser realizada. O próximo passo seria a manobra de Sellick, que, embora questionável, poderia reduzir o risco de aspiração, sendo aplicada uma pressão na cartilagem cricoide por outro profissional em direção posterior contra a coluna cervical. Um resumo das medicações mais utilizadas pode ser visto na **Tabela 16.3**, a seguir. Após a paralisia do paciente, procede-se à intubação traqueal e, depois, aos cuidados pós-intubação.

É possível dizer, em síntese, que a sequência rápida seria usada para proteção da via aérea definitiva em pacientes não cooperativos, sem jejum, instáveis e criticamente enfermos. Escolher a pré-medicação apropriada, medicação de indução e paralítica maximizará o sucesso da intubação traqueal e minimizará as complicações.

Dispositivos supraglóticos

Os dispositivos supraglóticos, também denominados extraglóticos, são aqueles que estabelecem uma via aérea para oxigenação e ventilação sem haver transposição da glote. Normalmente, provocam menos alterações cardiocirculatórias quando comparados às da intubação convencional. Embora sejam usados em diversas ocasiões, é na via aérea difícil que eles ganham um papel fundamental. Os principais dispositivos são a máscara laríngea e o tubo laríngeo.

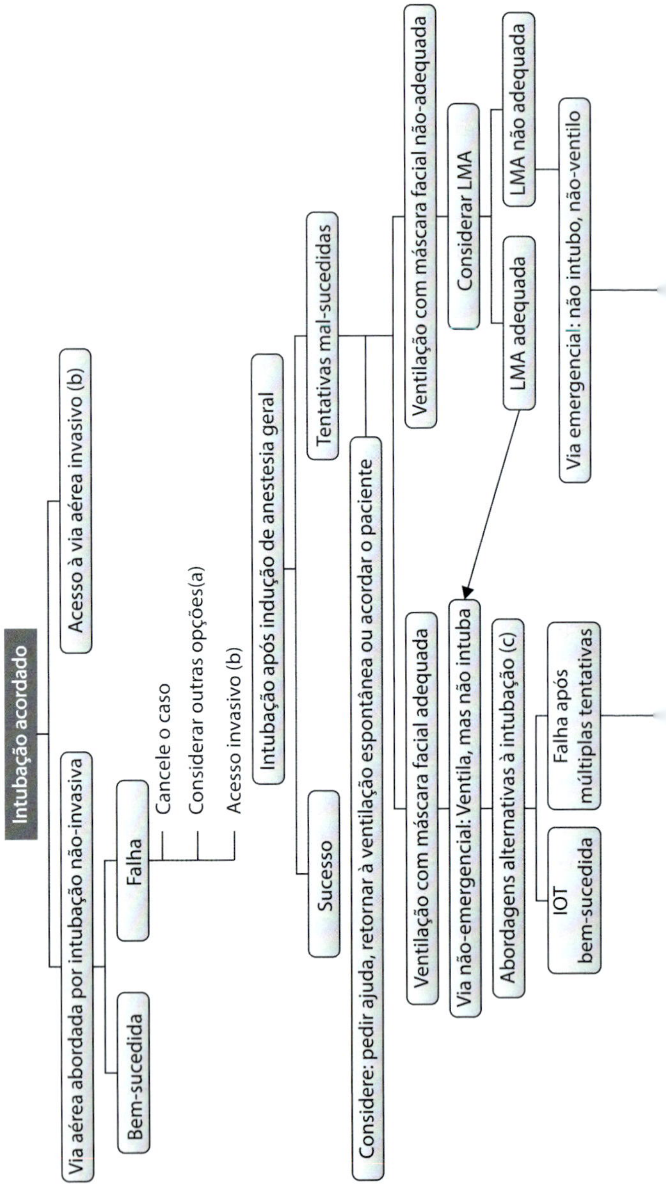
Intubação acordado
Via aérea abordada por intubação não-invasiva
Acesso à via aérea invasivo (b)
Bem-sucedida
Falha
Cancele o caso
Considerar outras opções(a)
Acesso invasivo (b)
Intubação após indução de anestesia geral
Sucesso
Tentativas mal-sucedidas
Considere: pedir ajuda, retornar à ventilação espontânea ou acordar o paciente
Ventilação com máscara facial adequada
Ventilação com máscara facial não-adequada
Considerar LMA
LMA adequada
LMA não adequada
Via não-emergencial: Ventila, mas não intuba
Via emergencial: não intubo, não-ventilo
Abordagens alternativas à intubação (c)
IOT bem-sucedida
Falha após múltiplas tentativas

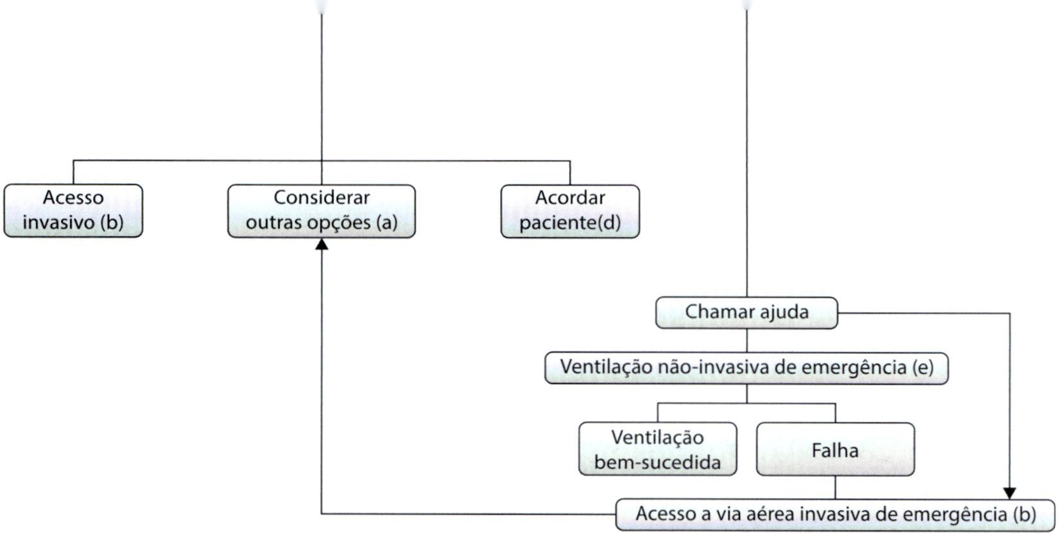

Figura 16.3 *Algoritmo adaptado da Sociedade Americana de Anestesiologia. (a): Outras opções incluem cirurgia utilizando a máscara laringe (LMA), infiltração com anestésico local ou bloqueio nervoso regional. (b): Acesso invasivo à via aérea inclui via aérea cirúrgica ou percutânea, jet ventilation, intubação retrógrada. (c): Abordagens alternativas incluem laringoscopia videoassistida, lâminas alternativas do laringoscópio, intubação com fibroscópio, etc. (d): Considerar repreparar o paciente para intubação acordado ou cancelar a cirurgia. (e): Ventilação não invasiva de emergência consiste de um dispositivo supraglótico, como a LMA.*

Tabela 16.3 *Propriedade das pré-medicações, agentes indutores e bloqueadores neuromusculares*

Agente	Dose	Início de ação	Meia-vida	Evitar	Considerar
Cetamina	1 a 2 mg/kg	1-2 min	5-15min	Evitar em SCA, hipertensão intracraniana ou ocular	Amento do DC, PA
Fentanil	Pré: 1-3 µg/kg	<30seg	30-60min	Hipotensão, rigidez muscular	Resposta simpática aumentada
Propofol	1-2 mg/kg	15-45 s	5-10 min	Hipotensão, Baixa fração de ejeção	Estabilidade hemodinâmica, trauma craniano; neuroproteção
Etomidato	0,3 mg/kg	15-45 s	3-12 min	Choque séptico	Instabilidade hemodinâmica
Succinilcolina	1,5 mg/kg	0,5 -1 min	5-15 min	Hipercalemia, hipertermia maligna	Pacientes sem contraindicações
Rocuronio	0,6mg/kg	2min	30 min	Hipercalemia, hipertermia maligna	Pacientes sem contraindicações

h: hora(s); min: minuto(s); s: segundo(s).

As principais indicações seriam nos casos de intervenções cirúrgicas sob anestesia geral (eletivamente) e, sobretudo, na via aérea difícil, seja no resgate da ventilação, seja como auxílio para via aérea definitiva (intubação); também em situações emergenciais, quando não é possível ventilar o paciente com máscara facial ou na falha de intubação sob laringoscopia direta.

Atualmente, os dispositivos extraglóticos podem ser divididos em de 1ª geração, um tubo simples único que se situa acima da glote; e em de 2ª geração, que apresenta um tubo adicional de drenagem.

No entanto, poucos estudos comparando esses diversos produtos têm sido realizados, não havendo dados mostrando superioridade inquestionável de um deles sobre os demais.

Máscara laríngea clássica (cLMA)

A introdução da máscara laríngea talvez tenha sido um dos avanços mais importantes no manejo da via aérea nos últimos anos, desde o tubo endotraqueal. A cLMA é precursora de quase todos os outros dispositivos supraglóticos.

Trata-se de uma máscara inflável – balonete em forma de gota na extremidade – ligada a um tubo flexível, em cuja extremidade encontra-se um adaptador de 15 mm de diâmetro. Na face laríngea do balonete, há duas barras paralelas (barras epiglóticas), que funcionam para evitar obstrução da ventilação à epiglote. Além disso, existe um tubo fino que liga o balonete à válvula para insuflação.

Em relação ao tamanho das cLMA, a referência é o peso do paciente conforme a **Tabela 16.4**.

Existem algumas formas de se inserir a cLMA: desinsuflare o balonete (mantendo sua superfície livre de dobras), lubrificar o dispositivo, posicionar a cabeça do paciente adequadamente (estendendo a cabeça e fletindo o pescoço), aplicar a máscara contra

Tabela 16.4 *Máscara laríngea de acordo com o peso do paciente*

cLMA			
# 1	< 5 kg	#3	30-50 kg
# 1 ½	5-10 kg	#4	50-70 kg
#2	10-20 kg	#5	70-100 kg
#2 ½	20-30 kg	#6	> 100 kg

o palato duro (normalmente segurando a máscara com o dedo indicador) e progredir em direção cranioposterior. Após o posicionamento da cLMA, insufla-se a máscara com uma seringa (volume determinado pelo tamanho do dispositivo) para fixá-la.

ProSeal® máscara laríngea (pLMA)

A ProSeal (**Figura 16.4**) foi desenvolvida com algumas inovações em relação à máscara laríngea, sendo a mais importante delas a presença de um tubo de drenagem gástrica. Além disso, também vale ressaltar o bloco de mordida para evitar a obstrução da via aérea pelo paciente. Outro fator importante é o aumento da pressão de selamento faríngeo quando comparado à cLMA, permitindo, então, ventilação com maiores níveis de pressão, útil em paciente com baixa complacência pulmonar e em obesos.

Existem algumas técnicas de inserção da pLMA, uma delas é similar à inserção da cLMA, usando o dedo indicador; outra é com ajuda de um introdutor; ou pelo avanço até a hipofaringe através de um bougie elástico. É necessário seguir corretamente as recomendações de inserção do dispositivo.

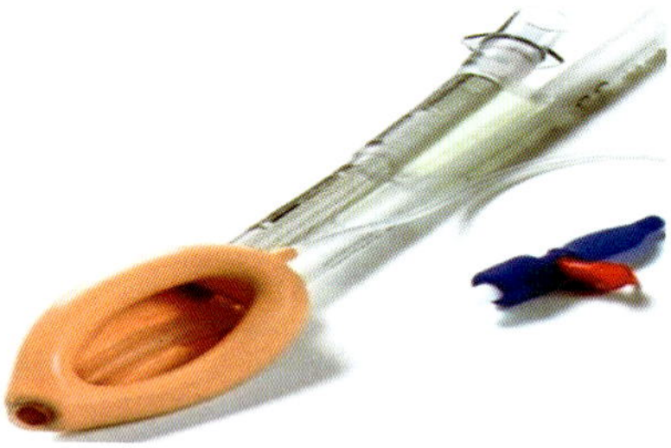

Figura 16.4 *Máscara ProSeal.*

Máscara laríngea de intubação (ILMA) – Fastrach®

A Fastrach (**Figura 16.5**) tem uma haste metálica curvada que se se encaixa no espaço orofaríngeo, enquanto a posição da cabeça e do pescoço do paciente permanece neutra. Diferente da cLMA, no lugar das barras de abertura da máscara, há uma única aba de elevação da epiglote na sua extremidade anterior. Durante a intubação, a ponta da aba está empurrada para cima pelo tubo traqueal, desviando a epiglote anteriormente para a passagem do tubo traqueal através da glote. Devido à pega rígida, é possível

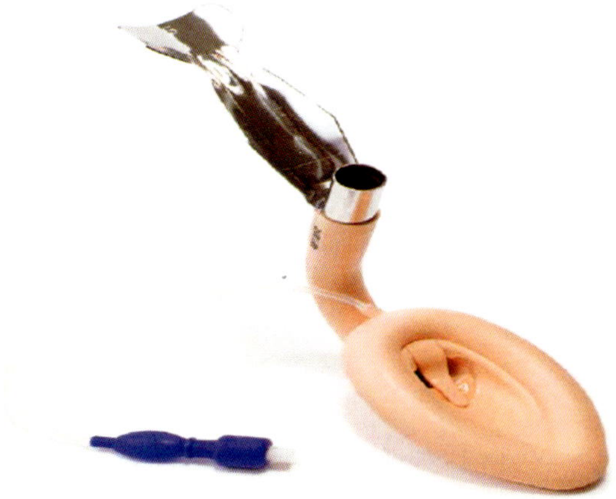

Figura 16.5 *Fastrach. Notem-se a estrutura rígida e a curvatura da máscara, permitindo sua inserção com a cabeça e pescoço do paciente em posição neutra*

inserir o dispositivo a partir de qualquer posição sem extensão da cabeça do paciente, um recurso útil para pacientes com limitada mobilidade da coluna cervical.

Tubo laríngeo®

O tubo laríngeo (LT; King Systems, Noblesville, Estados Unidos) foi desenvolvido após o combitube e a máscara laríngea. Como o primeiro, ele tem um balonete inflável faríngeo e outro esofágico (distal, menor, esofágico; proximal, maior, faríngeo), porém ele é mais curto, tem um único lúmen mais largo em vez de dois menores e usa apenas uma válvula de insuflação para os dois cuffs. O lúmen para ventilação localiza-se entre os dois balonetes.

Antes de inseri-los, os cuffs devem estar desinflados e lubrificados. A cabeça do paciente pode estar em posição neutra ou olfativa. Introduz-se o LT pela cavidade oral, ao longo da linha média da língua, com a ponta contra o palato duro, em direção caudal, até que se perceba uma resistência. Depois, coloca-se uma pressão acima de 60 cm H_20 no cuff.

À semelhança dos demais dispositivos extraglóticos, o tubo laríngeo é indicado em situações de emergência no manejo das vias aéreas quando se necessita ventilar e oxigenar o paciente inconsciente, arresponsivo ou com bloqueio neuromuscular.

Bibliografia

1. American Society of Anesthesiologists: practice guidelines for management of the difficult airway: an updated report by the task force on difficult airway management. Anesthesiology; 2013; 118:251-70.
2. Boumphrey SM, Morris EA, Kinsella SM. 100% inspired oxygen from a Hudson mask- a realistic goal? Ressuscitation; 2003; 57:69.
3. Cotter G, Kaluski E, Moshkovitz Y, Milovanov O, et al. Pulmonary edema: new insight of pathogenesis and treatment. Curr Opin Cardiol; 2001; 16:159-63.
4. Joffe AM, Hetzel S, Liew EC. A two-handed jaw-thrust technique is superior to the one-handed "EC-clamp" technique for mask ventilation in the apneic unconscious person. Anesthesiology; 2010; 113:873.
5. Reed MJ, Dunn MJG, Mackeown DW. Can an airway assessment score predict difficulty at intubation in the emergency department? Emerg Med J; 2005; 22:99-102.
6. Robert K, Whalley H, Bleetman A. The nasopharyngeal airway: dispelling myths and estabilishing the facts. Emerg Med J; 2005; 22:394.
7. Ruppert M, Reith MW, Widmann JH, et al. Checking for breathing: evaluation of the diagnostic capability of emergency medical services personnel, physicians, medical students, and medical laypersons. Ann Emerg Med; 1999; 34:720.
8. Shorten GD, Opie NJ, Graziotti P, et al. Assessment of upper airway anatomy in awake, sedated and anaesthetized patients using magnetic resonance imaging. Anaesth Intensive Care; 1994; 22:165
9. Villar J, Blanco J, Kacmarek RM. Acute respiratory distress syndrome definition: do we need a change? Curr Opin Crit Care; 2011; 17:13-7.

17

Acessos Vasculares

Ricardo Del Manto
Ligia Peraza
Caio Vinícius Suartz

Definição

Define-se por canulação venosa central o posicionamento de um dispositivo apropriado de acesso vascular que, independentemente do local de sua inserção, atinja a veia cava superior ou inferior.

Os cateteres vasculares podem ser classificados por diferentes aspectos:

- **tipo de vaso sanguíneo:** venoso, periférico, central ou arterial;
- **tempo de utilização:** curta ou longa duração;
- **sítio de inserção:** subclávia, femoral, jugular interna, periférico, cateter central inserido perifericamente;
- **percurso até o vaso:** tunelizado e não tunelizado;
- **extensão:** curta ou longa;
- **número de lúmens:** de um até cinco lúmens.

Dispositivos vasculares

Cateter venoso periférico

Pode ser considerado um procedimento rápido e de simples execução. Utilizam-se os dispositivos plásticos tipo "cateter sobre agulha", disponíveis em diferentes calibres, para a canulação percutânea.

Nas situações de emergência, a via de obtenção do acesso será preferencialmente realizada nas veias periféricas dos membros superiores, nas suas faces flexoras, evitando-se as articulações, a fim de garantir maior mobilidade e utilização por um tempo mais prolongado. As veias dos membros inferiores devem ser evitadas em razão do precário retorno venoso.

O tempo de permanência dos dispositivos se relaciona principalmente à possibilidade do risco de infecção de corrente sanguínea. De acordo com protocolos, recomenda-se a troca dos dispositivos de inserção periférica a cada 48 a 72 horas.

Técnica de acesso venoso periférico

Procedimento

1. Informar ao paciente o procedimento.
2. Calçar as luvas de procedimento.
3. Realizar a escolha da veia a ser puncionada utilizando-se, preferencialmente, o sentido distal para proximal.
4. Garrotear o membro cerca de 20 cm acima do local de punção.
5. Realizar antissepsia do local com algodão embebido em álcool por meio de movimentos circulares partindo do local de punção para periferia sem retornar.
6. Realizar a punção com o cateter em um ângulo de 30 graus com a pele (manter o bisel da agulha voltado para cima).
7. Observar se há refluxo de sangue no canhão do dispositivo conforme a progressão do cateter. O preenchimento da câmara posterior com sangue indica que a veia foi puncionada pelo cateter.
8. Aplicar uma pressão acima do local da inserção com o dedo indicador da mão não dominante
9. Retirar a agulha e progredir o cateter.
10. Fixar o cateter com esparadrapo ou Micropore 2,5 cm.

Cateter central de inserção periférica (PICC)

Apresenta baixos índices de infecções e complicações, tanto no ato de sua inserção, como em sua manutenção e retirada. Pode ser considerado uma opção terapêutica eficaz quando existem contraindicações absolutas ou relativas na utilização de acessos venosos centrais.

O PICC é um dispositivo intravenoso inserido através da punção periférica de uma veia da extremidade superior e progride por meio de uma agulha introdutora com a ajuda do fluxo sanguíneo, até a entrada da veia cava superior, adquirindo características de cateter central. Esse dispositivo pode ter um ou mais lúmens. Quanto ao calibre, este varia de 14 a 24 Gauge ou de 1 a 5 French (Fr) (**Figura 19.1**).

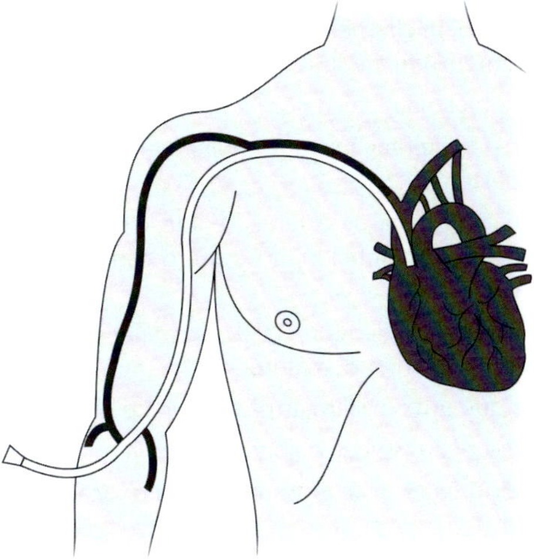

Figura 19.1 *Posicionamento final do cateter central de inserção periférica.*

Técnica cateter venoso central de inserção periférica

Procedimento

1. Orientar o paciente quanto ao procedimento da passagem do cateter e solicitar o consentimento formal de acordo com as circunstâncias do quadro clínico.
2. Posicionar o paciente em decúbito dorsal e colocar o membro selecionado para punção em um ângulo de 90 graus em relação ao tórax.
3. Garrotear o membro escolhido para punção.
4. Realizar o exame físico dos vasos sanguíneos através da técnica de inspeção e palpação (no mínimo 2 a 3 opções para o acesso).
5. Retirar o garrote após o exame físico.
6. Mensurar com a fita métrica:

   Perímetro braquial

   - Distância entre o possível ponto de punção e a articulação escápulo-umeral; desse ponto até a fúrcula esternal e, em seguida, até o 3º espaço intercostal, acrescentar ao valor mensurado aproximadamente 3 cm.

7. Realizar a degermação do sítio de inserção com solução padronizada, iniciar pelo ponto de punção e se estendendo a um diâmetro de até 25 cm.
8. Repetir a mesma técnica com antisséptico alcoólico.
9. Realizar paramentação com equipamento de proteção individual estéril.
10. Posicionar os campos estéreis: colocar campo fenestrado sob o local a ser puncionado e outro campo cirúrgico cobrindo o paciente.
11. Instilar soro fisiológico (SF) 0,9% no cateter e observar se há vazamento ao longo do cateter.
12. Solicitar que um auxiliar garroteie o braço do paciente.
13. Realizar punção venosa e liberar o garrote.
14. Introduzir o cateter vagarosamente até o local previamente aferido.
15. Remover o fio-guia junto com o introdutor.
16. Desconectar o fio-guia do cateter.
17. Cortar 0,5 cm da ponta do cateter para a introdução do reparo.
18. Introduzir o reparo com movimentos giratórios e testar a perviedade do cateter utilizando seringa de 10 mL com SF 0,9%. Observar se não há extravasamento local.
19. Encaixar as duas peças do reparo para fixação do cateter.
20. Fixar o cateter.
21. Solicitar radiografia para confirmar o posicionamento do cateter e eventuais complicações.

Cateter arterial

A punção e a canulação da artéria podem estar associadas a vasoespasmo, coagulação intravascular ou sangramento periarterial e formação de hematoma. Esses fatores podem resultar em diminuição do fluxo sanguíneo nos tecidos irrigados por aquela artéria. Portanto, é essencial que se considere a existência de um fluxo sanguíneo colateral adequado quando da escolha do local para a canulação arterial. As artérias das mãos (artérias radial e ulnar) e dos pés (artéria dorsal do pé), geralmente, apresentam bom fluxo colateral.

É mandatório que se assegure a existência de um fluxo colateral adequado antes da colocação do cateter na artéria radial. A falha nesse procedimento pode resultar em isquemia e possível gangrena dos dedos das mãos.

O teste de Allen modificado é o método tradicionalmente recomendado para a demonstração da adequação do fluxo colateral da artéria ulnar para os dedos das mãos. Um teste de Allen modificado positivo confirma que o fluxo colateral da artéria ulnar é adequado e que se pode colocar um cateter de demora na artéria radial com segurança. A falha na ocorrência de rubor em toda a mão com a descompressão da artéria ulnar é considerada teste de Allen modificado negativo, que está associado com fluxo dominante pela artéria radial ou com interrupção no arco palmar superficial. Na presença de um teste de Allen modificado negativo, a artéria radial não deve ser canulada sob quaisquer circunstâncias.

Técnica pressão arterial invasiva

Observe a **Figura 19.2**.

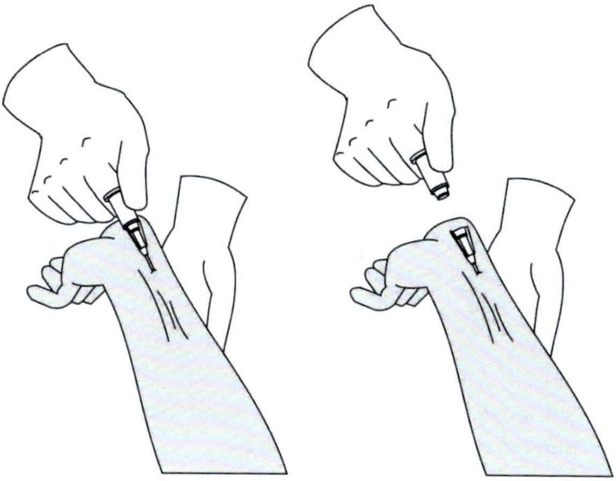

Figura 19.2 *Cateterização de artéria radial.*

Artéria Radial

Procedimento

1. Comunicar ao paciente sobre a necessidade do procedimento, expor as possíveis complicações e obter seu consentimento.

2. Posicionar o paciente de forma a manter o braço abduzido e em hiperextensão do pulso de forma a evidenciar a região a ser puncionar.
3. Realizar o teste de Allen.
4. Palpar pulso da artéria radial e pulso da artéria ulnar na região distal do antebraço.
5. Pressionar ambas artérias concomitantemente.
6. Solicitar ao paciente que abra e feche sua mão repetidas vezes.
7. Observe a palidez cutânea na palma da mão.
8. Diminuir a pressão no trajeto da artéria ulnar e observar se o tempo de enchimento capilar for menor do que 5 segundos.
9. Caso o tempo de enchimento capilar seja menor do que 5 segundos, o profissional poderá executar a técnica de punção da artéria radial.
10. Caso o tempo de enchimento capilar seja maior do que 5 segundos, o profissional não poderá executar a punção da artéria radial naquele membro.
11. Desgermar área distal do antebraço e da mão.
12. Paramentacao: torro, máscara, capote e luva estéril.
13. Realizar antissepsia da região do antebraço e da mão.
14. Colocação de campos estéreis.
15. Realizar botão anestésico com lidocaína 2%.
16. Inserir o cateter sobre agulha em um ângulo de 30º com a pele e avance para dentro da artéria até que surja sangue no canhão da agulha.
17. Manter a agulha fixa na posição e avançar o cateter em direção à artéria.
18. Introduzir o cateter por inteiro na artéria ao mesmo tempo que retrai a agulha (**Figura 19.2**).
19. Retirar todo ar da linha do sistema de aferição.
20. Conectar o cateter ao sistema de aferição (linha, transdutor de pressão, equipo pressurizado em 30 mmHg com 500 mL de SF 0,9% associado à heparina sódica 0,5 mL).
21. Fixar o cateter à pele (manter o primeiro curativo com gazes estéreis).
22. Calibrar o sistema o zerando em relação ao quarto espaço intercostal na altura da linha axilar média.

Artéria Femoral

Procedimento

Técnica

1. Comunicar ao paciente sobre a necessidade do procedimento, expor as possíveis complicações e obter seu consentimento.
2. Posicionar o paciente em posição supino no leito com os joelhos um pouco afastados.
3. Colocar a paramentação para o procedimento (gorro, máscara, proteção ocular, avental e luvas esterilizadas).
4. Realizar a degermação da região inguinal e, em seguida, antissepsia.
5. Cobrir com os campos esterilizados deixando descoberta a região inguinal a ser puncionada.
6. Anestesiar o local de punção com a lidocaína 2%.
7. Segurar a agulha com o cateter em um angulo de 15 graus em relação à linha média e 45 graus de inclinação com a pele. Palpar a artéria femoral com a outra mão.
8. Realizar a punção abaixo do ligamento inguinal, distalmente ao local no qual está sendo sentido o pulso da artéria femoral.
9. Observar o momento no qual o sangue retorna ao canhão da agulha.
10. Introduzir o cateter todo dentro da artéria ao mesmo tempo em que se retrai a agulha.
11. Retirar todo ar da linha do sistema de aferição.
12. Conectar o cateter ao sistema de aferição (linha, transdutor de pressão, equipo pressurizado em 30 mmHg com 500 mL de SF 0,9% associado à heparina sódica 0,5 mL).
13. Fixar bem o cateter com Micropore e realizar curativo estéril mais externamente.

Intraósseo

A cateterização intraóssea proporciona acesso ao plexo venoso da medula óssea, que se conecta com a circulação venosa sistêmica, constituindo via rápida, segura e confiável para a administração de fluidos, medicamentos e hemoderivados. Esse procedimento é seguro, rápido com baixo risco de lesão de estruturas e pequenas taxas de complicações.

O acesso intraósseo pode ser estabelecido mais rapidamente do que o acesso venoso central, usualmente em 30 a 60 segundos, podendo ser indicado quando não se obtém sucesso na cateterização periférica. As contraindicações à obtenção do acesso intraósseo incluem fratura no osso a ser puncionado, presença de dispositivo ortopédico ou prótese no membro, infecção de pele ou partes moles subjacentes ao local de inserção e doenças ósseas (osteogênese imperfeita, osteopenia e osteopetrose).

A cateterização é obtida pela utilização de um dispositivo rígido com estilete, ou acessos dotados de dispositivo com gatilho. Após a realização da punção, deve-se confirmar o posicionamento adequado do acesso, quer seja pela aspiração com retorno de sangue pelo dispositivo, quer seja pela infusão de cristaloides sem resistência ou extravazamentos.

Técnica punção intraóssea

Procedimento

1. Posicionar o paciente em decúbito dorsal horizontal, joelho ipsilateral ao lado da punção semifletido com leve rotação externa e apoiado em um coxim.
2. Escolher o local da punção:
    - Tíbia distal: na superfície medial da tíbia, próxima ao maléolo medial.
    - Tíbia proximal: na superficie anteromedial da tíbia, 1 a 2 cm distais da tuberosidade tibial, com a agulha direcionada caudalmente.
3. Colocar luvas esterilizadas.
4. Realizar antissepsia da região a ser puncionada com solução padronizada.
5. Introduzir agulha com inclinação de 30 graus em relação à pele em direção crânio-caudal (evitar a punção da cartilagem de crescimento metafisária).
6. A penetração da agulha na cavidade medular pode ser determinada pelos seguintes parâmetros:
    - Perda discreta de resistência óssea;
    - A agulha permanece na posição sem suporte.

- Infundir bolo de 10 mL de soro fisiológico com uma seringa (não deve haver resistência ou infiltração de tecido celular subcutâneo).
- Se não houver alguma das complicações descritas, deve-se conectar o equipo de soro e afixá-lo à coxa. Realizar curativo ao redor da agulha para protegê-la de choques (gaze e esparadrapo).

Cateter venoso central

A cateterização venosa central é realizada pela inserção de um cateter em via calibrosa na região cervical, torácica ou inguinal, com a extremidade distal posicionada no átrio direito, veia cava superior ou inferior. Usualmente, são utilizados os sítios jugulares, subclávios e femorais.

Atualmente, a técnica de Seldinger de punção venosa (inserção sobre o fio-guia) é a mais segura e utilizada, permitindo a inserção de dispositivos de variados lúmens e calibres. O vaso é puncionado com uma agulha longa, de pequeno calibre, por dentro da qual avança-se um fio-guia. Com o fio-guia na posição adequada, um dispositivo de dilatação venosa é introduzido vestindo o próprio. A seguir, o cateter é passado vestindo o fio-guia até a posição desejada. O cateter pode permanecer por dias ou semanas, desde que não haja sinais sugestivos de infecção.

Técnica acessos venosos profundos

Veia subclávia

Procedimento

1. Comunicar, esclarecer as dúvidas e obter autorização do paciente se as circunstâncias permitirem.
2. Realizar a degermação do sítio de inserção (região da fossa infraclavicular e parede torácica anterior do lado ipsilateral à punção) com solução padronizada, iniciar pelo ponto de punção e se estender a um diâmetro de até 25 cm.
3. Repetir a mesma técnica com antisséptico alcoólico.
4. Posicionar o paciente em posição de Trendelemburg com coxim interescapular.
5. Realizar a paramentação para o procedimento (gorro, máscara, proteção ocular, avental e luvas esterilizadas).

6. Realize antissepsia da parede anterior do hemitórax com ênfase na região da fossa infraclavicular.
7. Cobrir o paciente com campos esterilizados deixando a região infraclavicular descoberta.
8. Medir o tamanho aproximado do cateter do local da punção à região precordial.
9. Palpar entre o terço médio e o distal da clavícula em região do trígono deltoclavopeitoral e puncionar com agulha calibre 25 injetando anestésico local (lidocaína 2%) até atingir planos profundos.
10. Anestesiar o periósteo da clavícula (sempre realizar aspiração antes da instilação de anestésico).
11. Realizar a punção entre o terço médio e o distal da clavícula com agulha 18 e seringa de 10 mL apontando para região da fúrcula, passando por debaixo da clavícula e sempre aplicando leve pressão negativa.
12. Obtido fluxo venoso na seringa, remover a seringa e tampar rapidamente o canhão da agulha com o dedo.
13. Introduzir o fio-guia por dentro da agulha (nunca soltar o fio-guia).
14. Após a introdução de dois terços do fio-guia, retirar a agulha e realizar pequena incisão com bisturi na pele no local de introdução do fio-guia.
15. Introduzir a bainha dilatadora e retirá-la depois de dilatado o pertuito.
16. Introduzir o cateter orientado pelo fio-guia.
17. Introduzir o cateter até a medida obtida anteriormente com a aferição do ponto de punção até o precórdio.
18. Retirar fio-guia, conectar a via distal ao equipo de soro fisiológico.
19. Realizar teste de fluxo e refluxo (primeiro, observar se há gotejamento no frasco do equipo. Em seguida, solicitar a uma segunda pessoa que abaixe o frasco além do nível da punção; caso haja refluxo, o teste ocorreu sem intercorrências. Na falha do teste, interromper a infusão, checar o cateter e sua posição).
20. Realizar a fixação do cateter com sutura (utilizar nylon 3-0).
21. Realizar curativo estéril.
22. Solicitar radiografia de tórax para checar posicionamento e complicações.

Veia jugular interna

Obseve a **Figura 19.3**.

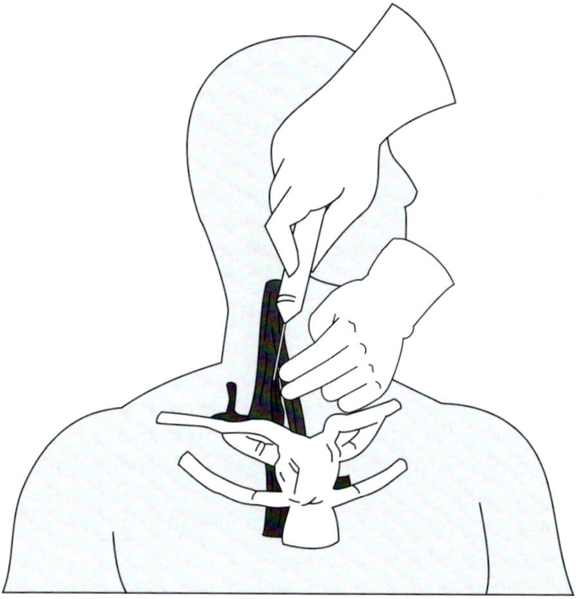

Figura 19.3 *Punção de veia jugular interna utilizando a técnica anterior.*

Procedimento

Técnica Anterior

1. Comunicar, esclarecer as dúvidas e obter autorização do paciente se as circunstâncias permitirem.
2. Realizar a degermação do sítio de inserção (região cervical e parede anterior do hemitórax a ser puncionado) com solução padronizada, iniciar pelo ponto de punção e se estendendo a um diâmetro de 25 cm.
3. Repetir a mesma técnica com antisséptico alcoólico.
4. Posicionar o paciente em posição de Trendelemburg com coxim interescapular.
5. Realizar paramentação para o procedimento (Gorro, máscara, proteção ocular, avental e luvas esterilizadas).

6. Realizar antissepsia da região cervical e da parede anterior do hemitórax com ênfase na região anterior ao músculo esternocleidomastóideo.
7. Cobrir o paciente com campos esterilizados deixando a região cervical a ser puncionada descoberta.
8. Medir o tamanho aproximado do cateter do local da punção (vértice do triângulo formado pelo ventre clavicular e esternal do músculo esternocleidomastóideo) a região precordial.
9. Palpar ventre clavicular e esternal do músculo esternocleidomastóideo, localizar o vértice do triângulo formado por ambos e puncionar com agulha calibre 25 injetando anestésico local (lidocaína 2%) até planos profundos.
10. Anestesiar realizando aspiração antes da instilação de anestésico.
11. Realizar punção no vértice do triângulo formado pelo ventre esternal e clavicular do músculo esternocleidomastóideo com agulha 18 e seringa 10 mL, apontando para o mamilo ipsilateral. Manter ângulo de 45 graus com a pele, sempre aplicando leve pressão negativa; com a outra mão, palpar pulso carotídeo medialmente afastando-o para medial do lugar da punção.
12. Obtido fluxo venoso na seringa, removera a seringa e tampar rapidamente o canhão da agulha com o dedo.
13. Introduzir o fio-guia por dentro da agulha (nunca soltar o fio-guia).
14. Após a introdução de dois terços do fio guia, retirar a agulha e realizar pequena incisão com bisturi na pele no local de introdução do fio-guia.
15. Introduzir a bainha dilatadora e retirá-la depois de dilatado o pertuito.
16. Introduzir o cateter orientado pelo fio-guia.
17. Introduzir o cateter até a medida obtida anteriormente com a aferição do ponto de punção até o precórdio.
18. Retirar fio-guia, conectar a via distal ao equipo de soro fisiológico.
19. Realizar teste de fluxo e refluxo (primeiro, observar se há gotejamento no frasco do equipo. Em seguida, solicitar a uma segunda pessoa que abaixe o frasco além do nível da

punção; caso haja refluxo, o teste ocorreu sem intercorrências. Na falha do teste, interromper a infusão, checar o cateter e sua posição).

20. Realizar a fixação do cateter com sutura (utilizar nylon 3-0).
21. Realizar curativo estéril.
22. Solicitar radiografia de tórax para checar posicionamento e complicações.

Técnica Posterior

1. Comunicar, esclarecer as dúvidas e obter autorização do paciente se as circunstâncias permitirem.
2. Realizar a degermação do sítio de inserção (região cervical e parede anterior do hemitórax a ser puncionado) com solução padronizada, iniciar pelo ponto de punção e se estendendo a um diâmetro de 25 cm.
3. Repetir a mesma técnica com antisséptico alcoólico.
4. Posicionar o paciente em posição de Trendelemburg com coxim interescapular.
5. Realizar paramentação para o procedimento (gorro, máscara, proteção ocular, avental e luvas esterilizadas).
6. Realizar antissepsia da região cervical e da parede anterior do hemitórax com ênfase na região posterior ao músculo esternocleidomastóideo.
7. Cobrir o paciente com campos esterilizados deixando a região cervical a ser puncionada descoberta.
8. Medir o tamanho aproximado do cateter do local da punção (cruzamento da veia jugular externa com o músculo esternocleidomastóideo) até a região precordial.
9. Palpar o ventre clavicular do músculo esternocleidomastóideo, localizar a veia jugular externa e puncionar no vértice do cruzamento com agulha calibre 25 injetando anestésico local (lidocaína 2%) até planos profundos.
10. Anestesiar realizando aspiração antes da instilação de anestésico.
11. Realizar a punção no vértice do cruzamento entre o músculo esternocleidomastóideo com a veia jugular externa apontando para o mamilo contralateral com agulha número 18 e seringa de 10 mL. Manter ângulo de 45 graus com a pele, sempre aplicando leve pressão negativa.

12. Obtido fluxo venoso na seringa, remover a seringa e tampar rapidamente o canhão da agulha com o dedo.
13. Introduzir o fio-guia por dentro da agulha (nunca soltar o fio-guia).
14. Após a introdução de dois terços do fio guia, retirar a agulha e realizar pequena incisão com bisturi na pele no local de introdução do fio-guia.
15. Introduzir a bainha dilatadora e retirá-la depois de dilatado o pertuito.
16. Introduzir o cateter orientado pelo fio-guia.
17. Introduzir o cateter até a medida obtida anteriormente com a aferição do ponto de punção até o precórdio.
18. Retirar fio-guia, conectar a via distal ao equipo de soro fisiológico.
19. Realizar teste de fluxo e refluxo (primeiro, observar se há gotejamento no frasco do equipo. Em seguida, solicitar a uma segunda pessoa que abaixe o frasco além do nível da punção; caso haja refluxo, o teste ocorreu sem intercorrências. Na falha do teste, interromper a infusão, checar o cateter e sua posição).
20. Realizar a fixação do cateter com sutura (utilizar nylon 3-0).
21. Realizar curativo estéril.
22. Solicitar radiografia de tórax para checar posicionamento e complicações.

Técnica veia femoral (Figura 19.4)

Procedimento

1. Comunicar, esclarecer as dúvidas e obter autorização do paciente se as circunstâncias permitirem.
2. Realizar a degermação do sítio de inserção (região inguinal) com solução padronizada, iniciar pelo ponto de punção e se estendendo até um diâmetro de 25 cm.
3. Repetir a mesma técnica com antisséptico alcoólico.
4. Posicionar o paciente em decúbito dorsal horizontal com joelhos afastados.
5. Realizar paramentação para o procedimento (gorro, máscara, proteção ocular, avental e luvas esterilizadas).

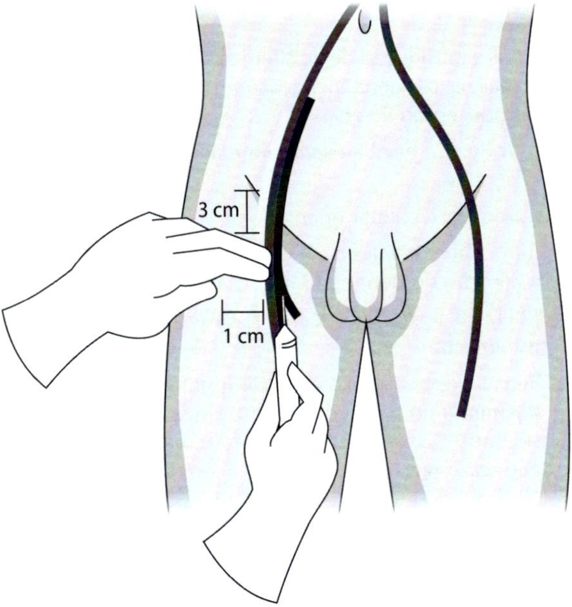

Figura 19.4 *Punção da veia femoral.*

6. Realize novamente antissepsia da região inguinal.
7. Cobrir o paciente com campos esterilizados, deixando exposta apenas a região inguinal.
8. Palpar a 3 cm do ligamento inguinal ipsilateral o pulso da artéria femoral. A veia femoral se encontra a 1 cm em direção medial. Realizar a punção no vértice do cruzamento com agulha calibre 25, injetando anestésico local (lidocaína 2%) até planos atingir profundos.
9. Anestesiar realizando aspiração antes da instilação de anestésico.
10. Realizar punção a 3 cm do ligamento inguinal e 1 cm medialmente ao pulso da artéria femoral com agulha 18 e seringa 10 mL. Manter um ângulo de 45 graus com a pele sempre aplicando leve pressão negativa.
11. Obtido fluxo venoso na seringa, remover a seringa e tampe rapidamente o canhão da agulha com o dedo.

12. Introduzir o fio-guia por dentro da agulha (nunca soltar o fio-guia).
13. Após a introdução de dois terços do fio-guia, retirar a agulha e realizar pequena incisão com bisturi na pele no local de introdução do fio-guia.
14. Introduzir a bainha dilatadora e a retirar depois de dilatado o pertuito.
15. Introduzir o cateter orientado pelo fio-guia.
16. Introduzir o cateter até a medida obtida anteriormente com a aferição do ponto de punção até o precórdio.
17. Retirar o fio-guia, conectar a via distal ao equipo de soro fisiológico.
18. Realizar teste de fluxo e refluxo (primeiro, observar se há gotejamento no frasco do equipo. Em seguida, solicitar a uma segunda pessoa que abaixe o frasco além do nível da punção; caso haja refluxo, o teste ocorreu sem intercorrências. Na falha do teste, interromper a infusão, checar o cateter e sua posição).
19. Realizar a fixação do cateter com sutura (utilizar nylon 3-0).
20. Realizar curativo estéril.

Utilização da ultrassonografia para obtenção de acesso central

A técnica pode ser realizada com dois operadores, ou seja, um posicionando o transdutor e o outro realizando a punção, ou um operador realizando todo o procedimento. Pode se realizar a técnica estática de punção, ou seja, realizando a avaliação anatômica da veia em que será inserido o cateter e demarcando o ponto de punção. Outra maneira de realizar a punção é pela técnica dinâmica que possibilita a visualização em tempo real do cateter, com avaliação imediata de complicações. Em ambas as técnicas, a orientação do transdutor em relação às estruturas anatômicas pode ser com eixo transversal (eixo curto) ou eixo longitudinal/ eixo longo. Para a diferenciação das estruturas anatômicas nesse caso, a visualização da veia jugular e da artéria carótida se faz através de movimentos de compressão, utilizando o transdutor (sinal de compressibilidade de sistema venoso). Algumas manobras à beira do leito facilitam a punção: posição de Trendelenburg; e a manobra de Valsalva (aumento da pressão intratorácica). Deve-se posicionar a veia no centro do monitor e realizar a inserção da agulha em um ângulo de 45 graus em relação ao transdutor e equidistante deste com a veia, semelhante ao teorema de Pitágoras. Uma vez transpassada a pele, no sentido transversal, deve-se progredir a agulha em direção à parede anterior da veia, tendo como referência sua movimentação

Após certificar-se de que a agulha está no interior da veia, através da aspiração de sangue na agulha, retira-se o êmbolo da seringa e introduz-se o fio-guia pela técnica usual (Seldinger). A vantagem da técnica de eixo transversal (eixo curto) deve-se ao menor tempo de curva de aprendizagem e possibilidade de visualização das veias menores. A visualização do eixo longitudinal (eixo longo) permite uma melhor visualização da progressão do fio-guia, diminuindo, assim, a possibilidade de perfuração da parte posterior da veia.

Dissecções venosas

A cateterização venosa por dissecção tem sido menos utilizada nos serviços de emergência ao longo do tempo devido à evolução dos cateteres centrais e ao amplo conhecimento e aprendizado da técnica de Seldinger pelos médicos emergencistas.

Atualmente, sua principal indicação pode ser considerada nos pacientes politraumatizados graves sem condições de acessos periféricos, em obesos, portadores de fragilidade capilar ou pacientes que apresentam distúrbios graves de coagulação.

O sítio preferencial de inserção do dispositivo é a veia basílica por ser mais superficial, ser continuada diretamente pela veia axilar e ter maior calibre. É possível utilizar como segunda opção as veias braquiais no terço médio da face interna do braço, a veia cefálica no sulco deltopeitoral e a veia safena junto ao maléolo medial.

O procedimento é realizado nas extremidades superiores ou inferiores, sem risco de desenvolvimento de hemotórax ou pneumotórax. Entretanto, lesões inadvertidas de nervos e artérias durante a realização do procedimento estão descritas na literatura, devendo o procedimento ser realizado por profissional experiente.

Técnica dissecção venosa

Procedimento

1. Orientar o paciente quanto ao procedimento da passagem do cateter e solicitar o consentimento formal de acordo com as circunstâncias do quadro clínico.

2. Posicionar o paciente em decúbito dorsal e fixar o membro selecionado.
3. Realizar a degermação do sítio de inserção com solução padronizada, iniciar pelo local de dissecção (maléolo medial/ fossa antecubital) e estender a um diâmetro de até 25 cm.
4. Repetir a mesma técnica com antisséptico alcoólico.
5. Realizar a paramentação com equipamento de proteção individual estéril.
6. Posicionar os campos estéreis: colocar campos cirúrgicos, deixando exposta apenas a região a ser dissecada (tornozelo/fossa antecubital)
7. Identificar o local de incisão e infiltrar anestésico com agulha calibre 20 (aspirar antes de injetar lidocaína).
8. Aplicar um torniquete abaixo do joelho.
9. Fazer na pele uma incisão transversa:
10. Veia safena: proximal e anterior ao maléolo medial, com um 1 a 2 cm de extensão.
11. Veia basílica: no triângulo epicondilar, junto àparte distal medial do bíceps.
12. Veia cefálica: na margem lateral da fossa antecubital, anterior e medial da face lateral do bíceps.
13. Realizar hemostasia adequada com gaze.
14. Dissecar com pinça hemostática curva mosquito em direção paralela ao vaso. Identificar a veia por uma cor azulada (dissecar toda sua circunferência).
15. Realizar reparos passando 2 fios de algodão 4-0 ao redor do trajeto dissecado.
16. Selecionar o cateter e fazer um discreto bisel em sua ponta.
17. Introduzir soro fisiológico no seu interior para testar o fluxo e retirar todo ar de todo seu interior.
18. Tracionar as duas extremidades reparadas com fios de algodão e realizar venotomia em "V" em cerca de 40% do diâmetro da veia.
19. Segurar o cateter a 1 cm de sua ponta com uma pinça. Estabilizar o vaso com a mão oposta, exercendo uma leve tração na região distal da veia pelo guia de sutura.
20. Inserir a ponta do cateter com o bisel para baixo, junto àincisão em "V" feita na veia (introduzir cerca de 7 cm). Observar se há refluxo de sangue pelo cateter.

21. Remover o torniquete.
22. Amarrar com o fio de sutura reparado a veia em sua extremidade proximal, segurando o cateter em sua posição (evitar pressão excessiva para não causar obstrução do cateter).
23. Checar o sistema realizando infusão de soro fisiológico (deve haver fluxo livre).
24. Suturar o cateter à pele.
25. Realizar curativo estéril (evitar excesso de bandagem sobre o local de dissecção).

Bibliografia

1. American Heart Association. PALS - Pediatric Advanced Life Support. Provider Manual; 2002.
2. Beghetto M, Victorino J, Teixeira L, et al. Fatores de risco para infecção relacionada a cateter venoso central. Rev Bras Ter Intensiva; 2002;14:107-113.
3. Black IH, Blosser AS, Murray WB. Central venous pressure measurements: peripherally inserted catheters versus centrally inserted catheters. Crit Care Med; 2000;28:3833-3836.
4. Fragen RJ: Arterial catheterization and maintenance of indwelling arterial lines. In Beal JM, editor: Critical care for surgical patients, New York: Macmillan; 1982 p. 91-101.
5. Freitas LCM, Raposo LCM, Finoquio RA. Instalação, manutenção e manuseio de cateteres venosos centrais de inserção periférica em pacientes submetidos a tratamento quimioterápico. Rev Bras Cancerol; 1999;45:19-29.
6. Okutubo FA. Central venous cannulation: how to do it. Brit J Hosp Med; 1997;57:368-70.
7. Ortega R, Sekhar P, Song M, Hansen CJ, Peterson L. Peripheral intravenous cannulation. N Engl J Med; 2008; 359:e26.
8. Stefanini E. Estabelecimento e manutenção das vias de infusão de medicamentos. Rev Soc Cardiol Est S Paulo; 1997;7(1):65-70.

18

Reposição Volêmica

Daniel Zoppi
Carlos Henrique Miranda
Antônio Pazin-Filho
Marcos de Carvalho Borges

Introdução

Durante a reposição volêmica, na maior parte das vezes, expandimos inicialmente o compartimento intravascular e posteriormente esse fluido se redistribui para os espaços intersticial e intracelular. A passagem do fluido do intravascular para os demais compartimentos depende de três fatores básicos: pressão hidrostática, pressão coloidosmótica e permeabilidade vascular.

Adicionalmente, a distribuição das soluções de hidratação entre os diferentes compartimentos também depende da tonicidade do líquido, ou seja, da osmolaridade efetiva da solução administrada. Soluções de maior osmolaridade, como a albumina, promoverão maior expansão do intravascular, pois a água será redirecionada de outros compartimentos para o intravascular, enquanto soluções hipotônicas, como a solução glicosada, serão rapidamente deslocadas do intravascular para os outros compartimentos. Na **Tabela 18.1** encontra-se a osmolaridade das diferentes soluções disponíveis para reposição volêmica.

Na grande maioria das condições clínicas, a reposição volêmica é utilizada com o intuito de expandir o compartimento intravascular, ou seja, aumentar a pré-carga e consequentemente, pelo mecanismo de Frank-Starling, aumentar o débito cardíaco, acarretando uma melhora na perfusão.

Um ponto importante a destacar sobre reposição volêmica é que ela é muito influenciada pela osmolaridade da solução em relação à do plasma, pois esse é um fator determinante e um dos principais motivos de complicações agudas.

Tabela 18.1 *Composição das principais soluções utilizadas para expansão volêmica*

	Características físico-químicas									
Tipo de solução	Sódio (mmol/L)	Potássio (mmol/L)	Cálcio (mmol/L)	Magnésio (mmol/L)	Cloro (mmol/L)	Outro componentes	Glicose (g/L)	pH	Osmolaridade (mOsm/L)	Duração Expansão (horas)
Coloides										
Plasma	135	4,5-5,0	2,2-2,6	0,8-1,0	94-111	Bicarbonato	0,9	7,4	291	-
Albumina 20%	-	-	-	-	-	-	-	-	-	2-4
Albumina 5%	150	-	-	-	150	-	-	-	300	2-4
Gelatina 4%	145	-	-	-	145	-	-	-	290	1-2
Voluven 6%	154	-	-	-	154	-	-	-	308	4-8

Continua

Continuação

	Características físico-químicas									
Tipo de solução	Sódio (mmol/L)	Potássio (mmol/L)	Cálcio (mmol/L)	Magnésio (mmol/L)	Cloro (mmol/L)	Outro componentes	Glicose (g/L)	pH	Osmolaridade (mOsm/L)	Duração Expansão (horas)
Cristaloides										
NaCl 0,9%	154	-	-	-	154	-	-	6,0	308	0,2
Hartman	131	5	4	0	111	Lactato	-	6,0	278	0,2
Ringer simples	147	4	4,95	-	156	-	-	-	312	-
Ringer lactato	130	4	2,7	-	109	Lactato	-	6,5	274	0,2
Ringer acetato	130	5	2	2	112	Acetato	-	7,0	276	-
Plasma-Lyte	140	5	-	3	98	Acetato Gluconato	-	7,4	294	-
Glisodado 5%	-	-	-	-	-	-	50	4,5	252	-
SG5% + NaCl 0,45%	77	-	-	-	77	-	50	5,0	406	-
NaCl 7,5%	1284	-	-	-	1284	-	-	6,0	2568	-

Quando utilizar?

A principal indicação da reposição volêmica é no tratamento dos diferentes tipos de choque, tais como choque hipovolêmico hemorrágico (ex.: trauma), choque hipovolêmico não hemorrágico (ex.: vômitos, diarreia, cetoacidose diabética), choque distributivo (ex.: sepse, anafilaxia) e até mesmo no choque cardiogênico, principalmente se o paciente não apresentar sinais evidentes de congestão pulmonar, como observado durante o acometimento do ventrículo direito.

Que solução empregar?

Primeiramente, para decidir que fluido será utilizado, é importante conhecer a composição das principais soluções disponíveis (**Tabela 18.1**), que podem ser divididas em dois grandes grupos: cristaloides e coloides.

Cristaloides

Os cristaloides são um grupo bastante amplo, constituído de solução de íons inorgânicos ou pequenas moléculas orgânicas dissolvidas em água. Podem ser iso, hipo ou hipertônicos, e, na sua maioria, possuem uma regra de 3:1, ou seja, a cada 3 litros infundidos somente 1 ficará no intravascular e 2 serão distribuídos para os outros compartimentos. Os principais exemplos são: solução salina (SS) a 0,9% (ou solução fisiológica, SF 0,9%); SS 3%, SS 7%, solução glicosada (SG) 5%, Ringer simples (RS), Ringer lactato (RL), Plasma-Lyte. As características dos principais cristaloides são descritas a seguir.

A SF 0,9%, isotônica em relação ao plasma, tem baixo custo e grande disponibilidade. É a solução mais utilizada na prática clínica, e possui como principal efeito colateral a acidose metabólica hiperclorêmica.

Coloides

O grupo dos coloides é constituído de solução com grandes moléculas orgânicas, como a albumina, ou sintéticas, como as gelatinas. As características dos principais coloides são descritas a seguir.

A albumina é um coloide derivado do plasma humano, disponível em concentração 5% (isotônicas em relação ao plasma) e 20%

(hipertônicas). Ela causa um aumento da pressão coloidosmótica plasmática, portanto desloca fluidos do espaço intersticial para o espaço intravascular. Deste modo 1,1 mL de albumina 20% causa expansão da volemia proporcional a 20 mL de SF 0,9%. Sua grande desvantagem é ser um hemoderivado, além de apresentar alto custo.

Os coloides sintéticos apresentam diferentes constituições, como o HES (*hydroxyethyl starch*), gelatinas e dextrano (polímero de glicose produzido por bactéria e meio de sacarose). Contudo, dados acumulados desde 2006 apontam importantes efeitos colaterais dessas soluções como: anafilaxia, LRA e coagulopatia, o que limita a sua utilização.

Qual via de administração utilizar?

A via de administração é uma etapa importante para otimização da reposição volêmica. As vantagens e desvantagens de cada via estão descritas na **Tabela 18.2**.

No paciente com choque circulatório, a via endovenosa é a de escolha, podendo ser um acesso periférico ou central. No entanto, a ressuscitação volêmica deve ser iniciada em acesso periférico de grosso calibre, pois essa via permite a infusão de grandes volumes, além ser um acesso de rápida e fácil aquisição. Para o acesso central, em geral são utilizados cateteres que são pouco calibrosos e muito compridos, o que lentifica a infusão da solução.

Qual o volume de fluido a ser utilizado?

Para decidir o volume de fluido que deverá ser utilizado, é importante saber e reconhecer que a reposição volêmica ocorre em três fases, cada uma das quais tem objetivos diferentes (**Figura 18.1**). As três fases são: fase I ou ressuscitação, fase II ou manutenção/homeostase e fase III ou remoção/recuperação. Na fase I ou ressuscitação, os objetivos são: corrigir a hipovolemia, que pode ser decorrente de perdas ou alteração da distribuição, aumentar a pré-carga, a fim de melhorar o débito cardíaco e manter ou melhorar a perfusão tecidual. Na fase II ou manutenção/homeostase, o objetivo principal é manter a volemia estável, ou seja, nessa fase deve-se fornecer somente a necessidade diária do paciente; fase III ou remoção/recuperação está relacionada com a recuperação do paciente.

Um dos objetivos mais importantes e difíceis para o clínico é diferenciar a mudança de fases, principalmente a transição da fase

Tabela 18.2 *Principais vias de administração utilizadas para reposição volêmica*

VIA		Vantagens	Desvantagens
Endovenosa	Periférica	Rápida; pouca complicação	No paciente com hipotensão grave, sua obtenção nem sempre é fácil
	Central	Segura; permite avaliar alguns dados hemodinâmicos; permite fazer medicações importantes (drogas vasoativas, potássio em maior dose etc.)	Mais demorada; mais invasiva; maior risco de complicações (hematoma, pneumotórax, hemotórax, infecção etc.)
Intraóssea		Rápida; técnica simples	Risco de extravasar; infecção; hematoma. Deve ser mantida por, no máximo, 6 a 12h, enquanto não se consegue outro acesso venoso adequado
Dissecção de veia		Visualização direta do vaso	Lenta, precisa conhecer bem a técnica e ser treinado, risco de complicação. Está sendo recomendada cada vez menos
Oral/Enteral		Rápida; não invasiva; utilizada em desidratação leve	Necessita de tolerância gastrintestinal; não deve ser utilizada no choque; não permite a infusão de grandes volumes
Hipodermóclise (subcutâneo)		Baixo risco; baixo custo; pode ser usada em domicílio. Muito usada em pacientes em cuidados paliativos para conforto. Tem descrições de infusão de até 2 a 3 L/24h (1000 mL por sítio de punção)	Permite repor baixos volumes; reposição lenta; não pode ser usado no choque.

de ressuscitação para a fase de manutenção. Ou seja, determinar se o paciente atingiu o ponto ideal/ótimo da volemia, evitando-se assim a hipovolemia, que pode levar a lesão renal e perfusão tecidual inadequada, e também a hipervolemia, que pode levar a congestão pulmonar e edema tecidual. (**Figura 18.2**).

Além das diferentes fases da reposição volêmica, a quantidade de fluidos a ser administrada deve ser individualizada levando em consideração vários aspectos como:

- Idade, peso, doenças de base, doença atual que levou a necessidade de reposição volêmica:

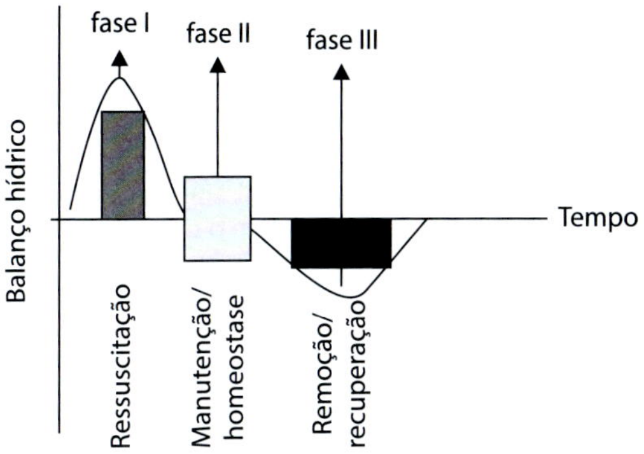

Figura 18.1 *Fases teóricas da reposição volêmica e do balanço hídrico observadas em pacientes críticos.*

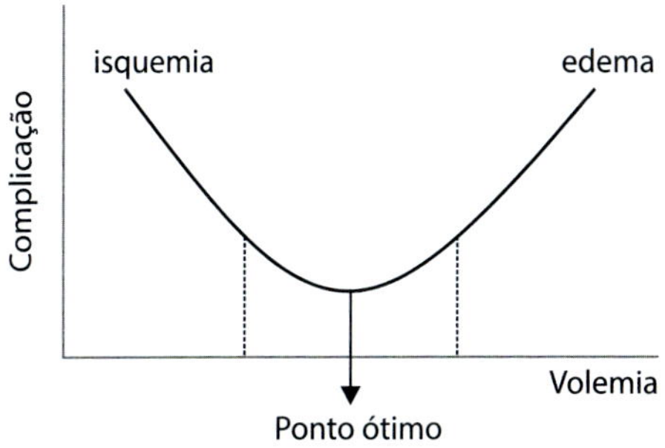

Figura 18.2 *Curva mostrando a relação entre desfechos deletérios e volemia. A meta da reposição volêmica é encontrar o ponto ótimo da volemia, pois desvios da volemia nos dois sentidos aumentam complicações.*

- Sepse;
- choque hemorrágico;
- cetoacidose diabética;
- dengue;
- cirrose hepática: rabdomiólise;
- grande queimado profilaxia para nefrotoxicidade por contraste iodado.

Como monitorizar?

A monitorização da reposição volêmica, buscando-se atingir a volemia ideal, é uma das tarefas mais desafiadoras para o médico. A realização de um balanço hídrico rigoroso é um passo fundamental nessa etapa. Nas fases II e III da expansão volêmica, o balanço hídrico pode guiar o volume de solução a ser reposto. A maior dificuldade refere-se à fase I (ressuscitação), pois é um grande desafio determinar a quantidade ideal de fluido e o quão positivo o balanço poderá ficar.

A **Tabela 18.3** mostra as vantagens e desvantagens de cada um dos parâmetros avaliados na fase I. É importante enfatizar que não existe um parâmetro ideal para acompanhar a resposta à ressuscitação volêmica, todos apresentam limitações importantes. Portanto, na tentativa de otimizar a ressuscitação volêmica e atingir o ponto de volemia ideal, esses parâmetros devem ser utilizados conjuntamente, sempre levando em consideração as características de cada paciente, as comorbidades e a doença atual que levaram à necessidade de reposição volêmica. (**Figura 18.3**)

Para as fases II e III, pode-se utilizar o balanço hídrico, que é uma técnica simples, fácil, de baixo custo, e muito útil quando bem feita. Um bom balanço hídrico, de maneira geral, deve ser realizado parcialmente a cada seis horas e, por completo, a cada 24h.

Tabela 18.3 *Principais parâmetros utilizados para monitorização da resposta a expansão volêmica*

Parâmetro		Comentário	Vantagem	Desvantagem
Peso diário em jejum		Mais adequada para controle terapêutico do que para avaliação inicial	Simples, baixo custo	Dificuldade para pesar, sem mudanças a curto prazo
Sinais /Sintomas	Hipervolemia	Edema, ortopneia, congestão pulmonar, estase jugular, hepatomegalia, distensão abdominal	Simples, ajudam no diagnóstico etiológico	Inespecíficos, pouco sensíveis para avaliação da responsividade volêmica, podem ser causados pela doença de base.
	Hipovolemia	Sede, fadiga, oligúria, elevação da FC, confusão, enchimento capilar lentificado, diminuição do turgor da pele, mucosas secas, extremidades frias		
Pressão Arterial (PA)		Fundamental na avalição do paciente, pode ser avaliada invasiva ou não invasivamente	Simples, baixo custo, melhora com a expansão volêmica	A hipotensão ocorre somente quando hipovolemia é muito acentuada. É um sinal tardio da má-perfusão
Lactato		Elevação indica má-perfusão periférica	Fácil coleta, permite reavaliações após a expansão volêmica	Não se eleva em todos os casos de choque, outras doenças podem alterar
Pressão venosa central (PVC)	PVC	Variação da PVC $\geq$ 1 mmHg com a respiração espontânea	Seleciona grupo responsivo a volume	Difícil avaliação, presente em pequena percentagem
	Valor isolado	8 a 12 mmHg (ventilação espontânea) 12 a 15 mmHg (ventilação mecânica)	Fácil avaliação, útil nos extremos (quando muito baixa indica hipovolemia)	Necessidade de acesso central, relação ruim com a volemia, não seleciona os pacientes responsivos

Continua

Continuação

Parâmetro		Comentário	Vantagem	Desvantagem
Saturação venosa central ($SvcO_2$)		Normal: 68 a 77%. Valores reduzidos indicam débito cardíaco inadequado para a situação	Avaliação contínua ou seriada	Necessidade de acesso central, outros fatores influenciam no valor
Elevação passiva das pernas (EPP)		Aferição basal em decúbito dorsal, cabeceira a 45° e pernas na horizontal. Depois, cabeceira na horizontal e pernas elevadas a 45°. Após 4 minutos, faz-se nova aferição (promove alteração semelhante a fazer 300 mL de volume). ≥10-15% do volume sistólico com a manobra indicam responsividade	Sensibilidade: 41% Especificidade: 91% Não invasivo, não precisa administrar fluidos	Depende de outros parâmetros hemodinâmicos para checar a resposta, como o volume sistólico
Variação da veia cava (VC)	Inferior (existem duas fórmulas empregadas, com diferentes valores de corte)	$\frac{VCI_{máx} - VCI_{min}}{VCI_{min}}$ Variação > 13%: indica responsividade a volume	Não invasivo e baixo custo	Necessita ter ultrassom e treinamento, a avaliação da cava inferior é mais prática (janela subcostal), para avaliação da cava superior há necessidade de ecocardiografia transesofágica
		$\frac{VCI_{máx} - VCI_{min}}{(VCI_{máx} + VCI_{min})/2}$ Variação > 18%: indica responsividade a volume		
	Superior (Ventilação mecânica)	$\frac{VCS_{máx} - VCS_{min}}{VCS_{máx}}$ Variação > 36%: indica responsividade a volume		

Continua

Continuação

Parâmetro	Comentário	Vantagem	Desvantagem
Variação na pressão de pulso (Delta PP)	Variação da pressão de pulso com a respiração >13% indica responsividade a volume $\text{Delta PP \%} = \frac{100 \times (PP_{máx} - PP_{min})}{[(PP_{máx} + PP_{min}) \div 2]}$	Sensibilidade: 94%. Especificidade: 96%	Necessidade pressão arterial invasiva,de ventilação controlada, PEEP baixo e ausência de arritmia
Variação do volume sistólico (VVS)	Avaliar variação do volume sistólico com a respiração ≥ 10-13% indicam responsividade a volume	Preciso, rápida aferição	Necessidade recurso tecnológico invasivo, interferência com parâmetros ventilatórios
Cateter da artéria pulmonar (Swan-Ganz)	Avaliação do débito cardíaco, elevação > 15% com expansão volêmica indica responsividade	Padrão-ouro	Invasivo, complicações, resposta somente após infusão de volume

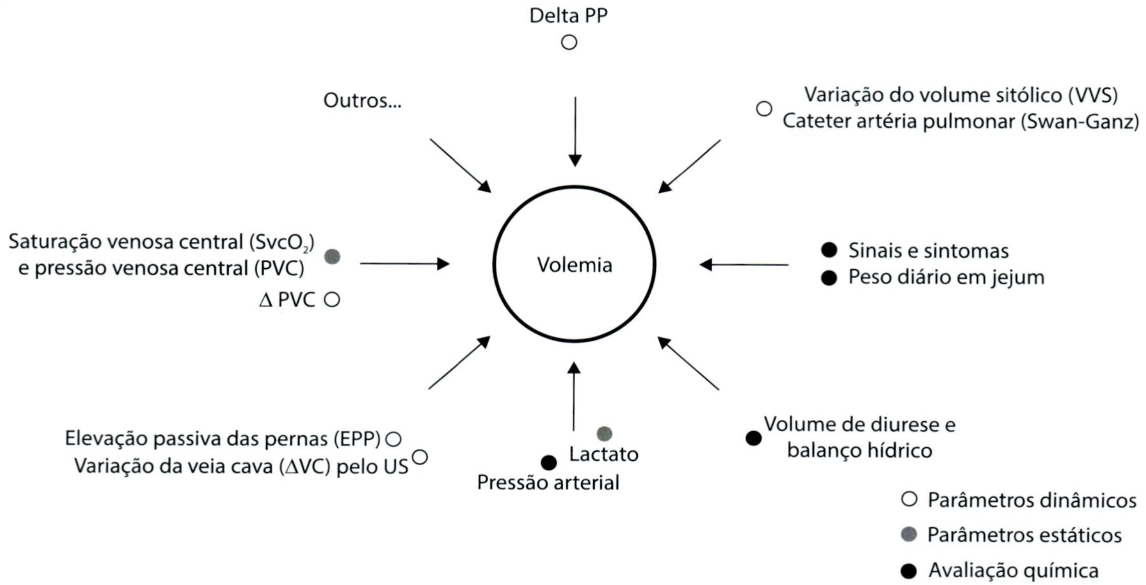

Figura 18.3 *Parâmetros utilizados para avaliação da resposta da expansão volêmica.*

Bibliografia

1. American Heart Association. PALS - Pediatric Advanced Life Support. Provider Manual; 2002.
2. Beghetto M, Victorino J, Teixeira L, et al. Fatores de risco para infecção relacionada a cateter venoso central. Rev Bras Ter Intensiva; 2002;14:107-113.
3. Black IH, Blosser AS, Murray WB. Central venous pressure measurements: peripherally inserted catheters versus centrally inserted catheters. Crit Care Med; 2000;28:3833-3836.
4. Fragen RJ: Arterial catheterization and maintenance of indwelling arterial lines. In Beal JM, editor: Critical care for surgical patients, New York: Macmillan; 1982 p. 91-101.
5. Freitas LCM, Raposo LCM, Finoquio RA. Instalação, manutenção e manuseio de cateteres venosos centrais de inserção periférica em pacientes submetidos a tratamento quimioterápico. Rev Bras Cancerol; 1999;45:19-29.
6. Okutubo FA. Central venous cannulation: how to do it. Brit J Hosp Med; 1997;57:368-70.
7. Ortega R, Sekhar P, Song M, Hansen CJ, Peterson L. Peripheral intravenous cannulation. N Engl J Med; 2008; 359:e26.
8. Stefanini E. Estabelecimento e manutenção das vias de infusão de medicamentos. Rev Soc Cardiol Est S Paulo; 1997;7(1):65-70.

19

Fármacos Vasoativos e Inotrópicos

Julio Cesar Gasal Teixeira
Bruno Ribeiro de Almeida

Introdução

As drogas vasoativas estão entre os medicamentos frequentemente prescritos no manejo de doentes graves que são atendidos nos departamentos de emergência. O manejo correto dessa classe de medicações se torna fundamental para todo médico emergencista.

Drogas vasoativas e inotrópicas

Drogas vasoativas e inotrópicas são substâncias que apresentam efeitos vasculares periféricos, pulmonares ou cardíacos, sejam eles diretos ou indiretos, atuando em pequenas doses e com respostas dose-dependentes, de efeito rápido e curto, através de receptores situados no endotélio vascular. São empregadas no manejo dos estados de choque circulatório de qualquer etiologia, como uma das ferramentas atuantes para restaurar os parâmetros hemodinâmicos e o equilíbrio entre a oferta e o consumo de oxigênio no organismo.

Possuem efeitos adversos consideráveis, daí a importância do conhecimento de suas ações, indicações, benefícios e efeitos colaterais.

Catecolaminas

As catecolaminas são as drogas vasoativas mais utilizadas como inotrópicos e vasopressores. Suas ações são determinadas pelas ligações às três classes de receptores: alfa, beta e dopa, cuja distribuição e efeitos principais no organismo podem ser conferidos na **Tabela 19.1**.

Na **Tabela 19.2** são listadas as principais catecolaminas e seus efeitos em cada tipo de receptor.

Tabela 19.1 *Receptores de catecolaminas – distribuição e efeitos*

Receptor	Localização	Efeito
Dopaminérgico tipo 1 (pós-sináptico)	Coração Vasos Rins	Vasodilatação coronariana Vasodilatação Diurese e natriurese
Dopaminérgico tipo 2 Pré-sináptico Pós-sináptico	Vasos Rins e suprarrenais	Vasodilatação Diminui a liberação de renina e de aldosterona
Beta 1 (β1) pós-sináptico	Coração	Inotrópico, cronotrópico e aumento na velocidade de condução
Beta 2 (β2) pós-sináptico	Vasos Coração	Vasodilatação Inotrópico e cronotrópico
Alfa 1 (α1) pós-sináptico	Vasos	Vasoconstrição e aumento da pressão arterial
Alfa 2 (α2) Pré-sináptico Pós-sináptico	Vasos, coração Vasos	Inibição da liberação de noradrenalina Vasoconstrição e aumento da pressão arterial

Adaptado de Ostini FM et al. O uso de drogas vasoativas em terapia intensiva. Medicina, Ribeirão Preto, jul./set. 1998; 31: 400-411.

Principais catecolaminas

Veja os **Quadros 19.1, 19.2** e **19.3. 19.4**

Tabela 9.2 *Características dos principais vasopressores usados no choque*

Droga	Ação	Vasoconstrição	Vasodilatação	Frequência cardíaca	Contratilidade	Indução de arritmia
Noradrenalina	▸ α_1 ▸ β_1 (fraca)	4+	0	1 a 2+	2+	2+
Dopamina (<10 µg/kg/min)	▸ β (+ intensa) ▸ dopa	1 a 2+	1+	2+	2+	2+
Dopamina (>10 µg/lg/min)	▸ α (+ intensa) ▸ β e dopa	2 a 3+	1+	2 a 3+	2+	3+
Adrenalina	▸ α ▸ β	4+	0	4+	4+	4+
Vasopressina	▸ Receptor V_1	3 a 4+	0	0	0	1+
Dobutamina	▸ β_1 (+ intensa) ▸ β_2 (fraca)	1+	2+	1 a 2+	3+	3+

Quadro 19.1 *Dopamina (cloridrato de dopamina)*

Apresentações e diluição	Indicações	Posologia	Precauções
Ampolas com 50 mg em 10 mL Solução sugerida: 5 ampolas em 200 mL de SF 0,9% ou SG 5% Concentração da solução = 1 mg/mL	Tratamento de hipotensão com sinais e sintomas de choque Segundo fármaco no tratamento da bradicardia sintomática	Dose dopa: 1-5 mcg/kg/min Dose beta: 5-10 mcg/kg/min Dose alfa: >10 mcg/kg/min	Usar em pacientes hipovolêmicos após reposição adequada de volume Pode causar taquiarritmias supraventriculares e ventriculares e vasoconstrição excessiva Necrose tecidual em casos de extravasamento Não misturar com bicarbonato de sódio

Quadro 19.2 *Noradrenalina (norepinefrina)*

Apresentações e diluição	Indicações	Posologia	Precauções
Ampolas com 4 mg em 4 mL Solução sugerida: 4 ampolas em 234 mL de SF 0,9% ou SG 5%. Concentração da solução = 64 mcg/mL	Tratamento de choque com hipotensão hemodinamicamente significativa, com resistência periférica total baixa	Iniciar com 0,05-1,0 mcg/kg/min ajustada até melhora da pressão arterial Máximo de 1,5-2,0 mcg/kg/min	Aumenta o consumo de oxigênio do miocárdio Pode induzir arritmias O extravasamento causa necrose tecidual; dar preferência a acesso central Evitar em gestantes, tem efeito contrátil uterino

Quadro 19.3 *Dobutamina (cloridrato de dobutamina)*

Apresentações e diluição	Indicações	Posologia	Precauções
Ampolas com 250 mg em 20 mL Solução sugerida: 1 ampola em 230 mL de SF 0,9% ou SG 5% Concentração da solução = 1 mg/mL	Considerar o uso para casos de disfunção ventricular e queda do débito cardíaco, com PAS de 70-100 mmHg e sem sinais de choque	2-20 mcg/kg/min	Evitar o uso em pacientes com PAS < 100 mmHg e sinais de choque Pode causar taquiarritmias, flutuações na PA Não misturar a bicarbonato de sódio

Quadro 19.4 *Vasopressina*

Apresentações e diluição	Indicações	Posologia	Precauções
Ampolas 20 UI/ml (1ml), Solução padrão: concentração 0,1 UI/ml. Soro Glicosado 5% 200 ml EV em bomba de infusão contínua + Vasopressina 20 UI/ml - 1 ampola	Indicado na ressuscitação cardiorrespiratória, e no tratamento da fibrilação ventricular ou taquicardia ventricular refratária à desfibrilação elétrica. Também indicado em casos de choque séptico; *diabetes insipidus*; hemorragia gastrointestinal.	0,01 a 0,04 UI/min, como vasopressor. Se parada cardiorrespiratória: 40 UI EV ou IO 1x, podendo substituir a primeira ou segunda dose da adrenalina.	Atenção na nefrite crônica com retenção de nitrogênio, hipersensibilidade à algum dos componentes da fórmula. Evitar uso em pacientes com insuficiência coronariana, doença vascular, insuficiência cardíaca, asma, epilepsia, enxaqueca.

Vasodilatadores

Os vasodilatadores são usados em diversas situações comuns de Emergência. Seu efeito hipotensor é útil no controle de emergências hipertensivas, edema agudo de pulmão e dissecção aórtica. Além disso, podem ser empregados no tratamento da isquemia miocárdica (nitroglicerina), pois agem reduzindo a pré e a pós-carga, resultando numa melhor performance cardíaca, com incremento do débito, aumento do fluxo sanguíneo e oferta de oxigênio subendocárdico, e ajudam no controle da dor de origem isquêmica. Classificam-se, de acordo com seu sítio de ação, em vasodilatadores venosos (nitroglicerina), arteriolares (hidralazina) e de ação mista (nitroprussiato). Os principais fármacos usados em Sala de Emergência podem ser observados nos **Quadros 19.5** e **19.6**.

Quadro 19.5 *Nitroprussiato de sódio (nitroprussionato de sódio)*

Apresentações e diluição	Indicações	Posologia	Precauções
Ampolas com 50 mg em 2 mL. Solução sugerida: 1 ampola em 250 mL de SG 5%. Concentração da solução = 0,2 mg/mL	Emergências hipertensivas Para reduzir a pós-carga em situações em que as pressões de enchimento do VE estão elevadas: IC, edema agudo de pulmão, insuficiências mitral ou aórtica agudas	Iniciar a 0,1 mcg/kg/min e aumentar a dose conforme o necessário a cada 3-5 minutos, até 10 mcg/kg/min	Fotossensibilidade: usar equipo apropriado Pode causar hipotensão, intoxicação por tiocianeto Pode causar cefaleia, náusea, vômitos

Quadro 19.6 *Nitroglicerina*

Apresentações e diluição	Indicações	Posologia	Precauções
Ampolas com 50 mg em 10 mL. Solução sugerida: 1 ampola em 250 mL de AD em frasco de vidro Concentração da solução = 0,2 mg/mL	Antianginoso em pacientes com provável dor torácica isquêmica Nas primeiras 24-48h pós-IAM Urgência hipertensiva associada à SCA	Iniciar com 25 mcg/min, com aumento de 5-10 mcg/min a cada 10 minutos, até controle da dor ou hipotensão.	Não usar em frasco plástico Contraindicações: Hipotensão Bradicardia Infarto de VD Uso de sildenafila nas últimas 24h

Bibliografia

1. American Heart Association (AHA) Guidelines Update for CPR and Emergency Cardiovascular Care (ECC) 2015.
2. Ostini FM et al. O uso de drogas vasoativas em Terapia Intensiva. Medicina, Ribeirão Preto 1998;31: 400-11.
3. Silva E et al. Drogas vasoativas. In: Knobel E. Condutas no paciente grave. 3 ed. São Paulo: Atheneu, 2006.
4. Teixeira, JCG. Unidade de Emergência - Condutas em Medicina de Urgência. 3 ed. São Paulo: Atheneu, 2014.

20

Analgesia e Sedação na Emergência

Ariane Coester

Analgesia e sedação na emergência

A dor é uma das principais queixas de pacientes que procuram a emergência. A analgesia e a sedação adequadas são primordiais para um atendimento de qualidade na emergência. Por esse motivo, o médico emergencista deve ser treinado para realizar sedação e analgesia, monitorizar as respostas do paciente às medicações e, depois de estas serem administradas, tratar as potenciais complicações.

Analgesia

A expressão de dor depende de uma interação complexa cognitiva, comportamental e sociocultural e, por isso, o relato subjetivo do paciente, e não a impressão do avaliador, deve ser usado como base para avaliação e tratamento.

Existem várias escalas de dor já validadas para auxiliar na estimativa de intensidade da dor e na respectiva monitorização. A escala numérica é a mais usada em emergência, pois não requer habilidade visual ou manual do paciente.

Depois da avaliação inicial, a analgesia adequada deve ser feita concomitantemente com o diagnóstico e tratamento do fator precipitante da dor. O tratamento inadequado da dor está associado a desfechos fisiológicos negativos, incluindo o comprometimento da função imune, o aumento do simpático da resistência vascular periférica, do consumo de oxigênio cardíaco, da produção de dióxido de carbono e da hipercoagulabilidade e a diminuição da motilidade gástrica. É importante ressaltar que o tratamento inadequado da dor aguda pode propiciar o desenvolvimento de dor crônica.

Quando a dor é aguda, a meta é sua redução para pelo menos uma nota 3 de uma escala de 10. Para isso, é possível usar medicações como anti-inflamatórios, dipirona e paracetamol nos casos de dor leve. Já nos casos em que a dor é de moderada a intensa, frequentemente a medicação de escolha é um opiáceo ou cetamina. Nos pacientes com dor crônica, a dor pode resultar de exacerbação da dor crônica na vigência de tratamento apropriado ou de dor crônica não tratada adequadamente. No primeiro caso, o tratamento é semelhante ao da dor aguda, e a meta é levar o paciente de volta ao seu estado basal. Já para os pacientes que tiverem um intervalo no tratamento ou que nunca receberam tratamento adequado para dor crônica, deve-se fazer um plano de tratamento com paracetamol, anti-inflamatórios não esteroides (AINES), tramadol e outras medicações usadas no tratamento de dores crônicas e dores neuropáticas, juntamente com a revisão e a criação de um plano de analgesia a longo prazo.

O manejo adequado da dor na emergência requer a escolha do agente farmacológico adequado para a intensidade da dor, de início de ação rápida, de fácil administração, seguro e eficaz.

Sedação e analgesia para procedimentos

Sedação e analgesia para procedimento (SAP) constituem a técnica de administrar o agente dissociativo e/ou sedativo usualmente com um analgésico para induzir um estado em que o paciente possa tolerar procedimentos desagradáveis, enquanto mantém função cardiorrespiratória adequada (**Tabela 20.1**).

O primeiro passo para realização de sedação para procedimento é estabelecer o nível de sedação necessária. Deve-se preconizar o nível de sedação mais leve apropriado para fazer o procedimento e evitar complicações.

A escala de sedação mais utilizada é a da Associação Americana de Anestesia (ASA) que divide a sedação em mínima, moderada, profunda, dissociativa e anestesia geral (**Tabela 20.2**).

A parte mais importante da monitorização durante a sedação e analgesia é a observação visual da ventilação da consciência do paciente. Outros componentes que devem ser monitorizados são a frequência respiratória, frequência cardíaca, pressão sanguínea, saturação de oxigênio. A ASA recomenda monitorização com capnógrafo para sedação modera a profunda.

O segundo passo para realizar a SAP é a seleção da medicação que deve ser feita considerando o efeito desejado, os riscos e benefícios e a logística da administração. O agente ideal proporciona analgesia, ansiólise, amnésia e sonolência, além de ter rápido início

Tabela 20.1 *Seleção da medicação conforme o tipo de procedimento*

Tipo de procedimento	Exemplos	Recomendação	Alternativa
Não doloroso	Exames de imagem	Midazolam	Propofol etomidato
Pouco ou moderadamente doloroso, muito ansiogênico	Acesso venoso central Punção lombar	Midazolam + fentanil Propofol + fentanil Cetamina	Etomidato + fentanil
Muita dor, muito ansiogênico	Redução de fratura Drenagem de abcesso Cardioversão Toracostomia	Midazolam + fentanil Propofol +fentanil Cetamina	Etomidato + fentanil Propofol + cetamina

de ação e resultados previsíveis sem efeitos adversos. Em geral, a via de administração escolhida é a endovenosa, pois produz resultado rápido e seguro, mas, em algumas situações, pode ser necessária a utilização de outras vias como a intramuscular (IM), oral (VO), transmucosa, intranasal ou retal. Essas vias alternativas são difíceis de titular e têm resultados imprevisíveis, podendo levar à sedação prolongada.

Medicações analgésicas

Não opiáceos (Tabela 20.3)

Paracetamol é a medicação de escolha para controle de febre e dor leve, como também para associação com outras medicações, como opioides, no tratamento de dor mais intensa.

Dipirona é utilizada para tratamento de febre e de dor leve a moderada. Tem várias apresentações, mas, na emergência, costuma ser usada na forma intravenosa. O efeito analgésico e antipirético pode ser esperado em 30 a 60 minutos após a administração e, em geral, dura aproximadamente 4 horas.

Anti-inflamatórios não esteroides (AINES) (ácido acetilsalicílico, naproxeno, indometacina, ibuprofeno, ketorolac) são excelentes analgésicos e anti-inflamatórios. Os AINES têm efeitos sinérgicos com opioides e podem reduzir a quantidade de opioide necessário para alívio da dor. *São tão efetivos quanto opioides para dores leves e moderadas, podem ser administrados VO e IM.*

Tabela 20.2 *Níveis de sedação e doses iniciais das principais medicações para atingi-las*

Sedação mínima	Paciente levemente sedado, responde a comandos verbais
Midazolam	0,1 mg/kg IV ou IM
Fentanil	1,5 μg/kg IV
Cetamina	Menos de 1 mg/kg IV
Sedação moderada a profunda	Paciente responde a comandos verbais ou ao estímulo tátil leve
Propofol	1-2 mg/kg IV
Etomidato	0,1-0,3 mg/kg IV
Cetamina	1 mg/kg IV 2-4 mg/kg IM
Sedação profunda	Paciente responde a estímulo doloroso repetido
Propofol	1-2 mg/kg IV seguido de 0,5 mg/kg a cada 3 minutos, dar metade da dose para idosos
Cetamina	1-2 mg/kg IV
Estado dissociativo	Não responde a estímulo doloroso, mas mantém a ventilação espontânea
Cetamina	1-2 mg/kg IV
Anestesia geral	Não responde estímulo doloroso e frequentemente precisa de suporte ventilatório
	Mesmas medicações da sedação moderada a profunda

Ibuprofeno é o anti-inflamatório mais usado, com apresentação em comprimidos, suspensão e supositório. Ele é rapidamente absorvido e tem interação mínima com outras medicações. A dose analgésica para adultos é 400 mg e a anti-inflamatória é de 600 a 800 mg. Nenhum AINE é mais efetivo do que o ibuprofeno 400 mg.

Opiáceos (Tabela 20.4)

São as medicações de escolha para o tratamento da dor aguda de moderada a intensa e são frequentemente utilizadas como analgésicos na SAP. São relativamente seguros em termos de toxicidade e de probabilidade de causar dependência futura e seu uso deve ser encorajado na emergência. A morfina costuma ser a 1ª escolha

Tabela 20.3 *Analgésicos não opiáceos mais utilizados em emergência*

Medicação	Dose para adultos	Efeitos adversos
Paracetamol	500-1.000 mg VO a cada 4 horas, não exceder 4 g/dia	Necrose e insuficiência hepática, hemólise em pacientes com deficiência de G6PD
Ácido acetilsalicílico	600-1.000 mg VO, a cada 4 horas, não exceder 4 g/dia	*Tinnitus*, acidose metabólica, toxicidade do sistema nervoso central
Dipirona	500-1.000 mg VO ou IV, a cada 6 horas, máximo 6 g/dia	Náusea, vômitos, agranulocitose, hipotensão e reações anafiláticas e alérgicas
Anti-inflamatórios não esteroides		
Tenoxican	20-40 mg/dia IV, IM, VO, via retal dependendo da intensidade da dor	• Desconforto gástrico, epigástrico e abdominal; dispepsia; pirose e náusea. • Sistema nervoso central: vertigem e cefaleia. Reação incomum (infrequente) (> 1/1.000 e < 1/100), maior que 0,1% e menor que 1%. • Trato gastrintestinal: constipação; diarreia; estomatite; gastrite; vômitos; sangramento gastrintestinal; úlceras; melena. • Sistema nervoso central: fadiga; distúrbios do sono; perda do apetite; secura na boca; vertigem. • Pele: prurido; eritema exantema, erupção cutânea (rash). • Trato urinário e sistema renal: aumento de creatinina; edema. • Tratos hepáticos e biliares: hiperbilirrubinemia (icterícia não especificada); atividade enzimática hepática aumentada (aumento dos níveis de transaminases e da desidrogenase lática (DHL)). • Não deve ser administrado em gestantes no último trimestre de gestação e deve ser usado com cautela nos outros períodos gestacionais.
Ibuprofeno	400-800mg VO a cada 4 a 6 horas	
Cetoprofeno	100-200 mg/dia VO IV, divididos em 2 vezes	

Tabela 20.4 *Doses e efeito dos opiáceos para analgesia*

Medicação	Dose	Farmacocinética	Efeitos adversos		Titulação
Morfina	0,1 mg kg IV 10 mg IM 0,3 mg/kg VO	Início 1-2 minutos IV 10-15 minutos SC IM Pico 3-5 minutos IV 15-10 minutos IM Duração 1-2 horas IV 3-4 horas IM ou SC	Náusea, hipotensão transitória, vômitos, prurido, constipação, retenção urinária, confusão, depressão respiratória	Raramente associada com tremores, mioclonia, delírio ou convulsões	0,05 mg/kg cada 3-5 minutos
Fentanil	1µg/kg	Início < 1 minuto (IV) Pico 2-5 minutos (IV) Duração 30-60 minutos (IV)	Altas doses podem provocar tórax rígido (> 5 mg/kg IV)	Medicamento de escolha em paciente com insuficiência renal	0,75 µg/kg cada 2-3 minutos
Tramal	50-100 mg VO	Início 10-15 minutos Duração 4-6 horas VO	Efeitos adversos do sistema nervoso central comuns	Náusea, vômito, tontura, hipotensão ortostática e sedação	

para o tratamento da dor intensa na emergência por sua disponibilidade e fácil titulação.

A forma mais efetiva de fazer a titulação é intravenosa, a via intramuscular tem sérias desvantagens e não é aconselhável para o tratamento da dor aguda. Pacientes com dor leve a moderada são mais bem tratados com opioides VO. Se não for possível o acesso venoso e o paciente não tolerar VO, a rota alternativa é a subcutânea (SC), menos dolorosa do que a IM e com tempo de início similar.

Morfina

Doses iniciais de 0,1 mg/kg seguidas de titulação, com pico de efeito em 30 minutos. Libera mais histamina e, por isso, produz mais hipotensão. Também pode produzir depressão respiratória, principalmente quando associada a benzodiazepínicos. É metabolizada pelo fígado em um metabólito ativo e excretada pelo rim, o que pode amentar a sua meia-vida em pacientes que têm insuficiência hepática ou renal.

Fentanil

Opioide potente de fácil titulação e de relativa curta duração. Tem início de ação rápido (menos de 2 minutos quando administrado IV e pico em 2 a 3 minutos) e duração de 30 a 60 minutos. Pode ser administrado transmucosa, VO, transdérmica, intranasal e por nebulização (alternativa em pacientes sem acesso venoso na dose de 3 µg/kg). Por todas essas características, é ideal para pacientes que precisam de analgesia para realização de procedimentos seriados.

Tramadol

Comparado com opioides tradicionais, baixas doses de tramadol têm mais efeitos favoráveis e apresentam baixo risco para adição no uso crônico. Os efeitos adversos mais comuns do tramadol são náusea, vômito, tontura, hipotensão ortostática e sedação e estão mais relacionados a doses mais altas. Esses efeitos podem ser minimizados se a medicação for diluída em solução fisiológica e costumam ser só parcialmente revertidos pelo naloxone.

Medicações analgésicas e dissociativas

Cetamina

Continua ganhando popularidade em adultos e está se tornando uma das medicações mais usadas para sedação na emergência.

A cetamina parece ter efeito sinérgico com o propofol. Enquanto ela produz analgesia e estimula o sistema cardiovascular e respiratório fazendo um contrabalanço na depressão respiratória e hipotensão provocadas pelo propofol, ele ameniza as alucinações e os vômitos provocados pela cetamina mediante seu efeito sedativo e hipnótico.

Medicações sedativas

Hipnótico que tem início de ação rápido, curta ação e eficácia previsível para produzir sedação moderada a profunda, o **propofol** pode ser utilizado em crianças e adultos. ele não tem propriedade analgésica e, por isso, tem de ser administrado com outra medicação para dor como a cetamina. Também apresenta um efeito antiemético importante e diminui a pressão intracraniana. Está associado a menos complicações do que o etomidato em pacientes que recebem múltiplas doses e é de titulação muito mais fácil.

Etomidato

Sedativo e hipnótico de início de ação rápida (30 a 60 segundos) e de curta duração (5 a 10 minutos). Apresenta mínimos efeitos cardiovasculares e respiratórios e, provavelmente, tem benefícios na perfusão cerebral, o que o torna ideal para procedimentos rápidos como intubação orotraqueal. Não causa efeito analgésico e é o agente de escolha em pacientes hemodinamicamente instáveis ou com aumento da pressão intracraniana que necessitam de hipnose e de sedação profunda.

A dose inicial é de 0,1 mg/kg, administrada IV, lentamente, em 1 a 2 minutos. Doses adicionais de 0,05 a 0,1 mg/kg podem ser administradas a cada 2 a 3 minutos até a sedação desejada ser atingida. Como não tem efeito analgésico, precisa ser administrado com morfina ou fentanil.

Agentes sedativos

Benzodiazepínicos são potentes amnésicos, hipnóticos e ansiolíticos, além de anticonvulsivantes e produzirem propriedades relaxantes.

Midazolam é um benzodiazepínico de curta ação cujo pico de ação ocorre em 2 a 3 minutos, com duração de 30 a 60 minutos e pode causar amnésia retrógrada de até 20 a 30 minutos. A dose inicial é de 0,05 mg/kg IV ou IM. A via IM demora um pouco mais para fazer efeito, mas pode ser interessante naqueles pacientes em que não se tem acesso venoso, não necessitam de analgesia e precisam fazer um exame de imagem, por exemplo.

Midazolan causa depressão respiratória (hipoventilação e hipoxemia), depressão cardiovascular, hipotensão e agitação (15% dos pacientes) que podem ser revertidos com uso de flumazenil. Midazolan pode ser administrado IV, VO, intranasal ou IM. A via intravenosa é a que propicia duração e ação mais previsível. A intranasal pode irritar a mucosa nasal e provocar dor e ansiedade.

Midazolam é lipofílico e tem seu efeito amplificado em pacientes obesos, aumentando a meia-vida plasmática em 8 horas com doses altas ou repetidas. Pacientes alcoolistas necessitam de doses mais altas para alcançar efeitos clínicos semelhantes por tolerância cruzada.

Medicações de resgate

Devem ser usadas quando é necessária a reversão completa de um efeito adverso. Não devem ser usados para reversão eletiva da medicação após SAP.

Flumazenil

Antagonista dos benzodiazepínicos que reverte o efeito sedativo, mas não reverte completamente a depressão respiratória. Tem início de ação rápida, de 1 a 2 minutos, com pico de ação em 5 a 10 minutos e duração de 30a 90 minutos. O paciente tem de ser monitorizado e observado porque os efeitos adversos podem retornar se o benzodiazepínico usado for de longa ação. Deve ser usado na dose de 0,1 a 0,2 mg IV a cada 1 a 2 horas até o efeito desejado ser atingido. Deve ser usado com cautela em pacientes com história de crises convulsivas porque pode precipitar estado epilético.

Naloxone

Antagonista de opioide que pode ser administrado IV, IM, SC ou via tubo endotraqueal. Geralmente é usado para reverter depressão respiratória induzida por opioide. Aplicam-se doses repetidas de 0,1 a 0,2 mg IV a cada 1 a 2 minutos até que seja revertido o efeito adverso do opioide, mantendo-se, quando possível, o efeito analgésico. Tem ação de início rápido e meia-vida de aproximadamente 45 minutos, mas clinicamente seu efeito dura de 15 a 30 minutos.

Analgesia em situações específicas

Dor neuropática

Pacientes com neuropatia são de difícil tratamento com analgésicos comuns e podem ser resistentes ao uso de opioides de curta ação. Pode ser difícil identificar esses pacientes na emergência, mas, se houver suspeita, terapia mais especifica deve ser realizada. Opioides de longa ação, antidepressivos tricíclicos anticonvulsivantes (gabapentina, fenitoina, carbamazepina e ácido valproico) têm sido todos efetivos para dor neuropática (**Tabela 20.5**).

Trauma

Pacientes politraumatizados, hemodinamicamente instáveis, com instabilidade respiratória ou queimados beneficiam-se de etomidato, cetamina e/ou fentanil em bolo, seguido de infusão contínua de fentanil, pois apresentam menos efeitos hemodinâmicos. Anti-inflamatórios não devem ser administrados a pacientes com traumas graves por risco de sangramento excessivo em virtude de disfunção plaquetária e piora da função renal em paciente com volume depletado.

Idosos têm menor habilidade de manter a via aérea pérvia e drive ventilatório; apresentam reflexo de tosse diminuído e incompetência do esfíncter gastresofágico, o que aumenta o risco de aspiração e; têm risco aumentado de interação medicamentosa e interação da medicação com a patologia de base; seu metabolismo é mais lento; e demoram mais para excretar as medicações; e são mais sensíveis à sedação. O etomidato é uma boa alternativa para idosos porque provoca efeito cardiovascular mínimo.

Tabela 20.5 *Medicações usadas para o tratamento de dores neuropáticas*

Medicação	Dose inicial	Dose diária (dose máxima)	Uso
Amitriptilina	0,1 mg/kg VO à noite	0,5-2 mg/kg/dia (150 mg/dia)	Dor crônica
Carbamazepina	100 mg VI 2 vezes/dia	200-4.000 mg 2 vezes/dia (1.200 mg/dia)	Neuralgia do trigêmeo e pós-herpética e neuropatia diabética
Gabapentina	300 mg/dia VO	300-1.200 mg VO, 3 vezes/dia (3.600 mg/dia)	

Sedação para realização de endoscopia e colonoscopia, na emergência, pode causar reflexo vasovagal, como bradicardia e hipotensão, pela passagem do endoscópio ou pela distenção gástrica causada pela distenção gasosa da colonoscopia. A reação, geralmente, é transitória e, em caso de bradicardia persistente, pode ser usada a atropina, mas não é recomendado o seu uso preventivo já que pode produzir ileo e distenção abdominal. Além disso, a passagem do endoscópio pela faringe e pelo esôfago aumenta o risco de hipoxia, apneia e aspiração.

Sedação para cardioversão

A cardioversão costuma ser um procedimento extremamente ansiogênico e doloroso. Como a maior parte dos pacientes submetidos à cardioversão na emergência tem uma patologia cardiológica de base e, por isso, está mais suscetível a alterações cardiorrespiratórias e hemodinâmicas, o ideal é que medicamentos que tenham menos efeitos cardiorrespiratórios, como o etomidato (0,3 mg/kg IV) associado a fentanil (3 µg/kg, IV, lento) ou cetamina (2 mg/kg, IV), sejam usados. Medicações alternativas seriam propofol e midazolan.

Complicações da sedação para procedimento acontecem em 2,3 a 7,7% dos pacientes e incluem intubação orotoraqueal, tratamento de hipotensão e arritmia.

A maior parte das complicações surge logo depois da administração do sedativo. A ocorrência de efeitos adversos depois de mais de 5 minutos do final do procedimento é rara (< 1%). Sempre quando possível, em pacientes não entubados que necessitam de sedação, deve ser dada dose única de sedativo em bolo.

Critérios para liberação do paciente após sedação e analgesia para procedimentos

Para poder ser liberado após a SAP, o paciente precisa ter recuperado as suas funções cognitivas e motoras. Se ele for liberado para casa, preferencialmente deve ser acompanhado por uma pessoa adulta e deve ser orientado a não dirigir ou realizar atividades perigosas como nadar, andar de bicicleta ou manusear máquinas que possam colocar a sua vida em risco nas primeiras 12 a 24 horas seguintes à realização da SAP, pois pode apresentar déficits cognitivos e sonolência leve residual.

Bibliografia

1. Bossart P, Fosnocht D, Swanson E. Changes in heart rate do not correlate with changes in pain intensity in emergency department patients. s.l.: J Emerg Med, 2007, v. 32. p. 19-22.
2. Marco CA, Plewa MC, Buderer N, Hymel G, Cooper J. Self- reported pain scores in the emergency departemnet. Lack of association with vital signs. p. 974-979, s.l.: Acad Emerg Med, 2006, v. 13.
3. Miner JR, Kapella KC. Variations in perceived pain measurements within and between subjects using a standart painful stimulus. s283, s.l.: Acad Emerg Med, 2007, v. 14.
4. SA Berben. Pain prevalence and pain relief in trauma patients in the Accident & Emergency department. 2008, Injury, p. 39:578-585.
5. Tamayo-Sarver JH, Hinze SW, Cydulka RK, Baker DW. Racial and ethnic disparities in emergency department analgesic prescription. p. 2067-2073, s.l.: J Public Health, 2003, v. 93.
6. Todd KH, Deaton C, D 'Adamo AP, Goe L. Ethnicity and analgesic practice. p. 11-16, s.l.: Ann Emerg Med, 2000, v. 35.
7. Tyler DC, Tu A, Douthit J, Chapman CR. Toward validation of pain. p. 301-309, s.l.: Pain, 1993, v. 52.
8. WH, Cordell. The high prevalence of pain in emergency medical. 2002, Am J Emerg Med, v. 20, p. 165-169.

21

Ultrassonografia para o Emergencista

Elmo Pereira Jr.

Introdução

A ultrassonografia à do beira-leito (do inglês, *point-of-care*) trouxe grande contribuição à acurácia diagnóstica e à realização de procedimentos em pacientes críticos. Distingue-se da ultrassonografia convencional, realizada por imagenologistas, por ser limitada à resolução de problemas diagnósticos específicos, como o choque, a insuficiência respiratória, ou a avaliação do paciente com politrauma.

Princípios físicos e instrumentação

Ao utilizar um equipamento de ultrassonografia pela primeira vez, deve-se reconhecer as sondas (também chamadas transdutores) disponíveis, que são: linear, convexa, e setorial.

Analisando os botões disponíveis, devemos identificar os seletores de modos ultrassonográficos, sendo o modo B (bidimensional ou brilho, do inglês *bright*) e o modo M (do inglês *movement*) os mais utilizados para a ultrassonografia à beira do leito. Os outros comandos essenciais no ajuste da imagem são o ganho e a profundidade (**Figura 21.1**). O ajuste de ganho torna a imagem na tela mais brilhante ou menos brilhante, sendo útil para proporcionar o máximo de contraste entre as estruturas examinadas (**Figura 21.2**). A profundidade é o ajuste da escala de distâncias representada na tela. Caso a estrutura superficial esteja sendo examinada, reduz-se a profundidade; para examinar estruturas profundas, aumenta-se a profundidade (**Figura 21.3**).

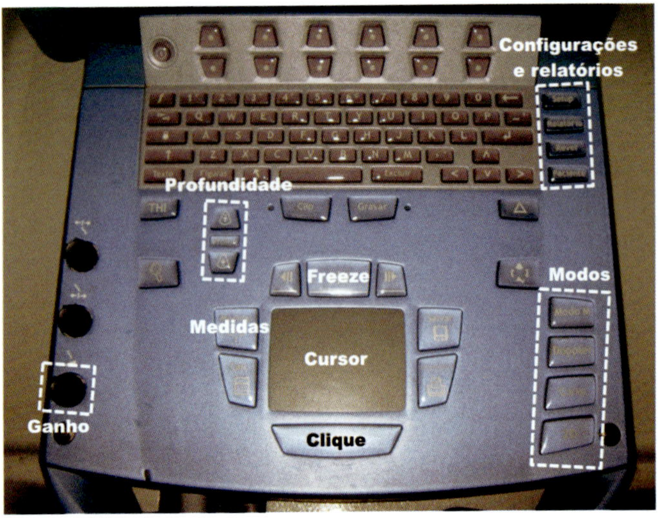

Figura 21.1 *Comandos essenciais para a realização da ultrassonografia point-of-care.*

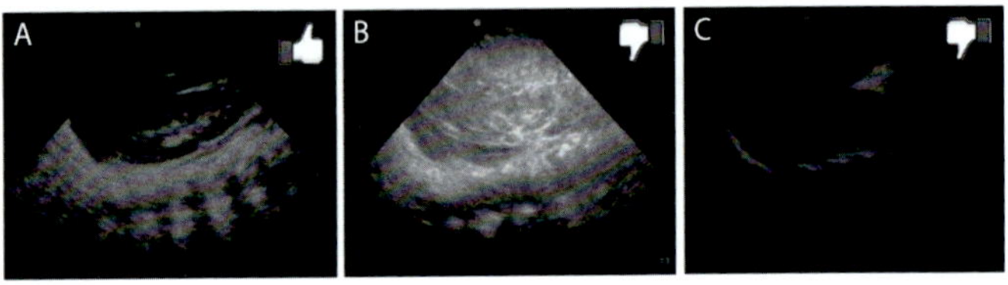

Figura 21.2 *Ajuste de ganho. (A): Ganho ajustado – observe o contraste entre as estruturas visualizadas; (B): Ganho excessivo – observe a imagem muito brilhante, com pouco contraste, prejudicando o discernimento entre as estruturas examinadas; (C): Ganho insuficiente – observe a imagem com pouca intensidade de brilho, pouco contraste (adaptado de Noble, 2011).*

Ultrassonografia pulmonar

Para realizar o exame, utiliza-se a sonda linear, de alta frequência, para estruturas superficiais (pleura) e as sondas convexa, microconvexa ou setorial, de baixa/moderada frequência, para estruturas profundas (espaço pleural e parênquima). O paciente deverá estar na posição supina. O marcador da sonda deve ser direcionado para a região cefálica do paciente.

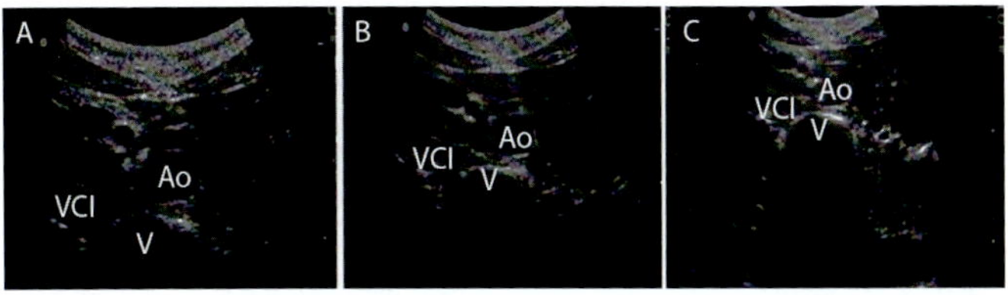

Figura 21.3 *Ajuste de profundidade. (A): Profundidade de 5,5 cm – observe a aorta (Ao) com tamanho adequado para seu exame; (B): Profundidade de 7,5 cm – observe a aorta (Ao) com tamanho reduzido em relação à imagem anterior, e a sombra acústica posterior à coluna vertebral (V) ocupando região significativa da imagem; (C): Profundidade de 12 cm – observe a aorta (Ao) com tamanho mais ainda reduzido em relação à imagem anterior, dificultando seu exame, e a sombra acústica posterior à coluna vertebral ocupando região mais extensa da imagem (adaptado de Noble, 2011).*

A janela ultrassonográfica, ou seja, a área anatômica de interesse são os espaços intercostais, haja vista que as costelas absorvem o ultrassom e apresentam uma região de sombra acústica posterior, opalescendo o parênquima subjacente. A imagem que se buscará, portanto, é a identificação do "**sinal do morcego**" (*bat sign*), em que se destaca o espaço intercostal no centro da tela, acompanhado bilateralmente pelas costelas superior e inferior, em um corte transversal às costelas (**Figura 21.4**).

As regiões a serem examinadas são a zona 1 (parede torácica anterior, do 2º ao 4º espaços intercostais), a zona 2 (parede torácica anterior, do 5º ao 8º espaços intercostais), a zona 3 (parede torácica lateral, do 4º ao 10º espaços intercostais) e a zona 4 (parede torácica posterior). O marcador da tela deve estar posicionado à esquerda, como padronizado em todos os exames ultrassonográficos (à exceção da ecocardiografia) e a profundidade, ajustada de 10 a 15 cm.

O exame se inicia justaesternal, em que é possível visualizar a linha pleural abaixo das junções costocondrais e, nessa região, observam-se a existência de **deslizamento pleural** (*lung sliding*) e o padrão ultrassonográfico subpleural. A sonda é deslocada lateralmente e as mesmas observações são realizadas nas zonas 1, 2 e 3 descritas, sempre de medial para lateral.

Após a identificação do sinal do morcego, que confirma que está sendo examinada a região correta, deve-se buscar o deslizamento da linha pleural. É possível utilizar o modo B ou o modo M para sua detecção. No modo M, observa-se que, com a ventilação,

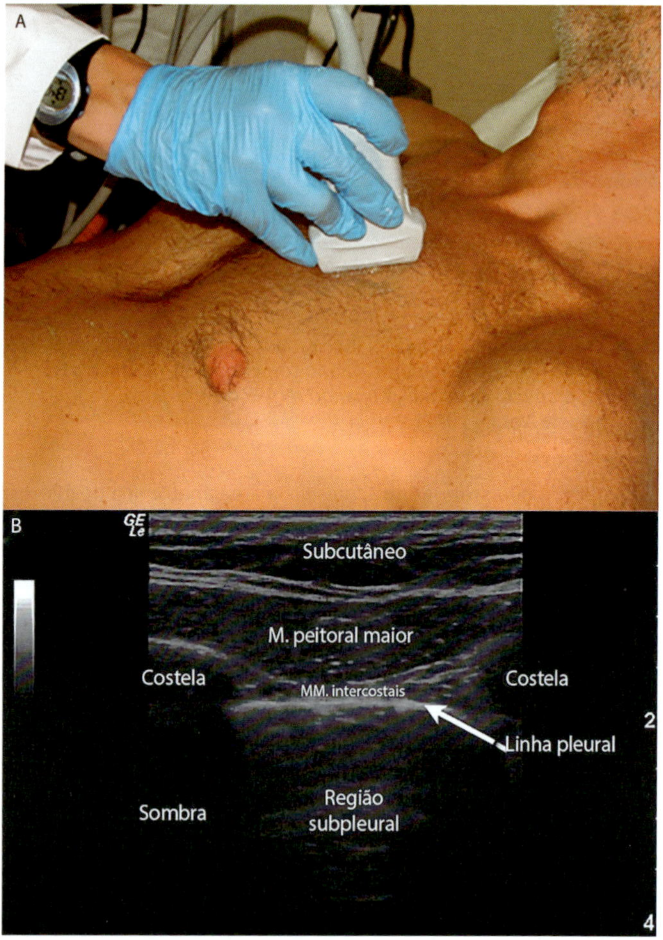

Figura 21.4 *Ultrassonografia pulmonar. (A): Técnica – utilizamos uma sonda linear, de alta frequência, a 90° da pele do paciente, com o marcador voltado para a região cefálica; (B): Imagem ultrassonográfica – reconhecemos as estruturas anatômicas examinadas neste corte, incluindo as costelas e a linha pleural, que formam o "sinal do morcego" (adaptado de Killu, 2010).*

a linha pleural e o pulmão se movimentam (padrão granular no modo M, semelhante à areia da praia), enquanto os músculos e subcutâneo permanecem estáticos (padrão linear, como as ondas do mar ou um código de barras) e, por isso, denomina-se a presença de deslizamento pleural como **sinal da praia** (**Figura 21.5**). No caso de ausência de deslizamento, todos os tecidos permanecem estáticos, gerando um padrão linear difuso conhecido como **sinal da estratosfera** ou **do código de barras** (**Figura 21.6**).

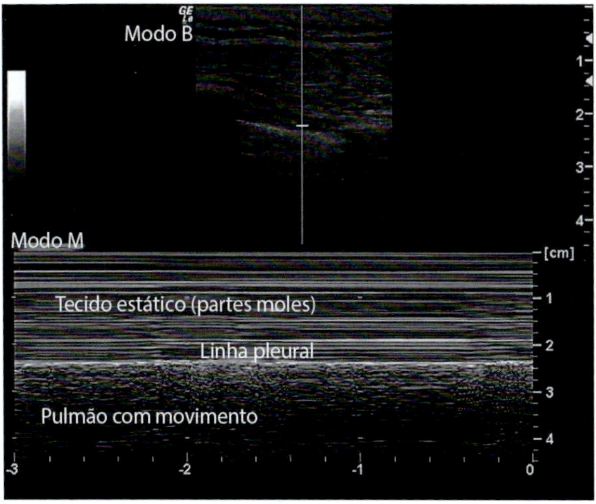

Figura 21.5 *Sinal da praia (adaptado de Killu, 2010).*

O deslizamento ocorre de forma sincrônica à ventilação pulmonar, sendo útil para excluir a intubação seletiva, em que não se observa deslizamento sincrônico com ventilação no pulmão excluído. Quanto ao último, observa-se a superioridade da ultrassonografia em relação à radiologia simples, pois a ausência de deslizamento pleural apresenta sensibilidade de 100% e especificidade de 78%, ou seja, com a detecção do deslizamento pleural, exclui-se o pneumotórax na área examinada.

A ultrassonografia também é útil para a confirmação de sua presença, por meio da detecção do **ponto pulmonar**, o ponto de encontro entre a câmara do pneumotórax e a área preservada, onde a aposição entre as pleuras parietal e visceral está mantida e, portanto, existe deslizamento pleural. Na mesma imagem ultrassonográfica, observa-se uma região onde o deslizamento ocorre e outra onde ele está abolido. O ponto pulmonar apresenta sensibilidade de 79% e especificidade de 100% para o diagnóstico do pneumotórax.

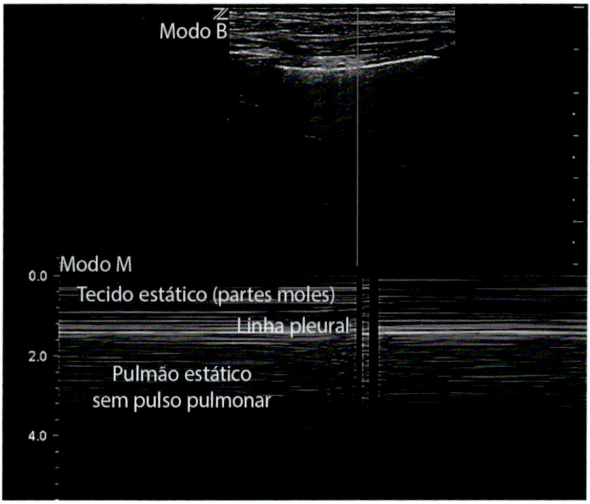

Figura 21.6 *Sinal da estratosfera ou do código de barras. Este sinal tem alta acurácia para o diagnóstico de pneumotórax (adaptado de Killu, 2010).*

No caso de um pulmão aerado ("seco"), sabe-se que o ultrassom é completamente refletido e, portanto, a imagem subpleural corresponde aos artefatos de ecos da pleura, linhas horizontais equidistantes entre si, denominadas **linhas A** (**Figura 21.7**). Um pulmão que apresente apenas linhas A apresenta, portanto, um **padrão A**.

No caso de um pulmão edemaciado ("úmido"), seja difusamente, como no edema pulmonar cardiogênico ou na síndrome do desconforto respiratório agudo (SDRA), seja localizado, como na pneumonia, as ondas de ultrassom passam a propagar-se pelo parênquima, através dos septos interlobulares espessados, acarretando linhas verticais denominadas **linhas B** (**Figura 21.8**). Esse pulmão apresenta, portanto, um **padrão B**, que pode ser **difuso** ou **localizado**. Importante ressaltar que, para se conseguir observar as linhas B, não deve haver ar entre a sonda e o pulmão examinado, ou seja, na ocorrência de um pneumotórax, esse padrão desaparece, mesmo com um pulmão "úmido".

No evento da perda completa do componente aéreo, não se observam mais artefatos, e sim o parênquima pulmonar de fato, agora consolidado, o que é denominado **padrão C** (**Figura 21.9**). O diagnóstico diferencial desse padrão recai sobre as condensações e as atelectasias pulmonares.

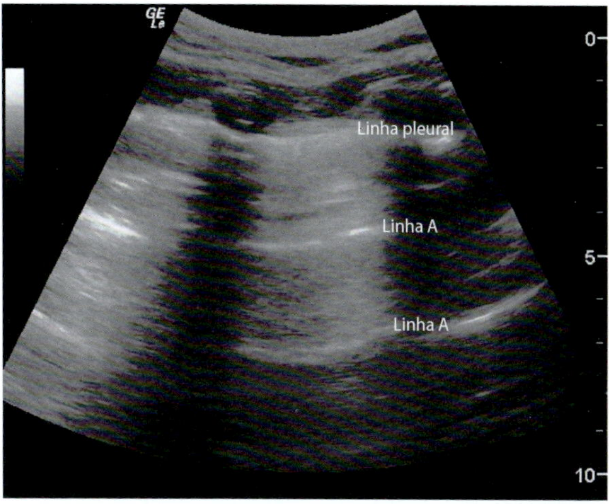

Figura 21.7 *As linhas A são artefatos de reverberação pleural, que surgem na presença de ar subpleural, como no pulmão aerado sadio, na DPOC, no pneumotórax (adaptado de Killu, 2010).*

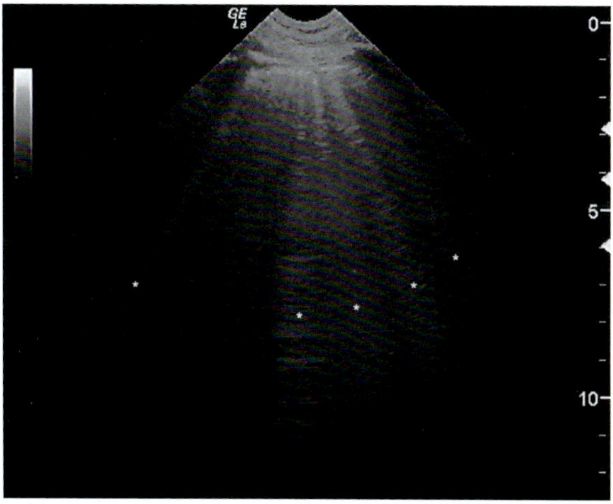

Figura 21.8 *As linhas B (asteriscos) são artefatos presentes no edema pulmonar, devido ao edema dos septos interlobulares. Caracteristicamente, iniciam-se na linha pleural, estendem-se à região mais profunda da imagem, se movimentam juntamente à linha pleural e "apagam" as linhas A (adaptado de Killu, 2010).*

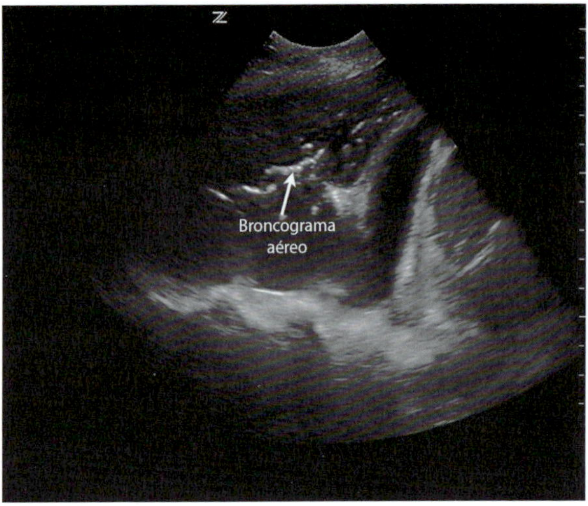

Figura 21.9 *Consolidação pulmonar (padrão C) – observe a presença de um pulmão sem os artefatos mencionados anteriormente (linhas A ou linhas B), mas com aspecto de órgão sólido. Ademais, notamos imagem hiperecogênicas reticulares permeando o pulmão, o chamado broncograma aéreo, confirmando o diagnóstico de condensação pulmonar (adaptado de Killu, 2010)*

Se observarmos uma região homogênea hipoecogênica ou mesmo anecogênica no espaço subpleural, estamos diante de um **derrame pleural**, seja exsudato ou transudato, usualmente acompanhado de um pulmão consolidado subjacente (atelectasia compressiva). A esse padrão, denomina-se **padrão D** (**Figura 21.10**).

O diagnóstico diferencial da insuficiência respiratória aguda, pode ser feito pelo protocolo BLUE - *Bedside Lung Ultrasound in Emergency* (também um trocadilho com a cianose: *when your patient is blue, promptly perform a BLUE protocol*):

- Um padrão A com deslizamento pleural diagnosticou asma ou DPOC com sensibilidade de 89% e especificidade de 97%;
- Um padrão B difuso com deslizamento pleural diagnosticou edema pulmonar com sensibilidade de 97% e especificidade de 95%;

- Um padrão A com trombose venosa profunda diagnosticou TEP com sensibilidade de 81% e especificidade de 99%;
- Um padrão A sem deslizamento pleural na zona 1 (padrão A) com ponto pulmonar diagnosticou pneumotórax com sensibilidade de 81% e especificidade de 100%;
- Um padrão C **ou** padrão B assimétrico **ou** padrão B sem deslizamento pleural diagnosticou pneumonia com sensibilidade de 89% e especificidade de 94%;
- A acurácia geral do método alcançou 90,5% em relação ao padrão-ouro de cada diagnóstico.

Ultrassonografia cardíaca

As janelas cardíacas e seus respectivos cortes úteis para o diagnóstico diferencial são a paraesternal esquerda, eixo longo e eixo curto; apical em 4 câmaras; e subxifoide, 4 câmaras e eixo longo de veia cava inferior (**Figuras 21.11 a 21.15**).

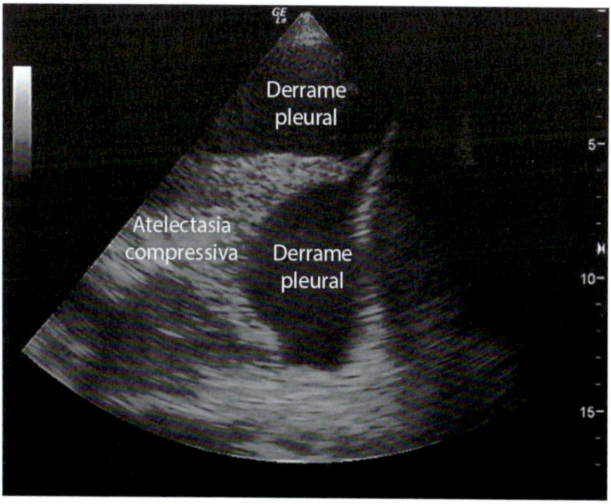

Figura 21.10 *Derrame pleural (padrão D) – observe uma imagem consolidada (atelectasia compressiva), secundária a um derrame pleural volumoso (adaptado de Killu, 2010)*

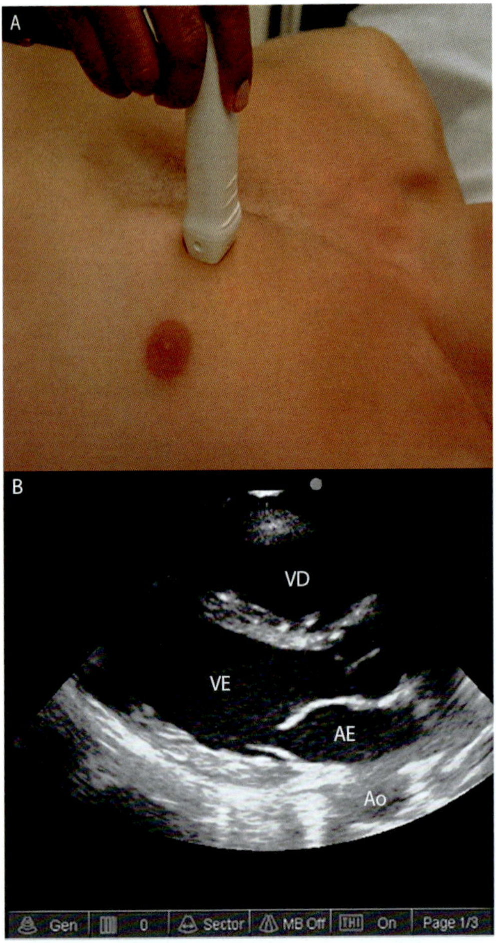

Figura 21.11 *Janela paraesternal esquerda, eixo longo. (A): Técnica – A sonda encontra-se na linha paraesternal esquerda, entre o segundo e o quinto espaços intercostais. O marcador da sonda (index) está voltado para o ombro direito do paciente; (B): Imagem ultrassonográfica. VD: ventrículo direito; VE: ventrículo esquerdo; AE: átrio esquerdo; Ao: aorta descendente torácica (adaptado de Killu, 2010).*

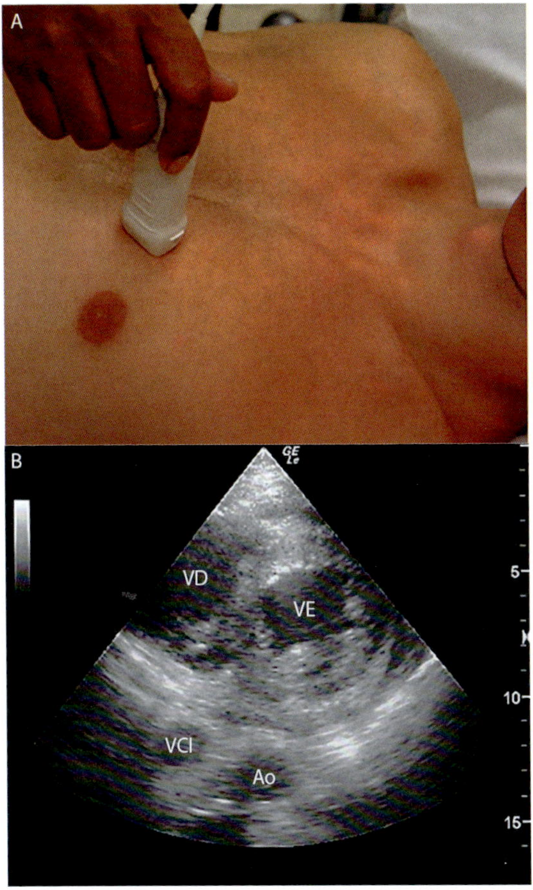

Figura 21.12 *Janela paraesternal esquerda, eixo curto. (A): Técnica – Na mesma janela paraesternal direita, agora voltamos o marcador da sonda (index) para o ombro esquerdo do paciente; (B): Imagem ultrassonográfica. VD: ventrículo direito; VE: ventrículo esquerdo; VCI: veia cava inferior; Ao: aorta descendente torácica (adaptado de Killu, 2010).*

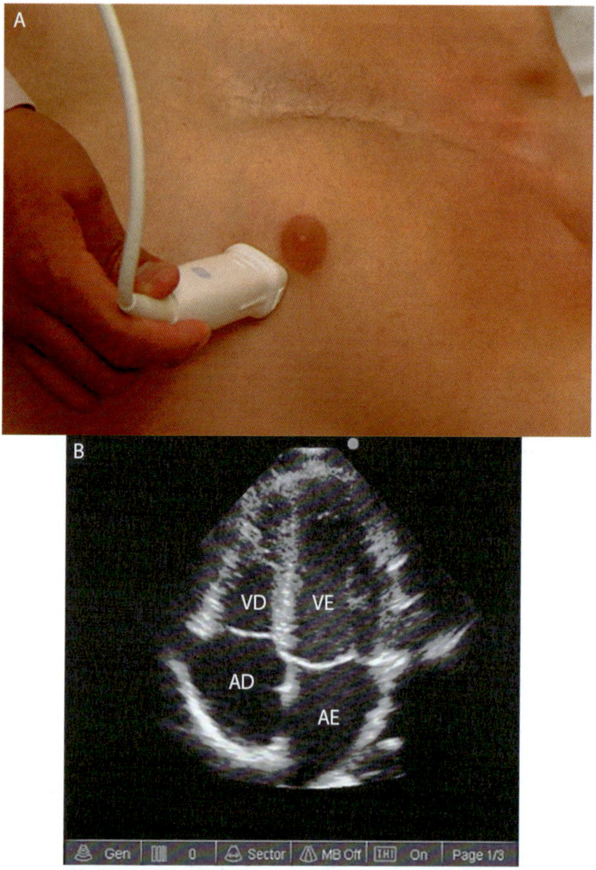

Figura 21.13 *Janela apical, 4 câmaras. (A): Técnica – A sonda encontra-se na linha hemiclavicular esquerda, entre o quarto e o sexto espaços intercostais, com inclinação entre 15 e 30o. O marcador da sonda (index) está voltado para a esquerda do paciente; (B): Imagem ultrassonográfica. VD: ventrículo direito; VE: ventrículo esquerdo; AD: átrio direito; AE: átrio esquerdo (adaptado de Killu, 2010)*

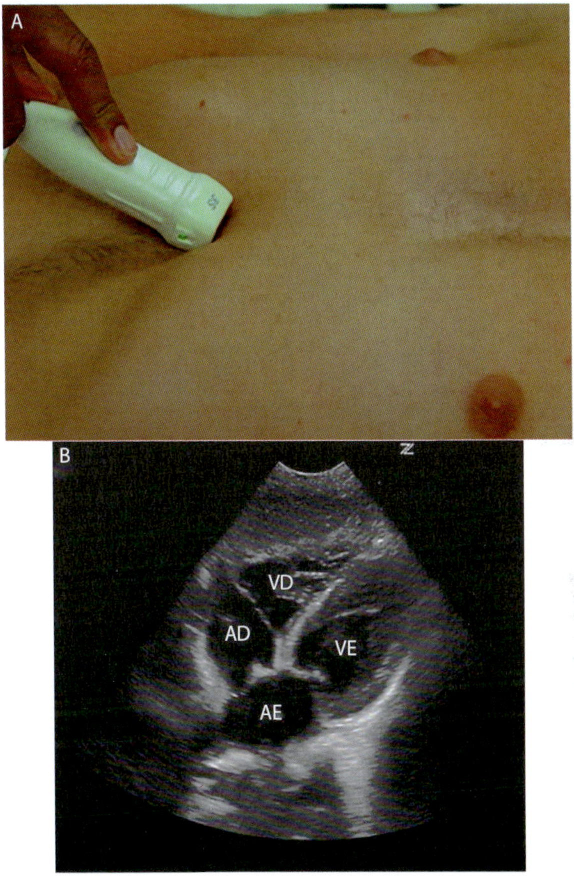

Figura 21.14 *Janela subxifoide, 4 câmaras. (A): Técnica – A sonda encontra-se na linha média, abaixo do processo xifoide, com inclinação de 15o. O marcador da sonda (index) está voltado para a esquerda do paciente; (B): Imagem ultrassonográfica. VD: ventrículo direito; VE: ventrículo esquerdo; AD: átrio direito; AE: átrio esquerdo (adaptado de Killu, 2010).*

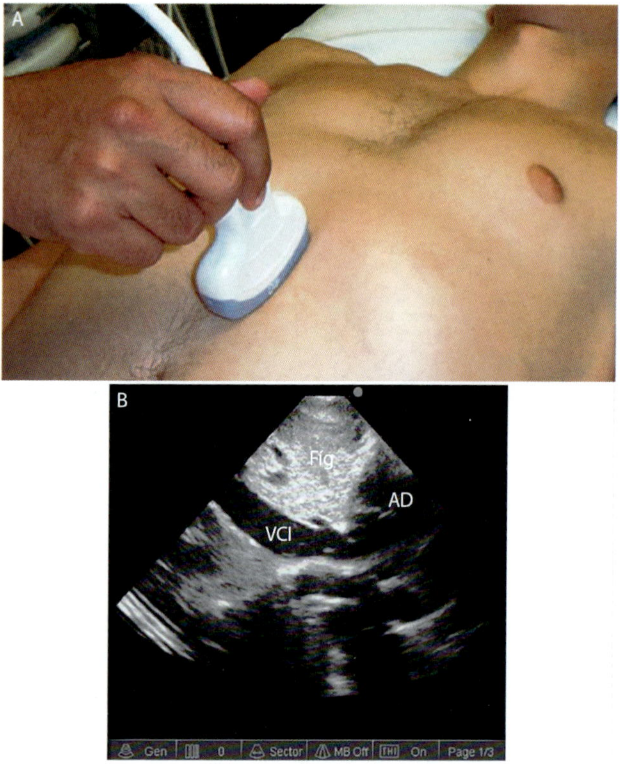

Figura 21.15 *Janela subxifoide, veia cava inferior, eixo longo. (A): Técnica – Na mesma janela subxifoide, agora voltamos o marcador da sonda (index) para a região cefálica do paciente; (B): Imagem ultrassonográfica. Fíg: lobo esquerdo hepático; VCI: veia cava inferior; AD: átrio direito (adaptado de Killu, 2010).*

O choque hipovolêmico é reconhecido por volume diastólico final reduzido e por obliteração sistólica em ambos os ventrículos (**Figura 21.16**); o choque obstrutivo por tamponamento cardíaco, pela presença de derrame pericárdico e demonstração de restrição ao enchimento de VD (**Figura 21.17**); o choque obstrutivo por embolia pulmonar, pelo aumento da cavidade ventricular direita (relação VD/VE $\geq$ 1), pela presença de septo paradoxal e pelo aspecto "hipovolêmico" do VE (**Figura 21.18**); o choque cardiogênico, pela disfunção sistólica grave do VE (**Figura 21.19**). O choque distributivo não tem um padrão ultrassonográfico específico, pois este dependerá da fase do choque em que o paciente se encontra, podendo assumir padrão hipovolêmico, em sua fase inicial; padrão obstrutivo, em pacientes com disfunção respiratória e necessidade de alta PEEP; padrão cardiogênico, em paciente com depressão do inotropismo pelas citocinas circulantes.

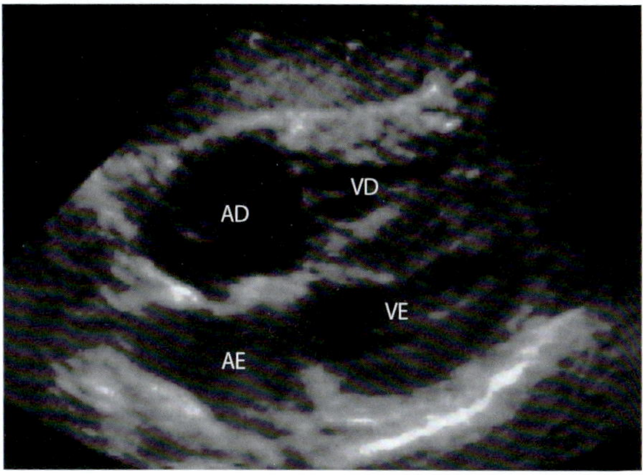

Figura 21.16 *Padrão hipovolêmico. Câmaras ventriculares de tamanho reduzido durante a diástole. VD: ventrículo direito; VE: ventrículo esquerdo; AD: átrio direito; AE: átrio esquerdo.*

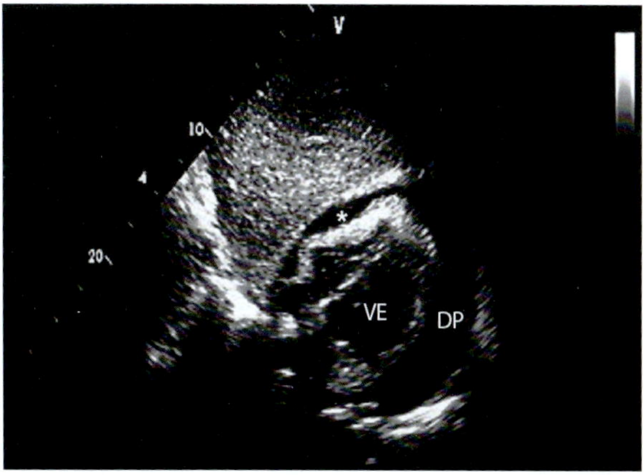

Figura 21.17 *Tamponamento cardíaco. Nota-se a restrição de enchimento do ventrículo direito (asterisco) secundária ao aumento da pressão na cavidade pericárdica pelo derrame (DP). Devido à redução de sua pré-carga, o ventrículo esquerdo (VE) encontra-se reduzido de volume (adaptado de Killu, 2010).*

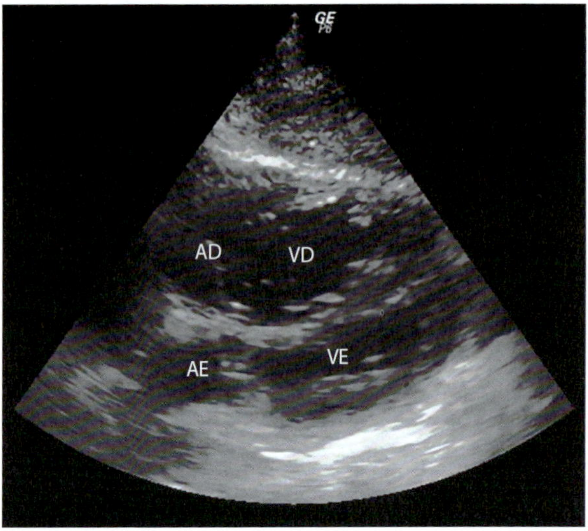

Figura 21.18 *Embolia pulmonar. Observamos o aspecto reduzido do ventrículo esquerdo durante a diástole e uma relação entre ventrículos direito e esquerdo maior que 1. VD: ventrículo direito; VE: ventrículo esquerdo; AD: átrio direito; AE: átrio esquerdo.*

Ultrassonografia abdominal

O exame FAST® é considerado uma ferramenta útil para a detecção de líquido livre (sangue) nas cavidades abdominal e pericárdica após trauma toracoabdominal fechado.

A ultrassonografia tem acurácia para detecção de 250 mL de líquido livre na cavidade abdominal. É mais acurado que o lavado peritoneal diagnóstico, quando realizado seriadamente, com acurácia superior a 95% em diversos estudos.

O e-FAST é realizado através do exame de seis janelas ultrassonográficas:

- hepatorrenal (**Figura 21.20**);
- esplenorrenal (**Figura 21.21**);
- suprapúbica (**Figura 21.22**);

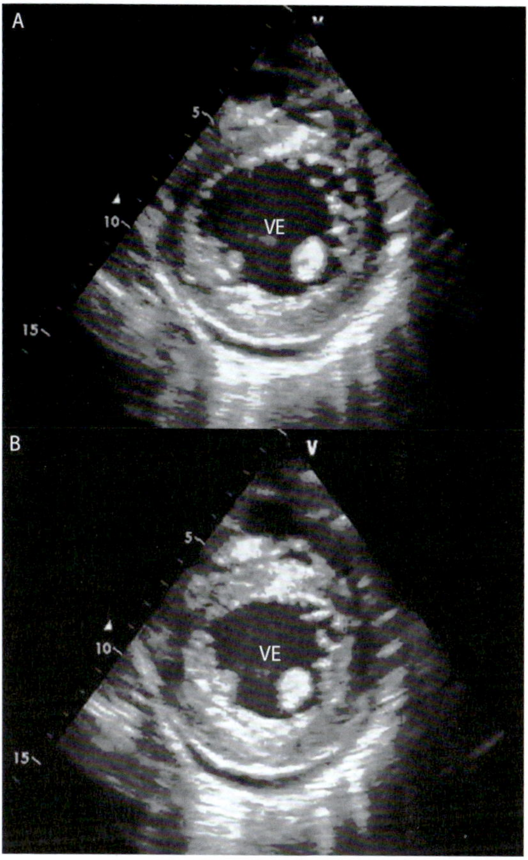

Figura 21.19 *Disfunção sistólica grave de ventrículo esquerdo. Em uma janela paraesternal esquerda, eixo curto, observamos a pequena variação entre diástole (A): e sístole (B): na avaliação da área ventricular esquerda. VE: ventrículo esquerdo.*

- subxifoide (**Figura 21.23**); e
- duas janelas torácicas (mesma técnica descrita no tópico "Ultrassonografia pulmonar" deste capítulo). Nota-se que as janelas hepatorrenal e esplenorrenal têm objetivos de detectar líquido livre na cavidade abdominal (hemoperitôneo) e na cavidade torácica (hemotórax).

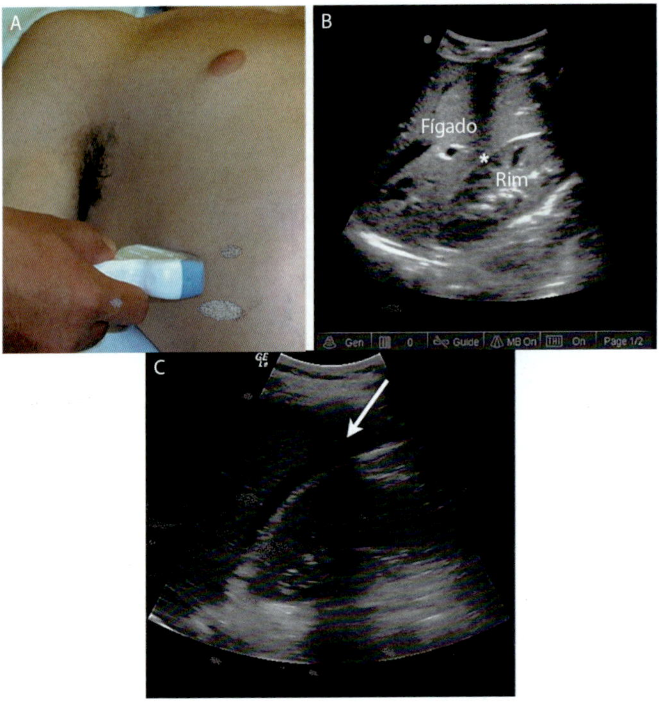

Figura 21.20 *Janela hepatorrenal. (A): Técnica – A sonda encontra-se na linha axilar média direita, entre o sétimo e o nono espaços intercostais. O marcador da sonda (index) está voltado para a região cefálica do paciente. Para buscar hemotórax, realizamos uma varredura em direção ao quinto espaço intercostal; (B): Imagem ultrassonográfica – O asterisco assinala o espaço hepatorrenal ou espaço de Morrison; (C): Imagem ultrassonográfica – A seta indica a presença de hemoperitôneo (adaptado de Killu, 2010).*

Ultrassonografia vascular

Ultrassonografia do trombo embolismo venoso

A ultrassonografia tem elevada acurácia para o diagnóstico da trombose venosa profunda (TVP) proximal sintomática, com sensibilidade de 96,1% e especificidade de 96,8%.

O exame é realizado mediante inspeção das veias e da técnica compressiva em dois pontos. Com o marcador da sonda linear de

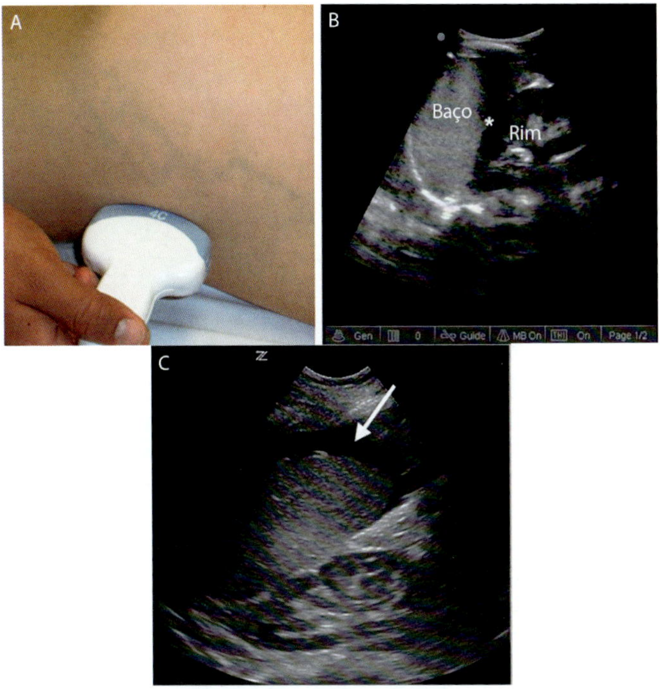

Figura 21.21 *Janela esplenorrenal. (A): Técnica – A sonda encontra-se na linha axilar média esquerda, entre o quinto e o sétimo espaços intercostais. O marcador da sonda (index) está voltado para a região cefálica do paciente. Para buscar hemotórax, realizamos uma varredura em direção ao quarto espaço intercostal; (B): Imagem ultrassonográfica – O asterisco assinala o espaço esplenorrenal; (C): Imagem ultrassonográfica – A seta indica a presença de hemoperitôneo (adaptado de Killu, 2010).*

alta frequência voltado para o lado direito do paciente, realiza-se um corte transversal na altura do ligamento inguinal, localizando a junção safeno-femoral (**Figura 21.24**); e na altura da fossa poplítea (**Figura 21.25**). Note a íntima relação entre a veia femoral comum e a artéria femoral comum; e entre a veia poplítea e a artéria poplítea.

A visualização de material hiperecogênico no interior da veia femoral, safena magna ou poplítea ou a ausência de compressibilidade do vaso significam um **exame positivo**.

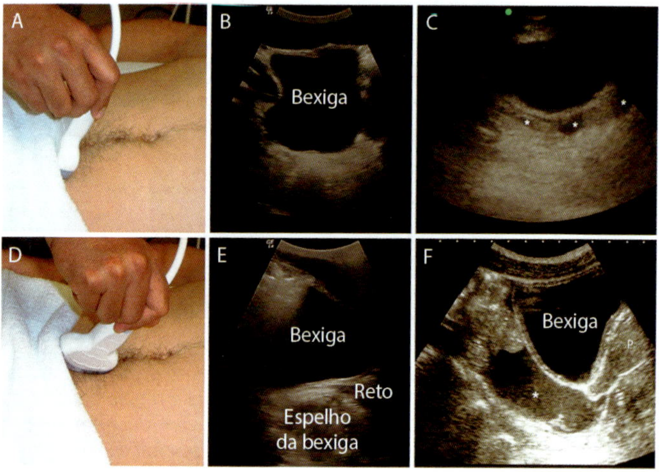

Figura 21.22 *Janela suprapúbica. (A)>: Técnica – A sonda encontra-se imediatamente acima da sínfise púbica. Para o corte transversal, o marcador da sonda (index) está voltado para a direita do paciente; (B): Imagem ultrassonográfica; (C): Imagem ultrassonográfica – Asteriscos indicam a presença de hemoperitôneo; (D): Técnica – Para o corte longitudinal, o marcador da sonda (index) está voltado para a região cefálica do paciente; (E): Imagem ultrassonográfica; (F): Imagem ultrassonográfica – Asteriscos indicam a presença de hemoperitôneo. P: próstata (adaptado de Killu, 2010).*

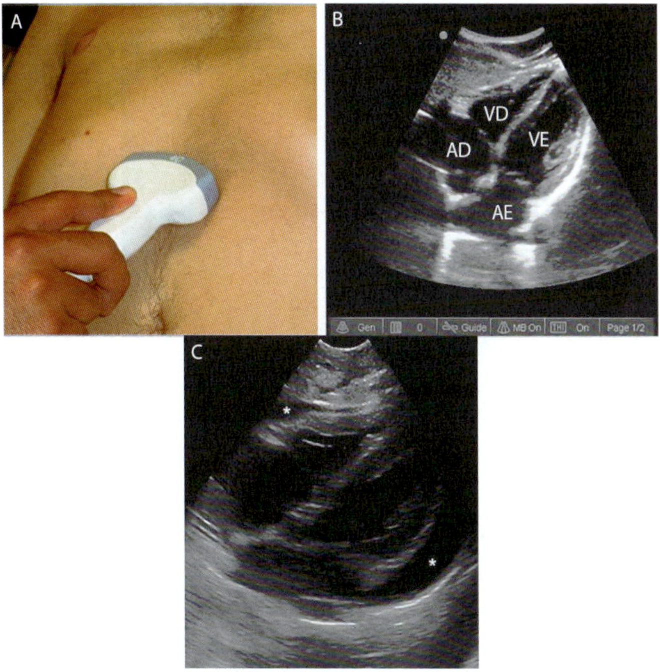

Figura 21.23 *Janela subxifoide, 4 câmaras. (A): Técnica – A sonda encontra-se na linha média, abaixo do processo xifoide, com inclinação de 15o. O marcador da sonda (index) está voltado para a direita do paciente. Observe que, ao contrário do exame ecocardiográfico, utilizamos o marcador invertido 180o ao que fizemos anteriormente. Isso se deve ao marcador da tela, que, no preset cardíaco, encontra-se invertido; (B): Imagem ultrassonográfica; (C): Imagem ultrassonográfica – asteriscos indicam a presença de hemopericárdio. VD: ventrículo direito; VE: ventrículo esquerdo; AD: átrio direito; AE: átrio esquerdo (adaptado de Killu, 2010).*

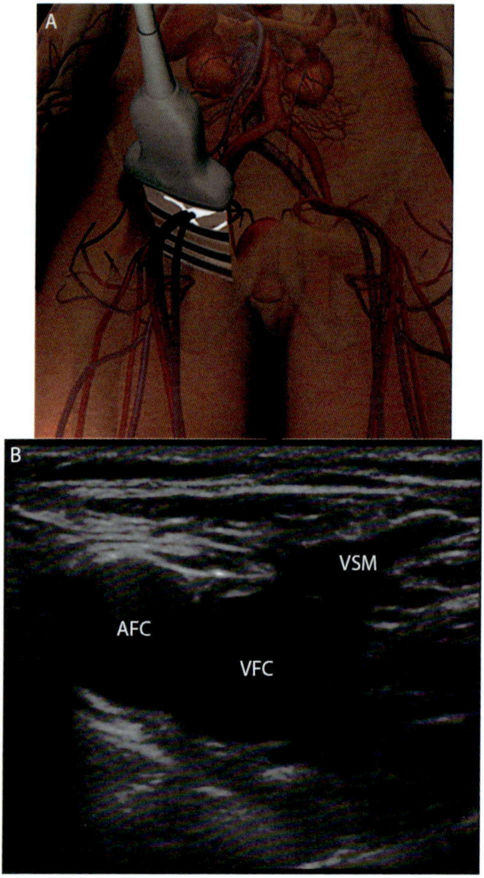

Figura 21.24 *Junção safeno-femoral. (A): Técnica – uma sonda linear, de alta frequência, é posicionada na região do ligamento inguinal, a 90o, com o marcador voltado para a direita do paciente; (B): Imagem ultrassonográfica – observamos a ausência de material hiperecogênico no interior da veia femoral comum, que, durante a compressão, deve colapsar completamente. AFC: artéria femoral comum; VFC: veia femoral comum; VSM: veia safena magna (adaptado de Killu, 2010).*

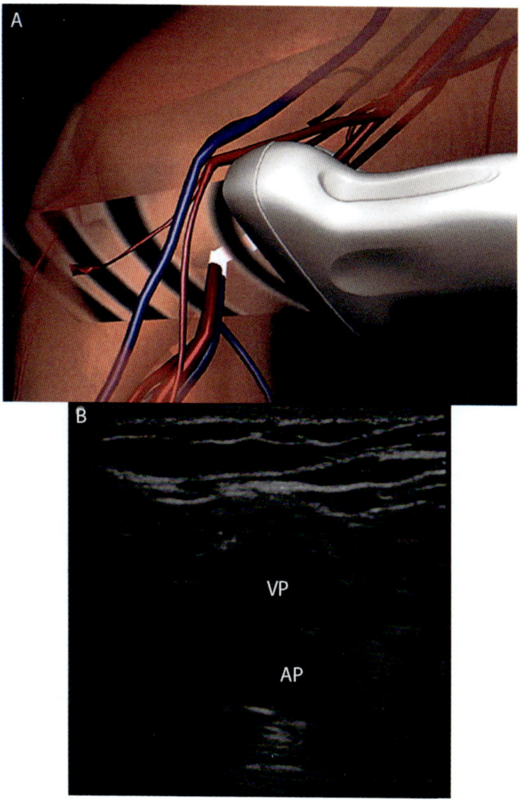

Figura 21.25 *Fossa poplítea (A): Técnica – uma sonda linear, de alta frequência, é posicionada na região poplítea, a 90o, com o marcador voltado para a direita do paciente; (B): Imagem ultrassonográfica – observamos a ausência de material hiperecogênico no interior da veia poplítea, que, durante a compressão, deve colapsar completamente. VP: veia poplítea; AP: artéria poplítea (adaptado de Killu, 2010).*

Acesso vascular guiado por ultrassonografia

A ultrassonografia *point-of-care* para auxílio na passagem de acessos centrais trouxe mais segurança para o procedimento e é recomendada de rotina por diversas entidades médicas, a técnica é descrita no capítulo de acessos vasculares.

É possível realizar a punção por meio da visualização do vaso em um corte transversal, que proporciona maior facilidade na execução (**Figura 21.26**), ou longitudinal, que proporciona visualização direta da agulha durante sua progressão (**Figura 21.27**). Após a introdução da agulha no interior do vaso, procede-se à passagem do fio-guia, cuja posição deve ser confirmada com a ultrassonografia (**Figura 21.28**) e, só então, utiliza-se o dilatador e realiza-se a passagem do cateter.

A exclusão do pneumotórax é realizada pela detecção do deslizamento pleural ao modo B ou do sinal da praia ao modo M, descritos no tópico "Ultrassonografia pulmonar".

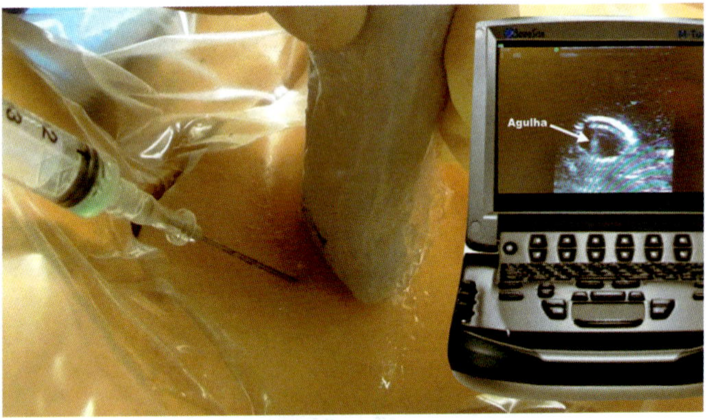

Figura 21.26 *Punção venosa profunda em corte transversal. Apesar de tecnicamente mais simples, não acompanhamos toda a progressão da agulha no paciente, apenas em um corte. Para evitar transfixação da veia, medimos a profundidade do vaso e puncionamos a pele afastando a agulha da sonda com a mesma distância. Observe a utilização de capa estéril protegendo a sonda.*

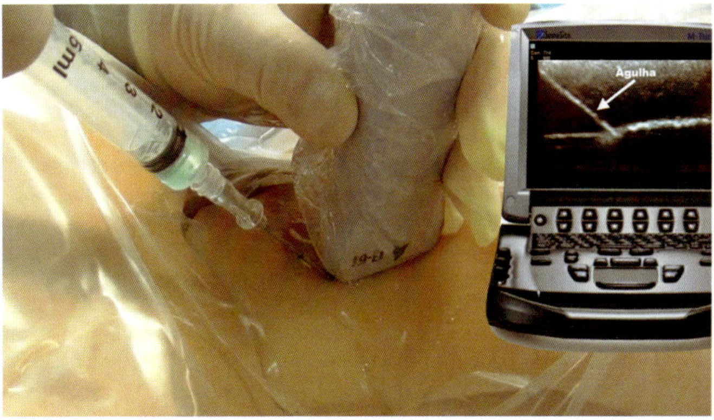

Figura 21.27 *Punção venosa profunda em corte longitudinal. Com esta técnica, acompanhamos toda a progressão da agulha no paciente, evitando a transfixação da veia. Observe a utilização de capa estéril protegendo a sonda.*

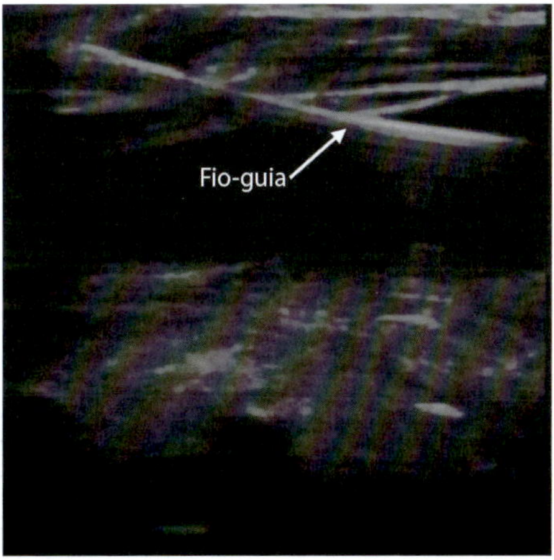

Figura 21.28 *Visualização do fio-guia no interior do vaso.*

Bibliografia

1. Ghane MR, Gharib M, Ebrahimi A, Saeedi M, Akbari-Kamrani M, Rezaee M, et al. Accuracy of early rapid ultrasound in shock (RUSH) examination performed by emergency physician for diagnosis of shock etiology in critically ill patients. J Emerg Trauma Shock; 2015 Jan;8(1):5–10.
2. Ghane MR, Gharib MH, Ebrahimi A, Samimi K, Rezaee M, Rasouli HR, et al. Accuracy of Rapid Ultrasound in Shock (RUSH) exam for diagnosis of shock in critically ill patients. Trauma Mon; 2015 Feb;20(1):e20095.
3. Lichtenstein D, Mezière G, Biderman P, Gepner A, Barré O. The comet-tail artifact. An ultrasound sign of alveolar-interstitial syndrome. Am J Respir Crit Care Med; 1997 Nov;156(5):1640–6.
4. Lichtenstein D, Mezière G, Biderman P, Gepner A. The "lung point": an ultrasound sign specific to pneumothorax. Intensive Care Med; 2000 Oct;26(10):1434–40.
5. Lichtenstein DA, Mezière G, Lascols N, Biderman P, Courret J-P, Gepner A, et al. Ultrasound diagnosis of occult pneumothorax. Crit Care Med; 2005 Jun;33(6):1231–8.
6. Lichtenstein DA, Mezière GA. Relevance of lung ultrasound in the diagnosis of acute respiratory failure: the BLUE protocol. Chest; 2008 Jul;134(1):117–25.
7. Moore CL, Copel JA. Point-of-care ultrasonography. N Engl J Med; 2011 Feb 24;364(8):749–57.
8. Volpicelli G, Elbarbary M, Blaivas M, Lichtenstein DA, Mathis G, Kirkpatrick AW, et al. International evidence-based recommendations for point-of-care lung ultrasound. Intensive Care Med; 2012 Apr;38(4):577–91.

22

Drenagem Torácica

Ana Paula Freitas

Introdução

O espaço virtual entre as pleuras pode ser preenchido por fluidos ou ar em decorrência de diversas patologias ou como consequência de trauma. A drenagem torácica é o procedimento que visa retirar esse componente estranho que se acumula no espaço pleural, visando restituir a pressão negativa entre as pleuras visceral e parietal e, por conseguinte retornar ao normal os mecanismos responsáveis pela ventilação.

Procedimento

A drenagem torácica é realizada com técnica cirúrgica estéril, em um ambiente iluminado (preferencialmente com foco), em maca que possibilite a inclinação da cabeceira. O dreno utilizado pode variar de tamanho de acordo com o tipo de patologia pleural que se pretende drenar, dando preferência aos mais finos quando existe somente ar entre as pleuras (por exemplo, pneumotórax espontâneo), e aos mais calibrosos quando se pretende drenar fluidos e/ou evitar oclusões por grumos (como no caso de pneumotórax ou hemotórax traumático). Todo o sistema deve ser fechado em selo d´agua, e pode ser ligado em aspiração contínua para otimizar a drenagem em casos específicos. Utiliza-se anestésico local, com ou sem analgesia sistêmica associada, podendo-se utilizar ansiolíticos como benzodiazepínicos se necessário. O paciente deve ser monitorizado durante o procedimento.

Material

Touca, luva estéril, máscara cirúrgica, óculos de procedimento e capote. Gases, xilocaína 1%, clorexidina 1%, campos estéreis. Agulhas média e grande, seringa. Drenos torácicos de variados tamanhos, 2 pinças Kelly, pinça Mayo, fio nylon 0 e fio seda 0, lâmina de bisturi e porta-agulha. Sistema de drenagem em selo d'água.

Roteiro

1. Após separar o material, coloca-se o paciente deitado com o lado a ser drenado exposto, de preferência com o aprisionamento da mão na cabeceira de mesmo lado, para evitar contato ou retirada/flexão reflexa.
2. Identificam-se as linhas axilares média e anterior, e o quarto e quinto espaços intercostais, com referência do mamilo. Na presença de obesidade ou de grandes mamas, faz-se necessária a adequação do campo com esparadrapos. Marca-se o local apropriado.
3. Após a devida assepsia e paramentação, realiza-se antissepsia do local onde será introduzido o dreno e colocação de campos estéreis.
4. Mede-se o dreno a ser utilizado, o local de introdução, geralmente no quarto espaço intercostal entre a linha axilar média e a anterior, até próximo do ápice pulmonar, e prende-se com uma pinça Kelly, para determinar a profundidade inserida e manter o sistema fechado logo após a introdução do dreno. Deve-se atentar para que na extremidade junto à Kelly não haja furos próximos, evitando enfisema pós-drenagem. É possível facilitar a introdução do tubo cortando-se a ponta tornando-a um bisel.
5. Colocar a pinça de Mayo na mesma direção do bisel, como guia de introdução, não ultrapassando a ponta do tubo. Deixar o tubo com as duas extremidades fechadas em local estéril de fácil acesso.
6. Anestesiar o local a ser inserido, iniciando com botão anestésico subcutâneo, procurando infiltrar na região inferior da costela superior. Podem-se fazer infiltrações mais posteriores, mais próximas à escápula, e/ou associar infiltrações um ou dois níveis acima e abaixo do local a ser inserido para a introdução do dreno. Neste momento, pode ser realizada a sedação e/ou analgesia sistêmica.
7. Com a lâmina de bisturi, realizar uma incisão cutânea na pele não muito maior que calibre do dreno escolhido, perpendicular ao espaço intercostal. Após atravessar a pele,

divulsiona-se com a pinça Kelly, suavemente procurando encontrar a borda inferior do arco costal, estando sempre com a concavidade voltada para baixo e de preferência sem tirar do trajeto.

8. Após passar pela musculatura intercostal é possível observar a saída ativa de ar e/ou fluidos. Neste momento, com o dedo, verifica-se se está na cavidade pleural, identificando o pulmão e o diafragma. Se houver história de trauma de costela importante, com crepitações, cuidado com acidentes.
9. Introduz-se, então, o dreno com a pinça de Mayo, em direção posterior e superior no tórax, retirando-se concomitantemente a pinça e introduzindo o dreno até o limite definido previamente com o Kelly.
10. Conectar o dreno ao sistema de selo d'água já devidamente preparado, com sua ponta submersa pelo menos a dois centímetros de profundidade, e retirar o Kelly, com o cuidado de não soltar o dreno ou deslocá-lo.
11. Após observar se há oscilação no sistema, definido assim a posição torácica do dreno, é preciso fixá-lo. Para isso se realiza um ponto em U ao redor do dreno na pele que o circunda, utilizando fio nylon 0. Fecha-se o orifício com pressão no dreno e nó quadrado, retira-se a agulha e, com as pontas restantes do fio deixado de maneira simétrica, inicia-se o trancamento do dreno através da técnica de bailarina, fixando com ponto simples no final. Por segurança, realiza-se mais duas amarras sobre o dreno, no início junto à pele e no final da bailarina, com fio seda 0.
12. Com a certeza da oscilação, deve-se realizar curativo ao redor do dreno e sua fixação no paciente, com esparadrapos. Após a retirada dos campos e perfurocortantes, é necessário realizar um exame de imagem para verificar a posição do dreno – radiografia de tórax.

Complicações

A complicação mais importante da drenagem torácica é a inserção abdominal do dreno, levando a lesão visceral. Diminui-se este risco com a inserção do dreno acima da transição toracoabdominal. Outras complicações consistem em infecções associadas ao procedimento e irritação do diafragma pelo posicionamento do dreno.

Derrame pleural volumoso e de longa data não devem ser drenados de maneira abrupta ou rápida, por risco de edema pulmonar de reexpansão.

Durante o procedimento, atentar sempre para lesões em vasos e nervos em posição anatômica, e após o procedimento manter analgesia que possibilite a reexpansão apropriada.

Retirada do dreno

Cuidados devem ser tomados para que se oclua ao mesmo tempo que se retira o dreno e se mantenha em observação de novo episódio decorrente da sua retirada.

Drenagem tubular fechada

Técnica

A anestesia local com lidocaína geralmente deve incluir a pele, o periósteo das costelas superior e inferior e o feixe vasculonervoso que fica posicionado na borda inferior do arco costal (**Figura 22.1**). Nesse mesmo local, a toracocentese ascendente (**Figura 22.1B**) identifica a intercorrência por ar ou líquido, permitindo

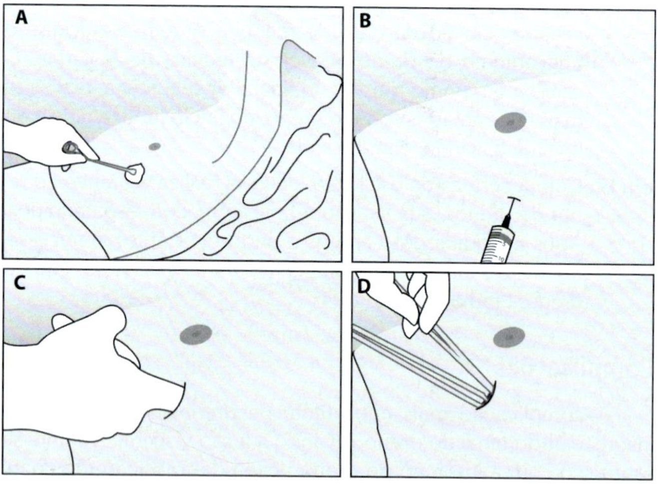

Figura 22.1 *(A): Posicionamento do paciente; (B): toracocentese ascendente para identificação de local de inserção de dreno torácico; (C): exploração digital da cavidade; (D): inserção de dreno torácico.*

que se introduza o dreno no local desejado. Um dreno torácico, sem auxílio da toracocentese, poderá ser deslocado inadvertidamente abaixo do diafragma, resultando principalmente de lesão de fígado ou de baço.

Quando a região axilar é usada como referência para a introdução do dreno tubular, deve-se evitar a transfixação dos músculos peitoral e dorsal, por menor risco de acidentes ou dor. Para tratamento do hemotórax é preferível que o posicionamento seja o mais baixo na linha axilar posterior. Na mulher, por razões estéticas, é aconselhável a introdução do dreno junto ao sulco mamário, na linha axilar média ou anterior, dependendo do volume da mama.

A escolha do dreno é feita de acordo com a natureza da intercorrência pleural. Um pneumotórax simples pode ser tratado com um dreno de diâmetro interno de 5 a 9 mm (n. 16 a 28 F); um exsudato ou um hemotórax necessitarão de drenos mais calibrosos, de 9 a 12 mm (n. 36 a 40 F). É recomendável que no trauma sejam usados drenos mais calibrosos, não inferiores a 28 F para o adulto.

Uma incisão de 2 a 3 cm, transversal, é feita paralela à costela, de preferência tracionando-se a pele antes de incisar, no sentido cranial. Essa pequena manobra favorecerá a verticalização do dreno, orientando-o no sentido do ápice da cavidade torácica. Na prática, é usado um trocanter ou, mais frequentemente, uma pinça hemostática curva Crile. Inicialmente, ela é introduzida com a ponta perpendicular ao bordo superior da costela, com a concavidade da pinça para a parede do tórax, e, ao passar o músculo intercostal e a pleura parietal, sua ponta é orientada no sentido da pleura parietal, com sua convexidade para a parede do tórax. Com essa manobra, diminuímos os riscos de lesar o pulmão e o feixe nervoso. Naqueles casos em que há uma suspeita clínico-radiológica de aderências pleuropulmonares, é preferível a substituição da pinça pelo dedo indicador, promovendo uma dissecação romba para localizar a coleção pleural e, após, introduzir o dreno.

É aconselhável que se determine o quanto o dreno será introduzido no espaço pleural. A medida aproximada pode ser obtida com o próprio dreno, medindo-se externamente a linha clavicular até o limite da pequena incisão na qual se introduzirá o dreno. Os furos laterais ou "canaletas" não podem ficar localizados no subcutâneo, mas pelo menos de 3 a 5 cm da pleura parietal. A constatação de seu adequado posicionamento pode ser obtida com radiografias de tórax de frente e perfil, se necessário.

Fixação do dreno na parede do tórax. A pequena incisão transversal é fechada com um ponto em U (**Figura 22.2**), circundando

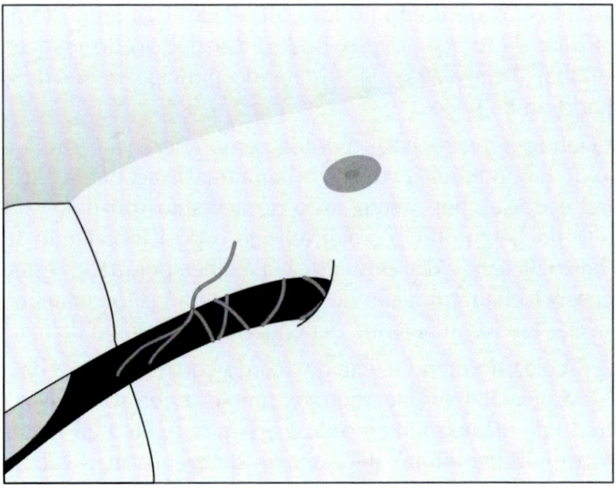

Figura 22.2 *Fixação do dreno à parede do tórax (ponto em U) e fio de segurança em dreno torácico.*

o dreno. Apenas um nó é dado na borda superior da pele, e o fio trança o dreno, terminando por um "meio-tope", semelhante ao do cadarço do sapato. Outro fio é atado no dreno transversalmente sobre o fio trançado longitudinalmente. Poderão auxiliar na fixação externa pequenas fitas adesivas à pele, nunca ao fio da sutura. Essa manobra permitirá o fechamento do orifício da pele com a utilização do próprio fio usado na fixação, quando o dreno for dispensado.

Sistema de drenagem subaquática

Normalmente são utilizados frascos com capacidade superior a 5 litros e altura de 20 a 25 cm. Podem-se utilizar até três frascos, para um sistema de drenagem sob aspiração, com um coletor isolado ao produto da drenagem, ou apenas um frasco, com líquido impedindo o colapso pulmonar por uma haste imersa no mínimo 2 cm abaixo da água.

Os frascos para drenagem simples podem ter uma haste imersa e um ou dois orifícios laterais na tampa em contato com o ar ambiente. O detalhe do segundo frasco permite que ele possa ser usado também em um sistema de drenagem aspirativa, quando é necessário um conjunto de dois frascos pelo menos.

Ao se utilizar um conjunto de dois frascos, necessariamente um deles funcionará como válvula unidirecional, no sentido eferente das pleuras. O segundo frasco controlará a quantidade de sucção aplicada ao espaço pleural, por uma fonte de aspiração contínua, que depende da diferença da coluna líquida entre os dois frascos.

Existe a possibilidade de usarmos um sistema coletor ligado ao dreno pleural, sem a colocação de haste imersa ou líquido no frasco coletor. Nesse frasco, pode-se inserir aspiração contínua ou não. No trauma no qual há sangramento continuado, ele é utilizado para coletar sangue com a finalidade de autotransfusão. Esse recipiente pode ser substituído por filtros e bolsas coletoras de sangue, contanto que mantenham o sistema fechado.

O sistema de três frascos requer uma fonte geradora de sucção contínua. O primeiro vidro coletor não interfere no sistema de drenagem aspirativa. O segundo funciona como válvula unidirecional e o terceiro controla a sucção exercida sobre o sistema. A fonte geradora de sucção estará condicionada à diferença de profundidade das hastes submersas (2-20 = 18 cm H_2O).

Atualmente existem sistemas de drenagem mais simplificados, onde os frascos de drenagem são substituídos por apenas um único sistema, constituído por uma câmara coletora, câmara de selo d'água e câmara para controle de sucção.

Critérios para a retirada do dreno

1. Fluxo de drenagem líquida menor de 150 mL/24 horas (2 mL/kg/dia);
2. De 12 a 24 horas após cessada a fuga aérea;
3. Resolução de intercorrência pleural;
4. Tempo máximo de 10 dias de drenagem, mesmo quando não resolvida a intercorrência pleural;
5. Pulmão completamente expandido;
6. Se em ventilação mecânica, PEEP < 10 cmH_2O.

Bibliografia

1. Felicetti J, Camargo J. Trauma torácico. In: Corrêa da Silva L, 1°ed. Condutas em Pneumologia. Vol. 2. Rio de Janeiro: Revinter, 2001:1053-1075.
2. Felicetti JC, Corso CO, Mesquita CAC. Drenagem pleural fechada (toracostomia com tubo). In: NASI, L.A. Rotinas em pronto-socorro. Porto Alegre: Artes Médicas, 1994. cap. 9, p. 44-49.
3. J. Grégorie J, Deslauries J.Closed drainage and suction systems. In: Pearson JG, Thoracic surgery. 2°ed. Philadelphia: Churchill Linvigstone, 2002. cap. 47, p.1281-1300.

4. Light RW. Parapneumonic effusions and infections of the pleural space. In: Pleural diseases. Phyladelphia: Lea & Febiger, 1983. cap. 9, p. 101-118.
5. Miller KS, Sahn SA. Chest tubes - indications, technique, management and complications. Chest.1987;91:258-64
6. Munnell ER. Thoracic drainage. Ann Thorac Surg. 1997;63:1497-502.
7. Perfeito JAJ, Crotti PLR, Succi JE, Leão LEV. Procedimentos de urgência em cirurgia torácica. In: Burihan E. Emergências em cirurgia. São Paulo, Sarvier, 1995. p.125-36. Desauliers DJ. More about tubes and suction systemes. In: Delarkue NC.; Escharpasse F. Thoracic surgery: surgical management of pleural diseases. International Trendes in General Thoracic Surgery. vol. 6. St. Louis: CV Mosby, 1990.
8. Perfeito JAJ. Técnicas cirúrgicas de pleurodese nas afecções pleurais - Punção e drenagem pleural. In: Cukier, A.; Nakatani, J.; Morroni, N. - Pneumologia: atualização e reciclagem. São Paulo: Atheneu, 1997. p. 609-15.

23

Acidente Vascular Cerebral Isquêmico

Kelson Nobre Veras
Irapuá Ferreira Ricarte

Introdução

O acidente vascular cerebral isquêmico (AVC) é a principal causa de morte em todo o mundo após a doença cardíaca isquêmica. Nas sociedades ocidentais, cerca de 80% dos AVC são causados por isquemia cerebral e o restante, por hemorragias.

Quadro clínico

As manifestações clínicas do AVC dependem do território arterial acometido (**Tabela 23.1**).

Tabela 23.1 *Quadro clínico de acordo com território arterial acometido*

Artéria acometida	Quadro clínico
Artéria cerebral anterior	Fraqueza em membro inferior contralateral.
Artéria cerebral média	Hemiparesia/hipoestesia contralateral, desvio do olhar conjugado para o lado da lesão, distúrbio de fala ou linguagem (lesão do lobo dominante).
Artéria cerebral posterior	Defeito do campo visual, cegueira cortical (lesão bilateral).
Artéria basilar/vertebrais	Vertigem, ataxia/desequilíbrio, nervos cranianos, síndrome alternans, desvio do olhar conjugado contralateral à lesão.
Artérias perfurantes	Síndrome lacunar (hemiparesia pura, hipoestesia pura, síndrome sensitivo-motora, ataxia-hemiparesia).

Na maioria dos casos de AVC, o diagnóstico é simples. O AVC caracteriza-se, tipicamente, por déficit neurológico focal súbito, no entanto, sobretudo em alguns pacientes com características incomuns (p. ex.: instalação gradual, convulsões como sintoma inicial ou alterações do nível de consciência), o diagnóstico diferencial listado na **Tabela 23.2**.

Tabela 23.2 *Diagnóstico diferencial do AVC*

Transtorno conversivo	Ausência de déficits objetivos de nervos cranianos, achados neurológicos em distribuição não vascular, exame neurológico inconsistente
Epilepsia	Histórico de convulsões, convulsão presenciada, paralisia pós-ictal (paralisia de Todd)
Hipoglicemia	Histórico de diabetes, glicose sérica baixa
Enxaqueca com aura (enxaqueca complicada)	História de eventos similares, aura precedente, cefaleia
Encefalopatia hipertensiva	Cefaleia, delírios, hipertensão significativa, cegueira cortical, edema cerebral, convulsões
Encefalopatia de Wernicke	História de abuso de álcool, ataxia, oftalmoplegia, confusão
Abscesso cerebral	História de abuso de drogas, endocardite, implante de dispositivo médico com febre
Tumor do SNC	Progressão gradual dos sintomas, outro tumor primário, apresentação clínica com convulsões
Intoxicação medicamentosa	Lítio, fenitoína, carbamazepina

SNC: sistema nervoso central.

Classificação etiológica

Recentemente, classificações mais detalhadas foram propostas com base nos avanços em neuroimagem que tornaram mais comum a identificação das causas, sejam vasculares, sejam cardíacas do AVC (SSS-TOAST e Causative Classification System (classificação CS)). A seguir, os critérios utilizados na classificação CS para os diagnósticos definitivos dos subgrupos etiológicos. Essa classificação permite ainda a categorização em causas prováveis ou possíveis quando a investigação etiológica encontra evidências menos robustas das causas da lesão isquêmica.

- **Aterosclerose de grandes artérias definitiva**
- **Embolia cardioaórtica definitiva:** presença de fonte emboligênica cardioaórtica de alto risco (**Tabela 23.3**).

Tabela 23.3 *Fontes de embolia cardioaórtica de alto risco*
Trombos intracavitários (átrio ou ventrículo esquerdo)
Fibrilação atrial (incluindo fibrilação atrial paroxística)
Doença do nó sinusal
Flutter atrial
Infarto do miocárdio recente (dentro de 1 mês do AVC)
Estenose mitral ou lesão reumática valvar
Próteses valvares mecânicas ou biológicas
Infarto do miocárdio prévio com fração de ejeção < 28%
Miocardiopatia dilatada com fração de ejeção < 40%
Endocardite bacteriana e endocardite não infecciosa
Mixoma atrial esquerdo e fibroelastoma papilar
Forame oval patente com embolia sistêmica associada

AVC: acidente vascular cerebral.

- **Oclusão de pequenas artérias**
- **Outras causas:** presença de processo patológico envolvendo artérias nutridoras do cérebro (p. ex.: dissecção arterial).
- **Causas indeterminadas**
- **Embolia criptogênica**
- **Criptogênica (outros)**
- **Não classificável**

Abordagem inicial

A abordagem inicial do paciente com AVC é similar a outros pacientes críticos: estabilização das vias aéreas, respiração e circulação (ABC). Após o suporte básico de vida e determinação dos sinais vitais, como pressão arterial, frequência cardíaca, temperatura e saturação de oxigênio, devem ser realizados a anamnese e exame físico detalhado. O objetivo inicial é excluir possíveis doenças que possam mimetizar o AVC para tratar de forma adequada a causa dos sintomas (**Tabela 23.2**).

A determinação da hora do surgimento dos sintomas neurológicos é fundamental na coleta da história do paciente, uma vez que terá papel determinante na decisão de administrar ou não terapia trombolítica. Para os pacientes cujos sintomas de AVC são notados quando estes despertam, o tempo de início é definido como o último momento em que o paciente estava acordado e assintomático ou reconhecido como "normal".

O **exame neurológico** inicial deve ser breve, mas completo. O uso de um exame neurológico padronizado assegura que os principais componentes do exame neurológico sejam realizados em tempo e de maneira uniforme. Entre as várias escalas desenvolvidas para quantificar a gravidade do déficit neurológico, a National Institutes of Health Stroke Scale (NIHSS) é a mais frequentemente utilizada. A escala do NIH pode ser executada rapidamente por uma ampla gama de profissionais de saúde (**Tabela 23.4**).

Dada a curta janela terapêutica para o tratamento, a estrutura hospitalar deve estar organizada de modo a permitir que essa avaliação seja feita dentro dos parâmetros de tempo estabelecidos pelas diretrizes (**Tabela 23.5**).

Tabela 23.4 *Escala de AVC do National Institute of Health (NIH)*

Descrição	Respostas e escalas
1A - Nível de consciência	0 - Alerta
	1 - Sonolento
	2 - Obnubilado
	3 - Coma/não responsivo
1B - Perguntas de orientação (mês e idade)	0 - Responde ambas corretamente
	1 - Responde uma corretamente
	2 - Nenhuma resposta correta
1C - Resposta a comandos (abrir e fechar os olhos; depois, abrir e fechar a mão não parética)	0 - Executa ambas as tarefas corretamente
	1 - Executa uma tarefa corretamente
	2 - Não executa nenhuma tarefa
2 - Melhor olhar conjugado (somente movimentos oculares horizontais são testados)	0 - Normal
	1 - Paralisia parcial do olhar
	2 - Paralisia completa do olhar
3 - Campos visuais (quadrantes superiores e inferiores são testados mediante contagem dos dedos)	0 - Nenhum defeito no campo visual
	1 - Hemianopsia parcial
	2 -Hemianopsia completa
	3 - Hemianopsia bilateral

Continua

Continuação

Descrição	Respostas e escalas
4 - Paralisia facial (mostrar os dentes e fechar os olhos)	0 - Normal
	1 - Paralisia facial leve
	2 - Paralisia facial parcial (paralisia facial central: parte inferior da face)
	3 - Paralisia facial unilateral completa (regiões superior e inferior da face)
5 - Função motora (braços) a. Esquerdo b. Direito Braços estendidos a 90 graus (sentado) ou 45 grays (deitado) com palmas para baixo por 10 segundos	0 - Sem queda
	1 - Queda antes dos 10 segundos
	2 - Algum esforço contra a gravidade
	3 - Nenhum esforço contra a gravidade
	4 - Nenhum movimento
6 - Função motora (pernas) a. Esquerda b. Direita Extensão a 30 graus na posição supina por 5 segundos	0 - Sem queda
	1 - Queda antes dos 5 segundos
	2 - Algum esforço contra a gravidade
	3 - Nenhum esforço contra a gravidade
	4 - Nenhum movimento
7 - Ataxia dos membros Testes index-nariz e calcanhar-joelho	0 - Ausente 1 - Ataxia em um membro
	2 - Ataxia nos dois membros
8 - Sensibilidade Avaliar mímica facial ao beliscar ou a resposta de retirada ao estímulo doloroso (avaliar braços, pernas, tronco e face)	0 - Sem perda sensorial
	1 - Perda sensorial leve a moderada
	2 - Perda sensorial grave ou total
9 - Melhor linguagem (imagens e frases em lista anexa)	0 - Normal
	1 - Afasia leve a moderada
	2 - Afasia grave
	3 - Mudo (afasia global)
10 - Disartria (palavras em lista anexa)	0 - Normal
	1 - Disartria leve a moderada
	2 - Disartria grave

Continua

Continuação

Descrição	Respostas e escalas
11 Extinção ou desatenção (anteriormente negligência) Informações obtidas nos testes anteriores	0 - Nenhuma anormalidade
	1 - Desatenção visual, tátil, auditiva, espacial ou pessoal, ou extinção à estimulação simultânea em uma das modalidades sensoriais
	2 - Profunda hemidesatenção ou hemidesatenção para mais de uma modalidade

AVC: acidente vascular encefálico; NIH: National Institute of Health.

Tabela 25.5 *Tempos preconizados no atendimento do AVC agudo*	
Da admissão até avaliação médica	10 minutos
Da admissão até avaliação do neurologista	15 minutos
Da admissão até realização da TC de crânio	25 minutos
Da admissão até interpretação da TC de crânio	45 minutos
Da admissão até infusão de rtPA	60 minutos
Da admissão até disponibilidade de neurocirurgião	2 horas

AVC: acidente vasulcar cerebelo; TC: tomografia computadorizada; rtPA: ativador tecidual do plasminogênio recombinante ativado.

Exames laboratoriais

Uma vez que o tempo é essencial, uma **investigação laboratorial** sucinta deve ser solicitada inicialmente em pacientes com suspeita de AVC. Os testes laboratoriais servem, sobretudo, para excluir diagnósticos alternativos importantes (especialmente hemorragia intracraniana), para avaliar comorbidades graves. O único exame que deve preceder o início do uso do rtPA (ativador tecidual do plasminogênio recombinante ativado) é a glicose sérica (podendo ser um exame de glicemia capilar), uma vez que a hipoglicemia contraindica temporariamente a trombólise. Nem mesmo a contagem de plaquetas e as provas de coagulação devem retardar a terapia trombolítica, a não ser nos pacientes em uso de anticoagulantes prévios ou com história de disfunção hepática ou distúrbio da coagulação.

O **eletrocardiograma** (ECG) de admissão pode identificar uma fibrilação atrial, no entanto, a ausência dessa arritmia no ECG de chegada não exclui a possibilidade da fibrilação atrial como causa do evento. Infarto agudo do miocárdio (IAM) e AVC podem apresentar-se simultaneamente, com um precipitando o outro.

A **ecocardiografia** nas primeiras horas após o início do AVC é necessária apenas em casos raros, como na suspeita de endocardite infecciosa. Posteriormente, a ecocardiografia pode ser indicada para descartar cardioembolismo.

O infarto cerebral não pode ser distinguido com segurança da hemorragia intracerebral com base apenas nos sinais e sintomas. Em todos os pacientes com suspeita de AVC, é necessária a **tomografia computadorizada** ou **ressonância magnética** do crânio. A tomografia computadorizada de crânio sem contraste é mais amplamente disponível, mais rápida, menos suscetível a artefatos de movimento e menos cara que a ressonância magnética. A tomografia computadorizada de crânio sem contraste é suficiente para a identificação de contraindicações para fibrinólise, uma vez que exclui de maneira definitiva hemorragia parenquimatosa.

Outro sinal tomográfico útil é o aumento da densidade dentro da artéria obstruída, usualmente verificado na artéria cerebral média (**sinal da artéria hiperdensa - Figura 23.1**). O único sinal radiológico de isquemia que configura contraindicação à trombólise é a presença de hipodensidade maior do que um terço do território da artéria cerebral média.

O uso da ressonância de crânio (RM) na fase aguda do AVC é restrita a alguns centros e pode ser especificamente útil em algumas situações. Quando o exame de RM estiver disponível, a sequência de difusão deve ser sempre realizada pois apresenta maior sensibilidade para regiões isquêmicas, podendo detectar a área infartada nos primeiros 30 minutos.

O doppler transcraniano (DTC) é um método rápido, realizado à beira do leito e útil no diagnóstico de oclusão de grandes vasos e na monitorização dos efeitos da terapia trombolítica, podendo detectar a ocorrência ou não de reperfusão da artéria acometida.

Tratamento

Tratamento geral

Alocação do paciente

Os efeitos da internação em unidades especializadas persistem por anos após o evento agudo e são comparáveis aos efeitos do uso do rtPA endovenoso. Portanto, os pacientes com AVC devem ser preferencialmente alocados em unidades neurológicas especializadas.

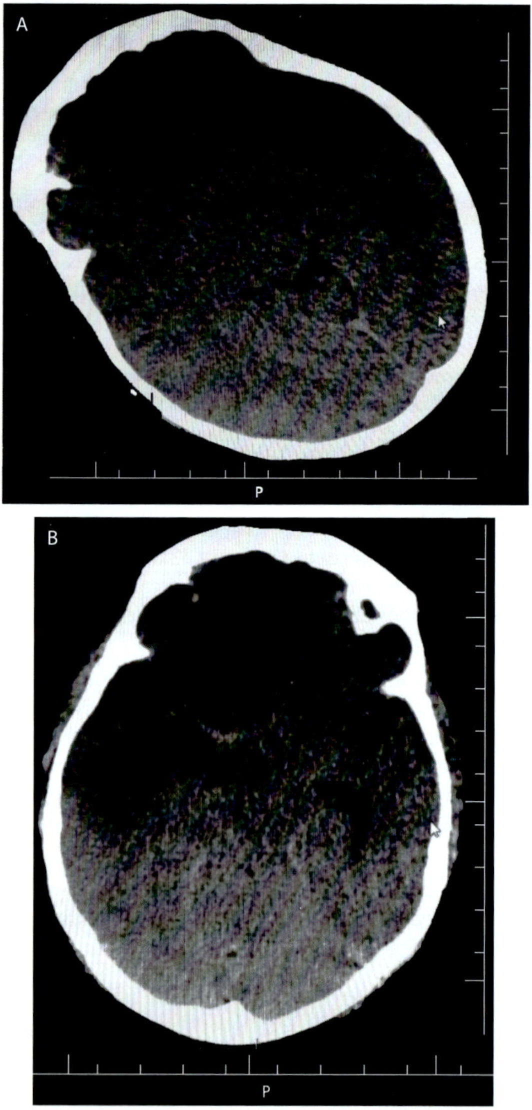

Figura 23.1 *(A): Tomografia computadorizada de crânio sem contraste mostrando apagamento de sulcos e da fissura silviana à direita (compare-se com o lado esquerdo para melhor evidenciar as alterações descritas). (B): Tomografia computadorizada de crânio realizada 48 horas após a imagem anterior.*

Primeiros cuidados

Os primeiros cuidados de um paciente com um provável AVC são semelhantes aos de outros pacientes críticos: estabilização imediata das vias aéreas, da respiração e da circulação. Esta etapa é rapidamente seguida por uma avaliação dos déficits neurológicos e possíveis comorbidades.

Posicionamento do paciente

O posicionamento do paciente pode influenciar a saturação de oxigênio, a pressão de perfusão cerebral, a velocidade média de fluxo na artéria cerebral média e a pressão intracraniana (PIC). Contudo, a posição ideal para otimizar esses parâmetros no paciente com AVC é desconhecida, sendo frequentemente necessário equilibrar interesses muitas vezes conflitantes. Pacientes com risco de obstrução das vias aéreas ou aspiração e aqueles com suspeita de PIC elevada devem ter a cabeceira da cama elevada a 30 graus.

Manejo da temperatura

A **hipertermia** (temperatura ≥ 38 °C) está associada com mau prognóstico neurológico no AVC, possivelmente devido a aumento das demandas metabólicas, maior liberação de neurotransmissores e aumento da produção de radicais livres. A hipertermia deve ser combatida com antipiréticos e as causas infecciosas devem ser identificadas e tratadas.

Manejo da pressão arterial

Em pacientes com **hipertensão grave** e que não são candidatos a fibrinólise, sugere-se reduzir a pressão arterial em 15% durante as primeiras 24 horas após o início do AVC. Os anti-hipertensivos só devem ser iniciados quando a pressão arterial sistólica (PAS) estiver acima de 220 mmHg ou a pressão arterial diastólica (PAD) for maior que 120 mmHg.

O controle da pressão arterial durante um AVC agudo deve ser feito com **anti-hipertensivos endovenosos**. Até o momento, não se identificou um anti-hipertensivo de escolha para controle da PA em todos os pacientes com AVC agudo. Contudo, recomendações específicas de manejo da PA para pacientes com AVC agudo candidatos a tratamento fibrinolítico foram estabelecidas. Essas recomendações consistem em reduzir a PA para níveis abaixo de 185/110 mmHg (**Tabela 23.6**).

Tabela 23.6 *Manejo da hipertensão arterial antes da infusão de rtPA*

▸ Evitar a infusão rtPA até controle da PA. ▸ Monitorar PA a cada 15 minutos por 2 horas a partir do início da terapia com rtPA; em seguida, a cada 30 minutos durante 6 horas e, depois, a cada hora por 16 horas. ▸ Objetivo: PAS < 185 mmHg ou PAD < 110 mmHg.
Metoprolol (1 ampola = 5 mL; 1 mg/mL): ▸ 5 mg em EV lento (1 mg/min) a cada 10 minutos; ▸ dose máxima de 20 mg.
Esmolol (1 ampola = 10 mL; 10 mg/mL): diluir 01 ampola em 90 mL de solução salina a 0,9% (concentração = 1000 μg/mL) ▸ Bolo de 500 μg/kg (0,5 mL/kg) em 1 minuto, seguido por uma infusão contínua a 50 μg/kg/min (0,05 mL/kg/min) por 4 minutos; ▸ Se PA ainda inadequada: novo bolo de 500 μg/kg (0,5 mL/kg) em 1 minuto e dobrar velocidade de infusão contínua (100 μg/kg/min ou 0,1 mL/kg/min) durante mais 4 minutos; ▸ Se PA ainda inadequada: novo bolo de 500 μg/kg (0,5 mL/kg) em 1 minuto e aumentar infusão contínua para 150 μg/kg/min (0,15 mL/kg/min) durante mais 4 min; ▸ Se PA ainda inadequada: novo bolo de 500 μg/kg (0,5 mL/kg) em 1 minuto e aumentar infusão contínua para 200 μg/kg/min ou 0,2 mL/kg/min (dose máxima); ▸ Em caso de hipotensão, sua ação é rapidamente revertida pela diminuição ou interrupção da infusão. ▸ Precauções: ▸ Irritação venosa, incluindo tromboflebite; extravasamento pode acarretar uma reação local grave e possível necrose de pele. ▸ Metabólito do esmolol é excretado primariamente pelos rins; administrar com precaução a pacientes com função renal prejudicada.
Nitroprussiato de sódio (FA liofilizado com 50 mg): diluir um FA em 250 a 500 mL de solução salina a 0,9% (concentrações de 200 μg/mL e 100μg/mL, respectivamente) ▸ Reservar para pacientes com broncoespasmo, bradicardia, bloqueio cardíaco, insuficiência cardíaca ou hipertensão não controlada; ▸ Iniciar com 0,1 a 0,2 μg/kg/min (na prática, 5 a 10 mL/h), com aumentos de 0,2 μg/kg/min a cada 3 a 5 minutos até alcançar resposta clínica (dose máxima: 5 μg/kg/min); ▸ Em caso de hipotensão, sua ação é rapidamente revertida pela diminuição ou interrupção da infusão; ▸ A solução é fotossensível e deve ser trocada a cada 3 a 6 horas; ▸ O nitroprussiato diminui o fluxo sanguíneo cerebral ao mesmo tempo em que aumenta a PIC, efeitos que são particularmente desfavoráveis em pacientes com encefalopatia hipertensiva ou após um AVC.

EV: (via) endovenosa; min: minuto(s); h: hora(s); PA: pressão arterial; PAS: pressão arterial sistólica; PIC: pressão intracraniana; AVC: acidente vascular encefálico; rtPA: ativador tecidual do plasminogênio recombinante ativado; FA: frasco-ampola.

Manejo volêmico

A **hipovolemia** pode predispor à hipoperfusão e agravar a lesão cerebral isquêmica, causar insuficiência renal e predispor à trombose. A **hipervolemia** pode exacerbar edema cerebral e sobrecarregar o miocárdio. Assim, a euvolemia é desejável. Soluções isotônicas, como solução salina a 0,9% distribuem-se de maneira mais uniforme nos espaços extracelulares (intersticial e intravascular) e podem ser melhores para pacientes com AVC agudo.

Terapia triplo H

Até o momento, nenhum estudo clínico demonstrou eficácia inequívoca da **hemodiluição** pela expansão volêmica ou da **hipertensão induzida**.

Controle glicêmico

Vários estudos observacionais têm encontrado uma associação entre **hiperglicemia** e resultados clínicos piores comparado aos da normoglicemia. É sensato, portanto, seguir a diretriz da American Diabetes Association para manter a glicemia entre 140 e 180 mg/dL em todos os pacientes hospitalizados. Contudo, a **hipoglicemia** traz riscos específicos para o cérebro normal e um risco maior para o cérebro lesado. Hipoglicemia grave pode produzir ou agravar déficits neurológicos focais, encefalopatia, convulsões ou estado epiléptico, disfunção cognitiva permanente e morte.

Tromboprofilaxia

Pacientes com AVC agudo estão sob risco aumentado de trombose venosa profunda e embolia pulmonar, risco que aumenta com a idade e gravidade do AVC. Heparinas não fracionada ou de baixo peso molecular em doses profiláticas estão recomendadas, principalmente em pacientes imobilizados no leito. O anticoagulante só deve ser utilizado 24 horas após trombólise. Meias de compressão graduada isoladamente não reduzem a incidência de trombose venosa profunda no AVC agudo. Na presença de impossibilidade da profilaxia medicamentosa, a compressão pneumática intermitente é uma opção.

Anticonvulsivantes

Nenhum estudo até o momento demonstrou um benefício com o uso de **anticonvulsivante profilático** após o AVC. Portanto, o uso profilático de anticonvulsivantes não é recomendado. Crises convulsivas recorrentes após o AVC, porém, devem ser tratadas de maneira semelhante a outras condições neurológicas agudas.

Tratamento específico

Terapia fibrinolítica

O benefício da terapia com rtPA é tempo-dependente, devendo o tratamento ser iniciado o mais rapidamente possível. O rtPA venoso é recomendado para pacientes selecionados (**Tabela 23.7**) que podem ser tratados dentro de 3 horas do início do AVC. Adicionalmente, os resultados do estudo ECASS III sugerem que o rtPA venoso pode ser administrado com segurança e pode melhorar os resultados em pacientes selecionados tratados entre 3 e 4,5 horas após o AVC. Os critérios de elegibilidade para o tratamento nesse período de tempo são semelhantes àqueles para pacientes atendidos dentro de 3 horas, com os critérios de exclusão adicionais descritos na **Tabela 23.8**. Independentemente, quanto mais precoce a administração do rtPA, melhores os benefícios. Portanto, idealmente, o tempo porta-agulha (tempo da chegada ao hospital à administração da dose em bolo), deve ser dentro de 60 minutos. Na **Tabela 23.9**, encontra-se descrito o protocolo para administração do rtPA.

Em pacientes sem uso recente de anticoagulantes orais ou heparina, o tratamento com rtPA pode ser iniciado antes dos resultados dos testes de coagulação, mas deve ser interrompido se o RNI for > 1,7 ou TP estiver elevado.

O uso de rtPA endovenoso em pacientes que tomam inibidores diretos da trombina ou inibidores diretos do fator Xa pode ser prejudicial e não é recomendado a menos que testes de laboratório sensíveis, tais como TTPa, RNI, contagem de plaquetas ou teste diretos de atividade do fator Xa estejam normais, ou, ainda, que o paciente não tenha recebido uma dose desses agentes há mais de 2 dias (com função renal normal).

A principal complicação da terapia trombolítica no AVC agudo é a **hemorragia**. A hemorragia intracraniana sintomática ocorre em 1,7 a 8% dos pacientes tratados, sendo que pacientes com AVC grave apresentam um risco maior de hemorragia. Apesar disso, não há evidências de que esse subgrupo não se beneficie com o rtPA venoso.

Hemorragia sistêmica grave (extracraniana) foi observada em 0,4 a 1,5% dos pacientes. As recomendações para o tratamento de hemorragia intracraniana ou sistêmica grave após terapia trombolítica incluem a administração de crioprecipitado e plaquetas.

Tabela 23.7 *Características de inclusão e exclusão dos pacientes com AVC para uso de rtPA EV dentro de 3 horas do início dos sintomas*

Critérios de Inclusão
• Diagnóstico de AVC causando déficit neurológico mensurável • Início dos sintomas há menos de 3 horas antes início do tratamento • Idade ≥ 18 anos
Critérios de Exclusão

• Hemorragia intracraniana atual ou prévia
• Trauma cerebral severo ou AVC anterior nos últimos 3 meses
• PAS ≥ 185 mmHg ou PAD ≥ 110 mmHg (em três ocasiões, com 10 minutos de intervalo) refratária ao tratamento anti-hipertensivo)
• Sangramento interno ativo
• Neoplasia intracraniana, malformação arteriovenosa ou aneurisma
• Sintomas sugestivos de hemorragia subaracnoide
• Cirurgia intracraniana ou espinhal recente
• Diátese hemorrágica, incluindo:
  – Plaquetas < 100.000/mm³
  – Uso de heparina nas últimas 48 horas, resultando em TTPa acima do limite superior da normalidade
  – Uso de anticoagulante oral com RIN > 1,7 ou TP > 15 segundos [a]
  – Uso atual de inibidores diretos da trombina (lepirudina, bivalirudina, ximelagatran, argatroban, dabigatran) ou inibidores diretos do fator Xa (rivaroxaban) [b]
• Glicemia ≤ 50 mg/dL
• Evidência tomográfica de infartos multilobares (Figura 26.1C): hipodensidade em mais de um terço do território da artéria cerebral média; preditivo de transformação hemorrágica da isquemia
• Punção arterial em local não compressível nos 7 dias anteriores

Critérios de Exclusão Relativos
Pacientes com uma ou mais contraindicações relativas, podem usar rtPA com cuidadosa consideração e ponderação da relação risco/benefício • Apenas sintomas discretos [c] ou de rápida resolução • Gravidez • Quadro inicial de convulsões com déficits neurológicos residuais pós-ictais • Cirurgia de grande porte ou trauma severo nos últimos 14 dias • Hemorragia do trato gastrintestinal ou urinário nos últimos 21 dias • IAM nos últimos 3 meses

RIN: razão internacional normatizada; TTPa: tempo de tromboplastina parcial ativada; rtPA: ativador tecidual do plasminogênio recombinante ativado; EV: endovenoso(a); AVC: acidente vascular cerebral isquêmico; PAS: pressão arterial sistólica; PAD: pressão arterial diastólica; IAM: infarto agudo do miocárdio.

Tabela 23.8 *Características de inclusão e exclusão para uso de rtPA em pacientes com AVC agudo que se apresentam dentro de 3 a 4,5 horas do início dos sintomas*
Critérios de inclusão
Diagnóstico de AVC causando déficit neurológico mensurável
Início dos sintomas dentro de 3 a 4,5 horas antes do início do tratamento
Critérios de exclusão relativos
Idade > 80 anos
AVC grave (NIHSS > 25)
Uso de anticoagulante oral, independentemente de RIN
História de tanto diabetes como AVC prévios

AVC: acidente vascular cerebral; NIHSS: National Institutes of Health Stroke Scale; RIN: razão internacional normatizada.

Tabela 23.9 *Tratamento do AVCi com rtPa com rtPA*

- Infundir 0,9 mg/kg (dose máxima de 90 mg), sendo 10% da dose administrada em bolo e o restante infundido em 1 hora.
- Admitir o paciente em UTI ou unidade de AVC para monitoramento.
- Se o paciente desenvolve cefaleia severa, hipertensão aguda, náuseas ou vômitos ou tem uma piora do exame neurológico, descontinuar a infusão de rtPA e obter TC de urgência.
- Monitorar PA e realizar avaliações neurológicas a cada 15 minutos durante e após a infusão de rtPA por 2 horas; então, a cada 30 minutos por 6 horas; então, de hora em hora até 24 horas após o término da infusão de rtPA.
- Aumentar a frequência das medidas da PA, se a PAS > 180 mmHg ou se a PAD > 105 mmHg; administrar medicamentos anti-hipertensivos para manter a PA igual ou abaixo desses níveis (**Tabela 23.6**).
- Não administrar heparina, antiagregante plaquetário ou anticoagulante oral nas primeiras 24 horas do uso do trombolítico.
- Manter o paciente em jejum por 24 horas pelo risco de hemorragia e necessidade de intervenção cirúrgica de urgência.
- Adiar, sempre que possível, colocação de sonda nasoentérica ou sonda vesical, cateterização venosa central ou punção arterial nas primeiras 24 horas.
- Obter TC ou RM de controle 24 horas após a infusão do rtPA, antes de iniciar anticoagulantes ou antiplaquetários.

TC: tomografia computadorizada; RM: ressonância magnética; rtPA: ativador tecidual do plasminogênio recombinante ativado; AVC: acidente vascular cerebral isquêmico; PAS: pressão arterial sistólica; PAD: pressão arterial diastólica; PAS: pressão arteriam sistólica.

O **angioedema** da língua, lábios, face ou pescoço ocorre em 1 a 5% dos doentes tratados com rtPA por via endovenosa. Na maioria dos casos, os sintomas são leves e resolvem-se rapidamente. O tratamento inclui corticosteroides e anti-histamínicos.

Outros agentes fibrinolíticos

A utilidade de outros agentes fibrinolíticos (tenecteplase, reteplase, desmoteplase, uroquinase) não está bem estabelecida.

Trombólise intra-arterial

Tratamento trombolítico intra-arterial pode beneficiar pacientes com AVC devido à oclusão da artéria cerebral média cuidadosamente selecionados dentro de 6 horas do início dos sintomas. A medicação utilizada em estudo clínico randomizado controlado que mostrou o benefício da trombólise intra-arterial para pacientes com AVC foi a pró-uroquinase, não mais disponível comercialmente. Atualmente, utiliza-se o rtPA intra-arterial, apesar de esse agente não ter sido estudado em ensaios clínicos randomizados.

A trombólise intra-arterial é, portanto, uma alternativa naqueles pacientes com contraindicações à trombólise endovenosa. Algumas situações na prática incluem pacientes entre 4 horas e meia e 6 horas do início dos sintomas ou história de cirurgia recente. A trombólise intra-arterial não deve ser realizada como 1ª opção se o paciente é elegível à trombólise endovenosa. Assim como na trombólise endovenosa, no tratamento intra-arterial quanto mais precoce a recanalização, maior a chance de desfecho clínico satisfatório.

Trombectomia mecânica

Estratégia de reperfusão que pode ser utilizada em pacientes com oclusão de grandes vasos que apresentam contraindicação ou não respondem à terapia trombolítica endovenosa. Novas diretrizes para o tratamento do acidente vascular cerebral (AVC) agudo incluem critérios de seleção para que os pacientes recebam trombectomia mecânica endovascular até 24 horas após o AVC.

Um dos critérios de seleção para a trombectomia mecânica é ter um grande trombo em um dos grandes vasos da base.

De acordo com as diretrizes atualizadas, deve-se considerar a trombectomia em menos de seis horas após o início do AVC caso os pacientes atendam a este critério e os seguintes outros:

- Escala Rankin modificada (mRS) antes do AVC de 0 a 1;
- Evento causado por oclusão da artéria carótida interna ou do segmento 1 da artéria cerebral média (M1);
- Idade acima de 18 anos;
- Pontuação na Escala de AVC dos National Institutes of Health de 6 ou maior; e
- Alberta Stroke Program Early CT Score (ASPECTS) de 6 ou maior.

O que difere das recomendações anteriores é que os pacientes inelegíveis para o ativador de plasminogênio tecidual (tPA) intravenoso (IV) podem agora ser selecionados para trombectomia mecânica dentro de seis horas. Alguns pontos que eram absolutamente contraindicados antes estão agora sujeitos ao julgamento medico responsável pelo tratamento, disse ele.

A trombectomia mecânica e o tPA "não são mutuamente exclusivos", e os pacientes podem receber ambas intervenções. Os pacientes com acidentes vasculares cerebrais graves que atendem aos critérios para tPA devem receber esse tratamento.

Anticoagulação

A anticoagulação de urgência não é recomendada para o tratamento de pacientes com AVC agudo. A anticoagulação, utilizando qualquer heparina de baixo peso molecular ou heparina não fracionada, não impede a piora neurológica, não melhora os resultados do AVC agudo e não diminui o risco de AVC recorrente precoce, inclusive entre os pacientes com fontes cardioembólicas. Adicionalmente, há aumento do risco de complicações hemorrágicas com a anticoagulação de urgência. O papel de anticoagulantes como adjuvante em adição à fibrinólise mecânica ou farmacológica ainda não foi estabelecido. A anticoagulação para tratar condições não cerebrovasculares não é recomendada para pacientes com AVC moderado a grave devido ao aumento do risco de graves complicações hemorrágicas intracranianas.

Antiagregantes plaquetários

Atualmente, os dados disponíveis demonstram uma redução pequena, mas estatisticamente significante na mortalidade e nos resultados desfavoráveis com a administração de **ácido acetilsalicílico** dentro de 48 horas após o AVC (dose oral inicial de 300 mg, seguida por 75 a 200 mg/dia). Uma vez que o efeito do ácido acetilsalicílico em combinação com rtPA é incerto, é aconselhável evitar o ácido acetilsalicílico por 24 horas nos pacientes tratados com terapêutica trombolítica.

Edema cerebral

O infarto cerebral agudo é geralmente seguido por uma deterioração tardia, causada por edema do tecido infartado. Embora o edema citotóxico apresente um auge, usualmente, 3 a 4 dias após a lesão, a reperfusão precoce de uma grande área de tecidos necrótico pode acelerar o edema para um nível potencialmente crítico dentro das primeiras 24 horas.

A craniectomia descompressiva com expansão dural resulta em uma redução na mortalidade no infarto supratentorial com edema. Esse efeito, por enquanto, está comprovado apenas em pacientes abaixo de 60 anos de idade com infarto unilateral da artéria cerebral média que deterioram neurologicamente dentro de 48 horas, apesar da terapêutica médica.

Bibliografia

1. Adams HP Jr, Bendixen BH, Kappelle LJ, Biller J, Love BB, Gordon DL, Marsh EE 3rd., et al. Classification of subtype of acute ischemic stroke. Definitions for use in a multicenter clinical trial. TOAST. Trial of Org 10172 in AcuteStroke Treatment. Stroke; 1993;24:35-41.
2. Ay H, Benner T, Arsava EM, Furie KL, Singhal AB, Jensen MB, et al. A computerized algorithm for etiologic classification of ischemic stroke: the Causative Classification of Stroke System. Stroke; 2007;38:2979-2984
3. Ay H, Furie KL, Singhal A, Smith WS, Sorensen AG, Koroshetz WJ. An evidence-based causative classification system for acute ischemic stroke. Ann Neurol; 2005;58:688-97.
4. Brasil. Ministério da Saúde. Secretaria de Atenção à Saúde. Departamento de Atenção Especializada. Manual de rotinas para atenção ao AVC/ Ministério da Saúde, Secretaria de Atenção à Saúde, Departamento de Atenção Especializada, Brasília, Editora do Ministério da Saúde; 2013.
5. Brott T, Adams HP Jr, Olinger CP, Marler JR, Barsan WG, Biller J, et al. Measurements of acute cerebral infarction: a clinical examination scale. Stroke; 1989;20:864-70.
6. Jauch EC, Saver JL, Adams HP Jr., Bruno A, Connors JJ, Demaerschalk BM, et al. Guidelines for the early management of patients with acute ischemic

stroke: a guideline for healthcare professionals from the American Heart Association/American Stroke Association. Stroke; 2013;44:870–947.

7. Martins SCO, Freitas GR, Pontes-Neto OM, Pieri A, Moro CHC, Jesus PAP, Longo A, Evaristo EF, Carvalho JJF, Fernandes JG, Gagliardi RJ, Oliveira-Filho J and Executive Committee from the Brazilian Stroke Society and the Scientific Department in Cerebrovascular Diseases of the Brazilian Academy of Neurology. Guidelines for acute ischemic stroke treatment - part II: stroke treatment. Arq. Neuro-Psiquiatr; 2012;70:885-893.
8. van der Worp HB, Gijn JV. Acute ischemic stroke. N Engl J Med; 2007;357:572-79.

24

Acidente Vascular Hemorrágico

Manoel Jacobsen Teixeira
Iuri Santana Neville
Wellingson Silva Paiva

Introdução

A hemorragia intracerebral espontânea responde por até 10% de todos os casos de acidentes vasculares encefálicos (AVC) e, em cerca de 50%, a evolução é fatal. Os principais fatores relacionados com evolução desfavorável descritos na literatura são volume do hematoma, escore de admissão na escala de Glasgow para coma, extensão hemorrágica intraventricular ou subaracnóidea, hidrocefalia, uso de agentes anticoagulantes e magnitude do edema associado.

Diagnóstico

Realizado mediante tomografia computadorizada de crânio (TC) que é capaz de mostrar a hemorragia como uma lesão hiperdensa logo após a sua ocorrência. A ressonância nuclear magnética (RNM) de encéfalo pode ser útil para identificar a etiologia da HIC. A arteriografia dos quatro vasos cerebrais deve ser realizada quando a suspeita de HIC secundária à ruptura de aneurisma cerebral ou de uma malformação arteriovenosa (MAV) é levantada. A recomendação é de que seja feita em todos aqueles pacientes que não se enquadrem no perfil de HIC devido à HAS. Portanto, não está indicada nos pacientes com mais de 45 anos, previamente hipertensos e com HIC talâmica, putaminal ou em fossa posterior. Caso o resultado seja negativo para aneurisma cerebral ou MAV, o exame deve ser repetido após a absorção do hematoma, por volta de 2 a 3 meses.

Tratamento

Pode ser dividido em tratamento clínico e cirúrgico. O primeiro envolve medidas de suporte ventilatório, controle dos níveis pressóricos, da glicemia e de distúrbios metabólicos. O risco de deterioração neurológica e instabilidade cardiovascular é máximo nas primeiras 24 horas após o início dos sintomas e, portanto, os pacientes devem ser mantidos em uma unidade de cuidados intensivos ou de tratamento de AVC. Diversos estudos já procuraram definir os níveis tensionais ideais para o tratamento desses pacientes na fase aguda já que, se por um lado os altos níveis tensionais podem aumentar o risco de expansão do hematoma; por outro lado, os baixos níveis pressóricos ocasionam a queda da pressão de perfusão cerebral, levando à isquemia secundária de regiões na chamada zona de penumbra.

Já o tratamento cirúrgico consiste em:

- Monitorização da pressão intracraniana (PIC);
- Tratamento da hemorragia intraventricular;
- Exérese do hematoma.

Atualmente, não há um acordo sobre a seleção do tipo de tratamento para os pacientes com HIC, e a decisão sobre quando o tratamento cirúrgico seria o mais indicado permanece controversa. Nota-se uma grande variabilidade nas taxas de cirurgia para o tratamento das HIC, realizada raramente em países como a Holanda, porém alcançando até 50% dos pacientes em alguns centros na Alemanha e Japão. Na literatura, encontram-se estudos randomizados comparando pacientes com HIC tratados clinicamente aos tratados de maneira conservadora. Os resultados são conflitantes, mas apresentam uma tendência a favorecer os pacientes tratados de maneira cirúrgica na atualidade, com técnicas mais adequadas de neuroanestesia, bem como na melhoria dos métodos diagnósticos e dos equipamentos utilizados na cirurgia.

Tratamento clínico

Baseia-se nos achados de estudos prévios randomizados que não mostraram benefício no tratamento cirúrgico possivelmente devido às lesões cerebrais adicionais advindas da manipulação de parênquima cerebral íntegro no acesso ao hematoma.

Em quem intervir cirurgicamente?

Os casos clássicos, em que a terapia cirúrgica se mostra eficaz, são os pacientes com menos de 60 anos, com hemorragias superficiais em hemisfério direito, que pioram neurologicamente. Pacientes com escore menor ou igual a 14 na escala Glasgow e com hematoma supratentorial maior do que 5 cm de diâmetro ou 30 cm^3, com localização lobar, podem beneficiar-se da cirurgia, em contraste com aqueles que apresentam hematomas menores. Entretanto, a cirurgia inequívoca e as diretrizes para intervenção não são bem claras, pois a maioria dos estudos randomizados tem sido inconclusiva. Apesar de o tamanho do hematoma influenciar na decisão cirúrgica, a acessibilidade ao coágulo é mais importante. (**Figura 24.1**)

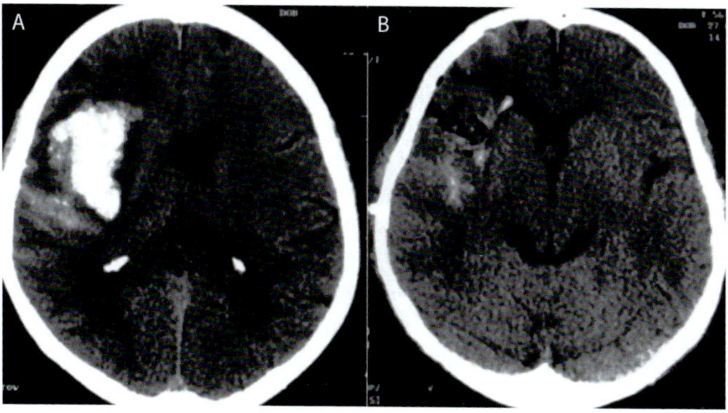

Figura 24.1 *(A): Hematoma lobar em paciente do sexo feminino, 56 anos, hipertensa, diâmetro de 4,7 cm. Indicado tratamento cirúrgico. (B): Tomografia de crânio pós-operatória.*

Monitorização da pressão intracraniana (PIC)

Este recurso é útil em pacientes com o comprometimento do nível de consciência. A monitorização da PIC consegue identificar pacientes com risco de deterioração neurológica devido ao aumento em excesso da PIC. Apresenta um papel importante dentro das unidades de cuidados intensivos, orientando a terapêutica para manter a pressão de perfusão cerebral entre 50 e 70 mmHg.

Técnicas cirúrgicas no tratamento do hematoma

A exérese do hematoma pode ser realizada por três técnicas:

1. Craniotomia clássica;
2. Drenagem estereotáctica;
3. Drenagem através da neuroendoscopia.

A craniotomia é o procedimento cirúrgico mais utilizado nos casos de AVCh. Juvela e colaboradores, em um estudo em que foi comparada a cirurgia com o tratamento clínico em pacientes com déficits neurológicos severos ou rebaixamento do nível de consciência, não encontraram diferença estatística significativa. Até o momento, nenhum estudo controlado demonstrou a superioridade do tratamento cirúrgico em relação aos cuidados clínicos intensivos.

Drenagem extereotáxica do hematoma: técnica minimamente invasiva, com grande utilidade para drenagem de hematomas profundos (p. ex.: HIC putaminal). A sua eficácia foi comprovada em estudo randomizado. Pode ser realizada apenas com anestesia local, útil em pacientes com alto risco cirúrgico.

Tratamento endoscópico das HIC: Considerada uma técnica minimamente invasiva, realizada através de pequena incisão na pele seguida de uma trepanação ou minicraniotomia. Permite a colocação de derivação ventricular externa (DVE) sob visualização direta nos casos em que os ventrículos são acessados durante a cirurgia para lavagem endoscópica e exérese do hemoventrículo. Na maioria dos casos, a exérese do hematoma é feita sem a identificação de um foco ativo de sangramento (cerca de 70% dos casos).

Hemorragia cerebelar

Os pacientes com esse tipo de hemorragia podem apresentar-se à admissão com queixa apenas de cefaleia rapidamente progressiva, ao contrário daqueles com hematomas de tronco que se encontram em coma, na maioria das vezes. A expansão desse hematoma pode comprimir o quarto ventrículo e causar hidrocefalia aguda. A piora do nível de consciência nesses pacientes deve-se à compressão do mesencéfalo ou à hidrocefalia, e o retardo na conduta cirúrgica pode ser fatal. Nos casos em que os pacientes estão torporosos ou em coma, é prudente a realização de DVE e craniotomia ou craniectomia suboccipital de urgência. Mesmo em pacientes com escore na escala Glasgow para coma de 15, se o volume do hematoma ultrapassar 15 cm^3 ou se seu maior diâmetro for maior do que 3 cm, pode-se realizar craniotomia/cra- niectomia suboccipital sem ou com ventriculostomia, dependendo se há ou não hidrocefalia na tomografia computadorizada (TC) de crânio pré-operatória. Nos casos de hemorragia estritamente vermiana, sugere-se tratamento conservador em pacientes com escore maior do que 13 na escala Glasgow e apenas a realização de ventriculostomia em pacientes com nível de consciência mais rebaixados. Foram encontrados, em um estudo prospectivo, 100% de boa evolução neurológica em 3 meses de utilização desse protocolo.

Hemorragia pontina

Da Pian e colaboradores estudaram hemorragia no tronco cerebral e não encontraram diferenças entre o tratamento clínico e o cirúrgico. Enquanto os hematomas maiores do que 1,8 cm serem fatais ou causarem graves sequelas, os hematomas pequenos estão relacionados com um bom prognóstico funcional em 90% dos pacientes (**Quadro 24.1**).

Quadro 24.1 *Características que indicam melhores resultados quando tratados cirurgicamente, através da drenagem do hematoma*

- Delta T do ictus > cirurgia: até 12 horas;
- *Status* neurológico: não comatosos ou em plena deterioração neurológica;
- Localização: subcortical (< 1 cm do córtex cerebral), lobar e putaminal;
- Volume: maior do que 30 mL, porém menor do que 80 mL;
- Hidrocefalia obstrutiva;
- Compressão do tronco cerebral.

Bibliografia

1. Graham DI, McIntosh TK, Maxwell WL, Nicoll JA. Recent advances in neurotrauma. J Neuropathol Exp Neurol; 2000;59(8):641-651.
2. Greenberg MS. Handbook of Neurosurgery. 6th edition. M-Login Brothers; 2005.
3. Lotufo PA. Mortalidade pela doença cerebrovascular no Brasil. Rev Bras Hipertens; 2000;4:387-391.
4. Lusardi TA, Wolf JA, Putt ME, Smith DH, Meaney DF. Effect of acute calcium influx after mechanical stretch injury in vitro on the viability of hippocampal neurons. J Neurotrauma; 2004;21(1):61-72.
5. Nakamura T, Xi G, Park JW, Hua Y, Hoff JT, Keep RF. Holo-transferrin and thrombin can interact to cause brain damage. Stroke 2005;36(2):348-352.
6. Qureshi AI, Ali Z, Suri MF, et al. Extracellular glutamate and other amino acids in experimental intracerebral hemorrhage: an in vivo microdialysis study. Crit Care Med 2003;31(5):1482-1489 PubMed.
7. Qureshi AI, Tuhrim S, Broderick JP, Batjer HH, Hondo H, Hanley DF. Spontaneous intracerebral hemorrhage. N Engl J Med; 2001;344(19):1450-1460.
8. Steiner T, Rosand J, Diringer M. Intracerebral hemorrhage associated with oral anticoagulant therapy: current practices and unresolved questions. Stroke; 2006;37(1):256-262.
9. Takebayashi S, Kaneko M. Electron microscopic studies of ruptured arteries in hypertensive intracerebral hemorrhage. Stroke; 1983;14(1):28-36.

25

Traumatismo Raquimedular

Helton Luiz Aparecido Defino
Osmir de Cássia Sampaio

Introdução

Apesar de no Brasil não haver dados estatísticos oficiais, pode-se ter uma estimativa a partir dos que apontam como as maiores causas de lesão medular no país os acidentes com arma de fogo (43,5%), acidentes automobilísticos (30,5%), quedas de altura (13%) e mergulho em águas rasas (6,8%). É mais frequente na região cervical, seguida da coluna torácica e lombar.

Considerações clínicas

A localização anatômica da lesão está diretamente relacionada ao mecanismo de trauma e às características anatômicas do segmento vertebral. A coluna cervical é a mais vulnerável à lesão da medula espinhal, devido a sua maior mobilidade, menor tamanho e resistência das vértebras. Cerca de 55% das lesões medulares estão localizadas na coluna cervical, 15%, na coluna torácica (T1-T11) e 4% na coluna toracolombar ou lombossacral. A distribuição anatômica da lesão medular é diferente quando a incidência ou a prevalência da lesão é considerada. As lesões cervicais apresentam maior porcentagem quando a incidência é considerada, refletindo a alta taxa de mortalidade dessas lesões.

O mecanismo de trauma está relacionado com a lesão da medula espinhal, e nas fraturas da coluna torácica e lombar os traumas causados pelo mecanismo de rotação apresentam a maior porcentagem de lesão da medula espinhal. A correlação entre os tipos de lesão do segmento vertebral e a lesão neurológica evidenciou que as luxações anteriores e as fraturas-luxações estão mais associadas com as lesões medulares completas que com as fraturas do tipo explosão ou compressão.

A incidência da lesão medular sem alterações radiológicas, conhecida como "SCIWORA" (*spinal cord injury whitout obvious radiologic abnormality*), é mais frequente nas crianças e nos pacientes idosos.

Síndromes medulares

A avaliação clínica dos pacientes determina o **nível de lesão neurológica**, que é considerada o segmento mais caudal da medula espinhal que apresenta as funções sensitivas e motoras normais de ambos os lados. O termo **nível sensitivo** refere-se ao nível mais caudal da medula espinhal que apresenta sensibilidade normal, podendo do mesmo modo ser definido o **nível motor**. O **nível esquelético** da lesão é determinado por meio de radiografias e corresponde à vértebra lesionada.

A lesão medular é denominada **completa** quando existe ausência de sensibilidade e de função motora nos segmentos sacrais baixos da medula espinhal, e **incompleta** nas situações em que é observada preservação parcial das funções motoras abaixo do nível neurológico e inclui os segmentos sacrais baixos da medula espinhal.

Algumas **síndromes medulares** têm sido descritas, e apresentam quadro neurológico característico, dependendo da localização da lesão no interior da medula espinhal. A **síndrome da medula central** ocorre principalmente na região cervical e apresenta comprometimento dos membros superiores mais acentuado que dos membros inferiores. Na **síndrome da medula anterior** existem preservação da propriocepção e perda variável da função motora e da sensibilidade à dor. Na **síndrome de Brown-Séquard**, a hemissecção da medula ocasiona perda da função motora e proprioceptiva do lado da lesão e perda da sensibilidade à dor e à temperatura do lado oposto. Na **síndrome da medula posterior**, a função motora e a sensibilidade à dor e tato estão preservadas, enquanto a propriocepção está alterada. A lesão da medula espinhal ao nível sacral, geralmente ao nível ósseo de T12-L1 (**síndrome do cone medular**), resulta em incontinência fecal e vesical e alteração da função sexual. A sensibilidade está alterada nos três a quatro segmentos sacrais distais e segmentos coccígeos (anestesia em cela) e o reflexo bulbocavernoso encontra-se ausente. A lesão isolada dos nervos espinhais da cauda equina (**lesão da cauda equina**) no interior do canal vertebral geralmente ocorre nas fraturas distais a L1-L2, e na verdade não são lesões da medula espinhal. O quadro clínico depende da raiz atingida, e podem ser observados paresia do membro inferior, arreflexia, distúrbios da sensibilidade e também incontinência fecal e vesical.

O termo **tetraplegia** refere-se à perda da função motora e/ou sensitiva nos segmentos cervicais da medula espinhal devido a lesão dos elementos neuronais no interior do canal vertebral. A tetraplegia resulta em alteração das funções dos membros superiores, tronco, membros inferiores e órgãos pélvicos, não sendo incluídas nessa categoria de lesão as lesões do plexo braquial e nervos periféricos fora do canal vertebral.

A **paraplegia** refere-se à perda da função motora e/ou sensitiva nos segmentos torácicos, lombares e sacrais da medula espinhal, secundária a lesão dos elementos neurais no interior do canal vertebral. Esse termo pode ser utilizado para definir as lesões da cauda equina e cone medular, mas não para as lesões do plexo lombosssacral e lesões dos nervos periféricos localizadas fora do canal vertebral.

Tratamento

Não existe até o momento nenhum tratamento efetivo e capaz de restaurar a lesão da medula espinhal, e os tratamentos disponíveis tem como principais objetivos minimizar a lesão neurológica na fase aguda e propiciar condições para a recuperação das funções da medula espinhal.

O tratamento dos TRM deve ter início no momento do atendimento inicial, ainda fora do ambiente hospitalar, durante o resgate e transporte dos pacientes, com o objetivo de evitar lesões adicionais ou ampliação das lesões já existentes. A imobilização da coluna cervical deve ser realizada em todos os pacientes politraumatizados e retirada somente após a confirmação da ausência de lesão. Cuidados especiais devem ser tomados durante o transporte dos pacientes e durante a retirada de capacetes de ciclistas ou motociclistas vítimas de acidente. (**Figura 25.1**) Antes da realização dos exames de imagem não é possível a determinação da presença de um fragmento ósseo comprimindo a medula espinhal ou da constatação da ocorrência de um desvio momentâneo do segmento vertebral, de modo que o paciente deve ser manipulado com todo o cuidado para evitar que movimentos adicionais provoquem lesões adicionais.

O tratamento na emergência tem como principal objetivo a manutenção e o restabelecimento das funções vitais do paciente (ABC – vias aéreas, respiração e circulação), de modo que o tratamento específico da lesão do segmento vertebral com lesão medular é realizado somente após a resolução dessa fase. É importante lembrar a ocorrência do choque neurogênico (hipotensão associada à

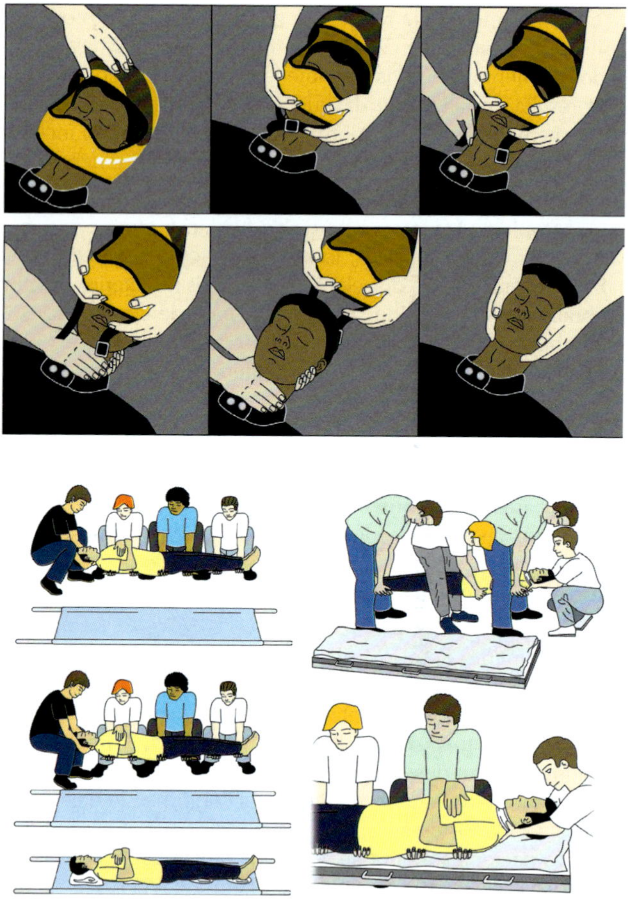

Figura 25.1 *Cuidados e manobras especiais para o atendimento e transporte do paciente. Fonte: Adaptado de Defino HLA. Lesões traumáticas da coluna vertebral. Editora Bevilacqua, 2005.*

bradicardia) nos pacientes com lesão acima de T6 para evitar-se a administração de líquidos e consequente sobrecarga hídrica.

O tratamento das lesões traumáticas da medula espinhal deve abordar não somente o segmento vertebral lesado, mas também setores sem ligação morfológica direta com a coluna e a medula espinhal, mas que apresentam importante papel na fisiopatologia da sua lesão. Dentre esses, destaca-se a manutenção da pressão arterial, tópico que não tem sido muito abordado nos estudos experimentais. O fluxo de sangue da medula espinhal pode ser reduzido por alterações vasculares locais e sistêmicas, estendendo assim a lesão secundária.

Imobilização

A utilização de tração ou o realinhamento da coluna vertebral permitem a descompressão do canal vertebral, e são medidas terapêuticas relativamente simples e que devem ser utilizadas precocemente como parte do tratamento das lesões traumáticas da medula espinhal. Os estudos experimentais têm evidenciado a existência de uma janela terapêutica de 6 a 8 horas após o trauma, durante a qual a descompressão das estruturas nervosas permitiria a sua recuperação, e desse modo a aplicação da tração imediatamente após o diagnóstico por meio das radiografias simples seria o método mais rápido e eficiente para a obtenção da descompressão do canal vertebral. A recuperação das funções neurológicas após a aplicação da tração cervical tem sido descrita.

O tratamento definitivo da lesão no segmento vertebral fraturado tem como principais objetivos a preservação da anatomia e função da medula espinhal, a restauração do alinhamento da coluna vertebral, a estabilização do segmento vertebral lesado, a prevenção de complicações gerais e locais e o restabelecimento precoce das atividades dos pacientes, devendo ser realizado o mais precocemente possível, desde que as condições gerais do paciente o permitam. Na impossibilidade de o tratamento definitivo ser realizado, a redução da fratura e o realinhamento do canal vertebral devem ser realizados por meio de tração.

Existem evidências suficientes para justificar o tratamento cirúrgico das lesões traumáticas instáveis da coluna vertebral, ou aquelas acompanhadas de lesão neurológica. No entanto, o momento ideal para a sua realização permanece controvertido, e essa questão deve ser analisada sob vários ângulos, considerando-se a recuperação neurológica, as complicações associadas e o custo do procedimento. Teoricamente, o tratamento medicamentoso e o cirúrgico realizados dentro da "janela terapêutica", isto é, até 8 horas após a lesão, poderiam minimizar os efeitos patológicos provocados pela lesão secundária, mas existe muita controvérsia acerca desse tópico.

A manutenção das condições cardiopulmonares e níveis adequados da pressão arterial (acima de 85 mmHg) durante a fase aguda da lesão tem mostrado efeito positivo sobre a recuperação das funções neurológicas, e os resultados dos estudos clínicos têm indicado que a manutenção da volemia adequada e da pressão arterial na fase aguda do tratamento otimiza a recuperação neurológica da lesão da medula espinhal.

Nossa conduta atual tem sido no sentido de realizar a estabilização precoce das lesões, desde que as condições gerais do paciente, a composição da equipe cirúrgica e os recursos necessários para a realização do tratamento sejam os mais adequados possíveis. O tratamento cirúrgico, ainda que não tenha tido sua atuação sobre a recuperação neurológica claramente evidenciada, facilita a mobilização precoce dos pacientes e promove de modo mais rápido a reabilitação e a reintegração social.

Indicações da descompressão do canal vertebral

A piora do quadro neurológico nas lesões incompletas é uma indicação absoluta da descompressão do canal vertebral, que também está indicada nas lesões neurológicas incompletas progressivas, nas fraturas com compressão de mais de 50% do canal vertebral, nas fraturas do tipo explosão com lesão neurológica incompleta e nas fraturas do tipo explosão agudas ou crônicas, com piora do quadro neurológico.

Métodos de descompressão

A descompressão do canal vertebral pode ser realizada por meio de métodos diretos (descompressão anterior ou posterolateral) ou indiretos (ligamentotaxia) (**Figura 25.2**).

A descompressão indireta do canal vertebral, denominada ligamentotaxia, está intimamente relacionada com o ligamento longitudinal posterior (LLP), que, por meio de seu tensionamento, atua como uma corda de arco sobre o fragmento deslocado da parede posterior do corpo vertebral, permitindo desse modo a sua redução. A ligamentotaxia é influenciada pela integridade anatômica do ligamento longitudinal posterior, pela morfopatologia da fratura e pela realização da técnica cirúrgica, sendo a aplicação da distração sobre os implantes aplicados na face posterior da coluna vertebral o modo mais eficiente para o tensionamento do ligamento longitudinal posterior. A ligamentotaxia deve ser realizada o mais precocemente possível, e os melhores resultados têm sido observados nos primeiros quatro dias após o trauma e após o 14º dia pequena mobilização do fragmento ósseo e descompressão do canal têm sido observadas (**Figura 25.3**).

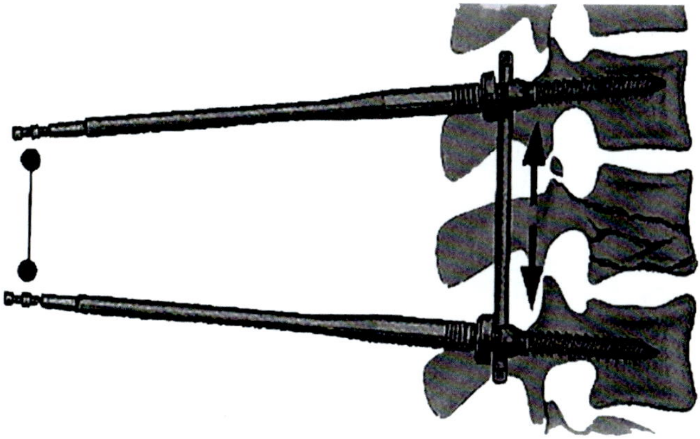

Figura 25.2 *Ligamentotaxia. Fonte: Defino HLA. Lesões traumáticas da coluna vertebral. Editora Bevilacqua, 2005.*

A descompressão anterior do canal vertebral é o método que permite a descompressão mais segura e eficiente, por meio da remoção de todos os fragmentos ósseos em contato direto com as estruturas neurais. A abordagem e descompressão anterior têm sido indicadas nas compressões atingindo mais que 50% do diâmetro do canal vertebral associadas a lesão neurológica incompleta; na presença do fragmento reverso; nas lesões antigas e na presença de lesão da coluna anterior e instabilidade que indiquem a sua reconstrução. A abordagem posterolateral é uma alternativa para a realização da descompressão do canal vertebral, e permite a descompressão do canal vertebral e a reconstrução da coluna anterior. (**Figura 25.2**)

O efeito da descompressão do canal vertebral sobre a recuperação das lesões neurológicas permanece controvertido; no entanto, é sabido que ela não possui qualquer efeito sobre a recuperação das lesões totais, e a presença isolada de fragmento ósseo no canal vertebral não é indicação para a descompressão cirúrgica.

Até o momento não existe nenhuma terapia capaz de regenerar totalmente a lesão da medula espinhal, de modo que a prevenção do TRM com o uso do cinto de segurança, a restrição ao uso de armas e a orientação para evitar acidentes, quedas e mergulho em água rasa são necessárias para evitar as consequências devastadoras do TRM (**Figura 25.4**).

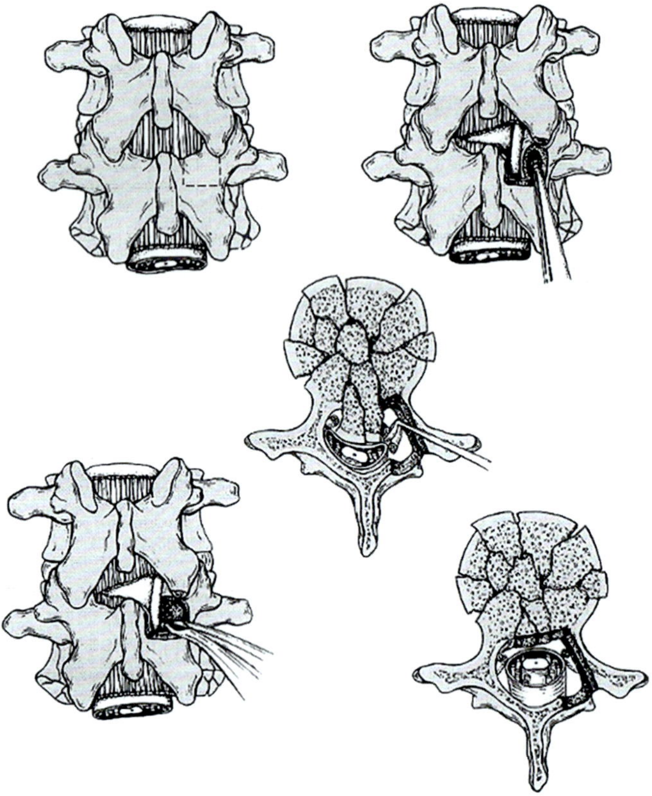

Figura 25.3 *Descompressão direta posterolateral do canal vertebral. Os defensores da redução pela via posterior consideram-na suficiente na maioria dos pacientes, e relatam evolução neurológica favorável, enquanto outros advogam a descompressão anterior primária nas fraturas com déficit neurológico, ou a combinação da fixação posterior e descompressão anterior. Embora a restituição anatômica do canal vertebral pareça ser o procedimento ideal, não existe até o momento correlação válida entre a área do canal vertebral e a recuperação neurológica. Inúmeros relatos mostram que a presença de fragmento ósseo no interior do canal vertebral não afasta a possibilidade de recuperação do déficit neurológico. Fonte: Browner et al. Skeletal trauma. Elsevier.*

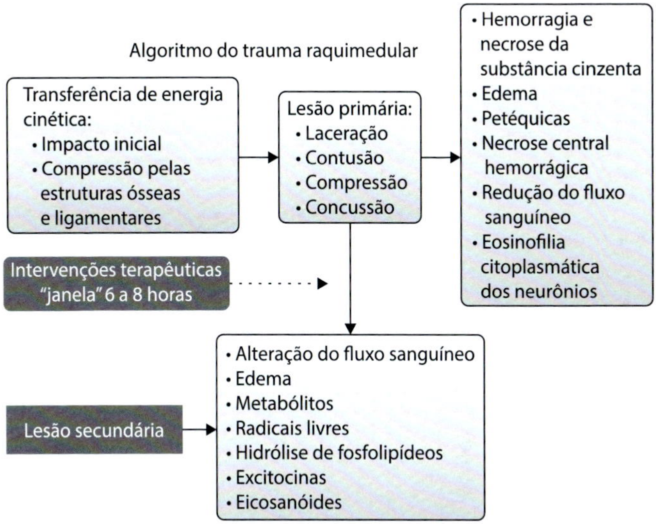

Figura 25.4 *Algoritmo do trauma raquimedular.*

Bibliografia

1. Bergman RM, Lanz O, Shell I. Acute spinal cord trauma: mechanisms and clinical syndromes. Vet Med 2000; 95(11):846-50.
2. Blight AR, Tuszynski MH. Clinical trials in spinal cord injury. J Neurotrauma 2006;23:586-93.
3. Bracken MB, Freeman DH Jr, Hellen-Brand K. Incidence of acute traumatic hospitalized spinal cord injury in the United States, 1970-1977. Am J Epidemiol 1981;113:615-22.
4. Bradbury EJ, McMahon SB. Spinal cord repair strategies: why do they work? Nat Rev Neurosci 2006;7(8):644-53.
5. Chesnut RM, Marshall SB, Piek J, Blunt BA, Klauber MR, Marshall LF. Early and late systemic hypotension as a frequent and fundamental source of cerebral ischemia following severe brain injury in the Traumatic Coma Data Bank. Acta Neurochir Suppl (Wien) 1993b;59:121-5.
6. Chesnut RM. Prevenção de hipotensão: condição sine qua non de sucesso do gerenciamento de traumatismo craniano grave. J Trauma 1997;42:S4-9.
7. Defino HLA. Trauma raquimedular. Medicina 1999;32:388-400.
8. Devivo MJ. Epidemiology of traumatic spinal cord injury: trends and future implications. Spinal Cord 2012, 50(5):365-72.
9. Dryden DM, Saunders LD, Rowe BH, Yiannakoulias N, Svenson LW, Schopflocher DP, Voaklander DC. The epidemiology of traumatic spinal cord injury in Alberta, Canada. Can J Neurol Sci 2003;30(2):113-21.

26

Delirium e Estados Confusionais Agudos

Maria Julia Machline Carrion

Introdução

O *delirium* e os estados confusionais agudos estão entre os mais comuns distúrbios mentais, encontrados principalmente em pacientes idosos. Tais quadros geralmente estão associados a condições médicas subjacentes, podendo ser de difícil identificação.

A distinção entre o conceito de *delirium* e de estado confusional não é consenso. Muitas vezes, os termos "estado confusional agudo" e "encefalopatia" são usados como sinônimos de delírio. O termo "confusão" é geralmente usado para indicar um problema com o pensamento coerente. Pacientes confusos são incapazes de pensar com velocidade, clareza e coerência normais. Confusão é um componente essencial do delírio e é tipicamente associada com depressão de sensório e capacidade de concentração reduzida.

O termo "estado confusional agudo" refere-se a um estado agudo de alteração da consciência caracterizado por atenção desordenada, juntamente com redução de velocidade, da clareza e da coerência de pensamento. Embora essa definição contemple o conceito de *delirium*, alguns autores utilizam o termo "estado confusional" para transmitir o significado adicional de diminuição da vigilância e atividade psicomotora alterada.

Fatores de risco e precipitantes

Os principais fatores precipitantes estão listados na **Tabela 26.1** e **Tabela 26.2**, outros fatores tais como uso de polifarmácia, imobilidade, desnutrição e sondagem vesical são importantes e devem ser considerados.

Tabela 26.1 *Etiologias relacionadas ao delírio*

Drogas ilícitas e demais substâncias tóxicas
▸ Opioides, hipnóticos sedativos, antipsicóticos, lítio, relaxantes musculares, anti-histamínicos ▸ Etanol, heroína, alucinógenos ▸ Síndrome de abstinência (etanol, benzodiazepínicos) ▸ Efeitos adversos (ácido valpróico - hiperamonemia, quinolonas - confusão, síndrome serotoninérgica) ▸ Envenenamento/intoxicação: etileno glicol, etanol, monóxido de carbono, cianeto
Infecções
▸ Sepse ▸ Infecções sistêmicas, delirium relacionado à febre
Distúrbios Metabólicos
▸ Eletrolíticos: sódio, cálcio, magnésio, fosfato ▸ Endócrino: tireoide, paratireoide, pâncreas, hipófise, adrenal ▸ Hipercarbia ▸ Hiperglicemia e hipoglicemia ▸ Estados hiperosmoloares e hipo-osmolares ▸ Hipoxemia ▸ Erros inatos do metabolismo: porfiria, doença de Wilson, etc. ▸ Nutricionais: encefalopatia de Wernicke, deficiência de vitamina B_{12}, deficiência de folato e niacina
Distúrbios do Sistema Nervoso Central
▸ Infecções do sistema nervoso central: encefalite, meningite, abcesso cerebral ou epidural ▸ Crises epilépticas, especialmente estado de mal não convulsivo ▸ Traumatismo craniano ▸ Encefalopatia hipertensiva ▸ Distúrbios psiquiátricos
Desordens Sistêmicas
▸ Insuficiência cardíaca ▸ Hematológicas: trombocitose, hipereosinofilia, policitemia ▸ Insuficiência renal aguda e crônica ▸ Doença pulmonar, incluindo hipercarbia e hipoxemia ▸ Insuficiência hepática aguda e crônica
Transtornos Físicos
▸ Queimaduras ▸ Trauma elétrico ▸ Hipertermia ▸ Hipotermia ▸ Trauma: com síndrome da resposta inflamatória sistêmica

Fonte: adaptado de Francis Jr et al

Abordagem diagnóstica

Reconhecendo o distúrbio

Uma maneira prática de confirmar o diagnóstico clínico é seguir a estrutura composta pelos critérios do DSM, conforme a proposta de Pompei et al:

Alteração de consciência é o primeiro indicativo da possibilidade de *delirium*.

Nos casos em que paciente parece desperto, a habilidade de manter ou desviar a atenção pode ser avaliada durante a anamnese. Esse pode ser um bom indicador de *delirium*.

O diálogo com o paciente pode trazer à tona dificuldades de memória, desorientação ou linguagem (a qual usualmente é desorganizada e incoerente). Deve-se atentar também para diálogos que aparentemente são apropriados, mas, na verdade, apresentam um conteúdo pobre.

Tabela 26.2 *Medicamentos possivelmente associados ao delirium*

Analgésicos	**Corticosteroides**
Agentes anti-inflamatórios não esteroides	**Agonistas Dopaminérgicos**
Opioides (especialmente meperidina)	Amantadina
Antibióticos e Antivirais	Bromocriptina
Aciclovir	Levodopa
Aminoglicosídeos	Pergolida
Anfotericina B	Pramipexole
Antimaláricos	Ropinirole
Cefalosporinas	**Agentes Gastrintestinais**
Cicloserina	Antieméticos
Fluoroquinolonas	Antiespasmódicos
Isoniazida	Bloqueadores do receptor de histamina-2
Interferon	Loperamida
Linezolida	**Preparações Herbais**
Macrolídeos	Extrato de beladona
Metronidazol	Henbano
Ácido Nalidíxico	Mandrake
Penicilinas	Semente de Jimson
Rifampicina	St. John's Wort
Sulfonamidas	Valeriana

Continua

Continuação

<table>
<tr><th>Anticolinérgicos</th><th>Hipoglicemiantes</th></tr>
<tr><td rowspan="4">Atropina
Benztropina
Difenidramine
Escopolaminea
Triexifenidil</td><th>Hipnóticos e sedativos</th></tr>
<tr><td>Barbituratos
Benzodiazepínicos</td></tr>
<tr><th>Relaxantes Musculares</th></tr>
<tr><td rowspan="2">Baclofeno
Ciclobenzaprina</td></tr>
<tr><th>Anticonvulsivantes</th></tr>
<tr><td rowspan="2">Carbamazepina
Levetiracetam
Fenitoína
Valproato
Vigabatrina</td><th>Outros agentes com ação no sistema nervoso central</th></tr>
<tr><td>Dissulfiram
Inibidores da colinesterase (p. ex.: donepezil)
Interleucina-2
Lítio
Fenotiazinas</td></tr>
<tr><th colspan="2">Antidepressivos</th></tr>
<tr><td colspan="2">Mirtazapina
Inibidores seletivos da recaptação da serotonina
Antidepressivos tricíclicos</td></tr>
<tr><th colspan="2">Anti-hipertensivos e medicamentos que atuam no sistema cardiovascular</th></tr>
<tr><td>Antiarrítmicos
Betabloqueadores
Clonidina</td><td>Digoxina
Diuréticos
Metildopa</td></tr>
</table>

Fonte: Adaptado de Francis Jr et al.

Em casos de dúvida, o Miniexame do Estado Mental (Minimental) pode ser útil.

Um instrumento diagnóstico também interessante e de fácil utilização (pode ser aplicado em apenas 5 minutos) é o *Confusion Assessment Method* (CAM) (**Tabela 26.3**). Esse instrumento apresenta uma sensibilidade que varia entre 94 e 100% e especificidade entre 90 e 95% em múltiplos cenários e, por isso, tem se tornado uma ferramenta padrão em estudos clínicos.

Desse modo, uma vez estabelecido o quadro de *delirium*, uma recomendação interessante de orientação à avaliação e manejo do paciente é o fluxograma a seguir, proposto por Francis e colaboradores (**Figura 26.1**).

Tabela 26.3 *Confusion Assessment Method (CAM)*

Característica	Avaliação
Início Agudo e Curso Flutuante	Usualmente obtido com familiar ou cuidador. Demonstrado nas respostas afirmativas às seguintes perguntas: "Há evidência de uma modificação aguda no estado mental basal do paciente?" "O comportamento anormal flutua durante o dia, ou seja, tende a ir e vir ou aumentar ou diminuir de intensidade?"
Desatenção	Demonstrada pela resposta positiva à pergunta: "O paciente teve dificuldade em focar a atenção, por exemplo ficando distraído com facilidade ou tendo dificuldade em seguir o que estava sendo falado?"
Pensamento Desorganizado	Demonstrado pela resposta positiva à pergunta: "O pensamento do paciente estava desorganizado ou incoerente, ou a conversa era irrelevante, ou o fluxo de ideias se apresentava ilógico, com troca abrupta de assunto?"
Nível de Consciência Alterado	Demonstrado por qualquer resposta que não "alerta".
	"De maneira geral, como você graduaria o nível de consciência do paciente?" ◗ Normal = alerta ◗ Hiperalerta = vigilante ◗ Sonolento, facilmente despertável = letárgico ◗ Difícil de despertar = estupor ◗ Não desperta = coma

* O diagnóstico de delirium requer a presença da característica **1 E 2 + 3 OU 4**.

Sinais e sintomas

Veja, a seguir (**Tabela 26.4**), alguns sinais e sintomas que podem ser indicativos da etiologia subjacente.

Diagnóstico diferencial

De maneira geral, as três principais situações que devem ser descartadas são as seguintes:

- **Demência:** pode ser distinguida de *delirium* pelas seguintes características:
  - Ao contrário do *delirium*, o declínio cognitivo da doença de Alzheimer é tipicamente insidioso, sem tantas flutuações, e ocorre ao longo de meses a anos. A atenção é relativamente preservada, assim como a memória remota nos estágios iniciais de demência.

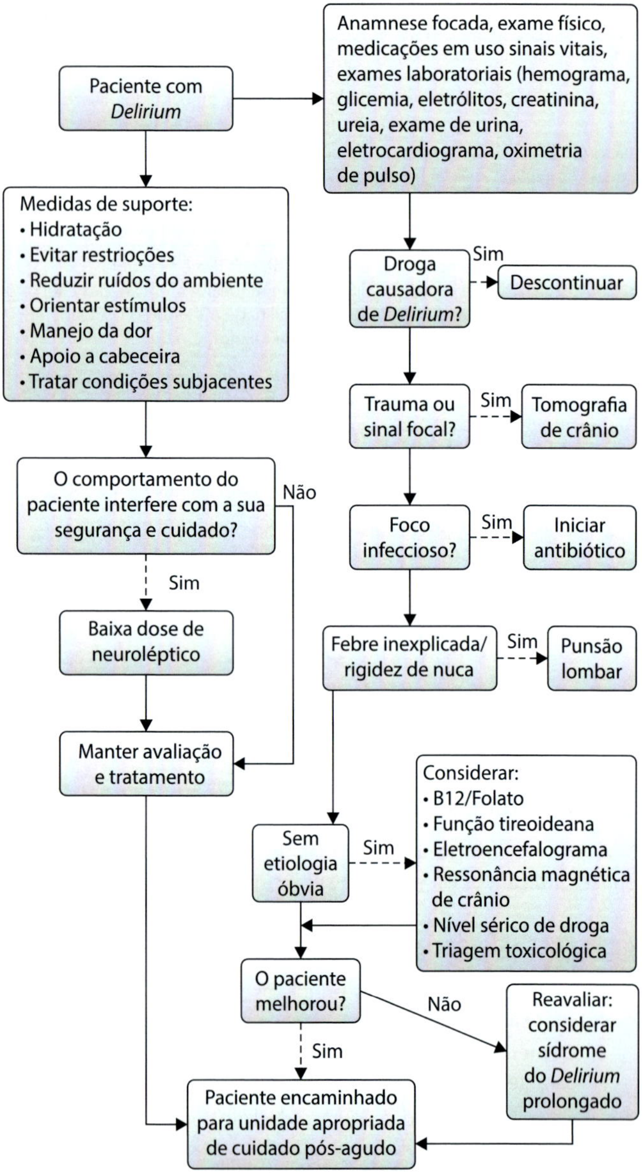

Figura 26.1 *Fluxograma para avaliação e manejo do paciente com delirium. Fonte: Adaptado de Francis e colaboradores.*

Tabela 26.4 *Sinais e sintomas sugestivos de possíveis etiologias*

Sinais ou Sintomas	Possível Etiologia
Pele com aparência acinzentada	Doença pulmonar crônica
Icterícia	Falência hepática
Marcas de agulha	Abuso de drogas ilícitas
Lábios cor vermelho-cereja	Intoxicação por monóxido de carbono
Fetor hepaticus	Doença hepática
Hálito etílico	Abuso de álcool
Hálito cetônico	Hipoglicemia
Ferimento (mordedura) na língua ou fratura/deslocamento do ombro	Crise convulsiva
Delirium com ativação do sistema autonômico (taquicardia, sudorese, rubor, pupilas dilatadas)	Álcool ou retirada de medicações sedativas

- Demência com corpos de Lewy é semelhante à doença de Alzheimer, mas pode ser mais facilmente confundida com *delirium* em função das flutuações e alucinações proeminentes.

- **Doença psiquiátrica:** comumente, os casos de *delirium* são erroneamente diagnosticados como depressão. Ambas as situações estão associadas a distúrbios de sono e dificuldade de atenção e concentração. No entanto, depressão é associada à disforia e menor flutuação.
- **Estado de mal epiléptico não convulsivo (EMENC):** entidade subdiagnosticada, particularmente em pacientes idosos. O diagnóstico requer uso de eletroencefalograma prolongado tanto para detecção como para o manejo do quadro.

Exames diagnósticos

Exames laboratoriais

Alguns exames laboratoriais são importantes para o diagnóstico etiológico dos quadros de *delirium*, como demonstra a **Tabela 26.5** a seguir.

Tabela 26.5 *Exames laboratoriais para o diagnóstico etiológico de delirium*

Exames	Situação
Eletrólitos, creatinina, ureia, cálcio, hemograma, exames de urina e cultura,	Quando a etiologia não está clara
Dosagem sérica de medicamentos	Quando paciente em uso de medicações com potencial toxicidade. Porém, deve-se ter em mente que algumas delas, mesmo em dose terapêutica, podem levar a um quadro de delirium (digoxina, lítio, quinidina).
Exame toxicológico	Pacientes com delírio ou confusão agudos nos quais uma causa não é imediatamente identificada.
Gasometria arterial	Pacientes em hiperventilação. Atentar para possibilidade de alcalose respiratória em pacientes com sepse, insuficiência hepática, intoxicação por salicilato. Acidose metabólica pode refletir uremia, cetoacidose diabética, acidose lática, intoxicação por metanol ou etileno glicol.
Outros	Função tireoidiana e vitamina B_{12} (importante quando o declínio cognitivo ocorre ao longo de vários meses).

Neuroimagem

A tomografia de crânio deve ser usada seletivamente e seu uso deve ser guiado pelos achados da história e exame físico.

É especialmente importante:

- quando uma causa óbvia não foi identificada na primeira avaliação.
- quando o paciente não evolui da maneira desejada apesar do tratamento apropriado.
- quando o exame neurológico é confundido pela pouca cooperação do paciente.

NÃO é necessária nas seguintes situações:

- a avaliação clínica identifica uma condição médica óbvia e tratável.
- quando não há evidência de trauma.
- quando não há novos sinais neurológicos focais presentes.
- quando o paciente é facilmente despertado e obedece comandos simples.

Punção lombar

A punção lombar é mandatória nos casos em que a etiologia do *delirium* não está clara, deve-se atentar inclusive para os casos em que o paciente está febril e outras etiologias estão sendo exploradas. Vale lembrar que é prudente realizar uma tomografia de crânio antes da punção lombar nos casos de coma, sinais neurológicos focais ou sinais de hipertensão intracraniana.

Caso não seja possível realizar a punção lombar com brevidade e a suspeita de meningite seja alta, sugere-se iniciar antibioticoterapia empírica.

Eletroencefalograma

A realização do exame é útil nas seguintes situações:

- Excluir crises epilépticas especialmente não convulsivas ou crises
- Confirmar o diagnóstico de algumas encefalopatias metabólicas que se apresentam com achados característicos no exame.

Manejo

Tratamento das condições/doenças de base

Um aspecto importantíssimo do manejo dos casos de *delirium* reside na identificação das condições e doenças de base e instituição de tratamento adequado para estas.

As condições mais comumente identificadas em estudos prospectivos e que devem ser abordadas incluem:

- Encefalopatias metabólicas.
- Distúrbios hidroeletrolíticos.
- Infecções.
- Falência de órgãos-alvo.
- Hipoglicemia.
- Toxicidade a medicamentos.
- Retirada de álcool ou de sedativos.

Intervenções não farmacológicas

Quadros de confusão e agitação de intensidade leve a moderada podem responder à manipulação interpessoal e do ambiente. O ambiente hospitalar quando ruidoso, pouco iluminado e com uso de contenções, geralmente, contribui para a piora do quadro. Nesse sentido, algumas unidades preocupadas em melhor abordar esses casos vêm buscando maneiras de superar tais condições. Reavaliações frequentes, contato direto, orientação verbal tanto por parte de membros da família como por outros cuidadores que não sejam estranhos ao pacientes é uma estratégia benéfica.

Contenção mecânica deve ser o último recurso, uma vez que pode causar maior agitação e criar problemas adicionais como perda de mobilidade, úlcera de pressão, aspiração e até mesmo levar a um quadro de *delirium* prolongado.

Intervenções farmacológicas

Manejo da agitação

Nos casos em que a agitação é uma característica proeminente, o controle de sintomas pode ser necessário. Mesmo as medidas não farmacológicas permanecendo como o cerne do tratamento, a terapêutica com medicações psicotrópicas está indicada nesses casos.

Manejo da dor

O uso de morfina na dose de 5 mg, intramuscular, foi avaliado em um ensaio clínico com pacientes pós-cirurgia cardíaca. Essa pode ser uma alternativa interessante para o manejo da agitação e *delirium* relacionados à dor.

Delirium Hipoativo

Em função das escassas e fracas evidências da efetividade de medicamentos psicoestimulantes, como metilfenidato e modafinil, ou mesmo do uso de haloperidol como nos casos de agitação, a abordagem do *delirium* hipoativo, em geral, não envolve tratamento sintomático.

Neurolépticos

Mesmo não havendo evidências robustas que suportem o seu uso e também devido à ausência de alternativas efetivas, os neurolépticos são comumente utilizados no contexto do *delirium*, principalmente o haloperidol, que permanece como terapia-padrão nesses casos.

Os neurolépticos atípicos como a quetiapina, a risperidona, a zipirasidona e a olanzapina são potencialmente interessantes, porém seu uso foi estudado apenas em estudos de pequeno porte avaliados em uma revisão sistemática, em que o agente apresentou eficácia semelhante ao haloperidol e perfil de segurança também semelhante ao haloperidol em baixas doses (0,5 a 01 mg).

Com base em evidências limitadas, recomenda-se que:

- Haloperidol em baixas doses (0,5 a 1,0 mg) deve ser usado no controle da agitação e sintomas psicóticos, não excedendo 5 mg/dia (atentando para a possibilidade de maior ocorrência de efeitos adversos nessas doses mais elevadas).
- Em pacientes parkinsonianos, deve-se priorizar o uso de antipsictóticos atípicos.

O haloperidol pode ser administrado via oral, intramuscular e endovenosa (aqui, deve-se atentar para prolongamento de intervalo QT). O início da ação ocorre após 30 a 60 minutos.

Benzodiazepínicos

Apesar de comumente prescritos, têm um papel limitado no manejo do *delirium*. Em geral, são utilizados nos casos de retirada de medicações sedativas ou para manejo de abstinência alcoólica.

Os dados acerca da efetividade dos benzodiazepíonicas são limitados e, por vezes, conflitantes. Ao mesmo em que, quando comparados aos antipsicóticos, benzodiazepínicos como o lorazepam (na dose de 0,5 a 1 mg) têm um início de ação mais rápido, eles podem piorar quadros de confusão e sedação ou, até mesmo, aumentar o risco de desenvolvimento de *delirum*.

Inibidores da colinesterase

Não estão indicados nem para o tratamento sintomático do *delirium* e tampouco para a prevenção. Um ensaio clínico comparando a associação de rivastigmina e haloperidol a haloperidol isolado foi interrompido precocemente em razão da maior mortalidade no grupo rivastigmina.

Bibliografia

1. Adams RD, Victor M, Ropper AH. Delirium and other confusional states. In: Adams RD, Victor M, editors. Principles of Neurology. 6th ed. New York: McGraw-Hill; 1997. p. 405.

2. Association AP. Diagnostic and Statistical Manual. 5th ed ed. Washington: APA Press; 2013.
3. Dyer CB, Ashton CM, Teasdale TA. Postoperative delirium. A review of 80 primary data-collection studies. Archives of internal medicine; 1995;155(5):461-5.
4. Elie M, Cole MG, Primeau FJ, Bellavance F. Delirium risk factors in elderly hospitalized patients. Journal of General Internal Medicine; 1998;13(3): 204-12.
5. Francis J. Delirium in older patients. Journal of the American Geriatrics Society; 1992;40(8):829-38.
6. Francis Jr J, Young GB, Aminoff MA, Schmader KE. Diagnosis of delirium and confusional states; 2015. Disponível em: https://www.uptodate.com.
7. Inouye SK, Rushing JT, Foreman MD, Palmer RM, Pompei P. Does delirium contribute to poor hospital outcomes? A three-site epidemiologic study. Journal of general internal medicine; 1998;13(4):234-42.
8. Inouye SK. The dilemma of delirium: clinical and research controversies regarding diagnosis and evaluation of delirium in hospitalized elderly medical patients. The American Journal of Medicine; 1994;97(3):278-88.
9. McNicoll L, Pisani MA, Zhang Y, Ely EW, Siegel MD, Inouye SK. Delirium in the intensive care unit: occurrence and clinical course in older patients. Journal of the American Geriatrics Society; 2003;51(5):591-8.

27

Crise Convulsiva e Estado de Mal Epilético

Maria Julia Machline Carrion

Introdução

Estima-se que aproximadamente 150 mil adultos em todo o mundo apresentem anualmente um episódio de primeira crise convulsiva não provocada. Mesmo uma única crise convulsiva consiste em um evento traumático tanto física como psicologicamente, o qual impõe difíceis questões diagnósticas e terapêuticas. Crises recorrentes e a manifestação mais grave de uma crise epiléptica, o estado de mal epiléptico (EME) impõem problemas ainda mais sérios e impactantes.

Primeira crise convulsiva não provocada

Definições

São definidas como crises não provocadas aquelas que se enquadram em uma das seguintes situações:

1. Crise de etiologia desconhecida, ou crise relacionada a uma lesão estrutural preexistente ou progressiva demonstrada no sistema nervoso central (SNC).
2. Crises provocadas, por sua vez, são atribuídas a uma condição aguda sintomática p.: ex.: distúrbios metabólicos e tóxicos, traumatismo de crânio, acidente cerebrovascular). Tais crises diferem das não provocadas em relação a prognóstico e serão abordadas no contexto da investigação e manejo do EME.

Optando pelo tratamento

Risco de recorrência

Frente a um paciente que apresenta uma primeira crise não provocada, a opção por tratar ou não e quando tratar baseia-se, primordialmente, na avaliação do risco de recorrência da crise que levou ao atendimento.

O maior risco para o paciente, nessa situação, encontra-se nos primeiros 2 anos após o episódio (21 a 45%), especialmente no primeiro ano e esse risco parece ser menor em doentes tratados com medicamentos antiepilépticos.

Recomendações

A Academia Americana de Neurologia e a Sociedade Americana de Epilepsia preconizam o seguinte:

Adultos que apresentam uma primeira crise não provocada devem ser informados de que a chance de um ataque recorrente é maior nos primeiros 2 anos após a primeira crise (21 a 45%) (evidência nível A).

Os pacientes devem ser advertidos de que o risco de eventos adversos com DAE é de 7 a 31% (evidência nível B) e que esses eventos adversos são predominantemente leves e reversíveis.

Estado de mal epiléptico

O EME é uma emergência neurológica comum e é a situação mais grave relacionada à epilepsia.

As altas taxas de mortalidade relacionadas a EME pós-dano cerebral profundo são, geralmente, decorrentes do próprio dano cerebral. Desse modo, o tratamento dever ser ágil e direcionado.

Alguns fatores estão relacionados a maior risco de desenvolvimento de EME, são eles:

- presença de crises sintomáticas agudas;
- alterações neurológicas preexistentes;
- crianças recém-nascidas ou lactentes;
- idosos;
- pacientes com história prévia de crises prolongadas ou crises múltiplas em salva.

Definições e classificação

O termo EME pode ser utilizado para descrever crises contínuas de qualquer tipo. Há, atualmente, diversas propostas de classificação do EME conforme a sua manifestação clínica. Uma proposta de classificação operacional bastante simples sugere as seguintes classes:

- Estado de mal epilético (EME) convulsivo em adultos ou crianças maiores de 5 anos é caracterizado por atividade epiléptica convulsiva contínua (abalos) com duração maior que 5 minutos ou por duas ou mais crises entre as quais não há recuperação da consciência.
- Estado de mal epiléptico (EME) não convulsivo é caracterizado por uma alteração no estado mental associada a descargas epilépticas no EEG, com duração de pelo menos 30 minutos.

Pode se apresentar simplesmente como um quadro de confusão sem maiores comemorativos, ou como um quadro de coma em que não se encontra causa definida. O espectro semiológico do EME não convulsivo inclui sintomas negativos (anorexia, afasia/mutismo, amnésia, catatonia, coma, confusão, letargia, olhar parado) e positivos (agitação/agressividade, automatismos, piscamento, choro, *delirium*, ecolalia, náusea/vômito, nistagmo/desvio do olhar conjugado, perseveração, psicose).

Manifestações sistêmicas

Além das manifestações neurológicas, manifestações sistêmicas e complicações podem ocorrer (principalmente nos casos de EME prolongado) e devem ser prontamente identificadas e manejadas. Algumas manifestações para as quais se deve atentar são as seguintes:

- Acidose metabólica: pode ocorrer devido à contração muscular, o que leva à depleção de glicogênio e consequente elevação de ácido lático. A ventilação mecânica pode corrigir essa anormalidade.
- Alcalose respiratória.
- Atelectasia e derrame pleural.
- Febre: manifestação importante principalmente nos casos de EME refratário. Deve ser corrigida com antitérmicos ou

com manobras de resfriamento utilizando-se solução salina 4º C na dose de 20 mL/kg.

- Pneumonia adquirida ou associada à ventilação mecânica: pode ocorrer principalmente nos pacientes críticos.
- Arritmias cardíacas: são comuns após qualquer tipo de EME e, geralmente, requerem intervenção cardiológica.
- Hiperglicemia.
- Elevação da creatinoquinase.

Etiologias

Em todos os pacientes, com ou sem histórico de epilepsia, a investigação etiológica é elemento fundamental no manejo do EME.

Nos pacientes com EME inaugural, deve-se considerar principalmente:

- Distúrbios metabólicos, hidroeletrolíticos ou tóxicos.
- Lesão estrutural do SNC.
- Privação de benzodiazepínicos ou impregnação por psicotrópicos.

Particularmente nos portadores de epilepsia, deve-se considerar, além de todas as outras etiologias envolvidas em um EME inaugural, as seguintes situações:

- Possibilidade de suspensão, redução ou modificação das DAE.
- Agravamento paradoxal por alguns antiepilétpticos (p. ex.: carbamazepina, vigabatrina, gabapentina).

Nos pacientes em unidade de tratamento intensivo (UTI), deve-se atentar para:

- Hipóxia/isquemia.
- Farmacotoxicidade ou uso de fármacos.
- Privação de álcool ou drogas ilícitas.
- Alterações metabólicas.
- Sequelas cirúrgicas.
- Uso de fármacos pró-convulsivantes, como metilxantinas (aminofilina, teofilina), carbapenêmicos (imipenem > ertapenem > meropenem), quinolonas (ciprofloxacina, levofloxacina).

Risco de desenvolvimento de estado de mal epiléptico em pacientes com epilepsia

Sem dúvida, o fator de risco mais importante para desenvolvimento de EME em pacientes portadores de epilepsia é a ocorrência de um evento prévio. Com base em dados disponíveis na literatura, é possível também relacionar o risco de EME às seguintes situações:

- O risco de EME é baixo em pacientes que inicialmente apresentaram crises breves.
- A maioria dos episódios de EME ocorre como quadro de abertura da epilepsia ou nos primeiros 2 anos após o diagnóstico.
- Quanto mais tempo o paciente vive sem EME, mais baixo o risco de apresentar um quadro de EME.
- Com tratamento farmacológico contínuo, apropriado e bem-sucedido, o risco de EME é baixo.
- Nas epilepsias generalizadas primárias, o risco de EME é baixo.
- Nas epilepsias parciais criptogênicas, o risco de EME é incerto, porém mais baixo do que nas epilepsias parciais sintomáticas.

Prognóstico

Estado de mal epiléptico convulsivo

O EME convulsivo está relacionado a uma taxa de mortalidade que varia entre 9 e 21%, podendo ser ainda mais elevada (61%) quando o EME ocorre *de novo* em pacientes hospitalizados.

Estado de mal epiléptico não convulsivo

Em comparação ao EME convulsivo, o não convulsivo está relacionado à maior mortalidade (até 52%).

Estado de mal epiléptico refratário

O EME refratário é mais grave e desafiador por definição, chegando a apresentar taxas de mortalidade de até 61%.

Manejo do estado de mal epiléptico

Princípios gerais

O principal objetivo do tratamento do EME é a interrupção das crises tanto clínicas como eletrográficas.

Uma vez que a probabilidade de resolução com a terapêutica inicial diminui quanto maior o atraso para início do tratamento, o mesmo deve ser realizado com base em critérios clínicos e iniciado precocemente.

Desse modo, o diagnóstico eletrofisiológico bem como demais investigações etiológicas são inquestionáveis, porém não devem postergar o tratamento.

O manejo inicial inclui:

- A avaliação e manutenção das vias aéreas, respiração e circulação.
- Obtenção de acesso venoso.
- Administração de oxigênio.
- Tratamento farmacológico abortivo (p. ex.: benzodiazepínicos).
- Rastreio de etiologias subjacentes.
- Tratamento imediato das causas potencialmente fatais.

Para melhor orientar as estratégias necessárias, convenciona-se dividir o manejo do EME nos seguintes estágios:

- Tratamento inicial (emergência e urgência) na primeira hora.
- Tratamento do estado de mal epiléptico refratário.

Tratamento inicial (emergência e urgência)

Na primeira hora do curso do EME, são realizadas as medidas de urgência visando:

- Estabilização do quadro clínico;
- Investigação diagnóstica;
- Manutenção de DAE nos quadros em que as crises já cederam; ou
- Introdução de DAE nos casos em que ainda há atividade epiléptica.

Quando o quadro excede 60 minutos, o paciente entra no estágio de EME refratário, cujo tratamento envolve medidas próprias que serão abordadas mais adiante neste capítulo.

Na **Figura 27.1**, estão esquematizados os princípios do tratamento do EME nos primeiros 60 minutos.

Farmacoterapia

As evidências atuais suportam principalmente o uso de benzodiazepínicos e fenitoína como terapêutica inicial para os casos de EME convulsivo e não convulsivo.

Um dos estudos mais relevantes sobre manejo do EME em adultos comparou a eficácia dos quatro fármacos considerados de 1ª linha:

- lorazepam (0,1 mg/kg);
- diazepam (0,15 mg/kg) + fenitoína (18 mg/kg);
- fenobarbital (15 mg/kg) e fenitoína (18 mg/kg).

Nesse estudo, observou-se que o lorazepam teve uma eficácia de 64,9% comparada à de 55,8% da associação diazepam + fenitoína (diferença não significativa estatisticamente), também não houve diferença em relação ao fenobarbital. Contudo, quando comparado à eficácia da fenitoína (43,6%) em monoterapia, o lorazepam mostrou-se superior. Já em outro estudo, comparando lorazepam e diazepam, não houve diferença significativa entre os dois fármacos. Dessa maneira, há sustentação para o uso de lorazepam em alternativa ao diazepam ou, mesmo, diazepam + fenitoína.

Na prática usual, a via preferencial para administração de DAE no tratamento do EME é a endovenosa e prefere-se a classe dos benzodiazepínicos como 1ª opção farmacológica. A diretriz da Federação Europeia das Sociedades de Neurologia recomenda o uso de lorazepam na dose e 0,1 mg/kg como 1ª linha. No entanto, em países onde não há disponibilidade de lorazepam endovenoso, o diazepam está bem indicado.

Sugere-se, neste capítulo, o esquema exposto na **Tabela 27.1** para a abordagem farmacoterápica do EME.

Tratamento do estado de mal epiléptico refratário

Terapia de 1ª linha - anestésicos

As diretrizes internacionais sugerem o início da terapia com anestésicos nas seguintes situações:

- Após a refratariedade ao lorazepam ou diazepam + fenitoína;

EMERGÊNCIA

0 - 2 min

- Proteção das vias aéreas
- Verificação dos sinais vitais (saturação de O2, pressão arterial, frequência cardíaca, temperatura axilar)
- Hemoglicoteste

0 - 5 min

- Acesso venoso periférico
- DAE inicial (benzoadiazepínico)
- Administração de fluídos
- Tiamina (precedendo a glicose)

5 min

- Triagem laboratorial

0 - 10 min

- Intubação

5 - 10 min

- Suporte vasopressor se pressão sistólica < 90 mmHg ou pressão arterial media < 70 mmHg)

URGÊNCIA

5 - 10 min

- Exame neurológico

0 - 10 min

- Sondagem vesical
- Exames diagnósticos

15 - 60 min

- Monitorização com EEG
- Monitorização de pressão intracraniana (se necessário)

Figura 27.1 *Princípios Gerais do Tratamento do Estado de Mal Epiléptico na 1ª hora. *Adaptado de Brophy e colaboradores.*

Tabela 27.1 *Farmacoterapia para o Tratamento do EME na 1ª hora*	
Estágio de Evolução do EME	**Medicamento Anticonvulsivante**
05-20 minutos	Diazepam 10 mg EV (0,15 mg/kg) (velocidade de 2-5 mg/min) + Fenitoína 18-20 mg/kg EV (velocidade de até 50 mg/min)
20-30 minutos	Repetir Diazepam 10 mg EV (0,15 mg/kg) (velocidade de 2-5 mg/min) até o máximo de 40 mg
30-60 minutos	Completar dose de Fenitoína até 30 mg/kg EV (velocidade de até 50 mg/min)

Fonte: Adaptado de Albuquerque e cols. e Brophy e cols.

- Após a tentativa com benzodiazepínicos e outro antiepiléptico não anestésico como o **fenobarbital** (na dose de 20 mg/kg EV, velocidade de até 100 mg/minuto).

Uma recente revisão de literatura apontou as melhores evidências documentadas sobre o uso de tiopental, midazolam e propofol em relação aos desfechos controle de crises, óbito e reincidência de crises após controle, durante a terapia. Na **Tabela 27.2**, observam-se as frequências desses desfechos para cada fármaco.

O midazolam é um benzodiazepínico comumente utilizado como 1ª opção no tratamento do EME refratário. Embora não seja uma medicação que costume apresentar problemas inerentes à sua farmacodinâmica e farmacocinética, a disponibilidade de um antídoto, o flumazenil, também propicia maior segurança ao seu uso.

O propofol é um medicamento que apresenta uma meia-vida curta possibilitando rápida titulação e retirada. Contudo, pode induzir a "síndrome da infusão do propofol", a qual é potencialmente fatal e que se apresenta com acidose lática, hipertrigliceridemia e rabdomiólise. Desse modo, infusões prolongadas (maiores do que 24 a 48 horas) devem ser evitadas, e isso pode ser feito pelo uso concomitante de benzodiazepínicos.

Tabela 27.2 *Terapias Anestésicas e Desfechos Clínicos*			
Desfecho	**Tiopental**	**Midazolam**	**Propofol**
Controle de Crises	64%	78%	68%
Reincidência de Crises	0%	3%	1%
Óbito	19%	2%	8%

Fonte: Adaptado de Shorvon e colaboradores.

O barbiturato tiopental, ou o seu metabólito pentobarbital, é um dos fármacos mais antigos utilizados no manejo do EME refratário. Apresenta uma meia-vida longa (até 36 horas) após administração contínua, o que leva a uma tendência considerável a acúmulo no tecido adiposo.

Na **Tabela 27.3**, observam-se as doses recomendadas dos fármacos anestésicos.

Tabela 27.3 *Recomendações para o uso de fármacos anestésicos no EME Refratário*

Fármaco	Dose de Ataque	Dose de Manutenção
Tiopental	2-3 mg/kg	3-5 mg/kg/h
Midazolam	0,1-0,2 mg/kg/h	0,1-0,4 mg/kg/h
Propofol	3-5 mg/kg	5-10 mg/kg/h

Fonte: ainda está em seus primeiros passos Meirekord e cols. e Shorvon e cols.

No caso do EME parcial complexo, a anestesia geral deve ser postergada até que se tenham esgotado as possibilidades com fármacos não anestésicos. São opões terapêuticas nesses casos:

- **Fenobarbital:** Bolo inicial de 20 mg/kg EV, em uma infusão de 50 mg/minuto.
- **Ácido Valproico (não disponível no Brasil na forma endovenosa):** Bolo EV de 25-45 mg/kg infundido na taxa de 6 mg/kg/minuto.
- **Levetiracetam (não disponível no Brasil na forma endovenosa):** Bolo EV de 1.000-3.000 mg administrados em 15 minutos.

Terapia de 2ª linha

Nos casos em que a terapia de 1ª linha não está controlando o EME, podem ser consideradas outras abordagens. No entanto, tais terapêuticas são consideradas extraordinárias e, por esse motivo, devem ser colocadas em prática apenas nos casos de EME extremamente refratário no qual todas as outras medidas convencionais já foram esgotadas. A seguir, algumas opções:

- Hipotermia terapêutica: apesar da escassa evidência, é uma alternativa que vendo sendo explorada. A temperatura-alvo é estipulada entre 32 e 25°C e mantida durante um período de 24 a 48 horas.

- Cirurgia ressectiva de emergência
- Estimulação do nervo vago
- Estimulação magnética transcraniana
- Eletroconvulsoterapia

O papel do eletroencefalograma

O uso da monitorização eletroencefalográfica, EEG contínuo (cEEG), é especialmente importante tanto para o manejo do EME refratário, para a titulação de medicamentos anestésicos por exemplo, como para o diagnóstico diferencial de EME não convulsivo.

Nos pacientes em que o cEEG será utilizado com o propósito de diagnóstico diferencial de alteração de sensório com EME não convulsivo, recomenda-se iniciar o exame dentro de uma hora do início do quadro. A monitorização deverá ser mantida por pelo menos 24 horas após a cessação da atividade epileptogênica.

Também como parâmetro para manutenção ou suspensão de medicações anestésicas, o cEEG é importante. É recomendado um período de 24 a 48 horas de monitorização após o controle eletrográfico ser atingido para se iniciar o desmame das medicações anestésicas. Durante o período de titulação, também é prudente manter a monitorização a fim de verificar recorrência de crises.

Bibliografia

1. Albuquerque M CF. Estado de mal epiléptico: revisão e proposta de protocolo. J Epilpesy Clin Neurophysiol; 2011;17(4):164-75.
2. Brophy GM, Bell R, Claassen J, Alldredge B, Bleck TP, Glauser T, et al. Guidelines for the evaluation and management of status epilepticus. Neurocritical care; 2012;17(1):3-23.
3. Garzon E, Fernandes RM, Sakamoto AC. Analysis of clinical characteristics and risk factors for mortality in human status epilepticus. Seizure: the Journal of the British Epilepsy Association; 2003;12(6):337-45.
4. Garzon E. Estado de mal epilétptico. J Epilepsy Clin Neurophysiol; 2008;14(Suppl 2):7-11.
5. Hauser WA, Beghi E. First seizure definitions and worldwide incidence and mortality. Epilepsia; 2008;49 Suppl 1:8-12.
6. International League Against Epilepsy 2013 [cited 2013 August 13th]. Status Epilepticus. Disponível em: http://www.ilae.org/visitors/documents/10-statusepilepticus.pdf.
7. Krumholz A, Wiebe S, Gronseth GS, Gloss DS, Sanchez AM, Kabir AA, et al. Evidence-based guideline: management of an unprovoked first seizure in adults: report of the Guideline Development Subcommittee of the American Academy of Neurology and the American Epilepsy Society. Neurology; 2015;84(16):1705-13.

8. Liberalesso PB, Garzon E, Yacubian EM, Sakamoto AC. Higher mortality rate is associated with advanced age and periodic lateralized epileptiform discharges in patients with refractory status epilepticus. Arquivos de neuro-psiquiatria; 2013;71(3):153-8.
9. Mendes-Ribeiro JA AA, Bentes C, Dias C, Bento C, Campos MM. Comissão de estado de mal epiléptico - estado de mal epiléptico: proposta de normais e recomendações no âmbito da LPCE. Portugal: Liga Portuguesa Contra a Epilepsia, 2012 March 13th; 2012. Report No.

28

Paralisia Facial Periférica

Denis Bernardi Bichuetti
Renata Ligia Vieira Guedes

Introdução

Neste capítulo abordaremos apenas as lesões que comprometem o nervo facial após sua saída na emergência pontina, isto é, as paralisias faciais exclusivamente periféricas, nas quais não há nenhuma manifestação de outros núcleos de nervos cranianos ou tratos longos, ou seja, situações que apresentam exame neurológico normal exceto pela própria Paralisia Facial (PF). A **Tabela 28.1** resume as principais funções do nervo facial.

Tabela 28.1 *Funções exercidas pelo nervo facial*

Musculatura estriada	Sensibilidade	Funções autonômicas
Frontal Corrugador de supercílios Orbicular dos olhos Occipital Próceres Bucinador Zigomático Orbiculares da boca Platisma	Meato acústico externo Tímpano Gustação dos 2/3 anteriores da língua	Glândula salivar submandibular Glândula salivar sublingual Glândulas lacrimais

Apresentação clínica e etiologias

O indivíduo com PF pode ter, como primeiro sintoma, dor periauricular, escape de alimentos pela lateral da boca, alteração da fala (disartria), salivação aumentada ou reduzida ou olho seco, e a percepção inicial pode variar de uma pessoa para outra. O examinador perceberá uma paresia ou paralisia de todos os músculos de um lado da face por meio da solicitação de tarefas motoras diversas, atentando-se para assimetrias entre os lados da face (**Tabela 28.2**).

Tabela 28.2 *Exame da face com foco em funções do nervo facial*
Levantar sobrancelhas.
Enrugar a testa (músculo frontal).
Fechar os olhos com força.
Mostrar os dentes.
Assoviar ou encher as bochechas com os lábios cerrados.
Contrair a musculatura do queixo e do pescoço.

Quando questionados, os pacientes podem identificar que do lado ipsilateral à paralisia existe certa hiperacusia (por perda de função do músculo tensor do tímpano), redução de lacrimejamento, de salivação e de paladar. O componente efetor do reflexo córneo palpebral (fechamento dos olhos ao estímulo corneano) também estará deprimido do lado comprometido.

A escala de House-Brackmann pode ser usada para graduação da intensidade e acompanhamento longitudinal de pacientes com PF (**Tabela 28.3**).

De acordo com a etiologia, a paralisia facial pode ser súbita ou subaguda (evolução em dias) a crônica (evolução em semanas), e a história clínica deve ser levada em consideração junto com sinais e sintomas sistêmicos, como febre, emagrecimento e vesículas periauriculares, na formulação das principais hipóteses clínicas, solicitação de exames complementares e tratamento (**Tabela 28.4**).

A principal causa de PF é a paralisia de Bell, que corresponde a 60-70% da PF. Ela costuma ter apresentação súbita com dor periauricular seguida de paralisa facial progressiva com ápice de comprometimento em até 72 h e restante do exame neurológico normal. Alguns trabalhos associam sua ocorrência a uma infecção viral prévia, especialmente herpes simplex 1, e por isso o tratamento antiviral pode ser usado. Nesse caso é muito importante inspecionar o pavilhão auditivo externo e a orelha em busca de vesículas, hiperemia e edema, condição que define a infecção do gânglio ótico pelo vírus varicela zóster (síndrome de Ramsay Hunt), especialmente em indivíduos imunossuprimidos e com mais de 50 anos.

Tabela 28.3 *Escala de House-Brackmann*

Grau I: normal	Função facial normal em todas as áreas
Grau II: disfunção leve	Geral: leve fraqueza notável apenas à inspeção próxima; pode haver sincinesia muito discreta. No repouso: simetria e tônus normais. Ao movimento: ◗ testa: função boa a moderada; ◗ olho: fechamento completo com esforço mínimo; ◗ boca: leve assimetria.
Grau III: disfunção moderada	Geral: diferença óbvia, mas não desfigurante entre os dois lados; sincinesia e/ou espasmo hemifacial notáveis, mas não severos. No repouso: simetria e tônus normais. Ao movimento: ◗ testa: movimento moderado a leve; ◗ olho: fechamento completo com certo esforço; ◗ boca: levemente fraca com esforço máximo.
Grau IV: disfunção moderadamente grave	Geral: fraqueza óbvia e/ou assimetria desfigurante. No repouso: simetria e tônus normais. Ao movimento: ◗ testa: nenhum movimento; ◗ olho: fechamento incompleto; ◗ boca: assimetria com esforço máximo.
Grau V: disfunção grave	Geral: apenas uma movimentação discretamente perceptível. No repouso: assimetria. Ao movimento: ◗ testa: nenhum movimento; ◗ olho: fechamento incompleto; ◗ boca: movimento discreto.
Grau VI: paralisia total	Nenhum movimento.

Exames complementares e investigação

Quando o quadro clínico é típico de paralisia de Bell e o restante do exame neurológico apresenta-se normal, é pouco provável que exames complementares auxiliem mais que um bom exame clínico. Recomenda-se a realização de hemograma, avaliações sanguíneas renal e hepática, incluindo glicemia de jejum com foco em identificação de complicações sistêmicas, especialmente

Tabela 28.4 *Paralisia facial: etiologia*	
Metabólica	▸ *Diabetes mellitus* ▸ Microangiopatia (síndrome metabólica) ▸ Hipotireoidismo ▸ Uremia ▸ Porfiria
Autoimune	▸ Periarterite nodosa ▸ Arterite de células gigantes ▸ Doença de Behçet ▸ Granulomatose de Wegener ▸ Artrite reumatoide ▸ Sarcoidose ▸ Síndrome de Guillain-Barré
Infecção	▸ Otite média e mastoidite ▸ Sífilis ▸ Moléstia de Hansen ▸ Meningites e encefalites ▸ Varicela zóster (síndrome de Ramsay Hunt) ▸ HIV ▸ Vírus B e C da hepatite ▸ Viroses em geral ▸ Algumas bactérias (*Bartonella*, *Mycoplasma*, *Borrelia*, *Corynebacterium*)
Infiltração neoplásica	▸ Tumores de base de crânio ▸ Metástases cerebrais e locais no nervo ▸ Neurofibromatose tipo 1 (doença de von Recklinghausen)
Trauma	▸ Traumatismos cranioencefálicos ou locais com comprometimento de mastoide e osso temporal
Causas variáveis	▸ Síndromes familiares ▸ Vacinações ▸ Após procedimentos cirúrgicos ▸ Barotrauma ▸ Toxicidade medicamentosa (especialmente alguns quimioterápicos) ▸ Doença de Paget dos ossos

diabetes, e preparação para uso de corticosteroide e antiviral. As situações de PF secundária geralmente são de fácil identificação ao clínico assistente, pois acompanham-se de sinais e sintomas sistêmicos além de exame neurológico anormal, como no caso de uma síndrome de Guillain-Barré. Alguns padrões, entretanto, demandam investigação complementar: paralisia facial de evolução intermitente ou progressiva além de 72 h (lesões compressivas ou com efeito de massa sobre a raiz e o nervo facial em seu trajeto); paralisia facial bilateral (síndrome de Guillain-Barré, linfoma, carcinomatose, algumas infecções e doenças autoimunes); paralisia facial recorrente (diabetes, doenças autoimunes e neoplásicas); paralisia facial completa e sem recuperação após quatro meses do início (neoplasias); e paralisia facial grave/completa com início súbito (hemorragia intratumoral no trajeto do nervo facial). A realização de exames complementares com foco nas causas apresentadas na **Tabela 28.4**, especialmente imagem por ressonância magnética de encéfalo com cortes finos de fossa posterior, líquido cefalorraquiano e investigação sistêmica, deve ser guiada pelos sintomas associados, quando um desses cinco padrões suspeitos estiverem presentes.

O exame de eletroneuromiografia de face deve ser reservado para pacientes com paralisia de Bell com apresentação clínica grave (House Brackmann V ou VI) após 10 dias de início dos sintomas, pois se o comprometimento da função do nervo facial for maior que 90% está associado a pior recuperação, e esses pacientes podem ser candidatos a cirurgia de descompressão de nervo facial.

Tratamento específico

Na paralisia de Bell é consenso que o uso de corticosteroide tem papel essencial na recuperação precoce dos pacientes. Existem estudos sobre o uso de antivirais com resultados controversos quanto a recuperação, portanto, seu uso é opcional. Objetivamente, deve-se usar corticosteroide oral assim que identificada a PF, e o uso de antivirais tem maior valor se iniciado nas primeiras 72 horas de sintoma, sendo seu uso de escolha do profissional assistente. Uma proteção ocular deve ser sempre oferecida, e recomendamos que o paciente realize uma avaliação oftalmológica uma a duas semanas após o início dos sintomas, pois a dificuldade de fechar os olhos pode provocar úlcera de córnea por xeroftalmia.

O seguimento clínico deve ser realizado a cada uma ou duas semanas, Casos mais graves (House Brackmann V e VI) e aqueles com ausência de qualquer melhora após quatro semanas deverão realizar eletroneuromiografia de nervo facial e ressonância magnética para identificação de causas secundárias e de possíveis candidatos a cirurgia de descompressão mastóidea. Especial atenção deve ser oferecida a pacientes diabéticos ou com disfunção renal pelo uso das medicações (**Tabela 28.5**).

Tabela 28.5 *Abordagem do paciente com sintomas típicos de paralisia de Bell*
Certificar-se da ausência de alterações clínica sistêmicas.
Iniciar corticosteroide no momento do diagnóstico: prednisona 40-60 mg/dia por 7-10 dias e reduzir 10 mg a cada 7 a 10 dias.
Iniciar antiviral oral se PF identificada em até 72 horas de seu início: valaciclovir 1.000 mg 3× ao dia ou aciclovir 400 mg 5× ao dia por 7 dias.
Oferecer proteção ocular: • Colírio lubrificante: uma gota no olho comprometido a cada 1 ou 2 h (Fresa tears®, Lacrima® ou similares). • Unguento e oclusão noturna: aplicar unguento oftalmológico (Epitezan pomada ocular® ou similar) no olho comprometido e ocluir com Micropore® ao deitar. • Sugerir proteção ocular com óculos escuros ou lente sem grau durante o dia se escala de House Brackmann ≥ IV.
Realizar eletroneuromiografia de nervo facial após dez dias do início do sintomas de House Brackmann ≥ V ou caso não exista nenhuma recuperação após quatro semanas.
Realizar ressonância magnética de encéfalo com cortes finos de tronco encefálico caso não exista nenhuma recuperação após quatro semanas.

No caso de zóster ótico (síndrome de Ramsay Hunt) recomenda-se que a primeira semana de tratamento seja com aciclovir endovenoso em sua dose plena de 10 mg/kg/dose de 8/8 h, seguido de mais uma semana de aciclovir oral, 800 mg 5 vezes ao dia, ou valaciclovir, 1.000 mg 3 vezes ao dia.

Causas específicas entre as apresentadas na **Tabela 28.4** devem ser tratadas e investigadas de acordo com a doença de base, e não cabe a este capítulo a orientação de todas elas.

Tratamento complementar

Os pacientes com PF, especialmente paralisia de Bell, devem ser orientados a realizar exercícios para movimentação do lado parético (**Tabela 28.6**), e os casos mais graves ou de recuperação mais lenta, encaminhados a profissional de reabilitação especializado (fonoaudiólogo ou fisioterapeuta).

Pacientes com paralisia de Bell que não apresentem nenhuma recuperação após quatro semanas, especialmente quando a eletroneuromiografia demonstrar redução de mais de 90% do potencial de ação do nervo, são candidatos a cirurgia de descompressão mastóidea do canal do facial.

Tabela 28.6 *Exercícios para treino de mímica facial*

Musculatura solicitada	Ação
Occiptofrontal	Enrugar a testa (expressão de surpresa)
Prócero	Contrair a testa (expressão de atenção)
Orbicular dos olhos	Fechar os olhos
Dilatador nasal e levantador do lábio superior	Forçar abertura das narinas e rosnar
Orbicular dos lábios	Realizar exercícios simulando um beijo/bico
Bucinador e zigomáticos	Forçar um grande sorriso
Risório	Forçar um sorriso "falso" (irônico)
Depressor dos lábios e plasma	Apertar os dentes com força e forçar o pescoço
Quadrado e transverso do mento	Fazer "beiço"

Casos crônicos que não apresentem recuperação estética ou funcional satisfatória, como sincinesias, assimetria facial importante e alterações autonômica, podem ser tratados com toxina botulínica, cirurgia de reiteração ou transposição muscular, mas também dependem de avaliação especializada.

Bibliografia

1. Baugh RF et al. Clinical practice guideline: Bell's Palsy executive summary. Otolaryngology–Head and Neck Surgery. 2013; 149(5).
2. Brazis PW, Masdeu JC, Biller J. Localization in clinical neurology. 6th ed. Lippincott Williams & Wilkins; 2011.
3. Eviston TJ, Croxson GR, Kennedy PGE, Hadlock T, Krishnan AV. Bell's palsy: aetiology, clinical features and multidisciplinary care. J Neurol Neurosurg Psychiatry. 2015; 86(12):1356-61.
4. Finsterer J. Management of peripheral facial nerve palsy. Eur Arch Otorhinolaryngol. 2008; 265:743-52.
5. Greco A, Gallo A, Fusconi M, Marinelli C, Macri GF, de Vincentis M. Bell's palsy and autoimmunity. Autoimmunity Reviews. 2012; 12:323-8.
6. Gronseth GS, Paduga R. Evidence-based guideline update: Steroids and antivirals for Bell palsy. Report of the Guideline Development Subcommittee of the American Academy of Neurology. Neurology. 2012; 79:2209-13.
7. Matos C. Paralisia facial periférica: o papel da medicina física e de reabilitação. Acta Med Port. 2011; 24:907-14.

8. Patel DK, Levin KH. Bell palsy: clinical examination and management. Cleveland Clinic Journal of Medicine. 2015 jul; 7(82).
9. Sardesai MG, Moe KS. Recent progress in facial paralysis: advances and obstacles. Current Opinion in Otolaryngology & Head and Neck Surgery. 2010; 18:266-71.

29

Meningites, Meningoencefalites e Encefalites

Juliana Valéria de Souza Framil
José E. Vidal

Definições

Meningite é uma síndrome caracterizada por sinais e sintomas de inflamação meníngea, tais como cefaleia, febre e/ou rigidez de nuca. As meningites são classificadas arbitrariamente em agudas, subagudas e crônicas. As meningites agudas têm início rápido dos sintomas (horas a poucos dias) e usualmente são causadas por etiologias diferentes daquelas que causam meningites subagudas e crônicas. As meningites crônicas são definidas como uma síndrome clínica e liquórica de pelo menos quatro semanas de evolução.

Dependendo da extensão da inflamação ao parênquima cerebral adjacente, as meningites podem apresentar graus variáveis de encefalite, sendo denominadas meningoencefalites.

Meningites

Meningites bacterianas agudas (MBA)

Neisseria meningitidis, Streptococcus pneumoniae e *Haemophilus influenzae* tipo b (Hib) são responsáveis pela maioria dos casos de meningite em crianças e adultos.

Quadro clínico

Usualmente, pacientes com MBA se apresentam com febre, cefaleia, sinais de irritação meníngea e, nos casos mais graves, sinais de rebaixamento do nível de consciência (confusão mental, letargia, torpor e coma). Entretanto, o estado clínico pode variar de acordo com idade, comorbidades e agente etiológico.

Na literatura, a tríade de febre, alteração do sensório e rigidez de nuca foi encontrada em apenas 44% dos pacientes, enquanto 95% apresentaram pelo menos dois desses sintomas. O paciente geralmente encontra-se toxemiado, em mau estado geral e/ou com *delirium*.

Ao exame físico observamos sinais de irritação meníngea: rigidez de nuca, sinal de Kerning e/ou Brudzinski. A sensibilidade dos sinais de Kerning e Brudzinski é de apenas 5%, enquanto a sensibilidade da rigidez de nuca é de 30%. Isso indica que a ausência desses sinais não exclui o diagnóstico de meningite.

Diagnóstico

O diagnóstico rápido e o tratamento precoce são os principais redutores de morbimortalidade nas MBA.

Os critérios para realização de exame de imagem (tomografia computadorizada de crânio – TC crânio, ou ressonância nuclear magnética de encéfalo – RNM encéfalo) antes da punção lombar são: surgimento de crises convulsivas, novos déficits neurológicos focais, papiledema, rebaixamento do nível de consciência moderada a grave (Glasgow ≤ 10), estados de imunodepressão (HIV/AIDS, uso de terapia imunossupressora, transplantados de órgão sólidos ou medula óssea, portadores de neoplasias em quimioterapia), portadores de lesões estruturais conhecidas de sistema nervoso central.

Na abordagem inicial, o objetivo mais importante de realizar imagem antes da punção lombar é excluir a presença de lesões expansivas intracranianas, e os critérios mencionados apresentam boa acurácia para essa finalidade. A punção lombar, na presença de lesões expansivas cerebrais, por causar um gradiente de pressão craniocaudal, pode levar à herniação cerebral.

A análise do líquido cefalorraquidiano (LCR) é essencial para estabelecer o diagnóstico de MBA, além de identificar o patógeno responsável e sua susceptibilidade antimicrobiana. Observa-se pleocitose (mais de 90% dos casos apresentam mais de 100 células, geralmente à custa de polimorfonucleares), hipoglicorraquia e aumento de proteína liquórica. Pacientes imunossuprimidos podem apresentar menor grau de pleocitose.

A cultura do liquor é o padrão-ouro para o diagnóstico etiológico e é positiva em 80 a 90% dos casos, quando coletado antes do uso de antibióticos.

Tratamento

O tratamento empírico da MBA deve ser baseado em epidemiologia local, idade do paciente e presença de fatores de risco específicos, como imunossupressão, trauma e pós-operatórios neurocirúrgicos (**Tabela 29.1**).

Para pacientes imunossuprimidos, gestantes e maiores de 50 anos, devemos ampliar a cobertura empírica para *L. monocytogenes*, associando ampicilina ou amoxicilina.

Uma vez identificado o patógeno em cultura, deve-se realizar antibiograma e avaliar possibilidade de ajuste antimicrobiano para terapia específica (**Tabela 29.2**).

O tempo de tratamento varia de acordo com a gravidade, o patógeno causador e o antibiótico escolhido. Recomenda-se sete dias de terapia para casos de meningite meningocócica.

Recomenda-se o uso de dexametasona endovenosa em pacientes com suspeita de MBA, a qual deve ser instituída, preferencialmente, antes ou ao mesmo tempo da primeira dose de antibiótico, na dose de 0,6 mg/kg/dia para crianças e 10 mg de 6 em 6 horas para adultos, durante quatro dias.

Na **Figura 29.1** encontra-se o algoritmo do manejo das MBA. As prioridades do manejo são: 1.º, administrar dexametasona e antibióticos rapidamente, inclusive antes da realização da punção liquórica; 2.º, transferir o paciente para um centro com estrutura suficiente para estabilizá-lo e tratar suas possíveis complicações. Caso o centro que receberá o paciente com suspeita de MBA forneça resultados rápidos de LCR, o início da dexametasona e dos antibióticos pode esperar até 3 horas depois da admissão no Departamento de Emergência.

Quimioprofilaxia

A quimioprofilaxia é importante para erradicar casos secundários e deve ser instituída, preferencialmente, nas primeiras 24 horas, podendo ser realizada até o 14.º dia do contato. Indica-se quimioprofilaxia para meningites por *H. influenzae* e *N. meningitidis.*

No caso de meningite meningocócica, a quimioprofilaxia é recomendada para contactantes íntimos, prolongados (maior que 8 horas), de instituições fechadas (pessoas que comem e dormem no mesmo local), comunicantes de creches e pré-escola ou para aqueles que foram diretamente expostos às secreções de vias aéreas

Tabela 29.1 *Tratamento empírico para meningite bacteriana aguda segundo população-alvo. doses preconizadas para pacientes com funções renal e hepática normais*

Paciente	Bactéria	Terapia empírica	Doses endovenosas (intervalo entre as doses)
Recém-nascidos	*Streptococcus agalactiae, Escherichia coli, L. monocytogenes*	Amoxicilina/ampicilina + cefotaxima ou amoxicilina/ampicilina + aminoglicosídeo	Idade < 1 semana: • Ampicilina 150 mg/kg/dia (8 horas); • Cefotaxima 100-150 mg/kg/dia (8 a 12 horas); • Gentamicina 5 mg/kg/dia (12 horas) Idade 1 a 4 semanas: • Ampicilina 200 mg/kg/dia (6 a 8 horas); • Gentamicina 7,5 mg/kg/dia (8 horas); • Amicacina 30 mg/kg/dia (8 horas); • Cefotaxima 150 a 200 mg/kg/dia (6 a 8 horas)
Idade entre 1 e 23 meses	*S. agalactiae, E. coli, S. pneumoniae, N. meningitidis*	Ceftriaxona ou Cefotaxima – associar Vancomicina se houver elevada prevalência de resistência pneumocócica. Associar ampicilina ou amoxicilina se houver suspeita de meningite por *L. monocytogenes.*	• Vancomicina 60 mg/kg/dia (6 horas) com objetivo de vancocinemia entre 15 a 20 mcg/mL; • Cefotaxima 225 a 300 mg/kg/dia (6 a 8 horas); • Ceftriaxona 80 a 100 mg/kg/dia (12 a 24 horas).

Continua

Continuação

Paciente	Bactéria	Terapia empírica	Doses endovenosas (intervalo entre as doses)
Idade entre 2 e 50 anos	*S. pneumoniae*, *N. meningitidis*	Ceftriaxona ou Cefotaxima - associar Vancomicina se houver elevada prevalência de resistência pneumocócica. Associar ampicilina ou amoxicilina se suspeita de meningite por *L. monocytogenes*.	Crianças: • Vancomicina 60 mg/kg/dia (6 horas) com objetivo de vancocinemia entre 15 a 20 mcg/mL; • Cefotaxima 225 a 300 mg/kg/dia (6 a 8 horas); • Ceftriaxona 80 a 100 mg/kg/dia (12 a 24 horas). Adultos: • Vancomicina 30-60 mg/kg/dia (8 a12 horas), com objetivo de vancocinemia entre 15 a 20 mcg/mL; • Ceftriaxona 4 g/dia (12 horas); • Cefotaxima 8 a 12 g/dia (4 a 6 horas); • Cefepima 6 g/dia (8 horas); • Ceftazidima 6 g/dia (8 horas); • Amoxicilina ou Ampicilina 12 g/dia (4 horas); • Penicilina cristalina 24 milhões de unidades/dia (4 horas); • Meropenem 6 g/dia (8 horas).

Continua

Continuação

Paciente	Bactéria	Terapia empírica	Doses endovenosas (intervalo entre as doses)
Idade maior que 50 anos	*S. pneumoniae, N.meningitidis, L. monocytogenes*, Gram-negativos aeróbicos	Ampicilina/ Amoxicilina + Ceftriaxona ou Cefotaxima – associar Vancomicina se houver elevada prevalência de resistência pneumocócica.	Veja dose de adultos acima.
Imunocomprometidos	*S. pneumoniae, N. meningitidis, L. monocytogenes, Staphylococcus aureus, Salmonella spp.*, Gram-negativos aeróbicos (incluindo *Pseudomonas aeruginosa*)	Vancomicina + Ampicilina + Cefepima ou Meropenem	Veja dose de adultos acima.
Meningite de repetição	*S. pneumoniae, N. meningitidis, H. influenzae*	Ceftriaxona ou Cefotaxima – associar Vancomicina se houver elevada prevalência de resistência pneumocócica.	Veja dose de adultos acima.
Meningites associadas à assistência à saúde			
Fratura de base de crânio	*S. pneumoniae, H. influenzae, Streptococcus* β-hemolítico do grupo A	Vancomicina + Cefalosporina de terceira geração (Ceftriaxona ou Cefotaxima)	Veja doses de adultos acima.
Traumatismo cranioencefálico; pós-operatório neurocirúrgico	*Staphylococcus* (*S. aureus* e coagulase-negativo), Gram-negativos aeróbicos (incluindo *P. aeruginosa*)	Vancomicina + Ceftazidima ou Cefepima ou Meropenem	Veja doses de adultos acima.

(Reproduzido de Diederik VB, Matthijs CB, et al. Advances in treatment of bacterial meningitis. Lancet. 2012; 380:1693-702.)

Tabela 29.2 *Terapia antimicrobiana específica para Meningite Bacteriana Aguda. Considerar associação de aminoglicosídeo ao tratamento de Meningite Bacteriana Aguda por P. aeruginosa, S. agalactiae e L. monocytogenes*

Bactéria	Terapia de escolha	Terapia alternativa
S. pneumoniae		
Penicilina MIC ≤ 0,06 mcg/mL	Penicilina G ou Amoxicilina/Ampicilina	Cefotaxima, Ceftriaxona, Cloranfenicol
Penicilina MIC ≥ 0,12 mcg/mL e Ceftriaxona MIC < 1 mcg/mL	Ceftriaxona ou Cefotaxima	Cefepima, Meropenem
Penicilina MIC ≥0,12 mcg/mL e Ceftriaxona MIC ≥ 1 mcg/mL	Vancomicina + Ceftriaxona ou Cefotaxima	Vancomicina + Moxifloxacina
N. meningitidis		
Penicilina MIC < 0,1 mcg/mL	Penicilina G ou Amoxicilina/Ampicilina	Cefotaxima, Ceftriaxona ou Cloranfenicol
Penicilina MIC ≥ 0,1 mcg/mL	Cefotaxima ou Ceftriaxona	Cefepima, Cloranfenicol, Fluorquinolona, Meropenem
L. monocytogenes	Amoxicilina/Ampicilina ou Penicilina G	Sulfametoxazol-trimetoprima

Continua

Continuação

Bactéria	Terapia de escolha	Terapia alternativa
H. influenzae		
Betalactamase negativo	Amoxicilina/Ampicilina	Cefotaxima, Ceftriaxona, Cefepima, Cloranfenicol, Fluorquinolona
Betalactamase positivo	Cefotaxima ou Ceftriaxona	Cefepima, Cloranfenicol, Fluorquinolona
Betalactamase negativo, resistente à ampicilina	Meropenem	Fluorquinolona.
S. aureus		
Sensível à meticilina	Oxacilina	Vancomicina, Linezolida, Daptomicina
Resistente à meticilina	Vancomicina	Sulfametoxazol-Trimetoprima, Linezolida, Daptomicina
Staphylococcus epidermidis	Vancomicina	Linezolida
Enterobacteriaceae	Cefotaxima ou Ceftriaxona	Meropenem, Fluorquinolona, Sulfametoxazol-trimetoprima
Pseudomonas aeruginosa	Ceftazidima ou Cefepima	Meropenem, Ciprofloxacina
Acinetobacter baumannii	Meropenem	Colistina ou Polimixina B

(Reproduzido de Diederik VB, Matthijs CB, et al. Advances in treatment of bacterial meningitis. Lancet. 2012; 380:1693-702.) MIC: Concentração inibitória mínima.

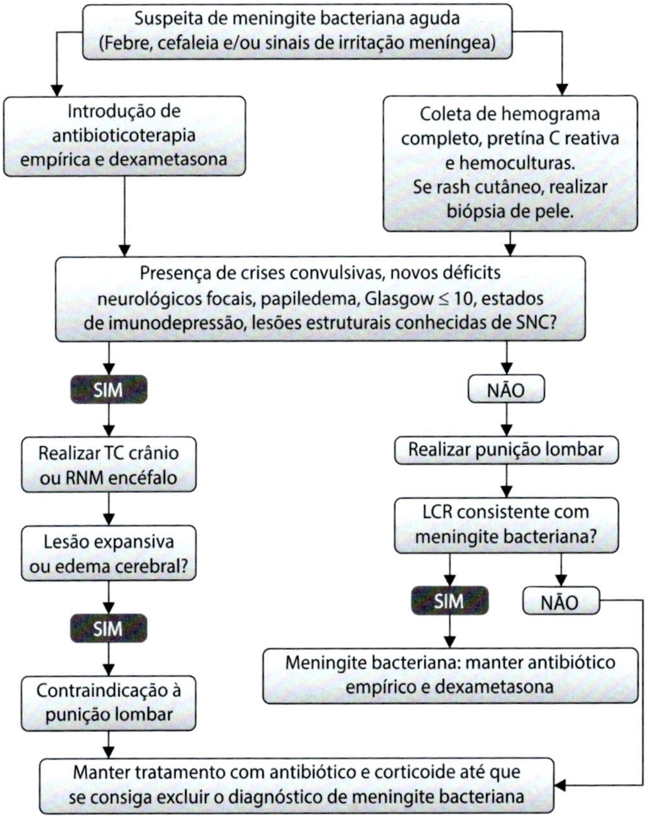

Figura 29.1 *Algoritmo do manejo de pacientes com suspeita de Meningite Bacteriana Aguda. (Adaptado de Aminoff MJ, Boller F, Swaab DF. Handbook of Clinical Neurology. Amsterdam: Elsevier BV, 2010: 55).*

(intubação endotraqueal, aspiração de vias aéreas), no período de uma semana antes dos sintomas a 24 h após antibioticoterapia. A droga de escolha é a rifampicina 10 mg/kg (600 mg para adultos) 12 em 12 horas, durante dois dias. Outras opções são: ceftriaxona 250 mg, intramuscular, dose única, e ciprofloxacina, 500 mg, via oral, dose única.

Meningites virais

Os vírus são a maior causa de meningite asséptica ou meningite a liquor claro, termos utilizados para se definir qualquer meningite, infecciosa ou não, com pleocitose linfomonocitária, para a qual não se encontra causa sob análise inicial e culturas de rotina do liquor.

Epidemiologia

Os enterovírus são os principais causadores de meningite asséptica e correspondem a 85 a 95% dos casos. Os vírus da família Herpes, como Herpes simplex vírus (HSV) tipo 1 e tipo 2, Varicela zóster (VZV), citomegalovírus (CMV), Epstein-Barr vírus (EBV) e herpes vírus humano 6, 7 e 8, podem estar associados às meningites ou meningoencefalites virais.

Diagnóstico

A análise do liquor nas meningites virais mostra pleocitose linfomonocitária (exceto nas primeiras 6 a 48 h, quando pode ser neutrofílica); a proteína pode estar aumentada ou próxima da faixa normal, assim como a glicose usualmente se encontra dentro dos valores da normalidade.

Tratamento

O tratamento das meningites virais é de suporte. Nos casos arrastados ou em que haja hipertensão intracraniana, o uso de corticosteroides deve ser considerado.

Meningites fúngicas

Meningites fúngicas são raras e acometem, com maior frequência, pacientes com algum grau de imunossupressão (HIV/AIDS, transplantados de medula óssea ou órgãos sólidos, portadores de neoplasia em quimioterapia, portadores de imunodeficiência primária). Seus principais agentes são *Cryptococcus neoformans, Candida spp, Aspergillus, Histoplasma,* dentre outros.

Diagnóstico

A RNM de encéfalo é o exame de imagem de escolha e permite caracterizar alterações como hidrocefalia, massas intracranianas e/ou focos parameníngeos, como sinusite fúngica.

No caso da meningite criptocócica, a punção lombar costuma apresentar pressão de abertura elevada, e o liquor caracteriza-se pela ausência de ou com discreta pleocitose, hiperproteinorraquia e/ou hipoglicorraquia. Tinta da China, pesquisas de antígenos para *Cryptococcus, Histoplasma,* pesquisa de galactomanana e PCR para fungos devem ser realizadas. O principal diagnóstico diferencial das meningites fúngicas é a meningite tuberculosa. Devemos enviar 3 a 5 mL do LCR para culturas de fungos e 8 a 10 mL para cultura de micobactéria.

Tratamento

O tratamento é realizado com antifúngicos por tempo prolongado e pode haver a necessidade de intervenção neurocirúrgica (**Tabela 29.3**).

Tabela 29.3 *Terapia para meningites fúngicas segundo agente etiológico*

Agente etiológico	Terapia antifúngica (intervalo entre doses)
C. neoformans	Terapia de indução: Anfotericina B desoxicolato, endovenosa, 0,7-1 mg/kg (24 horas) ou Anfotericina B lipossomal 3-4 mg/kg, endovenosa (24 horas) ou Anfotericina B complexo lipídico 5 mg/kg, endovenosa (24 horas) + 5-Flucitosina 25 mg/kg (6 horas), durante pelo menos duas semanas (até culturas negativas do liquor). Na indisponibilidade de 5-Flucitosina, utilizar Fluconazol 800 mg (24 horas). Terapia de consolidação: Fluconazol 400 mg, via oral (24 horas) durante oito semanas. Terapia de manutenção: Fluconazol 200 mg, via oral (24 horas) por pelo menos 1 ano ou até recuperação da imunossupressão.
Candida albicans	Anfotericina B lipossomal 3 a 5 mg/kg/dia, endovenosa, ± 5-Flucitosina 25 mg/kg, via oral (6 horas) durante duas semanas.
Aspergillus spp.	Voriconazol 6 mg/kg, endovenoso (12 horas) por 24 horas, seguido de 4 mg/kg, endovenoso (12 horas). Drogas alternativas: Anfotericina B lipossomal ou complexo lipídico, caspofungina, micafungina.
Histoplasma capsulatum	Anfotericina B lipossomal 5 mg/kg, endovenoso (24 horas) durante quatro a seis semanas. Seguido de itraconazol 400-600 mg/dia por pelo menos um ano.
Mucormicoses	Anfotericina B lipossomal 5 a 10 mg/kg, endovenosa (24 horas). Considerar associação com equinocandina.

Meningite tuberculosa

A meningite tuberculosa é a mais frequente forma de acometimento do SNC pelo *Mycobacterium tuberculosis.* O número de casos em adultos vem crescendo como resultado do aumento do número de pessoas convivendo com HIV/AIDS, dos transplantes e do uso de terapia imunossupressora e com imunobiológicos.

Diagnóstico

A RNM encéfalo é o exame de imagem de escolha para detectar as alterações da tuberculose de SNC, mas a TC crânio é uma alternativa mais acessível.

A celularidade do liquor pode variar de zero a mais de 1.000 células/mm^3. O predomínio linfomonocitário é o usual, mas em um quarto dos casos o predomínio é polimorfonuclear, principalmente no início do quadro. Hiperproteinorraquia e consumo de glicose são característicos. O padrão-ouro para o diagnóstico é a demonstração de *M. tuberculosis* no liquor por meio da pesquisa do bacilo álcool-acidorresistente (BAAR), técnicas de PCR ou isolamento em cultura. A identificação do DNA-*M. tuberculosis* pela técnica de PCR (GenXpert®) é rápida, com sensibilidade de 56-98%, e também possibilita identificar a presença de resistência à rifampicina. A adenosina desaminase (ADA) pode estar aumentada na meningite tuberculosa, com sensibilidade de 79-91%, porém apresenta baixa especificidade.

Para auxiliar no diagnóstico, foram criados os critérios de Vietnã, com sensibilidade de 86-96% e especificidade de 79-88% (**Tabela 29.4**).

Tratamento

O esquema para tratamento da meningite tuberculosa está disposto na **Tabela 29.5**, conforme recomendação do Ministério da Saúde do Brasil.

Como terapia adjunta, recomenda-se para adultos, prednisona 1 mg/kg/dia durante, pelo menos, quatro semanas.

No caso de tuberculomas cerebrais, recomenda-se estender o tratamento tuberculostático até, no mínimo, 12 meses.

Encefalites

Define-se encefalite como um processo inflamatório do parênquima cerebral associado a evidências clínicas e laboratoriais de

Tabela 29.4 *Critérios de Vietnã para diagnóstico de meningite tuberculosa*

Critérios aplicáveis a indivíduos com mais de 15 anos de idade, meningite e taxa de glicose liquórica (glicose LCR/soro) < 0,5	
Critérios clínicos e pontuação	
Idade ≥ 36 anos	(+2 pontos)
Idade < 36 anos	(zero ponto)
Leucocitose ≥ 15.000	(+4 pontos)
Leucocitose < 15.000	(zero ponto)
Sinais e sintomas há mais de seis dias	(–5 pontos)
Sinais e sintomas há menos de seis dias	(zero ponto)
LCR com celularidade ≥ 0,75 × 10^9/L	(+3 pontos)
LCR com celularidade < 0,75 × 10^9/L	(zero ponto)
LCR com ≥ 90% de neutrófilos	(+4 pontos)
LCR com < 90% de neutrófilos	(zero ponto)
Interpretação:	
Pontuação ≤ 4: sugestivo de meningite tuberculosa	
Pontuação > 4: buscar outro diagnóstico	

(Retirado de Guy ET, Ronald vT, Johan S. Tuberculous meningitis: more questions, still too few answers. Lancet Neurol. 2013; 12:999-1010.)

Tabela 29.5 *Regime de tratamento para meningite tuberculosa, segundo o Ministério da Saúde do Brasil*

Regime	Fármacos	Faixa de peso	Unidade/dose	Meses
2 RHZE Fase intensiva	RHZE 150/75/400/275 mg Comprimido em dose fixa combinada	20 a 35 kg 36 a 50 kg >50 kg	2 comprimidos 3 comprimidos 4 comprimidos	2 meses
7 RH Fase de manutenção	RH comprimido ou cápsula 300/200 mg ou 150/100 mg	20 a 35 kg 36 a 50 kg > 50 kg	1 comprimido ou cápsula 300/200 mg 1 comprimido ou cápsula 300/200 mg + 1 comprimido ou cápsula 150/100 mg 2 comprimidos ou cápsula 300/200 mg	7 meses

RHZE: Rifampicina + Isoniazida + Pirazinamida + Etambutol; RH: Rifampicina + Isoniazida.

disfunção neurológica (**Figura 29.2**). Febre, cefaleia e leucocitose e pleocitose no liquor sugerem o diagnóstico de encefalite. Nas encefalopatias, os exames de imagem do SNC costumam ser normais, e o eletroencefalograma (EEG), geralmente, tem apenas lentificação difusa da atividade cerebral.

Encefalites virais

A invasão do SNC por vírus resulta em várias síndromes clínicas, como meningites, encefalites, neurites e mielites. Dentre os casos de encefalite com agente etiológico definido, dois terços são causados por vírus. Os vírus mais comumente envolvidos são Herpes simplex vírus (HSV). Em imunossuprimidos, encefalopatia pelo HIV, leucoencefalopatia multifocal progressiva (LEMP, causada pelo vírus JC) e citomegalovírus (CMV) ficam em evidência.

Encefalite herpética

A encefalite herpética é uma doença com mortalidade maior que 70% quando não tratada. É uma doença de importância global, e o HSV tipo 1 é responsável por mais de 90% dos casos.

Diagnóstico

A investigação diagnóstica deve conter hemograma, perfil metabólico completo, coagulograma, hemoculturas, coleta de liquor, exames de imagem do encéfalo e EEG.

O exame de escolha é a RNM do encéfalo. A punção lombar usualmente tem pressão de abertura elevada, e a análise do liquor mostra pleocitose discreta a moderada, com predomínio linfomonocitário, aumento moderado de proteínas e níveis normais de glicose.

Tratamento

A estabilização do paciente com encefalite herpética deve ser prioridade no atendimento inicial. Uma vez levantada a hipótese diagnóstica de infecção viral, devemos instituir aciclovir endovenoso, na dose de 10 mg/kg de 8 em 8 horas. O tratamento deve ser realizado por 14 a 21 dias.

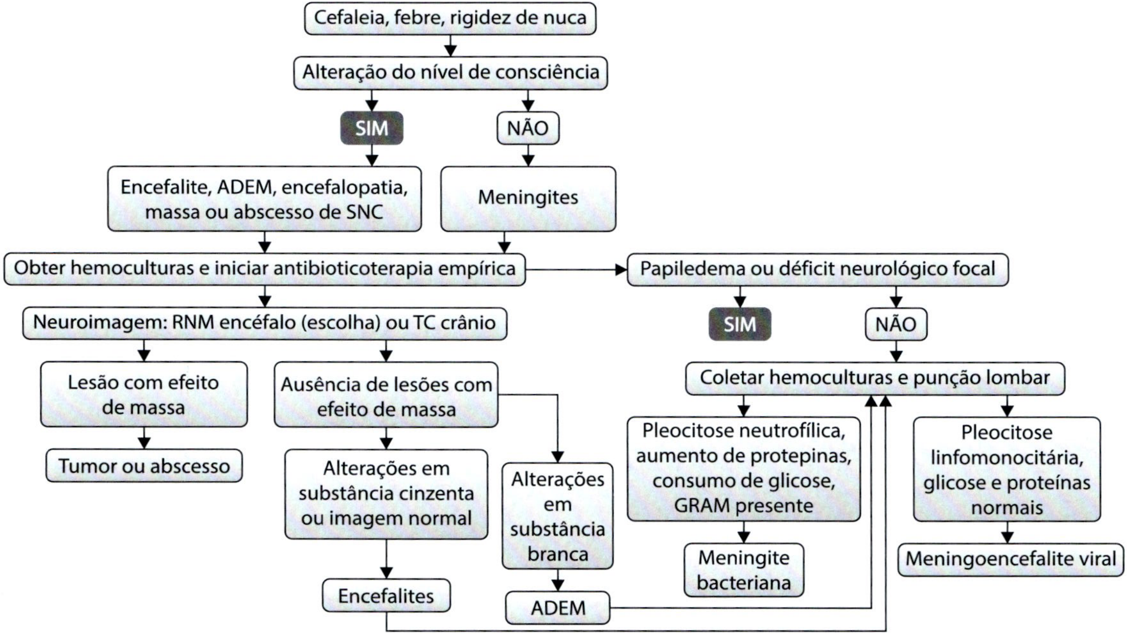

Figura 29.2 *Manejo inicial do paciente com possível neuroinfecção. (Modificado de Bennett JE, Dolin R, Blaser MJ. Mandell, Douglas, and Bennett's principles and practice of infectious diseases. 8th edition. Philadelphia: Elsevier Inc, 2015; 1097-1163.).*

Encefalomielite disseminada aguda (ADEM)

É importante considerarmos a encefalomielite pós-infecciosa, ou ADEM, quando avaliamos pacientes com suspeita de encefalite. A ADEM é uma doença inflamatória desmielinizante do SNC que pode se desenvolver após infecções ou administração de vacinas, tipicamente após uma a quatro semanas. Os agentes etiológicos mais associados ao seu desenvolvimento são influenzas A e B, varicela, caxumba, hepatites virais e *Mycoplasma*.

Tratamento

A primeira linha de tratamento deve ser baseada em altas doses de corticosteroides endovenosos. A droga de escolha é a metilprednisolona, 20 a 30 mg/kg (máximo de 1 g/dia) durante três a cinco dias. Corticosteroides devem ser mantidos, por via oral, durante quatro a seis semanas, visando reduzir a probabilidade de recidivas. A alternativa ao tratamento com corticosteroides é a imunoglobulina endovenosa na dose de 2 g/kg divididos por três a cinco dias.

Inicialmente, a ADEM pode ser indistinguível da encefalite herpética. Por esse motivo, devemos associar aciclovir à corticoterapia até a definição diagnóstica.

Bibliografia

1. Beek DV, Brouwer MC, Thwaites GE, Tunkel AR. Advances in treatment of bacterial meningitis. Lancet. 2012; 380:1693-702.
2. Beek DV, Dans J, Tunkel AR, Wijdicks EFM. Community-acquired bacterial meningitis in adults. N Engl J Med. 2006; 354:44-53.
3. Bennett JE, Dolin R, Blaser MJ. Mandell, Douglas, and Bennett's principles and practice of infectious diseases, 8 th edition. Philadelphia: Elsevier Inc, 2015; 1097-1163.
4. Brouwer MC, McIntyre P, Prasad K, van de Beek D. Corticosteroids for acute bacterial meningitis. Cochrane Database of Systematic Reviews 2013, Issue 6. Art. No: CD004405.
5. Brouwer MC, Thwaites GE, Tunkel AR, Beek DV. Dilemmas in the diagnosis of acute community-acquired bacterial meningitis. Lancet. 2012; 380:1684-92.
6. Glimåker M, Johansson B, Grindborg O, et al. Adult bacterial meningitis: earlier treatment and improved outcome following guideline revision promoting prompt lumbar puncture. Clinical Infectious Diseases, 2015; 60(8):1162-9.
7. Sacchi CT, Fukasawa LO, Gonçalves MG, Salgado MM, Shutt KA, et al. Incorporation of Real-Time PCR into routine public health surveillance of culture negative bacterial meningitis in São Paulo, Brazil. PLoS ONE. 2011; e20675.
8. Studahl M, Lindquist L, Eriksson BM, et al. acute viral infections of the central nervous system in immunocompetent adults: diagnosis and management. Drugs. 2013; 73:131-58.

30

Manutenção do Potencial Doador em Medicina de Emergência

Glauco Adrieno Westphal

No Brasil, as taxas de perdas de potenciais doadores durante a manutenção vêm diminuindo nos últimos anos (23,8% em 2008, 20,1 em 2009, 18,3% em 2010, 16,6% em 2011 e 14,8% em 2012). Embora a diminuição de perdas venha ocorrendo de modo consistente, o número absoluto de perdas por parada cardíaca alcançou 1.188 dos potenciais doadores notificados em 2012.

Neste contexto, o presente capítulo se propõe a destacar os aspectos essenciais da manutenção do potencial doador de órgãos para transplantes:

- Restauração da oferta de oxigênio
- Terapia hormonal
- Controle eletrolítico
- Controle térmico
- Agilização do processo de doação
- Gerenciamento do processo de manutenção

Restauração da oferta de oxigênio

A estabilização hemodinâmica e restauração da oferta de oxigênio (DO_2) é um aspecto primordial da manutenção do potencial doador, onde o grande desafio é manter ou restabelecer a DO_2 nos tecidos, sendo hipóxia tecidual um importante "motor" inflamatório que retroalimenta a instabilidade cardiovascular. O algoritmo V.I.P (iniciais de *Ventilation, Infusion* e *Pump),* é uma estratégia simplificada de restauração dos mecanismos envolvidos na oxigenação tissular, com base no racional fisiopatológico de que a hipóxia seria a principal causa das mortes associadas ao choque. (**Figura 30.1**).

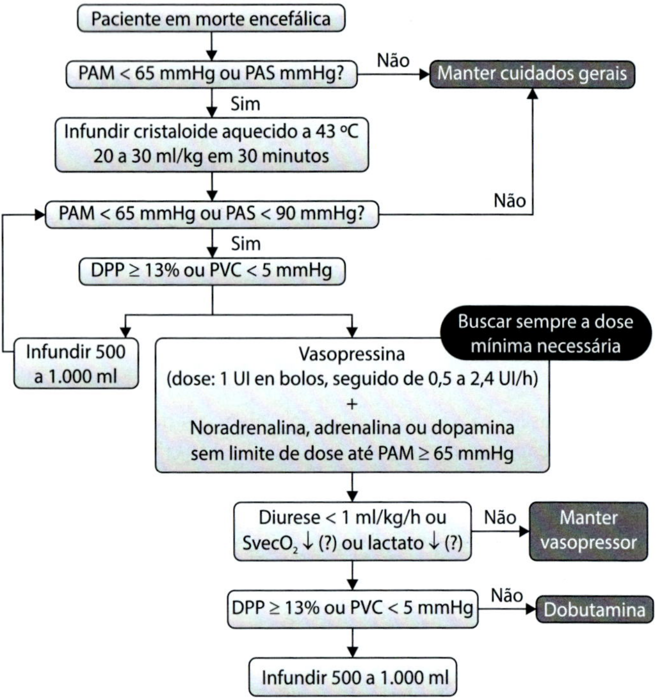

Figura 30.1 *Manejo hemodinâmico do potencial doador de órgãos.*

Visto desse modo, a ventilação adequada é o primeiro passo a ser dado em direção à readequação da oxigenação tecidual, seguida da infusão de volume. Após a adequada expansão volêmica, a administração de *vasopressores* e/ou *inotrópicos* (Pump) pode ser necessária.

Ventilação

Considerando as evidências geradas, a modalidade de ventilação mais recomendável no potencial doador com pulmões normais é a utilização de baixos volumes correntes (6 a 8 mL/kg) e um PEEP mínimo de 8 cmH_2O.

Condições clínicas próprias da doença de base, doenças pulmonares pregressas, edema pulmonar hidrostático, barotrauma e volutrauma podem contribuir para a piora da função respiratória. Cerca de 50% dos potenciais doadores desenvolvem síndrome do desconforto respiratório agudo (SDRA), dificultando a entrega de oxigênio. Assim como nos demais pacientes com SDRA, potenciais doadores nesta condição clínica devem ser ventilados com volumes correntes de 4 a 6 mL/kg, pressão de platô < 30 cm H_2O, e titular PEEP e FiO2 para obtenção de SaO_2 > 90%.

Infusão de volume

A hipovolemia é a principal causa da instabilidade hemodinâmica no potencial doador. Assim, a rápida infusão de cristaloides (20 a 30 mL/kg) é a primeira medida para a restauração de níveis mínimos de pressão arterial (PAM de 65 mmHg ou PAS de 90 mmHg) e de diurese (> 1 mL/kg/h). A obtenção desses níveis pressóricos mínimos está aparentemente associada a menor perda de potenciais doadores por parada cardíaca.

A reposição agressiva de fluidos tem o intuito de transferir os potenciais doadores que se encontram na fase ascendente da curva de Frank-Starling (responsivos a volume) para o platô dessa curva (não-responsivos a volume).

Assim como a reposição insuficiente de líquidos implica em ativação inflamatória, disfunção orgânica e menor qualidade de órgãos como rins e fígado para transplante, a infusão desnecessária pode ocasionar sobrecarga hídrica e comprometer a viabilidade da doação dos pulmões. O grande desafio é saber se o líquido reposto já é suficiente ou se ainda é necessário.

Vasopressores e/ou inotrópicos (***Pump***)

A infusão de vasopressores deve ser iniciada sempre que a expansão volêmica não for suficiente para recuperar valores mínimos de pressão arterial (PAM ≥ 65 mmHg ou PAS ≥ 90 mmHg) e auxiliar na manutenção do fluxo tecidual. É importante que a restauração da volemia anteceda a administração dos vasopressores para evitar a vasoconstrição exagerada e isquemia dos órgãos e tecidos que se deseja preservar para o transplante. Por outro lado, é prudente iniciar drogas vasopressoras antes de completar a reposição volêmica quando a hipotensão é extrema (PAM < 40 mmHg ou PAS < 70 mmHg).

Não há dose máxima ou droga vasoativa preferencial. Noradrenalina, dopamina ou adrenalina podem ser utilizadas, devendo-se buscar a menor dose necessária para obtenção do alvo pressórico. A reposição de vasopressina facilita o controle da pressão arterial e a diminuição do requerimento das aminas vasoativas (veja **Vasopressina**).

Hemoderivados

A perda do tônus vasomotor periférico que ocorre na ME poderia resultar em inadequação na distribuição do fluxo sanguíneo e da entrega de oxigênio. A consequência poderia ser um desbalanço na relação DO_2/VO_2 regional, aumentando o potencial de lesão de órgãos a serem transplantados. Neste contexto, a transfusão de hemácias poderia auxiliar na adequação da DO_2. Como não há evidências que definam os melhores níveis de hemoglobina (Hb) para esse fim, recomenda-se transfundir hemácias quando Hb ≤ 10 g/dL associada a não obtenção de metas de ressuscitação e manter a Hb entre 7 e 10 g/dL quando houver estabilidade hemodinâmica.

Terapia hormonal

Vasopressina

Parte da instabilidade hemodinâmica observada no doador falecido é decorrência da depleção da vasopressina que se inicia minutos após a instalação da ME e acomete cerca de 80% dos potenciais doadores que necessitam de vasopressores. A reposição de vasopressina (bolos de 1-U seguido da infusão contínua de 0,5 a 2,4 U/h) é recomendada para auxiliar na estabilização hemodinâmica sempre que houver indicação de aminas vasoativas, lembrando do risco de vasoconstrição coronária, renal e esplâncnica, principalmente quando as doses são superiores a 0,04 U/min.

A falta do ADH resulta frequentemente em poliúria (> 4 mL/kg/h) hipovolemia, hipernatremia e hiperosmolaridade (*diabetes insipidus*). Quando não houver hipotensão com necessidade de vasoconstritores, a desmopressina (1 a 2 μg IV em bolo a cada 4 horas até diurese < 4 mL/kg/h) é o fármaco de escolha para tratar o *diabetes insipidus*, tendo em vista sua ação exclusiva em receptores V2 (antidiuréticos). Em potenciais doadores com *diabetes insipidus* e necessidade de vasoconstritores, indica-se a vasopressina, que age em receptores V1 e V2. Em casos refratários, a combinação da desmopressina com vasopressina pode ser considerada.

Cortisol

O déficit de cortisol também é bastante prevalente, estando presente em cerca de 80% dos potenciais doadores, observando-se intensa diminuição dos títulos deste hormônio depois que pacientes com trauma cranioencefálico evoluíram para ME. Esse déficit de cortisol poderia, em tese, contribuir para a instabilidade hemodinâmica e resultar na necessidade de suplementação de corticosteroide.

Além disso, em função da sua ação anti-inflamatória, a administração intravenosa de metilprednisolona (15 mg/kg a cada 24 horas) após a confirmação da ME pode contribuir para melhor oxigenação e maior número de transplantes reais de pulmão, bem como para proteção do enxerto hepático mediada pela modulação de mediadores inflamatórios (IL-2, IL-6 e TNF).

Insulina

A hiperglicemia e a intensidade da variação dos níveis glicêmicos apresentaram associação com piora da função renal dos doadores. Este racional sugere que os níveis glicêmicos devem ser monitorados frequentemente e controlados com a infusão contínua de insulina sempre que a glicose sérica for maior que 180 mg/dL.

Controle eletrolítico

Apesar de alguns autores defenderem que a hipernatremia no doador falecido pode ser fator de pior prognóstico da função do enxerto, esta relação não foi confirmada. De todo modo, sugere-se manter níveis séricos de sódio entre 130 e 150 mEq/L. Esse controle deve ser obtido com a administração de soluções hipotônicas (salina 0,45% ou SG 5%) e suplementação de desmopressina e/ou vasopressina. A administração de soluções isotônicas (lactato de Ringer ou SF 0,9%) deve ser realizada se houver instabilidade hemodinâmica concomitante a hipernatremia.

Hipofosfatemia e hipocalemia podem estar relacionadas a alterações hemodinâmicas por reduzirem a contratilidade miocárdica e contribuir para a hipotensão. A hipocalemia e a hipomagnesemia podem levar a arritmias. Portanto, os níveis séricos desses eletrólitos (Mg^{++}, $PO4^{-}$, Ca^{++}, e K^{+}) devem ser rapidamente corrigidos sempre que forem constatadas alterações.

A exaustão dos mecanismos de manutenção do meio interno pode provocar a rápida instalação de múltiplas alterações eletrolíticas e dificultar a manutenção do doador falecido. Portanto, é prudente realizar a dosagem seriada (6 em 6 horas) destes eletrólitos para oportunizar sua correção de modo precoce.

Controle térmico

A importância do controle térmico implica na necessidade da monitorização eficiente da temperatura de modo a permitir a detecção precoce e confiável da oscilação térmica. Deste modo, é recomendável aferir a temperatura em territórios centrais (sangue, esôfago, nasofaringe, membrana timpânica),preferencialmente com dispositivos que permitam a medida contínua e central da temperatura.

Deve-se manter a temperatura acima de 35°C, buscando incessantemente reverter e/ou prevenir a hipotermia aquecendo o ar ambiente e o ar inspirado, utilizando mantas térmicas e infundindo líquidos aquecidos (150 a 200 mL/h de cristaloides em veia central). Em alguns casos, a instilação gástrica ou colônica de líquidos aquecidos pode ser necessária para reversão da hipotermia. A instilação vesical e peritoneal de fluidos aquecidos é contraindicada.

Agilização do processo de doação

As medidas adequadas para a manutenção do doador devem ser instituídas de modo rápido, agressivo e coordenado para reverter rapidamente a hipóxia tissular, pois o atraso nessa reversão está associado à amplificação da resposta inflamatória.

Entende-se que o período de 12 a 24 horas seja considerado adequado para o cumprimento dos trâmites técnicos e burocráticos e a reversão das disfunções orgânicas. Deste modo, a equipe de terapia intensiva e as coordenações intra-hospitalares (CIHDOTTs) e estaduais (CNCDOs) de transplantes devem estar preparadas para gerenciar o processo e auxiliar na viabilização da retirada de órgãos em até 24 horas após o diagnóstico de ME.

Gerenciamento do processo de manutenção

O manejo do potencial doador em ME é extremamente complexo e depende de grande organização da equipe assistencial envolvida no processo. Do momento do diagnóstico da ME até o explante dos órgãos para doação, há uma série de desafios de ordem burocrática, organizacional, clínica, ética, e social a serem superados. Ao mesmo tempo, a alta complexidade da resposta fisiológica à ME deve ser manejada de modo adequado para evitar a perda de doadores por parada cardíaca (**Figura 30.1**). O uso de protocolos clínicos predefinidos e baseados em aspectos essenciais

Tabela 30.1 *Medidas clínicas essenciais para manutenção do potencial doador falecido.*

Ventilação mecânica
▸ Vt 5 a 8 mL/kg e Pplatô < 30 cm H_2O (para todos os pacientes em ME) ▸ PEEP ≥ 8 cmH_2O para todos os pacientes em ME ▸ SaO_2 > 90% titulando PEEP e FiO_2
Infusão volêmica
▸ 20 a 30 mL/kg de Cristaloide aquecido a 43ºC se PAM < 65 mmHg ▸ Verificar possibilidade de infusão adicional com ΔPp ou PVC se PAM < 65 mmHg
Vasopressores e inotrópicos
▸ Noradrenalina se PAM < 65 mmHg (usar dose mínima necessária para PAM ≥ 65 mmHg) ▸ Vasopressina sempre que houver necessidade de noradrenalina ▸ Dobutamina somente se houver evidências de insuficiência ventricular
Terapia hormonal
▸ Metilprednisolona 15 mg/kg IV a cada 24 horas ▸ Vasopressina 1U em bolo + 0,5 a 2,4 U/h se: ▸ Necessidade de noradrenalina ▸ Diurese > 4 mL/kg/h + PAM < 65 mm Hg ▸ Desmopressina 1-2 µg IV 4-6 × se: ▸ Diurese > 4 mL/kg/h + PAM ≥ 65 mmHg ▸ Insulina IV contínua se glicemia > 180 mg/dL (com monitoramento frequente da glicemia)
Controle eletrolítico
▸ Monitorar eletrólitos (6 em 6 horas) E corrigir distúrbios eletrolíticos (Na^+, K^+, Ca^{++}, Mg^{++}, $PO4^-$)
Temperatura
▸ Aferir, preferencialmente, a temperatura central ▸ Temperatura > 35°C: ▸ Prevenção da hipotermia: () aquecer ar ambiente () fluidos IV aquecidos a 43ºC; () Mantas térmicas; () Umidificador aquecido (não usar HME) ▸ Reversão da hipotermia: () Medidas de prevenção + () Irrigação gástrica com fluidos a 43ºC
Gerenciar e agilizar o processo de doação
▸ O processo deve ser executado pela equipe assistencial da UTI e gerenciado pela CIHDOTT ▸ O processo deve ser agilizado objetivando a realização do explante em menos de 24 horas

(**Tabela 30.1**) pode auxiliar a equipe como dispositivo de alerta para medidas clínicas e metas a serem atingidas.

Bibliografia

1. Associação Brasileira de Transplantes de Órgãos (ABTO). Dimensionamento dos Transplantes no Brasil e em cada estado (2005-2012). 2012; 18(4). Disponível em: http://www.abto.org.br/abtov03/Upload/file/RBT/2012/RBT--dimensionamento2012.pdf.
2. D'Império F. Brain death, multiorgan donor and lung transplantation. Rev Bras Ter Intensiva. 2007;19(1):74-84.
3. DuBose J, Salim A. Aggressive organ donor management protocol. J Intensive Care Med. 2008 23: 367-375.
4. Mascia L, Pasero D, Slutsky AS, Arguis MJ, Berardino M, Grasso S, et al. Effect of a lung protective strategy for organ donors on eligibility and availability of lungs for transplantation: a randomized controlled trial. JAMA. 2010;304(23):2620-7.
5. Murugan R, Venkataraman R, Wahed AS, Elder M, Carter M, Madden NJ, Kellum JA; HIDonOR Study Investigators. Preload responsiveness is associated with increased interleukin-6 and lower organ yield from brain-dead donors. Crit Care Med. 2009;37(8):2387-93.
6. Murugan R, Venkataraman R, Wahed AS, Elder M, Hergenroeder G, Carter M, Madden N, Powner D, Kellum JA. HIDonOR Study Investigators. Increased plasma interleukin-6 in donors is associated with lower recipient hospital-free survival after cadaveric organ transplantation. Crit Care Med. 2008;36(6):1810-6.
7. Salim A, Velmahos GC, Brown C, Belzberg H, Demetriades D. Aggressive organ donor management significantly increases the number of organs available for transplantation. J Trauma. 2005;58(5):991-4.
8. The Madrid resolution on organ donation and transplantation: national responsibility in meeting the needs of patients, guided by the WHO principles. Transplantation. 2011;91 Suppl 11:S29-31.
9. Weil MH, Herbert Shubin H. The "VIP" Approach to the bedside management of shock. JAMA. 1969;207(2):337-340.

31

Emergências Psiquiátricas – Clínica, Prática e Desafios

Régis Eric Maia Barros
Célia Mantovani
Cristina Marta Del-Ben

Introdução

As emergências psiquiátricas não são situações clínicas que acontecem, exclusivamente, em serviços com médicos psiquiatras em suas equipes. Pelo contrário, tais eventos são muito comuns em prontos-socorros e emergências clínicas de hospitais gerais. Todos os médicos, plantonistas ou não, se depararão, em algum momento da sua vida profissional, com situações de emergência psiquiátrica ou com algum paciente em "crise" ou "surto".

Emergências psiquiátricas – o que seria isso?

Emergências psiquiátricas também podem ser definidas como qualquer alteração de comportamento que não possa ser manejada de maneira rápida e adequada pelos serviços de saúde, sociais ou judiciários existentes na comunidade. Esta definição sugere que as emergências em psiquiatria não são função exclusiva de uma determinada alteração psicopatológica, mas também do sistema de saúde e da rede de serviços oferecidos por uma determinada região, na qual o indivíduo está inserido.

Principais emergências psiquiátricas – um guia prático

O paciente suicida

Todas as tentativas e falas suicidas precisam ser levadas a sério, inclusive aquelas repletas de atitudes teatrais e que chamem a atenção. Aqueles pacientes com sensações de desesperança e sem perspectivas ou planos para o futuro costumam dizer sem comunicação verbal a sua aproximação com o ato suicida.

Listamos abaixo alguns pontos práticos que ajudarão na análise do risco suicida e que poderão ser muito úteis nessa avaliação e, portanto, precisam ser ativamente questionados ao paciente.

- Tentativas prévias de suicídio;
- História familiar de suicídio;
- Idades mais avançadas;
- Presença de doença crônica;
- Presença de doença terminal ou sem perspectiva de cura;
- Dor crônica;
- Estados de abstinência de substâncias psicoativas;
- Presença de transtornos mentais (depressão, transtorno afetivo bipolar, dependência de álcool e de outras drogas psicoativas, esquizofrenia e alguns traços e transtornos de personalidade);
- Perdas afetivas recentes e situações graves de luto;
- História familiar positiva para tentativas suicidas ou suicídio;
- Desemprego e situações socioeconômicas desfavoráveis;
- Situação conjugal ruim e falta de apoio familiar;
- Recentes ajustes de negócios e de outras providências estruturais da vida;
- Existência de meios letais próximos do paciente (p. ex.: armas de fogo);
- Planos suicidas estruturados.

Durante a avaliação do risco de suicídio, o tempo deve ser dimensionado de maneira a garantir que todas as informações necessárias sejam obtidas, a fim de estimar efetivamente tal risco, para que as condutas necessárias sejam tomadas. A seguir, é apresentado um roteiro esquemático que ajudará nessa avaliação.

Roteiro prático e objetivo para uma entrevista de um paciente com risco suicida

- Questionar sobre pensamentos suicidas, planos suicidas, comportamentos suicidas e intenções suicidas frente ao método escolhido.
- Questionar sobre tentativas suicidas prévias.
- Avaliar a letalidade do método suicida escolhido e a expectativa do paciente quanto ao método.

- Avaliar se o paciente tem fácil acesso a meios letais para cometer suicídio (p. ex.: medicamentos, arma de fogo, venenos etc.).
- Avaliar se há uso de álcool ou outras substâncias, sobretudo no momento da tentativa suicida.
- Diagnosticar sinais e sintomas de transtornos psiquiátricos.
- Interrogar sobre tratamentos psiquiátricos do passado e do momento atual com ênfase no diagnóstico, internações anteriores e uso atual de psicofármacos.
- Avaliar se há histórico familiar positivo para atos suicidas.
- Estimar riscos psicossociais, tais como: perdas interpessoais, fim de relacionamentos amorosos, dificuldades financeiras, violência doméstica, história de abuso sexual, suporte precário da família e de amigos, situação ocupacional e ausência de religiosidade.
- Analisar a capacidade de enfrentamento do paciente frente aos estressores psicossociais adversos (capacidade de resiliência).

Esse roteiro, certamente, auxiliará no levantamento de informações para estimar o risco suicida, mas merecerá destaque para o modo de questionar o paciente sobre aquele momento de crise. Observe a seguir algumas perguntas que podem ser realizadas a um paciente com potencial suicida:

- É a primeira vez que você tentou se ferir ou se machucar?
- Você já foi internado alguma vez em virtude desses pensamentos ou ideias?
- Você está usando alguma medicação para tratar esses pensamentos?
- Você vem se envolvendo com situações de risco à vida (acidentes)?
- Você vem pensando em se ferir e se machucar?
- No momento, você considera esse pensamento de se ferir como forte ou fraco?
- Você está abusando de bebida alcoólica ou usando outras substâncias?
- Quais são os seus planos para o futuro?
- Na sua família, alguém já tentou ou conseguiu tirar a própria vida?
- Você tem algum plano para se machucar ou se ferir?

- Qual método ou instrumento você está pensando em utilizar para se machucar?
- Você tem consigo os meios para executar esse plano de se ferir e se machucar?
- O que você realmente espera ao realizar esse plano de se ferir e se machucar?
- Você acredita que há chances de você executar esse plano nos próximos dias?
- Você tem esperança de que essa situação possa melhorar?
- Com quem você pode contar no momento (esposo(a), filhos, amigos(as) etc.)?
- Havendo possibilidade de ajudá-lo a evitar esse plano, você aceitaria a ajuda?
- Para você, o que o prende a essa vida?
- O que você acha que acontecerá caso consiga morrer?

Após estabelecer uma entrevista detalhada, o médico avaliador fará uma inferência sobre o risco suicida e tomará uma conduta apropriada para o caso. Embora a decisão técnica seja do profissional que realizou o atendimento, é recomendável que todas as informações sejam compartilhadas com o paciente e com a família, havendo o consentimento do paciente. A conduta a ser tomada estará diretamente relacionada ao risco suicida em curso. Desse modo, podemos compreender que aqueles pacientes com importantes riscos suicidas deverão ser encaminhados a uma internação psiquiátrica na unidade psiquiátrica disponível para eles.

A legislação brasileira permite três tipos de internação psiquiátrica (voluntária, involuntária e compulsória), todavia, pelas características de quaisquer emergências no Brasil, a quase totalidade das internações será voluntária ou involuntária. Caso a família ou o responsável do paciente não aceite a internação, eles devem preencher e assinar o termo de responsabilidade da unidade hospitalar onde deverá estar claro o risco daquela atitude de não aceitar a internação do paciente. Essas informações também deverão constar de modo detalhado nas anotações do prontuário médico.

Síndromes de abstinências alcoólicas (SAA) graves e *delirium tremens*

A SAA é uma síndrome compostas de vários sintomas emocionais e somáticos que ocorre, usualmente, em usuários crônicos e/ou intensos de bebida alcoólica. Tais sintomas surgem quando o paciente reduz ou interrompe o consumo habitual de etílicos. Geralmente, os sintomas aparecem 24 a 72 horas depois da parada ou da redução do consumo de álcool. Embora a maioria das SAA seja autolimitada, perdurando por 7 a 10 dias, uma pequena proporção pode evoluir para SAA grave e *delirium tremens*. Os pacientes que evoluem para os quadros mais graves de SAA são dependentes de álcool com marcante tolerância e com uso prolongado de bebida alcoólica.

- Tremores
- Sudorese
- Náuseas ou vômitos
- Taquicardia
- Aumento dos níveis de pressão arterial
- Cefaleia
- Mal-estar geral
- Agitação psicomotora
- Insônia
- Alterações da sensopercepção (ilusões e alucinações)
- Convulsões

Um modo prático para manejar a SAA será classificando-a de modo escalonada em SAA leve/moderada e SAA grave. O escalonamento da SAA em níveis de gravidade pode ser realizado, facilmente, com a utilização do instrumento CIWA-Ar. Essa escala é de fácil aplicação e permite diagnosticar e escalonar a gravidade da SAA. A seguir, descrevemos, de modo esquemático, as principais perguntas da escala CIWA-Ar. Antes da aplicação dessa escala, os sinais vitais do paciente devem ser colhidos a fim de confirmar ou descartar as alterações autonômicas características da síndrome produzida pelo estado de abstinência:

Você sente mal-estar no estômago ou está se sentindo enjoado ou tem vomitado?

0. Não
1. Náusea leve e sem vômito
4. Náusea recorrente com ânsia de vômito
7. Náusea constante e vômitos

Tremor com os braços estendidos e os dedos separados

0. Não

1. Não visível, mas sente

4. Moderado, com os braços estendidos

7. Severo, mesmo com os braços estendidos

Presença de sudorese

0. Não

4. Facial

7. Profusa

Há sensações de coceiras, de insetos andando pelo corpo, formigamentos ou pinicões?

Usar a codificação de pontuação da questão 8

Você tem ouvido sons a sua volta? Algo perturbador, sem detectar nada por perto?

Usar a codificação de pontuação da questão 8

As luzes têm parecido muito brilhantes? De cores diferentes? Incomodam os olhos? Você tem visto algo que tem lhe perturbado? Você tem visto coisas que não estão presentes?

0. Não
1. Muito leve
2. Leve
3. Moderado
4. Alucinações moderadas
5. Alucinações graves
6. Alucinações extremamente graves
7. Alucinações contínuas

Você se sente nervoso(a)? (Observação direta do paciente pelo profissional)

0. Não
1. Muito leve
4. Leve
7. Ansiedade grave, um estado de pânico, semelhante a um episódio psicótico

Você sente algo na cabeça? Tontura, dor, apagamento?

0. Não
1. Muito leve
2. Leve

3. Moderado
4. Moderado/grave
5. Grave
6. Muito grave
7. Extremamente grave

Agitação: (observação direta do paciente pelo profissional)

0. Normal
1. Um pouco maior que a atividade normal
2. Leve
3. Moderadamente
4. Constante

Que dia é hoje? Onde você está? Quem sou eu? (Observação)

0. Orientado
1. Incerto sobre a data, não responde seguramente
2. Desorientado com a data, mas não mais do que dois dias
3. Desorientado com a data, com mais de dois dias
4. Desorientado com o lugar e a pessoa

A pontuação da CIWA-Ar permite quantificar a gravidade da SAA do seguinte modo: SAA leve (0 a 9 pontos), SAA moderada (10 a 18 pontos) e SAA grave (> 18 pontos). O tratamento ambulatorial/domiciliar pode ser conduzido nos casos de SAA leve e na maior parte das SAA moderadas. Em situações de SAA moderada, em que o suporte familiar é limitado e em pacientes com importantes comorbidades clínicas, o tratamento em ambiente não hospitalar deve ser evitado. Para os casos de SAA grave, devemos priorizar o tratamento hospitalar.

A seguir, listamos as principais propostas não farmacológicas e farmacológicas no manejo ambulatorial e domiciliar nos pacientes com SAA leve ou moderada.

Manejo não farmacológico

- Contrato terapêutico com a família do paciente
- Ausência de consumo de bebida alcoólica durante o tratamento de SAA
- Explicação ao paciente e aos familiares sobre a SAA, sua evolução e riscos

- Contato com a equipe de saúde em retornos frequentes
- Dieta branda e leve
- Evitar manusear máquinas e dirigir veículos
- Repouso adequado
- Ambiente tranquilo e sem estímulos sonoros e luminosos
- Supervisão constante de algum familiar
- Buscar atendimento emergencial caso aconteça evolução não favorável

Manejo farmacológico

Os princípios da terapia farmacológica para todos os tipos de SAA seguem a mesma lógica - o uso de medicamentos benzodiazepínicos, visto que o mecanismo de ação dessa categoria farmacológica permite uma ação, sobretudo nos receptores GABA, os quais têm papel fundamental na SAA. Outras condutas envolverão a reposição de vitaminas do complexo B, principalmente a tiamina, além do tratamento das condições clínicas associadas à SAA. As condutas farmacológicas nas SAA leves e moderadas a serem utilizadas estão resumidas a seguir.

- Tratamento de comorbidades clínicas e infecciosas (fazer em conjunto com outras especialidades médicas sempre que houver interconsulta disponível).
- Reposição de tiamina (nos primeiros dias por via intramuscular; posteriormente, por via oral).
- Para pacientes não hepatopatas: usar diazepam oral 20 a 40 mg/dia distribuídos, preferencialmente, de 6 em 6 horas.
- Para pacientes hepatopatas: usar lorazepam oral 4 a 8 mg/dia distribuídos, preferencialmente, de 6 em 6 horas.

Em casos de SAA grave e *delirium tremens*, o tratamento sempre deverá ser realizado em ambiente hospitalar com suporte clínico adequado Podemos também dividir em tópicos o manejo não farmacológico e farmacológico para facilitar a conduta do médico da emergência.

Manejo não farmacológico

- Conduzir, sempre, a medição da CIWA-Ar mantendo um intervalo de 1 em 1 hora entre as medições.
- Monitorização clínica.

- Manter hidratação e reposição hidroeletrolítica do paciente.
- Dieta leve. Se o paciente não aceitar dieta oral, avaliar a possibilidade de manter reposição glicêmica na hidratação (observação sobre uso de tiamina antes do uso de glicose para evitar precipitação de encefalopatia de Wernicke).

Manejo farmacológico

Para os casos de SAA grave e *delirium tremens*, esse é o manejo farmacológico a ser seguido:

- Usar tiamina 300 mg/dia por pelo menos 5 dias, mesmo que não existam sinais e sintomas de encefalopatia de Wernicke.
- Se existir encefalopatia de Wernicke, a dose de reposição vitamínica poderá ser ajustada.
- Para pacientes não hepatopatas: usar diazepam oral 20 mg em dose inicial de ataque e depois manter 10 mg de hora em hora até sedação leve.
- Para pacientes hepatopatas: usar lorazepam oral 4 mg em dose inicial de ataque e depois manter 2 mg de hora em hora até sedação leve.
- Em casos em que o paciente esteja impossibilitado de engolir, pode-se usar a apresentação endovenosa de diazepam 10 mg, mantendo o mesmo princípio de frequência e periodicidade (observação: a equipe de saúde precisa estar preparada para eventos de depressão respiratória, inclusive com medicamentos (ex.: flumazenil) e materiais capazes de reverter essa eventualidade. Evitar aplicação em bolo.
- Ao usar diazepam 10 mg endovenoso, tentar mudar para apresentação oral assim que possível.
- Utilizar antipsicótico (haloperidol 2,5 a 5 mg oral ou intramuscular) após uso de dose moderada de benzodiazepínico e/ou em situações de agitação psicomotora grave. (Observação: o uso do antipsicótico não suspende a proposta terapêutica com benzodiazepínico.)

Por fim, algumas posturas e condutas devem ser evitadas no manejo de pacientes com SAA, merecendo destaque para:

- Atuação preconceituosa e punitiva sobre o paciente alcoolista.
- Contenção física do paciente de forma inadequada.
- Uso indiscriminado de antipsicóticos.

- Uso indiscriminado de anticonvulsivantes injetáveis.
- Uso de antipsicóticos de baixa potência (ex.: clorpromazina e levomepromazina).
- Uso inadequado de glicose precipitando encefalopatia de Wernicke.

O paciente agitado e agressivo

Embora seja, por vezes, difícil diferenciar as agitações psicomotoras decorrentes de condições psiquiátricas daquelas secundárias a condições médicas gerais, alguns sinais e sintomas podem nos alertar para a possibilidade de uma etiologia não psiquiátrica. Alguns deles são citados a seguir:

- Início abrupto da agitação psicomotora;
- Idade avançada;
- Confusão mental;
- Sinais e sintomas que sugerem acometimento do sistema nervoso central;
- Convulsões presentes;
- Sinais e sintomas de quadro infeccioso;
- Histórico de traumatismo recente;
- Histórico de doenças metabólicas e endocrinológicas;
- Ausência de histórico psiquiátrico;
- Alucinações vívidas, sobretudo visuais e táteis;
- Estados de intoxicação de substâncias psicoativas;
- Uso de polifarmácia para doenças clínicas.

De maneira geral, devido às características farmacocinéticas, a via intramuscular permitirá uma tranquilização mais rápida. Desse modo, ela acaba por ser a via de preferência naqueles pacientes mais agitados e agressivos. As medicações que se mostram mais eficazes para a agitação psicomotora são os antipsicóticos e benzodiazepínicos. Além do grau de agitação, a escolha da via e da medicação deverá levar em conta a presença de doenças clínicas, o histórico de uso prévio de medicações psicotrópicas e a ocorrência de efeitos colaterais. Como exemplo, pode ser citada a contraindicação do uso do diazepam por via intramuscular, pois a absorção da droga, por essa via, é errática. Abaixo, destacamos as principais possibilidades de medicamentos a serem utilizados nas situações de pacientes agitados e agressivos:

- Haloperidol 2,5 a 5 mg por via intramuscular;
- Midazolam 5 mg a 15 mg por via intramuscular;
- Antipsicóticos atípicos para uso intramuscular (olanzapina 5 a 10 mg IM e ziprasidona 5 a 10 mg IM);
- Antipsicóticos orodispersíveis (ex.: olanzapina).

É muito comum, em emergências brasileiras, o uso de prometazina em estados de agitação psicomotora, sobretudo em associação com antipsicóticos (ex.: haloperidol). A fácil disponibilidade e o custo baixo dessa medicação são as principais explicações para esse uso comum. Embora tenhamos um efeito sedativo com a sua utilização, é importante saber que a prometazina tem efeitos colaterais de sedação excessiva e prejuízo de funções cognitivas e motoras. Ademais, o antagonismo dopaminérgico e noradrenérgico promovido pela combinação de prometazina com haloperidol podem, na verdade, aumentar o risco de hipotensão e síndrome neuroléptica maligna.

A **Figura 31.1** resume de modo esquemático como agir em caso de agitação psicomotora.

O paciente ansioso

O início abrupto de sintomas somáticos em paciente ansiosos leva quase, invariavelmente, a uma falsa certeza, por parte do doente, de um acometimento cardíaco. Dentre os transtornos ansiosos, aquele que mais aparecerá em unidades de emergências clínicas é, sem dúvidas, o transtorno do pânico. A natureza somática dos principais sintomas presentes no ataque de pânico justifica esse achado. A seguir, a lista desses sintomas:

- Taquicardia;
- Palpitações;
- Tremores;
- Sudorese;
- Sensação de sufocamento;
- Dor no peito;
- Sensação de asfixia;
- Dor abdominal;
- Náuseas e vômitos;
- Vertigem;
- Desmaios;

Contenção dos pacientes no leito

Material
- Compressas de algodão ortopédico;
- Loção ou creme hidratante (s/n);
- Atadura crepe;
- Esparadrapo ou fita hipoalergênica(s/n).

Pré-execução
- Avaliar a necessidade de contenção do paciente;
- Orientar o paciente e familiares/acompanhante quanto ao uso de contenção, as razões do seu uso, duração e possíveis complicações;
- Higienizar as mãos
- Reunir o material
- Inspecionar a região onde será feita a contenção

Execução
Restrição Física
- Imobilizar fisicamente o paciente com auxílio da equipe, evitando causar traumas ao paciente.

Restrição Mecânica
- Lavar e secar a área a ser restringida;
- Aplicar loção ou creme hidratante na pele (s/n);
- Dobrar a compressa do algodão em três no sentido do comprimento e enrolar ao redor do punho ou tornozelo do paciente;
- Prender o conjunto com um nó e prender as pontas soltas da atadura na cama.

Pós Execução
- Avaliar o paciente periodicamente a cada duas horas quanto ao seu comportamento, eficácia da restrição, presença de complicações e necessidade de manutenção ou associação de outras medidas terapêuticas;
- Anotar no prontuário do paciente informações com motivo das restrições, horário e tipo das restrições, reação do paciente, cuidados com as restrições e os membros restritos.

Obs.:
- Avaliar as restrições no mínimo 1×/plantão e trocá-la 1× ao dia ou se estiver suja, ajudar o paciente em relação a suas necessidades de nutrição, excreção, hidratação, higiene e etc;
- Monitorar as condições de pele e circulação nos lociais e membros contidos, retirar as restrições do paciente.

Figura 31.1 *Fluxograma de contenção.*

- Medo de morrer;
- Medo de enlouquecer;
- Parestesias;
- Ondas de calor;
- Calafrios.

A natureza desses sintomas trará, de modo inevitável, uma percepção de doença grave, a não ser que o paciente já tenha diagnóstico psiquiátrico firmado e possua uma compreensão dos sintomas e do transtorno.

A avaliação de um paciente com sintomas físicos de ansiedade, que se apresenta a um médico em qualquer unidade de emergência, requer, como primeira conduta, a análise da existência de uma outra condição médica. Mesmo que estejamos diante de um paciente que frequenta, recorrentemente, a unidade de emergência, esta conduta se torna necessária.

As medicações de escolha para conter os sintomas ansiosos agudos são os benzodiazepínicos, os quais estão disponíveis, basicamente, em todas as emergências brasileiras. A via de administração (oral, intramuscular ou endovenosa) dependerá da existência de comorbidades bem como da intensidade e das circunstâncias em que os sintomas surgiram. Geralmente, os benzodiazepínicos orais disponíveis são o diazepam, clonazepam e lorazepam. Todos poderão ser úteis no controle da ansiedade e a escolha se baseará em experiência individual do prescritor e de características farmacocinéticas e farmacodinâmicas. O uso dos injetáveis (diazepam e midazolam) também seguirá o mesmo raciocínio.

Bibliografia

1. Barros RE, de Azevedo Marques JM, Santos JL, Zuardi AW, Del-Ben CM. Impact of length of stay for first psychiatric admissions on the ratio of readmissions in subsequent years in a large Brazilian catchment area. Soc Psychiatry Psychiatr Epidemiol. 2016;51(4):575-87.
2. Barros RE, Tung TC, Mari JJ. Psychiatric emergency services and their relationships with mental health network in Brazil. Rev Bras Psiquiatr. 2010;32(suppl 2):S71-7.
3. Beauchamp TL, Childress JF. Princípios de ética biomédica. 2002; São Paulo: Loyola.
4. Botega NJ. Comportamento suicida: epidemiologia. Psicologia USP. 2014;25(3):231-36.
5. Grisard N. Ética médica e bioética: a disciplina em falta na graduação médica. Revista Bioética, Univale - SC. 2002;10(1):97-114.

6. Munizza C, Furlan PM, d'Elia A, D'Onofrio MR, Leggero P, Punzo F, Vidini N, Villari V. Emergency psychiatry: a review of the literature. Acta Psychiatr Scand. 1993;374(suppl):1-51.
7. Novack DH, Dubé C, Goldstein MG. Teaching medical interviewing. A basic course on interviewing and the physician-patient relationship. Arch Intern Med. 1992;152:1814-20.
8. Renaud I. Situações do corpo e a ética do cuidado. Cadernos de Bioética. 2004;36:5-15.
9. World Health Organization. World health statistics. 2014;1-180.

32

Ressuscitação Cardiopulmonar

Hélio Penna Guimarães
Guilherme Benfatti Olivato
Fernanda Ariane Mendes Costa

Definições

A PCR é a cessação súbita e inesperada das atividades ventricular útil e ventilatória, passível de reversão, em indivíduo não portador de doença intratável ou em fase terminal.

Nesse contexto, define-se a ressuscitação cardiopulmonar (RCP) como o conjunto de manobras realizadas com o objetivo de manter, artificialmente, o fluxo arterial ao cérebro e a outros órgãos vitais, até que ocorra recuperação/retorno da circulação espontânea (RCE). As manobras de RCP, aliadas à desfibrilação, quando indicada, constituem-se, na oferta da melhor chance de restauração da função cardiopulmonar e cerebral de PCR.

Causas de PCR

As causas de PCR são variadas. Convém citar que a associação entre uma modalidade de PCR e uma causa específica não é absoluta, como por muito tempo se condicionou a ocorrência de FV apenas à isquemia miocárdica.

As causas mais comuns associadas à PCR são descritas em regra mnemônica dos "5Hs e 5Ts", extensamente utilizada à beira do leito durante as manobras de RCP, para uma abordagem rápida e sistematizada do evento. O **Quadro 32.1** resume as principais causas de RCP de acordo com os Hs e Ts.

Diagnóstico, tratamento e seguimento

A presença de inconsciência, ausência de respiração efetiva e ausência de pulso central (carotídeo ou femoral) confirma uma situação de PCR. A sequência sistematizada de abordagem dos

Quadro 32.1 *Causas mais frequentes de PCR*

5Hs	5Ts
Hipovolemia	Trombose coronariana
Hipóxia	Tromboembolismo pulmonar (TEP)
Hiper/Hipocalemia	Tóxicos e toxinas (intoxicações exógenas)
H^+ (acidose)	Tamponamento cardíaco
Hipotermia	Tensão no tórax (pneumotórax hipertensivo)

eventos é fundamental para o diagnóstico, o tratamento e o acompanhamento das vítimas de PCR e será detalhada nas etapas conhecidas como suporte básico de vida e suporte avançado de vida.

Em 1991, a AHA introduziu a simbologia da "cadeia de sobrevivência" como uma metáfora para representar a sequência de eventos que devem, de forma ideal, ocorrer para otimizar as taxas de sucesso da RCPC em adultos e crianças.

A **Figura 32.1** ilustra as cadeias de sobrevivência da AHA, tanto no ambiente intra-hospitalar como no extra-hospitalar, de acordo com as diretrizes de RCP 2015.

O suporte básico de vida (SBV/BLS)

A abordagem inicial do SBV deve avaliar o nível de consciência, sendo necessário chamar a vítima em elevado tom de voz e tocá-la vigorosamente, pelos ombros, enquanto o padrão respiratório é observado simultaneamente à palpação de pulso central; o tempo para essa verificação não deve exceder 10 segundos. A presença de respiração agônica, ou *gasping*, não deve ser considerada como respiração efetiva (**Figura 32.2**).

A abordagem inicial incluiu a simultaneidade de ações, o que acelerou o diagnóstico de potencial PCR e encurtou o tempo para o início das compressões torácicas em até quase 10 segundos.

Na ausência de pulso, deve-se imediatamente iniciar as manobras de RCP, começando pelas CTE. Após 30 compressões, procede-se à elevação da mandíbula e à inclinação da cabeça e execução de duas ventilações, no tempo mais breve possível, idealmente entre 2 e 4 segundos. Deve ser dada ênfase na frequência de compressões de 100 a 120 por minuto, bem como profundidade mínima de 5 cm e não mais que 6 cm.

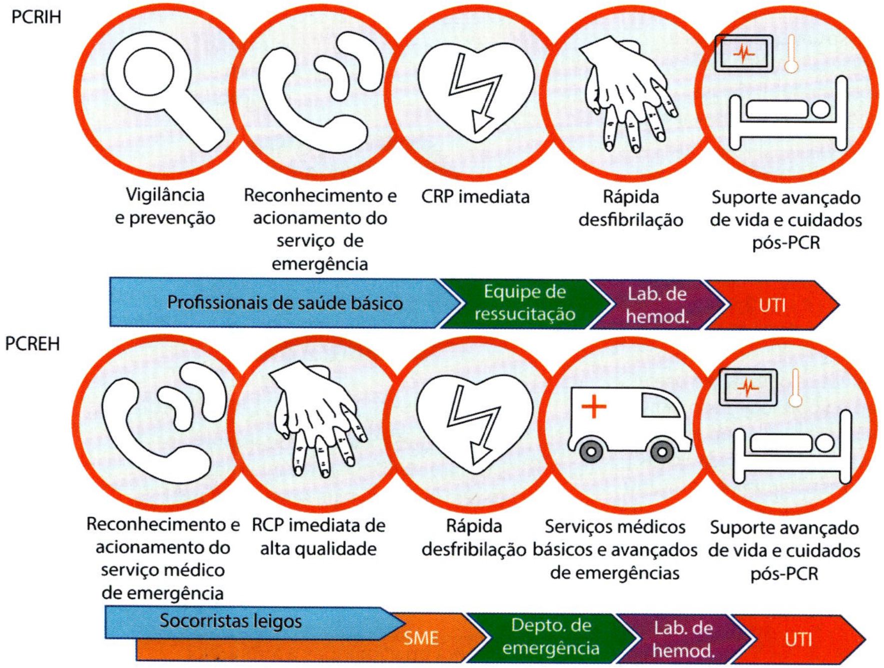

Figura 32.1 *Cadeia de sobrevivência de PCRIH e PCREH. Fonte: Adaptado de ILCOR/AHA 2015.*

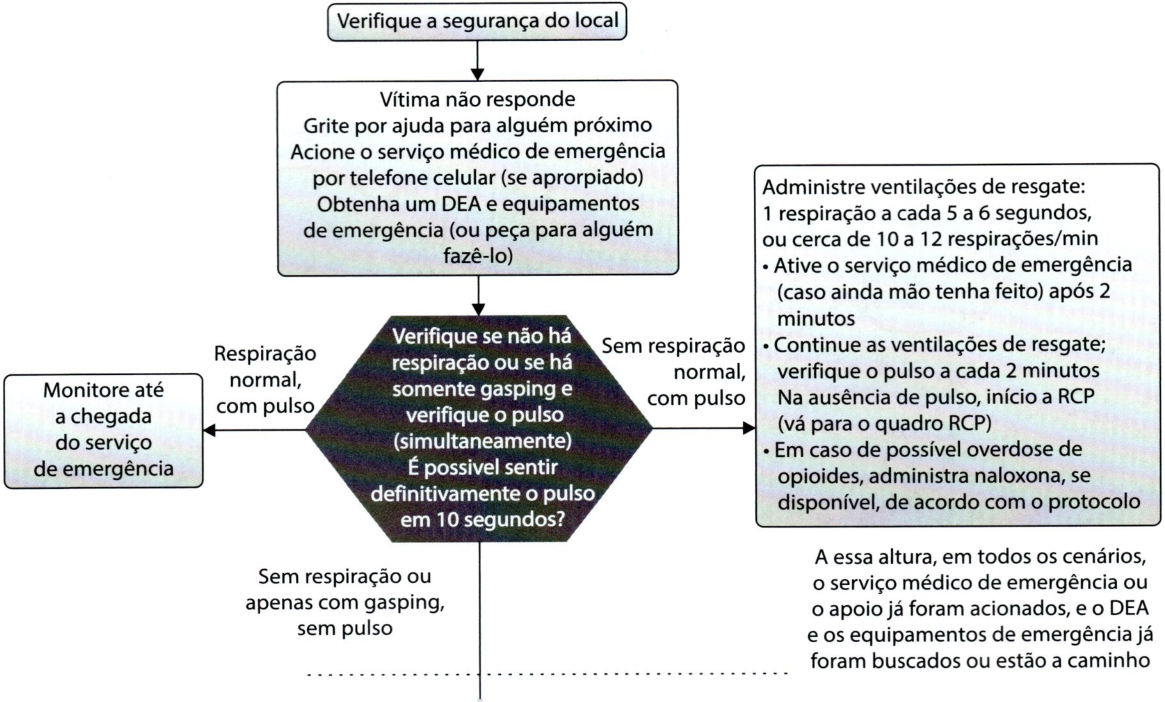
Verifique a segurança do local
Vítima não responde
Grite por ajuda para alguém próximo
Acione o serviço médico de emergência por telefone celular (se aprorpiado)
Obtenha um DEA e equipamentos de emergência (ou peça para alguém fazê-lo)
Verifique se não há respiração ou se há somente gasping e verifique o pulso (simultaneamente)
É possivel sentir definitivamente o pulso em 10 segundos?
Respiração normal, com pulso
Monitore até a chegada do serviço de emergência
Sem respiração normal, com pulso
Administre ventilações de resgate:
1 respiração a cada 5 a 6 segundos, ou cerca de 10 a 12 respirações/min
• Ative o serviço médico de emergência (caso ainda mão tenha feito) após 2 minutos
• Continue as ventilações de resgate; verifique o pulso a cada 2 minutos
Na ausência de pulso, início a RCP (vá para o quadro RCP)
• Em caso de possível overdose de opioides, administra naloxona, se disponível, de acordo com o protocolo
Sem respiração ou apenas com gasping, sem pulso
A essa altura, em todos os cenários, o serviço médico de emergência ou o apoio já foram acionados, e o DEA e os equipamentos de emergência já foram buscados ou estão a caminho

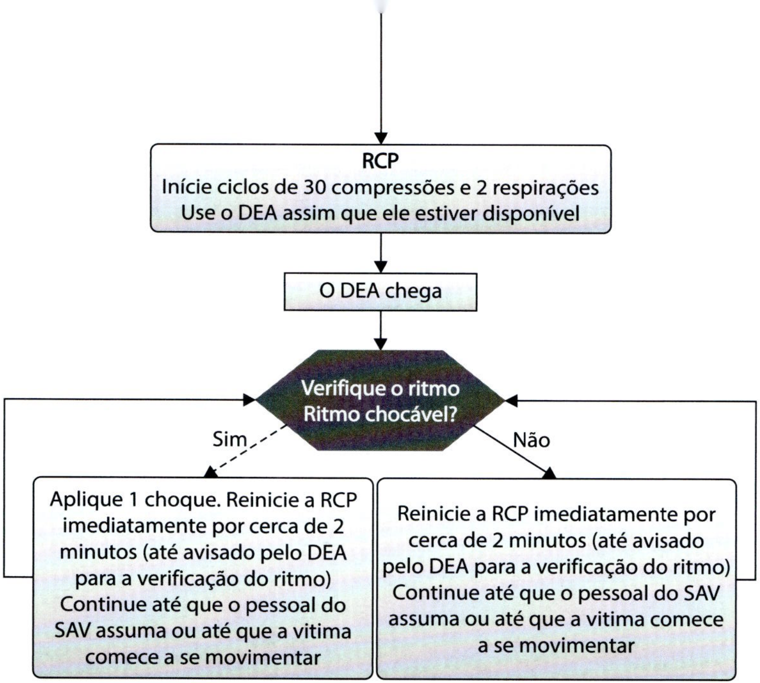

Figura 32.2 *Algoritmo de Suporte Básico de Vida. Adaptado de ILCOR/AHA 2015.*

Em recente revisão de diretrizes

A etapa final, na sequência diagnóstica da RCP, é a definição da modalidade de PCR, que requer monitorização do ritmo cardíaco. Esse é o momento crucial para definir o algoritmo do tratamento a ser efetuado, em acordo com o mecanismo de parada, a saber: fibrilação ventricular/taquicardia ventricular (FV/TV) sem pulso, atividade elétrica sem pulso (AESP) ou assistolia.

Algumas ações são fundamentais durante as manobras de RCP, a saber:

- Comprimir o tórax de forma rápida e forte, a uma frequência de, no mínimo, 100-120 compressões por minuto e aplicar pressão suficiente para deprimir o esterno em, no mínimo, 5 cm, sem exceder, no entanto, 6 cm e permitir o retorno completo do tórax após cada compressão.
- Minimizar as interrupções nas compressões torácicas para, no máximo, 10 segundos, tempo este suficiente para executar procedimentos como a desfibrilação, avaliação do ritmo cardíaco, palpação do pulso central, duas ventilações com bolsa-valva-máscara ou proceder a qualquer outro ato que seja estritamente necessário.
- Em recente revisão das diretrizes mundiais de novembro de 2017, passou-se a incluir a possibilidade de execução de compressões continuas (100-120 compressoes por minuto) e uma ventilação a cada 6 segundos , ainda que sem a instalação de uma via aérea invasiva ou seja, manter compressões e ventilações continuas apenas com bolsa valva-mascara desde que com equipe adequadamente capacitada.
- Não se deve "hiperventilar" o paciente: realizar mais de 8 a 10 ventilações por minuto durante a RCP promove diminuição da pressão de perfusão coronária, ainda que se mantenham compressões torácicas externas contínuas associadas à ventilação.
- É fundamental permitir o retorno do tórax à posição normal a cada final da compressão; a profundidade das compressões também não deve exceder 6 cm, considerando que há estudos clínicos demonstrando que profundidades superiores a 6 cm, além de associadas a maior risco de lesões, promovem inadequado desempenho de débito cardíaco por interferência no enchimento ventricular.

Para os pacientes com via aérea avançada estabelecida (tubo orotraqueal, máscara laríngea, tubo laríngeo ou tubo esôfago laríngeo/combitube), deve-se executar o método assincrônico de RCP, em que as compressões torácicas devem ser contínuas (100 a 120 por minuto), associadas a 8 a 10 ventilações por minuto.

Após cinco ciclos de compressão e de ventilação (ou 2 minutos de RCP contínua), deve-se reavaliar o ritmo no monitor (no caso de FV/TV sem pulso e/ou assistolia) ou palpar o pulso central (no caso de AESP).

Fração de compressões

O cálculo da fração de compressão pode ser executado dividindo-se o tempo efetivo de compressões, em segundos, pelo tempo total de PCR; esta fração deve atingir o mais próximo de 80% sendo, no mínimo, de 60%.

Diagnóstico do ritmo e desfibrilação

Compreende a última etapa da sequência de atendimento do Suporte Básico de Vida, na qual se determinam as modalidades de PCR pela monitorização do ritmo cardíaco e pela desfibrilação imediata nos casos de ritmos "chocáveis", como a FV e a taquicardia ventricular sem pulso.

Modalidades de PCR

A fibrilação ventricular/taquicardia ventricular sem pulso caracteriza-se pela ausência de atividade elétrica organizada, com distribuição caótica de complexos de várias amplitudes. A FV é a modalidade mais comum de PCR fora do ambiente hospitalar, com estimativa de 85% dentre as PCR extra-hospitalares não traumáticas.

O eletrocardiograma (ECG) apresenta-se com ondas irregulares de amplitude e duração variáveis, em cenário de desorganização elétrica (**Figuras 32.3**).

A taquicardia ventricular TV sem pulso é a sequência rápida de batimentos ectópicos ventriculares (superior a 100 por minuto) (**Figura 32.4**), chegando à ausência de pulso arterial palpável por deterioração hemodinâmica.

O ECG apresenta-se com repetição de complexos QRS alargados (maiores que 0,12 segundo) não precedidos de ondas P.

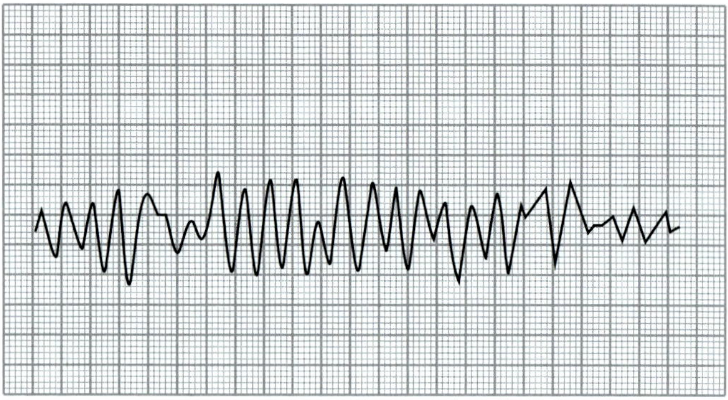

Figura 32.3 *Fibrilação ventricular.*

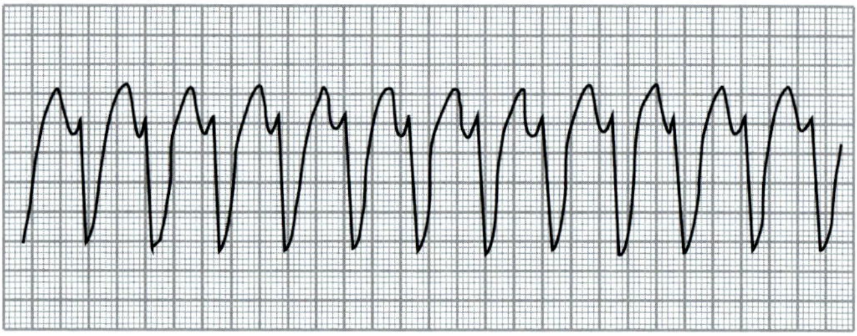

Figura 32.4 *FV – Taquicardia ventricular. Fonte: arquivo do autor.*

Assistolia

É a ausência de qualquer atividade ventricular elétrica em pelo menos duas derivações eletrocardiográficas. Trata-se da modalidade mais presente nas PCR intra-hospitalares.

Para a confirmação do diagnóstico de assistolia, é fundamental a realização do "protocolo da linha reta", em que são confirmadas as posições das conexões (cabos), o que levou ao aumento do ganho (amplitude) do traçado eletrocardiográfico e tornou modificadas as derivações pelo cardioscópio ou pelo posicionamento invertido de pás do desfibrilador, em orientação contrária à posição padrão (passa-se a adotar a posição infraclavicular e paraesternal esquerda para a pá esternal e a região do hipocôndrio direito para a pá de ápice).

A assistolia é também considerada como o ritmo final de todos os mecanismos de PCR e, frequentemente, é mais associada ao pior prognóstico.

Desfibrilação

O sucesso da ressuscitação estará intrinsecamente relacionado, nesses casos, à desfibrilação precoce, ideal dentro dos primeiros 3 a 5 minutos após o colapso. Para cada minuto transcorrido do início de um evento arrítmico súbito sem aplicação da desfibrilação, as chances de sobrevivência diminuem em 7% a 10%.

O acesso a um desfibrilador condiciona imediata monitorização e potencial aplicação do choque na presença de FV e TV sem pulso. As pás do desfibrilador devem ser posicionadas corretamente, de modo a proporcionar que a maior corrente elétrica possível liberada no choque possa atravessar o miocárdio em seu maior eixo de orientação elétrica e massa muscular. Isso é obtido colocando-se a pá esternal à direita, em região infraclavicular e paraesternal, e a outra pá à esquerda, no ápice cardíaco na linha axilar média, evitando-se o mamilo (**Figura 32.5**).

Nos portadores de marca-passos implantados em região infraclavicular direita, a alternativa é posicionar uma pá no precórdio e a outra na região dorsal infraescapular esquerda, denominada posição anteroposterior.

A recomendação das cargas varia de acordo com o tipo de desfibrilador. Há os monofásicos (360 J) e os bifásicos (120 a 200 J), dependendo das especificações do fabricante.

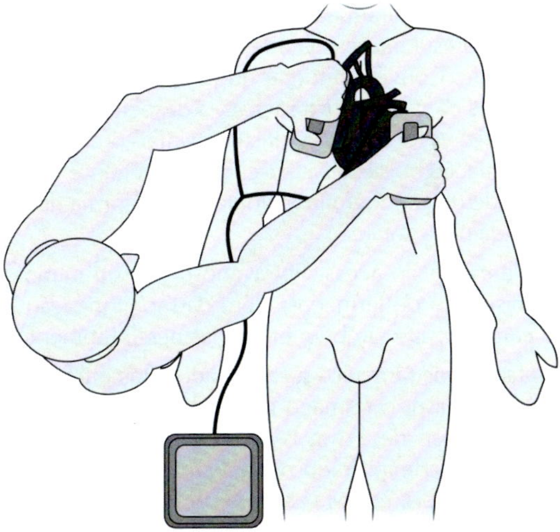

Figura 32.5 *Posição dos eletrodos de desfibrilação.*

A RCP deve ser administrada enquanto as pás do DEA são posicionadas sobre tórax, enquanto se está preparando para analisar o ritmo e, caso indicado o choque, enquanto está sendo carregado para administrar o choque.

Suporte avançado de vida (SAV)

Considerando a correta execução do suporte básico de vida até este momento do atendimento em que o paciente apresenta ventilação e circulação artificial pela compressão torácica cardíaca externa, deve-se seguir, a partir disso, o algoritmo circular de atendimento do SAV de acordo com a modalidade de PCR (**Figura 32.6**).

Tratamento das modalidades de PCR no SAV

FV/TV sem pulso

São tratadas com desfibrilação elétrica, com aplicação de um choque de 200 J bifásico (caso se desconheça o tipo de onda bifásica a ser liberada) ou de 360 J monofásico. O não retorno do ritmo cardíaco normal caracteriza a refratariedade da FV à desfibrilação, e as manobras de RCP (compressão torácica e ventilação) sequenciadas devem ser mantidas por 2 minutos ou 5 ciclos de 30:2 após cada tentativa de desfibrilação, ocasião em que o ritmo deve ser checado.

O insucesso do primeiro choque pode recomendar a execução da intubação orotraqueal (IOT) para garantir a qualidade da ventilação, caso esta não esteja adequada com a aplicação de bolsa-valva-máscara. Convém reforçar que a IOT não deve justificar a interrupção das compressões torácicas, a despeito de sua dificuldade de realização. A IOT pode ser instituída mais precocemente, ainda que a ventilação bolsa-valva-máscara esteja efetiva, e se houver a disponibilidade de capnografia quantitativa em forma de onda, que será detalhada mais adiante.

A implantação de acesso intravenoso (IV) ou intraósseo (IO) para administração de fármacos, além da monitorização contínua do ritmo cardíaco, são também efetuadas nesse momento.

Em relação aos fármacos a serem adotados para atendimento da FV/TV sem pulso, o fármaco inicial de escolha é a epinefrina/adrenalina, na dose de 1 mg IV/IO a cada 3 a 5 minutos. Esse fármaco deve ser administrado o mais rápido possível em caso de ritmos não chocáveis, e, nos casos de ritmos chocáveis, não retardar a administração de choques sendo administrada apenas após o segundo choque ter sido liberado.

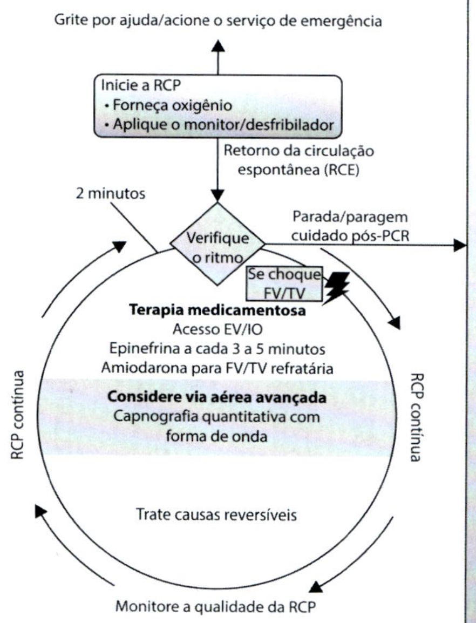

Qualidade da RCP
- Comprima com força (> 2 pol [5 cm]) e rapidez (≥ 100-120/min) e aguarde o retorno total do tórax
- Minimize interrupções nas compressões
- Evite ventilação excessiva
- Alterne a pessoa que aplica as compressões a cada 2 minutos
- Se sem vida aérea avançada, relação compressão ventilação de 30:2
- Capnografia quantitativa com forma de onda
  - Se $PetCO_2$ < 10 mmHg, tente melhorar a qualidade da RCP
- Pressão intra-arterial
  - Se a pressão na fase de relaxamento (diastólica) < 20 mmHg, tente melhorar a qualidade da RCP

Retorno da circulação espontânea (RCE)
- Pulso e pressão arterial
- Aumento abrupto prolongado no $PetCO_2$ (normalmente, ≥ 40 mmHg)
- Variabilidade e espontânea na pressão arterial com monitorização intra-arterial

Energia de choque
- Bifásica: recomendação do fabricante (120 a 20 J); se desconhecida, usar máximo disponível

A segunda carga e as subsequentes devem ser equivalentes, podendo ser consideradas cargas mais altas.
- Monofásica: 360 J

Terapia medicamentosa
- Dose EV/IO de epinefrina: 1 em cada 3 a 5 minutos
- Dose EV/IO de amiodarona: Primeira dose: bólus de 300 mg; Segunda dose: 150 mg

Via aérea avançada
- Via aérea avançada supraglótica ou intubação endotraqueal
- Capnografia com forma de onda para confirmar e monitorar o posicionamento do tubo ET
- 10 ventilações por minuto, com compressões torácicas contínuas

Causa reversíveis
  - Hipovolemia
  - Hipóxia
  - Hidrogênio (acidose)
  - Hipo/hipercalemia
  - Hipotermia
- Tensão do tórax por pneumotórax
- Tamponamento cardíaco
- Toxinas
- Trombose pulmonar
- Trombose coronária

Figura 32.6 *Algoritmo de suporte avançado de vida. Fonte: adaptado do Ilcor/AHA 2015.*

Em caso de não abolição da FV/TV sem pulso após as medidas de início descritas anteriormente, como sequência de fármacos, choque e CTE, deve-se administrar 300 mg IV/IO de amiodarona, podendo ser repetida após 5 a 10 minutos na dose de 150 mg IV/IO.

A lidocaína também pode ser utilizada na dose de 1 a 1,5 mg/kg IV/IO em bolus, e pode ser repetida de 3 a 5 minutos na dose de 0,5 a 0,75 mg/kg (dose cumulativa máxima de 3 mg/kg), seguida de desfibrilação, mas apenas como alternativa, caso haja impossibilidade do uso da amiodarona.

Nos casos de TV polimórfica tipo *torsades de pointes* e/ou suspeita de hipomagnesemia, pode-se utilizar sulfato de magnésio na dose de 1 a 2 g IV seguido de desfibrilação.

A sequência do atendimento da AESP assemelha-se à realizada na assistolia, e, como as demais, também deve manter especial atenção à potencial causa do evento, relembrando a regra mnemônica dos 5H e 5T. Nessa abordagem secundária, devem-se realizar avaliações e tratamentos específicos.

Assistolia

A assistolia deve ter seu diagnóstico confirmado em mais de uma derivação, conforme "protocolo da linha reta".

Nessa modalidade de PCR, deve-se administrar epinefrina nas mesmas doses descritas para a FV/TV sem pulso, e checar o ritmo após 2 minutos ou 5 ciclos (30:2) de RCP.

Capnografia quantitativa com forma de onda (Quadro 32.2)

Quadro 32.2 *Objetivos da capnografia*
1. Confirmar a intubação endotraqueal, com posicionamento correto do tubo.
2. Monitorizar a eficácia das compressões torácicas
3. Monitorizar o retorno da circulação espontânea
4. Auxiliar na decisão sobre término de esforços na ressuscitação

Identificação e tratamento das causas de PCR

Essa etapa visa à identificação e à remoção e/ou ao controle das causas (os 5H e 5T, já ilustrados anteriormente) em qualquer das três modalidades de PCR (**Tabela 32.2**).

Tabela 32.2 *Resumo do manejo das causas tratáveis*

Causa tratável	Manejo
Hipovolemia	Reposição volêmica através de cristaloides e hemoderivados.
Hipóxia	Medidas adjuvantes durante a RCP podem resolver a hipoxemia, e a via aérea avançada deve ser instalada.
H+ (acidose)	Bicarbonato de sódio 8,4% (1mL- 1mEq) ataque 1mEq/kg e metade da dose pode ser repetida após 10-15 minutos.
Hipercalemia	1. Gluconato de cálcio 10% 10-20mL IV em bolus, podendo ser repetida a cada 2-5minutos, dose máxima é desconhecida; 2. Glicose (50g + insulina 10UI) IV em bolus; 3. Bicarbonato de sódio 8,4% (1mL- 1mEq) ataque 1mEq/kg e metade da dose pode ser repetida após 10-15 minutos.
Hipocalemia	KCl 19,1% (1mL – 2,5 mEq, ampola de 10mL), diluir em soro fisiológico, ataque 2mEq/min durante 10 minutos.
Hipotermia	Reaquecimento com RCP extracorpórea, mas se indisponível -> reaquecimento interno e externo devem ser utilizados (exemplo: cristaloide aquecido, ar forçado quente).
Tamponamento cardíaco	Pericardiocentese (punção de Marfan) imediata.
Tensão no tórax (pneumotórax hipertensivo)	Descompressão do tórax com agulha própria ou jelco 14, realizada no segundo espaço intercostal e linha hemiclavicular do lado acometido.
Trombose coronariana	Realização da intervenção coronariana percutânea ou trombólise constituem as metas de reperfusão no cuidados pós-PCR. Durante a RCP, a utilização dessas duas medidas são controversas.
Tromboembolismo Pulmonar	1. TEP confirmada → trombolíticos, embolectomia cirúrgica/mecânica são opções de tratamento emergencial (recomendação classe IIa evidência C -DL). 2. Suspeita de TEP (não confirmada) → trombolíticos podem ser considerados (recomendação classe IIa evidência C-DL). Em relação a embolectomia, os dados são insuficientes.
Tóxicos	Antagonista específico

Técnicas extracorpóreas e dispositivos invasivos de perfusão

O termo RCP extracorpórea é usado para descrever o início da circulação extracorpórea e da oxigenação durante a ressuscitação de um paciente em PCR. A RCPEC envolve a canulação de emergência de uma grande veia e artéria (por exemplo, vasos femorais). O objetivo da ECPR é auxiliar os pacientes em PCR enquanto os quadros potencialmente reversíveis são tratados.

Principais alterações das Diretrizes de 2015 para RCP/SAV de adultos (Tabela 32.3)

Tabela 32.3 *Principais atualizações dos consensos de 2015 para RCP no Suporte Avançado de Vida em adultos*

Recomendações
1. Capnografia quantitativa com forma de onda: é recomendada para confirmação do posicionamento do tubo endotraqueal, monitorização da qualidade das compressões torácicas e pode auxiliar (associada a outros fatores) na interrupção da RCP.
2. Ênfase na RCP de alta qualidade: frequência das compressões entre 100-120/min, 5-6cm de profundidade, com retorno completo do tórax e mínimas interrupções.
3. Monitorização da qualidade da RCP: ETCO2> 10-12 mmHg, PAI (diastólica) > 20 mmHg e SVO2 > 30%.
4. Vasopressina: removida do algoritmo - o uso combinado de vasopressina e epinefrina não oferece nenhuma vantagem em comparação ao uso da dose padrão de epinefrina em PCR. Também, não há benefício comparado ao uso isolado de epinefrina. Deste modo, para simplificar o algoritmo, a vasopressina foi removida na atualização de 2015.
5. Atropina: permanece (desde 2010) como não recomendada para AESP/assistolia.
6. ETCO2: utilizar o parâmetro de ETCO2 <10mmHg após 20 minutos de PCR para avaliação de cessar esforços da RCP - não deve ser utilizado isoladamente para tomar decisões, porém os profissionais podem considerar o ETCO2 baixo após 20 minutos de RCP em conjunto com outros fatores, para ajudar a determinar a interrupção da RCP.
7. Lidocaína: pode ser utilizada ou continuada pós RCE em PCR secundária a FV/TV sem pulso;
8. Epinefrina: priorizar a primeira dose de adrenalina em PCR não-chocável.

Continua

Continuação

Recomendações
9. Esteroides: podem conferir algum benefício quando administrados junto com vasopressina e epinefrina no tratamento da PCRIH.
10. Beta bloqueador: um estudo observacional sugere que o uso de betabloqueadores após a PCR pode estar associado a melhores desfechos -> não constitui evidência forte para recomendar o uso rotineiro, porém pode-se considerar o início ou a continuação de um betabloqueador oral ou endovenoso imediatamente após a hospitalização por PCR devida a FV/TVSP.
11. Bicarbonato de sódio 8,4%: não é recomendado de rotina.
12. Trombolítico: não é indicado de rotina. Na suspeita de TEP pode ser considerado. No TEP confirmado deve ser executado.
13. Dispositivos de ressuscitação por circulação extracorpórea: quando providenciada rapidamente, a RCPEC pode prolongar a viabilidade, por proporcionar tempo para tratar quadros potencialmente reversíveis ou organizar o transplante cardíaco em pacientes que não são ressuscitados por RCP convencional

Cuidados pós-ressuscitação

Os cuidados pós-PCR devem iniciar-se o mais precoce possível, caso seja viável, já no local de atendimento inicial da PCR, logo após a RCE, ainda que esta possa ter ocorrido fora do ambiente hospitalar (**Tabela 32.4**).

Tabela 32.4 *Cuidados Pós-PCR*

Avaliação primária
A - Avaliar se via aérea pérvia e patente → Considerar Via aérea avançada
B - Avaliar expansão torácica, sat O2, FR, ausculta pulmonar → Considerar Via aérea avançada
C - Avaliar PA, FC, TEC,coloração cutânea, ausculta cardíaca → Considerar ressuscitação volêmica e/ou vasopressor, inotrópico → Meta PAS >90mmhg ou PAM > 65
D - Avaliar nível de consciência → Se não responsivo → Controle de temperatura Dextro (Glicemia capilar) → não tolerar hiperglicemia > 180
E – Avaliar presença de lesões cutâneas (ex: trauma, sinais de sangramento, petéquias) Exames (Laboratorial geral, gasometria arterial, ECG, Rx de Tórax, EEG) Encaminhar para UTI e Hemodinâmica (se necessário)

Continua

Continuação

Avaliação secundária
S - Sinais e sintomas
A - Alergias
M - Medicações
P - Passado médico
L - Líquidos, última refeição
E - Evento
Alvos do manejo hemodinâmico em RCE pós-PCR
PAM: > 65 mmHg
PVC: 8-12 mmHg
Lactato: Redução progressiva/normal
SvcO2: > 70%
Diurese: > 1mL/kg/h

Controle direcionado da temperatura (Tabela 32.5)

Tabela 32.5 *Controle direcionado de temperatura*
Paciente em coma, com RCE extra-hospitalar por PCR em FV/TVSP: Classe I NE B.
Paciente em coma, com RCE extra-hospitalar em AESP/assistolia, ou intra-hospitalar em qualquer ritmo de PCR: Classe II NE B.
Não reaquecer comatosos que evoluem com hipotermia leve (> 32 °C) nas primeiras 48 horas pós-PCR: Classe III.
Nenhuma técnica de indução da hipotermia tem maior eficácia.
Preferência pela temperatura esofagiana ou vesical, pois não é confiável temperatura axilar, retal, oral.
Principais complicações: coagulopatias, arritmias, hiperglicemia.
Melhores resultados quando o CDT é iniciado nas primeiras 24 horas, após RCE (preferencialmente 2 horas depois).

Achados clínicos associados a pior prognóstico neurológico (Tabela 32.6)

Tabela 32.6 *Aspectos clínicos relacionados a grave prognóstico neurológico*

Exame Físico
1. Ausência de pupilas fotorreagentes e reflexo corneopalpebral > 72h pós-PCR; 2. Presença de estado mioclônico (diferente de mioclonias isoladas) nas primeiras 72 horas pós-PCR; 3. Ausência de movimentos, postura em extensão ou estado mioclônico não devem ser utilizados isoladamente para prever o prognóstico neurológico.
Exames complementares
1. EEG: Ausência persistente de reatividade no EEG a estímulos externos, 72 horas pós-PCR; 2. EEG: Remoção dos surtos persistentes ou estado intratável de mal epiléptico no EEG após o reaquecimento; 3. EEG: Inexistência da onda cortical do potencial somatossensorial evocado N20, 24 a 72 horas pós-PCR ou após o reaquecimento; 4. TC de crânio: Evidência de acentuada redução na relação cinza-branco em tomografia computadorizada realizada em até 2 horas pós-PCR; 5. RNM de crânio: Extensa restrição na difusão em ressonância magnética obtida entre 2 a 6 dias pós-PCR.

OBS: Evidências sugerem que ocorre diminuição de 14% na probabilidade de melhor desfecho neurológica para cada 1,5 minuto de atraso no retorno à circulação espontânea.

Bibliografia

1. AHA. Manual 2015 de Atendimento Cardiovascular de Emergência para Profissionais da Saúde. 2016 Edição em português: American Heart Association: Impresso nos Estados Unidos da América: Integracolor, LTD., 3210 Innovative Way, Mesquite, Texas, USA:96.
2. FDA approves new hand-held auto-injector to reverse opioid overdose [news release]. Silver Spring, MD: US Food and Drug Administration; April 3, 2014. http://www.fda.gov/NewsEvents/Newsroom/Press Announcements/ucm391465.htm. Acesso: 27 de julho de 2015.
3. Gonzalez MM, Timerman S, Gianotto-Oliveira R, et al. Sociedade Brasileira de Cardiologia. I Diretriz de Ressuscitação Cardiopulmonar e Cuidados Cardiovasculares de Emergência da Sociedade Brasileira de Cardiologia. Arq Bras Cardiol. 2013; 101(2Supl.3):1-221.
4. Guimarães HP, Avezum A, Carballo MT, et al. Cardiac arrest Outcomes Data Evaluation CODE registry: Brazilian registry of in-hospital cardiopulmonary resuscitation. In: Ressuscitation (Scientific Symposium of the European Resuscitation Council), 2011, Valleta-Malta. Resuscitation. Amsterdam: Elsevier, 2011. p. S2-AS05S2.

5. Guimarães HP, Lane JC, Flato UA, et al. Ressuscitação cardiopulmonar. In: Guimarães HP, Tallo FS, Truffa AAM, Lopes RD, Lopes AC. Manual de Bolso de UTI. 3 ed. São Paulo: Editora Atheneu, 2012. p. 96-102.
6. Hazinski MF, Nolan JP, Aicken R, et al. Parte 1: sumário executivo: 2015 International Consensus on Cardiopulmonary Resuscitation and Emergency Cardiovascular Care Science With Treatment Recommendations. Circulation. 2015; 132(16)(suppl 1).
7. Institute of Medicine. Strategies to Improve Cardiac Arrest Survival: A Time to Act. Washington, DC: National Academic Press; 2015.
8. Neumar RW, Eigel B, Callaway CW, et al. The American Heart Association response to the 2015 Institute of Medicine report on Strategies to Improve Cardiac Arrest Survival [publicado on-line antes da publicação impressa em 30 de junho de 2015]. Circulation. doi:10.1161/CIR.0000000000000233.
9. Neumar RW, Shuster M, Callaway CW, et al. Parte 1: sumário executivo: 2015 American Heart Association Guidelines Update for Cardiopulmonary Resuscitation and Emergency Cardiovascular Care. Circulation. 2015; 132(18)(suppl 2).
10. Nolan JP, Hazinski MF, Aicken R, et al. Parte 1: sumário executivo: 2015 International Consensus on Cardiopulmonary Resuscitation and Emergency Cardiovascular Care Science With Treatment Recommendations. Resuscitation. 2015; 132(18)(suppl 2).

33

Síndrome Coronariana Aguda

Bruno Freire Martins
Anne Grazielle Lima Bindá
Cristiane S. Gelain
Nádia Aparecida Mendes Sanches

Introdução

A Síndrome Coronariana Aguda é o conjunto de sinais e sintomas decorrentes da isquemia miocárdica. Pode ser dividida em dois grandes grupos, SCA sem Elevação do Segmento ST (SCASEST) e SCA com Elevação do Segmento ST (SCAEST). A SCASEST abrange o IAM sem Elevação do Segmento ST e a Angina Instável. Já a SCAEST se refere ao IAM com Elevação do Segmento ST.

Abordagem inicial

Anamnese e exame físico

A angina frequentemente é descrita como "queimação", "aperto", "peso", "desconforto". Tipicamente dura alguns minutos, melhora com repouso ou uso de nitrato (em aproximadamente 1 minuto), tem localização retroesternal e pode irradiar para epigástrio, região cervical, mandíbula ou membros superiores. Alguns pacientes podem ter uma apresentação atípica, com sintomas inespecíficos ou até assintomáticos; este quadro é mais comum em mulheres, idosos, diabéticos, pacientes críticos ou em pós-operatório.

O exame físico dos pacientes com SCA geralmente é normal, porém podem ser encontrados sinais de insuficiência cardíaca. É importante também para exclusão de outros diagnósticos diferenciais.

ECG

O eletrocardiograma de 12 derivações é essencial para o diagnóstico e, consequentemente, para o tratamento. Deve ser solicitado e interpretado em até 10 minutos da admissão, repetido se houver alteração no quadro clínico ou a cada 15 a 30 minutos se houver persistência dos sintomas.

As alterações eletrocardiográficas sugestivas de IAM são: elevação do segmento ST em duas derivações contíguas (elevação maior ou igual a 0,1 mV, exceto nas derivações V2 e V3, nas quais os valores de corte são maior ou igual a 0,2 mV em homens com 40 anos ou mais, maior ou igual a 0,25mV em homens com menos de 40 anos), bloqueio de ramo esquerdo novo ou presumidamente novo, depressão do segmento ST maior igual 0,05 mV em duas derivações contíguas e/ou inversão da onda T em duas derivações contíguas associadas a onda R proeminente ou relação R/S > 1.

Rx de tórax

Na suspeita de SCA esse exame deve ser realizado para fazer diagnóstico diferencial de outras causas de dor torácica, como pneumotórax, fraturas de costelas, infecções, dissecção de aorta, entre outras.

Estratificação de risco

Todos os pacientes devem ser estratificados quanto ao risco de eventos isquêmicos e ao risco de sangramento. A correta estratificação busca identificar pacientes que se beneficiarão de uma estratégia invasiva precoce, os que devem ser submetidos a testes não invasivos e aqueles que merecem um cuidado maior em seu tratamento pelo risco de hemorragia.

Para estratificação de risco para eventos isquêmicos os escores mais utilizados são Braunwald, GRACE e TIMI, estes últimos mais utilizados pela maior facilidade de aplicação. Deve-se utilizar ao menos dois escores e adotar como verdadeiro o que indicar maior risco obtido. Para avaliar o risco de sangramento o escore mais usado é o CRUSADE.

Quadros 33.1, 33.2, 33.3 com os escores Braunwald modificado, GRACE, TIMI.

O processo de estratificação de risco deve ser realizado também após o diagnóstico nos pacientes com SCASEST, porém, com utilização de exames complementares (invasivos ou não). Atualmente as evidências estão a favor de uma estratégia intervencionista precoce para pacientes de risco moderado ou alto para eventos cardiovasculares. No entanto, pode-se optar também por métodos não invasivos, como teste ergométrico, ecocardiograma e

Quadro 33.1 *Risco de morte ou infarto do miocárdio não fatal a curto prazo em pacientes com angina instável.*

Variável prognóstica	Alto risco	Risco intermediário	Baixo risco
	Pelo menos uma das características abaixo deve estar presente	Nenhuma das características de alto risco, mas com alguma das que se seguem	Nenhuma característica de risco, mas com alguma das que seguem
História	Sintomas isquêmicos nas últimas 48 horas	Infarto prévio, doença cerebrovascular ou periférica ou cirurgia de revascularização miocárdica; uso prévio de AAS	
Característica da dor	Dor prolongada (> 20 min) persistente em repouso	Dor prolongada (> 20 min) em repouso resolvida, mas com moderada ou alta probabilidade de DAC; Angina em repouso (< 20 min ou aliviada com repouso ou nitrato sublingual)	Novo episódio de angina classe III ou IV da CCS nas duas últimas semanas com moderada ou alta probabilidade de DAC
Dados clínicos	Edema pulmonar mais comumente relacionado à isquemia; novo ou piora de sopro sistólico de regurgitação mitral ou estertores; hipotensão, bradicardia, taquicardia; idade > 75 anos	Idade > 70 anos	
ECG	Angina de repouso com mudanças transitórias do segmento ST > 0,05 mV; bloqueio de ramo novo ou presumivelmente novo; TV sustentada	Inversão da onda T > 0,2 mV; ondas Q patológicas	Normal ou não alterado durante um episódio de desconforto torácico
Marcadores de necrose miocárdica	Marcadamente elevados (p. ex.: cTnI ou cTnT > 0,1 ng/ml)	Discretamente elevados (p. ex.: cTnI ou cTnT > 0,01 ng/ml, porém, 0,1 ng/ml)	Normal

ECG: eletrocardiograma; min: minutos; mV: milivolts; TV: taquicardia ventricular; cTnI: troponina I cardíaca; cTnT: troponina T cardíaca; CCS: Canadian Cardiovascular Society; ng/ml: nanogramas por mililitro; AAS: ácido acetil salicílico; DAC: doença arterial coronária.

Quadro 33.2 *Escore de risco GRACE e nomograma para mortalidade por todas as caudas após 6 meses de alta hospitalar*

História clínica	Características encontradas na admissão	Características encontradas durante a hospitalização
Idade em anos ≤ 29 0 30-39 0 40-49 18 50-59 30 60-69 55 70-79 73 80-89 91 ≥ 90 100	4. Frequência cardíaca (BPM) ≤ 49,9 .... 0 50-69,9 .... 3 70-89,9 .... 9 90-109,9 .... 14 110-149,9 .... 23 150-199,9 .... 35 ≥ 200 43	7. Creatina sérica (mg/dL) 0-0,39 .... 1 0,4-0,79 .... 3 0,8-1,19 .... 5 1,2-1,59 .... 7 1,6-1,99 .... 9 2-3,99 .... 15 ≥ 4 20
História de ICC 24	5. Pressão arterial sistólica (mmHg) ≤ 79,9 24 80-99,9 22 100-119,9 .... 18 120-139,9 .... 14 140-159,9 .... 10 160-199,9 .... 4 ≥ 200 0	8. Elevação de enzimas cardíacas........ 15

Continua

Continuação

História clínica	Características encontradas na admissão	Características encontradas durante a hospitalização
3. História de infarto do miocárdio12	6. Depressão do segmento ST 11	9. Não submetido à ICP no hospital.... 14
Pontos _____ _____ _____ _____ _____ _____ _____ _____ _____ Soma dos pontos _____ = Escore de risco total; Risco de mortalidade _____	Prognóstico de todas as causas de mortalidade em 6 meses após a alta hospitalar 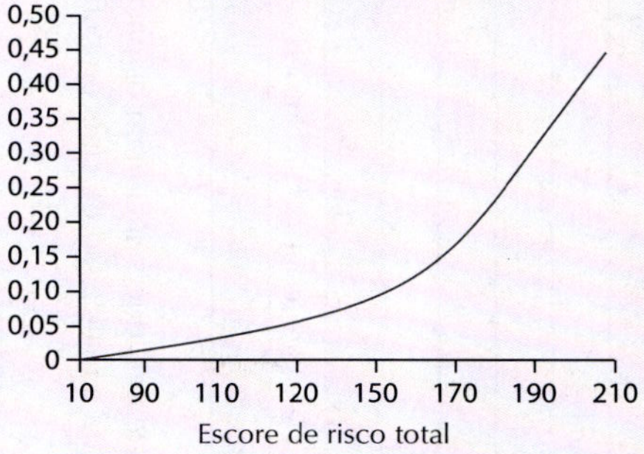 	

ICC: insuficiência cardíaca congestiva; bmp: batimentos por minuto; mmHg: milímetros de mercúrio; mg/dL: miligramas por decilitro; ICP: intervenção coronariana percutânea.

Quadro 33.3 *Escore de risco TIMI*
Histórico
Idade ≥ 75 anos
65-74 anos
DM ou HAS ou Angina
Exame clínico
PAS < 100 mmHg
FC > 100 bpm
Killinp II-IV
Peso < 67 kg
Apresentação clínica
Elevação de ST na parede anterior ou bloqueio de ramo esquerdo
Tempo de apresentação > 4h

exames nucleares, que selecionam os pacientes com evidência de isquemia para a realização de cinecoronariografia.

Exames laboratoriais

Os principais exames laboratoriais solicitados para os paciente com SCA são os marcadores de necrose miocárdica. Atualmente, graças a sensibilidade e especificidade, os principais marcadores utilizados são as troponinas e CK-MB massa. Devem ser solicitados na admissão hospitalar e de forma seriada (0 h-3 h-6 h), atentando-se para a curva de alteração desses marcadores no IAM

As troponinas convencionais possuem limitação nos casos em que são colhidas com tempo inferior a 6 horas do início dos sintomas, então, nesses casos recomenda-se solicitar Troponina-US.

Além dos marcadores de necrose miocárdica, hemograma, função renal, função hepática e perfil lipídio devem ser solicitados.

Diagnóstico

Pacientes com SCA, após a abordagem inicial, devem receber um dos seguintes diagnósticos:

- **Angina instável:** dor de origem cardiológica, sem elevação do segmento ST no eletrocardiograma, sem elevação de marcadores de necrose miocárdica. IAM sem elevação do

Segmento ST: dor de origem cardiológica, sem elevação do segmento ST no eletrocardiograma, com evidência laboratorial de lesão miocárdica.

- **IAM com Elevação do Segmento ST:** dor anginosa, com elevação do segmento ST no eletrocardiograma e evidência laboratorial de necrose miocárdica.

Tratamento

Oxigenoterapia

Pacientes com suspeita de SCA devem ter a saturação sanguínea de oxigênio monitorizada continuamente, em virtude do risco de hipodermia. Devem receber suporte ventilatório se apresentarem Sat O2 < 94%. Pode-se oferecer oxigênio por cateter nasal, máscara, ventilação não invasiva ou até por intubação orotroqueal, a depender do grau de hipodermia.

Analgesia e controle ansiedade

O tratamento da dor e da ansiedade é de extrema importância, pois diminui a descarga adrenérgica e, consequentemente, o consumo miocárdico de oxigênio. A analgesia deve ser feita com sulfato de morfina 2 a 4 mg endovenoso, quando a dor não é aliviada com uso de nitrato. Pode-se repetir a dose após 5 minutos, se necessário.

Os benzodiazepínicos são utilizados na prática clínica, porém seu uso não deve ser rotineiro, já que não há evidências de que institua melhora na ansiedade, pressão arterial, frequência cardíaca ou dor torácica.

Nitratos

Os nitratos possuem efeito vasodilatador arterial coronariano e venodilatador, assim promovem uma melhor perfusão miocárdica, além da diminuição do consumo de oxigênio e melhora da congestão pulmonar.

Na SCA estão indicados para tratamento da dor e hipertensão. São contraindicados se hipotensão (PAS < 90 mmHg ou diminuição da PA basal > 30 mmHg), infarto de VD, uso de inibidores da fosfodiesterase (sildenafil) nas últimas 24 a 48 horas, bradicardia ou taquicardia.

Podem ser administrados por via sublingual, sob a forma de nitroglicerina (0,4 mg), dinitrato de isossorbida (5 mg) ou mononitrato de isossorbida (5 mg). Essas dosagens podem ser repetidas até 3 vezes, com 5 minutos de intervalo entre elas. A nitroglicerina também pode ser administrada EV, na dose inicial de 10 mcg/min, e deve ser aumentada em 10 mcg/min a cada 5 minutos se não houver melhora da dor, queda de PA (redução > 20% ou PAS < 100 mmHg) ou aumento da FC (> 10%).

Antiagregantes plaquetários

Pacientes com SCA devem receber dupla de antiagregantes plaquetários precocemente. Utiliza-se, em geral, o ácido acetilsalicílico associado a um outro antiagregante plaquetário. Se não houver contraindicação, dupla antiagregação deve ser mantida por 12 meses após SCA.

Ácido acetilsalicílico

Recomenda-se o uso do AAS na dose de ataque 160 a 300 mg e que seja mantida dose de manutenção de 81 a 100 mg/dia por tempo indeterminado.

Clopidogrel

Este derivado tienopiridínico, antagonista da ativação plaquetária mediada pela adenosina (ADP), bloqueando os receptores P2Y12 nas plaquetas mostrou-se eficaz na antiagregação e seguro quanto ao risco de sangramento na SCA.

É indicado na SCA, em associação com AAS, na dose de ataque 300 mg, seguida de dose de manutenção de 75 mg/dia. Pacientes submetidos a ICP com alto risco para eventos isquêmicos e baixo risco de sangramento devem receber dose de ataque de 600 mg, seguida de 150 mg/dia de manutenção por sete dias e, posteriormente, dose de manutenção de 75 mg/dia.

Pacientes que serão submetidos a revascularização cardíaca devem suspender a medicação cinco dias antes do procedimento cirúrgico; em casos de urgência, pode-se recorrer a transfusão de plaquetas. A dose de ataque não é recomendada para aqueles que receberão terapia fibrinolítica e têm mais de 75 anos.

Prasugrel

Tienopiridínico de terceira geração, possui pico de ação mais rápido e menor interação com outras medicações quando comparado com o clopidogrel. Assim, está indicado na SCA para pacientes com anatomia coronariana conhecida (submetidos a ICP), sem fator de risco adicional para sangramento, como idade maior ou igual a 75 anos, peso < 60 kg ou antecedente de AVC ou AIT.

Utiliza-se dose de ataque de 60 mg, seguida de 10 mg/dia de dose de manutenção. Caso seja necessária cirurgia eletiva, deve-se suspender seu uso sete dias antes do procedimento.

Ticagrelor

Exerce sua ação antiagregante plaquetária pelo bloqueio reversível dos receptores P2Y12 nas plaquetas. Pertence à classe das ciclopentiltriazolopirimidina, promove maior antiagregação e em menor tempo se comparado ao clopidogrel.

Indicado na SCA, o ticagrelor antagonista deve ser usado na dose de ataque de 180 mg, seguida de dose de manutenção de 90mg duas vezes ao dia.

Em caso de necessidade cirúrgica, suspender a medicação com cinco dias de antecedência.

Inibidores da glicoproteína IIB/IIIA

No Brasil, estão disponíveis o abciximab e o tirofiban. São indicados como terceiro antiagregante para pacientes com baixo risco de sangramento, submetidos a ICP complexas.

A dose recomendada do abciximab é de 0,25 mg/kg EV bolus, seguida de 0,125 mcg/kg por 12 horas.

O tirofiban deve ser utilizado na dose de 0,4 mcg/kg/min por 30 minutos, seguido por 0,1 mcg/kg/min durante 48 a 96 horas.

Antitrombínicos

Pacientes com SCA apresentam um estado pró-trombótico causado pelo aumento da atividade plaquetária e consequente elevação da trombina. Desse modo, a terapia antitrombótica se justifica na tentativa de parar o processo fisiopatológico de trombose e isquemia. Essa terapia deve ser implementada até realização da ICP ou, se esta não for efetuada, durante o período de hospitalização (até oito dias, caso não haja outra indicação para seu uso).

Os principais medicamentos utilizados para essa terapia são heparina não fracionada (HNF), heparina de baixo peso molecular (HBPM), fondaparinux e bivalirudina.

Heparina não fracionada

SCASEST

Indicada para realização de bolus de 60 a 70 U/kg (máximo de 5.000 UI), seguida de dose de manutenção de 12 a 15 U/kg/h (máximo de 1.000 U/h). Para controle da anticoagulação deve-se solicitar TTPa, que tem como alvo 50-70 s (1,5 a 2,0 vezes o limite superior da normalidade). Durante a realização da ICP uma dose adicional EV deve ser praticada de acordo com TTPA e associação ou não com inibidores da glicoproteína IIB/IIIA.

SCAEST

Em pacientes que serão submetidos a ICP primária, a dose de HNF indicada é 70 a 100 U/kg EV em bolus quando inibidores da glicoproteína IIB/IIIA não são utilizados. Quando essa associação é feita, a dose de HNF deve ser reduzida para 50 a 60 U/kg.

Quando a terapia de reperfusão for a fibrinólise, a dose recomendada é de 60 U/kg EV em bolus (máximo 4.000 U) seguida de infusão inicial de 12 U/kg/h (máximo de 1.000 U/h). Deve-se dosar o TTPa com 3 h-6 h-12 h-24 h, e o alvo é 1,5 a 2,0 vezes o valor do controle.

Heparina de baixo peso molecular

SCASEST

Superior à HNF de acordo com estudos, não necessita do controle rotineiro do seu efeito anticoagulante. A dose padrão é de 1 mg/kg a cada 12 horas; no entanto, pacientes com insuficiência renal precisam de ajuste de dose. Se a TFG estiver entre 15 e 30 mL/min/1,73 m^2 deve-se reduzir a dose para 1 mg/kg uma vez ao dia. Caso a TFG seja menor que 15 mL/min/1,73 m^2 seu uso deve ser evitado.

Em situações especiais, como TFG entre 15 e 30 mL/min/1,73 m^2 e pacientes com mais de 100 kg, está indicada monitorização de seu efeito anticoagulante solicitando-se dosagem do fator Xa.

Pacientes submetidos a ICP, que receberam a última dose de enoxaparina a mais de 8 horas antes do procedimento, necessitam de dose adicional de 0,3 mg/kg EV.

SCAEST

Quando a reperfusão miocárdica for feita por ICP primária, deve-se administrar 0,5 mg/kg EV antes do procedimento.

Caso opte-se por fibrinólise, a dose indicada é de 30 mg EV, para posteriormente manter 1 mg/kg SC a cada 12 horas (as duas primeiras doses não devem ser superiores a 100 mg), até oito dias ou a alta hospitalar. Pacientes > 75 anos não devem receber bolus EV, e a dose SC deve ser reduzida para 0,75 mg/kg (as duas doses iniciais SC não devem ultrapassar 75 mg). Pacientes com disfunção renal e *clearance* de creatinina < 30 mL/min devem receber a dose SC a cada 24 horas.

Fondaparinux

SCASEST

Inibidor seletivo do fator Xa, não requer monitorização laboratorial de seu efeito. Tão eficaz quanto as heparinas, possui menores taxas de sangramentos, e, portanto, deve ser o anticoagulante preferido na SCA caso a angiografia coronariana não possa ser realizada imediatamente.

É utilizado na dose de 2,5 mg/dia SC, no entanto, pacientes submetidos a ICP devem receber HNF em bolus de 85 UI/kg (60 UI/kg se em uso de inibidores da glicoproteína IIB/IIIA) para reduzir o risco de trombose de cateter.

SCAEST

Indicado apenas para pacientes submetidos à fibrinólise com estreptoquinase. Dose de ataque de 2,5 mg EV em bolus e dose de manutenção de 2,5 mg/dia SC.

Bivalirudina

SCASEST

Inibidor direto da trombina, impede a conversão de fibrinogênio em fibrina. Pode ser utilizada como alternativa ao tratamento com HNF/HBPM + IGP IIB/IIIA em pacientes com programação de estratificação invasiva precoce, uma vez que sua associação com IGP IIB/IIIA foi comparada à terapia com heparina e não se mostrou não inferior.

A dose recomendada é de 0,1 mg/kg EV em bolus com manutenção de infusão de 0,25 mg/kg/h. Antes da realização da ICP, uma dose adicional de 0,5 mg/kg EV em bolus deve ser realizada, e a infusão, aumentada para 1,75 mg/kg/h até o término do procedimento.

SCAEST

Não há indicação para uso dessa medicação em pacientes que farão uso de terapia fibrinolítica. Naqueles submetidos à ICP primária, pode ser utilizada na dose de 0,75 mg/kg EV em bolus, seguida por infusão de 1,75 mg/kg/h por até 4 horas após o procedimento. Depois desse período, a dose deve ser reduzida para 0,25 mg/g/h e mantida por 4 a 12 horas, conforme avaliação clínica.

Betabloqueadores

Os betabloqueadores devem ser administrados via oral, iniciados em doses baixas, que devem ser gradualmente aumentadas. Em casos de persistência dos sintomas anginosos e/ou taquiarritmias, pode-se utilizar as formulações endovenosas. As posologias dos betabloqueadores podem ser encontradas nos **Quadros 33.4**.

IECA/BRA

Devem ser iniciados nas primeiras 24 horas de evolução, em dose baixa e ajustados até a dose alvo. As doses inicial e alvo dos IECA testados em grandes estudos estão no **Quadro 33.5**. Pacientes com contraindicação aos inibidores da ECA podem utilizar a valsartana (BRA que não se mostrou inferior aos IECAs) em dose inicial de 40 mg/dia e que deve ser ajustada gradualmente até 160 mg/dia.

Bloqueadores dos canais de cálcio

Possuem ação vasodilatadora, diminuem inotropismo e cronotropismo, e, desse modo, aumentam a oferta e diminuem o consumo miocárdico de oxigênio. (**Quadro 33.6**)

Quadro 33.4 *Doses mais utilizadas dos betabloqueadores*

Bloqueador	Dose inicial	Dose ideal
Propranolol	20 mg VO a cada 8 horas	40 a 80 mg VO a cada 8 horas
Metoprolol	25 mg VO a cada 12 horas	50 a 100 mg VO a cada 12 horas
Atenolol	25 mg VO a cada 24 horas	50 a 100 mg VO a cada 24 horas
Carvedilol	3.125 mg VO a cada 12 horas	25 mg VO a cada 12 horas

Quadro 33.5 *Dosagem do IECA*

IECA	Dose inicial	Dose-alvo
Captopril	6,25 mg (primeira dose) e 2 horas após 12,5 duas vezes ao dia	50 mg três vezes ao dia
Enalapril	2,5 mg duas vezes ao dia	10 mg duas vezes ao dia
Ramipril	2,5 mg duas vezes ao dia	5 mg duas vezes ao dia
Lisinoprol	5 mg uma vez ao dia	10 mg uma vez ao dia
Trandolapril	1 mg uma vez ao dia	4 mg uma vez ao dia
Captopril	6,25 mg uma vez ao dia	50 mg duas vezes ao dia

Quadro 33.6 *Bloqueadores dos canais de cálcio*

A dose padrão da nifedipina, de preferência de ação prolongada, é de 10 a 20 mg três vezes ao dia, verapamil 80 a 120 mg três vezes ao dia, diltiazem 60 mg três a quatro vezes ao dia. Na angina instável, o diltiazem tem sido o bloqueador de cálcio mais utilizado.

Antagonistas da aldosterona

A utilização de bloqueadores da aldosterona na SCA baseia-se no estudo EPHESUS, que mostrou redução significativa de mortalidade com uso de esplerenona em pacientes pós-IAMCST com FE < 40% e insuficiência cardíaca e/ou diabetes. No Brasil, o medicamento disponível dessa classe é a espironolactona, indicada na insuficiência cardíaca classe III e IV.

Estatinas

A terapia com estatinas deve ser iniciada nas primeiras 24 horas da admissão hospitalar. Recomenda-se o uso de estearinas de alta potência e inicialmente em dose máxima. O ajuste da dose deve ser realizado posteriormente, tendo como objetivo um LDL < 70 mg/dL.

Terapia de reperfusão

Pacientes diagnosticados com SCAEST devem ser submetidos a terapia de reperfusão, exceto se houver contraindicação. Atualmente, há dois tipos de reperfusão miocárdica disponíveis – a fibrinólise e a Intervenção Coronária Percutânea Primária (ICP). Quando comparadas, a ICP primária restabelece o fluxo coronariano à custa de menores taxas de recorrência da isquemia e complicações hemorrágicas maiores, porém, uma série de fatores devem ser analisados antes da decisão da terapia a ser empregada. Quanto mais rápida a reperfusão, menor a mortalidade e menor o prejuízo à função ventricular.

Fibrinólise

Os fibrinolíticos são utilizados em pacientes com SCAEST há mais de 30 anos. Estão indicados para os pacientes com esse diagnósticos, sem contraindicação ao uso desses medicamentos, em hospitais que não dispõem de ICP primária ou quando o tempo entre diagnóstico, transporte e início da ICP primária demore mais que 120 minutos. As drogas disponíveis para essa estratégia de reperfusão são a estreptoquinase (SK), alteplase (TNK-tPA) e tenecteplase (tPA). As duas últimas devem ser preferidas por apresentarem uma ação mais fibrinólise-específica. O **Quadro 33.7** contém as doses recomendadas e o **Quadro 33.8** as contraindicações aos fibrinolíticos.

Após realização de fibrinólise, todo paciente deve ser encaminhado a um local que disponha de ICP, pois recomenda-se realização de cinecoronariografia dentro de 6 a 24 horas. Pacientes que

Quadro 33.7 *Regime de doses dos fibrinolíticos*

Agente	Tratamento	Terapia antitrombótica
SK	1,5 milhão de UI em 100 ml de SG 5% ou SF 0,9% em 30 a 60 minutos	HNF ajustada ao peso por 48 horas ou enoxaparina por até oito dias
Tpa	15 mg EV em bolus, seguidos por 0,75 mg/kg em 30 minutos e, então, 0,50 mg/kg em 60 minutos. A dose total não deve exceder 100 mg	HNF ajustada ao peso por 48 horas ou enoxaparina por até oito dias
TNK-Tpa	• Bolus único: • 30 mg se < 60 kg • 35 mg se entre 60 kg e menor que 70 kg • 40 mg se entre 70 kg e menor que 80 kg • 45 mg se entre 80 kg e menor que 90 kg • 50 kg se maior que 90 kg • Em uso de pacientes > 75 anos, deve-se considerar o uso de metade da dose calculada de acordo com o peso	HNF ajustada ao peso por 48 horas ou enxoparina por até oito dias

Quadro 33.8 *Contraindicações aos fibrinolíticos*

Contraindicações absolutas	Contraindicações relativas
Qualquer sangramento intracraniano prévio	História de AVC isquêmico > 3 meses ou doenças intracranianas não listadas nas contraindicações absolutas
AVC isquêmico nos últimos 3 meses	Gravidez
Dano ou neoplasia no sistema nervoso central	Uso atual de antagonistas da vitamina K: quanto maior o INR maior o risco de sangramento
Trauma significativo na cabeça ou rosto nos últimos meses	Sangramento interno recente < 2-4 semanas
Sangramento ativo ou diátese hemorrágica (exceto menstruação)	Ressuscitação cardiopulmonar traumática e prolongada ou cirurgia de grande porte < 3 meses
Qualquer lesão vascular cerebral conhecida (malformação arteriovenosa)	Hipertensão arterial não controlada (pressão arterial sistólica > 190 mmHg ou diastólica > 110 mmHg)
Dissecção aguda de aorta	Punções não compressíveis
Discrasia sanguínea	História de hipertensão arterial crônica importante e não controlada Úlcera péptica ativa Exposição prévia à estreptoquinase (somente para estreptoquinase)

não apresentaram redução do supradesnivelamento de ST em 50% ou permanecem com sintomas isquêmicos devem ser encaminhados para ICP de resgate. Nesses pacientes não está indicada nova dose de fibrinolítico.

Caso ocorra evidência clínica e eletrocardiográfica de reoclusão ou reinfarto, pode-se realizar administração de nova fibrinólise, caso ICP ainda não esteja disponível, no entanto, a estreptoquinase não pode ser repetida.

Intervenção coronária percutânea primária

Deve ser a terapia de reperfusão de escolha sempre que disponível. Está indicada para pacientes com SCAEST com sintomas iniciados há < 12 horas, ou entre as 12 e 24 horas em que apresentam persistência da isquemia ou instabilidade hemodinâmica. O tempo entre o diagnóstico e o início do procedimento deve ser de até 90 minutos.

Bibliografia

1. Antman EM et al. The TIMI risk score for unstable angina/non-ST elevation MI: a method for prognostication and therapeutic decision making. Jama. 2000; 284(7):835-42.
2. Apple FS, Jesse RL, Newby LK, Wu AHB, Christenson RH. National Academy of clinical biochemistry and IFCC committee for standardization of markers cardiac damage laboratory medicine practice guidelines: analytical issues for biochemical markers of acute coronary syndromes. Circulation. 2007; 115:e352-355.
3. Braunwald E, Jones RH, Mark DB, Brown J, Brown L, Cheitlin MD, et al. Diagnosing and managing unstable angina. Agency for Health Care Policy and Research. Circulation. 1994; 90(1):613-22.
4. De Andrade JP. et al. IV Diretriz da Sociedade Brasileira de Cardiologia sobre tratamento do infarto agudo do miocárdio com supradesnível do segmento ST. Arq. Bras. Cardiol. 2015; 105(2):105p.
5. Nicolau JC, Timerman A, Piegas LS, Marin-Neto JA, Rassi Jr. A. Diretrizes da Sociedade Brasileira de Cardiologia sobre angina instável e infarto agudo do miocárdio sem supradesnível do segmento ST (II Edição, 2007). Arq Bras Cardiol. 2007; 89(4):e89-e131.
6. Oliveira Junior MTD et al. Diretriz de telecardiologia no cuidado de pacientes com síndrome coronariana aguda e outras doenças cardíacas. Arquivos Brasileiros de Cardiologia. 2015; 104(5):1-26.2.
7. Subherwal S et al. Baseline risk of major bleeding in non-ST-segment-elevation myocardial infarction The CRUSADE (Can rapid risk stratification of unstable angina patients suppress adverse outcomes with early implementation of the ACC/AHA guidelines?) bleeding score. Circulation. 2009; 119(14):1873-82.
8. Tang EW, Wong CK, Herbison P. Global Registry of Acute Coronary Events (GRACE) hospital discharge risk score accurately predicts long-term mortality post acute coronary syndrome. American Heart Journal. 2007; 153(1):29-35.
9. Thygesen K et al. Third universal definition of myocardial infarction. Journal of the American College of Cardiology. 2012; 60(16):1581-98.

34

Hipertensão Arterial Sistêmica

Rodrigo Marques Gonçalves

Introdução

A crise hipertensiva pode ser, didaticamente, dividida em Urgência e Emergência Hipertensiva, e constitui importante causa de atendimentos em hospitais e pronto-atendimentos.

A diferenciação entre urgência e emergência hipertensiva é fundamental, pois define o tratamento a ser instituído. Conceitua-se como urgência hipertensiva a elevação isolada da PA (geralmente maior que 180 mmHg sistólica e 120 mmHg diastólica) sem sinais ou sintomas de lesão de órgãos alvo e sem risco à vida. A emergência hipertensiva é caracterizada pela elevação da PA associada a lesão de órgãos-alvo como encefalopatia, infarto agudo do miocárdio, angina instável, edema agudo de pulmão, eclâmpsia, acidente vascular encefálico e dissecção de aorta; pode ocasionar lesões irreversíveis ou até mesmo a morte.

Os pacientes que apresentam urgência hipertensiva podem apresentar sintomas como cefaleia moderada, o que não configura lesão de órgão-alvo. É comum que pacientes com urgência hipertensiva procurem atendimento de urgência muito ansiosos para que seus níveis tensionais sejam normalizados.

No departamento de emergência deve-se buscar a presença de lesão em órgão-alvo e estratificar se o paciente apresenta urgência ou emergência hipertensiva. Para isso, é necessário exame físico com avaliação cardíaca e pulmonar, exame neurológico, palpação de pulsos nos quatro membros e fundo de olho. A avaliação do fundo de olho apresenta grande contribuição, pois é uma forma barata, rápida e sem riscos de avaliar a microcirculação. A avaliação laboratorial inclui eletrocardiograma, radiografia de tórax, dosagem de creatinina e eletrólitos, marcadores de necrose miocárdica e exame de urina tipo I. Em casos selecionados, ecocardiografia e tomografia de tórax.

A **Tabela 34.1** mostra os fatores associados à emergência hipertensiva

Urgência hipertensiva

Para estes, a redução abrupta dos níveis tensionais pode trazer maior risco que benefício. Os mecanismos de controle de fluxo miocárdico e encefálico, na tentativa de minimizar os danos causados pela hipertensão, produzem vasoconstrição, e a rápida redução PA poderá acarretar isquemia cardíaca ou cerebral. Para pacientes em urgência hipertensiva a PA deve ser reduzida em ritmo lento e, idealmente, normalizada em 24 horas. Os pacientes mais idosos necessitam de especial cuidado na velocidade de redução.

Tabela 34.1 *Fatores associados à emergência hipertensiva*

Cerebrovascular	Excesso de catecolamina circulante
Encefalopatia hipertensiva	Feocromocitoma
AVCi	Interação com inibidores da monoamina oxidase (IMAO)
Hemorragia intracerebral	Uso de drogas simpaticomiméticas (cocaína)
Hemorragia subaracnóidea	Rebote por interrupção súbita de anti-hipertensivos
Cardíaco	**Cirúrgico**
Dissecção aguda de aorta	Pacientes com indicação cirúrgica imediata
Insuficiência cardíaca	Hipertensão pós-operatória
Síndrome coronariana aguda	Sangramento em suturas vasculares
Pós-operatório de revascularização miocárdica	
Renal	**Eclâmpsia**
Glomerulonefrite aguda	**Queimaduras extensas**
Insuficiência renal aguda por doenças do colágeno	**Epistaxes maciças**
Pós-transplante renal	
Anemia hemolítica microangiopática	

A PA alvo para esses pacientes é abaixo de 160 × 100 mmHg, entretanto, deve-se evitar reduções maiores que 25 a 30% dos valores iniciais. Mais importante que o valor final da PA é a presença ou não de lesão de órgão-alvo, e pressões acima de 160 × 100 mmHg são perfeitamente aceitáveis.

A terapia de escolha é o tratamento de possíveis causas de HAS, como dor e ansiedade. Para os pacientes não aderentes, retorno com a medicação de base, e para os que abusam do sal, orientação. Para os aderentes pode-se acrescentar anti-hipertensivos à terapia de base.

No controle hospitalar da PA os medicamentos mais utilizados são captopril, clonidina e furosemida (**Tabela 34.2**). O uso desses medicamentos deve ser feito com cautela para evitar reduções muito drásticas da PA. O uso de nifedipina sublingual está completamente **contraindicado**, e pode ser considerado má prática médica em virtude de risco de eventos isquêmicos. Não há indicação para o uso de captopril sublingual.

Tabela 34.2 *Indicações para urgência hipertensiva*

Captopril 25 mg oral	Pacientes normovolêmicos, terapia mais utilizada
Clonidina 0,2 mg oral	Pacientes ansiosos
Furosemida 20 mg venoso	Pacientes com hipervolemia

Após 1 a 2 horas o paciente deve ser reavaliado e, se estiver assintomático, pode ser liberado para controle ambulatorial. É possível o início ou aumento de dose da terapia anti-hipertensiva até o retorno ao médico assistente. Pacientes assintomáticos, que apresentam elevações moderadas da PA, devem ser atendidos ambulatoriamente e não necessitam de terapia medicamentosa no departamento de emergência.

Emergência hipertensiva

A emergência hipertensiva pode ocorrer em pacientes previamente hipertensos, mas também em não hipertensos. A emergência hipertensiva é rara e corresponde ao menor percentual dentre os quadros de crise hipertensiva. No entanto, são quadros mais graves em que a terapia deve ser introduzida imediatamente no intuito de se reduzir danos e até mesmo a morte. Pode estar associada a:

- traumatismo cranioencefálico;
- sintomas neurológicos generalizados (agitação, delírio, estupor, convulsões e perturbações visuais);
- sintomas neurológicos focais (relacionados a AVCi ou AVCh);
- hemorragias ou exsudados retinianos ou papiledema;
- náuseas e vômitos (hipertensão intracraniana);
- dor torácica;
- dispneia;
- gravidez (pré-eclâmpsia ou eclâmpsia);
- uso de fármacos hiperadrenérgicos (cocaína, anfetamina, IMAO);
- suspensão de medicação anti-hipertensiva.

O tratamento da emergência hipertensiva consiste na redução dos níveis pressóricos em aproximadamente 10 a 20% dos valores iniciais na primeira hora e mais 5 a 15% em 24 horas. Após 24 horas de cuidados intensivos é possível o início de anti-hipertensivos orais e redução e suspensão das medicações venosas.

Algumas situações especiais impõem valores diferentes de redução conforme a **Tabela 34.3**.

A escolha do tratamento anti-hipertensivo depende da lesão de órgão-alvo associada a uso de medicações endovenosas. No Brasil as disponíveis estão apresentadas na **Tabela 34.4**.

Tabela 34.3 *Situações especiais em emergência hipertensiva*

AVCi	< 220 × 120 para pacientes que não receberão trombólise <185 × 110 para pacientes que receberão trombólise
Aneurisma de aorta	PAS<120

Lesões associadas

Sistema nervoso central

São quadros complexos em que a hipertensão pode ser reacional ou a causa da lesão e, em alguns casos, pode até exercer papel protetor. O diagnóstico diferencial é difícil, mas essencial uma vez que o tratamento irá diferir muito.

Tabela 34.4 *Medicações anti-hipertensivas endovenosas disponíveis no Brasil*

Medicamento	Dose habitual	Inicio de ação	Tempo de ação	Efeitos adversos
Vasodilatadores				
Hidralazina	10 a 20 mg	10 a 20 min	1 a 4 horas	Queda rápida da PA, taquicardia, *flushing*, cefaleia, vômitos e piora de angina.
Nitroglicerina	5 a 100 µg/min	2 a 5 min	5 a 10 min	Cefaleia, *flushing*, taquicardia, hipoxemia, meta-hemoglobinemia, tolerância com uso prolongado.
Nitroprussiato	0,25 a 10 µg/kg/min	30 s a 1 min	1 a 10 min	Elevação da pressão intracraniana, redução dos fluxos sanguíneos cerebral e coronariano, intoxicação por cianeto e tiocianato, náuseas, vômitos e espasmos musculares.
Inibidores adrenérgicos				
Esmolol	250 a 500 µg/kg em bolus de 1 min seguido de 25 a 50 µg/kg/min (ajustável até 300 µg/kg/min)	1 a 2 min	10 a 30 min	Náuseas, vômitos, bloqueio AV de 1.º grau, dor no local de infusão e broncoespasmo. Meia-vida prolongada em casos de anemia.
Metoprolol	1,25 a 5 mg seguidos de 2,5 a 15 mg a cada 3 a 6 h	20 min	5 a 8 h	Náuseas, vômitos, tonturas, broncoespasmo, bloqueios AV e parestesias.

Acidente vascular encefálico isquêmico

Nos pacientes com AVEi a hipertensão é reacional e garante alguma perfusão para as áreas de penumbra (áreas de isquemia que ainda permanecem viáveis). Reduzir os níveis tensionais nesse cenário piora o prognóstico.

Os limites de PA para o AVEi são 220 × 120 mmHg. Para os pacientes que serão submetidos à trombólise esses valores caem para 185 × 110 mmHg e, após iniciado o trombolítico, o ideal é 180 × 105 mmHg.

Acidente vascular encefálico hemorrágico

Nos eventos encefálicos hemorrágicos, tanto nas hemorragias subdurais quanto nas intraparenquimatosas, é importante reduzir a PA a fim de reduzir a possibilidade de recorrência no sangramento, sem, entretanto, reduzir a perfusão cerebral. Esse equilíbrio é complexo, pois o paciente já apresenta perfusão cerebral prejudicada em virtude do aumento da pressão intracraniana.

Para esses pacientes os níveis de pressão sistólica são de aproximadamente 160 mmHg. Algumas fontes seguras recomendam que reduções de PA sistólica para até 140 mmHg são seguras.

Sistema cardiovascular

Insuficiência cardíaca aguda

Pacientes com insuficiência cardíaca descompensada se beneficiam de diuréticos de alça e vasodilatadores, como os nitratos. A hidralazina está contraindicada, pois aumenta o trabalho miocárdico. Os betabloqueadores também devem ser evitados por reduzirem a contratilidade cardíaca.

Síndrome coronariana aguda

As melhores opções de anti-hipertensivo para pacientes com síndrome coronariana aguda são os betabloqueadores e nitratos. Os betabloqueadores diminuem o consumo miocárdico de oxigênio e reduzem a área de isquemia. Os nitratos reduzem a dor e facilitam o manejo de pacientes com congestão pulmonar.

Dissecção de aorta

A dissecção requer reduções rápidas da PA para níveis sistólicos inferiores a 120 mmHg. Idealmente essa redução deve ocorrer em até 20 minutos do diagnóstico. O tratamento habitual é feito inicialmente com betabloqueadores (para evitar taquicardia reflexa) e logo em seguida com nitroprussiato para controle efetivo da PA.

Sistema renal

Níveis muito elevados de pressão arterial podem ocasionar nefroesclerose maligna (nefroesclerose hipertensiva aguda), doença caracterizada por piora da função renal, necrose glomerular e presença de hematúria microscópica. O tratamento dos quadros graves pode requerer dialise, e a redução da PA pode piorar a função renal. As medicações mais utilizadas para o tratamento da emergência hipertensiva são:

Hidralazina

A hidralazina é um vasodilatador arterial e possui resposta hipotensora menos previsível que os demais hipotensores endovenosos. Seu uso se restringe praticamente a gestantes no auxílio ao tratamento da eclâmpsia ou pré-eclâmpsia.

A dose usual é de 10 mg em bolus, e o início da ação ocorre em aproximadamente 20 minutos, com duração de 2 a 4 horas. Causa importante taquicardia reflexa, devendo ser evitada em pacientes com doença coronária ou dissecção de aorta.

Nitratos

Os nitratos aumentam os níveis de óxido nítrico, o qual induz a vasodilatação de artérias e veias.

Nitroglicerina

A nitroglicerina apresenta efeito vasodilatador predominantemente venoso e não possui potência anti-hipertensiva tão intensa quanto os demais fármacos IV. Geralmente utilizada em pacientes com emergência hipertensiva associada à síndrome coronariana aguda, em pós-operatório de cirurgia cardíaca ou insuficiência cardíaca.

A dose inicial é de 5 μg/min e pode ser aumentada até 100 μg/min. Tem início de ação rápido e meia-vida curta. Cefaleia e taquicardia reflexas são bastante comuns, e o uso por mais de 24 horas pode desencadear meta-hemoglobinemia.

Nitroprussiato de sódio

Graças à sua grande potência anti-hipertensiva, os pacientes devem ser monitorizados continuamente. Seu início de ação é imediato (um minuto ou menos). Os efeitos desaparecem logo, poucos minutos após a suspensão, o que o faz altamente ajustável para um controle preciso da PA.

As doses iniciais são de 0,25 a 0,5 μg/kg/min e podem ser aumentadas até 8 a 10 μg/kg/min, entretanto, altas taxas de infusão devem ser evitadas por períodos maiores que 10 minutos. O nitroprussiato é metabolizado e convertido a cianeto, o que pode levar a intoxicações graves. A infusão de tiossulfato de sódio pode ser uma opção para reduzir as chances de intoxicação grave relacionadas ao uso de altas doses de nitroprussiato. Em virtude da grande vasodilatação e consequente hipotensão, pode acarretar hipoperfusão renal e cerebral e angina em casos de obstrução coronariana parcial.

Betabloqueadores

Esmolol

Betabloqueador cardiosseletivo que apresenta início de ação imediato e curta duração (< 10 minutos). Seu uso rotineiro é visto durante procedimentos anestésicos ou após intubação orotraqueal.

A dose usual é de 500 μg/kg em bolus de 1 min seguido de 50 μg/kg/min, que pode ser titulado até 300 μg/kg/min. Está contraindicado em pacientes com asma, broncoespasmo, insuficiência cardíaca descompensada, bradicárdicos e com bloqueio AV maiores que 1.º grau.

Metoprolol

Betabloqueador cardiosseletivo e de longa duração geralmente utilizado em pacientes com síndrome coronariana aguda.

A dose usual é de 5mg em bolus lento podendo ser repetido até três vezes. A dose máxima é de 15 mg a cada 3 a 6 horas. Pode apresentar os mesmos efeitos colaterais do esmolol.

Bibliografia

1. Boudville N, Ward S, Benaroia M, House AA. Increased sodium intake correlates with greater use of antihypertensive agents by subjects with chronic kidney disease. Am J Hypertens. 10, 2005, Vol. 18.
2. Cherney S, Strauss A. Management of patients with Hypertensive Urgencies and Emergencies. A Systematic Review of the Literature. J Gen Intern Med . 2002, Vol. 17.
3. ESH/ESC Task Force for the Management of Arterial Hypertension. 2013 Practice guidelines for the management of arterial hypertension of the European Society of Hypertension (ESH) and the European Society of Cardiology (ESC): ESH/ESC Task Force for the Management of Arterial Hypertension. J. Hypertens. 31, 2013, Vol. 10.
4. Furtado RG, Coelho F, Nobre EB. Urgências e emergências hipertensivas. Medicina, Ribeirão Preto. 2003, Vol. 36.
5. Mayer SA, Kurtz P, Wyman A, Sung GY, Multz AS, Varon J, Granger CB, Kleinschmidt K, Lapointe M, Peacock WF, Katz JN, Gore JM, O'Neil B, Anderson FA, STAT Investigators. Clinical practices, complications, and mortality in neurological patients with acute severe hypertension: the studying the treatment of acute hypertension registry. Crit Care Med. 10, 2011, Vol. 39.
6. Sociedade Brasileira de Cardiologia, Sociedade Brasileira de Hipertensão, Sociedade Brasileira de Nefrologia. V Diretrizes Brasileiras de Monitorização Ambulatorial da Pressão Arterial (MAPA V) e III Diretrizes Brasileiras de Monitorização Residencial da Pressão Arterial (MRPA III). Arq Bras Cardiol . 97, 2011, Vol. 3.
7. Sociedade Brasileira de Cardiologia/Sociedade Brasileira de Hipertensão/Sociedade Brasileira de Nefrologia. VI Diretrizes Brasileiras de Hipertensão. Arq Bras Cardiol. 95, 2010, Vol. 1.
8. Varon J. Treatment of acute severe hypertension: current and newer agents. Drugs. 3, 2008, Vol. 68.

35

Insuficiência Cardíaca Aguda Descompensada

Helder José Lima Reis
Maurício Soares Carneiro
Fernanda Nascimento Velloso da Silva

Definição

Insuficiência cardíaca descompensada (ICD) é uma síndrome clínica de rápida instalação dos sinais e sintomas, associada à função cardíaca alterada que pode estar relacionada à disfunção sistólica ou diastólica, a anormalidades do ritmo cardíaco ou alterações da pré e pós-carga.

Diagnóstico

História clínica e exame físico

A insuficiência cardíaca é diagnosticada clinicamente com a avaliação cuidadosa dos sinais e sintomas.

A dispneia é o sintoma mais frequente na ICD, sendo essa manifestação clínica dependente do grau de disfunção ventricular esquerda e pode apresentar-se como dispneia ao esforço, ortopneia, dispneia paroxística noturna e dispneia ao repouso.

Devido à sua alta especificidade, alguns dos achados ao exame físico são úteis para confirmar o diagnóstico de IC: desvio da ponta do coração para esquerda; ritmo de galope; distensão venosa jugular; e a presença de refluxo hepatojugular. Entretanto, esses sinais apresentam baixa sensibilidade, fazendo com que sua ausência seja de valor limitado para afastar o diagnóstico de IC.

Exames complementares

A IC é fortemente sugerida na presença de cardiomegalia ou congestão vascular pulmonar ao raio X de tórax e na presença de ondas Q na parede anterior ou bloqueios de ramo esquerdo ao ECG.

Recentemente, o desenvolvimento de testes para detecção do peptídeo natriurético do tipo B (BNP e NT-ProBNP) tem auxiliado no diagnóstico da insuficiência cardíaca. Eles apresentam bom valor preditivo negativo para excluir o diagnóstico de IC. Um BNP < 100 pg/mL ou NT-ProBNP < 300 pg/dL tem sido sugerido como critério de exclusão para IC em pacientes com dispneia aguda. Um valor acima de 400 pg/mL torna o diagnóstico de IC provável. Outras situações (síndrome isquêmica aguda, insuficiência renal, fibrilação atrial, doença pulmonar oclusiva crônica (DPOC), embolia pulmonar, idosos) podem cursar com BNP dentro da "zona cinzenta", em que o exame é menos acurado. Importante lembrar que o BNP sofre influência da função renal. Em pacientes com *clearance* < 60 mL/minuto, esses cortes deveriam ser mais altos.

Abordagem do paciente com ICD

Procurando sistematizar a abordagem, a sequência mnemônica das condutas a serem observadas na avaliação do é apresentada na **Tabela 35.1**.

Com a proteção e a avaliação clínica/hemodinâmica do perfil do paciente, inicia-se rapidamente o tratamento, procurando-se avaliar os oito itens sistematizados.

A – Avaliação clínica/hemodinâmica

A correta avaliação clínica do grau de congestão e da perfusão do paciente definirá se o paciente encontra-se no perfil A, B, C, ou L. A classificação do paciente em um dos quatro perfis

Tabela 35.1 *Abordagem no SAVIC*

A	Avaliação clínica/hemodinâmica
B	Boa ventilação-respiração
C	Circulação com reposição volêmica - perfis L (principalmente) e C
D	Diuréticos (principalmente perfil B)
E	ECG (avaliar bloqueios, isquemias e arritmias)
F	Frequência cardíaca seguida de tratamento de bradi/taquiarritmias
G	Garantir a não suspensão rotineira de medicamentos
H	Heparina (profilaxia de trombose venosa profunda e tromboembolismo pulmonar)

Fonte: Adaptado de Sociedade Brasileira de Cardiologia.

clínicos/hemodinâmicos é realizada pela interpretação de sinais e dos sintomas característicos de congestão e de baixo débito (**Tabelas 35.2 e 35.3**).

Quente e seco (perfil A)

Este é o perfil hemodinâmico-alvo para os pacientes com insuficiência cardíaca em que não há sinais de congestão e nem de má-perfusão tecidual.

Quente e úmido (perfil B)

Constitui a mais comum das apresentações. Clinicamente manifestado pela presença de estase jugular, ortopneia, dispneia de decúbito, hepatomegalia, edema de membros inferiores, entre outros sinais de congestão. Neste grupo de pacientes, a perfusão tecidual deve estar adequada, portanto, os pacientes devem estar com nível de consciência adequado, pulsos cheios, extremidades quentes e ausência de sinais de baixo fluxo.

Os diuréticos são medicações de 1ª linha no tratamento deste perfil clínico/hemodinâmico quente e úmido (B), pela melhora

Tabela 35.2 *Principais sinais e sintomas indicativos de hipoperfusão e congestão na ICD*

Hipoperfusão	Congestão
Pressão de pulso reduzida	Ortopneia
Sonolência/obnubilação	Dispneia paroxística noturna
Baixo nível de sódio	Edema
Extremidades frias	Estertores
Hipotensão com inibidor da iECA	Distensão de veia jugular
Disfunção renal	Onda larga de valsalva

Fonte: Adaptado de Sociedade Brasileira de Cardiologia.

Tabela 35.3 *Suporte avançado de vida em insuficiência cardíaca.*

		Sinais e sintomas de congestão	
		Não	Sim
Baixa perfusão no repouso	Não	A (quente e seco)	B (quente e úmido)
	Sim	L – baixo perfil (frio e seco)	C Complexo (frio e úmido)

Fonte: Sociedade Brasileira de Cardiologia.

da congestão pulmonar; os vasodilatadores são fundamentais na redução da congestão e na demanda miocárdica de oxigênio ao promoverem redução na pré e pós-carga.

Frio e úmido (perfil C)

No perfil clínico/hemodinâmico frio e úmido (C), há congestão evidente e, portanto, hipervolemia. Segue-se para a etapa seguinte de redução da pré-carga com uso de diuréticos. Caso não haja melhora, deve-se passar à prescrição de medicações para melhora do baixo débito.

Frio e seco (perfil L)

O perfil L é, muitas vezes, decorrente da própria terapia da ICD como a hipovolemia causada por diuréticos.

O "C" da circulação é o aspecto mais importante neste perfil. Os pacientes incluídos neste perfil são aqueles com baixo débito cardíaco e sem evidências clínicas de uma pressão de enchimento elevada. Nesta fase, um teste de volume controlado por avaliações clínicas, a fim de se melhorar a volemia, pode ser útil com 250 mL de soro fisiológico ou mais.

B – Boa ventilação e adequada oxigenação

Dispositivos não invasivos devem ser utilizados para aumentar o aporte de oxigênio para os tecidos. Existem diversos dispositivos para manejo do aporte de oxigênio de acordo com a necessidade individual (**Tabelas 35.4**).

Quando a oferta de O_2, o aporte ventilatório ou a necessidade de proteção de vias aéreas não forem adequados pelos dispositivos apresentados, deve ser considerada a ventilação mecânica, opção esta que não deve ser postergada na vigência do quadro agudo. Podem ser consideradas, se possível, a ventilação mecânica não invasiva (VMNI) e, ainda, a ventilação mecânica invasiva (VMI).

C – Circulação e reposição volêmica

Deve ser considerada a prova de volume de forma cuidadosa e monitorada nos casos em que não há evidências de congestão pulmonar ou sistêmica. O volume aumenta a pré-carga e melhora a força contrátil e o volume sistólico. Os pacientes com perfil hemodinâmico C (frio e úmido) ou A (quente e seco) alcançam maior benefício. Quando da decorrência de dúvida no grau de perfusão

Tabela 35.4 *Oxigenoterapia e suporte respiratório mecânico.*

Classe de Recomendação	Indicação	Nível de Evidência
Classe I	O2 suplementar aos pacientes com desconforto respiratório (visando SO2 > 95%, ou > 90% para pneumopatias com hipercapnia)	C
Classe II	Suporte respiratório mecânico não invasivo (CIPAP ou BiPAP) para pacientes com edema agudo de pulmão sem hipotensão ou na persistência de desconforto respiratório a despeito do uso de outas formas não invasivas de ventilação	B
Classe III	Suporte respiratório mecânico invasivo para pacientes sintomáticos e/ou hipoxêmicos a despeito de suporte não invasivo ou que apresentam contraindicação a suporte não invasivo	C

Fonte: Sociedade Brasileira de Cardiologia.

do paciente, ou pela real baixa perfusão, a infusão de 250 mL de soro fisiológico 0,9% se faz necessária, seguida de uma reavaliação hemodinâmica de fluidorresponsividade.

D – Diuréticos

Todas as classes de diuréticos podem ser empregadas no manejo inicial da ICD. Os diuréticos de alça (furosemida) são os medicamentos de 1ª escolha em decorrência do seu efeito venodilatador, que já tem início nos primeiros minutos da administração endovenosa. Esses medicamentos têm uso consagrado, sem trabalhos que demonstrem redução na mortalidade, com grandes efeitos na hipervolemia e congestão (**Tabelas 35.5 e 35.6**).

E – Eletrocardiograma

A obtenção de ECG de 12 derivações para diagnóstico de infarto agudo do miocárdio (IAM) ou quadro de isquemia aguda se faz necessária nesta fase.

F – Frequência cardíaca e controle de arritmias

Taquiarritmias ou bradiarritmias, que reduzem o débito cardíaco, devem ser corrigidas. Os distúrbios metabólicos devem ser

Tabela 35.5 *Diuréticos: dose inicial e dose máxima na IC descompensada*

Diuréticos		Dose Inicial*	Dose Máxima*
Diuréticos de alça	Furosemida	20	240
	Bumetanida	0,5 a 2	10
Tiazídicos	Hidroclorotiazida	25	100
	Clortalidona	12,5	50
	Indapamida	2,5	5
Diuréticos poupadores de potássio	Espironolactona	25	50
	Amilorida	2,5	20
	Triantereno	25	100

*Em miligramas. Fonte: Adaptado de Sociedade Brasileira de Cardiologia.

Tabela 35.6 *Recomendação para reposição volêmica na IC descompensada*

Classe de recomendação	Indicação	Nível de evidência
Classe I	Reposição volêmica nos pacientes com comprovação de hipovolemia	C
Classe I	Valores baixos de PVC ou POAP associados a hipofluxo tecidual, indicam infusão hídrica imediata	C
Classe IIa	Uso de medidas dinâmicas para avaliação de responsividade cardiovascular e volume	C
Classe IIa	Prova de volume com infusão rápida de 250 mL de cristaloide na suspeita de hipovolemia	C
Classe IIb	Avaliação do débito cardíaco para orientação da reposição volêmica está indicada quando há suspeita de sobrecarga volêmica e/ ou manutenção da hipoperfusão após ressuscitação inicial	C
Classe III	Utilização de valores médios da PVC para guiar a ressuscitação volêmica	B

Fonte: Adaptado de Sociedade Brasileira de Cardiologia.

investigados e corrigidos no paciente com arritmia. Medicações antiarrítmicas com propriedades inotrópicas negativas ou vasodilatadoras devem ser evitadas ou utilizadas com cautela.

G – Garantir a não suspensão de medicamentos

Aspecto importante a ser considerado é a não suspensão dos betabloqueadores nos pacientes que fazem uso deles, devendo a dose ser ajustada e a suspensão somente ser realizada em casos de instabilidade hemodinâmica grave, bloqueios atrioventriculares avançados ou efeito colateral comprovadamente relacionado ao medicamento. Há várias evidências indicando que a suspensão dos betabloqueadores pode promover aumento da mortalidade, assim, deve-se evitar a suspensão sistemática dos betabloqueadores (**Tabela 35.7**).

Tabela 35.7 *Recomendação do uso de betabloqueados na IC descompensada.*

Classe de recomendação	Indicação	Nível de evidência
Classe I	Iniciar betabloqueadores, sempre que possível, naqueles que não estavam em uso prévio, após compensação clínica/melhora da congestão pulmonar e sistêmica, ainda durante internação	A
Classe I	Manter a dose de betabloqueador em pacientes que já estejam em uso crônico e que, sob nova descompensação, apresentam-se sem sinais de baixo débito	C
Classe I	Suspender o betabloqueador naqueles pacientes que já estejam em uso crônico e apresentam choque cardiogênico	C
Classe I	Após estabilização do quadro, manter betabloqueador com redução de 50% da dose naqueles que estavam em uso crônico e apresentavam sinais de baixo débito	C
Classe III	Iniciar betabloqueador precocemente naqueles pacientes que não estejam em uso prévio e apresentem choque cardiogênico, instabilidade hemodinâmica grave ou na persistência de congestão, apesar do tratamento clássico	B

Fonte: Adaptado de Sociedade Brasileira de Cardiologia.

H – Heparina (profilaxia de TVP e TEP)

A ICD isoladamente já é considerada um fator de alto risco para TVP e TEP, com risco de evento que pode chegar a 15% em pacientes internados.

A maioria dos estudos de profilaxia, em pacientes clínicos, utilizou as chamadas doses profiláticas altas de heparina, ou seja, heparina não fracionada (HNF) 5.000 UI, via subcutânea (SC), duas a três vezes ao dia, ou heparina de baixo peso molecular (HBPM) SC, uma vez ao dia - enoxaparina 40 mg, dalteparina 5.000 UI e nadroparina 3.800 UI ou 5.700 UI, respectivamente, para peso menor ou maior do que 70 kg.

Outras abordagens

Uma vez avaliado o paciente e tomadas as medidas de suporte, é importante que se esteja consciente da seleção clínica em que melhor se encaixa o paciente avaliado para a classificação do perfil clínico hemodinâmico (**Figura 35.1**). Logo após, é fundamental o seguimento da abordagem específica de cada perfil clínico hemodinâmico, segundo as drogas vasoativas que são, muitas vezes, necessárias.

Vasodilatadores e vasoconstritores

O dinitrato de isossorbida é usado em casos de ICD aguda, principalmente de etiologia hipertensiva e/ou isquêmica, tem pico de ação em 3 a 5 minutos, promove diminuição da pré-carga, vasodilatação coronariana e da artéria pulmonar. A nitroglicerina pode também ser utilizada na sua forma endovenosa, sob infusão contínua, com o intuito de melhorar o desempenho miocárdico. O nitroprussiato de sódio pode também ser empregado no controle da fase aguda de pacientes com ICD (**Tabelas 35.8 e 35.9**).

Inotrópicos

Os inotrópicos não digitálicos melhoram o desempenho ventricular, sendo utilizados para estabilização de pacientes com ICD e podendo ser necessários já na fase inicial da abordagem, conforme o perfil clínico/hemodinâmico em que o paciente se encontra.

A dobutamina é uma amina simpatomimética, potente inotrópica positiva, habitualmente utilizada nas doses de 2 a 20 μg/

Tabela 35.8 *Indicação de vasodilatadores endovenosos na IC descompensada*

Classe de recomendação	Indicação	Nível de evidência
Classe I	Nitroglicerina para tratamento da insuficiência cardíaca descompensada em pacientes sem hipotensão	B
Classe I	Nitroprussiato para tratamento da insuficiência cardíaca descompensada associada à emergência hipertensiva sem evidência de isquemia miocárdica aguda	B
Classe I	Nitroprussiato em pacientes em uso de monitorização hemodinâmica invasiva e resistência vascular periférica aumentada, associada ou não a inotrópicos	B

Fonte: Adaptado de Sociedade Brasileira de Cardiologia.

Tabela 35.9 *Dose de vasodilatadores endovenenosos da IC descompensada*

Vasodilatadores	Dose inicial	Dose máxima
Nitroglicerina	0,2 µg/kg/min	Titular até melhora ou pressão arterial sistólica < 90 mmHg
Nitroprussiato de sódio	0,3 µg/Kg/min	Titular até melhora ou pressão arterial sistólica < 90 mmHg

Fonte: Adaptado de Sociedade Brasileira de Cardiologia.

kg/min. Os inibidores da fosfodiesterase, como a milrinona, promovem maior disponibilidade de adenosina monofosfato cíclico (AMPc), exercendo com isso efeito cardiotônico. Os digitálicos têm seu efeito inotrópico por meio da inibição da bomba Na/K-ATPase, promovendo maior concentração de cálcio intracelular. Na fase aguda da descompensação, têm indicação no controle da FC, principalmente quando da presença de taquiarritmias supraventriculares de alta resposta (p. ex.: FA de alta resposta), em que há contraindicação de outros antiarrítmicos (**Tabela 35.10**).

No momento da escolha dos inotrópicos, deve-se considerar a PA do paciente e se ele está em uso de betabloqueador ou não. Em pacientes com PA abaixo de 85 mmHg, deve-se prescrever inotrópicos + vasopressores como a dobutamina e norepinefrina.

Tabela 35.10 *Recomendações do uso de inotrópicos em IC descompensada*

Classe de recomendação	Indicação	Nível de evidência
Classe I	Dobutamina para pacientes em choque cardiogênico, para suporte hemodinâmico, independentemente da etiologia da cardiomiopatia	B
Classe IIa	Levosimendana para pacientes com sinais de baixo débito, sem choque cardiogênico, em uso de betabloqueador	B
Classe IIa	Milrinone para pacientes com sinais de baixo débito, sem choque cardiogênico, etiologia não isquêmica, em uso de betabloqueador	B
Classe IIa	Dobutamina e/ou milrinone para suporte hemodinâmico para pacientes em baixo débito e em fila de espera para transplante cardíaco em situação de prioridade	C
Classe IIb	Dobutamina, milrinone ou levosimendana para melhora dos sintomas de pacientes em baixo débito sem hipotensão arterial	B
Classe IIb	Associação de levosimendana na tentativa de retirada de dobutamina	C
Classe III	Dobutamina, milrinone ou levosimendana para pacientes sem sinais de baixo débito	B
Classe III	Dobutamina, milrinone ou levosimendana em infusão intermitente ambulatorial para pacientes com descompensações frequentes	B
Classe III	Milrinone ou levosimendana para pacientes em choque cardiogênico	C

Condutas de acordo com o perfil hemodinâmico

Quente e seco (perfil A)

Ajuste de medicações via oral para objetivo de redução de mortalidade e manutenção de estado volêmico estável.

Quente e úmido (Perfil B)

Há necessidade de introdução de diuréticos e iECA. Em casos mais complexos, associação de vasodilatadores parenterais. Inotrópicos não são geralmente necessários, podendo ser deletérios. Observação curta no pronto-socorro ou internação em casos mais graves (**Figura 35.2**).

Frio e úmido (Perfil C)

Como regra geral, não se inicia o betabloqueador na vigência de descompensação do quadro. Inotrópicos parenterais podem ser necessários por curto período para estabilização, embora estejam associados com taquiarritmias, hipotensão, isquemia e até aumento da mortalidade a longo prazo. (**Figura 35.2**)

Frio e seco (Perfil L)

Esse subgrupo pequeno de pacientes pode se apresentar com poucos sintomas, sendo a prova volêmica com 250 mL de cristaloide necessária antes do uso de inotrópicos. É sempre importante avaliar e tratar potenciais fatores iatrogênicos ou não associados à desidratação, tais como episódios de diarreia e uso de diurético. (**Figura 35.4**)

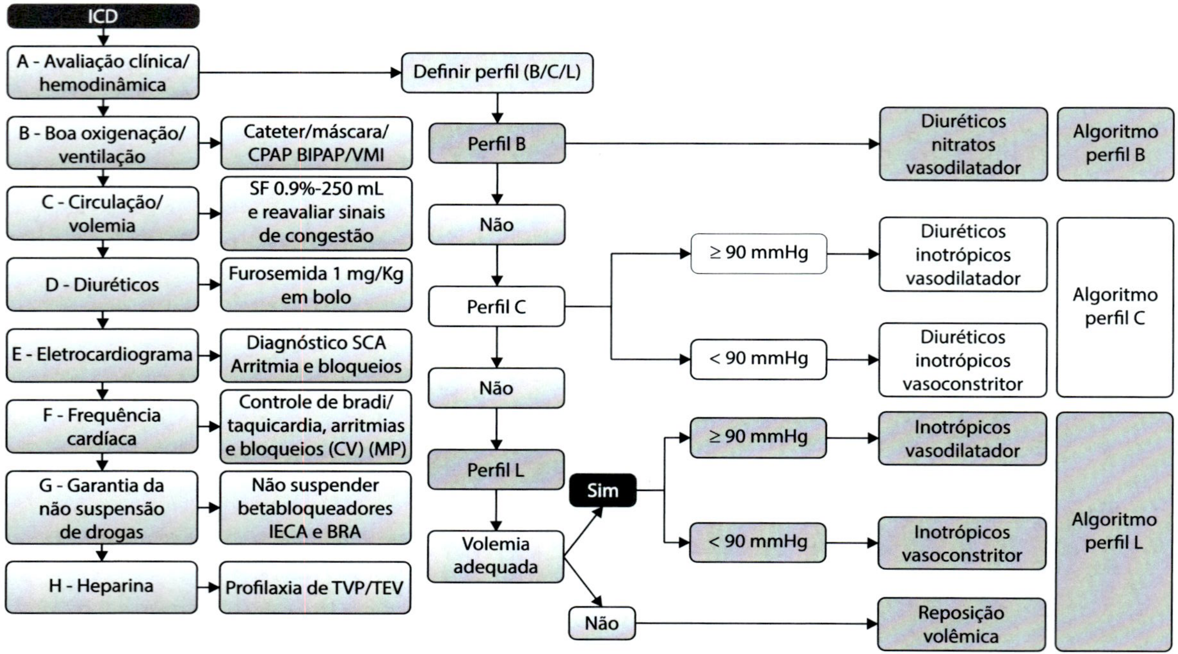

Figura 35.1 *Fluxograma de atendimento na insuficiência cardíaca descompensada. Fonte: Adaptado de Sociedade Brasileira de Cardiologia.*

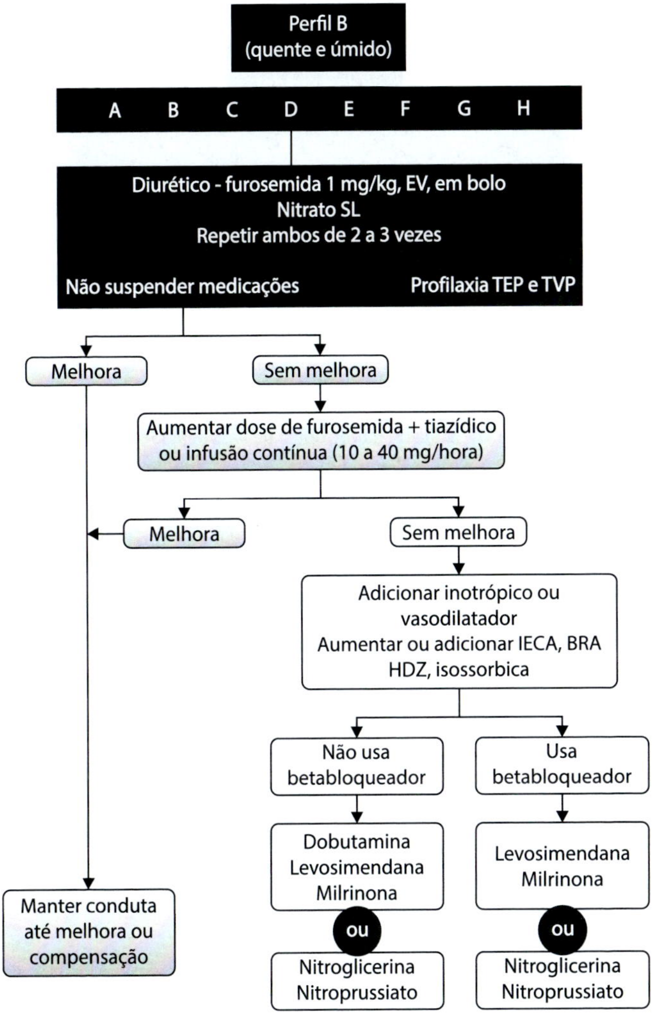

Figura 35.2 *Algoritmo do perfil B (quente e úmido). Fonte: Adaptado de Sociedade Brasileira de Cardiologia.*

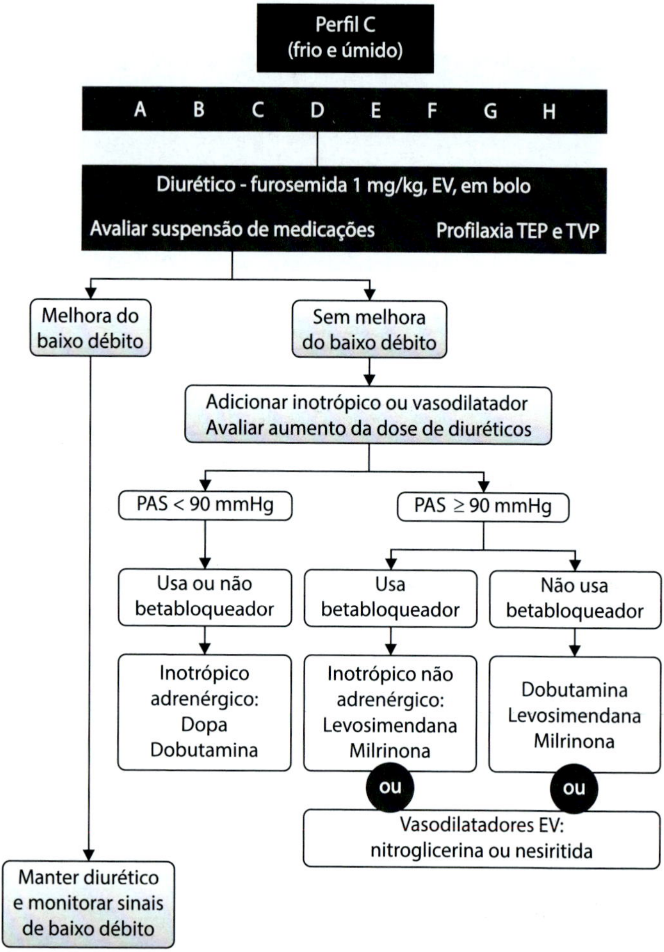

Figura 35.3 *Algoritmo do perfil C (frio e úmido) Fonte: Adaptado de Sociedade Brasileira de Cardiologia.*

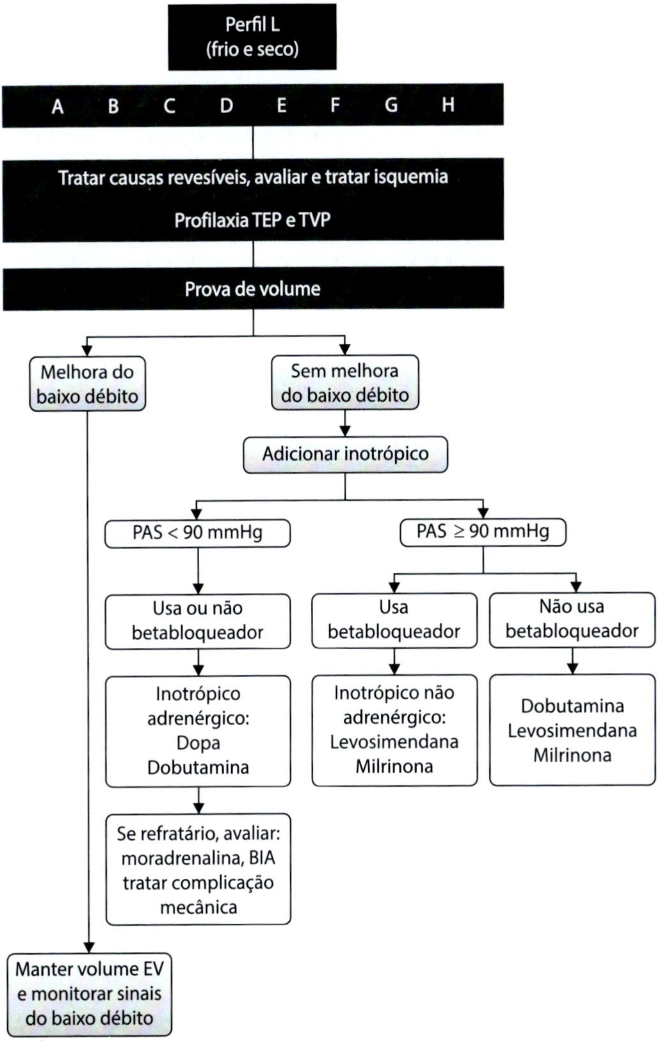

Figura 35.4 *Algoritmo do perfil L (frio e seco). Fonte: Adaptado de Sociedade Brasileira de Cardiologia.*

Bibliografia

1. Adams KF Jr, Fonarow GC, Emerman CL, Lejemtel TH, Costanzo MR, Abraham WT, et al; ADHERE Scientific Advisory Committee and Investigators. Characteristics and outcomes of patients hospitalized for heart failure in the United States: rationale, design, and preliminary observations from the first 100.000 cases in the Acute Decompensated Heart Failure National Registry (ADHERE). Am Heart J. 2005; 149(2): 209-16.
2. Bengtson JR, Goldberg RJ, Kaplan AJ. Cardiogenic shock. In: Califf Mark and Wagner. Acute Coronary Care, 2. ed. St Louis: Mosby Year Book, 1995. p. 571-83.
3. Fang J, Mensah GA, Croft JB, Keenan NL. Heart failure-related hospitalization in the U.S., 1979 to 2004. J Am Coll Cardiol. 2008; 52(6): 428-34.
4. Felker GM, Adams KF Jr, Konstam MA, O'Connor CM, Gheorghiade M. The problem of decompensated heart failure: nomenclature, classification, and risk stratification. Am Hearth J. 2003; 145(2): 18-25.
5. Fonarow GC. The treatment target in acute decompensated heart failure. Rev Cardiovasc Med. 2001; 2 (2): 7-12.
6. Gheorghiade M, Zannad F, Sopko G, Klein L, Piña IL, Konstam MA, et al; International Working Group on Acute Heart Failure Syndromes. Acute heart failure syndromes: current state and framework for future research. Circulation. 2005; 112(25): 3958-68.
7. Gonzalez MM, Timerman S, Gianotto-Oliveira R, Polastri TF, Canesin MF, Schimidt A, et al; Sociedade Brasileira de Cardiologia. I Diretriz Brasileira de Ressuscitação Cardiopulmonar e Cuidados Cardiovasculares de Emergência da Sociedade Brasileira de Cardiologia. Arq Bras Cardiol. 2013; 101(2): 1-221.
8. Roger VL, Go AS, Lloyd-Jones DM, Benjamin EJ, Berry JD, Borden WB, et al. American Heart Association. Heart Disease and Stroke Statistics - 2012 update: a Refort from the American Heart Association. Circulation; 125(1): 2-220.
9. Solomon SD, Dobson J, Pocock S, Skali H, McMurray JJ, Granger CB, et al. Influence of nonfatal hospitalization for heart failure on subsequent mortality in patients with chronic heart failure. Circulation. 2007; 116(13): 1482-7.

36

Choque Cardiogênico

Antonio Carlos Mugayar Bianco
José Carlos Martins Coelho Junior

Definição

O **choque cardiogênico** é um estado de hipoperfusão tecidual causado pela incapacidade primária do coração em fornecer um débito adequado às necessidades metabólicas do organismo, excluindo-se os estados de redução de volume intravascular.

Diagnóstico

Critérios clínicos

O diagnóstico de choque cardiogênico (ou *cardiogenic shock*, em inglês, com a sigla CS) geralmente é feito com base nos parâmetros clínicos sem monitorização hemodinâmica invasiva. Encontram-se implicados com seu diagnóstico:

- Pressão arterial sistólica (PAS) < 90 mmHg por um período superior a 30 minutos, ou necessidade de vasopressores para manter uma pressão arterial ≥ 90 mmHg.
- Congestão pulmonar ou pressões de enchimento do VE elevadas;
- Sinais de perfusão de órgãos auditivos com pelo menos um dos seguintes critérios:
  - alteração do estado mental;
  - pele fria e pegajosa;
  - oligúria;
  - aumento no lactato sérico.

Critérios hemodinâmicos

Os critérios hemodinâmicos para se estabelecer o diagnóstico de choque cardiogênico são representados pela associação:

- Índice cardíaco menor do que 2,2 L/minuto/m^2, na ausência de terapia farmacológica; ou
- Inferior a 1,8 L/minuto/m^2 na vigência de terapia inotrópica, associado à pressão capilar pulmonar ≥ 15 mmHg.

Exame físico

Os achados físicos espelham:

1. Alterações morfofuncionais cardíacas: ritmo de galope com 3ª ou 4ª bulhas; taquicardia; e sopros cardíacos.
2. Hipoperfusão sistêmica: pulsos finos; pele fria e pegajosa; perfusão capilar lentificada; hipotensão arterial e torpor.
3. Congestão sistêmica: edema periférico; edema escrotal e sacral; hepatomegalia; ascite; e turgescência jugular.
4. Congestão pulmonar: estertores pulmonares; taquipneia; e edema agudo de pulmão.

De acordo com a etiologia, haverá variabilidade dos achados físicos.

Exames laboratoriais

Devem ser solicitados inicialmente: exames laboratoriais gerais mas principalmente marcadores de necrose miocárdica: troponina e CK-MB massa. O IAM é a principal causa de choque cardiogênico.

Eletrocardiograma

É de grande importância na caracterização das síndromes coronárias agudas e pode, ainda, identificar alterações como bloqueios na condução atrioventricular e intraventricular, taquiarritmias e bradiarritmias, com implicação direta na instabilidade hemodinâmica.

Radiografia de tórax

Avaliação do índice cardiotorácico e presença de congestão venocapilar pulmonar.

Ecocardiograma

No choque cardiogênico, é um exame imprescindível no estabelecimento de sua etiologia, diagnóstico diferencial e programação terapêutica. No IAM, pode identificar zona acinéticas e discinética, quantificar a extensão da disfunção contrátil e identificar complicações mecânicas e infarto do VD.. Além disso, é útil no diagnóstico diferencial, em particular de tamponamento cardíaco e tromboembolismo pulmonar.

Especificamente nos estados de choque pode ainda definir parâmetros hemodinâmicos com informações importantes sobre a performance de ambos os ventrículos.

Cinecoronariografia

Representa mais do que um procedimento diagnóstico, uma medida terapêutica visando a reperfusão e, deve ser realizada com brevidade, uma vez estabelecido o diagnóstico de choque cardiogênico de etiologia isquêmica.

Estratificação de risco

Classificação de Killip

É o mais difundido para caracterizar os pacientes com insuficiência cardíaca após um infarto do miocárdio (**Tabela 36.1**).

Uma classificação elevada em pacientes com síndrome coronária aguda (com ou sem supradesnivelamento do segmento ST), na admissão hospitalar, corresponde a incrementos progressivos na mortalidade.

Classificação hemodinâmica de Forrester

A monitorização hemodinâmica invasiva em pacientes com insuficiência cardíaca aguda é injustificada; contudo, seu uso no choque cardiogênico pode estar indicado em algumas situações clínicas (**Quadro 36.1**).

Os critérios de Forrester avaliam a congestão pulmonar (oclusão da artéria pulmonar pressão superior a 18 mmHg) e hipoperfusão sistêmica (índice cardíaco inferior a 2,2 L/minuto/m^2) e, utilizando os dados obtidos, estratifica os pacientes em quatro grupos (**Tabela 36.2**).

Tabela 36.1 *Classificação de Killip*

Subgrupo	Características Clínicas	Mortalidade Hospitalar
Classe I	Sem insuficiência cardíaca. Sem sinais de descompensação cardíaca.	< 6%
Classe II	Insuficiência cardíaca. O diagnóstico inclui estertores pulmonares, presença de 3ª bulha (ritmo de galope) e hipertensão venosa.	< 17%
Classe III	Insuficiência cardíaca grave. Presença de edema agudo de pulmão.	38%
Classe IV	Choque cardiogênico. Os sinais incluem hipotensão arterial (pressão sistólica de 90 mmHg ou menos) e sinais de vasoconstrição periférica como oligúria, cianose e sudorese. A insuficiência cardíaca, com edema pulmonar, também tem estado presente em um elevado número de pacientes.	81%

Adaptado de Knobel E, Knobel M, Souza JAM, Carvalho ACC - Choque Cardiogênico, em: Knobel E – Condutas no Paciente Grave. 3ª Ed, São Paulo, Atheneu, 2006; 447-62.

Quadro 36.1 *Indicações para o uso de cateter de Swan-Ganz*

A monitorização hemodinâmica invasiva deve ser considerada:

- quando o *status* do volume e de pressões de enchimento não é claro
- quando a descompensação cardíaca é refratária à terapia inicial
- em pacientes com hipotensão arterial clinicamente significativa ou sintomas persistentes
- piora da função renal durante a terapia
- possibilidade de transplante cardíaco ou de suporte circulatório mecânico
- avaliar a resposta a fármacos vasoativos

Tabela 36.2 *Classificação Hemodinâmica de Forrester*

Subgrupo	Características Hemodinâmicas		Mortalidade Hospitalar
	Pressão Capilar Pulmonar	Índice Cardíaco	
I	< 18	> 2,2	3%
II	> 18	> 2,2	9%
III	< 18	< 2,2	23%
IV	> 18	< 2,2	51%

Adaptado de Knobel E, Knobel M, Souza JAM, Carvalho ACC - Choque Cardiogênico, em: Knobel E – Condutas no Paciente Grave. 3ª Ed, São Paulo, Atheneu, 2006; 447-62.

Tratamento

A abordagem terapêutica do choque cardiogênico será, didaticamente, dividida em tópicos, contudo as medidas devem ser executadas de modo concomitante.

É inquestionável que o objetivo terapêutico principal no choque cardiogênico de origem isquêmica é a reperfusão coronária. Portanto, nada deverá retardar a tentativa de restabelecimento de um fluxo coronariano adequado.

Medidas iniciais

Genericamente, a terapia é similar àquela instituída aos pacientes críticos e visa a manutenção de equilíbrio hemodinâmico, metabólico, acidobásico e hidroeletrolítico, enfim, a manutenção de uma oferta periférica de oxigênio adequada e da viabilidade dos vários órgãos e sistemas. Em última análise, o principal objetivo é estabilizar a oxigenação e perfusão tecidual.

Deverão ser administradas medicações direcionadas ao tratamento de uma SCA, desde que não apresentem efeitos potenciais em intensificar o estado de choque e a hipotensão arterial.

A ventilação mecânica, não invasiva ou invasiva, deve ser instituída no para reduzir o trabalho respiratório e manter uma saturação arterial de oxigênio igual ou superior a 90%.

Obtenção de pressão arterial invasiva, busca de níveis pressóricos adequados através do uso de inotrópicos e, se necessário, vasopressores.

Adequação da volemia

Pacientes com terapia diurética ou com vômitos incoercíveis poderão requerer reposição de fluídos que, por sua vez, deverá ser monitorada pela aferição da pressão pulmonar capilar (PCP), da saturação arterial de oxigênio (SaO_2), da pressão arterial sistêmica e do débito cardíaco (DC).

Uma prova de volume pode ser feita antes da cateterização do coração direito, pela administração de 250 mL de solução salina isotônica nos pacientes sem sinais de clínicos e radiológicos de congestão pulmonar e que não apresentem quadro de desconforto respiratório. Deve-se evitar expansões volêmicas vigorosas em pacientes com comprometimento extenso do VE pelo infarto, particularmente em idosos, pois poderão resultar em edema agudo de pulmão.

Revascularização

A revascularização precoce é vigorosamente recomendada e sua indicação aumentou de modo significativo na prática clínica; todavia, suas taxas de realização são ainda insatisfatórias, variando entre 50 e 70% nos registros.

As diretrizes atuais incentivam a realização de angioplastia de múltiplos vasos, em adição à abordagem da artéria culpada, nos pacientes com choque cardiogênico e múltiplas lesões críticas ou instáveis. Apesar dessa recomendação, a abordagem multiarterial é realizada em apenas um terço a um quarto dos casos. Além disso, identifica-se um aumento na mortalidade com a abordagem sobre múltiplos vasos.

Terapia trombolítica

No choque cardiogênico, por sua vez, a terapia trombolítica associa-se a índices relativamente baixos de reperfusão e há dúvidas sobre o seu real benefício.

Inotrópicos e vasopressores

Inotrópicos e vasopressores são fármacos usados na tentativa de reverter a hipotensão arterial e melhorar a perfusão tecidual;

O benefício em curto prazo na melhoria dos parâmetros hemodinâmicos tem como custo um aumento no consumo de oxigênio em um cenário de acentuado comprometimento da função cardíaca e do suprimento de oxigênio.

A eficácia dos inotrópicos pode ser afetada pela perfusão e metabolismo local que pioram progressivamente no choque cardiogênico.

Norepinefrina

Características e indicações terapêuticas

É o vasopressor de 1ª escolha no choque séptico e no choque cardiogênico com vasodilatação patológica.

Epinefrina

Características e indicações terapêuticas

A epinefrina é usada com maior frequência no tratamento da anafilaxia e como um agente de 2ª escolha, após a norepinefrina, no choque séptico.

Pode ser associada à norepinefrina nos casos irresponsivos ao seu uso isolado nos estados de choque que cursem com vasodilatação patológica refratária, assim como na hipotensão arterial após uma cirurgia de revascularização do miocárdio.

As desvantagens do uso da epinefrina incluem arritmias (em virtude da estimulação dos receptores beta-1-adrenérgicos) e vasoconstrição esplâncnica em grau maior do que a norepinefrina ou dopamina, em doses equipotentes.

Dopamina

Característica e indicações terapêuticas

Agente de 2ª linha em relação à norepinefrina. É usada em pacientes altamente selecionados, quando o risco de taquiarritmias é baixo, ou quando uma bradicardia pode estar induzindo a hipotensão arterial.

Baixas doses, em geral, 1 a 3 µg/kg/minuto (efeito protetor renal), não demonstraram nenhum benefício clínico no estudo ROSE AHF.

Dobutamina

O resultado de sua ação consta de aumento DC e diminuição da resistência vascular periférica, sem nenhum efeito ou com uma pequena redução na pressão arterial.

A dobutamina é mais utilizada na insuficiência cardíaca grave refratária e no choque cardiogênico. Especificamente na sepse e nos quadros de choque com a presença de vasodilatação periférica patológica, deve ser usada com cautela pelo risco de hipotensão arterial. Frequentemente, é associada à norepinefrina quando se requer maior efeito inotrópico no choque cardiogênico.

A administração de dobutamina por períodos prolongados pode se associar ao desenvolvimento de tolerância farmacológica.

As doses dos principais fármacos adrenérgicos encontram-se no **Quadro 36.2**.

Vasopressina

É o agente vasopressor de 2ª escolha no choque refratário ou pouco responsivo às aminas simpatomiméticas, norepinefrina e epinefrina.

Quadro 36.2 *Dose dos principais agentes adrenérgicos*

Fármaco	Dose	
Norepinefrina	Dose inicial	8 a 12 μg/minuto ⇔ 0,01 a 0,15 μg/kg/minuto
		Uma dose inicial abaixo de 5 μg/minuto pode ser usada, particularmente em idosos.
	Manutenção	2 a 4 μg/minuto ⇔ 0,025 a 0,05 μg/kg/minuto
	Dose máxima	35 a 100 μg/minuto ⇔ 0,5 a 0,75 μg/kg/minuto
Epinefrina	Dose inicial	1 μg/minuto ⇔ 0,014 μg/kg/min.)
	Manutenção	1 - 10 μg/minuto ⇔ 0,014 0,14 μg/kg/minuto
	Dose máxima	10 - 35 μg/minute ⇔ 0,14 - 0,5 μg/kg/minuto
Dopamina	Dose inicial	2 a 5 g/kg/minuto
	Manutenção	5 a 20 μg/kg/minuto
	Dose máxima	20 a > 50 μg/kg/minuto
Dobutamina	Dose inicial	0,5 - 1 μg/kg/min
		alternativamente 2,5 μg/kg/minuto em insuficiência cardíaca muito descompensada
	Manutenção	2 - 20 μg/kg/minuto
	Dose máxima	20 - 40 μg/kg/minuto
		Doses maiores do que 20 μg/kg/minuto não são recomendadas, devendo ser usadas somente em terapia de salvamento.

Os efeitos da vasopressina são dose-dependentes. Em doses elevadas, superiores a 0,04 unidades/minuto, surgem efeitos adversos como isquemia miocárdica, mesentérica, necrose de pele, diminuição do volume sistólico e do DC, vasoconstrição pulmonar e hiponatremia.

Hipotensão "rebote" pode ocorrer na sua retirada e, para evitá-la, sua dose deve ser reduzida lenta e gradualmente, a uma velocidade de 0,01 unidade/minuto a cada 30 minutos.

Inbidores da fosfodiesterase (PDE)

Os inibidores de fosfodiesterase são utilizados no tratamento da insuficiência cardíaca refratária. Promovem rápida melhora na performance hemodinâmica, entretanto têm seu uso limitado em razão de suas propriedades vasodilatadoras.

O milrinone, principal representante desse grupo, melhora os parâmetros hemodinâmicos dentro de 5 a 15 minutos após o início de sua administração. Seu tempo de meia-vida é de 30 a 60 minutos em indivíduos saudáveis, podendo dobrar em pacientes com insuficiência cardíaca. A respectiva eliminação é renal e, na presença de disfunção renal importante (*clearence* de creatinina ≤ 30 mL/min), sua dose deve ser reduzida.

O mais importante efeito colateral do milrinone é a hipotensão arterial, fato que justifica a não administração de sua dose de ataque em determinadas situações, no sentido de minimizar o decréscimo nos níveis tensionais. É potencialmente arritmogênico e, embora esse efeito seja mais intenso durante sua administração prolongada.

Levosimendan

O levosimendan parece ser eficaz no choque cardiogênico, pois melhora parâmetros como índice cardíaco, contratilidade miocárdica e função diastólica do VE (efeito lusitrópico).

É contraindicado em pacientes com disfunção renal acentuada (*clearence* de creatinina < 30 mL/minuto), pois, nesse cenário, o acúmulo de seus metabólitos ativos associa-se a efeitos hemodinâmicos indesejáveis e prolongados.

Os efeitos adversos mais comuns ligados à administração do levosimendan são representados por taquicardia ventricular, hipotensão arterial e cefaleia (**Quadro 36.3**).

Suporte circulatório mecânico

Balão intra-aórtico (BIA)

Dispositivo mecânico mais usado como suporte circulatório. Melhora a pressão diastólica e a perfusão coronária e reduz a pressão diastólica final do VE, sem afetar a pressão arterial média.

A indicação para suporte com BIA em pacientes submetidos à reperfusão primária foi rebaixada do grau de recomendação I para o IIb (nível de evidência B) nas diretrizes da Sociedade Europeia

Quadro 36.3 *Dose dos principais agentes não adrenérgicos*

Fármaco	Dose e diluição	
Vasopressina	Dose Inicial	0,03 UI/minuto (0,01 a 0,03 UI/minuto)
	Manutenção	0,03 a 0,04 UI/minuto
	Dose Máxima	0,04 a 0,07 UI/minuto
		Dose ≥ 0,04 UI/minuto ⇔ isquemia do miocárdio e outros efeitos adversos (reservada para terapia de salvamento)
Milrinone	Dose Inicial	Dose de ataque = 50 μg/kg em período ≥ 10 minutos
		administração rápida = arritmias + hipotensão arterial
		hipotensão arterial acentuada → não administrar dose de ataque
	Manutenção	0,125 - 0,75 μg/kg/minuto
	Dose Máxima	1 μg/kg/minuto
Levosimendan	Dose Inicial	Dose de ataque 6 a 12 μg/kg de peso infundida em 10 minutos
	Manutenção	0,1 μg/kg/minuto por 24 horas
	Dose Máxima	0,2 μg/kg/minuto por 24 horas

de Cardiologia (ESC) em 2012, e para o IIa (nível de evidência B) nas diretrizes americanas (American *College* of Cardiology/American Heart Association - ACC/AHA) de 2013. Portanto, o BIA não é indicado rotineiramente nos pacientes com choque cardiogênico a serem submetidos a um procedimento de reperfusão.

Oxigenação por membrana extracorpórea (ECMO)

É o dispositivo de escolha para uso no choque cardiogênico em virtude de maior experiência e do custo relativamente menor, em comparação com dispositivos percutâneos.

Há, também, vantagens potenciais no uso de assistência ventricular percutânea sobre ECMO:

- capacidade para descomprimir as câmaras cardíacas;
- redução no estresse da parede e no consumo de oxigênio, visando a recuperação funcional do miocárdio;

- normalização de parâmetros hemodinâmicos como pressão capilar pulmonar e pressões de enchimento;
- imita fisiologicamente um dispositivo de assistência ventricular para uso prolongado, permitindo estimar uma resposta ao seu uso.

Situações especiais

Infarto de ventrículo direito

O principal tópico no seu tratamento é a manutenção de pré-carga do VD adequada. Nitratos e diuréticos devem ser evitados e uma hidratação adequada, com solução salina, deve ser instituída no sentido de manter a pressão atrial direita em nível superior a 10 mmHg.

Nos pacientes hipotensos e com bradicardia significativa, deve-se implantar um marca-passo provisório com o objetivo de aumentar a frequência cardíaca. Por vezes, uma taquicardia relativa é necessária para que se obtenha um enchimento adequado do VE.

Os inotrópicos de eleição, nesse cenário, são a dobutamina e o milrinone. Salienta-se que o levosimendan também traz efeitos hemodinâmicos desejáveis. Esses fármacos têm efeito inotrópico, associado a efeito vasodilatador, periférico e pulmonar. Nos casos com acentuada hipotensão arterial, o uso de um vasopressor como a norepinefrina poderá ser necessário para manter a pressão de perfusão das artérias coronárias.

Nos pacientes portadores de insuficiência ventricular direita secundária à hipertensão arterial pulmonar grave, geralmente portadores de valvopatias crônicas, deve-se acrescer às medidas citadas o uso de vasodilatadores pulmonares, sendo a medicação mais indicada, nesse contexto, o óxido nítrico por via inalatória.

Distúrbios mecânicos

Insuficiência mitral aguda

A ruptura do músculo papilar ocorre, em geral, subitamente, com rápido desenvolvimento de edema pulmonar e de intensa instabilidade hemodinâmica. Devido a uma rápida equalização de pressões entre o átrio esquerdo e o VE, o sopro poderá estar ausente.

A terapia é focada no pronto reconhecimento clínico, rápida confirmação ecocardiográfica, redução da pós-carga com fármacos vasodilatadores arteriais (se possível) e/ou balão de contrapulsação aórtico e correção cirúrgica em caráter emergencial.

Comunicação interventricular

O tratamento percutâneo através de um dispositivo específico é possível, caracterizando-se como uma terapia potencial, porém ainda sem dados comparativos com a abordagem cirúrgica tradicional que sedimentem sua utilização rotineira. O uso do tratamento percutâneo é particularmente atraente em pacientes com alto risco cirúrgico devido à presença de comorbidades. Portanto, conclui-se que a correção cirúrgica permanece como o padrão-ouro para tratamento da comunicação interventricular pós-IAM.

Ruptura de parede livre do ventrículo esquerdo

A ruptura da parede livre ocorre em torno do 5º dia de evolução do IAM. A complicação é mais frequente em idosos, no sexo feminino, nos infartos de transmurais localizados na parede anterior e em pacientes nos quais ocorreu um retardo na instituição do procedimento de reperfusão.

O tratamento consta de medidas de suporte clínico e hemodinâmico e instituição do procedimento cirúrgico corretivo em caráter emergencial.

Bibliografia

1. Ganem F, Nunes DBV. Choque cardiogênico. In: Hospital Sírio Libanês. Schettino G, Cardoso LF, Mattar Jr. J, Ganem F. Paciente crítico: diagnóstico e tratamento. 2. ed. Barueri: Manole; 2012. p. 327-34.
2. Knobel E, Knobel M, Souza JAM, Carvalho ACC. Choque cardiogênico. In: Knobel. Condutas no paciente grave. 3. ed. São Paulo: Atheneu; 2006. p. 447-62.
3. Reynolds HR, Hochman JS. Cardiogenic shock current concepts and improving outcomes. Circulation. 2008;117:686-97.
4. Shabana A, Moustafa M, El-Menyar A, Al-Thani H. Cardiogenic Shock Complicating Myocardial Infarction: an updated review. British Journal of Medicine & Medical Research, 2013;3(3):622-53.
5. Shah P, Cowger JA. Cardiogenic Shock. Crit Care Clin,2014;30:391–412.
6. Souza JAM, Knobel E, Erlichman MR, Knobel M. Choque cardiogênico. In: Knobel E, Souza JAM, Andrei AM – Terapia intensiva cardiológica. São Paulo: Atheneu; 2002. p. 65-75.
7. Tehrani S, Malik A, Hausenloy DJ. Cardiogenic shock and the ICU patient. JICS, 2013;14(3):235-43.
8. Thiele H, Ohman EM, Desch F, Eithel I, Waha S. Clinical Update: management of cardiogenic shock. European Heart Journal, 2015;36:1223-30.

9. Thiele H, Zeymer U, Neumann F-J, et al. IABP-SHOCK II Trial Investigators. Intraaortic balloon support for myocardial infarction with cardiogenic shock. N Engl J Med; 2012;367(14):1287–96.

37

Taquiarritmias

Andre Feldman
Guilherme D'Andréa Saba Arruda

Introdução

As taquicardias ou taquiarritmias são alterações no ritmo cardíaco que se caracterizam por aumento da frequência cardíaca (FC), podendo esta alteração levar à instabilidade clínica ou não. Há diversos tipos de taquicardias e as apresentadas a seguir são as que apresentam maior frequência nos serviços de emergência com maior relevância na prática clínica.

Quadro clínico

Os pacientes que chegam ao pronto-socorro podem se apresentar tanto com sintomas discretos como palpitação, quanto com sintomas mais proeminentes que envolvem o baixo débito sistêmico. É fundamental que se estabeleça a correlação entre a arritmia e a sintomatologia. Por exemplo, um paciente com pneumonia pode apresentar-se com dispneia e taquicardia sinusal. Certamente que a dispneia não é causada pela taquicardia, mas sim pelo quadro infeccioso. A taquicardia sinusal é secundária a outras descompensações clínicas e não deve ser tratada com antiarrítmicos.

De modo geral, dividem-se os pacientes com taquiarritmias em dois grupos:

- **Pacientes instáveis hemodinamicamente:** indivíduos com taquiarritmias que geram sintomas como dispneia e dessaturação, dor precordial típica, choque ou rebaixamento do nível de consciência. Basta apenas uma dessas características para se considerar o paciente instável hemodinamicamente. Nesse caso, ele deve ser assistido na sala de emergência e objetiva-se a reversão da arritmia o mais rapidamente possível, geralmente mediante cardioversão elétrica sincronizada, com exceção para fibrilação e flutter atrial.

- **Pacientes estáveis hemodinamicamente:** não apresentam os sinais e sintomas descritos e apresentam-se em condições clínicas preservadas. O controle do ritmo pode ser feito com fármacos antiarrítmicos.

Na história clínica desses pacientes, é importante a avaliação de doenças cardíacas prévias, doenças pulmonares, alteração tiroidiana e neurológica. Deve-se atentar ao uso de medicações ou de drogas ilícitas. Ao exame físico, é importante a avaliação da pressão arterial, palpação de pulsos, nível de consciência e perfusão periférica. A ausculta cardíaca pode revelar bulhas acessórias ou sopros e a ausculta pulmonar pode revelar estertores creptantes.

Exames complementares

Pacientes com instabilidade clínica devem ser conduzidos à sala de emergência, onde serão submetidos à monitorização, oximetria e oxigenoterapia (se saturação < 94%), acesso venoso e coleta de exames laboratoriais como hemograma, eletrólitos, função renal e marcadores de necrose miocárdica. Recomenda-se a obtenção de eletrocardiograma (ECG) de 12 derivações se as condições clínicas do paciente assim o permitirem. Outros exames podem ser necessários de acordo com a etiologia da arritmia ou da apresentação do paciente.

Diagnóstico diferencial

Outras condições clínicas que cursam com taquicardia (geralmente taquicardia sinusal) e uma doença de base descompensada representam os principais diagnósticos diferenciais. Tais condições são hipovolemia, embolia pulmonar, sepse, hipertireoidismo, síndrome de pânico, uso de drogas ilícitas, entre outras. Nesses casos, o foco de tratamento é corrigir o fator desencadeante.

Taquicardias de complexo QRS estreito

Definem-se como taquicardias de complexo QRS estreito as arritmias com QRS de duração de até 0,12 segundos. As taquicardias de QRS estreito podem ser divididas em:

- Taquicardias com QRS estreito sem onda P:
    - intervalo RR variável: fibrilação atrial

- intervalo RR constante e ondas F: *flutter* atrial
- intervalos RR constante sem despolarização visível: taquicardia juncional, taquicardia paroxística supraventricular (reentrada nodal) ou taquicardia atrioventricular ortodrômica da síndrome de Wolff-Parkinson-White (SWPW).

- Taquicardia com QRS estreito e onda P presente:
  - intervalo PR menor do que o intervalo RP: taquicardia sinusal ou taquicardia atrial (TA)
  - intervalo PR igual ao intervalo RP: *flutter* atrial 2:1 (ondas F encobertas pelo QRS)
  - intervalo PR maior do que o intervalo RP: taquicardia paroxística supraventricular por reentrada nodal (RP < 0,08 segundos) ou taquicardia atrioventricular ortodrômica da SWPW (RP > 0,08 segundos).

Taquicardia sinusal

Ritmo normal do coração associado à elevação da frequência cardíaca acima do normal. É de causa secundária, sendo imprescindível a obtenção do diagnóstico da causa base seguida de tratamento para esta última.

Taquicardia atrial

Geralmente é secundária a doenças extracardíacas, principalmente de origem pulmonar ou medicamentosa. Essa condição apresenta a onda P precedendo os complexos QRS, porém a origem dessa onda não é o foco sinusal. O seu mecanismo se dá a partir de aumento do automatismo de focos ectópicos atriais. A cardioversão elétrica é ineficaz, sendo o tratamento baseado no controle da condição de base ou no emprego de antiarrítmicos como amiodarona, procainamida ou ibutilide.

Taquicardia juncional

Surge a partir do automatismo de células e caracteriza-se por intervalo QRS estreito, RR regular e onda P retrógrada. Pode ser controlada com fármacos que bloqueiam o nó atrioventricular (NAV) como betabloqueadores, amiodarona e bloqueadores de canais de cálcio (**Figura 37.1**).

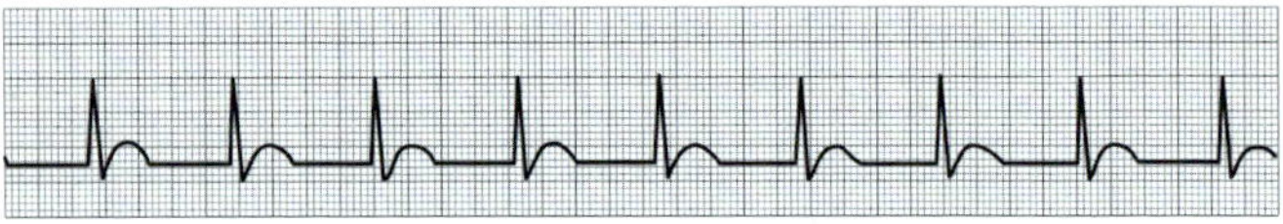

Figura 37.1 *Traçado eletrocardiográfico de taquicardia juncional.*

Taquicardia paroxística supraventricular por reentrada nodal

Nesta situação, o mecanismo principal é a reentrada do estímulo por uma dupla via no nó atrioventricular. O fármaco ideal para sua reversão é a adenosina 6 mg (repetir 12 mg se insucesso) e, quando esta é ineficaz, a amiodarona pode ser empregada.

Flutter atrial

Ocorre a partir da formação de um circuito de reentrada que utiliza a circunferência atrial para se perpetuar. Observam-se ondas F geralmente negativas em DII, DIII e AVF. O *flutter* atrial é uma arritmia bem organizada que não responde bem a fármacos antiarrítmicos. Caracteriza-se por frequência atrial elevada (250 a 350 bpm).

No *flutter* atrial, os átrios podem não ter contração efetiva com possibilidade de formação de trombos intracavitários e posterior embolização. Considera-se um *flutter* agudo aquele com início inferior a 48 horas no qual o risco de embolia é muito baixo, o que permite sua cardioversão. Após 48 horas de arritmia, deve-se evitar a reversão do ritmo tendo como principal objetivo o controle de frequência cardíaca. Para o controle da frequência, podem ser utilizados betabloqueadores ou bloqueadores de canais de cálcio em pacientes sem disfunção ventricular ou amiodarona e digitálicos em pacientes com disfunção ventricular. Em pacientes com instabilidade clínica, a cardioversão elétrica (iniciar com 50 J) é a conduta a ser realizada independentemente do tempo de instalação da arritmia (**Figura 37.2**).

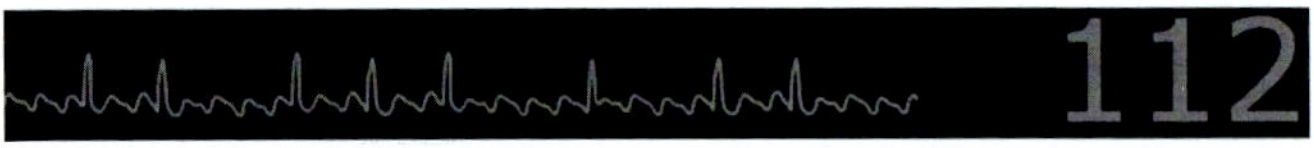

Figura 37.2 *Monitor com traçado de flutter atrial com bloqueio variável.*

Fibrilação atrial

Arritmia supraventricular mais frequente nos serviços de emergência, caracteriza-se por apresentar múltiplos focos de reentrada atrial com altíssima frequência e bloqueio AV variável com intervalo

RR irregular. (**Figura 37.3**). É muito prevalente em cardiopatias crônicas. Com manejo semelhante ao *flutter*, se apresentar duração superior a 48 horas, deve-se evitar a sua reversão e priorizar o controle de frequência cardíaca. Em pacientes com fibrilação atrial aguda (< 48 horas), a reversão de ritmo deve ser buscada, enquanto na fibrilação atrial crônica o controle da frequência é o objetivo. Para o controle da frequência, podem ser utilizados betabloqueadores ou bloqueadores de canais de cálcio em pacientes sem disfunção ventricular ou amiodarona e digitálicos em pacientes com disfunção ventricular. A reversão química em pacientes com menos de 48 horas de duração da arritmia pode ser feita com amiodarona ou propafenona (paciente sem cardiopatia).

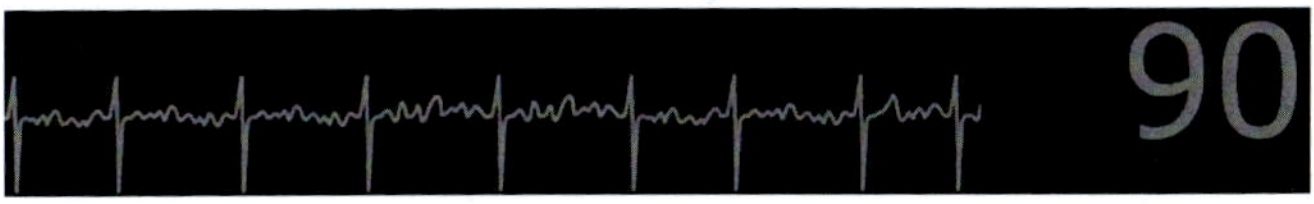

Figura 37.3 *Monitor com traçado de fibrilação atrial.*

Algoritmo de tratamento de taquicardia de QRS estreito (Figura 37.4)

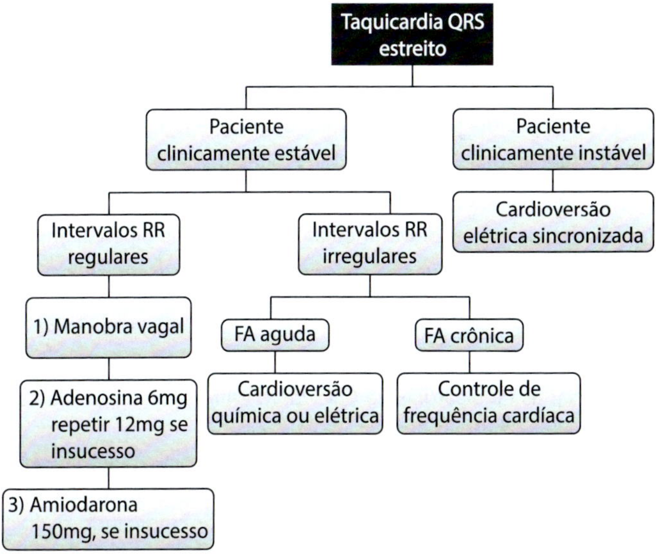

Figura 37.4 *Algoritmo de tratamento de taquicardias de QRS estreito.*

Taquicardias de complexo QRS largo

Introdução

É definida pela presença de três ou mais batimentos ventriculares consecutivos com frequência cardíaca acima de 100 bpm. As taquicardias ventriculares (TV) sustentadas (TVS) são aquelas com duração superior a 30 segundos ou que requerem terapia elétrica por instabilidade hemodinâmica. A TV não sustentada (TVNS) tem duração inferior a 30 segundos (**Quadro 37.1**).

Quadro 37.1 *Classificação das taquicardias ventriculares (TV)*

Classificação das TV	Tipos
Duração	◗ TVS > 30 segundos ◗ TVNS < 30 segundos
Morfologia	◗ Monomórfica ◗ Polimórfica P. ex.: *torsades de pointes*

As arritmias ventriculares são situações que, na maioria das vezes, trazem uma condição ameaçadora ao paciente. Englobam as taquicardias de QRS largo (> 0,12 segundos), em 80% dos casos, sendo que existem exceções, por exemplo:

- Taquicardia com aberrância de condução;
- Taquicardia na vigência de bloqueio de ramo antigo;
- Taquicardia na presença de Wolff-Parkinson-White;
- Taquicardia com condução anterógrada pela via anômala;
- Taquicardia supraventricular na vigência de hipercalemia.

Devido a essa situação, existem algoritmos diagnósticos para se estabelecer com maior clareza a diferenciação entre essas condições citadas.

Os critérios de Brugada foram desenvolvidos com o intuito de diferenciar as taquicardias de QRS largo entre supraventriculares e ventriculares (**Figura 37.5**).

Algumas particularidades podem auxiliar na diferenciação, como a presença de concordância, isto é, quando todos os complexos QRS apresentam a mesma polaridade, indicando o diagnóstico de TV (sensibilidade de 20% e especificidade de 90%) (**Figura 37.6**).

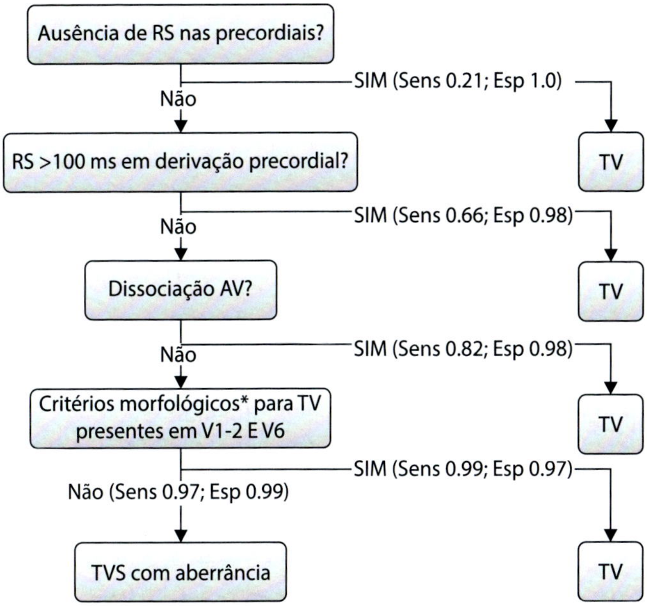

Figura 37.5 *Critérios de Brugada.*

Um outro ponto a ser analisado no ECG é a dissociação-AV que só está presente em cerca de 30% dos casos. É entendida pela frequência ventricular maior do que a frequência atrial. Outro algoritmo empregado para estabelecer a diferenciação entre TV e TSV são os critérios de Verekei, utilizando apenas a derivação aVR (**Figura 37.7**).

Taquicardia ventricular monomórfica

A definição desse quadro se dá pela presença de batimentos ventriculares com duração acima de 30 segundos. Esse evento pode ou não estar relacionado a choque, síncope, sudorese fria, dor torácica ou dispneia, o que indica a necessidade de terapia elétrica de maneira imediata com choque inicial de 100 J.

Na análise do ECG, é possível perceber o QRS largo (> 140 ms) na vigência de morfologia de bloqueio de ramo direito (BRD) ou QRS (> 160 ms) com padrão de bloqueio de ramo esquerdo (BRE). Outra situação que ajuda a reforçar o diagnóstico é o desvio do eixo elétrico para o quadrante contralateral à morfologia do bloqueio de ramo (**Figura 37.8**).

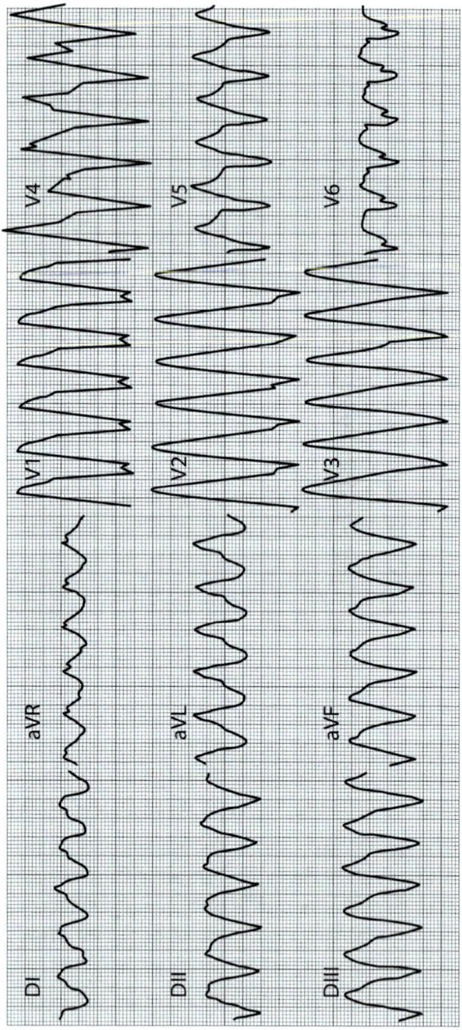

Figura 37.6 *Concordância negativa de V1-V6 (complexos QS).*

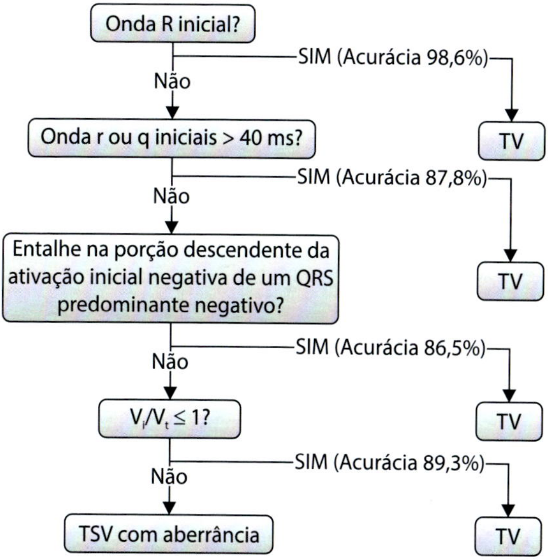

Figura 37.7 *Algoritmo de Verekei.*

Nos pacientes que se apresentam com estabilidade hemodinâmica, a amiodarona é um importante fármaco, apesar da escassez de estudos que analisam o seu uso. A sua administração deve ser feita sob monitorização contínua, já que pode estar relaciona à hipotensão (efeito relacionado ao seu diluente) ou bradicardia (**Quadro 37.2**).

Taquicardia ventricular polimórfica

Trata-se de uma situação na qual é importante a análise do intervalo QT definindo o diagnóstico clínico e a conduta a ser tomada.

Uma das situações que poderão ser identificadas é o *torsades de pointes* (**Figura 37.9**), que pode ser desencadeada por QT longo congênito ou, então, uso de fármacos (p. ex.: claritromicina, haloperidol, ondansetrona, bromoprida, sotalol etc.). Uma de suas particularidades é a mudança gradual da amplitude do eixo elétrico no plano frontal. O tratamento se dá pelo uso do sulfato de magnésio por via endovenosa (1 a 2 g diluído em soro fisiológico (SF) 0,9%, 100 mL, em 30 a 60 minutos). Na presença de instabilidade hemodinâmica, a desfibrilação elétrica deve ser realizada, iniciando-se com 200 J.

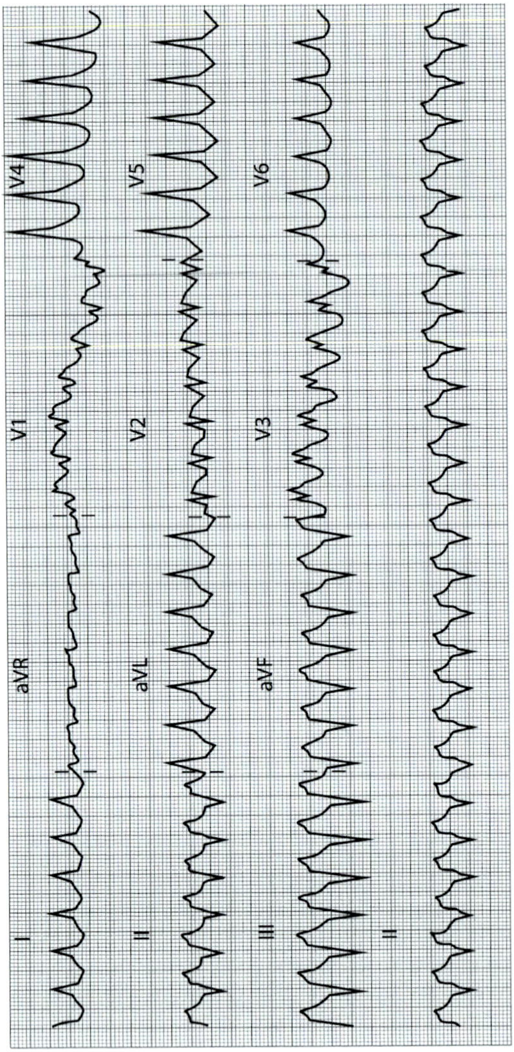

Figura 37.8 *Taquicardia ventricular monomórfica.*

Quadro 37.2 *Principais antiarrítmicos utilizados*

Droga	Indicação	Administração	Efeito Colateral
Amiodarona	TSV FA/Flutter FV/TV sem pulso	150 mg em 100 mL (SG5%) Manutenção: 1 mg/min nas primeiras 6h e 0,5 mg/min nas 18 horas consecutivas Dose máxima diária: 2,2 g	• Hipotensão; • Bradicardia; • Prolongamento do intervalo QT
Lidocaína	TV monomórfica estável	1 a 1,5 mg/kg em bolo. Manutenção 1 a 4 mg/min (30-50 μg/kg/min)	• Convulsão; • Efeito pré-arritmia; • Alterações neurológicas

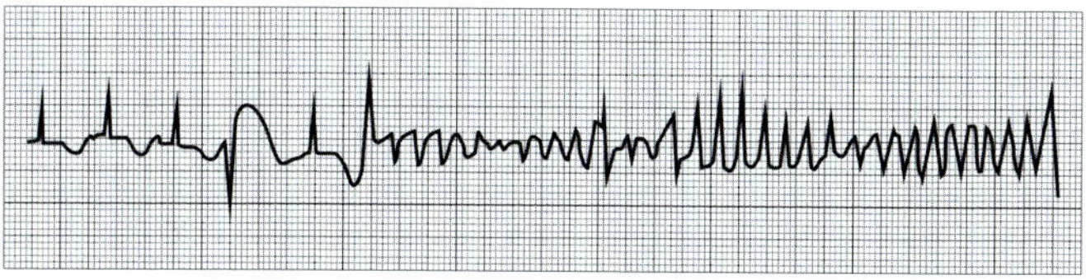

Figura 37.9 *Eletrocardiograma de torsades de pointes.*

A abordagem desses pacientes com taquicardias ventriculares foi orientada por diretriz específica da Sociedade Brasileira de Cardiologia e encontra-se resumida no **Quadro 37.3** e no algoritmo de tratamento (**Figura 37.10**).

Quadro 37.3 *Recomendações nas taquicardias ventriculares*

Classe de recomendação	Indicação	Nível de evidência
Classe I	A taquicardia de QRS largo deve ser interpretada como TV, se o diagnóstico ainda não estiver esclarecido. Em pacientes com taquicardia e instáveis, a CVE é a terapia de escolha.	C
Classe IIa	Amiodarona IV para o tratamento inicial dos pacientes com TV sustentada, estável hemodinamicamente	B

Continua

Continuação

Classe de recomendação	Indicação	Nível de evidência
Classe IIb	Amiodarona IV para pacientes com TV sustentada, refratária à CVE e/ou com recorrência da taquiarritmia. A lidocaína IV é opção aceitável para o tratamento inicial dos pacientes com TV sustentada, estável hemodinamicamente, especialmente se associado à isquemia miocárdica aguda	C
Classe III	Os bloqueadores de canais de cálcio, verapamil e diltiazem, devem ser evitados para pacientes com taquicardia de QRS largo de origem desconhecida, especialmente em pacientes com história de disfunção ventricular	C

Bibliografia

1. Brugada P, Brugada J, Mont L, et al. A new approach to the differential diagnosis of a regular tachycardia with a wide QRS complex. Circulation. 1991; 83:1649.
2. Diretrizes para avaliação e tratamento das arritmias cardíacas. SBC. 2002; 79(V).
3. Gonzalez MM, Timerman S, Gianotto-Oliveira R, Polastri TF, Canesin MF, Lage SG, et al. Sociedade Brasileira de Cardiologia. I Diretriz de Ressuscitação Cardiopulmonar e Cuidados Cardiovasculares de Emergência da Sociedade Brasileira de Cardiologia. Arq Bras Cardiol. 2013; 101(2Supl.3): 1-221.
4. Heinz G. Arrythmias in the ICU: what do we know? Am J Resp Crit Care Med. 2008; 178(1):1-2.
5. Link MS, Atkins DL, Passman RS, et al. Part 6: electrical therapies: automated external defibrillators, defibrillation, cardioversion, and pacing: 2010 American Heart Association Guidelines for Cardiopulmonary Resuscitation and Emergency Cardiovascular Care. Circulation. 2010; 122:S706.
6. Martins HS, Brandão Neto RA, Scalabrini A, Velasco IT. Emergências clínicas - abordagem prática. 9. ed. São Paulo: Ed. Manole, 2014.
7. Pedersen CT, Kay GN, Kalman J, et al. EHRA/HRS/APHRS expert consensus on ventricular arrythmias. Europace. 2014; 16:1257.
8. Reising S, Kusumoto F, Goldschlager N. Life-threatening arrhythmias in the intensive care unit. J Intensive Care Med. 2007;22(1):3-13.
9. Vereckei A, Duray G, Szénási G, et al. Application of a new algorithm in the differential diagnosis of wide QRS complex tachycardia. Eur Heart J. 2007; 28:589.

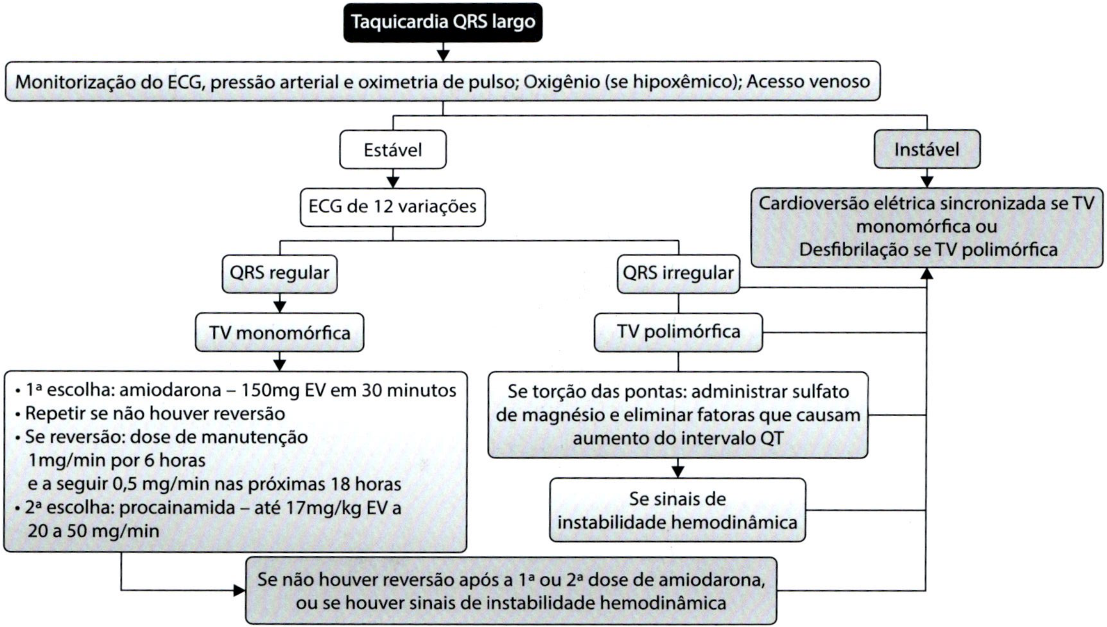

Figura 37.10 *Algoritmo de tratamento de taquicardia de QRS largo.*

38

Bradiarritmias

Vagner Madrini
Adriano A. M. Truffa
Hélio Penna Guimarães

Introdução

As bradiarritmias têm como definição a frequência cardíaca abaixo de 60 batimentos por minutos. Muito embora esta seja a definição consagrada no meio acadêmico, na realidade é apenas uma maneira didática de abordar o tema, visto que é comum, diante da prática médica, flagrar pacientes com frequência cardíaca abaixo de 60 batimentos por minuto sem nenhuma implicação clínica ou hemodinâmica. Neste capítulo, serão abordados a bradicardia sinusal e os bloqueios atrioventriculares.

Tipos de bradiarritmias

Bradicardia sinusal

Conceito

É caracterizada pela frequência cardíaca abaixo de 60 batimentos por minuto, apresentando ondas P de morfologia normal e precedendo cada complexo QRS e com intervalo PR menor do que 120 milissegundos (**Figura 38.1**). Ocorre por comprometimento da formação ou saída do estímulo do nó sinusal.

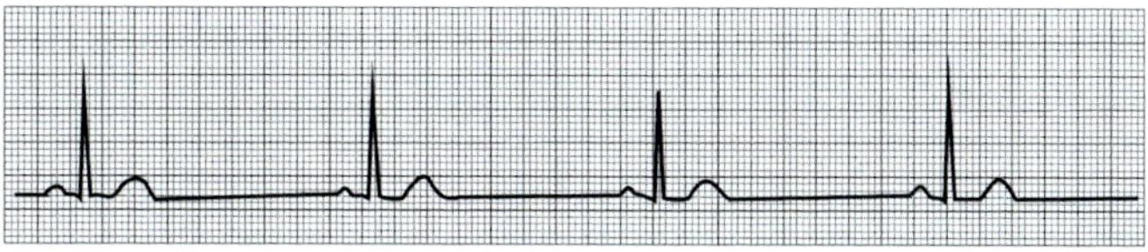

Figura 38.1 *Bradicardia sinusal.*

Etiologias

A bradicardia sinusal pode acontecer sem associação patológica, frequentemente em adultos jovens que desempenham atividade física com regularidade ou em atletas. Pode ocorrer também por etiologia medicamentosa, com uso de medicações como betabloqueadores, clonidina, propafenona, ivabradina ou bloqueadores de canal de cálcio. Todavia, em algumas situações podem estar associadas a condições clínicas patológicas tais como: hipertensão intracraniana; hipóxia grave; mixedema; hipotermia; hipercalemia; alterações fibrodegenerativas; entre outras.

Quadro clínico

Geralmente assintomático, porém por vezes pode gerar sintomas como dispneia, tontura, fraqueza, indisposição ou síncope (principalmente nos casos de hipersensibilidade de seio carotídeo). Pode estar presente também em casos de infarto agudo do miocárdio (IAM) de parede inferior, isso ocorre porque o nó sinusal é irrigado, na maioria das vezes, pela coronária direita.

Diagnóstico

É estabelecido com as alterações eletrocardiográficas que podem ser flagradas tanto no eletrocardiograma simples como no Holter de 24 horas.

Tratamento

Na maioria das vezes, o quadro de bradicardia sinusal não requer tratamento, sendo este reservado àquele que seja sintomático. Para o quadro agudo, a medicação de escolha é a atropina que deve ser feita preferencialmente endovenosa, na dose de 0,5 mg, podendo ser repetida a cada 3 a 5 minutos, até a dose máxima de 3 mg. Outras medicações podem ser utilizadas como a dopamina e a adrenalina (**Tabela 38.1**). Para o quadro crônico, está indicada a terapêutica com implante de marca-passo definitivo.

Principais fármacos para o tratamento das bradiarritmias

A atropina, epinefrina e dopamina (estas duas últimas em regime de infusão continua) são os principais fármacos relacionados ao tratamento das bradiarritmias.

Tabela 38.1 *Tabela de medicações com as respectivas doses*

Medicamento	Apresentação	Dose
Atropina	Ampola: 0,25 mg (1 mL)	0,5 mg a cada 3 a 5 minutos (máx: 3 mg) Não necessita de diluição Fazer em bolo e com *flush* após o bolo de 10 a 20 mL de SF 0,9% ou AD
Dopamina	Ampola: 5 mg/mL (10 mL) Diluição: 5 ampolas em 200 mL SF 0,9% Concentração: 1.000 μg/mL	Efeitos dose-dependentes. 2-5 μg/kg/min: dopaminérgica → vasodilatação renal e mesentérica. 6-10 μg/kg/min: beta-adrenérgicas → taquicardia, elevação do retorno venoso e queda na resistência sistêmica. 10-20 μg/kg/min: alfa e beta-adrenérgicas → vasoconstrição periférica.
Adrenalina	Ampola: 1 mg/mL (1 mL) Diluição: 16 ampolas em 250 mL SG 5% Concentração: 60 μg/mL	2 a 10 μg/min

Atropina

Trata-se de fármaco que promove o aumento da automaticidade nó sinusal e do sistema de condução, por sua ação paras simpaticolítica. Habitualmente é utilizada na dose de 0,5 mg IV (dose máxima 3 mg) sendo sua ação vagolítica total na dose 3 mg. Pode ser infundida também por via endotraqueal, sendo utilizada dose 2-2,5 vezes maior que a dose periférica. Para os bloqueios de alto grau (BAV II grau tipo Mobitz II e BAVT pós-hisiano) deve ser utilizada com extrema parcimônia por risco de promover acentuação da bradicardia.

Epinefrina

Trata-se de fármaco que promove o aumento da automaticidade nó sinusal e do sistema de condução, por sua ação simpatomimética ou adrenérgica. Habitualmente é utilizada na dose de 2-10 mcg /min IV. Em acordo com as diretrizes atuais para emergências cardiovasculares, apresenta o mesmo grau de evidência ou recomendação para uso em situações de bradiarritmia instável que detinha o marcapasso transcutâneo.

Dopamina

Trata-se de fármaco que promove o aumento da automaticidade nó sinusal e do sistema de condução, por sua ação simpatomimética ou adrenérgica. Apresenta efeitos farmacológicos dose-dependentes, há saber:

- 2 a 5 µg/kg/min são doses dopaminérgicas e promovem vasodilatação renal e mesentérica;
- 6 a 10 µg/kg/min são doses beta-adrenérgicas e induzem taquicardia, elevação do retorno venoso e queda na resistência sistêmica;
- 10 a 20 µg/kg/min são doses que desencadeiam ações alfa e beta-adrenérgicas com vasoconstrição periférica.

Em acordo com as diretrizes atuais para emergências cardiovasculares, apresenta o mesmo grau de evidência ou recomendação para uso em situações de bradiarritmia instável que detinha o marcapasso transcutâneo.

Bloqueios atrioventriculares

Distúrbios na condução do impulso elétrico dos átrios para os ventrículos, que podem ocorrer em caráter transitório ou permanente, sendo expressos no eletrocardiograma por alterações no intervalo PR ou bloqueio da onda P. São classificados em três graus, abordados a seguir.

Bloqueio atrioventricular de 1° grau

Nos bloqueios atrioventriculares de 1° grau, todos os impulsos elétricos atriais são conduzidos ao ventrículo, portanto, todas as ondas P proporcionaram o estímulo elétrico para a contração ventricular, gerando, consequentemente, a expressão eletrocardiográfica do complexo QRS. Muito embora a condução seja ininterrupta, ela acontece com um atraso, aumentando o tempo do intervalo PR para maior que 0,2 segundos (**Figura 38.2**).

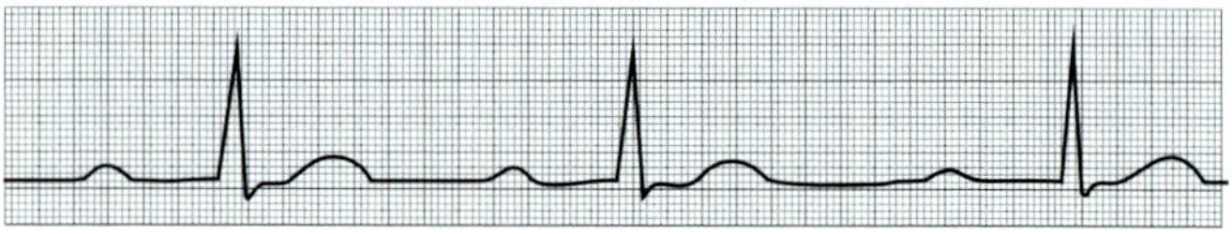

Figura 38.2 *Bloqueio atrioventricular de 1° grau.*

Bloqueio atrioventricular de 2° grau

Caracterizado pelo bloqueio da estimulação elétrica atrioventricular, expressa eletrocardiograficamente por ondas P sem a existência correspondente da ativação ventricular, portanto, sem o complexo QRS. O bloqueio atrioventricular de 2° grau é subdividido em: tipo I (mobitz tipo I); e tipo II (mobitz tipo II).

Bloqueio atrioventricular de 2° grau – tipo I (Mobitz I)

Caracterizado pelo alargamento progressivo do intervalo PR até o momento em que a onda P é bloqueada e não conduz um complexo QRS. O aumento progressivo do intervalo PR é conhecido como o fenômeno de Wenckebach (**Figura 38.3**).

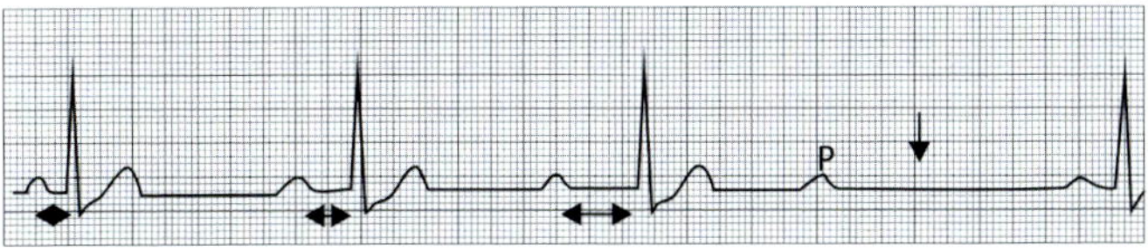

Figura 38.3 *Bloqueio atrioventricular de 2° grau – tipo I (mobitz I), com as setas horizontais expressando o alargamento progressivo do intervalo PR e com a seta vertical ilustrando onde supostamente deveria estar o próximo complexo QRS.*

Bloqueio atrioventricular de 2° grau – tipo II (Mobitz II)

Consiste no bloqueio súbito da onda P, sem a ocorrência de aumentos progressivos do intervalo PR prévio ou posterior. Geralmente esse tipo de bloqueio é de localização hissiana ou pós-hissiana (**Figura 38.4**).

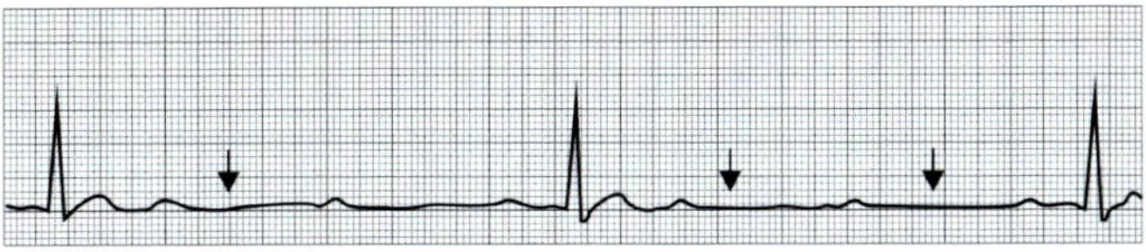

Figura 38.4 *Bloqueio atrioventricular de 2° grau – tipo II (mobitz II), com as setas verticais ilustrando as ondas P bloqueadas, portanto, sem a subsequente ativação ventricular.*

Bloqueio atrioventricular de 3° grau

Também chamado de bloqueio atrioventricular total (BAVT), é caracterizado por uma completa dissociação elétrica atrioventricular, em que não há relação alguma entre o ritmo atrial e o ritmo ventricular, de tal forma que nenhuma atividade elétrica atrial é conduzida para os ventrículos (**Figura 38.5**).

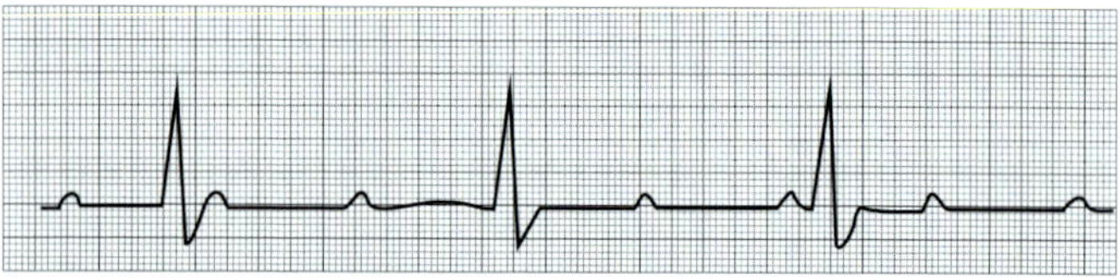

Figura 38.5 *Bloqueio atrioventricular de 3° grau ou BAVT.*

Quadro clínico

Existe um vasto espectro de sinais e sintomas que um paciente com bloqueio atrioventricular pode apresentar tais como dispneia, cansaço, palpitações, astenia, síncope, pré-síncope, tontura, vertigem, fadiga, dor torácica, entre outros. Porém, a atenção máxima deve ser depositada em evidenciar sinais e sintomas de alarme, que costumam estar associados com os bloqueios localizados no tronco do feixe de his ou nos feixes pós-hissianos.

A importância na identificação precoce dos sinais e sintomas de alarme se explica pelo fato de eles modificarem a conduta no manejo do caso clínico, objetivando o tratamento com a maior brevidade possível. Pela maioria das vezes, esses casos de maior gravidade estão associados com alguma outra entidade nosológica (**Tabela 38.2**).

Tabela 38.2 *Identificação precoce dos sinais e sintomas de alarme da bradiarritmia*

Sintomas	Sinais	Situações particulares
Vertigem	Hipotensão	Arritmias ventriculares desencadeadas pela bradicardia
Síncope ou pré-síncope	Insuficiência cardíaca	Choque hipovolêmico
Fadiga intensa	Choque	Infarto agudo do miocárdio
Dispneia/Respiração superficial	Infarto agudo do miocárdio	Infarto agudo do miocárdio
Dor torácica	Edema agudo de pulmão	Tamponamento cardíaco

Os sinais e sintomas de alarme são dor torácica, alteração do nível de consciência (síncope, pré-sincope ou sonolência), sinais de choque (hipotensão e má perfusão periférica), dispneia com sinais de insuficiência cardíaca ou congestão pulmonar. Esses sinais e sintomas caracterizam um quadro de bradiarritmias instável.

Tratamento

Bradiarritmia estável

Para os quadros de bradiarritmias estáveis (sem os sinais de alarme), por mais das vezes não é imperativa a implementação de tratamento imediato. Exceto para os quadros de bloqueios atrioventriculares de 3° grau, em que pode ser necessária a passagem do marca-passo transvenoso.

Bradiarritmia instável

Os pacientes que apresentem qualquer um dos sinais e sintomas de alarme devem ser encaminhados imediatamente para sala de emergência para viabilização de acesso venoso periférico calibroso, monitorização cardiográfica, pressão arterial não invasiva, oximetria de pulso e instituído um algoritmo de atendimento para bradiarritmia instável.

As medicações para os quadros de bradiarritmias instáveis (**Tabela 38.1**) são escassas e pouco efetivas, sendo mais utilizadas enquanto se viabiliza o material para a passagem do marca-passo provisório.

A primeira medicação a ser utilizada para tentativa do reestabelecimento hemodinâmico é a atropina, pela facilidade e precocidade da obtenção, devendo ser utilizada na dose de 0,5 mg, por via endovenosa, podendo ser repetida a cada 3 a 5 minutos, até a dose máxima de 3 mg.

Como segunda opção, há três medidas que são equivalentes quanto ao grau de recomendação e nível de evidência: dopamina na dose de 2-20 µg/kg/min em bomba de infusão; ou epinefrina na dose de 2 a 10 µg/kg em bomba de infusão; ou a implementação do marca-passo transcutâneo. Na sequência, apresentamos o algoritmo de atendimento das bradiarritmias (**Figura 38.10**).

Marca-passo (MP) transcutâneo e transvenoso

Marca-passo transcutâneo

O MP transcutâneo substitui o MP transvenoso na emergência, utilizado tanto no tratamento das bradicardias como no de taquicardias. Apresenta menores complicações quanto à instalação por não ser invasivo, e regulação de mais fácil controle. Tem maior praticidade de uso e de velocidade de instalação e nível de evidência para bradicardias sintomáticas.

Instalando o marca-passo transcutâneo

Primeiro, deve-se aplicar as pás adesivas do MP em uma das diversas posições possíveis (**Figura 38.6**), o que dependerá da disponibilidade de contato da pá com a pele. Lembrando que a condução elétrica está diretamente relacionada com o maior contato com a pele.

Depois de posicionadas e conectadas as pás ao aparelho, ele deve ser ligado na opção de MP (Pacer), deve-se selecionar uma

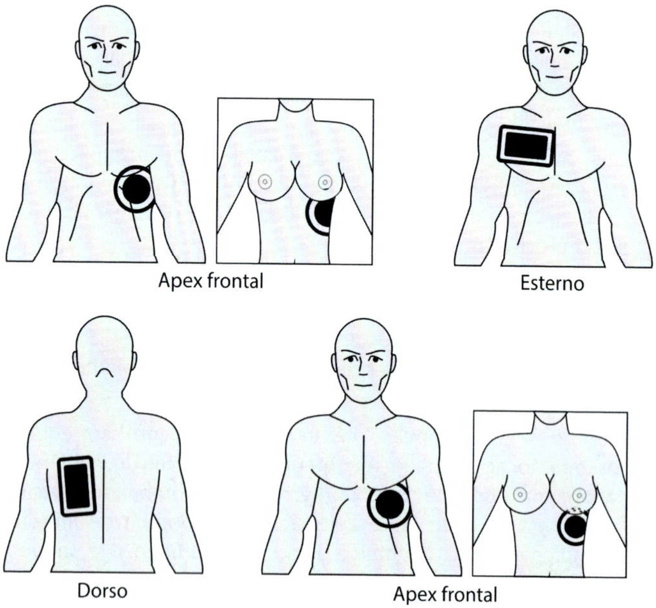

Figura 38.6 *Aplicando a pá adesiva do MP nas diversas posições possíveis.*

frequência mais acima do que a real do paciente (Rate), aumentar a corrente (Output) até começar apresentar no traçado do ECG/ Monitor captura elétrica, checar o pulso do paciente (carotídeo ou femoral) e verificar se a captura elétrica corresponde à captura mecânica (há situações em que se tem a atividade elétrica registrada, porém sem pulso ou em menor frequência do que a desejada) (**Figura 38.7**). A analgesia é sempre necessária, pois os impulsos elétricos são dolorosos.

A despeito da correta técnica de se aplicar o MP transcutâneo, falhas de capturas podem ocorrer devido a alterações metabólicas, anatômicas ou até mesmo medicamentosa hipóxia, acidose, enfisema pulmonar, derrame pericárdico, alterações eletrolíticas, uso de medicações (antiarrítmicos) e pós-operatório de cirurgia cardiovascular.

Marca-passo transvenoso provisório

Consiste no implante de um fio ou cabo de marca-passo através de uma punção venosa central (veia jugular D, subclávia E, veia jugular E e veia subclávia D; não comumente utilizada mas não proibitiva, pode-se usar as veias femorais). O implante é preferencial através da radioscopia ou do traçado do ECG com a fonte do MP desligada.

Implantando o marca-passo transvenoso provisório

Realizar a punção venosa conforme a adequada técnica e recomendação, deixar para traçar derivação V1 conectando o "fio em jacaré" no cabo DISTAL do MP e outro na conexão do ECG (o fio preto é o negativo e o cinza, o positivo; devendo ser conectado positivo com positivo e negativo com negativo) (**Figura 38.8**).

Ligar o traçado contínuo durante a passagem do cabo. Atentar ao traçado de ECG conforme o cabo de MP avança no sistema endovascular do paciente (**Figura 38.9**).

Sequência: veia cava (A), átrio alto (B), átrio médio (C), átrio baixo (D), ventrículo e impactar (G) cabo entre músculos papilares (J) para melhor corrente de lesão.

Na onda (F), nota-se a situação em que o cabo do MP está no seio venoso e, nas ondas (K) e (L), nota-se a situação em que o cabo de MP perfurou a parede livre do ventrículo direito, essas são situações não desejadas e que necessitam ser corrigidas prontamente. No capítulo sequencial, serão discutidos maiores aspectos da programação do MP transvenoso e transcutâneo.

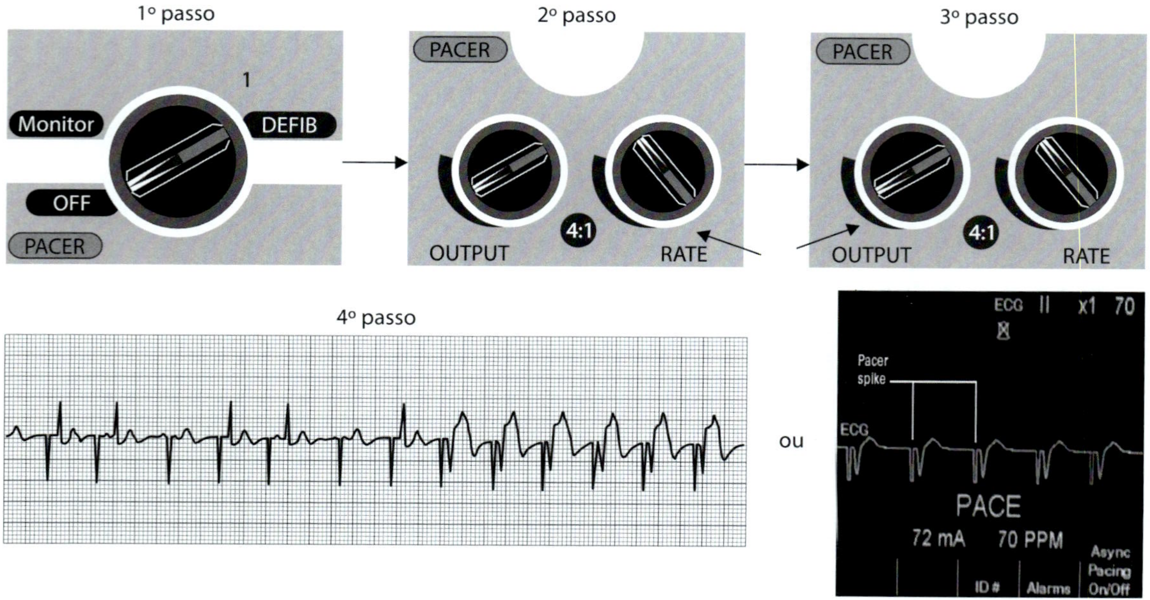

Figura 38.7 *Ligando MP transcutâneo passo a passo até a captura elétrica.*

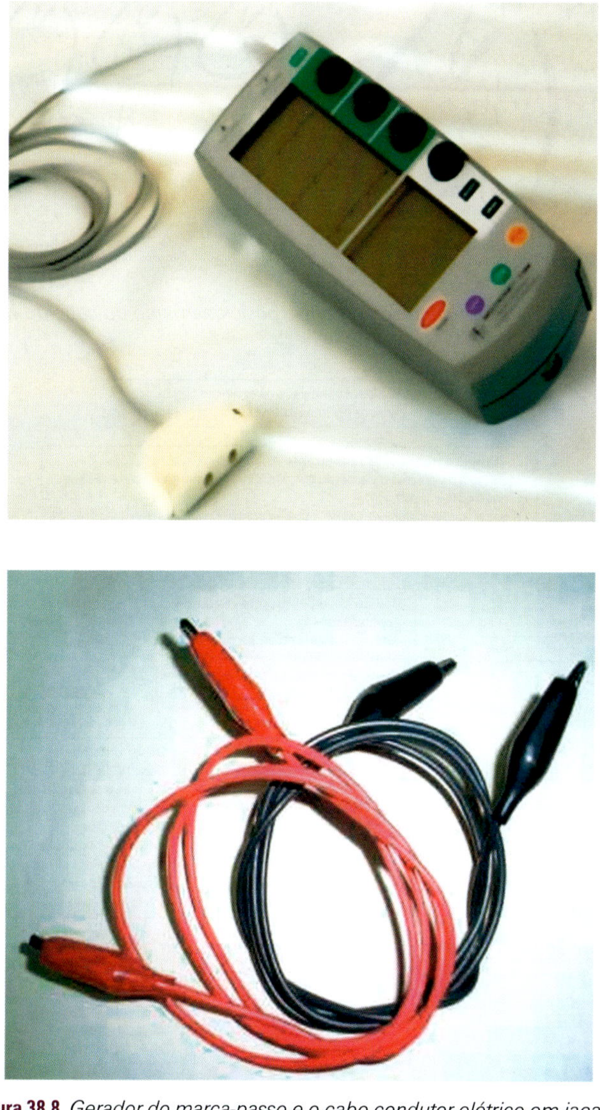

Figura 38.8 *Gerador do marca-passo e o cabo condutor elétrico em jacaré.*

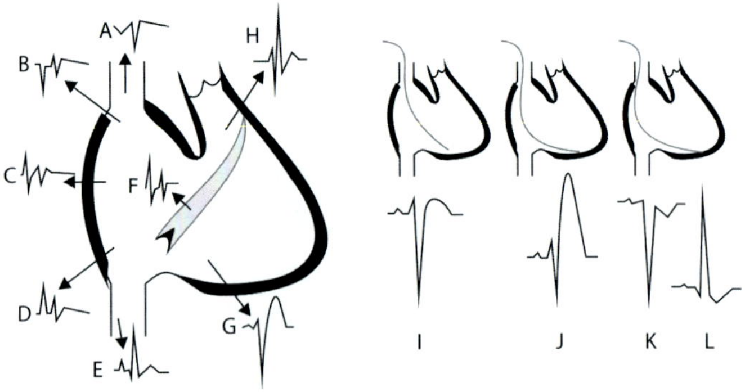

Figura 38.9 *Traçado elétrico conforme posicionamento do cabo do MP.*

Avalie a adequabilidade da condição clínica.
Frequência cardíaca normalmente < 50/min. se bradiarritmia.

↓

Identifique e trate a causa subjacente

- Mantenha a via aérea patente; auxilie a respiração, conforme a necessidade
- Oxigênio (se hipoxêmico)
- Monitor cardíaco para identificar ritmo; monitorar pressão arterial e oximetria
- Acesso IV
- ECG de 12 derivações, se disponível; não retarde o tratamento

↓

Bradiarritmia persistente causando:

- Hipotensão?
- Alteração aguda do estado mental?
- Sinais de choque?
- Desconforto torácico isquêmico?
- Insuficiência cardíaca aguda?

Não → Monitorar e observar

Sim ↓

Atropina

Se atropina ineficaz:

- Estimulação transcutânea; ou
- Infusão de dopamina; ou
- Infusão de epinefrina

↓

Considerar:

- Consultar um especialista
- Estimulação transvenosa

Doses/detalhes

Dose IV de atropina:
Primeira dose: bolus de 0,5 mg
Repetir a cada 3 a 5 minutos
Máximo: 3 mg

Infusão IV de dopamina:
2 a 10 mcg/kg por minuto

Infusão IV de epinefrina:
2 a 10 mcg por minuto

Figura 38.10 *Algoritmo de atendimento das bradiarritmias.*

Bibliografia

1. Guimarães HP, Assunção MS, Carvalho FB, Japiassú AM, Veras KN, Nácul FE, Reis HJL, Azevedo RP. Manual de medicina intensiva. São Paulo: Atheneu; 2014.
2. Guimarães, Hélio Penna; Bittar, JPM; Lopes, Renato Delascio; Flato, Uri Adrian Prync. Marca-passo Cardíaco. In: Hélio Penna Guimarães; Adriano A.M.Truffa; Renato Delascio Lopes; Antonio Carlos Lopes. (Org.). Manual de Bolso de UTI. 1ed. São Paulo: Editora Atheneu, 2010, v. 1, p. 49-52.
3. Guimarães, Hélio Penna; LOPES, Renato Delascio; Flato, U. P. Marca-passo Cardíaco. In: Antonio Carlos Lopes; Letícia Sandre Vendrame; Hélio Penna Guimarães; Renato Delascio Lopes. (Org.). Manual de Medicina de Urgência. 1ed. São Paulo: Editora Atheneu, 2012, v. 1, p. 899-902.
4. Mangrum JM, DiMarco JP. The Evaluation and Management of Bradycardia. N Engl J Med 2000; 342:703-709.
5. Mann D L, Bonow RO, Zipes DP, Libby P. Braunwald's heart disease a textbook of cardiovascular medicine. 10. ed. Philadelphia: Elsevier Saunders; 2015.
6. Moreira MCV, Montenegro ST, Paola AA. Livro-Texto da Sociedade Brasileira de Cardiologia. 2. ed. São Paulo: Manole; 2015.
7. Pesinato, RM; Pinto, T. F. V.; Guimarães, Hélio Penna; Lopes, Renato Delascio. Marca-passo Transcutâneo e Transvenoso. In: Hélio Penna Guimarães; Antônio Pedro Lucas Bittencourt; Helder José Lima Reis; Renato Delascio Lopes; Antonio Carlos Lopes. (Org.). Procedimentos em Medicina de Urgência e Emergência. 1ed. São Paulo: Editora Atheneu, 2013, v. 1, p. 45-48.
8. Reddy VK, Exner CV, Cantillon DJ, Doshi R, Brunch J, Tomassoni GF, Friedman PA, Estes NA, M Niazi I, Plunkitt K, Banker R, Porterfield J, Dukkipati SR. Percutaneous implantation of an entirely intracardiac leadless pacemaker. New England Journal of Medicine; 2015.
9. Reynolds D, Duray GZ, Omar DR, Soejima K, Neuzil P, Zhang S, Narasimhan C, Steinwender C, Brugada J, Lloyd M, Roberts PR, Sagi V, Hummel J, Bongiorni MG, Knops RE, Ellis CR, Gornick CC, Bernabei MA, Laager V, Stromberg K, Williams ER, Hudnall JH, Ritter P. A leadless intracardiac transcatheter pacing system. New England Journal of Medicine; 2015.

39

Síndrome Aórtica Aguda

Flávio Araújo

Dissecção de aorta (DAA)

A hipertensão arterial sistêmica (HAS) é o principal fator predisponente da DAA. O registro do IRAD mostrou que 72% dos pacientes tinham histórico de HAS; no entanto, ela é bem mais comum nas dissecções distais (tipo B de Stanford, como pode ser visto adiante, em Classificação) do que nas proximais (tipo A de Stanford).

Alterações do colágeno, como na síndrome de Marfan, ou Ehlers-Danlos, também estão associadas aos quadros de DAA. Quadros de aneurisma de aorta também podem ser o fator inicial para a formação da DAA, bem como o caso de pacientes que passaram por manipulação da aorta, seja cirúrgica ou endovascular.

Doenças inflamatórias que causam vasculites, como arterite de células gigantes, doença de Takayasu e artrite reumatoide, levam a lesão da camada média da aorta e a um risco aumentado para a formação da DAA.

Classificação

Existem duas classificações mais utilizadas: Stanford e DeBakey. A classificação de Stanford é dividida em dois grupos – tipo A as que se iniciam na aorta ascendente e tipo B aquelas cuja rotura da íntima ocorre na aorta descendente. A classificação de DeBakey é dividida em três grupos, basicamente dividindo o tipo A de Stanford em tipo I, início na aorta ascendente e dissecção distal além do tronco braquiocefálico, e tipo II, também iniciado na aorta ascendente, mas com a dissecção limitada a esse espaço. O tipo III de DeBakey seriam as dissecções de aorta descente, tipo B de Stanford, e podem ser divididas em IIIa e IIIb – "a" limitado até o diafragma e "b" o que invade o compartimento abdominal.

Quadro clínico

A dor é o sintoma mais comum da DAA, presente em até 90% dos pacientes. Tipicamente, a dor é torácica ou nas costas, de forte intensidade, do tipo "facada". Este quadro pode estar acompanhado de síncope, quadro cerebrovascular, insuficiência cardíaca e/ou infarto agudo do miocárdio. A dor anterior é mais típica de quadros em aorta ascendente, e a posterior, dos quadros na aorta descendente.

Alteração na simetria dos pulsos também pode ser um sinal de que a dissecção está reduzindo o fluxo de sangue em uma região anatômica. Alterações acima de 30 mmHg na pressão sistólica são consideradas significativas. Pacientes com alteração de pulsos estão mais correlacionados a quadros neurológicos, e o número de pulsos alterados também está correlacionado com a mortalidade dos pacientes.

O aparecimento de um sopro em foco aórtico acompanhado de dor torácica de forte intensidade é um sinal de insuficiência aórtica. Classicamente esse sopro é descrito como diastólico decrescente e é acompanhado de um aumento da diferencial de pulso, hipotensão ou insuficiência cardíaca.

Os quadros neurológicos podem ocorrer pela obstrução de ramos da aorta. AVC e/ou alterações de nível de consciência são sugestivos de lesões que atingem as carótidas, seja pelo tronco braquicefálico seja pela carótida esquerda. A compressão do gânglio simpático cervical superior pode levar a um quadro de síndrome de Horner. Rouquidão pode ser um sintoma da compressão do nervo laringeal recorrente esquerdo.

Os quadros de choque e hipotensão são relacionados a quadros graves com complicações críticas, como tamponamento, isquemia miocárdica, insuficiência aórtica aguda ou mesmo a rotura da DAA levando a um hemotórax.

A síncope é um evento que aparece em 5 a 10% dos pacientes, representa uma gravidade maior do quadro e está relacionado a maior mortalidade.

Podemos relacionar, resumidamente, os quadros clínicos às estruturas envolvidas, conforme mostra a **Tabela 39.1**.

Tabela 39.1 *Tabela de relação entre achados clínicos e estruturas anatômicas envolvidas*

Achado clínico	Estrutura anatômica envolvida
Insuficiência aórtica e/ou cardíaca	Válvula aórtica
Infarto agudo do miocárdio	Artéria coronária (mais comum a direita)
Hemotórax	Tórax
Tamponamento cardíaco	Pericárdio
AVC ou síncope	Tronco braquicefálico, carótida comum, subclávia
Alteração de pulso e perfusão de membros superiores	Subclávia
Paraplegia	Artérias intercostais
Alteração de força e/ou pulso ou fraqueza em membros inferiores	Artéria ilíaca
Dor abdominal	Artéria mesentérica ou celíaca
Insuficiência renal ou dor nas costas ou flancos	Artéria renal
Síndrome de Horner	Gânglio simpático cervical superior

Exames

O eletrocardiograma é um exame necessariamente solicitado em quadros de dor precordial. Apesar de quadros de infarto agudo do miocárdio, não relacionados a DAA, comumente terem uma apresentação de dor diferente da DAA, mesmo assim este exame é essencial, para auxiliar o diagnóstico diferencial ou de complicações da dissecção em aorta ascendente. É comum o supra de st em paredes inferiores, devido dissecção de coronária direita.

A radiografia de tórax é um exame facilmente feito à beira do leito e pode ajudar a diagnosticar algumas alterações sugestivas da DAA ou de suas complicações. O sinal mais comum é o alargamento do contorno da aorta, presente em 60% a 70% dos casos.

A dosagem do D-dímero, por ser um exame pouco específico, pode estar alterada em diversas doenças, e tem seu principal valor na DAA, para ajudar a excluir a possibilidade de dissecção associada a DAA. Valores abaixo de 500 ng/mL excluem o diagnóstico, devido sua alta sensibilidade.

Os exames mais importantes para realizar o diagnóstico são os de imagem que conseguem caracterizar o descolamento da íntima e o fluxo sanguíneo alterado, quais sejam tomografia, ressonância magnética e ecocardiografia transesofágica.

Tratamento

Os quadros agudos da aorta ascendente são considerados emergências cirúrgicas. No entanto, aqueles restritos à aorta descendente podem ser tratados clinicamente, desde que não apresentem isquemias evidentes ou quadros de sangramento.

Todos os pacientes com suspeita de DAA devem ser admitidos em unidades de terapia intensiva para suporte intensivo. O controle da dor deve ser agressivo e sugere-se o uso da morfina. O controle da pressão arterial também é crítico ao tratamento; recomenda-se pressão arterial sistólica entre 100 e 120 mmHg. A utilização de betabloqueadores com intenção de reduzir a frequência cardíaca para menos de 60 bpm pode reduzir a tensão dos vasos. A literatura internacional recomenda o uso do propranolol, labetalol ou mesmo do esmolol. No Brasil não dispomos do labetalol para uso. O verapamil e o diltiazem podem ser alternativas em pacientes com intolerância ao uso do betabloqueador.

O uso do nitroprussiato para o controle da pressão deve ser reservado para casos nos quais já foi instituído controle da frequência cardíaca. A vasodilatação isolada leva a ativação de um reflexo simpático, o que aumenta a tensão no vaso. Outros vasodilatadores, como a hidralazina, devem ser evitados, pelo mesmo efeito e dificuldade de titulação da medicação.

O choque, quando presente, deve ser tratado com muito cuidado, e antes da administração de volume é necessário descartar locais de rotura da aorta com sangramento. O uso de inotrópicos também deve ser evitado, pois estes aumentam o estresse do vaso.

O foco inicial do paciente é a estabilização mínima para que haja condição de realizar os exames diagnósticos (tomografia, ressonância ou ecocardiografia).

Os pacientes com quadro de DAA, principalmente do tipo A, devem passar por uma avaliação de doença coronariana concomitante. Angiografia coronariana ou tomografia devem ser consideradas durante a avaliação do paciente. A escolha entre angiografia percutânea ou tomografia coronariana deve ser feita pela disponibilidade, mas a angiografia não se mostrou superior ao exame não invasivo nesses pacientes.

A ecocardiografia transesofágica termina a avaliação fornecendo importantes informações sobre a condição da válvula aórtica, o que pode determinar a opção cirúrgica.

Tratamento definitivo

O tratamento cirúrgico clássico descrito por Debakey's em 1955 consiste em excisão da laceração da íntima, fechamento do falso lume e reconstrução da aorta com um enxerto sintético. Essa técnica possibilitou a importante melhora da sobrevida dos pacientes. A troca da válvula aórtica também pode ser indicada nos casos de acometimento dela.

Nos casos do tipo B, a intervenção cirúrgica ou endovascular estará indicada nos pacientes que apresentam complicações. Este grupo de pacientes com complicação apresenta uma maior mortalidade.

O uso de próteses endovasculares para casos de pacientes com DAA tipo B obstrui a área de *flapping* havendo uma natural trombose à falsa luz. O uso das endopróteses está relacionando a um menor número de complicações em relação à cirurgia clássica. A melhor indicação para o uso dessa técnica são os casos crônicos, já que a utilização dela na fase aguda pode não acabar em resultados tão bons.

Já nos casos de dissecções tipo A, a intervenção deve ocorrer o mais breve possível, pois esses pacientes apresentam uma mortalidade de 1 a 2% por hora a partir do início dos sintomas. A mortalidade hospitalar dos pacientes tratados cirurgicamente varia de acordo com a gravidade do quadro e com a idade, mas de um modo geral está entre 7% e 36%, e é bem melhor que 50% nos pacientes tratados clinicamente.

Bibliografia

1. Bickerstaff LK, Pairolero PC, Hollier LH, Melton LJ, Van Peenen HJ, Cherry KJ, et al. Thoracic aortic aneurysms: a population-based study. Surgery [Internet]. 1982 Dec;92(6):1103-8.
2. Clouse WD, Hallett JW, Schaff H V, Spittell PC, Rowland CM, Ilstrup DM, et al. Acute aortic dissection: population-based incidence compared with degenerative aortic aneurysm rupture. Mayo Clin Proc [Internet]. 2004 Feb;79(2):176-80.
3. Hagan PG, Nienaber CA, Isselbacher EM, Bruckman D, Karavite DJ, Russman PL, et al. The International Registry of Acute Aortic Dissection (IRAD): new insights into an old disease. JAMA [Internet]. 2000 Feb 16;283(7):897-903.
4. Isselbacher EM. Trends in thoracic aortic aneurysms and dissection: out of the shadows and into the light. Circulation [Internet]. 2014 Dec 23;130(25):2267-8.

5. Larson EW, Edwards WD. Risk factors for aortic dissection: a necropsy study of 161 cases. Am J Cardiol [Internet]. 1984 Mar 1;53(6):849-55.
6. LeMaire SA, Russell L. Epidemiology of thoracic aortic dissection. Nat Rev Cardiol [Internet]. 2011 Feb;8(2):103-13.
7. Mészáros I, Mórocz J, Szlávi J, Schmidt J, Tornóci L, Nagy L, et al. Epidemiology and clinicalpathology of aortic dissection. Chest [Internet]. 2000 May;117(5):1271-8.
8. Spittell PC, Spittell JA, Joyce JW, Tajik AJ, Edwards WD, Schaff H V, et al. Clinical features and differential diagnosis of aortic dissection: experience with 236 cases (1980 through 1990). Mayo Clin Proc [Internet]. 1993 Jul;68(7):642-51.

40

Embolia Pulmonar

Carlos Henrique Miranda
Abel de Barros Araujo Filho
Marcos de Carvalho Borges
Antônio Pazin Filho

Introdução

A embolia pulmonar é causada pela embolização de diversos tipos de partículas para a árvore arterial pulmonar, tais como líquido amniótico no período periparto, material gorduroso proveniente da medula óssea nas fraturas de ossos longos, trombos provenientes do território venoso profundo etc. No que diz respeito à prevalência dessas diferentes entidades, o tromboembolismo pulmonar (TEP) é a situação clínica mais frequente.

Fatores de risco

Diversos fatores de risco para a TEP foram identificados, como: cirurgia ou trauma recentes, imobilização prolongada, neoplasia, tabagismo, uso de contraceptivos hormonais, gravidez e puerpério, trombofilias, entre outros (**Tabela 40.1**). Em pós-operatório de cirurgia ortopédica de quadril, por exemplo, a incidência de TEP chega a 50 a 70%.

Tabela 40.1 *Fatores de risco relacionados ao TEP*

Fatores de risco mais altos (risco relativo entre 5 e 20)	
Cirúrgicos	Cirurgia abdominal ou pélvica de grande porte
	Prótese de quadril ou joelho
	Necessidade de UTI no pós-operatório
	Politraumatismo/trauma medular

Continua

Continuação

Fatores de risco mais altos (risco relativo entre 5 e 20)	
Obstétricos	Gravidez a termo
	Parto cesáreo
	Puerpério
Problemas em membros inferiores	Fratura
	AVE com paralisia de membros
Malignidade	Neoplasia abdominal ou pélvica
	Doença avançada/metastática
	Quimioterapia
Imobilidade (> 3 dias)	Hospitalização
	Institucionalização
Trombofilias	Deficiência de antitrombina
	Deficiência de proteína C
	Deficiência de proteína S
	Síndrome do anticorpo antifosfolipídeo
	Homozigose para fator V de Leiden
	Homozigose para mutação do gene da protrombina
Outros	Evento embólico prévio
Fatores de risco mais baixos (risco relativo entre 2 e 4)	
Cardiovasculares	Doenças cardíacas congênitas
	Insuficiência cardíaca congestiva
	Idade
	Tromboflebite superficial/varizes
	Cateter venoso central
Estrogênios	Anticoncepcional oral
	Terapia de reposição hormonal
Trombofilias	Heterozigose para fator V de Leiden
	Heterozigose para mutação do gene da protrombina
	Hiper-homocisteinemia

Continua

Continuação

Fatores de risco mais baixos (risco relativo entre 2 e 4)	
Outros	Exacerbação da DPOC
	Deficiências neurológicas
	Doença maligna oculta
	Viagens prolongadas
	Obesidade
	Cirurgia por laparoscopia

UTI: unidade de terapia intensiva; AVE: acidente vascular encefálico; DPOC: doença pulmonar obstrutiva crônica.

Quadro clínico

As manifestações clínicas variam desde sintomas leves, ou mesmo ausentes, até choque circulatório e insuficiência respiratória. Além disso, pode se apresentar como um achado incidental ou até como causa de parada cardiorrespiratória e morte. Os sintomas mais comuns são dispneia, dor torácica, tosse, febre, hemoptise e síncope, sintomas esses, portanto, não específicos para TEP, além de sua frequência variar de acordo com o estudo avaliado (**Tabela 40.2**).

Tabela 40.2 *Caracterização dos principais sinais e sintomas geralmente observados no TEP agudo*

Característica	Pollack *et al.*	PIOPED II
Dispneia	50%	76%
Taquipneia (FR > 20 irpm)	ND	52%
Taquicardia (FC > 100 bpm)	ND	20%
Dor torácica pleurítica	39%	76%
Tosse	23%	44%
Dor torácica retroesternal	15%	ND
Febre	10%	ND
Hemoptise	8%	6%
Síncope	6%	ND
Dor em membro inferior unilateral	6%	26%
Sinais de TVP	24%	38%

FR: frequência respiratória; irpm: incursões respiratórias por minuto; FC: frequência cardíaca; bpm: batimentos por minuto; TVP: trombose venosa profunda; ND: não definido.

A dispneia classicamente descrita é de início súbito, mas pode ter evolução de horas a dias. Em pacientes portadores de cardiopatia ou pneumopatia, a piora da dispneia pode ser o único sintoma indicativo de TEP. A dor torácica pode ser causada tanto por irritação pleural, em virtude da embolização distal, causando infarto pulmonar, como por isquemia do ventrículo direito, e é fundamental fazer diagnóstico diferencial com síndrome coronariana aguda e dissecção aórtica.

Diagnóstico

A investigação do TEP deve ser realizada a partir da aplicação de escores clínicos de probabilidade pré-teste. Os mais utilizados são os escores de Wells (**Tabela 40.3**) e de Genebra.

Tabela 40.3 *Escore de Wells utilizado para definição da probabilidade de TEP durante a investigação diagnóstica*

Escore de Wells	
TEP ou TVP prévia	1,5
Frequência cardíaca > 100 bpm	1,5
Cirurgia ou imobilização < 4 semanas	1,5
Hemoptise	1
Neoplasia	1
Sinais clínicos de TVP	3
Diagnóstico alternativo menos provável que TEP	3
Probabilidade clínica	
Escore de três níveis	
Baixa	0-1
Intermediária	2-6
Alta	> 7
Escore de dois níveis	
TEP improvável	0-4
TEP provável	> 5

TEP: tromboembolismo pulmonar; TVP: trombose venosa profunda.

Os algoritmos diagnósticos para investigação de TEP com e sem instabilidade hemodinâmica são mostrados nas **Figuras 40.1** e **40.2** e descritos sumariamente a seguir. A estratégia pode variar de acordo com a disponibilidade dos métodos diagnósticos de cada serviço.

Exames complementares, como angiotomografia de tórax, cintilografia pulmonar de ventilação/perfusão e arteriografia pulmonar, ou de suporte ao diagnóstico, como eletrocardiograma, gasometria arterial e radiografia de tórax, podem ser confirmatórios do diagnóstico de TEP (**Figura 40.3**).

Na gasometria arterial pode-se observar a presença de hipoxemia, hipocapnia e alcalose respiratória.

Na radiografia de tórax, sinais radiológicos podem ser observados, como Westermark (oligoemia regional); corcova de Hampton (opacidade triangular com base pleural), uma manifestação de infarto pulmonar; derrame pleural (sendo exsudato em 80% dos casos); atelectasias laminares; e elevação da cúpula diafragmática. Porém, esses sinais não são achados comuns e nem específicos, e estão presentes apenas em cerca de 15% dos casos.

No eletrocardiograma o achado mais frequente é a taquicardia sinusal, podendo ocorrer também *flutter* e fibrilação atrial. Pode-se evidenciar sinais de sobrecarga de VD, como inversão de onda T de V1-V4; padrão S1Q3T3; desvio do eixo QRS para a direita ou bloqueio de ramo direito. Estas últimas alterações costumam ser encontradas nos casos mais graves e também não são específicas para o diagnóstico de TEP.

No ecocardiograma transtorácico pode-se observar a presença de disfunção ou dilatação de VD e elevação da pressão da artéria pulmonar. Ele tem a vantagem de poder ser realizado à beira do leito, além de ser um método não invasivo que não necessita da administração de contraste endovenoso.

O D-dímero é um produto da degradação da fibrina que se eleva no plasma na presença de trombose aguda devido à ativação simultânea das cascatas de coagulação e fibrinólise. O exame tem alta sensibilidade (95%) e elevado valor preditivo negativo (98,5-100%). Desse modo, auxilia na exclusão do diagnóstico de TEP em pacientes com probabilidades baixa e intermediária. Evidências recentes sugerem a necessidade de se ajustar o valor de corte de normalidade do teste de acordo com a idade, com o objetivo de diminuir o número de exames falso-positivos, principalmente nos indivíduos idosos. O valor tradicional de corte do D-dímero é 0,5 μg/ml, e para ajustar a idade deve-se utilizar a seguinte fórmula: idade/100 para os pacientes acima de 50 anos.

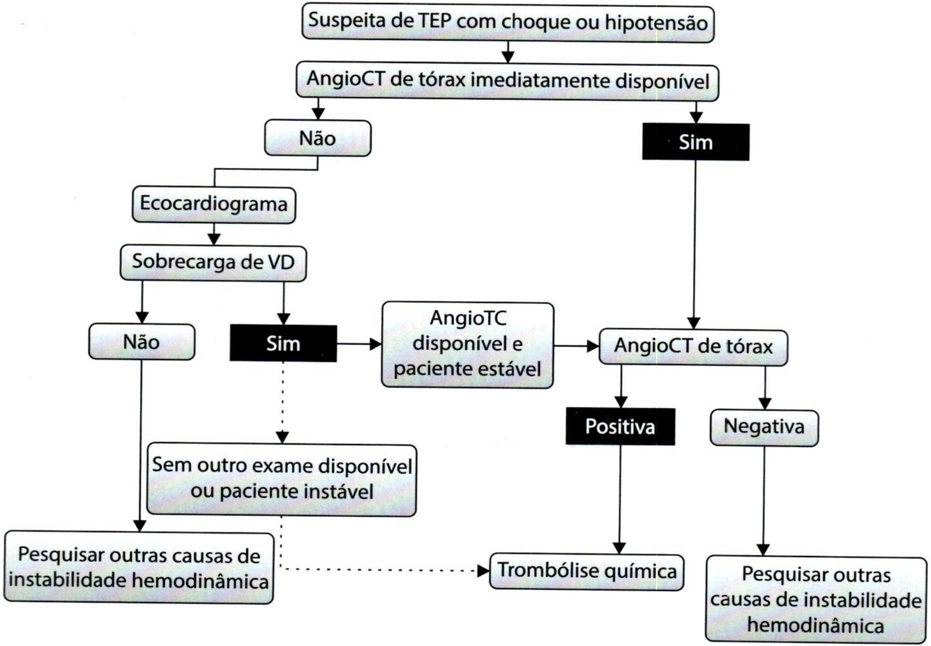

Figura 40.1 *Algoritmo para investigação diagnóstica de TEP em pacientes com instabilidade hemodinâmica.*

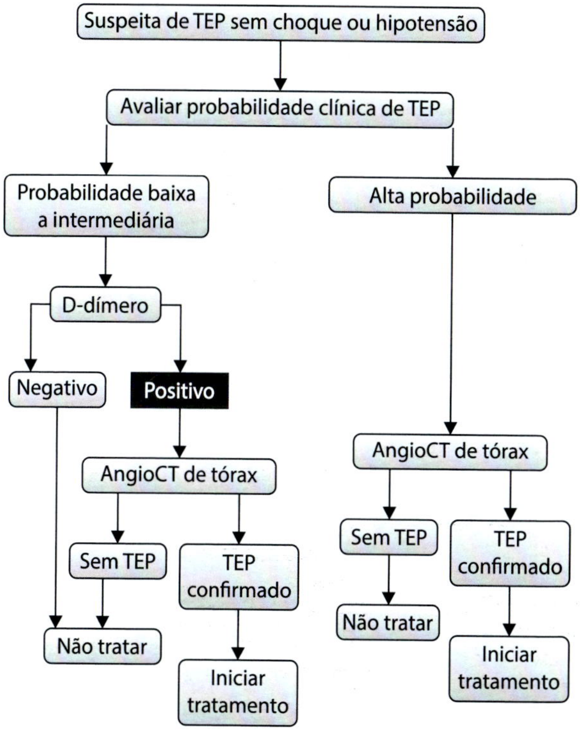

Figura 40.2 *Algoritmo para investigação de TEP em pacientes hemodinamicamente estáveis.*

A angiotomografia de tórax tem se tornado o método de escolha para o diagnóstico de TEP na maioria dos serviços, com sensibilidade de 83% e especificidade de 96%. A arteriografia pulmonar é o exame padrão-ouro para o diagnóstico de TEP.

O ultrassom (US) doppler venoso de membros inferiores pode ser realizado com o objetivo de observar a presença de trombose venosa profunda nos membros inferiores, visto que em cerca de 70% dos casos o TEP se origina de TVP dessa região.

Investigação de pacientes com instabilidade hemodinâmica

Observe a **Figura 40.1**.

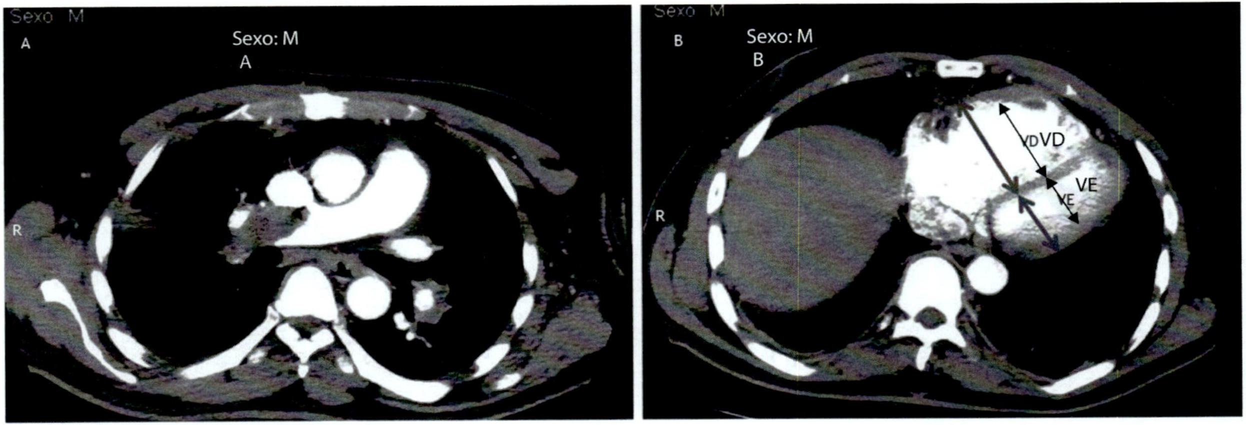

Figura 40.3 *Exemplo de uma angiotomografia de artéria pulmonar mostrando o diagnóstico de TEP com a presença de trombo (asterisco) ocluindo o ramo principal da artéria pulmonar direita (A) associado a importante dilatação do ventrículo direito (VD), com relação VD/VE > 0,9 (B).*

Investigação de pacientes sem instabilidade hemodinâmica

Observe a **Figura 40.2**.

Estratificação de risco

Vários escores baseados em parâmetros clínicos foram desenvolvidos com o objetivo de predizer o prognóstico dos pacientes com diagnóstico de TEP confirmado. Dentre esses, o escore de PESI (*Pulmonary Embolism Severity Index*) é o mais extensivamente validado. Ele apresenta duas versões, uma original e uma simplificada, conforme se vê na **Tabela 40.4**.

A avaliação da função do VD através de exames de imagem, como ecocardiograma transtorácico e tomografia, também foi validada como preditor independente de desfecho adverso no TEP. Achados ecocardiográficos de disfunção do VD são observados em mais de 25% dos pacientes, mas, apesar disso, falta ainda uma melhor padronização na avaliação desse parâmetro. Os achados ecocardiográficos utilizados para estratificação são: dilatação do VD, um aumento da relação VD/VE, hipocinesia da parede livre do VD, aumento na velocidade de jato da regurgitação tricúspide.

Alguns biomarcadores também podem ser utilizados na estratificação de risco desses pacientes. A elevação do BNP ou NT-proBNP reflete aumento das pressões de enchimento dentro do VD secundário à obstrução da artéria pulmonar pelo trombo.

A elevação de troponina no TEP, tanto I como T, reflete isquemia miocárdica do VD, o que ocorre em virtude de diminuição de sua perfusão, redução do fluxo coronariano e aumento das pressões intracavitárias do VD.

Por fim, a presença de hipotensão sustentada e de choque circulatório secundário ao TEP define um grupo de alto risco de complicações.

Tratamento

O tratamento do TEP deverá ser individualizado de acordo com a repercussão clínico-laboratorial e o risco de complicações durante a evolução clínica, principalmente de morte ou desenvolvimento de choque circulatório. Para avaliação do tipo de tratamento recomendado, os pacientes devem ser estratificados em baixo, intermediário ou alto risco de complicações (mortalidade intra-hospitalar ou em 30 dias).

Grupo de alto risco

Nesse grupo estão incluídos os pacientes que desenvolvem choque circulatório ou hipotensão arterial secundária ao episódio de TEP.

Tabela 40.4 *Escore PESI (Pulmonary Embolism Severity Index) para estratificação de risco de complicações nos pacientes com diagnóstico definitivo de TEP*

Parâmetros	Versão original	Versão simplificada
Idade	Idade em anos	1 ponto (se idade > 80 anos)
Sexo masculino	+10 pontos	-
Câncer	+30 pontos	1 ponto
Insuficiência cardíaca	+10 pontos	1 ponto
DPOC	+10 pontos	
FC ≥ 110 bpm	+20 pontos	1 ponto
PAS < 100 mmHg	+30 pontos	1 ponto
FR> 30 ipm	+20 pontos	-
Temperatura < 36 °C	+20 pontos	-
Estado mental alterado	+60 pontos	-
Saturação de oxigênio < 90%	+20 pontos	1
Taxa de mortalidade (30 dias)	**Estratificação de risco (somatório de pontos)**	
Muito baixa (0-1,6%)	Classe I: ≤ 65 pontos	0 ponto
Baixa (1,7-3,5%)	Classe II: 65-85 pontos	
Moderada (3,2-7,1%)	Classe III: 86-105 pontos	≥1 ponto
Alta (4,0-11,4%)	Classe IV: 106-125 pontos	
Muito alta	Classe V: >125 pontos	

DPOC: doença pulmonar obstrutiva crônica; FC: frequência cardíaca; PAS: pressão arterial sistólica; FR: frequência respiratória.

A terapia de reperfusão com trombolíticos está indicada para esse grupo (**Figura 40.4**). Os trombolíticos para utilização nesse cenário e disponíveis em nosso país estão listados na **Tabela 40.5**. Antes da administração do trombolítico deve-se avaliar a presença das contraindicações, listadas na **Tabela 40.6**. Recente estudo epidemiológico mostrou redução de mortalidade intra-hospitalar quando o trombolítico foi utilizado em pacientes de alto risco.

Outro ponto importante é que, quanto mais precoce o trombolítico for administrado, mais efetivo será para desmanchar o trombo, reduzindo-se assim a pós-carga imposta ao VD e revertendo o choque circulatório. O maior benefício observado ocorre quando essa terapia é instituída em até 48 horas após o início do evento. Apesar disso, o trombolítico pode ser empregado até 14 dias após o evento índice.

A heparina deverá ser administrada junto com o trombolítico, preferencialmente a heparina não fracionada (HNF), pois é de mais fácil reversão, caso ocorra sangramentos. A HNF deverá ser suspensa durante a infusão da estreptoquinase, porém mantida durante a infusão da alteplase. Caso o paciente tenha recebido dose plena de heparina de baixo peso molecular, deve-se esperar 12 horas da última dose para iniciar a HNF. Nos pacientes com rápida resposta ao tratamento trombolítico e melhora dos parâmetros hemodinâmicos, pode-se considerar o início de heparina de baixo peso molecular de imediato.

Nos pacientes com instabilidade hemodinâmica e com contraindicações absolutas à terapia trombolítica ou naqueles sem melhora hemodinâmica após a trombólise pode-se considerar a realização de embolectomia cirúrgica.

Grupo de baixo risco

Esse grupo apresenta baixa probabilidade de complicações, e é identificado pela ausência de choque/hipotensão associada a escores clínicos de estratificação de risco, como o PESI classe I-II ou PESI simplificado de zero.

Esse grupo deverá receber heparinização plena com heparina não fracionada ou com heparina de baixo peso molecular; esta última apresenta maior comodidade (não necessita de controle da heparinização por checagem do tempo de tromboplastina parcial ativada) e menor risco de sangramento e de trombocitopenia induzida pela heparina. As heparinas disponíveis para essa situação estão listadas na **Tabela 40.7**.

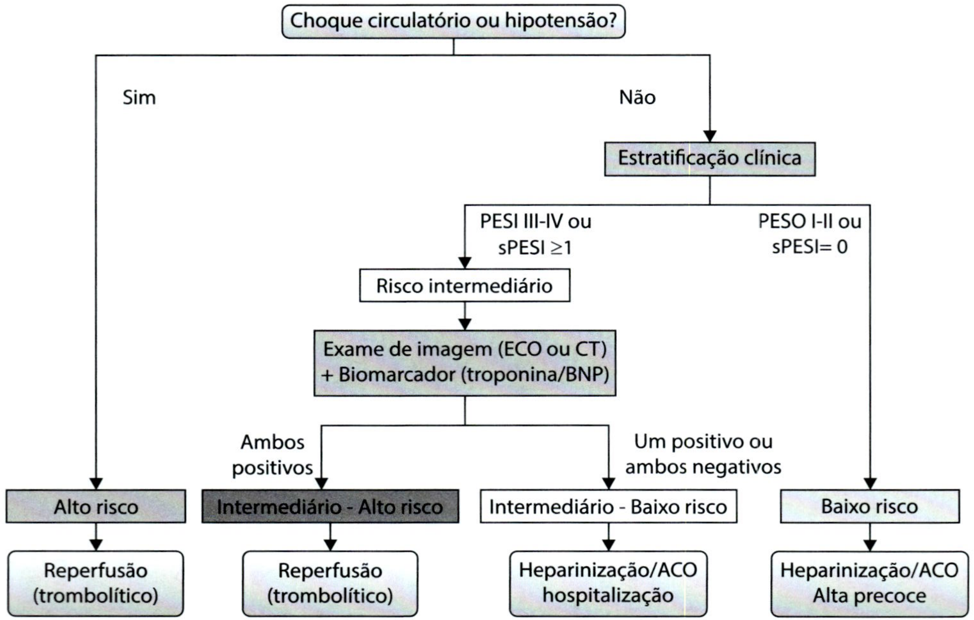

Figura 40.4 *Algoritmo de decisão para o tratamento do TEP. PESI: Pulmonary Embolism Severity Index.*

Tabela 40.5 *Trombolíticos aprovados para o tratamento do TEP no Brasil*

Trombolítico	Dose
Estreptoquinase	1,5 milhão UI em 2 horas (regime acelerado) ou 250.000 UI em 30 minutos seguido por 100.000 UI/hora por 12 a 24 horas
Alteplase	100 mg em 2 horas ou 0,6 mg/kg em 15 minutos (máximo: 50 mg)

Tabela 40.6 *Contraindicações à terapia trombolítica*

Absolutas
Acidente vascular encefálico hemorrágico ou de origem incerta em qualquer momento
Acidente vascular encefálico isquêmico nos últimos seis meses
Neoplasias ou malformações arteriovenosas em sistema nervoso central
Trauma ou cirurgia recente nas últimas três semanas
Sangramento digestivo no último mês
Sangramento ativo (exceto menstruação)
Relativas
Ataque isquêmico transitório nos últimos seis meses
Uso de anticoagulante oral
Gravidez ou puerpério (uma semana após o parto)
Punção arterial não compressível
Ressuscitação traumática
Cirrose hepática
Hipertensão refratária (PAS > 180 mmHg ou PAD > 110 mmHg
Endocardite infecciosa
Úlcera péptica ativa

Os antagonistas da vitamina K (varfarina) devem ser iniciados junto com a heparina, e a sua dose deverá ser titulada objetivando um tempo de protrombina com relação (INR) entre 2,0 e 3,0 por dois dias consecutivos. Após atingir esse alvo, a heparinização deve ser suspensa, e o paciente, mantido somente com o anticoagulante oral.

Tabela 40.7 *Heparinas disponíveis para o tratamento do TEP*

Tipo	Dose	Intervalos
Heparina não fracionada	Bolus: 60 UI/kg Máximo: 4.000 UI Infusão: 12 UI/kg/h Máximo: 1.000 UI/hora	Contínua Ajustada para manter TTPA com razão entre 1,5 e 2,0
Enoxaparina	1 mg/kg ou	12 em 12 horas
	1,5 mg/kg	1× ao dia
Dalteparina	100 UI/kg ou	12/12 horas
	200 UI/kg	1× ao dia
Fondaparinux	5 mg (peso < 50 kg)	1× ao dia
	7,5 mg (peso 50-70 kg)	
	10 mg (peso > 100 kg)	

Estudos recentes compararam a utilização dos novos anticoagulantes, como rivaroxabana, dabigatrana e apixabana, com a terapêutica convencional de enoxaparina associada à varfarina. A **Tabela 40.8** mostra as doses dos novos anticoagulantes orais disponíveis para o tratamento do TEP. A anticoagulação oral deverá ser mantida por um período mínimo de 3 a 6 meses.

Grupo de risco intermediário

Esse grupo é caracterizado por ausência de choque circulatório, escore de risco PESI classe III-IV ou PESI simplificado ≥ 1 e é muito heterogêneo, pois engloba pacientes com risco elevado de complicações próximo ao grupo de alto risco, assim como

Tabela 41.8 *Novos anticoagulantes orais disponíveis para o tratamento do TEP*

Droga	Dose	Estudos clínicos
Dabigatrana	150 mg 12 em 12 horas	RE-COVER, RE-COVERII
Rivaroxabana	15 mg de 12 em 12 horas por três semanas e depois 20 mg 1× ao dia	EISTEIN-DVT, EISTEIN-PE
Apixabana	10 mg de 12 em 12 horas por sete dias e depois 5 mg de 12 em 12 horas	AMPLIFY

pacientes com baixo risco de complicações semelhante ao grupo de baixo risco. Graças a essa heterogeneidade, uma nova estratificação de risco faz-se necessária dentro desse grupo.

Essa nova estratificação é realizada pela avaliação da repercussão do TEP no VD através de exames de imagem, como ecocardiograma transtorácico ou angiotomografia e de dosagens de biomarcadores, como troponina e BNP.

Pacientes que apresentam os dois critérios alterados (exame de imagem mais um biomarcador) deverão ser reclassificados como de risco intermediário-alto e podem ser tratados como os pacientes de alto risco, ou seja, com terapia de reperfusão com uso dos trombolíticos. (**Figura 40.4**).

Bibliografia

1. Carrier M, Lazo-Langner A, Shivakumar S, Tagalakis V, Zarychanski R, Solymoss S, et al. Screening for occult cancer in unprovoked venous thromboembolism. N Engl J Med. 2015;373(8):697-704.
2. Cohen AT, Agnelli G, Anderson FA, Arcelus JI, Bergqvist D, Brecht JG, et al. Venous thromboembolism (VTE) in Europe - The number of VTE events and associated morbidity and mortality. Thromb Haemostasis. 2007;98(4):756-64.
3. Dalen JE. Pulmonary embolism: what have we learned since Virchow? Natural history, pathophysiology, and diagnosis. Chest. 2002;122(4):1440-56.
4. Heit JA. The epidemiology of venous thromboembolism in the community. Arterioscler Thromb Vasc Biol. 2008;28(3):370-2.
5. Konstantinides SV, Torbicki A, Agnelli G, Danchin N, Fitzmaurice D, Galie N, et al. 2014 ESC guidelines on the diagnosis and management of acute pulmonary embolism. Eur Heart J. 2014;35(43):3033-69, 69a-69k.
6. Lang IM, Pesavento R, Bonderman D, Yuan JX. Risk factors and basic mechanisms of chronic thromboembolic pulmonary hypertension: a current understanding. Eur Respir J. 2013;41(2):462-8.
7. Stein PD, Henry JW. Prevalence of acute pulmonary embolism among patients in a general hospital and at autopsy. Chest. 1995;108(4):978-81.
8. Yoo HH MF, Alem CE, Fabro AT, Corrente JE, Queluz TT. Clinicopathological findings in pulmonary thromboembolism: a 24-year autopsy study. J Bras Pneumol. 2004;30(5):7.

41

Trombose Venosa Profunda

Sabrina Bernardez-Pereira
Renato Correa Alves Moreira

Definição

A trombose venosa profunda (TVP) é uma doença caracterizada pela formação de trombos no sistema venoso profundo, e os membros inferiores são os mais acometidos. Mais comumente, a TVP ocorre nas veias profundas dos membros inferiores - pernas, coxas ou pelve. Define-se por TVP proximal aquela que ocorre em veias profundas mais proximais, como poplíteas, femorais e ilíacas, e TVP distal aquela que envolve somente as veias profundas das pernas, como fibulares e tibiais posterior e anterior. Se não tratados, 60% dos pacientes com TVP de membros inferiores desenvolverão embolia pulmonar.

Fatores de risco

Fatores de risco para oclusão venosa aguda variam desde imobilização prolongada a síndromes de hipercoagulabilidade, trauma e malignidade. Os fatores de risco para TEV estão apresentados na **Tabela 41.1**.

Diagnóstico

Apresentação clínica

A avaliação clínica é um componente essencial para a avaliação inicial e deve incorporar uma probabilidade pré-teste. Os achados do exame físico na trombose venosa sintomática dependerão da extensão da obstrução vascular, da veia comprometida, bem como do grau de inflamação, e incluem dor, eritema, calor e edema da extremidade envolvida.

Tabela 41.1 *Fatores de risco para tromboembolismo venoso*

Fatores de Risco
Abortamento recorrente (> três episódios)
Acidente vascular cerebral isquêmico ou hemorrágico
Cateter venoso central
Doença inflamatória intestinal ativa
Doença pulmonar obstrutiva crônica (DPOC)
Doença reumatológica ativa
Gestação e puerpério (até quatro a seis semanas)
Idade ≥ 55 anos
Infarto agudo do miocárdio atual
Infecções
Insuficiência arterial periférica
Insuficiência cardíaca classe funcional III ou IV
Insuficiência respiratória
Internação em unidade de terapia intensiva (UTI)
Neoplasias
Obesidade (IMC ≥ 30 kg/m^2)
Paresia ou paralisia de membros inferiores
Quimioterapia ou hormonioterapia
Reposição hormonal/Anticoncepcional hormonal
Síndrome nefrótica
Tabagismo
TEV prévio
Trombofilias (hereditárias ou adquiridas)
Varizes/Insuficiência venosa periférica

O diagnóstico da TVP deve ser suspeitado em qualquer paciente com dor ou edema em membros inferiores, principalmente se unilateral ou assimétrico.

Ao exame físico observam-se edema na panturrilha, que pode ser mensurado de forma padronizada (por exemplo, de mais que 3 cm quando comparada com a perna assintomática, medidos 10 cm abaixo da protuberância tibial); edema depressível (maior na perna sintomática); e dilatação das veias superficiais (não varicosas).

Diagnóstico clínico

A regra de predição clínica mais amplamente utilizada para TVP é a pontuação Wells, que usa uma combinação de características clínicas para avaliar a probabilidade pré-teste (**Tabela 41.2**).

Abordagem diagnóstica

Como o diagnóstico clínico de trombose venosa profunda é inespecífico, abordagens diagnósticas integradas para pacientes com suspeita de TEV têm sido desenvolvidas ao longo dos anos, envolvendo ambas as ferramentas não invasivas à beira do leito – árvore de decisão clínica e exames de sangue, como o D-dímero, para os pacientes com baixa probabilidade pré-teste, e técnicas de

Tabela 41.2 *Modelo de predição clínica proposto por Wells et al.*

Características clínicas	Pontuação
Câncer em atividade (em tratamento atual ou dentro dos últimos seis meses ou em cuidados paliativos).	+ 1
Paresia, paralisia ou imobilização com gesso dos membros inferiores.	+ 1
Imobilização (> 3 dias) ou cirurgia maior (até 4 semanas).	+ 1
Aumento da sensibilidade ao longo das veias do sistema venoso profundo.	+ 1
Edema em todo o membro.	+ 1
Edema da panturrilha (> 3 cm) em relação à perna normal.	+ 1
Edema depressível (cacifo) maior na perna afetada (unilateral).	+ 1
Veias colaterais superficiais (não varicosas).	+ 1
Diagnóstico diferencial mais provável.	- 2
Baixa probabilidade ≤ 0 pontos Moderada probabilidade 1 ou 2 pontos Alta probabilidade ≥ 3 pontos	
Escore Modificado de Wells (adiciona + 1 ponto se TVP prévia documentada)	
Provável ≥ 2 Improvável ≤ 1	

diagnóstico por ultrassom por compressão para aqueles com uma elevada probabilidade pré-teste. Essa combinação levou à padronização de algoritmos de diagnóstico com segurança comprovada para a exclusão de doença trombótica venosa (**Figura 41.1**).

Venografia

A venografia continua sendo o padrão-ouro para TVP aguda. Ela é essencial para o diagnóstico de oclusões distais sintomáticas de panturrilhas, oclusão venosa recorrente e em pacientes com oclusões que têm uma elevada suspeita clínica e um estudo não invasivo negativo.

A venografia, contudo, é um exame invasivo que tem sido associado a complicações, como reações alérgicas, nefrotoxicidade e flebite, logo, seu uso é limitado a pacientes cuidadosamente selecionados.

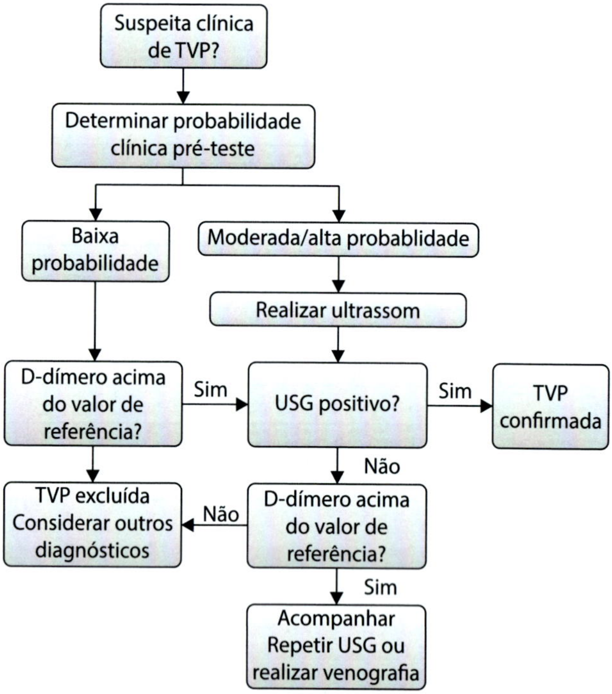

Figura 41.1 *Algoritmo diagnóstico para TVP.*

Ultrassom

O ultrassom (US) é considerado o melhor método de diagnóstico não invasivo em pacientes sintomáticos.

Os valores preditivos positivo e negativo da US podem ser aumentados simplesmente considerando-se o diagnóstico clínico associado, como os critérios de Wells.

Assim, por meio de avaliação clínica, pode-se excluir TVP no paciente com baixa probabilidade clínica e resultado negativo de US sem a necessidade de ultrassonografia seriada.

Tomografia computadorizada e ressonância magnética

Tanto a tomografia computadorizada quanto a ressonância magnética podem diagnosticar a oclusão da veia cava inferior e de veias pélvicas com precisão ainda maior. A tomografia computadorizada e a ressonância magnética são também úteis no diagnóstico de oclusão de veias torácicas centrais.

D-dímero

O D-dímero é um marcador de fibrinólise endógena, e, portanto, detectável em pacientes com TVP. Vários estudos têm demonstrado que o D-dímero tem um alto valor preditivo negativo e é um marcador sensível, mas com baixa especificidade para TVP.

Tratamento

Os objetivos de um regime terapêutico agudo são restauração do retorno venoso, prevenção de oclusão recorrente, preservação da função valvar venosa e prevenção de embolia pulmonar.

Para pacientes com alta suspeita clínica de TVP, recomenda-se iniciar o tratamento com anticoagulantes enquanto se aguarda a confirmação do diagnóstico, desde que não haja contraindicação.

Avaliação do risco de sangramento

Todos os pacientes devem ser avaliados antes e durante a terapia anticoagulante para o risco de sangramento, principalmente os pacientes em uso de inibidores diretos do fator Xa e da trombina e aqueles com idade acima de 75 anos. Também é importante a avaliação dos sinais e sintomas de condições que podem prolongar a meia-vida do anticoagulante (por exemplo, insuficiência renal) e contraindicações absolutas e relativas (**Tabela 41.3**).

Tabela 41.3 *Contraindicações absolutas e relativas à anticoagulação*
Absolutas
Sangramento ativo
Diátese hemorrágica grave
Contagem de plaquetas < $50.000/mm^3$
Intervenções cirúrgicas/procedimentos de emergência, recentes ou planejados
Grandes traumas
Histórico de hemorragia intracraniana
História da trombocitopenia induzida por heparina
Relativas
Sangramento recorrente por telangiectasias gastrointestinais múltiplas
Tumores intracranianos ou medulares
Contagem de plaquetas < $150.000/mm^3$
Grande aneurisma da aorta abdominal com hipertensão grave concomitante
Dissecção aórtica estável

Anticoagulação

O tratamento com um AVK requer um rigoroso acompanhamento em virtude de um intervalo terapêutico estreito e de uma taxa relativamente alta de complicações hemorrágicas. Além disso, o tratamento agudo de TEV requer anticoagulação parenteral com injeções subcutâneas de heparina de baixo peso molecular (HBPM) ou fondaparinux devido ao atraso no início da ação do AVK.

Heparina não fracionada

Se definida como terapia de eleição, a heparina não fracionada (HNF) deverá ser iniciada assim que o diagnóstico for confirmado, ou em caso de alta suspeição clínica até que os exames diagnósticos possam ser realizados.

O uso da HNF no tratamento inicial da TVP pode ser realizado por administração intravenosa ou subcutânea com monitoramento da coagulação.

As diretrizes brasileiras recomendam o uso do normograma de Raschke, que se baseia em dados de experimentação clínica visando manter os níveis plasmáticos de heparina entre 0,35 e 0,70 unidades/mL corrigidos para o peso corpóreo. Graças à farmacodinâmica da heparina e à característica clínica de seu uso, o normograma de Raschke preconiza o emprego de um bolus inicial de 80 UI/kg seguido da infusão de 18 UI/kg por hora e correção de acordo com o tempo de tromboplastina parcial ativada (TTPA), como visto na **Tabela 41.4**.

Tabela 41.4 *Normograma baseado em peso para infusão intravenosa de heparina*

TTPA	Bolus	Interrupção	Mudança na infusão
< 35	Novo bolus de 80 U/kg	0	aumentar 4 U/kg/h
35-45	Novo bolus 40 U/kg	0	aumentar 3 U/kg/h
46-60	Novo bolus 40 U/kg	0	aumentar 2 U/kg/h
61-85	0	0	manter a infusão
86-110	0	0	reduzir 2 U/kg/h
> 110	0	60 minutos	reduzir 4 U/kg/h

Heparina de baixo peso molecular ou fondaparinux seguido de antagonista da vitamina K

O tratamento padrão da TVP aguda tem sido, por muitos anos, a administração inicial de uma HBPM ou fondaparinux em dose terapêutica seguida de ingestão oral de um AVK. A medicação parenteral então pode ser interrompida quando o INR de 2,0 for alcançado e mantido por dois dias sucessivos. A anticoagulação parenteral deve ser feita durante pelo menos cinco dias.

Não se recomenda o tratamento inicial para TVP somente com AVK, uma vez que está associado a altas taxas de recorrência sintomática e risco de necrose cutânea.

Na **Tabela 41.5** encontra-se o tratamento anticoagulante com heparinas e antagonistas da vitamina K de acordo com a dose e considerações específicas.

Anticoagulantes orais diretos

Rivaroxaban

O rivaroxaban é um inibidor direto do fator Xa e o primeiro dos anticoagulantes orais diretos aprovado para o tratamento de TEV.

Tabela 41.5 *Tratamento anticoagulante (heparinas e antagonistas da vitamina K)*

Medicação	Tratamento	Observações
Heparina Não Fracionada	Intravenosa: 80 UI/kg em bolus seguido da infusão de 18 UI/kg por hora Subcutânea: 333 UI/kg seguido por 250 UI/kg 2×/dia.	Monitorizar trombocitopenia induzida por heparina Determinações laboratoriais seriadas do TTPA (geralmente a cada 6 horas inicialmente), a faixa terapêutica de 60 a 80 s (ou de 1,5 a 2,5 vezes o controle) que corresponderia a níveis plasmáticos de heparina de 0,2 a 0,4 UI/mL (pelo método de titulação com protamina) ou de 0,3 a 0,7 UI/mL (pelo nível de heparina anti-fator Xa).
Enoxaparina	Subcutânea: 1 mg/kg 2×/dia ou 1,5 mg/kg 1×/dia	Cuidados são necessários em pacientes com Clcr < 30 mL/min
Dalteparina	Subcutânea: 200 UI/kg 1×/dia	Cuidados são necessários em pacientes com Clcr < 30 mL/min
Fondaparinux	Subcutâneo baseado no peso: < 50 kg = 5 mg 1×/dia 50-100 kg = 7,5 mg 1×/dia >100 kg = 10mg 1×/dia	Contraindicada em pacientes com Clcr < 30 mL/min
Varfarina	Oral: dose inicial usualmente de 5 mg/dia titulada até o alcance do INR entre 2 e 3.	Iniciar com dose baixa nos seguintes grupos: idosos, quadro de desnutrição, medicações concomitantes que interfiram com o metabolismo da varfarina ou doença hepática subjacente.

*Em pacientes hemodinamicamente estáveis. **Uma redução de dose para 15 mg/dia deve ser considerada se o risco de sangramento for maior que o risco de TEV recorrente. ***Uma redução de dose de 150 mg 2×/dia para 110 mg 2×/dia deve ser considerada para pacientes com idade ≥ 80 anos ou pacientes em uso concomitante de verapamil. A posologia deve ser reduzida para 150 mg 1×/dia em pacientes com insuficiência renal moderada (Clcr de 30 a 50 mL/min). ****Uma redução de dose de 60 mg/dia para 30 mg/dia para pacientes com Clcr 15 a 50 ml/min ou peso corporal ≤ 60 kg ou em uso de inibidores potentes de P-gp, como amiodarona, quinidina ou verapamil.

Ele mostrou-se tão eficaz quanto a HBPM associada a AVK, com taxas semelhantes de hemorragias.

Essa medicação tem um tempo até o pico de concentração de 2 a 4 horas, com uma meia-vida de eliminação de 7 a 11 horas. É contraindicado a pacientes com doença hepática grave, qualquer grau de coagulopatia hepática ou insuficiência renal grave (ClCr < 30 mL/min), uma vez que é metabolizado no fígado e excretado pelos rins.

A dose inicial para o tratamento de TEV agudo é de 15 mg duas vezes por dia durante três semanas, seguidos por 20 mg uma vez por dia durante pelo menos três meses. Esse regime de tratamento com dose fixa foi definido independentemente do peso corporal ou da idade.

Apixaban

O apixaban, um inibidor do fator Xa de administração oral, tem meia-vida de 12 horas e apresenta eliminações renal, hepática e enteral. A dose inicial é de 10 mg duas vezes por dia durante sete dias, seguida de 5 mg duas vezes por dia durante pelo menos três meses.

Dabigratan

O dabigatran, que também foi aprovado em 2014 para o tratamento de TEV, é um inibidor direto da trombina. O tratamento inicial é iniciado com HBPM em dose terapêutica por cinco a sete dias, seguida de dabigatran 150 mg duas vezes por dia durante pelo menos três meses. Indivíduos com idade acima de 79 anos devem começar dabigatran com dose reduzida, embora essa recomendação não seja baseada em estudos clínicos.

As taxas de recorrência do TEV foram comparáveis àquelas em pacientes em uso de varfarina, enquanto as taxas de sangramento foram menores nos pacientes tratados com dabigatran.

Edoxaban

É um inibidor direto do fator Xa ativo, com uma meia-vida de 6 a 11 horas e dosagem usual de 30 ou 60 mg por via oral uma vez por dia. A absorção não é afetada pelos alimentos e é excretado por via renal.

Foi aprovado para o tratamento da TVP em pacientes tratados com anticoagulante parenteral por cinco a 10 dias. A aprovação do edoxaban para TVP baseia-se nos resultados do estudo Hokusai-Venous Thromboembolism, um ensaio clínico que mostrou que o edoxaban foi tão eficaz quanto a varfarina na prevenção de recorrências em pacientes com TEV agudo.

Seleção da terapia anticoagulante

Para a maioria dos pacientes, em particular os com câncer ativo e mulheres grávidas, é preferível o tratamento com heparina de baixo peso molecular em vez de outros agentes como heparina não fracionada e inibidores diretos do fator Xa e da trombina. Geralmente, heparina e fondaparinux são os tratamentos de escolha quando comparados com os novos anticoagulantes em virtude da maior experiência e da sua reversibilidade com antídotos disponíveis.

A HNF é a medicação preferida para pacientes com insuficiência renal grave (por exemplo, depuração da creatinina < 30 mL/min) e para os quais prevemos uma necessidade de reversão aguda de anticoagulação.

Os inibidores diretos da trombina e do fator Xa podem ser uma alternativa aceitável para pacientes com função renal normal e que preferem um anticoagulante oral a fim de evitar o uso de injeções diárias. É válido lembrar que o inibidor do fator Xa, o edoxaban e o inibidor direto da trombina, dabigatran, têm eficácia não comprovada como monoterapia, e. como tal, só devem ser administrados após o curso típico de cinco dias com heparina parenteral ou subcutânea (ou seja, a terapia dupla).

Duração da anticoagulação

A tromboprofilaxia prolongada é eficaz na prevenção da recorrência de TEV, mas também está associada a um risco substancialmente aumentado de hemorragias. Assim, a decisão sobre a duração ideal da anticoagulação deve levar em conta a presença ou ausência de eventos provocados, fatores de risco para a recorrência e sangramento, bem como as preferências e os valores individuais do paciente.

As diretrizes nacionais e internacionais recomendam anticoagulação por um período mínimo de três meses para todos os pacientes com TVP, independentemente da causa subjacente.

Outras terapias

Deambulação

A deambulação precoce é segura em pacientes com TVP aguda e deve ser encorajada tão logo que seja viável. Evidências científicas sugerem que a deambulação precoce não aumenta o risco de recorrência ou embolia pulmonar fatal.

Filtro de veia cava

A inserção do filtro de veia cava inferior como tratamento de rotina não é recomendada, e a decisão para a utilização deverá ser baseada na situação clínica. As recomendações para utilização encontram-se a seguir.

Absolutas

Pacientes com TVP e contraindicação, ineficiência e/ou complicações da anticoagulação.

Relativas

- Pacientes com TVP com alto risco de embolia pulmonar, apesar do tratamento anticoagulante;
- Alto risco de complicações hemorrágicas com anticoagulação;
- Trombo flutuante no segmento ilíaco-caval;
- TVP em pacientes com limitada reserva cardiopulmonar.

Os riscos e benefícios da utilização de FVC para pacientes submetidos à trombólise fármaco-mecânica e para aqueles com trombose estendida para veia cava inferior devem ser ponderados.

Meias de compressão para prevenção de síndrome pós-trombótica

Com base em evidências recentes, sugere-se não usar rotineiramente meias de compressão para prevenir a síndrome pós-trombótica em pacientes com TVP aguda.

Bibliografia

1. Huisman MV, Klok FA. Current challenges in diagnostic imaging of venous thromboembolism. Blood. 2015 Nov 19;126(21):2376-82.
2. Kahn SR, Hirsch A, Shrier I. Effect of post-thrombotic syndrome on health-related quality of life after deep venous thrombosis. Arch Intern Med. 2002;162(10):1144-8.
3. Maffei FHA. Trombose venosa profunda dos membros inferiores: incidência, patologia, fisiopatologia e diagnóstico. In: Maffei FHA, Lastoria S, Yoshida WB, Rollo HA. Doenças vasculares periféricas. 3. ed. São Paulo: MEDSI; 2002. p. 1363.
4. Monreal M, Ruiz J, Olazabal A, Arias A, Roca J. Deep venous thrombosis and the risk of pulmonary embolism. A systematic study. Chest. 1992;102:677-81.
5. Rathbun S. Cardiology patient pages. The Surgeon General's call to action to prevent deep vein thrombosis and pulmonary embolism. Circulation. 2009;119(15):e480-e482.
6. Usui Y, Sauvage LR, Wu HD, Goff SG, Walker M. A comparative experimental study of the organization of arterial and venous thrombi. Ann Surg. 1987;205:312-7.
7. Wells PS, Anderson DR, Bormanis J, et al. Value of assessment of pretest probability of deep-vein thrombosis in clinical management. Lancet. 1997;350:1795-8.
8. Wells PS, Anderson DR, Ginsberg J. Assessment of deep vein thrombosis or pulmonary embolism by the combined use of clinical model and noninvasive diagnostic tests. Semin Thromb Hemost. 2000;26(6):643-56.
9. Yang JC. Prevention and treatment of deep vein thrombosis and pulmonary embolism in critically ill patients. Crit Care Nurs Q. 2005;28(1):72-9.

42

Urgências em Pericardiopatias

Dirceu Thiago Pessoa de Melo
Ricardo Ribeiro Dias
Fábio Fernandes

Introdução

A doença pericárdica é importante causa de morbimortalidade cardiovascular, com espectro etiológico amplo. As principais urgências em pericardiopatia são pericardite aguda, derrame pericárdico com tamponamento.

O derrame pericárdico com tamponamento é uma grave complicação das pericardites agudas que pode suceder procedimentos invasivos endovasculares e cirurgia cardíaca. A forte suspeita clínica autoriza ressuscitação volêmica e imediata drenagem do pericárdio.

O espectro etiológico é amplo e depende essencialmente do perfil epidemiológico e contexto clínico do paciente. Em tese, qualquer insulto de origem inflamatória, infecciosa ou traumática pode determinar doença pericárdica. O **Quadro 43.1**, a seguir, resume a classificação etiológica das principais síndromes pericárdicas.

Pericardite aguda

Etiologia

A pericardite aguda é um importante diagnóstico diferencial da dor torácica e comumente confundida com o infarto agudo do miocárdio. Trata-se de uma doença comum causada pela inflamação do pericárdio e representa 5% de todas as causas de dor torácica na sala de emergência. Sua principal causa são as infecções virais, que representam 85 a 90% dos casos.

Quadro 43.1 *Classificação etiológica das doenças do pericárdio*

Pericardite infecciosa	Processos autoimunes
• Viral: *Coxsakie, Epstein-Barr, Citomegalovírus, Parvovírus B19, HIV, Herpes vírus tipo VI.* • Bacteriana: *Micobacterium tuberculosis, Coxiella burnettii, Chlamydia pneumoniae, Micoplasma pneumoniae, Streptococcus pneumoniae, Meningococcus, Haemophilus spp, Legionella spp,* • Fúngica: *Candida spp, Histoplasma spp,* Aspergilose, Blastomicose • Parasitária: Toxoplasma, *Entamoeba histolytica, Echinococcus*	• Febre reumática • Síndrome pós-pericardiotomia • Pós-IAM (síndrome de Dressler) • Pericardite crônica autorreativa **Toxicidade por drogas** • Hidralazina, quimioterápicos • Doenças autoimunes • Lúpus • Artrite reumatoide • Espondilite anquilosante • Esclerose sistêmica, dermatomiosite, poliarterite nodosa, febre familiar do Mediterrâneo, síndrome de Reiter
Doença pericárdica neoplásica	**Pericardite associada a doenças de órgãos adjacentes**
• Tumores primários: Mesotelioma, fibrossarcomas, linfangiomas, teratomas, hemangiomas • Metástases de tumores secundários: pulmão, mama, linfoma, TGi, sarcomas/melanoma	• Pós-IAM (pericardite epistenocárdica) • Miocardite • Dissecção de aorta • Infarto pulmonar • Pneumonia
Trauma	**Desordens metabólicas**
• Trauma penetrante, ruptura esofágica • Após procedimentos invasivos: passagem marca-passo, estudo eletrofisiológico, biópsia endomiocárdica, intervenções valvares e coronárias percutâneas	• Insuficiência renal, hipotireoidismo/mixedema, doença de Addison, cetoacidose diabética, pericardite por colesterol
Gravidez	**Idiopática**

Quadro clínico e diagnóstico

O quadro clínico depende essencialmente da etiologia. Na maioria dos pacientes, constitui-se em pródromo viral com febre, mialgia e sintomas de vias aéreas superiores ou trato gastrointestinal. A seguir, surge quadro de dor torácica com característica pleurítica, início súbito, de forte intensidade, que piora com a inspiração profunda e irradia para o pescoço e membros superiores. A irradiação para músculo trapézio é bastante sugestiva do diagnóstico e deve-se à íntima relação do nervo frênico - que inerva o músculo trapézio - com o pericárdio. Frequentemente, a dor tem caráter postural, com piora em decúbito dorsal e melhora ao sentar. O exame físico pode revelar paciente febril, com toxemia, taquicardia e propedêutica pulmonar sugestiva de derrame pleural. O atrito pericárdico está presente em 85% dos casos e caracteriza-se por som rude, irregular, mais audível na borda esternal esquerda.

O diagnóstico é realizado quando se encontram pelo menos dois dos seguintes critérios:

- Dor torácica sugestiva;
- Atrito pericárdico;
- Alterações eletrocardiográficas sugestivas;
- Derrame pericárdico novo ou aumento do preexistente.

Exames complementares

Eletrocardiograma

As alterações típicas incluem supradesnivelamento difuso do segmento ST com concavidade para cima e infradesnivelamento do segmento PR (**Figura 43.1**). O supradesnivelamento de ST, usualmente, não respeita território coronariano e não apresenta imagem em espelho com infradesnivelamento do segmento ST.

Laboratório

Leucocitose, elevação de reação em cadeia da polimerase e velocidade de hemossedimentação (VHS) são comuns, porém a ausência desses achados não descarta o diagnóstico. A alteração dos marcadores de necrose miocárdica (creatinoquinase-MB (CKMB) e troponina) pode ocorrer e deve sugerir duas possibilidades:

- miopericardite, com lesão inflamatória do miocárdio;
- infarto agudo do miocárdio (IAM) evoluindo com pericardite. A realização de sorologias virais e cultura para vírus tem baixa sensibilidade e não deve ser rotineira.

Radiografia de tórax

Normal na maioria dos pacientes, entretanto o aumento da área cardíaca pode ocorrer na presença de derrame pericárdico > 200 mL. Nos casos de miopericardite com insuficiência cardíaca aguda, pode revelar sinais de congestão pulmonar.

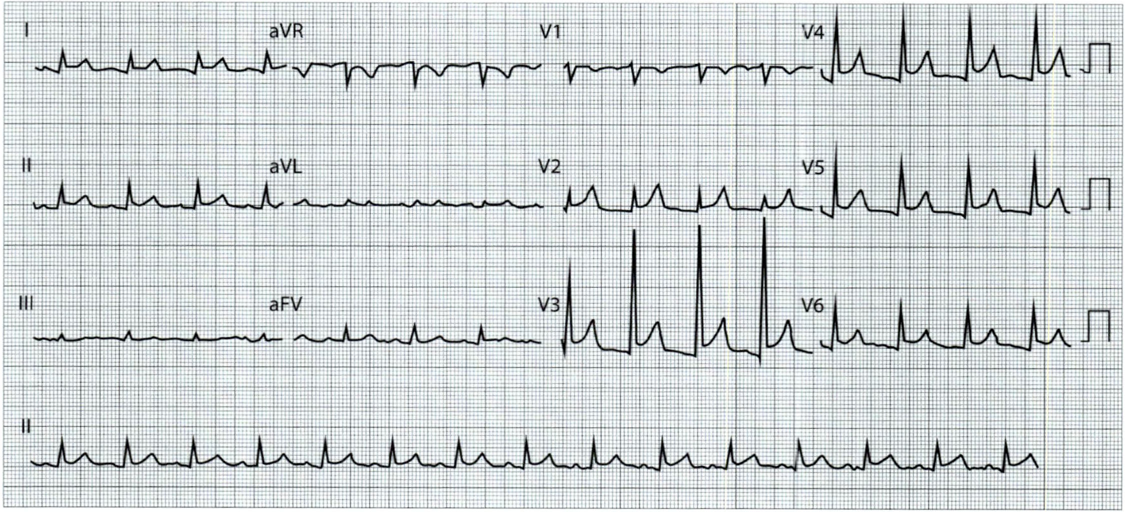

Figura 43.1 *Achados eletrocardiográficos da pericardite aguda. Supradesnivelamento difuso com concavidade para cima e infradesnivelamento de PR poupando a VR.*

Ecocardiograma

Importante para detectar a presença de derrame pericárdico, sinais de tamponamento ou alterações de contratilidade segmentar. Está indicado em todos os casos.

Ressonância magnética cardíaca

Exame não invasivo com melhor acurácia para o diagnóstico de pericardite aguda. Avalia a espessura e o grau de inflamação do pericárdio, bem como o comprometimento do miocárdio. A presença de realce tardio pelo gadolínio e edema é altamente sugestiva de processo inflamatório em atividade, apresentando boa correlação com provas de atividade inflamatória (reação em cadeia da polimerase e VHS).

Avaliação e tratamento

A maioria dos casos de pericardite aguda viral ou idiopática apresenta bom prognóstico. Entretanto, é importante atentar para os sinais de alto risco de complicações e para as evidências clínicas de etiologia não viral, que apresentam evolução e tratamento específicos (**Quadros 43.2 e 43.3**).

O tratamento é baseado no uso de anti-inflamatórios não hormonais, colchicina e corticosteroides. Nos pacientes com sinais de alto risco de complicações ou suspeita de etiologia não viral, está indicada a internação hospitalar (**Figura 43.2**).

Anti-inflamatórios não hormonais

O agente de escolha é o ibuprofeno, na dose de 300 a 800 mg duas a três vezes ao dia, com redução gradual da dose apenas após melhora dos sintomas e normalização da proteína C reativa.

Quadro 43.2 *Sinais de alto risco de complicações*
• Pulso paradoxal
• Sinal de Kussmaul
• Derrame pericárdico moderado a importante
• Imunossupressão
• Uso de anticoagulante oral
• Trauma torácico recente
• Pericardite recorrente
• Falha terapêutica após sete dias de tratamento

Quadro 43.3 *Sinais sugestivos de etiologia não viral*

- Anemia
- Emagrecimento
- Sudorese noturna
- Pneumonia bacteriana em tratamento
- Imunossupressão
- IAM recente
- Neoplasia prévia
- Tuberculose prévia
- Doenças autoimunes
- Cirurgia cardíaca
- Radioterapia

Em pacientes com doença arterial coronária, o ácido acetilsalicílico (AAS) é o agente de escolha, na dose de 500 mg três a quatro vezes ao dia. Em todos os pacientes, está indicada a proteção gástrica com inibidores de bomba de prótons.

Colchicina

Indicada em todos os casos para reduzir o tempo de sintomas e a taxa de recidivas. Recomenda-se a dose de 0,5 mg duas vezes ao dia por três meses. Deve ser utilizada uma vez ao dia em idosos e pessoas com menos de 70 kg. A diarreia é o efeito colateral mais frequente (8% dos casos).

Corticosteroides

Estão indicados nos casos de pericardite secundária a doenças autoimunes e pericardite urêmica. Podem também ser considerados nos casos de pericardite viral ou idiopática com falha terapêutica ao uso de AINH e colchicina. A droga de escolha é a prednisona na dose de 0,5 a 1 mg/kg por quatro semanas com redução de 1 a 2 mg por semana.

Imunossupressores

Em pacientes com pericardite viral/idiopática incessante ou recorrente, refratária ao tratamento convencional, podem ser utilizados imunossupressores em associação a corticosteroides e colchicina. As opções disponíveis são ciclosporina e azatioprina.

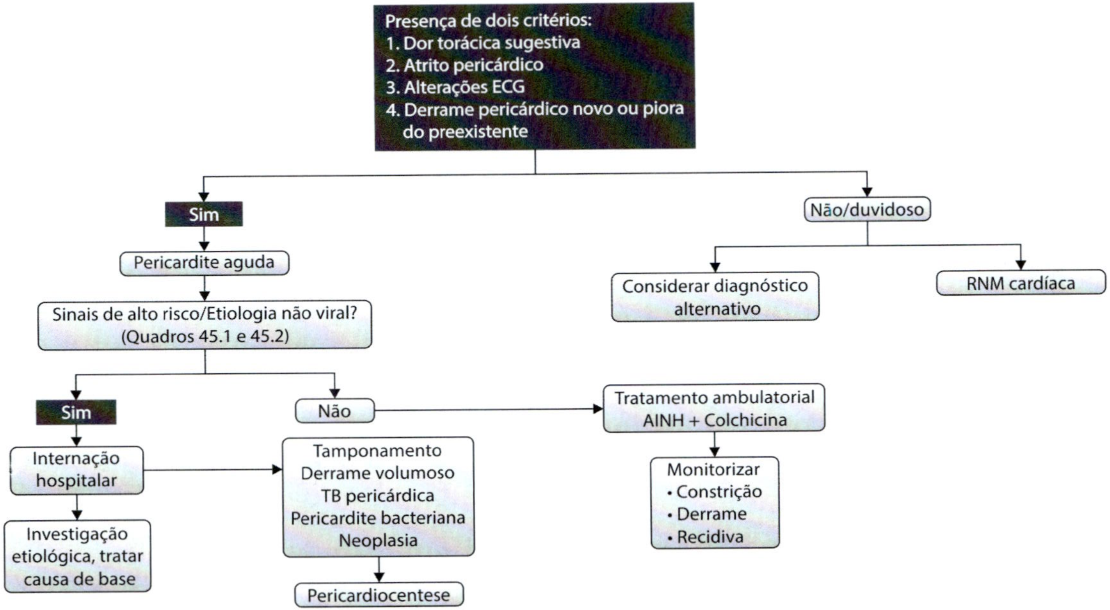

Figura 43.2 *Algoritmo para diagnóstico e tratamento da pericardite aguda. TB: tuberculose; RNM: ressonância nuclear magnética; AINH: anti-inflamatórios não hormonais; ECG: eletrocardiograma; TB: tuberculose. Fonte: Adaptada de Khandaker et al.*

Fibrinólise intrapericárdica

Pode ser indicada em casos de pericardite bacteriana com derrame pericárdico loculado. Após a drenagem do líquido pericárdico, o esquema recomendado é estreptoquinase 500.000 UI com infusão intrapericárdica a cada 12 horas (total de três doses).

Pericardiectomia

A cirurgia de ressecção do pericárdio pode ser indicada em pacientes com sintomas refratários ao tratamento clínico ou com sinais de complicações como pericardite constritiva e tamponamento cardíaco de repetição.

Tamponamento cardíaco

Definição e etiologia

O tamponamento cardíaco se caracteriza pela restrição ao enchimento das câmaras cardíacas causado pelo acúmulo de líquido e aumento da pressão no espaço pericárdico. Trata-se de doença grave e potencialmente fatal, razão pela qual deve sempre ser considerada no diagnóstico diferencial do choque cardiogênico. As causas mais comuns de derrame pericárdico com tamponamento são:

- Lesões traumáticas durante procedimentos invasivos (cateter venoso central, marca-passo transvenoso, cateterismo cardíaco);
- Dissecção de aorta;
- Ruptura de parede ventricular após IAM;
- Pericardites de etiologias neoplásica, tuberculosa e bacteriana.

Quadro clínico e diagnóstico

A apresentação clínica do tamponamento depende da etiologia e da velocidade de acúmulo de líquido no espaço pericárdico. De acordo com o tempo e o modo de instalação, pode ser classificado como agudo ou crônico. Nas patologias que ocasionam hemorragia aguda (dissecção, trauma, iatrogênicas, ruptura miocárdica), a pressão intrapericárdica aumenta rapidamente em questão de minutos a horas, com quadro clínico de choque cardiogênico e até parada cardiorrespiratória em AESP ou assistolia.

O exame físico pode revelar taquipneia com pulmões limpos, taquicardia, hipotensão arterial, abafamento de bulhas, estase jugular e pulso paradoxal (queda da pressão arterial sistólica maior que 10 mmHg durante a inspiração). Disfagia e rouquidão podem ocorrer por compressão local do nervo laríngeo r ecorrente. Em alguns casos o sinal de Kussmaul, caracterizado pela distensão venosa jugular durante a inspiração, pode estar presente, embora seja mais frequente em pacientes com pericardite constritiva.

Exames complementares

Eletrocardiograma

Taquicardia sinusal, complexos QRS de baixa voltagem. A alternância elétrica, definida como alteração da amplitude do QRS a cada batimento em decorrência da mobilidade do coração no fluido pericárdico (*swinging heart syndrome*), é um achado muito sugestivo (**Figura 43.3**). Achados compatíveis com pericardite aguda (inversão de T, infradesnivelamento de PR, supradesnivelamento difuso do ST) podem também estar presentes.

Radiografia de tórax

É normal na maioria dos pacientes com tamponamento agudo. Usualmente, são necessários 200 mL de líquido para determinar aumento da área cardíaca. globosa (**Figura 43.4**).

Ecocardiograma

É o exame mais importante para pacientes com suspeita de tamponamento cardíaco. Seus achados podem preceder o surgimento de hipotensão arterial e pulso paradoxal, permitindo diagnóstico e tratamento precoces. Os principais achados incluem (**Figura 43.5**):

- Colapso diastólico do átrio direito;
- Colapso diastólico precoce do ventrículo direito;
- Interdependência ventricular;
- Dilatação da veia cava inferior e ausência de colapso inspiratório (< 50%); e
- Fluxo diastólico reverso em veias hepáticas; redução do fluxo mitral (≥ 30%); e aumento do fluxo tricúspide à inspiração.

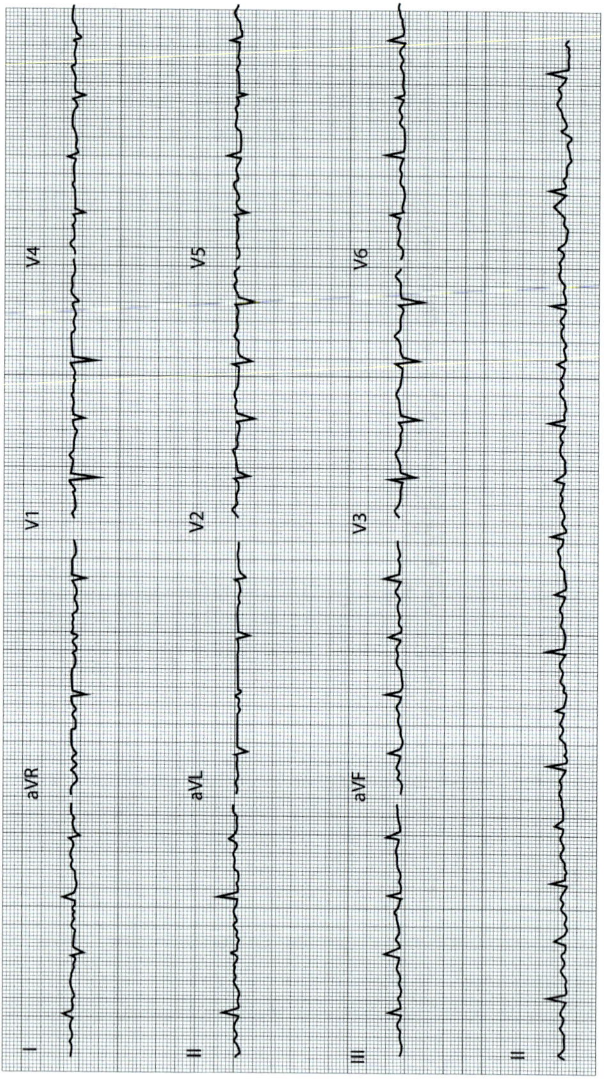

Figura 43.3 *ECG de paciente com derrame pericárdico volumoso e tamponamento. Complexos QRS de baixa amplitude e alternância elétrica.*

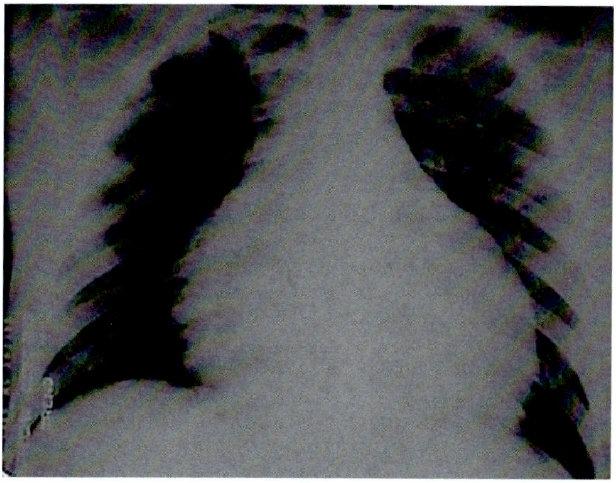

Figura 43.4 *Radiografia de tórax de paciente com derrame pericárdico importante e tamponamento. Aumento da área cardíaca com aspecto de "coração em moringa".*

Tratamento

Consiste na pericardiocentese ou drenagem cirúrgica do líquido pericárdico. Em pacientes instáveis, enquanto se aguarda o procedimento, a infusão de volume IV pode aumentar a pré-carga, a pressão atrial direita e a pressão diastólica final do ventrículo direito, retardando o colapso da parede.

Nas primeiras horas após a drenagem do pericárdio, todos os pacientes devem ser monitorados para o surgimento de sinais de baixo débito e disfunção biventricular em decorrência da síndrome de descompressão do pericárdio. Nos casos mais graves, pode ser necessário suporte com dobutamina e balão intra-aórtico.

Pericardiocentese percutânea

Deve ser realizada com agulha e fio guia, pelo acesso subxifoide. A agulha deve ser direcionada para o ombro esquerdo, mantendo ângulo de 30º com a pele. Esse posicionamento é extrapleural e evita lesões de coronárias, epicárdio e de artérias mamárias. Após posicionamento da agulha, introduz-se um fio guia através do qual um cateter de *pigtail* pode ser inserido para drenagem. Em derrames volumosos, recomenda-se a drenagem lenta para evitar a síndrome de descompressão aguda do ventrículo direito. Idealmente, o procedimento pode ser guiado pelo ecocardiograma à beira do leito.

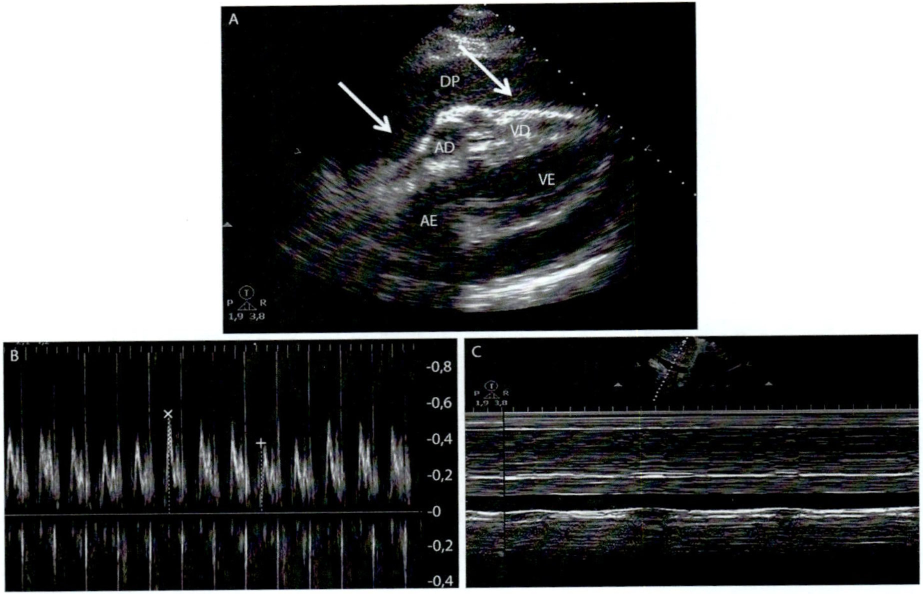

Figura 43.5 *Imagens ecocardiográficas de paciente com tamponamento cardíaco. (A): Corte subcostal longitudinal evidenciando derrame pericárdico importante com colapso de câmaras direitas (setas brancas). (B): Análise ao estudo doppler do fluxo mitral com redução inspiratória de 30% da velocidade da onda E. (C): Modo M ao corte subcostal demonstrando dilatação da veia cava inferior com ausência de colapso inspiratório (< 50%). AD: átrio direito; AE: átrio esquerdo; VD: ventrículo direito; VE: ventrículo esquerdo; DP: derrame pericárdico; VCI: veia cava inferior. Fonte: Cortesia de Dr. Diego Pereira e Dra. Viviane Hotta.*

Drenagem cirúrgica do pericárdio

Nos casos em que a drenagem percutânea não é possível ou está contraindicada, pode ser necessária a drenagem cirúrgica, cujas alternativas são por toracoscopia, janela subxifoide ou cirurgia aberta. A escolha do melhor método depende do quadro clínico do paciente, da disponibilidade de recursos e de equipe treinada.

Biópsia e análise do líquido pericárdico

A biópsia do pericárdio e a análise do líquido pericárdico são fundamentais, especialmente para elucidação da etiologia do derrame. No líquido pericárdico, podem ser avaliados celularidade, proteínas totais, glicose, LDH, ADA (adenosino-deaminase), pesquisa de células neoplásicas, marcadores tumorais (CEA, AFP, CA19-9, CA-125), cultura para fungos, bactérias e microbactérias, além de reação em cadeia da polimerase e o bacilo da tuberculose.

Bibliografia

1. Imazio M, Spodick DH, Brucato A et al. Controversial issues in the management of pericardial diseases. Circulation 2010; 121:916–928.
2. Khandaker MH, Espinosa RE, Nishimura RA, Sinak LJ, Hayes SN, Melduni RM, Oh JK. Pericardial disease: diagnosis and management. Mayo Clinic Proceedings 2010; 85(6):572-593.
3. Klein AL, Abbara S, Agler DA, Appleton CP et al. American Society of Echocardiography clinical recommendations for multimodality cardiovascular imaging of patients with pericardial disease: endorsed by the Society for Cardiovascular Magnetic Resonance and Society of Cardiovascular Computed Tomography. J Am Soc Echocardiogr 2013; 26(9):965-1012.
4. Maisch B et al. Guidelines on the diagnosis and management of pericardial diseases: The Task force on the diagnosis and management of pericardial diseases of the European Society of Cardiology. Eur Heart J 2004; 25(7): 587-610.
5. Montera MW, Mesquita ET, Colafranceschi AS et al. Sociedade Brasileira de Cardiologia. I Diretriz Brasileira de Miocardites e Pericardites. Arq Bras Cardiol 2013; 100(4 supl. 1): 1-36.
6. Sheith S, Wang DD, Kasapis C. Current and emerging strategies for the treatment of acute pericarditis: a systematic review. J Inflamm Res 2010; 3:135–142.
7. Spodick DH. Acute pericarditis: current concepts and practice. JAMA 2003; 289(9):1150-1153.
8. Troughton RW, Asher CR, Klein AL. Pericarditis. Lancet 2004; 363(9410):717-27.
9. Yared K, Baggish AL, Picard MH et al. Multimodality imaging of pericardial diseases. JACC Cardiovasc Imaging 2010; 3(6):650-60.

10. Zayas R, Anguita M, Torres F et al. Incidence of specific etiology and role of methods for specific etiologic diagnosis of primary acute pericarditis. Am J Cardiol 1995;75(5):378-382.

43

Endocardite Infecciosa

Marcelo de Oliveira Maia
Carlos Darwin Gomes da Silveira
Edmilson Bastos de Moura
Fábio Ferreira Amorim

Introdução

A doença é caracterizada pela infiltração patológica do endocárdio por variados agentes etiológicos (vírus, bactérias ou fungos). Esses podem ser variados, isolados ou em conjunto (endocardite polimicrobiana), sendo esta última prevalente em pacientes com histórico de abuso de drogas endovenosas. A sequela da valvopatia reumática continua sendo fator de risco primordial em países em desenvolvimento, respondendo por até 2/3 dos casos.

Diagnóstico

O diagnóstico de EI é baseado em achados clínicos, microbiológicos e ecocardiográficos. Esses achados correspondem aos critérios de Duke modificados (**Tabela 43.1**). Sua utilização na prática clínica se deve à elevada especificidade (99%) e a um valor preditivo negativo menor que 92%.

Diagnóstico clínico

Conforme critérios de Duke modificados para o diagnóstico de EI, é necessário que o paciente apresente pelo menos dois critérios clínicos maiores, ou um critério maior e três menores, ou cinco critérios menores. Deve-se suspeitar de endocardite caso o paciente apresente apenas um critério clínico maior e um menor, ou três critérios menores, e a hipótese, obviamente, é descartada caso o paciente não apresente nenhum critério, ou se estiver curado com desaparecimento dos sintomas após apenas quatro dias de antibióticos.

Tabela 43.1 *Critérios de Duke modificados para o diagnóstico de endocardite infecciosa*
Critérios maiores
Microbiológicos: isolamento de microrganismos típicos de duas amostras isoladas de hemocultura; ou isolamento de microrganismos de hemoculturas persistentemente positivas; ou simples hemocultura positiva para *Coxiella burnetii* (ou títulos de IGg > 1:800)
Evidência de envolvimento endocárdico: piora ou novo sopro de regurgitação, ecocardiograma positivo (massa intracardíaca, abscesso perianular ou nova deiscência de valva prostética)
Critérios menores
Predisposição para EI: EI prévia; uso de drogas injetáveis; valva prostética; prolapso de valva mitral; cardiopatia congênita cianogênica; outras lesões cardíacas que geram fluxo turbulento dentro das câmaras
Febre: temperatura ≥ 38 °C
Fenômeno vascular: evento embólico arterial maior, infarto pulmonar séptico, aneurisma micótico, hemorragia intracraniana, hemorragia subconjuntival e lesões de Janeway
Fenômeno imunológico: presença de marcadores sorológicos, glomerulonefrite, nódulos de Osler, manchas de Roth
Achados microbiológicos que não se enquadram nos critérios maiores

Diagnóstico microbiológico

O diagnóstico microbiológico de EI é baseado principalmente na hemocultura e na cultura da vegetação ou de peças cardíacas extraídas em cirurgia.

Em caso de hemocultura negativa, devem ser realizadas sorologias para *Coxiella burnetii, Bartonella sp.* e *Bucella sp.* Caso esse exame ainda permaneça negativo e caso seja necessária intervenção cirúrgica, devem ser realizadas amplificações de DNA (reação em cadeia da polimerase) do material coletado na cirurgia para a procura de microrganismos fastidiosos ou até mesmo de vírus.

Atualmente, bactérias do gênero *Staphylococcus* são mais prevalentes em EI que o gênero *Streptococcus*. Outros microrganismos importantes causadores de EI são *Pseudomonas aeruginosa*, bactérias do gênero *Enterococcus* e as do grupo HACEK (*Haemophilus spp, Actinobacillus actinomycetemcomitans, Cardiobacterium hominis, Eikenella species* e *Kingella sp.*).

Diagnóstico por Imagens

As alterações ecocardiográficas são muito importantes para a obtenção do diagnóstico e da melhor conduta clínica para o caso. A presença de uma massa oscilatória em alguma estrutura cardíaca, alterações no fluxo sanguíneo do coração, como regurgitações ou abscessos, e deiscência são os principais achados ecocardiográficos, além de fístulas, aneurismas micóticos e perfuração de folhetos. O paciente com suspeita de endocardite realiza inicialmente um ecocardiograma transtorácico (ETT), um exame pouco invasivo, fácil de ser realizado, que contribuirá bastante para a definição da situação do paciente. Caso o resultado no ETT seja negativo, e exista uma forte suspeita de endocardite, deve-se realizar um ecocardiograma transesofágico (ETE), que possui uma sensibilidade maior e possibilita uma melhor visualização das estruturas cardíacas (**Figuras 43.1, 43.2**).

A tomografia computadorizada e a ressonância magnética são outros exames de imagem utilizados para a identificação de vegetações e outras lesões histológicas advindas da endocardite. É possível visualizar vegetações de 1 centímetro ou mais na superfície da válvula, permitindo a avaliação de eventuais complicações embólicas. Dada a importância das informações obtidas pelos métodos de imagem, existe a proposta de inclusão de três critérios diagnósticos:

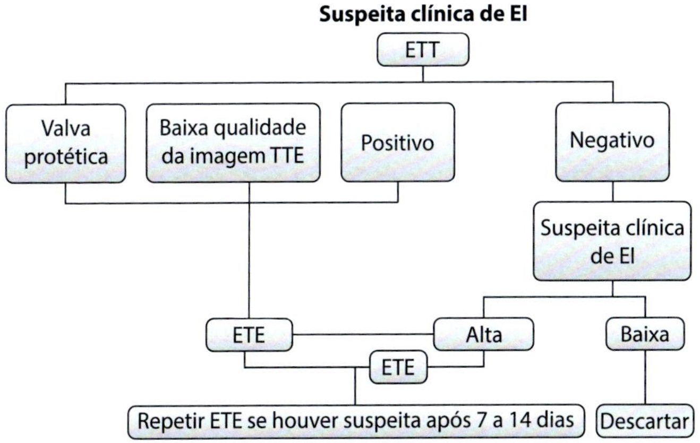

Figura 43.1 *Indicações de ecocardiografia quando há suspeita de EI. EI, endocardite infecciosa; ETT, ecocardiograma transtorácico; ETE, ecocardiograma transesofágico. O ETE não é mandatório em EI de coração direito caso ETT possua boa qualidade e em achados ecocardiográficos inespecíficos. *Adaptado de Gould et al., 2012.*

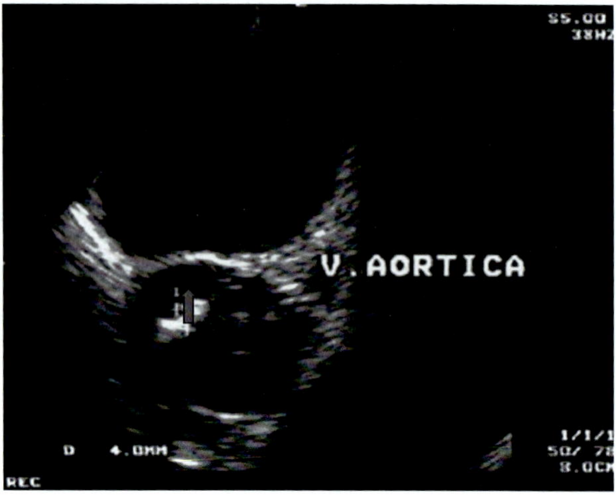

Figura 43.2 *Ecocardiograma transtorácico demonstrando pequena vegetação em válvula aórtica.*

- A identificação de lesões para valvares deve ser considerada critério MAIOR;
- Atividade anormal ao redor do sítio de implantação, detectada pela PET/CT (para implantes > 3 meses) ou SPECT/CT, deve ser considerada critério MAIOR;
- A identificação de eventos embólicos ou aneurismas infecciosos apenas por imagem (eventos silenciosos) deve ser considerada critério MENOR.

Tratamento

O sucesso da terapêutica depende da erradicação do agente causador, requerendo utilização de antimicrobianos por tempo prolongado. Cirurgia pode ser necessária para remover material infectado ou drenagem de abscessos.

Terapia empírica

A terapia empírica deve ser utilizada quando houver suspeita de EI baseada na gravidade da infecção, no tipo de válvula acometida e no risco de patógenos infrequentes ou resistentes. Deve ser direcionada às causas mais comuns de EI. Caso o paciente com suspeita de EI apresente estabilidade clínica, é recomendado obter resultado de culturas antes de iniciar antimicrobiano. Diante de dúvida diagnóstica de EI e tendo sido iniciada terapêutica com antimicrobianos, são sugeridas a suspensão dos antimicrobianos e a coleta de novas culturas.

Ei devido a *staphylococcus*

Endocardite em Válvula Nativa

- Recomenda-se **oxacilina** como antimicrobiano de primeira escolha em *Staphylococcus* sensível a oxacilina, 2 g a cada seis horas, podendo ser aumentada para cada quatro horas caso peso > 85 kg.
- Recomenda-se que o uso da **gentamicina** não seja associado a oxacilina como terapêutica inicial para EI em válvulas nativas devido a *Staphylococcus*.
- Recomenda-se que a **vancomicina** associada a **rifampicina** seja a primeira escolha para EI devido a *Staphylococcus* resistente a oxacilina ou em pacientes com alergia a penicilinas.
- Recomenda-se o uso de **daptomicina** na dose de 6 mg/kg a cada 24 horas associada a outro agente ativo (rifampicina, gentamicina ou linezolida, dependendo da suscetibilidade) em pacientes com *Staphylococcus* resistente a oxacilina ou com intolerância à vancomicina.

Endocardite em válvula protética

Recomendado o uso de **vancomicina**, **rifampicina** e **gentamicina** como antimicrobianos de primeira escolha em isolados de *Staphylococcus*.

Recomendada a utilização de **daptomicina** em substituição à vancomicina para pacientes sem resposta a terapêutica ou intolerância ou resistência à vancomicina.

Duração da terapia

No caso de EI devido a *Staphylococcus,* a via intravenosa é recomendada por quatro semanas e deve ser aumentada para seis semanas ou mais no caso de EI em válvula protética, secundária a abscessos pulmonares ou osteomielite (**Tabela 43.3**).

Tabela 43.3 *Resumo das recomendações para tratamento de EI por Staphylococcus**

Regime/Antimicrobiano	Doses e Vias	Duração (semanas)	Comentários
EVN *Staphylococcus sp* sensível a Oxacilina			
Oxacilina	2 g IV a cada 4 a 6 horas	4	Peso >85 kg a cada 4 em 4 horas
EVN *Staphylococcus* resistente Oxacilina, sensível Vancomicina (MIC<2 mg/L) e Rifampicina ou alergia a Penicilina			
Vancomicina	1 g IV cada 12 em 12 horas	4	Conforme política local e manter pré-dose 15 a 20 mg/L e correção renal
Rifampicina	300 a 600 mg VO a cada 12 em 12 horas	4	Cc < 30 mL/min utilizar baixas doses
EVN *Staphylococcus sp* resistente Oxacilina, resistente Vancomicina (MIC> 2 mg/L) e sensível a Daptomicina (MIC ≤1 mg/L) ou intolerância à Vancomicina			
Daptomicina	6 mg/kg IV 1×dia	4	Monitorar CPK semanalmente e correção Cc < 30 mL/min a cada 48 horas
Rifampicina	300 a 600 mg VO a cada 12 em 12 horas	4	Cc < 30 mL/min utilizar baixas doses
Gentamicina	1 mg/kg IV cada 12 em 12 horas	4	Manter doses se não houver sinais ou sintomas de toxicidade

Continua

Continuação

Regime/Antimicrobiano	Doses e Vias	Duração (semanas)	Comentários
EVP *Staphylococcus sp* sensível Oxacilina e Rifampicina			
Oxacilina	2 g IV a cada 4 a 6 horas	6	Peso > 85 kg a cada 4 horas
Rifampicina	300 a 600 mg VO a cada 12 horas	6	Cc < 30 mL/min utilizar baixas doses
Gentamicina	1 mg/kg IV a cada 12 horas	6	Manter doses se não houver sinais ou sintomas de toxicidade
EVP *Staphylococcus* resistente Oxacilina, sensível Vancomicina (MIC<2 mg/L) ou alergia a Penicilina			
Vancomicina	1 g IV acada12 horas	6	Conforme política local e manter pré-dose 15 a 20 mg/L e correção renal
Rifampicina	300 a 600 mg VO a cada 12 horas	6	Cc < 30 mL/min utilizar baixas doses
Gentamicina	1 mg/kg IV a cada 12 horas	≥ 2	Manter doses se não houver sinais ou sintomas de toxicidade
EVP *Staphylococcus sp* resistente Oxacilina, resistente Vancomicina (MIC > 2 mg/L) e sensível a Daptomicina (MIC ≤1 mg/L) ou intolerância à Vancomicina			
Daptomicina	6 mg/kg IV 1×dia	6	Monitorar CPK semanalmente e correção Cc < 30 ml/min a cada 48 em 48 horas
Rifampicina	300 a 600 mg VO a cada 12 horas	6	Cc < 30 mL/min utilizar baixas doses
Gentamicina	1 mg/kg IV a cada 12 horas	≥ 2	Manter doses se não houver sinais ou sintomas de toxicidade

EVN: endocardite de válvula nativa; EVP: endocardite de válvula protética: Cc: *clearance* de creatinina. *Adaptada Gould et al., 2012.

EI devido a *streptococcus*

- A opção terapêutica recomendada para EI devido a *Streptococcus* deve ser baseada na suscetibilidade a penicilina e nos fatores de risco do paciente.
- A terapêutica recomendada para EI causado devido a *Streptococcus* com MIC >0,5 mg/L de penicilina deve seguir as diretrizes para *Enterococcus*.
- Recomenda-se tempo de tratamento longo para pacientes com EI em válvula protética, secundária a abscesso cerebral ou osteomielite. (**Tabela 43.4**)

EI devido a *enterococcus*

- Recomendado como primeira escolha para EI devido *Enterococcus* sensíveis a amoxacilina ou altas doses de penicilinas associadas a gentamicina.
- Recomendado o uso de glicopeptídeos associados a gentamicina como agentes de secunda linha na terapia para EI devido a *Enterococcus* sensíveis.
- Recomendado controle rigoroso quando em uso de gentamicina, que deve ser descontinuada caso haja nefrotoxicidade e outros sinais de toxicidade (**Tabela 43.5**).

EI devido a grupo HACEK

- Recomendada terapêutica para EI devido a grupo HACEK com β-lactamase estável a cefalosporina ou amoxilina em isolados suscetíveis.
- Recomendada a adição de gentamicina nas primeiras duas semanas de terapêutica.
- Recomendado o uso de ciprofloxacino como agente alternativo.
- Recomendada duração da terapêutica para EI em válvula nativa por quatro semanas e em válvula protética por seis semanas.

EI devido a fungos

EI devido a *candida*

- Recomendada terapêutica inicial com equinocandina ou anfotericina B (preferencialmente formulações lipídicas), uma

Tabela 43.4 *Resumo das recomendações para tratamento de EI por Streptococcus**

Regime/ Antimicrobiano	Doses e Vias	Duração (semanas)	Comentários
Opções de tratamento para *Streptococcus* Penicilina (MIC ≤ 0,125 mg/L)			
Benzilpenicillina monoterapia	1,2 g IV a cada 4 em 4 horas	4 a 6	Regime de espectro estreito preferido, especialmente para os doentes em risco de *C. difficile* ou alto risco de nefrotoxicidade
Ceftriaxona monoterapia	2 g IV/IM 1×/dia	4 a 6	Não recomendado para pacientes com risco de infecção por *C. difficile*, adequado para uso ambulatorial
Benzilpenicillina e Gentamicina	1,2 g IV 4 em 4 horas 1 mg/kg IV a cada 12 horas	2 2	Não recomendado para pacientes com EVP, foco extracardíaco de infecção, quaisquer indicações de cirurgia, elevado risco de nefrotoxicidade ou risco de *C. difficile*
Ceftriaxona e Gentamicina	2 g IV/IM 1×/dia 1 mg/kg IV a cada 12 horas	2 2	Não recomendado para pacientes com EVP, foco extracardíaco de infecção, quaisquer indicações de cirurgia, elevado risco de nefrotoxicidade ou risco de *C. difficile*

Continua

Continuação

Regime/ Antimicrobiano	Doses e Vias	Duração (semanas)	Comentários
Opções de tratamento para *Streptococcus* Penicilina (MIC ≤ 0,125 mg/L)			
Tratamento de *Abiotrophia* e *Granulicatella spp.* (variantes de *Streptococcus*)			
Benzilpenicillina e Gentamicina	2,4 g IV a cada 4 horas 1 mg/kg IV a cada 12 horas	4 a 6 4 a 6	Regime preferido, especialmente para os pacientes em risco de *C. difficile*
Tratamento de *Streptococcus* Penicilina (MIC > 0,5 mg/L)			
Tratamento de *Streptococcus* em pacientes com alergia importante a Penicilina			
Vancomicina e Gentamicina	1 g IV a cada 12 horas 1 mg/kg IV a cada 12 horas	4 a 6 ≥ 2	Dosado de acordo com as diretrizes locais
Teicoplanina e Gentamicina	ver no texto 1 mg/kg IV a cada 12 horas	4 a 6 ≥ 2	Opção preferida quando há elevado risco de nefrotoxicidade

EVN: endocardite de válvula nativa; EVP: endocardite de válvula protética. *Adaptada Gould et al., 2012.

Tabela 43.5 *Resumo das recomendações para tratamento de EI por Enterococcus*

Regime/ Antimicrobiano	Doses e Vias	Duração (semanas)	Comentários
Amoxicilina ou	2 g IV a cada 4 horas	4 a 6	Amoxicilina sensível (MIC ≤ 4 mg/L), isolados sensíveis a Penicilina (MIC ≤ 4 mg/L) e Gentamicina (MIC ≤ 128 mg/L)
Penicillina e Gentamicina	2,4 g IV de 4 a 6 horas 1 mg/kg IV 12 em 12 horas	4 a 6	Duração de 6 semanas para EVP
Vancomicinae	1 g IV a cada 12 horas ou dosado de acordo com diretrizes locais	4 a 6	Pacientes alérgicos a Penicilina ou Amoxicilina ou resistência Penicilina, assegurar Vancomicina (MIC ≤ 4 mg/L)
Gentamicina	1 mg/kg IV a cada 12 horas (ISC)	4 a 6	Duração de 6 semanas para PVE
Teicoplaninae	10 mg/kg IV a cada 24 horas	4 a 6	Alternativa a Vancomicina e Gentamicina, ver os comentários respectivos
Gentamicina	1 mg/kg IV a cada 12 horas	4 a 6	Assegurar Teicoplanina (MIC ≤ 2 mg/L)
Amoxicilina	2 g IV a cada 4 horas	≥ 6	Amoxicilina sensível (MIC ≤ 4 mg/L) e alto nível resistência a Gentamicina (MIC > 128 mg/L)

vez que a espécie e o perfil de suscetibilidade são conhecidos.

- Recomendada a cirurgia para troca valvar caso tecnicamente possível.

EI devido a *aspergillus*

- Recomendada terapêutica inicial com voriconazol, com confirmação de isolados sensíveis e monitorização da dose terapêutica.
- Recomendada a cirurgia para troca valvar, sendo mandatória para sobrevida. (**Tabela 43.6**).

Tratamento cirúrgico

A oportunidade e as indicações para intervenções cirúrgicas com finalidade de prevenir embolia sistêmica na EI ainda continuam controversas (**Tabela 43.7**).

Tratamento do paciente crítico

Observe as **Figuras 43.3** e **43.4**.

Tabela 43.6 *Resumo das recomendações para tratamento de EI por Fungos**

Agente Antifúngico	Dose/via	Níveis séricos necessários?	Papel no tratamento de Endocardite por Candida	Papel no tratamento de Endocardite por Aspergillus
Fluconazol	400 mg/dia, correção em insuficiência renal grave/diálise	Não	Terapia supressora a longo prazo	Nenhum
Voriconazol	Preferir terapia intravenosa inicialmente, titulando doses	Sim, com modificação importante da dose	Terapia supressora a longo prazo para isolados Fluconazol-resistentes, Voriconazol-sensíveis	A terapia de primeira linha com a supressão a longo prazo
Anfotericina B	3 mg/kg a cada 24 horas (Ambisome®) 5 mg/kg/dia (Abelcet®) 1 mg/kg/dia (Fungizon®)	Não	Terapia de segunda linha	Terapia de segunda linha, ou a primeira linha se Azólico-resistente,não deve ser utilizada para *A. terreus* ou *A. nidulans*
Micafungina	200 mg/dia	Não	Terapia de primeira linha	Terceira ou quarta linha de terapia
Caspofungina	70 mg inicial, 50 a 100 mg diariamente	Não	Terapia de primeira linha	Nenhum papel
Anidulafungina	Doses tituladas	Não	Terapia de primeira linha	Nenhum papel
Posaconazol	400 mg a cada 12 horas	Sim	Nenhum papel	Terceira ou quarta linha de terapia a longo prazo, terapia supressiva
Flucitosina	100 mg/kg/dia em três doses, reduzido com disfunção renal	Sim, com modificação importante da dose	Como terapia de combinação com anfotericina B	Como terapia em combinação com anfotericina B
Itraconazol	Não aplicável	Não aplicável	Nenhum papel	Nenhum papel

* Adaptada Gould et al., 2012.

Tabela 43.7 *Recomendações (indicações e tempo de intervenção) para tratamento cirúrgico de EI de coração esquerdo e EVN**

Falência Cardíaca em EI Valvar Aórtica e Mitral	Oportunidade Cirúrgica
Regurgitação aguda grave ou obstrução valvar causando edema pulmonar refratário ou choque cardiogênico	emergência
Fistula intracavitária ou pericárdica causando edema pulmonar refratário ou choque cardiogênico	emergência
Regurgitação aguda grave ou obstrução valvar e persistência de falência cardíaca ou sinais ecocardiográficos baixa tolerância hemodinâmica (fechamento valvar mitral precoce ou hipertensão pulmonar)	urgência
Regurgitação aguda grave ou sinais de falência cardíaca controlada com facilidade por meio de medicações	eletiva
Infecção não controlada	
Infecção não controlada localmente (abscesso, falso aneurisma, fístulas, grandes vegetações ou deiscência em válvula protética)	urgência
Febre persistente e culturas positivas por período > 5 a 7 dias	urgência
Infecção causadas por fungos ou microrganismos multirresistentes, tais como *Pseudomonas aeruginosa* e outros bacilos gram-negativos	eletiva
Prevenção de Embolia	
EI valvar aórtica e mitral com grandes vegetações (> 10 mm) após um ou mais eventos embólicos, apesar da terapêutica antimicrobiana adequada, especialmente durante as duas primeiras semanas de terapia	urgência
EI valvar aórtica e mitral com grandes vegetações (> 10 mm) e outros fatores preditores de complicação (falência cardíaca, abscesso ou infecção persistente)	urgência
Isolados, grandes vegetações (> 15 mm); a cirurgia pode ser preferível se o procedimento de preservação da válvula nativa for viável	urgência

EVN: endocardite de válvula nativa. *Adaptado de Hoen et al., 2013.

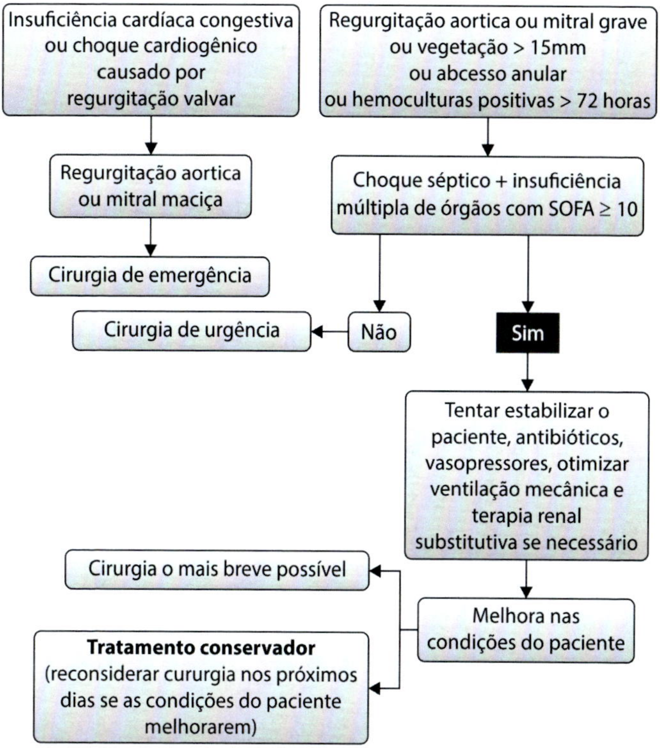

Figura 43.3 *Algoritmo de manejo de pacientes críticos com EI complicada com eventos neurológicos ausentes. Adaptado de Wolff et al.*

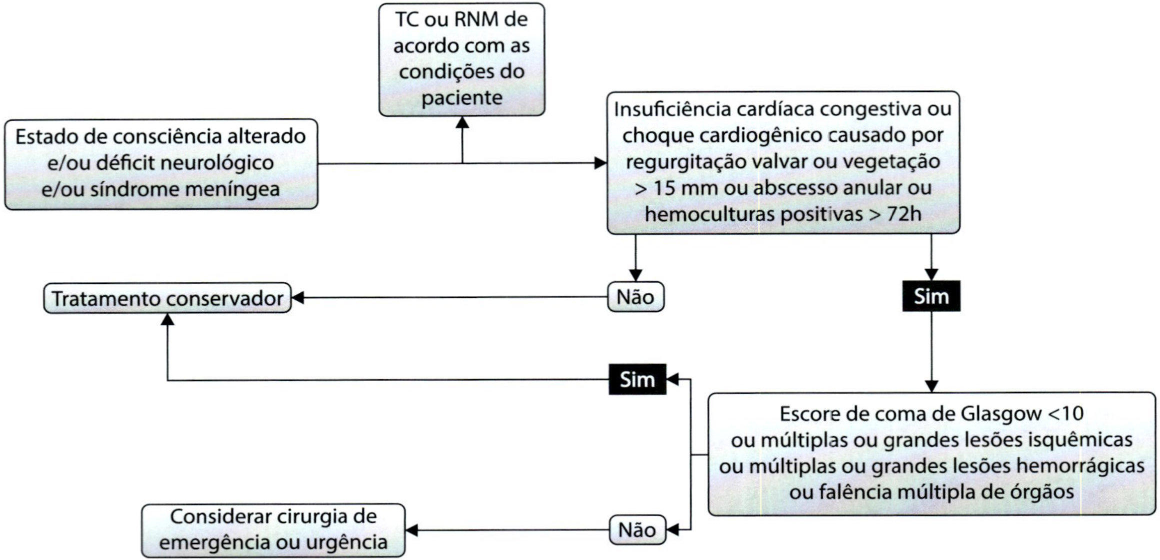

Figura 43.4 *Algoritmo de manejo de pacientes críticos com EI complicada com eventos neurológicos presentes. Adaptado de Wolff et al.*

Bibliografia

1. Araujo MRE. Hemocultura: recomendações de coleta, processamento e interpretação dos resultados. J Infect Control 2012;1(1);08-19.
2. Cahill TJ, Prendergast BD. Infective endocarditis. Lancet 2015; Published Online: 01 September 2015.
3. Carapetis JR, Steer AC, Mulholland EK, Weber M. The global burden of group A streptococcal diseases. Lancet Infect Dis 2005; 5:685-94.
4. Grinberg M, Solimene MC. Historical aspects of infective endocarditis. Rev Assoc Med Bras 2011;57(2):228-33.
5. Guimaraes HP, Assunção MS, Carvalho FB et al. Manual de Medicina Intensiva. São Paulo: Atheneu, 2014.
6. Habib G, Lancellotti P, Antunes MJ et al. 2015 European Society of Cardiology Guidelines for the management of infective endocarditis. Eur Heart J 2015.9.
7. Hoen B, Alla F, Selton-Suty C et al. Changing profile of endocarditis, results of a 1 year survey in France. JAMA 2002;288:75-82.
8. Irwin RS and Rippe JM.Terapia Intensiva (Vol.1). 6ª ed. Rio de Janeiro: Guanabara Koogan, 2010, p. 893-906.
9. Li JS, Sexton AS, Nettles Ret al. Proposed modifications to the Duke criteria for the diagnosis of infective endocarditis. Clin Infect Dis 2002;30:633-38.
10. Rello J, Kollef M, Diaz E, Rodríguez A. Infectious Diseases in Critical Care.2nd ed. Germany:Springer, 2007, p. 271-283.
11. Wolff M, Mourvillier B, Sonneville R et al. My paper 10 years later: infective endocarditis in the intensive care unit. Intensive Care Med 2014; 40:1843-52.

44

Insuficiência Respiratória Aguda

Marcelo Scomparin Said Monteiro
Marcela Fiori Gomes da Costa

Introdução

A síndrome da Insuficiência Respiratória Aguda (IRpA) é uma emergência médica caracterizada pela incapacidade do sistema respiratório em realizar corretamente as funções de ventilação, troca gasosa e oxigenação necessárias à demanda tecidual. Pode ser relacionada a disfunções pulmonares e/ou extrapulmonares.

Classificação e etiologia

A IRpA pode ser classificada em causas hipoxêmicas, hipercápnicas, perioperatória ou de choque, conforme os níveis arteriais de CO_2/O_2 e a etiologia subjacente. Conforme será descrito a seguir, a identificação da etiologia é fundamental para a elucidação diagnóstica, o reconhecimento de possíveis causas reversíveis e a correta condução do tratamento.

Insuficiência respiratória tipo I (Hipoxêmica)

Definida por uma diminuição na pressão parcial de oxigênio arterial ($PO^2 < 60$ mmHg), porém não necessariamente indicando hipóxia tecidual. É o principal tipo de IRpA nos serviços de emergência. Veja as causas a seguir.

Hipoventilação

Não resulta em alteração da relação V/Q nem do gradiente alveoloarterial de O_2, e pode ser corrigida com aumento na fração inspirada de oxigênio (FiO_2).

Nessa situação, decorrente de uma diminuição da capacidade de ventilação, ocorrem aumento das pressões parciais de CO_2

tanto alveolar quanto arterial e diminuição da pressão parcial do O_2 nos alvéolos. A consequência desse efeito é a diminuição da difusão do oxigênio entre a membrana alveolar e o capilar pulmonar.

As principais causas dessa desordem são de origem extrapulmonar, levando à hipoventilação. As principais causas estão listadas na **Tabela 44.1**. É importante identificar causas potencialmente reversíveis.

Tabela 44.1 *Etiologias da IRpA por hipoventilação*

Depressão SNC	Obesidade	Neuropatia	Miopatia
Drogas (opioides)	Síndrome de Pickwick	ELA	Miastenia grave
Lesão estrutural do SNC		Sd de Guillain-Barré	Paralisia diafragmática idiopática
Isquemia		Lesão cervical alta	Polimiosite
			Distrofia muscular
			Coma mixedematoso

Alteração da relação V/Q

Nessa situação ocorre aumento do gradiente alveoloarterial de O_2, na quase maioria das vezes. A relação V/Q pode estar tanto aumentada quanto reduzida, gerando oxigenação insuficiente.

Quando ocorre aumento da relação V/Q, observamos áreas pulmonares bem ventiladas, porém mal perfundidas (p. ex.: TEP), denominadas espaço morto.

Entretanto, na relação V/Q reduzida ocorre boa perfusão alveolar, porém há comprometimento da ventilação local (p. ex.: pneumonia, edema agudo de pulmão, SDRA e hemorragia alveolar). O nome efeito *shunt* é dado quando ocorre perfusão em áreas sem nenhuma ventilação.

Alteração da difusão

Devido a alterações na barreira alveolocapilar, ocorre comprometimento na difusão do O_2 e CO_2, resultado do espessamento da membrana alveolar e de disfunções do endotélio capilar. Conforme descrito anteriormente, o CO_2 é mais difusível do que o O_2 e por isso a hipercapnia aguda tende a não ocorrer (p. ex.: pneumonias de hipersensibilidade, fibrose pulmonar idiopática, entre outras).

Insuficiência respiratória tipo II (Hipercápnica)

Resulta da incapacidade de eliminar eficientemente o dióxido de carbono, havendo retenção do mesmo (pCO_2 > 50 mmHg). É decorrente de situações relacionadas a hipoventilação e anormalidades V/Q. Na primeira, como descrito anteriormente (vide IRpA tipo I), a frequência respiratória e/ou volume corrente estarão reduzidos. Já na anormalidade V/Q, a hipercapnia é característica de aumento na ventilação do espaço morto (p. ex.: enfisema avançado).

Insuficiência respiratória tipo III (Perioperatória)

Pode ocorrer após procedimentos com anestesia geral, devido à redução na capacidade residual funcional, provocando colapso em unidades pulmonares inferiores (atelectasias). É revertido com mudança de decúbito, fisioterapia respiratória, controle da dor com analgésicos e ventilação com pressão positiva não invasiva.

Insuficiência respiratória tipo IV (Choque)

Pacientes em choque frequentemente sofrem de dificuldade respiratória por hipoperfusão dos músculos respiratórios, acidose láctica, anemia e edema pulmonar.

Diagnóstico

Quadro clínico e exame físico

A história clínica deve ser direcionada para a velocidade de instalação da dispneia (aguda, subaguda ou crônica), sintomas associados, comorbidades, medicações de uso prolongado ou recente e alergias.

Embora seja difícil precisar de imediato a etiologia da IRpA, a gravidade com que se apresenta é clara e de fácil reconhecimento logo que o paciente é admitido na unidade de emergência.

Exames complementares

Monitorando a oxigenação e ventilação

Oximetria de pulso

Método rápido, não invasivo e de valores confiáveis para saturação periférica maior que 70%. Entretanto, algumas condições apresentam variações: anemia grave, instabilidade hemodinâmica, hipotermia, disemoglobinemias (intoxicação pelo monóxido de carbono revela saturação de O_2 maior que a real).

Exames laboratoriais

- **Gasometria arterial:** Confirma a suspeita de hipoxemia, hipercapnia e distúrbios acidobásicos associados. Colher logo na admissão e conforme a evolução e o reajuste do suporte ventilatório.
- **Hemograma:** Avaliar e quantificar grau de anemia (hipóxia) e processos infecciosos.
- **Pró-BNP:** Diferenciar dispneia de origem cardiogênica da de origem pulmonar.

Eletrocardiograma

Avaliar arritmias, síndrome coronariana aguda e embolia pulmonar (S1Q3T3).

Exames de imagem

- **Raio-X:** Pode elucidar hipóteses diagnósticas sobre a etiologia envolvida por imagens de opacidades homogêneas (atelectasias, derrame pleural, embolia pulmonar), heterogêneas com broncograma aéreo (pneumonias, hemorragia alveolar), hipertransparências (pneumotórax, pneumatoceles, pneumopericárdio), entre outras.
- **Tomografia:** Afora o inconveniente de deslocar o indivíduo até o tomógrafo, risco de alergia e nefropatia induzida pelo contraste, é capaz de precisar imagens mal definidas ao raio-X, confirmar tromboembolismo pulmonar, diferenciar infiltrados intersticiais, descartar ou confirmar congestão pulmonar e avaliar dimensões das câmaras cardíacas.
- **US Torácica:** Realizada à beira do leito, rápida, prática, sem demandar transporte nem método invasivo para esclarecer o diagnóstico. A ultrassonografia pulmonar é cada vez mais utilizada nas unidades de emergência e de terapia intensiva.

De acordo com o protocolo *Bedside Lung Ultrasound in Emergency* (*BLUE* -ultrassom pulmonar à beira do leito em situação de emergência) Lichenstein et al. relataram alta acurácia diagnóstica para edema agudo de pulmão e pneumonia.

Pico de fluxo expiratório

Avaliação de processos pulmonares obstrutivos crônicos em exacerbação (DPOC e asma).

Tratamento

Logo que o paciente é admitido na unidade de emergência, deve-se iniciar precocemente a monitorização contínua dos sinais vitais, garantir um acesso venoso periférico calibroso e manter Sat O_2 > 90%, por meio dos sistemas de oferta de oxigênio descritos a seguir.

Sistemas de baixo fluxo

- **Cateter nasal:** De rápida aplicabilidade, fácil aceitação, possibilita ao indivíduo comer e conversar. Há importante limitação na correção de hipoxemias moderadas e graves, visto que fornecem oxigênio na nasofaringe na faixa de 1 L/min (24%) a 6 L/min (40%). Usado em situações de baixa demanda ventilatória e naqueles que não toleram grandes ofertas de oxigênio (DPOC).

Sistemas de reservatório

- **Máscaras faciais padrão:** Fornecem O_2 a uma taxa de fluxo entre 5 a 10 L/min que varia, aproximadamente, de 40 a 60% de FiO_2.
- **Máscaras com bolsas-reservatório:** Incluir uma bolsa-reservatório em uma máscara facial padrão eleva o reservatório de oxigênio e possibilita o fornecimento de maior concentração de oxigênio inalado.

Sistemas de alto fluxo

Máscara de Venturi

Utilizada para pacientes que necessitam de concentrações exatas de FiO_2 (DPOC, doenças neuromusculares) por meio de válvulas coloridas acopladas a máscara facial.

Ventilação não invasiva (VNI)

Nos pacientes sem necessidade de intubação imediata ou iminência de parada cardiorrespiratória, é possível utilizar uma pressão inspiratória através de interface nasofacial e uma pressão positiva expiratória para manter os alvéolos abertos e otimizar a oxigenação.

No CPAP ocorre pressão constante nas vias aéreas e a ventilação é espontânea. Bem indicado no edema agudo de pulmão (EAP) cardiogênico e pós- operatórios de cirurgias abdominais. Já no BIPAP ocorre suporte ventilatório com dois níveis de pressão positiva, que é maior na inspiração (IPAP) do que na expiração (EPAP) e a ciclagem é feita a fluxo. É indicado em hipercapnias agudas e imunossuprimidos e também no EAP cardiogênico.

As interfaces utilizadas na IRpA leve são a máscara nasal (baixo risco de aspiração e possibilita a expectoração) e a máscara facial (permite maior fluxo e pressão). Já na IRpA hipoxêmica grave é recomendado utilizar a máscara facial total ou o capacete. As principais indicações, com benefício comprovado, são:

- DPOC agudizada;
- EAP;
- Extubação de alto risco;
- Infecções em imunossuprimidos.

A VNI também pode ser utilizada em situações de insuficiência respiratória hipoxêmica, crise de asma e pacientes em fim de vida, porém com maior cautela. As contraindicações absolutas e relativas estão listadas na **Tabela 44.2**.

Enquanto em uso de VNI, o paciente deve ser acompanhado de perto pelo médico e reavaliado constantemente. Diminuição da frequência respiratória, aumento do volume corrente, melhora do nível de consciência e do esforço respiratório, aumento da PaO_2 e da Sat O_2 com diminuição da $PaCO_2$ sem distensão abdominal são parâmetros que indicam sucesso no método. Entretanto, na ausência desses sinais em até duas horas, deve-se descontinuar a VNI e recomenda-se imediata IOT.

Oxigênio nasal de alto fluxo

Técnica recente de oferta de O_2 que utiliza gás aquecido à temperatura corporal e umidade elevada. Atinge FiO_2 tão elevadas quanto 100%. A pressão positiva na nasofaringe pode prevenir o colapso alveolar, otimizando as trocas gasosas.

Tabela 44.2 *Contra-indicações da VNI.*

Absolutas (sempre evitar) ◗ Necessidade de intubação de emergência ◗ Parada cardíaca ou respiratória
Relativas (analisar caso a caso risco × benefício) ◗ Incapacidade de cooperar, proteger as vias aéreas ou secreções abundantes ◗ Rebaixamento de nível de consciência (exceto acidose hipercápnica em DPOC) ◗ Falências orgânicas não respiratórias (encefalopatia, arritmias malignas ou hemorragia digestivas graves com instabilidade hemodinâmica) ◗ Cirurgia facial ou neurológica ◗ Trauma ou deformidade facial ◗ Alto risco de aspiração ◗ Obstrução de vias aéreas superiores ◗ Anastomose de esôfago recente (evitar pressurização acima de 20 cm H_2O)

Intubação orotraqueal

Método de ventilação invasiva através de via aérea artificial definitiva por meio de cânula orotraqueal. Além de assegurar a ventilação e a oxigenação, também previne a broncoaspiração em pacientes com alteração do nível de consciência. A técnica do procedimento é descrita a seguir, porém é essencial ao emergencista dominar a habilidade prática para garantir sucesso no método. As principais indicações de IOT são:

- Instabilidade hemodinâmica
- Alteração do nível de consciência (Glasgow < 9)
- IRpA
- Fadiga de musculatura ventilatória
- Evitar hipotensão durante os procedimentos de sequência rápida: para tal, realizar expansão volêmica pouco antes do procedimento, salvo contraindicações.
- Aguarde inicio de ação dos fármacos para a laringoscopia: Após administrar o fentanil, aguarde 3 min; realize o hipnótico seguido pelo bloqueador neuromuscular. Aguarde a ação dos fármacos para a realização da laringoscopia (aproximadamente 3 minutos).

Esteja atento ao risco aumentado de aspiração na indução a: Estômago cheio (trauma, refeição recente), gestante, diabético com gastroparesia, ascites volumosas, obesidade grau III, hérnia de hiato e obstrução intestinal.

Bibliografia

1. Feiner JR, Bickler PE, Mannheimer PD et al. Accuracy of methemoglobin detection by pulse CO-oximetry during hypoxia. Anesth Analg 2010 Jul;111.
2. Franca SA et al. The epidemiology of acute respiratory failure in hospitalized patients: a Brazilian prospective cohort study. J Critical Care 2011; 26(3): 330.e 1-8.
3. Lam LL, Cameron PA, Schneider HG et al. Meta-analysis: effect of B-type natriuretic peptide testing on clinical outcomes in patients with acute dyspnea in the emergency setting. Ann Intern Med 2010;153(11):728.
4. Lichtenstein DA. Lung ultrasound in the critically ill. Annals of Intensive Care 2014,4:1.
5. Marino, PL. Compêndio de UTI. 4a ed. Porto Alegre: Artmed 2015; cap. 21, p.393-403.
6. Neto FLD, Andrade JMSA, Raupp ACT. Acurácia diagnóstica do protocolo de ultrassom pulmonar à beira do leito em situações de emergência para diagnóstico de insuficiência respiratória aguda em pacientes com ventilação espontânea. J Bras Pneumol vol.41 no.1 São Paulo Jan./Feb. 2015.
7. Palmese S, Natale A, Scarano D et al. Digital and forehead pulse oximetry in Intensive Care Unit. A comparison. Recent Prog Med 2013 Dec;104(12):625-30.
8. Parshall MB, Schwartzstein RM, Adams L et al. An official American Thoracic Society statement: update on the mechanisms, assessment, and management of dyspnea. Am J Respir Crit Care Med 2012;185(4):435.
9. Prabhakar NR. Sensing hypoxia: physiology, genetics and epigenetics. J Physiol 2013.

45

Suporte Ventilatório na Emergência: Ventilação Mecânica Não Invasiva

Priscila Sandri
Marcela Galassi
José Benedito Morato

Introdução

A ventilação mecânica não invasiva (VMNI) revolucionou o manejo de insuficiência respiratória aguda. Trata-se da utilização da ventilação artificial por meio de ventiladores ou sistemas de geração de fluxo, para a manutenção da ventilação alveolar, sem a necessidade de uma via invasiva, como uma prótese endotraqueal. Podem ser utilizados máscaras nasais, faciais, faciais totais, capacetes ou até mesmo peças bucais para realizar a conexão entre o ventilador e o paciente.

Indicações

A VMNI é indicada a todo paciente com insuficiência respiratória pulmonar aguda (IRpA), salvo as contraindicações, que necessite de suporte ventilatório mecânico, desde que haja colaboração para seguir todas as orientações adequadamente e nível de consciência para a proteção de vias aéreas.

Os pacientes que não obtiverem melhora no quadro clínico devem ser imediatamente intubados, por falta de proteção da via aérea e chance de parada respiratória.

Contraindicações

O uso da VMNI tem sido cada vez menos contraindicado, em razão dos benefícios causados por tal técnica tanto a curto quanto a longo prazo.

Na **Tabela 45.1** ilustramos as contraindicações relativas e absolutas do uso da VMNI.

Vale ressaltar que é essencial a discussão entre a equipe multiprofissional e cada paciente sobre a instalação e continuação da técnica.

Tabela 45.1 *Contraindicações ao uso da VMNI*
Relativas
Estado epilético
Incapacidade de cooperar, proteger vias aéreas ou secreções abundantes
Rebaixamento do nível de consciência com incapacidade de proteger via aérea, exceto acidose hipercápnica de DPOC
Malformações, trauma ou queimadura facial
Obstrução de vias aéreas superiores
Cirurgia facial ou neurológica
Falências orgânicas não respiratórias (encefalopatia, arritmias malignas e hemorragia digestiva grave com instabilidade hemodinâmica)
Alto risco de aspiração
Anastomose de esôfago recente (evitar pressurização acima de 20 cmH_2O)
Absolutas
Parada cardiorrespiratória
Necessidade de intubação imediata

Modos ventilatórios

CPAP (pressão contínua nas vias aéreas)

Utiliza apenas um nível de pressão constante nas vias aéreas durante a inspiração e expiração. A PEEP (pressão expiratória positiva ao final da expiração) é responsável pela oxigenação e será mantida contínua em todo o ciclo respiratório. A ventilação é realizada de maneira espontânea.

Observação: Alguns serviços utilizam um dispositivo denominado CPAP de rede. O dispositivo não depende de fonte elétrica, funcionando através do direcionamento do fluxo da rede de oxigênio e da resistência gerada por uma válvula.

Vantagens

- Promove aumento do volume expiratório final pulmonar, recrutamento de alvéolos colapsados e melhora da troca gasosa (principalmente a oxigenação);
- Favorece o aumento da tração traqueal e a potência da via aérea superior (principalmente em pacientes com apneia do sono);
- Reduz a pressão transmural do ventrículo esquerdo, com consequente redução da pós-carga e melhora do débito cardíaco.

Desvantagens

- Complicações decorrentes da interface empregada;
- Aumento da ansiedade;
- Redução do retorno venoso e do débito cardíaco em pacientes hipovolêmicos;
- Aumento da ocorrência de apneia central em pacientes suscetíveis;
- Aumento do esforço muscular abdominal.

Binível (dois níveis de pressão)

No Binível são utilizados dois níveis de pressão, uma pressão positiva inspiratória, conhecida como IPAP, e uma pressão expiratória positiva no final da expiração, denominada EPAP ou PEEP.

A IPAP promove a insuflação pulmonar e incremento do volume corrente, auxilia na expansibilidade, recuperação das fibras musculares fatigadas, e também contribui para a normalização do pH na gasometria arterial.

Com relação ao EPAP ou à PEEP, seu papel está descrito anteriormente (ver CPAP).

Vantagens

- Melhora da ventilação e troca gasosa;
- Redução da assincronia durante a expiração;
- Redução do trabalho muscular inspiratório;
- A variação pressórica reduz a impedância contra a expiração e o uso da musculatura abdominal em relação ao CPAP;

- O aumento do volume corrente/minuto é dado pela diferença entre os dois níveis (IPAP - EPAP) e pode ser considerado equivalente à pressão de suporte.

Desvantagens

- Autociclagem ou autodisparo;
- Maior custo do equipamento;
- Maior escape aéreo.

PSV (ventilação por pressão de suporte) + PEEP

É possível realizar VMNI no ventilador mecânico convencional. Alguns ventiladores já disponibilizam a opção para VMNI. O modo PSV é semelhante ao Binível, pois oferece dois níveis de pressão (PS e PEEP).

Vantagem

Redução de custo em locais que não dispõem de equipamentos específicos de VMNI.

Limitações

- Compensação da fuga aérea (apesar de alguns VMI apresentarem a função para compensação de fuga ou tolerarem um nível mais elevado de fuga, antes de dispararem o alarme);
- Maior assincronia em comparação CPAP/BIPAP;
- Algoritmo de disparo é menos sensível;
- Circuito pesado e maior espaço morto;
- PEEP é gerada através de um mecanismo valvular, não há geração de fluxo aéreo (CPAP).

Interfaces

As interfaces são máscaras que conectam o ventilador à face do paciente, permitindo a entrada de gás pressurizado pela via aérea superior durante a VMNI. São um ponto crucial para a obtenção do sucesso da técnica de VMNI.

A escolha de um dispositivo inadequado pode gerar má adaptação, desconforto respiratório e escape aéreo excessivo e é responsável por cerca de 25 a 33% das causas de falha da VMNI. A escolha de uma máscara que se adapte melhor ao rosto do paciente é fundamental para a eficiência, o conforto e o sucesso do método.

Caso o tempo estimado para a utilização da VMNI seja superior a 24 a 48 horas, é recomendada a escolha de interfaces sem compressão nasal, para minimizar o aparecimento de úlceras de pressões.

Recomendações

Doença pulmonar obstrutiva crônica (DPOC)

Em exacerbações do DPOC, a VMNI é recomendada como adjuvante ao tratamento tradicional, instituída precoce e antes da instauração da acidemia grave. Os pacientes que mais se beneficiam são aqueles com falência respiratória leve a moderada e repercussão no pH pouco acentuada (pH 7,30 a 7,35). Nesses casos, a VMNI tem um papel importante, ao evitar a deterioração continuada e a necessidade de IOT. Pacientes com falência respiratória grave e pH < 7,25 podem obter benefício, sendo necessária uma vigilância rigorosa.

Edema agudo de pulmão (EAP)

O EAP é caracterizado por acúmulo súbito e anormal de líquido nos espaços extravasculares do pulmão, com consequências sobre a troca gasosa e a mecânica pulmonar. A VMNI é utilizada de forma coadjuvante e permite a melhora da troca gasosa e do desconforto respiratório, bem como a redução significativa da necessidade de ventilação mecânica invasiva e da mortalidade hospitalar em comparação com o tratamento clínico-farmacológico convencional isolado.

No EAP cardiogênico pode-se utilizar VMNI com um ou dois níveis de pressões. Caso a escolha seja por dois níveis de pressões, os valores recomendados são IPAP ≤ 15 cmH_2O e PEEP de 5 a 10 cmH_2O. Caso a escolha seja por um nível de pressão, a PEEP (ou pressão contínua) deve, a princípio, ser mantida entre 5 e 10 cm H_2O. Esses valores devem ser titulados de acordo com a necessidade de cada paciente.

Síndrome do desconforto respiratório agudo (SDRA)

A VMNI pode ser utilizada em pacientes com SDRA leve. Se após período de 30 a 120 minutos do início da VMNI não houver melhora clínica, a intubação orotraqueal deve ser considerada.

Não é recomendado utilizar VMNI em pacientes com SDRA moderada ou grave, devido ao alto risco de falência respiratória e necessidade de intubação associados, principalmente em pacientes com $PaO_2/FiO_2 < 140$ mmHg e SAPS II > 35.

Insuficiência respiratória aguda (IRpA) no pós-operatório imediato

No tratamento de pacientes com insuficiência respiratória aguda associada a pós-operatório imediato de cirurgias abdominais e torácicas eletivas é indicada a utilização da VMNI com cautela, respeitando as limitações cirúrgicas e contraindicações.

Os objetivos da VMNI nesses pacientes são: reduzir atelectasias, melhorar a troca gasosa, diminuir o trabalho respiratório, minimizar a necessidade de intubação e reduzir a mortalidade.

Em cirurgias esofágicas pode-se usar VMNI para evitar IRpA, mantendo-se pressões inspiratórias mais baixas (EPAP < 8 e IPAP < 15). A mesma sugestão vale para cirurgias torácica, abdominal, cardíaca e bariátrica.

Asma

Em pacientes com asma exacerbada, a VMNI pode ser utilizada em associação à terapia medicamentosa, com o objetivo de melhorar a obstrução do fluxo aéreo e minimizar o esforço respiratório nos pacientes em crise moderada e grave.

Broncoscopia

Durante e após o procedimento de broncoscopia, a VMNI pode ser utilizada com o intuito de prevenir as complicações associadas à hipoxemia, insuficiência respiratória pós-operatória e em casos de pacientes com DPOC grave, utilizando pressões de no máximo 20 cmH_2O. Após o uso da VMNI ou na presença de qualquer alteração da clínica do paciente é recomendada a realização de radiografia de tórax, para descartar a presença de pneumotórax, pneumomediastino ou qualquer outra lesão pulmonar com escape aéreo.

Pneumonia adquirida na comunidade (PAC)

Em pacientes com pneumonia adquirida na comunidade (PAC) grave, a VMNI pode ser utilizada se associada a insuficiência respiratória hipoxêmica, principalmente em pacientes com história prévia de DPOC. Porém a aplicação deve durar de 30 a 120 minutos, e, caso não haja sucesso, não se deve retardar a intubação.

Complicações

Vazamento

O escape aéreo é inerente ao método, principalmente devido à má adaptação máscara-paciente. Em condições ideais deveríamos dispor de vários tamanhos de máscaras e assim escolher aquela que melhor se adapte no rosto do paciente.

Lesão cutânea

Pode ocorrer por tempo prolongado de VNI, má adaptação da máscara ou tensão extrema no momento de fixar o contensor cefálico (cabresto). A utilização de placas (tipo Tegaderm®) e óleos (AGE), o alívio da tensão exercida pelo contensor, a possibilidade de intercalar períodos de descanso e a orientação para realização de massagem nas regiões que ficam mais avermelhadas pós-utilização da VMNI podem auxiliar na prevenção dessa complicação.

Lesão de córnea

Pode ocorrer durante a utilização de máscaras faciais totais, devido ao ressecamento ocular, por isso é de suma importância a lubrificação ocular.

Cefaleia

Pode ocorrer em pacientes mais sensíveis ao som produzido pelo dispositivo, principalmente o gerador de fluxo; nessa situação, deve ser realizada a troca por outro tipo de equipamento.

Ressecamento de vias aéreas

A geração do fluxo aéreo e o tempo de uso da VMNI promovem a desidratação da mucosa. Alguns dispositivos contam com umidificador acoplado. Quando não estiver disponível e a condição clínica do paciente permitir, podemos optar pela instilação de soro fisiológico (SF 0,9%) antes e após a colocação da VMNI.

Distensão gástrica

A aerofagia é um fenômeno comum, em decorrência da respiração bucal. Nessa situação, devemos orientar o paciente a inspirar lentamente pelo nariz e expirar pela boca ou respirar com os lábios fechados. Em casos extremos, pode ser necessária a passagem de sonda nasogástrica.

Broncoaspiração

Distensão gástrica, êmese, utilização de máscara e alimentação enteral, rebaixamento do nível de consciência, hipersecreção, entre outros fatores, aumentam o risco de aspiração do conteúdo presente na cavidade oral. Como medidas auxiliares podemos citar o uso de procinéticos, decúbito horizontal elevado, orientação do paciente a retirar a máscara em caso de êmese e estrita observação.

Como aplicar a VMNI

Para aplicação da VMNI é preciso ter conhecimento das variáveis fisiopatológicas que envolvem o quadro clínico do paciente, os mecanismos de funcionamento do dispositivo e suas desvantagens.

A instituição/observância de um protocolo institucional é fundamental para a plena e correta utilização, assim como o sucesso da terapêutica proposta.

Devem-se observar os seguintes tópicos:

- **Explicar o procedimento ao paciente:** as chances de sucesso são aumentadas quando o paciente colabora com a técnica. Para tanto, deve-se explicar o procedimento ao paciente, esclarecendo as eventuais dúvidas que ele venha a apresentar.
- **Posicionamento:** deve-se adotar a elevação da cabeceira do leito entre 30º a 45º, que proporciona maior sinergia dos músculos respiratórios, previne broncoaspiração e reduz a pré-carga ventricular.
- **Interface/ventilador:** deve-se observar qual tipo de interface (nasal, facial, facial total) é a mais recomendada para a situação em questão, levando-se em consideração o grau da IRpA e o conforto da interface. Para a escolha do ventilador

e do modo ventilatório, deve-se ter a disponibilidade do dispositivo no serviço, contar com experiência da equipe multiprofissional e conhecer causa da IRpA e o estado clínico do paciente.

- **Parâmetros ventilatórios:** iniciar a ventilação com baixas pressões: IPAP ou PS $\leq$ 15 cmH_2O e EPAP ou PEEP entre 5 a 10 cmH_2O, sem prender definitivamente o fixador cefálico ao paciente, de forma que este se adapte melhor ao uso da VMNI. O valor final do IPAP ou PS costuma ser baseado no volume corrente de 6 a 8 mL/kg de peso ideal. Observe a expansibilidade torácica satisfatória, a frequência respiratória (FR < 25 rpm) e sinais de desconforto respiratório. O valor final do EPAP ou PEEP depende de alguns fatores, incluindo a presença ou ausência de hipoxemia. O valor da PEEP no CPAP ou por sistema de gerador de fluxo contínuo no EAP de origem cardiogênica mais utilizado nos trabalhos publicados é de 10 cmH_2O. Vale ressaltar que os parâmetros devem ser titulados de acordo com a mecânica respiratória de cada paciente.
- **Equipe treinada:** a assistência ao paciente deve ser acompanhada por toda a equipe. Trabalhos recentes propõem que a equipe multiprofissional deve estar treinada no manejo do paciente em uso da VMNI, sob pena de aumento das taxas de intubação, do tempo de internação e da mortalidade.
- **Monitorização:** o sucesso da VMNI será expresso pela avaliação constante de parâmetros como:
    - Expansibilidade torácica;
    - Frequência respiratória;
    - Saturação periférica de oxigênio. Os objetivos esperados com o uso da VMNI são redução da FR, sincronia, conforto, melhora do desconforto respiratório após, no máximo, duas horas de aplicação da técnica, manutenção da $SpO_2 \geq 92\%$ e estabilidade clínica.

Sucesso da VMNI

Um fator determinante de sucesso é a seleção criteriosa do paciente elegível à VMNI, a qual pode reduzir o risco de IOT. Entretanto, devemos observar a evolução clínica/funcional/laboratorial do paciente e suas limitações. A IOT, quando indicada, não deve ser postergada, sob risco de aumento da morbimortalidade.

Os preditores de sucesso da VMNI são:

- Idade jovem;
- Bom nível de consciência e colaboração;
- Acidose não severa: pH < 7,35 e > 7,10 (ideal entre 7,25 e 7,35);
- Pacientes com menor gravidade (APACHE);
- Idade jovem;
- Hipercapnia: > 45 e < 92 mmHg.
- Como critérios de sucesso para VMNI temos:
- Estabilização clínica;
- FR < 24 rpm;
- FC < 110 bpm;
- pH > 7,25;
- SpO_2 > 90% com FiO_2 < 50%;
- Aumento do VC;
- Melhora do nível de consciência.

Falha da VMNI

A taxa de falha terapêutica do método varia de 5 a 40%, e é explicada por diversos fatores como deterioração clínica, escolha de uma interface/equipamento inadequados, desconhecimento profissional da técnica adequada e limitações do método. A ausência de melhora clínica após uma a duas horas de início da VMNI deve ser considerada indicativa da necessidade de IOT.

Fatores preditores de insucesso:

- Acidose respiratória grave;
- Instabilidade hemodinâmica;
- PaO_2 < 50 mmHg em $FiO_2 \geq$ 60%;
- $PaCO_2$ > 60 mmHg;
- Apneias frequentes;
- Alteração do nível de consciência;
- Ausência de melhora da dispneia;
- Ausência de melhora das trocas gasosas (avaliada pela gasometria arterial);
- Alteração do nível de consciência (letargia nos hipercápnicos e agitação nos hipoxêmicos);

- Intolerância à máscara.

Observações

Todos os modos de VMNI podem ser usados em pacientes traqueostomizados.

É necessária a utilização da válvula exalatória (**Figura 45.1**) quando o equipamento de CPAP ou Binível não apresentar uma

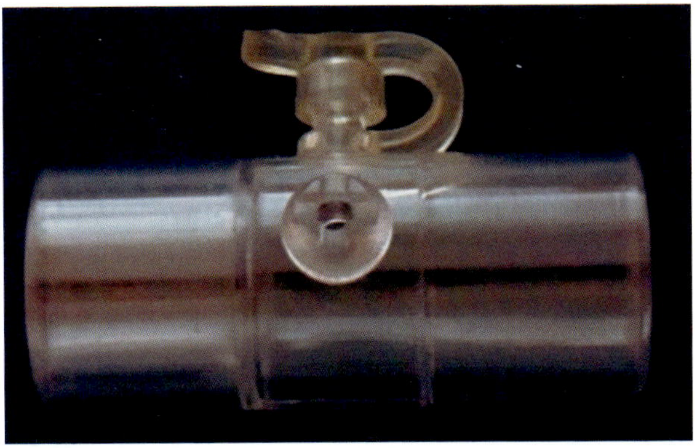

Figura 45.1 *Válvula exalatória. Fonte: Arquivo dos autores.*

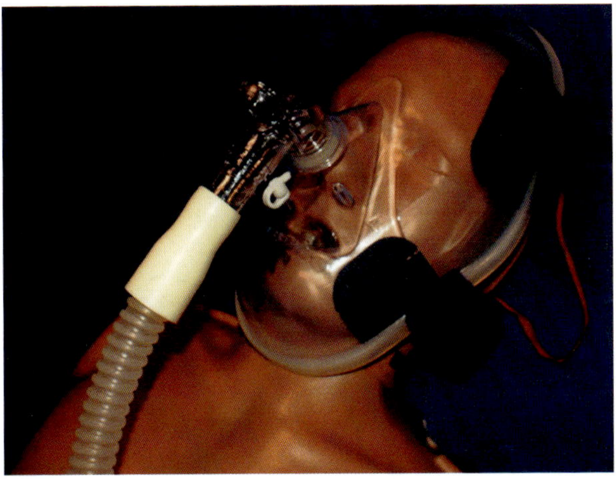

Figura 45.2 *Máscara de VNI conectada ao tubo T, com inalação e o circuito de VNI. Fotógrafo: Sérgio Spezzia.*

saída de exalação. A não observação dessa recomendação pode ocasionar complicações como barotrauma, pneumotórax, entre outras.

É possível realizar nebulização (inalação) simultânea à utilização da VMNI. É necessário utilizar a conexão em tubo T próxima da interface utilizada, conforme **Figura 45.2**.

Bibliografia

1. Associação de Medicina Intensiva (AMIB), C.d.v.m.S.b.d.p.e.t.S., Comissão de Terapia Intensiva da SBPT. 2013. Diretrizes brasileiras de ventilação mecânica 2013.
2. Contou Det al. Noninvasive ventilation for acute hypercapnic respiratory failure: intubation rate in an experienced unit. Respir Care 2013; 58(12): 2045-52.
3. Hess DR. Noninvasive ventilation for acute respiratory failure. Respir Care 2013; 58(6): 950-72.
4. Khalid Iet al. Outcomes of patients treated with noninvasive ventilation by a medical emergency team on the wards. Respir Care 2014; 59(2): 186-92.
5. Lindenauer PK et al. Outcomes associated with invasive and noninvasive ventilation among patients hospitalized with exacerbations of chronic obstructive pulmonary disease. JAMA Intern Med 2014; 174(12): 1982-93.
6. Nakamura MA et al. Performance of ICU ventilators during noninvasive ventilation with large leaks in a total face mask: a bench study. J Bras Pneumol 2014; 40(3): 294-303.
7. Ozyilmaz E, Ugurlu AO, and Nava S. Timing of noninvasive ventilation failure: causes, risk factors, and potential remedies. BMC Pulm Med 2014; 14: 19.
8. Sandri P, Morato J, Galassi M, eds. Manual Prático de Ventilação Mecânica em Pronto-Socorro e UTI. São Paulo: Editora Atheneu, 2014, p. 39-48.
9. Sandri P, SE, Santana HBR. CPAP ou Binível? In: Sandri P e Guimarães HP, eds. Manual Prático de Fisioterapia no Pronto-Socorro e UTI. São Paulo: Editora Atheneu, 2014, p. 105-108.
10. Suzuki T et al. Evaluation of noninvasive positive pressure ventilation after extubation from moderate positive end-expiratory pressure level in patients undergoing cardiovascular surgery: a prospective observational study. J Intensive Care2014; 2(1): 5.

46

Suporte Ventilatório na Emergência: Ventilação Mecânica Invasiva

Priscila Sandri
José Benedito Morato
Marcela Galassi

Introdução

A ventilação mecânica (VM) consiste em um método de suporte, através da utilização de uma prótese ou tubo (oro/nasotraqueal ou traqueostomia), para o tratamento de pacientes com insuficiência respiratória aguda ou crônica agudizada ou mesmo em outras situações como cirurgias, durante o período pós-operatório e em pacientes com rebaixamento do nível de consciência.

Objetivos

O princípio básico da VM é sustentar o paciente cujo sistema respiratório se encontra em falência até que retornem as funções respiratórias mínimas para a respiração espontânea. Tem como principais objetivos:

- Melhorar ou garantir oxigenação e/ou ventilação adequadas, permitindo oxigenação tecidual ideal, sem acidose respiratória;
- Reduzir o trabalho respiratório, promovendo um descanso da musculatura e redução da fadiga e do metabolismo anaeróbico;
- Manter vias aéreas pérvias e protegidas;
- Garantir estabilidade do sistema respiratório e menor gasto energético em situações de instabilidade hemodinâmica grave;

- Conforto do paciente; e
- Evitar a lesão induzida pela ventilação mecânica.

Indicações

A instituição do uso do suporte ventilatório invasivo depende da situação clínica enfrentada pelo profissional. As principais indicações podem ser visualizadas na **Tabela 46.1**.

Em situações de urgência, alguns parâmetros laboratoriais podem ser utilizados em auxílio do julgamento clínico: (**Tabela 46.2**).

Tabela 46.1 *Indicações de suporte ventilatório invasivo*
Parada cardiorrespiratória
Insuficiência respiratória aguda não revertida ou não indicativa de VNI
Hipoventilação e apneia
Rebaixamento do nível de consciência
Fraqueza ou fadiga muscular respiratória
Redução do consumo de oxigênio
Prevenção de complicações respiratórias
Proteção de vias aéreas
Utilização de sedação ou bloqueio neuromuscular como em procedimentos cirúrgicos.

Tabela 46.2 *Diagnóstico clínico e laboratorial de insuficiência respiratória*
Frequência respiratória > 35
Tiragem intercostal
Uso de musculatura acessória
PaO_2 < 55 mmHg apesar de suplementação de O_2
Retenção de CO_2 > 10 mmHg ou pH < 7,30
Pressão inspiratória máxima < -25 cmH_2O

Manejo da ventilação mecânica

A ventilação mecânica tem como base de seu funcionamento o ciclo ventilatório, o qual caracteriza a respiração do paciente, que é controlada total ou parcialmente pelo ventilador mecânico ou até mesmo pelo paciente.

Ciclo ventilatório

O ciclo respiratório fisiológico é composto por duas fases: inspiração e expiração. Em ventilação mecânica (VM) o fenômeno é semelhante, porém com algumas particularidades, decorrentes do modo de funcionamento dos ventiladores.

- **Fase inspiratória:** período de insuflação pulmonar, abertura da válvula inspiratória e entrada do fluxo de gás. Os pulmões expandem, gera-se um volume corrente, atinge-se a pressão de pico (pressão máxima das vias aéreas) e em seguida existe uma discreta pausa, como uma "homogeneização", mantendo alvéolos insuflados, onde se encontra a pressão de platô.
- **Ciclagem ou mudança da fase inspiratória para a fase expiratória:** nesse período há a transição da inspiração para a expiração. A válvula inspiratória se fecha. O critério de mudança será determinado pelo modo e modalidade ventilatória que se podem escolher.
- **Fase expiratória:** fase de desinsuflação pulmonar, abertura da válvula expiratória e saída do fluxo de gás. Os pulmões encolhem, e mantém-se a pressão expiratória no final da expiração, a PEEP, dentro dos alvéolos, evitando o colabamento dos alvéolos, ou seja, o pulmão permanecerá "armado".
- **Disparo ou mudança da fase expiratória para a fase inspiratória:** nessa fase observa-se um curto repouso antes do início do próximo ciclo respiratório. Sua duração é determinada pela frequência respiratória: quanto maior a frequência, menor o tempo de repouso. A válvula expiratória então se fecha. A **Figura 46.1** representa as quatro fases do ciclo ventilatório.

Tipos de ciclos ventilatórios

A classificação está baseada na interação paciente-ventilador, ao longo do ciclo respiratório, e é tradicionalmente dividida em três modos:

- **Controlado:** o paciente não realiza esforço ventilatório (repouso); dessa maneira, o ventilador inicia, controla e finaliza o ciclo ventilatório. Pode ser limitado a volume ou a pressão.
- **Assistido:** o paciente faz um esforço e inicia o ciclo ventilatório (ativo), mas o ventilador controla e finaliza o ciclo.

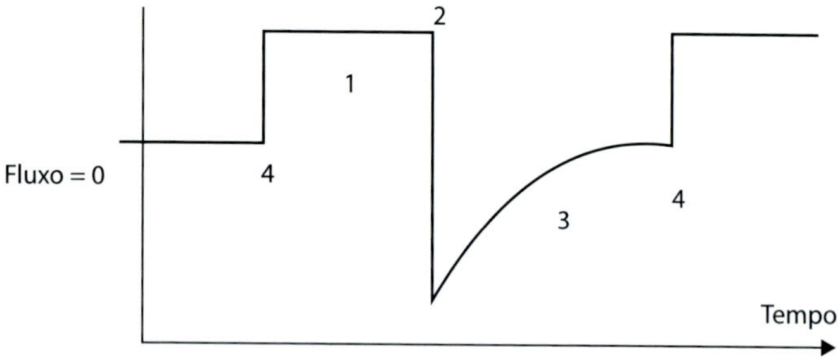

Figura 46.1 *Fases do ciclo ventilatório por curva de fluxo em ventilação mecânica - modo volume-controlado. 1: Fase inspiratória; 2: Ciclagem, 3: Fase expiratória, Fase 4: Disparo.*

- **Espontâneo:** o paciente faz o esforço, controla e finaliza o ciclo, o ventilador apenas oferta uma pressão positiva durante a fase inspiratória.

Tipos de disparo do ciclo ventilatório

Na ventilação mecânica existem três tipos de disparo:

- **Disparo a tempo:** ocorre quando o paciente não apresenta esforço inspiratório para deflagrar o respirador (está em plano profundo de sedação ou curarizado, força muscular insuficiente, centro respiratório instável).
- **Disparo a pressão:** para que ocorra o disparo do ventilador, o paciente deve gerar um esforço muscular que gera uma queda de pressão predeterminada (sensibilidade) no circuito (valores ao redor de -0,5 a -2,0 cmH_2O, abaixo do valor da PEEP). O sensor detecta essa queda e o ventilador abre a válvula de fluxo.
- **Disparo a fluxo:** nessa forma de ajuste, o ventilador mantém um fluxo de base no circuito. Para que ocorra o disparo do ventilador, o paciente deve "mobilizar" um valor predeterminado no circuito (valores 0,5 a 2 litros). Uma vez detectada a queda de fluxo, o ventilador abre a válvula de fluxo.

Tipos de ciclagem do ciclo ventilatório

Também encontramos na ventilação mecânica quatro tipos de ciclagem:

- **Ciclagem a tempo:** quando o ciclo inspiratório é interrompido no momento em que o tempo predeterminado é atingido. A ciclagem a tempo é característica dos modos: ventilação por pressão controlada (PCV) e ventilação por volume controlado (VCV) com pausa inspiratória.
- **Ciclagem a pressão:** acontece quando o ciclo inspiratório é interrompido no momento em que a pressão predeterminada é atingida. Exclusiva do ventilador Bird Mark 7. O tempo inspiratório e o volume corrente (VC) são variáveis, e o VC depende da complacência e resistência pulmonares.
- **Ciclagem a volume:** ocorre quando o ciclo inspiratório é interrompido no momento em que o volume corrente predeterminado é atingido, desde que não seja ultrapassado o valor ajustado do alarme de pressão máxima. Ocorre no modo de ventilação por volume controlado (VCV), sem pausa inspiratória.
- **Ciclagem a fluxo:** o ciclo inspiratório é interrompido quando o fluxo cai a níveis críticos (em torno de 25% do pico de fluxo inspiratório). Nos ventiladores mais modernos pode ser regulado entre 5 a 80%, permitindo redução do tempo inspiratório em pacientes obstrutivos (% de critério de ciclagem > 25%) e aumento do tempo inspiratório em pacientes restritivos (critério de ciclagem < 25%). Ocorre no modo de ventilação por pressão de suporte (PSV). Não assegura volume e depende da complacência e resistência pulmonares.

Modos ventilatórios

O modo ventilatório é a maneira pela qual o ventilador disponibiliza o ciclo respiratório, ou seja, como o gás é oferecido ao paciente e como ocorre a interrupção da fase inspiratória.

Existem dois modos de ventilar um paciente: pressão e volume, cada qual com suas particularidades, benefícios e limitações. Há pouca diferença em ventilar um paciente em modo controlado a volume ou pressão, o importante é respeitar os alarmes e o ajuste do ventilador, de acordo com a necessidade do paciente.

Limitado a volume

No modo limitado a volume, o ventilador tem como objetivo ofertar o volume ajustado, em uma taxa de fluxo pré-ajustada. A ciclagem ocorre após o volume alvo ter sido atingido. Nesse modo o volume será garantido, porém a pressão necessária poderá variar de acordo com as propriedades mecânicas do paciente, isto é, complacência e resistência do paciente.

O modo ventilatório limitado a volume pode ser encontrado nas modalidades controlada, assisto/controlada (A/C) e ventilação mandatória sincronizada independente (SIMV). Os parâmetros essenciais são: VC, PEEP, pausa inspiratória (pinsp), podendo utilizá-la ou não, frequência respiratória (FR), sensibilidade (Sb) e fração inspirada de oxigênio (FiO_2).

Limitado a pressão

No modo limitado a pressão, em cada ciclo o ventilador dispensa um valor pré-ajustado de pressão (pressão inspiratória) e mantém esse valor por um tempo pré-ajustado (tempo inspiratório). A ciclagem ocorre após o término do tempo inspiratório. O volume corrente irá variar de acordo com as propriedades da mecânica respiratória do paciente. Também pode ser encontrado nas modalidades controlada, A/C e SIMV. Parâmetros essenciais são: PC, PEEP, Tinsp, FR, Sb e FiO_2.

Dicas importantes para o ajuste adequado:

- **Pressão inspiratória:** a pressão ajustada pelo operador e que será obedecida pelo ventilador a cada ciclo respiratório deve ser ajustada respeitando o limite de pressão de pico da via aérea (**Tabela 46.3**). Essa pressão é influenciada pelas condições pulmonares do paciente (broncoespasmo, secreção/rolha, SDRA), é a soma da pressão inspiratória ajustada mais a PEEP. A seguir uma tabela com os limites de pressão de pico, **Tabela 46.3**.
- A pressão inspiratória deve ser gradativamente ajustada para atingir o volume corrente ideal pelo peso predito do paciente:
- Pacientes gerais: 6 mL/kg peso predito.
- Pacientes obstrutivos (asma e DPOC): 6 mL/kg de peso predito.

Tabela 46.3 *Limite de pressão de pico*
Pacientes gerais até 40 cmH_2O.
Pacientes asmáticos < 50 cmH_2O.
Pacientes com DPOC até 45 cmH_2O.
Pacientes com SDRA até 35 cmH_2O.

- Pacientes com sepse ou SDRA: 4 a 6 mL/kg de peso predito.
- **Tempo inspiratório:** é o tempo em que o ventilador mantém a pressão inspiratória ajustada. Inicialmente deve ser ajustado em 0,8 a 1,2 segundo. O ajuste deve levar em consideração a frequência respiratória total (ajustada no ventilador e realizada pelo paciente). Devemos respeitar uma relação inspiração/expiração adequada, ou seja, uma relação superior a 1:2 (1/3 de inspiração e 2/3 de expiração) para permitir o esvaziamento pulmonar.
- **PEEP:** valores iniciais em 3 a 5 cmH_2O.
- **FiO2:** o suficiente para manter oxigenação de 93 a 97%.

Modalidades ventilatórias

A modalidade ventilatória é a maneira pela qual os ciclos ventilatórios são disponibilizados pelo ventilador. Pode ser classificada em:

- Controlada (pouco utilizada).
- Assisto/controlada ou assistida.
- Ventilação mandatória intermitente sincronizada (SIMV).
- Pressão de suporte (CPAP/PSV).

Modalidade controlada

Na ventilação mecânica controlada, todos os ciclos respiratórios são controlados pelo ventilador, o disparo por parte do paciente não é possível.

O ajuste dos parâmetros deverá ser feito de acordo com o modo escolhido, que pode ser controlado a pressão (**Figura 46.2**) ou a volume (**Figura 46.3**).

- **Pressão controlada:** PC (pressão controlada), PEEP, Tinsp, FR e FiO_2.
- **Volume controlado:** taxa e onda de fluxo, VC, PEEP, pausa inspiratória (se necessário), frequência respiratória (FR) e fração inspirada de oxigênio (FiO_2).

Modalidade assisto/controlada ou assistida

O ventilador disponibiliza ciclos controlados e assistidos, ou seja, caso o paciente não apresente *drive* respiratório, todos os ciclos serão controlados (disparo a tempo). Caso o paciente

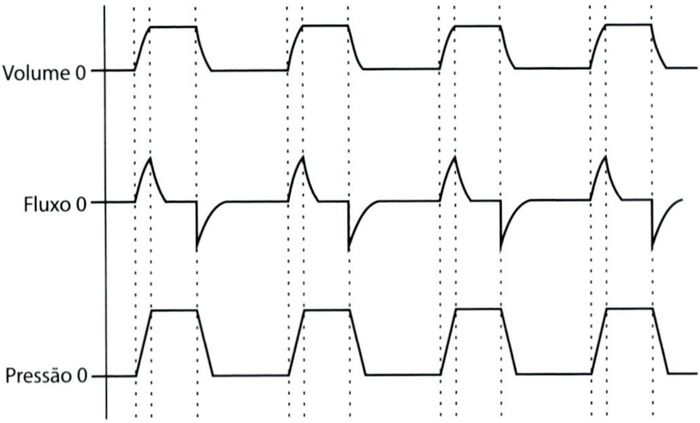

Figura 46.2 *Ventilação mecânica controlada limitada a pressão.*

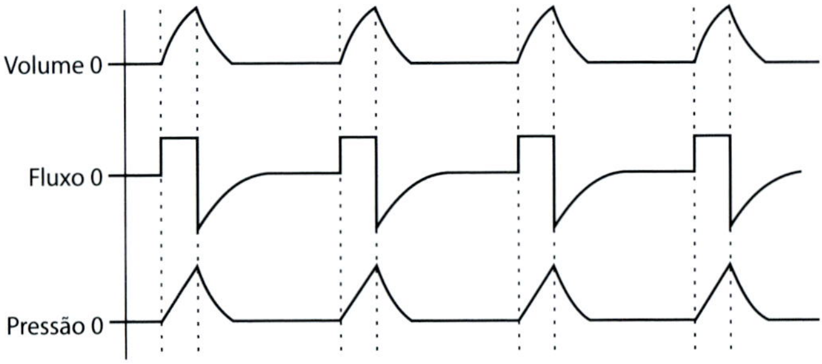

Figura 46.3 *Ventilação mecânica controlada limitada a volume.*

apresente esforço inspiratório (disparo a pressão ou fluxo), a válvula de fluxo será aberta e ele receberá um ciclo assistido.

A modalidade A/C diferencia-se da controlada por permitir o disparo pelo paciente. O operador ajusta os parâmetros para que o paciente mantenha uma ventilação-minuto mínima: frequência respiratória; volume corrente ou pressão controlada; fluxo; pausa ou tempo inspiratório. Tal modalidade A/C também pode ser limitada a pressão (**Figura 46.4**) ou a volume (**Figura 46.5**).

Caso o paciente deixe de exibir esforços, o ventilador toma como parâmetro a FR determinada no ventilador e começa a enviar ciclos controlados. Em um ventilador com FR de 12 rpm, cada disparo ocorrerá, no mínimo, a cada 5 segundos (tempo ou sensibilidade). A janela de tempo é reiniciada a cada esforço exibido pelo paciente ou a cada ciclo controlado.

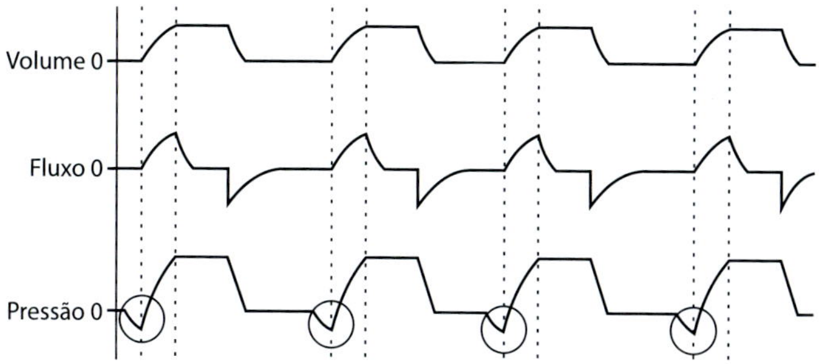

Figura 46.4 *Ventilação mecânica assisto-controlada limitada a volume.*

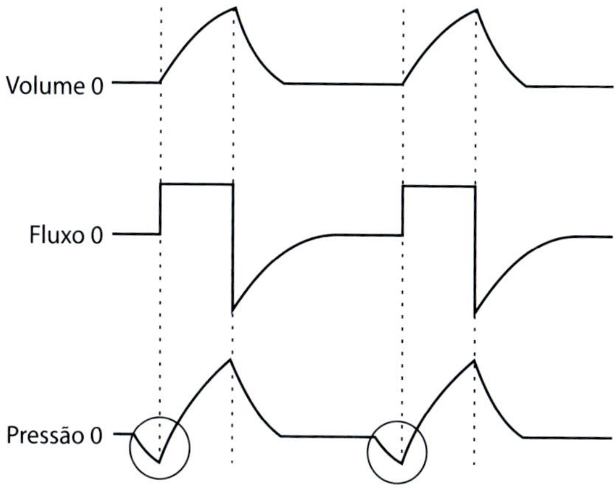

Figura 46.5 *Ventilação mecânica assisto-controlada limitada a pressão.*

Os ajustes são de acordo com o modo escolhido, a pressão ou a volume:

- Volume controlado: taxa e onda de fluxo, VC, PEEP, pausa inspiratória (se necessário), FR e FiO_2.
- Pressão controlada: PC, PEEP, Tinsp, FR e FiO_2.

Modalidade ventilação em pressão de suporte

Essa modalidade é utilizada para facilitar o desmame, permitindo redução gradual da pressão de suporte e aumento da carga assumida pelo paciente, necessita portanto, de *drive* respiratório. Exemplificamos tal modalidade na **Figura 46.6**.

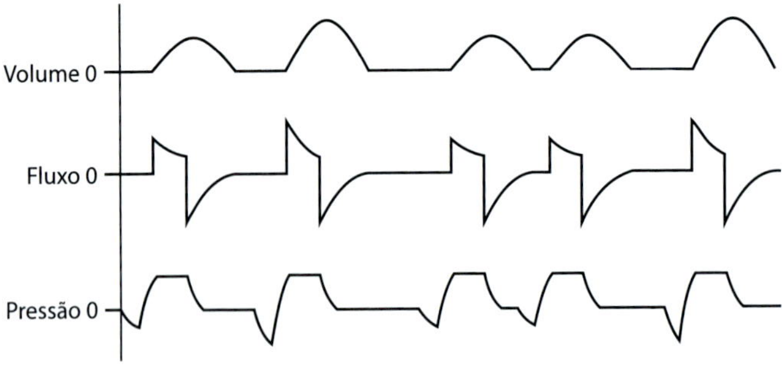

Figura 46.6 *Ventilação com pressão de suporte.*

É uma modalidade espontânea, em que todos os ciclos respiratórios são disparados pelo paciente, que recebe um auxílio pressórico predeterminado (pressão de suporte) e a ciclagem ocorre através da queda do fluxo inspiratório ao valor predeterminado (normalmente 25% do pico de fluxo inspiratório atingido) (vide **Figura 46.7**).

Admissão do paciente em ventilação mecânica

Na admissão do paciente é preciso fazer o cálculo do peso predito (**Tabela 46.4**) do paciente para definir o melhor volume

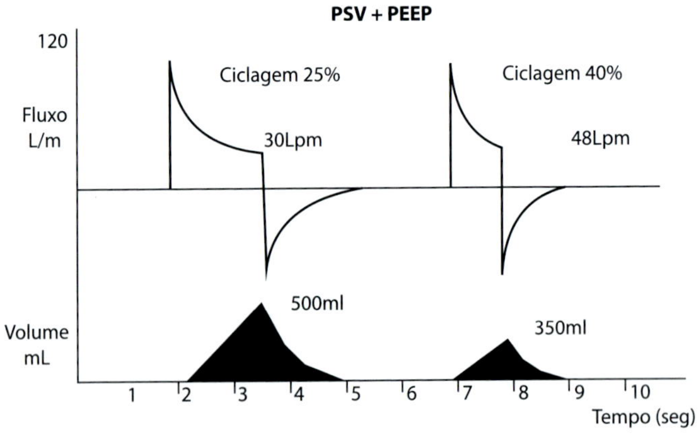

Figura 46.7 *Descreve o comportamento do ciclo respiratório em dois ciclos com critérios de ciclagem diferentes, o primeiro ciclo com critério de ciclagem em 25% do valor máximo de fluxo na inspiração e o segundo com critério de ajuste em 40%.*

Tabela 46.4 *Cálculo do peso predito × altura*

Peso Predito	Homem: 50 + 0,91 (altura em cm - 152,4)
	Mulher: 45,5 + 0,91 (altura em cm - 152,4)

corrente de acordo com a estratégia ventilatória protetora e com o objetivo de reduzir os efeitos deletérios da ventilação mecânica.

O primeiro ajuste a ser realizado no ventilador é a escolha da modalidade ventilatória. Uma vez que o paciente foi submetido a intubação orotraqueal e sedação, a recomendação é a modalidade assisto/controlada (A/C).

Recomendações gerais

- **FiO_2:** sempre que for iniciada a ventilação devemos iniciar com a contração máxima ofertada de FiO_2, ou seja, 100%. Após a estabilização do paciente podemos titular a fração/teor para o valor mínimo que mantenha uma oxigenação adequada, ou seja, saturação periférica de oxigênio (SpO_2) entre 93 e 97% e/ou pressão arterial de oxigênio (PaO_2) de 60 a 100 mmHg.
- **Frequência respiratória** inicial (controlada ou programada): a frequência respiratória deve estar programada de 12 a 16 rpm e a relação I:E (inspiração: expiração) mantida entre 1:2 e 1:3. Em casos de doenças obstrutivas, pode-se iniciar a ventilação com frequências mais baixas, como de 8 a 12 rpm, para obter um tempo expiratório mais prolongado e proporcionar redução da hiperinsuflação dinâmica. Nas doenças restritivas, opta-se por frequências mais elevadas (acima de 20 rpm) devido à redução da capacidade residual funcional. Reavaliar após a coleta da gasometria arterial.
- **Volume corrente:** nos ajustes iniciais da VM na admissão do paciente, deve-se manter o VC de 6 mL/kg de peso predito inicialmente, e após a estabilização do quadro clínico deve-se reavaliar tal situação.
- **Pressão de pico:** evitar valores de pressão de pico superiores a 40 cmH_2O; consideramos para pacientes com asma valores abaixo de 50 cmH_2O e para pacientes com SDRA, valores abaixo de 35 cmH_2O, em função dos riscos de lesão induzida pela ventilação mecânica.
- **Pressão de platô:** evitar valores acima de 30 cmH_2O em função dos riscos de lesão induzida pela ventilação mecânica.

- **PEEP:** deve ser ajustada entre 3 e 5 cmH_2O. O reajuste deve respeitar as particularidades de cada patologia e a hemodinâmica de cada paciente. Em casos especiais, como de SDRA, em que são necessários valores mais elevados, deve-se ter cuidado especial com valores de PEEP acima de 12 cmH_2O, devido às repercussões hemodinâmicas geradas por tal parâmetro ventilatório.
- **Fluxo:** os valores recomendados variam inicialmente entre 40 a 60 L/min. Na ventilação controlada a volume a forma de onda mais utilizada é a desacelerada, por permitir maior conforto e melhor distribuição dos gases, além de apresentar menor pico pressórico, quando comparada à onda de fluxo quadrada. Já na ventilação controlada por pressão o ajuste do fluxo ventilatório ocorre de forma independente do operador, sendo a mecânica pulmonar do paciente a determinante pela velocidade do fluxo.
- **Sensibilidade:** deve ser ajustada no menor valor que impeça autodisparo do ventilador e que o paciente possa disparar sem grandes esforços. Usualmente, a sensibilidade ou disparo é determinado entre – 0,5 e – 2 cmH_2O quando a pressão e entre 1 a 4 L/min quando a fluxo.

A **Tabela 46.5** apresenta os valores iniciais dos parâmetros ventilatórios na admissão do paciente à VM.

Alarmes do ventilador mecânico

Observar os alarmes é fundamental para a segurança do paciente durante a ventilação mecânica. Os ventiladores atuais, além do alarme sonoro, dispõem de alarmes visuais que identificam a necessidade de intervenção: a cor vermelha solicita ação imediata

Tabela 46.5 *Valores admissionais padrões da VM.*

Modo	VCV OU PCV
Volume Corrente	6 mL/kg do peso predito
Pressão	$P_{pico} < 40\ cmH_2O$ e $P_{platô} < 30\ cmH_2O$
PEEP	3 a 5 cmH_2O, inicialmente
Frequência Respiratória	12 a 16 rpm
Fluxo/Relação I:E	40 a 60 L/min/1:2 a 1:3
FiO_2	100% e depois reduzir para manter $SpO_2 > 93\%$

do operador, a cor amarela indica a necessidade de atenção ao parâmetro ou que o alarme ocorrido já foi resolvido mas vale o lembrete para o operador da máquina ficar atento a tal ajuste.

Os alarmes podem ainda ser ajustáveis (passíveis de modificação) ou não ajustáveis (ajustes padronizados pelo fabricante e não modificáveis). A **Tabela 46.6** exemplifica os alarmes ajustáveis e não ajustáveis do ventilador mecânico.

Tabela 46.6 *Alarmes ajustáveis e não ajustáveis da ventilação mecânica*

Alarmes ajustáveis	Alarmes não ajustáveis
Alto e/ou baixo volume corrente	Alta pressão durante o suspiro
Alto e/ou baixo volume-minuto (superior a 8 mL e limite inferior de 3 mL)	Pressão interna baixa
Alta e/ou baixa frequência respiratória	Alimentação de O_2 e ar comprimido
Alta e/ou baixa pressão	Verificação de sensor de fluxo
Alta e/ou baixa PEEP	Pressão não liberada
Tempo de apneia, ajustar de maneira fisiológica e de acordo com a patologia e a necessidade do paciente.	Desconexão ventilador e/ou paciente

Mecânica ventilatória

O cálculo da mecânica respiratória deve respeitar as seguintes recomendações: Modo volume controlado; Modalidade assisto/controlada; Fluxo inspiratório 60 L/min; Onda de fluxo quadrada; Pausa inspiratória ≥ 2 segundos; Relaxamento muscular: a presença de esforço respiratório do paciente pode interferir nos valores aferidos.

Após o cálculo da mecânica respiratória iremos obter:

- **Pressão de platô:** corresponde à pressão de equilíbrio alveolar, medida através de uma pausa inspiratória. A importância de medir a pressão de platô reside em medir a tensão que exercemos sobre os pulmões ou o risco de complicação associada à ventilação mecânica. Caso a estratégia ventilatória exerça estresse excessivo sobre o sistema respiratório, haverá risco de colapso do sistema. Os ventiladores disponibilizam uma tecla no painel específica para o cálculo da pressão de platô (pausa inspiratória ou *Insp hold*). Após pressionar a tecla, o ventilador realiza de forma automática a aferição da pressão de platô (alguns ventiladores são capazes de calcular automaticamente a complacência). O valor preconizado da pressão de platô deve ser ≤ 30 cmH_2O.

- **Auto-PEEP:** é a persistência de uma pressão alveolar positiva, ao final da expiração, não intencional, devido à presença de um volume pulmonar expiratório final maior do que a capacidade residual funcional prevista.

Os pacientes asmáticos e com DPOC são mais propensos ao aparecimento da auto-PEEP e suas consequências sobre a mecânica ventilatória e as condições hemodinâmicas.

Uma forma simples de suspeitar da auto-PEEP ou aprisionamento aéreo é observar a curva fluxo x tempo (**Figura 46.8**). A presença da auto-PEEP denota, entre outros fatores, que o tempo expiratório está insuficiente. Observamos que o paciente inicia uma nova inspiração antes de conseguir expirar totalmente.

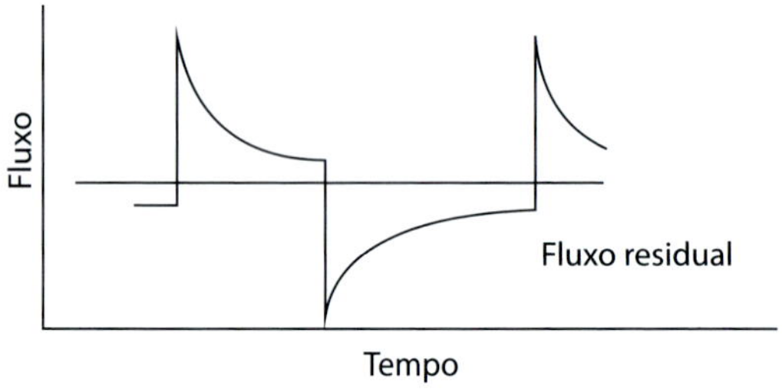

Figura 46.8 *Curvas pressão × tempo e fluxo × tempo. Note a ocorrência de auto-PEEP. Observe o início de um novo ciclo inspiratório antes do término da fase expiratória (seta pontilhada).*

Uma vez detectada a presença da auto-PEEP, devemos rever os valores do volume corrente e do volume-minuto, tempo e fluxo inspiratório, além de otimizar a terapêutica em relação ao uso de broncodilatadores.

Cuidados gerais em pacientes sob ventilação mecânica

São necessários alguns cuidados com o paciente em VM, dentre os quais se destacam os seguintes:

- Manutenção da via aérea pérvia por meio da aspiração da cânula orotraqueal ou traqueostomia sempre que necessário.
- Cuidados com o circuito do ventilador mecânico quanto à presença de condensado, em função do risco de colonização bacteriana (maior concentração próxima ao conector em forma de Y).
- Utilização de filtros e manutenção da higienização do ventilador mecânico.
- Troca do circuito - de cinco a sete dias ou sempre que houver sujidade.
- Temperatura adequada do sistema - 37 ºC.
- Manutenção contínua de solução no micronebulizador.

Bibliografia

1. Cracel N, Sandri P, Galassi S e Guimarães H. Manejo da ventilação mecânica. In: Sandri P e Guimarães H, eds. Manual Prático de Fisioterapia no Pronto-Socorro e UTI. São Paulo: Editora Atheneu, 2014, p. 227-236.
2. Ísola A. Ventilação mecânica invasiva - princípios básicos. In: Guimarães H, Assunção M, Carvalho F., Japiassú A, Veras K, Nácul F, Reis H, Azevedo R. Manual de Medicina Intensiva. São Paulo: Editora Atheneu, 2014, p. 463-480.
3. Júnior V e Chaves D. Admissão do paciente na ventilação mecânica. In: Sandri P. e Guimarães H. eds. Manual Prático de Fisioterapia no Pronto-Socorro e UTI. São Paulo: Editora Atheneu, 2014, p. 223-226.
4. Luque A, Leme F. Princípios básicos da ventilação mecânica. In: Vega JM, Luque A, Sarmento GJV, Moderno LFO. Tratado de Fisioterapia Hospitalar - Assistência Integral ao Paciente. São Paulo: Editora Atheneu, 2012, p.113-119.
5. Morato J, Sandri P, Guimarães H. ABC da ventilação mecânica. São Paulo: Editora Atheneu, 2015.
6. Sandri P, Morato J, Galassi M, Guimarães H, eds. Manual Prático de Ventilação Mecânica em Pronto-Socorro e UTI. São Paulo: Editora Atheneu, 2014, p.230.
7. Sandri P, Morato J, Guimarães H. Principais fórmulas e cálculos. In: Sandri P e Guimarães H, eds. Manual Prático de Fisioterapia no Pronto-Socorro e UTI. São Paulo: Editora Atheneu, 2014, p. 145-152.
8. Schettino G, Cardoso LF, Matar JJ, Torggler FF. Ventilação mecânica - princípios e modos. Barueri: Editora Manole, 2006, p. 93.

47

Asma Exacerbada em Adultos

Andréia Kist Fernandes
Leonardo Lucena Borges

Introdução

A asma é uma doença inflamatória crônica das vias aéreas que se caracteriza por limitação reversível do fluxo aéreo, aumento da reatividade brônquica a uma variedade de estímulos e episódios recorrentes de dispneia, sibilância e tosse.

Considerações gerais

Para o diagnóstico diferencial de exacerbação asmática, deve-se lembrar de que "nem tudo que sibila é asma" e que várias condições podem mimetizar a asma no adulto (**Tabela 47.1**).

O manejo otimizado das exacerbações de asma na emergência requer rápido acesso dos pacientes a instalações e profissionais capazes de:

- avaliar clinicamente e objetivamente (testes pulmonares à beira do leito) a gravidade do episódio;
- fornecer terapia broncodilatadora e corticoterápica apropriada à gravidade da exacerbação, reavaliando a resposta ao tratamento ofertado regularmente;
- monitorar a oferta adequada de oxigênio;
- garantir suporte ventilatório, quando necessário;
- garantir uma alta segura, corrigindo problemas relacionados à aderência ao tratamento, providenciando planos escritos de ação e um adequado referenciamento para manejo ambulatorial da doença, com vista a evitar recaídas ou complicações futuras.

Tabela 47.1 *Condições que podem mimetizar a asma no adulto*
Insuficiência cardíaca congestiva ("asma cardíaca")
Estenose traqueal
Aspiração
Corpo estranho em via aérea
Refluxo gastroesofágico
Disfunção ou paralisia de cordas vocais
Edema de laringe
Neoplasia
DPOC exacerbada
Pneumonia
Intoxicação por organofosforado ou vapores tóxicos
Anafilaxia
Sarcoidose com obstrução brônquica
Embolia pulmonar (raro)

DPOC: doença pulmonar obstrutiva crônica.

O algoritmo descrito na **Figura 47.1**, adaptado do Guideline do National Asthma and Prevention Program: Expert Panel Report 3 (2007) e das diretrizes brasileiras para o manejo da asma na emergência (2012), ilustra passo a passo as etapas para o manejo da exacerbação de asma na emergência.

Avaliação clínica da gravidade da exacerbação asmática

A avaliação da intensidade, ou gravidade, da exacerbação asmática na emergência visa identificar o paciente de maior risco que requer monitorização e tratamento mais agressivo para evitar insuficiência respiratória e morte.

Desse modo, se faz necessária uma determinação objetiva da gravidade da obstrução do fluxo aéreo na asma aguda. Ela pode ser realizada pela medida do PFE (pico de fluxo expiratório) ou pela espirometria (VEF1).

Aferição objetiva da obstrução do fluxo aéreo e da troca de gases

Na prática, a medida do PFE é mais fácil de ser realizada, possuindo melhor custo-benefício. O grau de diminuição no fluxo expiratório pode ser assim quantificado e comparado com dados prévios de função pulmonar do paciente, ou relacionado a valores preditos conforme gênero, idade e altura. As manobras para a realização do PFE são fáceis e seguras para a grande maioria dos pacientes com asma aguda, embora em alguns pacientes intensamente dispneicos elas possam piorar o broncoespasmo, sendo prudente postergar o seu emprego nessas situações.

A crise asmática grave é uma emergência potencialmente fatal que se caracteriza, no adulto, por falta de ar, sibilância, PFE < 50% do predito e saturação arterial de oxigênio< 90%.

Investigações complementares

Radiografia de tórax de rotina é desnecessária, sendo indicada apenas diante da suspeita de pneumotórax, pneumomediastino, pneumonia ou outros fatores de relevância médica. Menos de um terço dos pacientes que internam por asma irá demonstrar alguma anormalidade na radiografia de tórax.

Pacientes com combinações dos fatores de risco, sinais e sintomas citados nas **Tabelas 47.2** e **47.3** possuem um risco maior de morte, devendo ser monitorizados de perto, particularmente durante as primeiras duas horas após a chegada ao departamento de emergência, mesmo que sua condição pareça estar melhorando com a terapia inicial. A variação do PFE basal ou predito após 30 a 60 minutos do tratamento inicial é o melhor preditor de prognóstico.

Tratamento na 1ª hora na sala de emergência

História breve: admissão em UTI prévia, ≥ 2 hospitalizações ou ≥ 3 visitas à emergência no último ano, uso frequente de β_2-agonista de curta ação, comorbidades.

Objetivo: FR, FC, pulso paradoxal, uso de musculatura acessória, medir PFE ou VEF_1, medir SpO_2.

SpO_2 < 92% = oxigenioterapia (áculos nasal 2-3 l/min)

Crise leve e moderada
- VEF_1 ou PFE = 50%
- Fala frases
- FC = 120 bpm
- SpO_2 = 92%
- Pulso paradoxal mínimo ou ausente

→ β_2-agonistas IN 20/20 min
Corticoide VO

Crise severa
- VEF_1 ou PFE = 50%
- Fala palavras
- FC = 120 bpm
- FR > 30 insp/min
- SpO_2 = 92%
- Pulso paradoxal
- Poucos sibilos ou ausente (tórax mudo)
- SpO_2 < 92% ou PaO_2 < 60 mmHg

→ β_2-agonistas IN 20/20 min
Brometo de ipratrípio IN 20/20 min
Corticoide VO ou IV
Considerar sulfato de magnésio IV
Considerar corticoide inalatório em dose alta

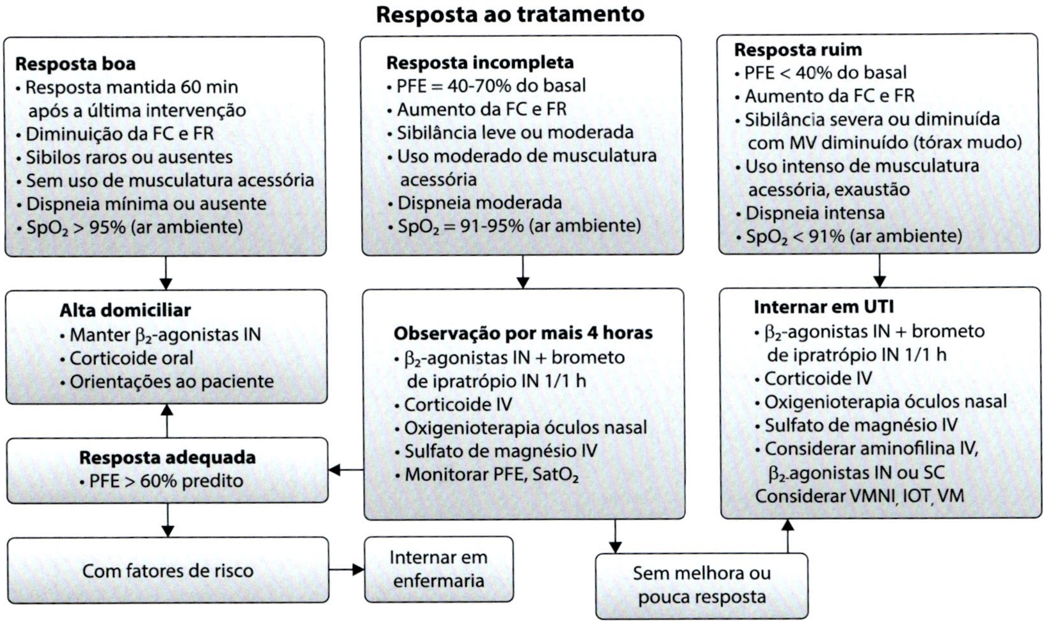

Figura 47.1 *Algoritmo de manejo da exacerbação da asma na emergência. FR: frequência respiratória; insp/min: inspirações por minuto; FC: frequência cardíaca; bpm: batimentos por minuto; PFE: pico de fluxo expiratório; SpO_2: saturação de oxigênio pela oximetria de pulso; PaO_2: pressão parcial de oxigênio no sangue arterial; VMNI: ventilação mecânica não invasiva; IOT: intubação orotraqueal; VM: ventilação mecânica.*

Tabela 47.2 *Fatores associados ao aumento dos riscos de eventos futuros*
Exacerbações frequentes e uso de medicações em doses elevadas
Admissão prévia em UTI (com intubação e ventilação mecânica)
Hospitalização e/ou visita à emergência por asma no último ano
Não uso de corticosteroide inalatório
Uso muito frequente de β_2 agonista de curta ação
História de doença psiquiátrica ou problemas sociais
Pouca aderência ao tratamento da asma
Ausência de um plano de ação escrito para crise de asma
Alergia alimentar
Tabagismo
Uso atual ou recente de corticosteroide oral

UTI: unidade de tratamento intensivo.

Tabela 47.3 *Classificação da intensidade das exacerbações*

Características	Asma		
	Leve/ Moderada	Grave	Muito grave
Estado geral	Sem alterações	Sem alterações	Sudorese, cianose, exaustão
Dispneia	Ausente ou leve	Moderada	Intensa
Nível de consciência	Normal	Normal ou agitação	Agitação, desorientação, sonolência
Fala frases	Completas	Incompletas	Curtas
Uso da musculatura acessória	Ausente ou retração intercostal leve	Retrações subcostais acentuadas	Retrações acentuadas ou declínio/ exaustão
Sibilos	Ausentes com MV presentes ou localizados/ difusos	Localizados/ difusos	Ausentes com MV diminuído ("tórax mudo")
FR (insp/min)	Normal	Aumentada	Aumentada
FC (bpm)	< 110	> 110	> 140 ou bradicardia
PFE (% previsto)	> 50 %	30-50%	< 30%

Continua

Continuação

Características	Asma		
	Leve/ Moderada	Grave	Muito grave
SpO_2 (ar ambiente)	> 95%	91-95 %	< 90%
PaO_2 (ar ambiente)	Normal	< 60 mmHg	< 60 mmHg
$PaCO_2$ (ar ambiente)	< 40 mmHg	< 40 mmHg	> 45 mmHg
Resposta ao β_2 agonista de curta ação	Alívio rápido ou total com inalações frequentes	Alívio parcial com inalações frequentes	Alívio mínimo ou ausente após inalações frequentes

MV: murmúrio vesicular; FR: frequência respiratória; insp/min: inspirações por minuto; FC: frequência cardíaca; bpm: batimentos por minuto; PFE: pico de fluxo expiratório; SpO_2: saturação de oxigênio pela oximetria de pulso; PaO_2: pressão parcial de oxigênio no sangue arterial; $PaCO_2$: pressão parcial de gás carbônico no sangue arterial.

Tratamento

O objetivo do tratamento da exacerbação da asma aguda na emergência é reverter rapidamente a obstrução ao fluxo aéreo pela administração repetitiva ou contínua de β_{2}-agonistas, providenciar oxigenação adequada e aliviar a inflamação nas vias aéreas inferiores.

As apresentações e doses das medicações utilizadas na crise de asma aguda estão sumarizadas na **Tabela 47.4**.

Broncodilatadores - β_{2}-agonistas de curta duração

Broncodilatadores β_{2}-adrenérgicos de rápida ação são a terapia de primeira linha para o manejo da crise asmática, sendo a administração inalatória a via de eleição, por ser mais efetiva que a via oral ou intravenosa, além de possuir menos efeitos colaterais. β_{2}-agonistas de curta duração são preferíveis para o manejo agudo da asma exacerbada, pois podem ser administrados em rápida sucessão com menor risco de acumulação da droga.

Existem dois métodos de administração inalatória da droga: aerossol dosimetrado (spray) ou por nebulizador a fluxo contínuo de ar comprimido. A administração por spray acoplado a espaçador produz broncodilatação tão eficiente quanto a obtida com a

Tabela 47.4 *Medicações utilizadas no manejo da asma aguda*

Medicação	Apresentação	Dosagem	Intervalo
β_2-agonistas de curta duração			
Salbutamol	spray (100 mcg/jato)	4-8 jatos	20/20 min, por 3 doses e após 1/1h
	solução (5 mg/mL)	10-20 gotas	
Fenoterol	spray (100 mcg/jato)	4-8 jatos	
	solução (5 mg/mL)	10-20 gotas	
Agentes anticolinérgicos			
Brometo de ipratrópio	spray (0,020 mg/jato)	4-6 jatos	20/20 min, por 3 doses e após 2-4 h
	solução (0,25 mg/mL)	40 gotas	
Corticosteroides sistêmicos			
Prednisona	via oral (20 mg/cp)	40-60 mg	1×/dia
Hidrocortisona	via intravenosa	2-3 mg/kg	até 4/4h
Metilprednisolona	via intravenosa	1 mg/kg	até 6/6h
Sulfato de magnésio	via intravenosa	2 mg (diluir em 50 mL SF0,9% e administrar em 30 min)	

administração por nebulizador a fluxo contínuo. A incidência de tremores, palpitações e ansiedade é maior no grupo que utiliza os nebulizadores a fluxo contínuo, refletindo maior absorção sistêmica do broncodilatador. Pacientes também podem experimentar, dentre os paraefeitos dos β_2-agonistas, cefaleia, hiperglicemia, palpitações, taquicardia e hipertensão. Metabolicamente, podem ocorrer hiperglicemia, hipomagnesemia, hipocalemia e hipofosfatemia. Apesar da potencial cardiotoxicidade, especialmente nos primeiros anos de uso, quando essas drogas eram usadas em associação à teofilina, no entanto, a experiência clínica demonstrou, com o passar dos anos, não haver repercussões cardiológicas significativas com o seu uso. Arritmias e evidências de isquemia miocárdica são raras, especialmente naqueles sem uma história pregressa de doença coronariana. As doses recomendadas são: salbutamol spray com espaçador (100 mcg/jato) quatro a oito jatos, ou albuterol por nebulização 2,5 a 5 mg (10 gotas) a cada 20 min por três doses.

Após a primeira hora, deve-se reavaliar objetivamente a resposta ao tratamento ofertado, seguindo-se então o plano terapêutico exposto na **Figura 47.1**. O uso prévio domiciliar dos β_2-agonistas de curta ou longa ação não deve limitar o tratamento pleno na sala de emergência com essas medicações.

Epinefrina (0,3 a 0,5 mg a cada 20 minutos por três doses) ou terbutalina (0,25 mg a cada 20 minutos por três doses), por via subcutânea, devem ter seu uso restrito a pacientes graves preferencialmente jovens que não toleram nebulização ou o uso de sprays. Na vigência de depressão de sensório ou outros sinais de fadiga ventilatória, tal medida não deve retardar a decisão de ofertar suporte ventilatório invasivo. Deve-se ainda ter em mente que essa via de administração é menos eficiente que a via inalatória, além de ser mais propensa a causar efeitos colaterais indesejáveis.

Agentes anticolinérgicos

Agentes anticolinérgicos oferecem apenas benefícios marginais no manejo da asma aguda, e o uso dos mesmos é restrito à terapia associada aos β_2-agonistas. Possuem efeito broncodilatador menos potente, além de início de ação mais lento. Seu uso tem sido preconizado para exacerbações severas (PFE < 50% do previsto), tendo reduzido as taxas de internações hospitalares em 30 a 60%. O brometo de ipratrópio é o agente mais comumente utilizado. A dose na asma aguda é de 0,5 mg (que pode ser misturada ao albuterol na nebulização) a cada 20 minutos por três doses, e, após, a cada duas a quatro horas até melhora clínica e funcional; ou inalação de oito jatos (18 mcg por jato) por spray com espaçador a cada 20 minutos por uma hora e, após, a cada duas a quatro horas até melhora clínica e funcional.

Corticosteroides sistêmicos

Corticosteroides sistêmicos são altamente efetivos no tratamento da crise de asma aguda e constituem um dos pilares do seu manejo. Não existem diferenças na eficácia entre a via oral e a endovenosa. Tampouco existe uma curva dose-resposta aparente para corticosteroides, não havendo evidências de que doses acima de 100 mg de prednisona diariamente (ou equivalentes) providenciem benefício extra no manejo das exacerbações. Não existem evidências fundamentadas em ensaios clínicos que corroborem uma única posologia para a corticosteroideterapia sistêmica, sendo a maioria dos esquemas regida atualmente por recomendações de consensos nacionais e internacionais, os quais apresentam doses muito díspares. Recomendamos como dose inicial 40 a 60 mg/dia de prednisona VO, ou uma dose endovenosa de metilprednisolona 1 mg/kg EV (60 a 125 mg de seis em seis horas).

O tratamento com corticosteroides sistêmicos deve ser mantido por pelo menos cinco dias. Tal curso demonstrou ser tão efetivo quanto esquemas de 10 a 14 dias na prevenção de recorrências das crises.

Corticosteroides inalatórios

A introdução de glicocorticoides inalatórios deve ser feita como parte do esquema de retirada das drogas de resgate e início do tratamento de manutenção. Embora se saiba que seu emprego em doses altas, nas primeiras três horas de atendimento, possa diminuir a necessidade de internação hospitalar, não há evidências suficientes que comprovem que o uso inalatório isolado seja tão eficaz quanto o sistêmico.

No momento da alta, a maioria dos pacientes (exacerbações moderadas a graves) deve receber doses prescritas regulares de corticosteroides inalatórios, em associação com um ciclo curto de corticosteroides sistêmicos. A ocorrência de exacerbações moderadas a graves é um fator de risco para futuras exacerbações; corticosteroides inalatórios diminuem significativamente o risco de mortes ou hospitalizações associadas à asma. As doses habituais de corticosteroides inalatórios encontrados no Brasil podem ser observadas na **Tabela 47.5**.

Tabela 47.5 *Corticosteroides inalatórios utilizados habitualmente no tratamento da asma*

Droga	Dose baixa (μg)	Dose média (μg)	Dose alta (μg)
Beclometasona	200-500	500-1000	> 1000
Budesonida	200-400	400-800	>800
Fluticasona	100-250	250-500	> 500

Para pacientes que já se encontram em uso de corticosteroides inalatórios, recomenda-se o aumento da dose pelas próximas duas a quatro semanas (ex.: de baixa para média), devendo-se manter o uso concomitante de corticosteroides sistêmicos pelo mesmo período.

Magnésio

Sulfato de magnésio EV (2 g EV em 30 minutos) é indicado no manejo de exacerbações graves da asma refratárias às medidas padrões iniciais (β_{2-}agonistas + corticosteroides sistêmicos). Sua utilidade em exacerbações leves ou moderadas não foi estabelecida. Quando favorável, a resposta ocorre entre uma a duas horas após o término da infusão. Efeitos colaterais mais comuns são calor e rubor durante a infusão, fraqueza, arreflexia e depressão respiratória com doses inapropriadamente elevadas.

Metilxantinas (teofilina; aminofilina)

As metilxantinas não são mais consideradas tratamento de primeira linha na asma. Em associação com $_{2-}$agonistas, causam aumento da toxicidade, mas não da eficácia, do tratamento. Seu uso em infusão contínua, contudo, segue como última opção para alívio dos sintomas em pacientes hospitalizados, segundo as diretrizes para manejo da asma da Sociedade Brasileira de Pneumologia de 2012.

Antibióticos

Não há evidências dando suporte ao uso rotineiro de antibióticos nas exacerbações de asma, a não ser que haja fortes evidências de infecções pulmonares bacterianas ativas. O tratamento agressivo com corticosteroides não deve ser evitado no caso de infecções bacterianas identificadas.

Oxigênio

A oferta de oxigênio deve ser titulada de forma a manter a oximetria de pulso entre 93 a 95% (> 94% em gestantes). Tal estratégia confere melhores desfechos do que a oferta liberal de 100% de FiO_2. Oxigênio não deve ser evitado no caso de ausência de oximetria de pulso disponível, mas o paciente deve ser monitorizado com relação a sinais de deterioração clínica.

Ventilação mecânica não invasiva (VNI)

A aplicação de VNI (Binível) deve respeitar as contraindicações formais para o emprego dessa técnica, tais como desconforto intenso, alteração do nível de consciência, incapacidade de proteção das vias aéreas, má adaptação máscara-paciente e instabilidade hemodinâmica. Apesar do benefício teórico, extrapolado apesar da experiência de uso bem-sucedida em pacientes com DPOC, revisão sistemática da Cochrane sobre o uso de VNI na asma encontrou poucas evidências dando suporte a tal conduta.

Ventilação mecânica invasiva

Aspectos práticos e de monitoração da ventilação mecânica na asma serão vistos no capítulo 46 - Suporte Ventilatório na Emergência: Ventilação Mecânica Invasiva.

Bibliografia

1. Lazarus SC. Emergency Treatment of Asthma. N Engl J Med 2010;363(8):755-764.
2. Martins HS, Awada SB, Damasceno MC de T. Pronto-socorro condutas do Hospital das Clínicas da Faculdade de Medicina da Universidade de São Paulo. 2ª ed. Barueri, SP: Manole; 2008.
3. Sbpt. Diretrizes da Sociedade Brasileira de Pneumologia e Tisiologia para o Manejo da Asma - 2012. J Bras Pneumol e Tisiol 2012;38(suplemento 1):S1-S46.
4. Dalcin P, Rocha P, Franciscatto E, Kang S, Menegotto D, Polanczyk C. Effect of clinical pathways on the management of acute asthma in the emergency department: five years of evaluation. Asthma 2007;44:273-279.
5. Fregonesi Rodrigues da Silva M. Asma brônquica In: Martins H, Velasco I, Azevedo L, Taniguchi L, Ladeira J, orgs. Medicina Intensiva: abordagem prática. 2. ed. São Paulo: Manole; 2015, p.731-753.
6. Reddel HK, Taylor DR, Bateman ED, et al. An official American Thoracic Society/European Respiratory Society statement: Asthma control and exacerbations - Standardizing endpoints for clinical asthma trials and clinical practice. Am J Respir Crit Care Med 2009;180(1):59-99.
7. Global Initiative for Asthma, Global Initiative for Asthma. Global Strategy for Asthma Management and Prevention. Glob Initiat Asthma 2015:148. http://www.ginasthma.org/local/uploads/files/GINA_Report_2014_Jun11.pdf.
8. Tintinalli JE, Kelen GD, Stapczynski JS. Emergency Medicine: A Comprehensive StudyGuide.Vol6.;2003.
9. Rosen P, Marx JA, Hockberger RS, Walls RM, Adams JG. Rosen's Emergency Medicine: Expert Consult Premium Edition - Enhanced Online Features and Print. 7ª ed. Philadelphia: Elsevier Health Sciences, 2010.

48

Pneumonia Adquirida na Comunidade e Pneumonia Nosocomial

Mara Rubia Fernandes de Figueiredo
Raul Favas Alencar
Simone Fortaleza Castelo Branco
Fernando Luiz Cavalcante Lundgren

Pneumonia adquirida na comunidade

Introdução

A pneumonia é definida como um processo inflamatório resultante de ação de agente infeccioso como vírus, bactérias, mais raramente fungos e parasitas, que acomete os bronquíolos e alvéolos. Pneumonia Adquirida na Comunidade (PAC) acomete o paciente que está na comunidade ou em até 48 horas após uma internação.

Diagnóstico clínico

A PAC manifesta-se como uma doença aguda do trato respiratório inferior, sendo necessários para o seu diagnóstico:

- Tosse e um ou mais dos seguintes sintomas - expectoração, falta de ar, dor torácica.
- Achados focais no exame físico do tórax.
- Pelo menos um achado sistêmico (confusão, cefaleia, sudorese, calafrios, dores musculares, febre ≥ 37,8 °C).
- Infiltrado radiológico não presente previamente.
- Nenhum sinal ou sintoma isolado sugestivo de infecção do trato respiratório inferior, entretanto, tem boa acurácia para predizer pneumonia.

Agentes etiológicos

Dentre os patógenos bacterianos identificados como causadores de PAC, o mais frequente é o *Streptococcus pneumoniae* (pneumococo); outros agentes encontrados são: *Mycoplasma pneumoniae, Haemophylus influenzae, Chlamydophila pneumoniae, Legionella sp,* gram-negativos, *Pseudomonas aeruginosa, Staphylococcus aureus,* anaeróbios e vírus respiratórios. O encontro de infecções mistas com dois ou mais agentes pode ocorrer, sendo que o vírus Influenza pode anteceder e facilitar a ação de agentes bacterianos como pneumococo, *S. aureus* e *H. influenza.*

Escores de gravidade

A abordagem baseada na gravidade clínica permite prever qual o agente etiológico envolvido (**Quadro 48.1**).

Os índices de gravidade mais utilizados e validados para estratificar a gravidade são o índice de gravidade da pneumonia PSI (Port - índice de Fine) e os índices britânicos CURB-65 e CRB-65 (**Figura 48.1**).

A PAC grave necessita ser tratada em UTI, e para isso dois critérios absolutos utilizados são: a necessidade de ventilação mecânica e a presença de choque séptico. A identificação de outros fatores relacionados com aumento de mortalidade e que permitissem uma abordagem mais precoce foi reconhecida, e regras de admissão em UTI foram criadas (**Tabela 48.1**). Índices de gravidade da PAC podem ser utilizados, porém a avaliação médica define a conduta de internamento (**Figura 48.2**).

Quadro 48.1 *Agentes etiológicos previstos de acordo com estratificação de gravidade*

PAC ambulatório (leve)	Internados (enfermaria)	Internados em UTI (grave)
S. pneumoniae	*S. pneumoniae*	*S. pneumoniae*
M. pneumoniae	*M. pneumoniae*	*Bacilos gram-negativos*
C. pneumoniae	*C. pneumoniae*	*H. influenzae*
Vírus respiratórios	*Vírus respiratórios*	*Legionella sp.*
H. influenzae	*H. influenzae*	*S. aureus*
Legionella sp.		Vírus influenza

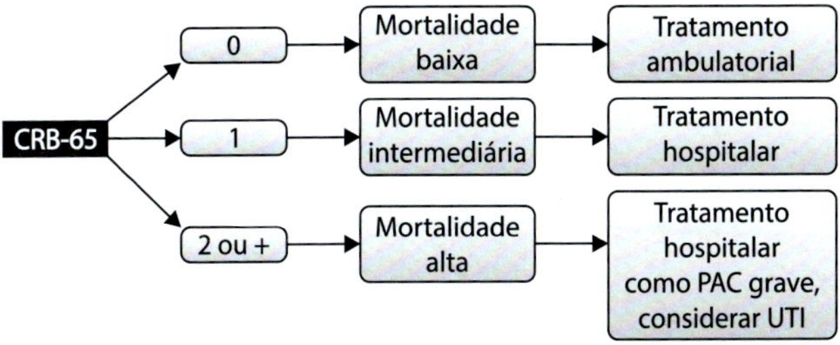

Figura 48.1 *Escore de Gravidade - CRB-65. C: Alteração do estado mental – presença de confusão mental. R: Frequência respiratória maior que 30 incursões por minuto. B: Hipotensão arterial sistólica menor que 90 mmHg. 65: Idade (sozinha não vale o ponto, precisa outro dado alterado para ser valorizada). Na totalização de pontos cada dado positivo recebe o valor de 1, a presença de mais de um dado positivo, indica gravidade e o paciente deve realizar o tratamento internado; a idade sem outra anormalidade não é indicador de internamento.*

Exames laboratoriais

Para a PAC de grau leve, a solicitação de exames laboratoriais não parece trazer benefícios.

Na PAC moderada e grave terão importância:

- **Hemograma completo:** identificação de leucopenia, leucocitose, além de plaquetopenia < 100.000, podem significar critério menor de gravidade.
- **Gasometria arterial:** deve ser realizada se a SpO_2 estiver abaixo de 92%, suspeita de alguma doença pulmonar crônica ou PAC grave.

Tabela 48.1 *Critérios para internamento em UTI. IDSA-ATS*

Critérios menores – presença de quatro critérios indica UTI	Critérios maiores – presença de um critério indica UTI
Frequência respiratória maior que 30 ipm Relação PaO_2/FiO_2 menor que 250 Infiltrados pneumônicos múltiplos à radiografia de tórax Ureia sérica maior que 50 mg/% Leucopenia menor que 4.000 cél./mm³ Plaquetopenia menor que 100.000/mm³ Hipotermia menor que 36 °C Hipotensão requerendo infusão agressiva de fluidos	Necessidade de ventilação invasiva Choque séptico necessitando de vasopressor.

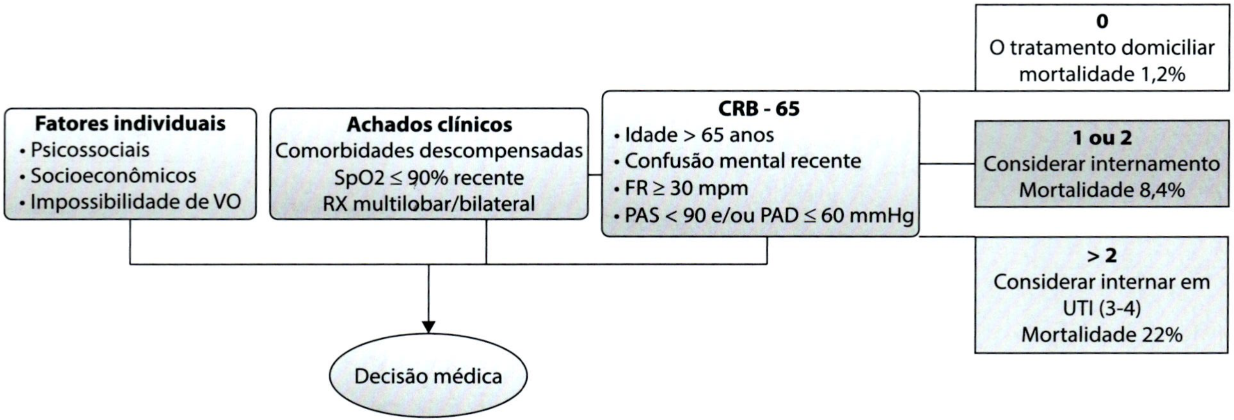

Figura 48.2 *Decisão de internar – diretrizes PAC SBPT 2009.*

- **PCR e Procalcitonina:** a dosagem de proteína C reativa pode ser útil como parâmetro objetivo de evolução do processo inflamatório. A redução do nível de PCR indica controle da infecção e auxiliaria em reduzir tempo de antibiótico. Queda inadequada de seus valores pode predizer falha terapêutica.

Diagnóstico etiológico

A procura do agente etiológico deve ser indicada de acordo com a gravidade clínica apresentada, fatores epidemiológicos de risco e resposta ao tratamento. Entretanto, não se deve retardar a instituição da terapia aguardando o diagnóstico etiológico.

Diagnóstico por imagem

Radiografia de tórax

Radiografia de tórax com as projeções posteroanterior e perfil são necessárias com amplas finalidades.

Funções principais da radiografia de tórax

Diagnóstico, prognóstico, evolução da pneumonia

Auxiliar o diagnóstico: o encontro de alteração não presente anteriormente, como um infiltrado intersticial, consolidação segmentar ou lobar, sugere o diagnóstico. Sugerir diagnóstico diferencial tais como abscesso pulmonar, tuberculose, massa pulmonar.

Avaliar a gravidade: identificando comprometimento multilobar ou derrame pleural associado.

Ultrassonografia de tórax

Tem valor na avaliação de atelectasia e derrame pleural, facilitando a realização de toracocentese em casos com loculações ou mesmo em pacientes internados em UTI ou sob ventilação mecânica, dirigindo a toracocentese e minimizando riscos de pneumotórax.

Tomografia computadorizada (TC) de tórax

Apenas deve ser realizada quando houver dúvidas sobre a presença de infiltrado pneumônico, se necessário para a detecção de complicações como empiema. Na suspeita de neoplasia, o encontro de adenomegalia mediastinal durante o episódio de PAC é frequente.

Tratamento

O tratamento da PAC envolve o controle dos sintomas apresentados pelo paciente e a correção das alterações encontradas.

Antibioticoterapia na PAC

- Deve ser iniciada logo nas primeiras quatro horas do diagnóstico.
- Estratificação de gravidade irá prever os agentes etiológicos, sendo a antibioticoterapia dirigida para eles.
- O período de uso do antibiótico depende da resposta clínica. O uso por períodos prolongados vem sendo questionado, e parâmetros de estabilidade clínica, como a normalização da frequência cardíaca, frequência respiratória e da temperatura, que se mantenham por 72 horas, têm sido utilizados para a decisão de suspender o antibiótico.
- A falta de resposta clínica com redução dos sintomas e sinais físicos após 72 horas deve servir de parâmetro para a revisão do diagnóstico inicial, escolha do antibiótico e dose utilizada.
- A persistência de sintomas ou agravo do quadro clínico sugere falha terapêutica, e o diagnóstico de PAC e o tratamento devem ser revistos. No Brasil, a elevada incidência de tuberculose deve ser sempre considerada e pesquisada, se não ocorrer a resposta esperada do tratamento.

PAC leve

- Pacientes com PAC leve deverão receber tratamento domiciliar se houver garantia do uso do antibiótico prescrito.
- Estudo randomizado recente reforça dados antigos sobre antibióticos em PAC leve e avaliou que o uso de macrolídeo, ou betalactâmico + macrolídeo ou quinolona não apresenta diferença de mortalidade, ou qualquer outro desfecho clínico; entretanto, para pacientes que na investigação etiológica para o antígeno urinário revelavam *Legionella,* o antibiótico que estava sendo prescrito, se betalactâmico isolado, era escalonado para quinolona respiratória;
- A SBPT, em sua diretriz publicada em 2009, indica como escolha macrolídeo ou amoxicilina, conforme **Tabela 48.2**; entretanto, dados SIREVA mostram crescente perfil de resistência do pneumococo a macrolídeos e do *Haemophilus*

Tabela 48.2 *Antibióticos mais utilizados na PAC leve, posologia e tempo de tratamento*

Antibiótico	Dose/dia	Tempo
Gemifloxacino - Quinolona	375 mg/dia	5-7 dias
Levofloxacino - Quinolona	500 mg/dia 750 mg/dia	10 dias 5-7 dias
Moxifloxacino - Quinolona	400 mg/dia	5 -7 dias

Obs: A prescrição de amoxacilina ou macrolídeo de forma isolada pode incorrer em falha terapêutica.
Amoxacilina com inibidores da betalactamases é opção terapêutica se agente atípico não merecer atenção.

influenzae com produção de betalactamase e resistência a amoxacilina, apesar de manter perfil de sensibilidade do pneumococo a penicilina quando a análise refere-se a pneumonias e não meningites. As quinolonas (fluorquinolonas respiratórias) poderiam ser indicadas para essa categoria de pacientes assim como para os com uso de antibioticoterapia recente ou portadores de comorbidades descompensadas. Outra opção seria a amoxacilina + clavulanato, porém sem contemplar cobertura para atípicos.

PAC moderada

- Paciente classificado nessa categoria deve ser hospitalizado fora de UTI.
- Recomendado esquema antibiótico com o uso de uma quinolona respiratória (fluorquinolonas) isolada ou com a associação de um betalactâmico e um macrolídeo. As fluorquinolonas apresentam uma ampla cobertura, comodidade posológica, facilidade na mudança de terapia parenteral para oral e boa aceitação dos pacientes. (**Tabela 48.3**)
- Terapia combinada não é superior à monoterapia nesse perfil de paciente.

PAC grave

- Ambiente de terapia intensiva deve ser indicado a esse paciente.
- Em PAC grave e choque a utilização de terapia combinada em comparação a monoterapia, mesmo quando esta última foi considerada apropriada para o agente etiológico,

Tabela 48.3 *Antibióticos sugeridos para PAC internada, posologia e correspondente antibiótico para troca para a via oral*

Antibiótico parenteral	Dose	Antibiótico oral	Dose
Levofloxacino	500 mg IV	Levofloxacino	500 mg ou 750 mg VO
Moxifloxacino	400 mg IV	Moxifloxacino	400 mg VO
Ceftriaxona	1 g IV 12/12 h	Azitromicina	500 mg VO
Azitromicina	500 mg IV dia	Claritromicina	500 mg VO 12/12 h
Claritromicina	500 mv IV 12/12 h		

oferece maior benefício ao paciente. A terapia combinada é recomendada para pacientes com PAC grave, sobretudo na presença de bacteremia, insuficiência respiratória, sepse ou choque.

- Não houve benefício da terapia combinada em relação à monoterapia nos pacientes sem choque.
- São fatores de risco para *Pseudomonas aeruginosa:* doença estrutural pulmonar como DPOC com VEF < 30% e bronquiectasias, uso crônico de costicosteroides, uso recente de antibioticoterapia ou internação hospitalar recente.
- PAC com etiologia com risco para *Pseudomonas aeruginosa* precisam de duas drogas antipseudomonas para reduzir a chance de tratamento inadequado. Após isolado o patógeno e teste de sensibilidade disponível poderemos desescalonar para monoterapia.
- Na PAC grave, além de antibioticoterapia (**Figura 48.3**), precisa haver observâncias a condutas adequadas na sepse, choque e insuficiência respiratória.

Pneumonia nosocomial

Definição

A pneumonia adquirida no hospital (PAH) é aquela que acomete o paciente após 48 horas de internação hospitalar, podendo ser classificada como precoce quando se apresenta até o quarto dia de internamento e tardia se ocorrer após esse período.

A pneumonia que surge em pacientes intubados e submetidos à ventilação mecânica há mais de 48 horas é classificada

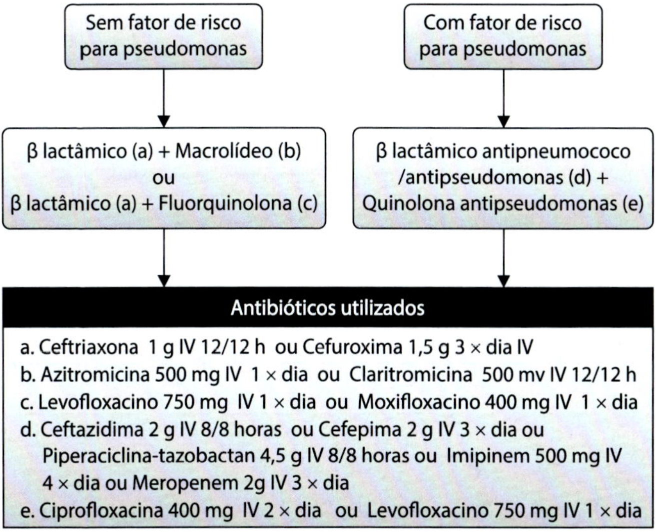

Figura 48.3 *Antibioticoterapia sugerida na PAC grave. Obs.: Ciprofloxacina não apresenta ação antipneumocócica.*

como pneumonia associada à ventilação mecânica (PAVM). A PAVM é considerada precoce se ocorrer até o quarto dia de ventilação mecânica (VM) e tardia se ocorrer a partir do quinto dia de VM. Essa definição é importante, pois implicará diferentes agentes etiológicos e tratamento.

Epidemiologia

A PAH e PAVM permanecem como importantes causas de morbimortalidade, a despeito de medidas preventivas e dos avanços no tratamento. São responsáveis por um aumento de sete a nove dias de internamento hospitalar.

Patogênese e etiologia

A **Tabela 48.4** mostra os principais patógenos da PAH precoce e tardia.

A PAVM precoce apresenta melhor prognóstico, enquanto a PAVM tardia é responsável por maior mortalidade e por maior número de infecção por bactérias multidrogarresistentes. A **Tabela 48.5** apresenta os fatores de risco para patógenos multirresistentes.

Tabela 48.4 *Principais agentes etiológicos na identificados na PAH*

PAH precoce/Sem fator de risco para bactérias multirresistentes	PAH tardia/Com fator de risco para bactérias multirresistentes
Streptococcus pneumoniae	*Pseudomonas aeruginosa*
Haemophylus influenzae	*Enterobacteriaceae-ESBL*
Staphylococcus aureus (MSSA)	*Acinetobacter baumanni*
Enterobacteriaceae: ▸ *Escherichia coli* ▸ *Klebsiella spp.* ▸ *Enterobacter spp.*	*Stenotrophomonas maltophilia*

Tabela 48.5 *Fatores de risco associados à infecção por microrganismos multirresistentes*

Fatores de riscos associados à infecção por microrganismos multirresistentes
▸ Imunossuprimidos ▸ Terapia antimicrobiana prévia ▸ Tempo prolongado de internação hospitalar (> 4 dias) ▸ Alta prevalência de resistência antimicrobiana intra-hospitalar ▸ Ventilação mecânica invasiva ▸ Desnutrição ▸ Doença estrutural pulmonar ▸ Traqueostomizados ▸ Diálise crônica ▸ Presença de feridas abertas de pele ▸ Colonização prévia por MMR

Fatores de risco

Os pacientes portadores de doenças pulmonares crônicas, imunodeprimidos, idosos (> 70 anos), portadores de doenças neurológicas com depressão do sensório, pós-operatório de cirurgia torácica ou abdominal alta, traumas e pacientes intubados apresentam maior risco de adquirir PAH.

Diagnóstico

O diagnóstico clínico é feito pela presença de opacidade nova à radiografia de tórax ou piora em relação a um infiltrado preexistente e pelo menos dois dos seguintes critérios: leucocitose (> 10.000 mm^3) ou leucopenia (< 4.000/mm^3), febre (>38 °C) ou hipotermia (< 36 °C) e presença de secreção traqueal purulenta.

Alguns escores podem ser utilizados na tentativa de aumentar a acurácia diagnóstica e padronizar o diagnóstico clinico. Entre eles estão o CPIS (critério clínico de infecção pulmonar) (**Tabela 48.6**) e o *Centers of Disease Control and Prevention (CDC)/National Healthcare Safety Network.*

A investigação microbiológica pode ser feita através de métodos menos invasivos como o aspirado traqueal, o escovado brônquico protegido não broncoscópico e o minilavado broncoalveolar ou por métodos mais invasivos como a broncoscopia com coleta

Tabela 48.6 *Escore CPIS desenvolvido por Pugin et al. para diagnóstico de PAV*

Critério analisado	Pontuação
Temperatura (°C):	
> 36,5 e < 38,4	0
> 38,5 e < 38,9	1
> 39,0 ou < 36,0	2
Leucometria sanguínea (/mm^3):	
> 4.000 e < 11.000	0
< 4.000 ou > 11.000	1
< 4.000 ou > 11.000 + bastões > 500	2
Secreção traqueal (0-4+, cada aspiração, total/dia):	
< 14+ ou ausente	0
> 14+ ou não purulenta	1
≥ 14+ e purulenta	2
Índice de oxigenação: PaO_2/FiO_2, mmHg	
> 240 ou SARA	0
< 240 e ausência de SARA	2
Radiografia de tórax:	
Sem infiltrado	0
Infiltrado difuso	1
Infiltrado localizado	2
Cultura semiquantitativa do aspirado traqueal (0-1-2 ou 3+):	
Cultura de bactéria patogênica < 1+ ou sem crescimento	0
Cultura de bactéria patogênica > 1+	1
Cultura de bactéria patogênica ≥ 1+ (Patógeno compatível)	2

do lavado broncoalveolar e o escovado protegido, que são os métodos mais utilizados para coleta de secreções.

O ponto de corte para positividade dessas culturas varia de acordo com o método utilizado, sendo de 10^3 UFC/mL para o escovado brônquico protegido, 10^4 UFC/mL para o LBA e 10^5 UFC/mL para o aspirado traqueal.

A hemocultura também deve ser colhida, idealmente, antes do início do antibiótico, pois a coleta posterior poderá impedir o crescimento bacteriano; a não coleta porém não deve retardar o início da antibioticoterapia.

Diagnóstico diferencial

A **Tabela 48.7 e 48.8** mostra os principais diagnósticos diferenciais de PAH.

Biomarcadores

Estudos são realizados com o intuito de avaliar substâncias séricas, como procalcitonina e TREM-1 (receptor solúvel ativador expresso em células mioloides 1), que possam determinar o início

Tabela 48.7 *Critérios para diagnóstico clinico de pneumonia pelo CDC*

Diagnóstico clínico de pneumonia hospitalar pelo CDC:
Duas ou mais radiografias de tórax seriadas com pelo menos um dos seguintes achados (em pacientes sem doenças cardíacas ou pulmonares prévias, alterações em uma radiografia são aceitáveis): • Infiltrado pulmonar novo ou progressivo e persistente; • Consolidação; • Cavitação; • Pneumatocele, em crianças.
Mais pelo menos um dos seguintes critérios: • Febre (> 38 °C) sem outra causa provável; • Leucopenia (< 4.000/mm³) ou leucocitose (> 12.000/mm³); • Para idosos (> 70 anos), alteração do estado mental sem outra causa.
Mais pelo menos dois dos seguintes critérios: • Início de secreção purulenta ou alteração do padrão de secreção já existente ou aumento da necessidade de aspiração da secreção traqueal; • Surgimento ou piora de tosse, dispneia ou taquipneia; • Crepitações ou som brônquico à ausculta; • Piora das trocas gasosas (ex.: dessaturação, aumento da necessidade de O_2 ou da demanda ventilatória).

Tabela 48.8 *Principais diagnósticos diferenciais*	
Diagnóstico diferencial de pneumonia adquirida no hospital (PAH)	
Embolia pulmonar	Neoplasia
Dano alveolar difuso	Pneumonia em organização criptogênica
Atelectasia	Pneumonia intersticial aguda
Edema pulmonar	Contusão pulmonar
Hemorragia alveolar	Reações a drogas
Pneumonite actínica	SARA

ou confirmar a existência de PAVM nesse grupo de pacientes, evitando, assim, tratamentos desnecessários.

A procalcitonina é um peptídeo formado por 116 aminoácidos com atividade hormonal. Em indivíduos saudáveis, seus níveis são abaixo de 0,1 ng/mL. Sua produção pode ser mediada diretamente pela presença de toxinas bacterianas ou indiretamente por citocinas de células inflamatórias. Em estudo, a procalcitonina apresenta alta especificidade e sensibilidade na diferenciação entre infecções bacterianas e virais, elevando rapidamente seus níveis na injúria e infecção pulmonares, mas pode estar aumentada em causas não infecciosas como trauma, cirurgia, rejeição pós-transplante.

Tratamento e reavaliação

O algoritmo da **Figura 48.4** é uma sugestão de guia de tratamento.

A **Tabela 48.9** apresenta os nomes dos principais antibióticos com doses otimizadas para PAH/PAVM.

No tratamento dos pacientes com MRSA, metanálises mostraram que a linezolida apresenta mais incidência de efeitos gastrointestinais e trombocitopenia e a vancomicina possui efeitos nefrotóxicos.

A duração da terapia antibiótica, segundo as diretrizes brasileira, americana e europeia, pode ser de oito dias, se o paciente recebeu tratamento correto e apresentou melhora clínica evidente. Na infecção por *P. aeruginosa* ou outro germe resistente, a orientação é de terapia prolongada por 14 dias. Tratamento por menor período associou-se a maiores taxas de recorrência, principalmente com *P. aeruginosa*.

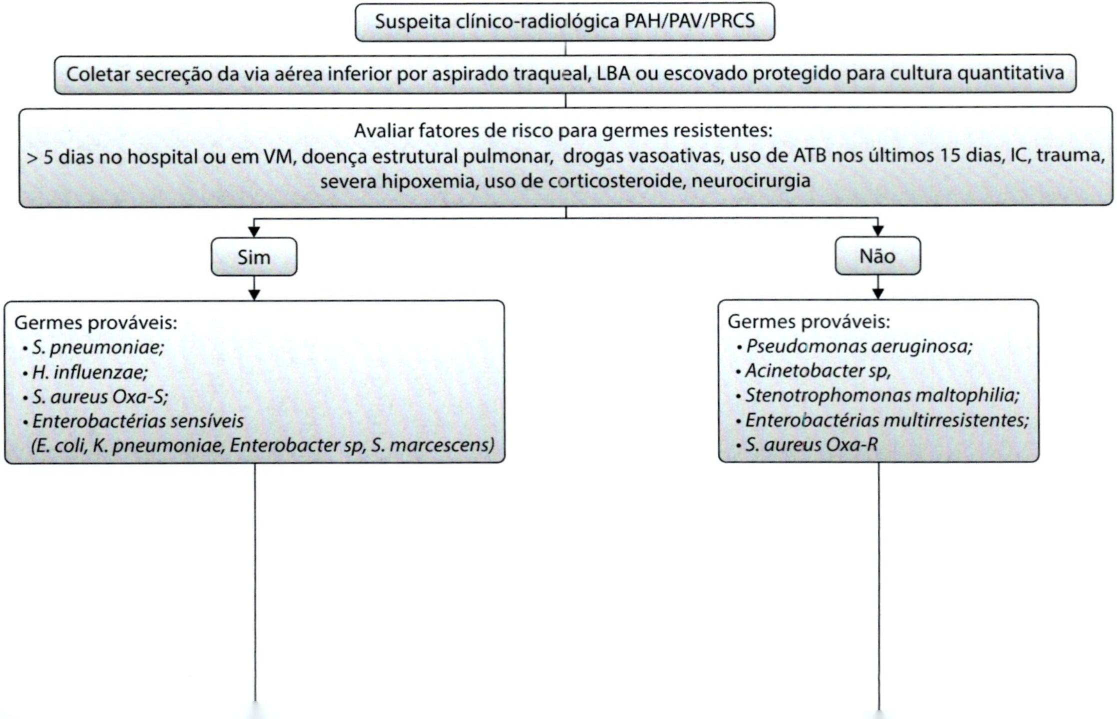
Suspeita clínico-radiológica PAH/PAV/PRCS
Coletar secreção da via aérea inferior por aspirado traqueal, LBA ou escovado protegido para cultura quantitativa
Avaliar fatores de risco para germes resistentes:
> 5 dias no hospital ou em VM, doença estrutural pulmonar, drogas vasoativas, uso de ATB nos últimos 15 dias, IC, trauma, severa hipoxemia, uso de corticosteroide, neurocirurgia
Sim
Não
Germes prováveis:
• S. pneumoniae;
• H. influenzae;
• S. aureus Oxa-S;
• Enterobactérias sensíveis (E. coli, K. pneumoniae, Enterobacter sp, S. marcescens)
Germes prováveis:
• Pseudomonas aeruginosa;
• Acinetobacter sp,
• Stenotrophomonas maltophilia;
• Enterobactérias multirresistentes;
• S. aureus Oxa-R

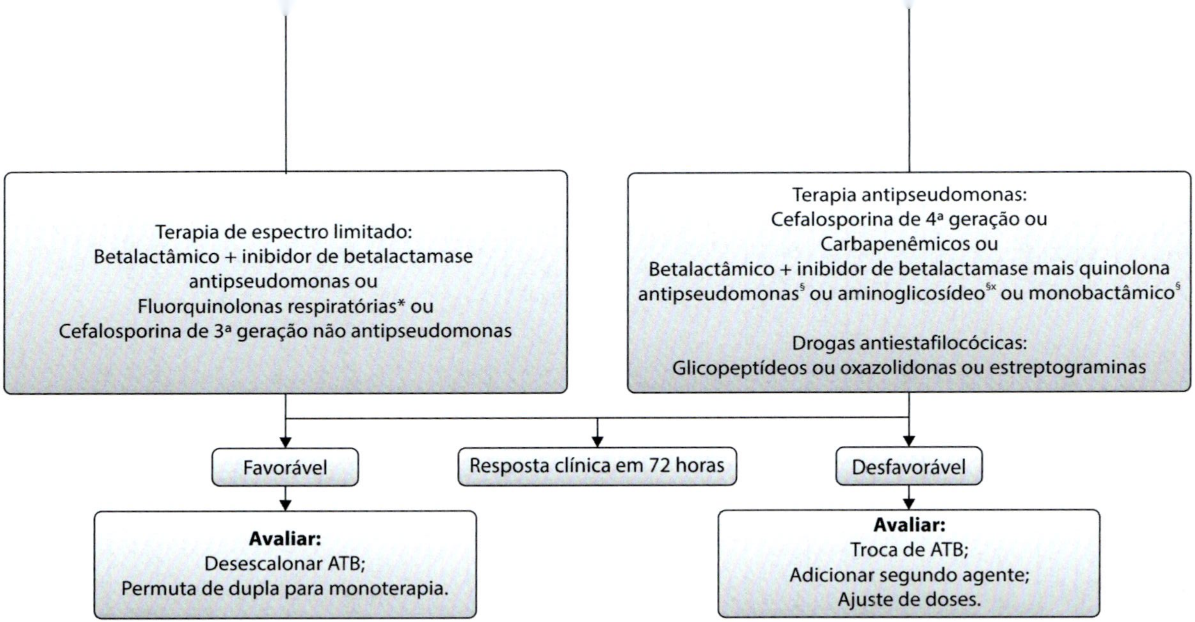

Figura 48.4 *Algoritmo para tratamento empírico de PAH/PAV/PRCS adaptado das diretrizes brasileira, europeia e americana. *: Devido a resistência aumentada de cepas do S. pneumoniae, a preferência nas fluorquinolonas é pelo levofloxacino ou moxifloxacino. §: Não devem ser usados isoladamente. x: Atenção para função renal e idosos com o uso de aminoglicosídeos.*

Tabela 48.9 *Doses dos principais antibióticos utilizados no tratamento da PAH/PAV adaptado das diretrizes americana e europeia*

Antibiótico	Dose
Amocixilina - ácido clavulânico	2,2 g, a cada 8 horas
Ampicilina - sulbactam	3,1 g, a cada 8 horas
Ceftriaxona	2 g, uma vez ao dia
Levofloxacino	750 mg, uma vez ao dia
Moxifloxacino	400 mg, uma vez ao dia
Ciprofloxacina	400 mg, a cada 8 horas
Cefepima	1 a 2 g, a cada 8 ou 12 horas
Ceftazidima	2 g, a cada 8 horas
Imipeném	500 mg, a cada 6 horas ou 1 g, a cada 8 horas
Meropeném	1 g, a cada 8 horas
Piperacilina - tazobactam	4,5 g, a cada 6 horas ou 8 horas
Amicacina	20 mg/kg, uma vez ao dia
Gentamicina	7 mg/ kg, uma vez ao dia
Polimixina B	15.000 a 25.000 U/ kg, a cada 12 horas
Vancomicina	15 mg/kg, a cada 12 horas
Linezolida	600 mg, a cada 12 horas

Por se tratar de pacientes graves com maior labilidade do quadro clínico, a reavaliação da terapia deve ser precoce. Alguns exames laboratoriais apresentam melhora tardia, assim como parâmetros radiológicos, principalmente em pacientes idosos e portadores de DPOC.

Bibliografia

1. Correa RA, Pereira J, Teixeira P, Lundgren F. Diretrizes brasileiras para pneumonia adquirida na comunidade em adultos imunocompetentes - 2009. Jornal Brasileiro de Pneumologia 2009;35(6):574-601.
2. Fine MJ. Risk stratification for patients with community-acquired pneumonia. Int J Clin Pract Suppl 2000,115;14-17.

3. Jain S, Self W H, Wunderink R G, Fakhran S, BalkR, Bramley A M, Finelli L. Community-acquired pneumonia requiring hospitalization among U.S. adults. New England Journal of Medicine 2015; 373(5), 415–427.
4. Kobashi Y. Clinical analysis of community-acquired pneumonia in the elderly. Intern Med 2001 40;8; 703-707.
5. Mandell LA et al. Infectious Diseases Society / American Thoracic Society Consensus Guidelines on the Management of Community-Acquired Pneumonia in Adults. Clin Infec Diseases 2007;44:S27-72.
6. Saldanha Menna Barreto S, Fiterman J e Andrade Lima M (Eds). Prática Pneumológica. Rio de Janeiro: Guanabara Koogan, 2010. p. 211-224.
7. Wipht JE. Diagnosing pneumonia by physical examination. Arch Intern Med 1999;159:1082-1087.
8. Woodhead M, Blasi F, Ewig. S, Huchon. G, Leven M et al. Guidelines for the management of adult lower respiratory tract infections. Clin Microbiol Infect 2011; 17(Suppl. 6): E1–E59.

49

Hemorragia Digestiva Alta

Rodrigo Palácio de Azevedo
Rodrigo Cruvinel Figueiredo

Introdução

A hemorragia digestiva é a emergência gastrointestinal mais frequente. Trata-se de um quadro grave e que expõe o paciente a uma elevada morbimortalidade. É fundamental na abordagem de qualquer sangramento digestivo classificá-lo em alto ou baixo conforme seu sítio de origem, ou seja, originados acima ou abaixo do ângulo de Treitz.

Hemorragia digestiva alta (HDA)

Importância e epidemiologia

As causas mais frequentes e sua porcentagem de frequência são descritas na **Tabela 49.1**.

Tabela 49.1 *Causas de hemorragia digestiva alta e suas respectivas frequências de acordo com estudos recentes*

Causa	Frequência
Úlcera péptica	31 a 67%
Erosão de mucosa	7 a 31%
Varizes	4 a 20%
Esofagite	3 a 12%
Mallory-Weiss	4 a 8%
Neoplasia	2 a 8%
Outros	2 a 8%

Adaptado de Holster et al., 2012

A mortalidade atribuída à hemorragia intestinal permanece elevada a despeito de todos os avanços na prevenção, no diagnóstico e no tratamento, variando de 6 a 14%.

Essa hemorragia pode ser classificada, conforme sua etiologia, em varicosa (associada à hipertensão portal) ou não varicosa. A importância dessa classificação é permitir abordagem específica da causa do sangramento após a estabilização inicial.

Quadro clínico

Pacientes com hemorragia digestiva alta geralmente apresentam-se com hematêmese ou melena. Fatores preditivos para hemorragia digestiva alta incluem melena, hematêmese, sangue vivo ou em "borra de café" através de sonda nasogástrica, aumento da relação ureia/creatinina > 30, taquicardia e hemoglobina menor que 8,0 g/dL. Hematoquezia ocorre geralmente na hemorragia digestiva baixa, porém quando está associada à hemorragia digestiva alta sugere sangramento importante.

Abordagem inicial

Todos os pacientes com hemorragia digestiva alta devem ser indagados sobre a ocorrência anterior de episódios de sangramento, já que 60% dos pacientes que sangram apresentam como causa uma mesma lesão. Além disso, deve-se questionar a presença de comorbidades e condições relacionadas à hemorragia digestiva alta, dentre elas:

- etilismo e doença hepática (afastar gastropatia hipertensiva e varizes de esôfago);
- aneurisma abdominal (afastar fístula aortoentérica);
- angiodisplasias;
- tabagismo e infecção por *H. pylori* (afastar úlcera péptica);
- neoplasia (nos pacientes tabagistas, etilistas e com infecção por *H. pylori*);
- cirurgia prévia de estômago (afastar úlceras marginais em anastomoses gastroentéricas).

É importante o questionamento sobre uso de certas medicações relacionadas à ocorrência de HDA, como ácido acetilsalicílico, anti-inflamatórios não esteroidais, corticosteroides, antiplaquetários (clopidogrel) e anticoagulantes.

A coleta de exames laboratoriais deve incluir hemograma completo, ureia e creatinina, eletrólitos, coagulograma (TAP e TTPa), função hepática (bilirrubinas e proteínas totais) e gasometria arterial com lactato. Para os pacientes com risco coronariano alto deve-se solicitar marcadores de necrose miocárdica e eletrocardiograma seriados.

Os pacientes cujo diagnóstico de hemorragia digestiva alta não foi confirmado clinicamente, mas estão sob forte suspeita, devem ser submetidos à passagem de sonda nasogástrica. Nestes casos, a visualização direta do suco gástrico ajuda no diagnóstico, e, mesmo nos casos já confirmados, a passagem da sonda facilita a visualização durante o procedimento endoscópico.

Diagnóstico

A endoscopia digestiva alta é a modalidade diagnóstica de escolha nos casos de sangramento alto do trato digestivo. É um procedimento diagnóstico e ao mesmo tempo terapêutico na maioria dos casos. A endoscopia alta deve ser feita de preferência nas primeiras 24 horas após a admissão, e é uma medida com impacto positivo para evitar mortalidade.

O paciente, para ser submetido ao procedimento endoscópico, deve estar hemodinamicamente estável e sob monitorização contínua. Durante a endoscopia deve-se estar atento a episódios de aspiração, hipotensão, rebaixamento persistente do nível de consciência e piora do sangramento. Para os casos mais graves e com maior risco de não proteção das vias aéreas deve ser considerada a intubação orotraqueal.

Dentre outros métodos diagnósticos, podemos lançar mão da angiografia e da cintilografia com hemácias marcadas para a detecção do sangramento ativo.

Estratificação de risco

Algumas características clínicas identificam os pacientes com maior risco de óbito e ressangramento. O paciente com estas características deve ser cuidadosamente monitorado, e dentre elas destacam-se:

- idade superior a 65 anos;
- instabilidade hemodinâmica (perda maciça da volemia);
- algumas comorbidades (insuficiência cardíaca, DPOC, insuficiência renal, hepatopatias, coagulopatia);

- baixos níveis de hemoglobina;
- recorrência de melena;
- politransfusão (transfusões repetidas);
- sangue vivo no toque retal, no vômito ou na sonda nasogástrica;
- alteração no coagulograma;
- associação a sepse, aumento de ureia, creatinina ou transaminases.

Alguns escores foram propostos para a avaliação de risco em pacientes com HDA. Podemos dividir esses escores em pré-endoscópicos e pós-endoscópicos, conforme os dados solicitados em sua avaliação:

Pré-endoscópicos

No escore de Blatchford (também conhecido como Blatchford Glasgow) a pontuação é baseada nos níveis séricos de ureia, hemoglobina, pressão arterial sistólica, no pulso e na presença de melena, síncope, hepatopatia e/ou insuficiência cardíaca. A pontuação varia de 0 a 23, e o risco de necessitar de terapia endoscópica eleva com o aumento pontuação.

Uma versão mais simples da pontuação, conhecida como pontuação modificada de Blatchford Glasgow, é calculada utilizando-se apenas a ureia sérica, a hemoglobina e as pressões arterial sistólica e de pulso. A pontuação vai de 0 a 16.

Pós-endoscópico

O escore de Rockall baseia-se em idade, presença de choque, comorbidades, diagnóstico e estigmas endoscópicos de hemorragia recente (**Tabelas 49.2 e 49.3**).

Tratamento

Independentemente da etiologia do sangramento, o tratamento do paciente com hemorragia digestiva alta deve iniciar pela estabilização hemodinâmica, e, nos casos mais graves, com a proteção das vias aéreas. O atendimento, de preferência, tem que ser feito na sala de emergência ou na unidade de terapia intensiva, ambientes em que medidas como acesso venoso calibroso (dois acessos), infusão de cristaloides, aquecimento do paciente (evitar hipotermia)

Tabela 49.2 *Escore de Rockall*

Variáveis	Pontuação			
	0	1	2	3
Idade (em anos)	< 60	60 a 79	≥ 80	-
Avaliação de volemia	Sem choque	Taquicardia apenas (FC ≥ 100 bpm)	Hipotensão PA sistólica < 100 mmHg	-
Comorbidades	Sem comorbidades	-	ICC, doença coronariana, outras comorbidades graves	Insuficiência renal, hepática e neoplasias
Diagnóstico	Mallory-Weiss, sem outras lesões	Todos os outros diagnósticos	Neoplasia do trato gastrointestinal alto	
Sinais na endoscopia	Nenhum ou coágulo plano e escuro.	-	Coágulo aderido, sangue no trato gastrointestinal alto, vaso visível ou sangramento ativo	

Adaptado de Rockall.

Tabela 49.3 *Probabilidade de ressangramento e mortalidade segundo o escore de Rockall*

Pontuação	Ressangramento	Mortalidade em pacientes com ressangramento	Mortalidade geral
≤ 2	4,3%	0	0,1%
3 a 5	14%	2,5%	4,6%
6 a 8	37%	14%	22%

Adaptado de Rockall.

e oxigenioterapia estão prontamente disponíveis. Nos indivíduos alcoólatras as infusões endovenosas devem incluir glicose e tiamina (Acesyl 100 mg em 1 mL; Citoneurin 1.000 - tiamina 100 mg e piridoxina 100 mg).

Quanto à transfusão de hemoderivados, é preconizado manter hemoglobina acima de 7,0 g/dL. Nas situações em que o sangramento persiste e/ou nos coronariopatas é recomendado a manutenção da taxa de hemoglobina em torno de 9 g/dL.

Sempre indicar transfusão de plaquetas (1 unidade para cada 10 kg de peso) nas situações em que estas estão menores que 50.000. Os pacientes com distúrbios de coagulação (INR e/ou TTPa com relação maior que 1,5) devem ser submetidos a infusão de plasma fresco (15 a 20 mL/kg, uma bolsa atrás da outra). Lembrando que, em caso de necessidade de mais de 4 UI de concentrado de hemácias, é recomendado a reposição de cálcio e fatores da coagulação (plasma fresco).

Aconselha-se que se inicie empiricamente os inibidores de bomba de prótons até a confirmação da causa do sangramento. Essa medida mostrou-se importante na redução do tempo de internação, na diminuição das taxas de ressangramento e nas necessidades de hemotransfusão.

Considerar intubação endotraqueal como precaução contra aspiração antes da endoscopia em pacientes com hemorragia volumosa, agitação severa ou estado mental alterado.

Pacientes cirróticos com hemorragia gastrointestinal devem receber antibioticoprofilaxia sistêmica pelo alto risco de desenvolvimento de infecções. As infecções mais comuns nesses pacientes são: do trato urinário, peritonite bacteriana espontânea, respiratórias e bacteriemia primária. Em pacientes com menor risco de germes multirresistentes e com via oral preservada pode-se optar por norfloxacina 400 mg duas vezes ao dia, ou ciprofloxacina 400 mg EV em pacientes nos quais a via oral não está disponível. Para pacientes cirróticos mais graves, o antibiótico recomendado é a ceftriaxona 1 g EV ao dia. A primeira dose do antibiótico deve ser ministrada preferencialmente antes da realização da endoscopia digestiva alta. A duração da cobertura antimicrobiana é controversa; sugere-se manter por, no máximo, sete dias, especialmente nos casos menos graves.

Tratamento da HDA varicosa

Em determinadas situações, como no sangramento por varizes esofagianas em que o tratamento endoscópico não está prontamente disponível, é necessária a instalação do balão de Sengstaken-Blakemore. Este dispositivo, semelhante a uma sonda nasogástrica, dispõe de dois balões, um gástrico e um esofágico, que, quando insuflados no interior dos respectivos órgãos, comprimem e controlam, momentaneamente, o foco do sangramento. Ele apenas serve como ponte para o tratamento definitivo, endoscópico, cirúrgico, ou no ganho de tempo para ação do tratamento farmacológico.

Se ao esvaziar o balão houver retorno do sangramento e terapia endoscópica imediata não for possível, inflar imediatamente o balão. Considerar realização de nova endoscopia em 12 horas ou colocação de TIPS ou procedimento cirúrgico (**Quadro 49.1**).

Em situações específicas, como no sangramento por varizes esofagianas, é necessário o uso de drogas que diminuem o fluxo sanguíneo esplâncnico, como derivados da somatostatina

Quadro 49.1 *Técnica de passagem do balão gastroesofágico e sua retirada*

Balão de Sengstaken-Blakemore
A instalação • A equipe deve utilizar material de proteção pessoal. • Testar o balão. • Estimar o quanto o balão necessitará ser introduzido para que o balão gástrico seja locado no estômago. • Aplicar xilocaína gel na narina e no balão. • Confirmar a posição pela ausculta da injeção de ar no lúmen da sonda gástrica. • Encher o balão gástrico com 300 a 400 mL de ar. • Tracionar gentilmente o balão até senti-lo impactar no fundo gástrico. Inflar o balão esofágico com 20 a 30 mmHg de ar. • Lacrar os lumens dos balões esofágico e gástrico. • Monitorar o lúmen da sonda gástrica. • Fixar o balão, mantendo a compressão do balão gástrico sobre o fundo do estômago. • Confirmar a posição do balão por radiografia. **Duração da terapia** • Checar a pressão do balão esofágico a cada 4 a 6 horas; • Esvaziar o balão a cada 12 horas e checar se existe evidência de retorno ou sangramento; • O balão não deverá ser mantido além de 24 horas pelo risco elevado de complicações; • Antes da retirada do balão, fazer EDA para procedimento de ligadura ou laqueadura. O balão pode ser apenas esvaziado e permanecer locado durante a realização da endoscopia.

(octreotida), e agentes vasoativos, como a terlipressina. São drogas não recomendadas de rotina para o tratamento das úlceras pépticas, porém podem ser usadas nos casos refratários ou nos quais não há disponível o tratamento endoscópico. A dose recomendada de octreotida é de 50 a 100 mcg endovenoso em bolus seguidos de 25 a 50 mcg/hora por dois a cinco dias. Quanto à terlipressina, o recomendado é 2 mg endovenoso em bolus seguidos de 1 a 2 mg, 4 em 4 horas, por dois a cinco dias. A terlipressina é a droga de primeira escolha com impacto na mortalidade nos casos de sangramentos decorrentes de varizes esofagianas.

Associado às medidas farmacológicas é imperativo a realização de endoscopia digestiva alta, que, além de determinar a etiologia do sangramento, permite a realização de procedimentos terapêuticos. A EDA dispõe da escleroterapia (tanto para varizes de esôfago quanto para as úlceras pépticas), além da ligadura elástica dos vasos esofagianos. Ambas as condutas possuem resultados semelhantes no tratamento agudo da hemostasia, e a escolha depende do médico endoscopista. Na prática clínica, a eletroterapia é a medida de escolha na fase aguda do sangramento por varizes de esôfago, deixando a ligadura elástica como um procedimento eletivo e de profilaxia secundária contra o ressangramento. Esse segundo tratamento endoscópico deve ser realizado, de preferência, em até duas semanas após o episódio de sangramento.

Quando as medidas farmacológicas e endoscópicas falham ou os episódios de sangramento se tornam precoces e recorrentes, deve-se lançar mão das técnicas cirúrgicas. As técnicas de descompressão portal, quando o mecanismo do sangramento é por hipertensão porta, podem ser executadas por método menos invasivo (TIPS – derivação portossistêmica intra-hepática transjugular) ou por ligadura cirúrgica direta dos vasos varicosos associada a esplenectomia.

Acompanhe o algoritmo de tratamento da HDA varicosa na **Figura 49.1**.

Tratamento de HDA não varicosa

Úlcera péptica

O sangramento da úlcera péptica cessa espontaneamente em pelo menos 80% dos pacientes, a maioria dos quais tem uma recuperação sem intercorrências sem uma intervenção específica.

A redução do pH gástrico deve ser iniciada imediatamente. Dar preferência ao uso de inibidores da bomba de prótons, como

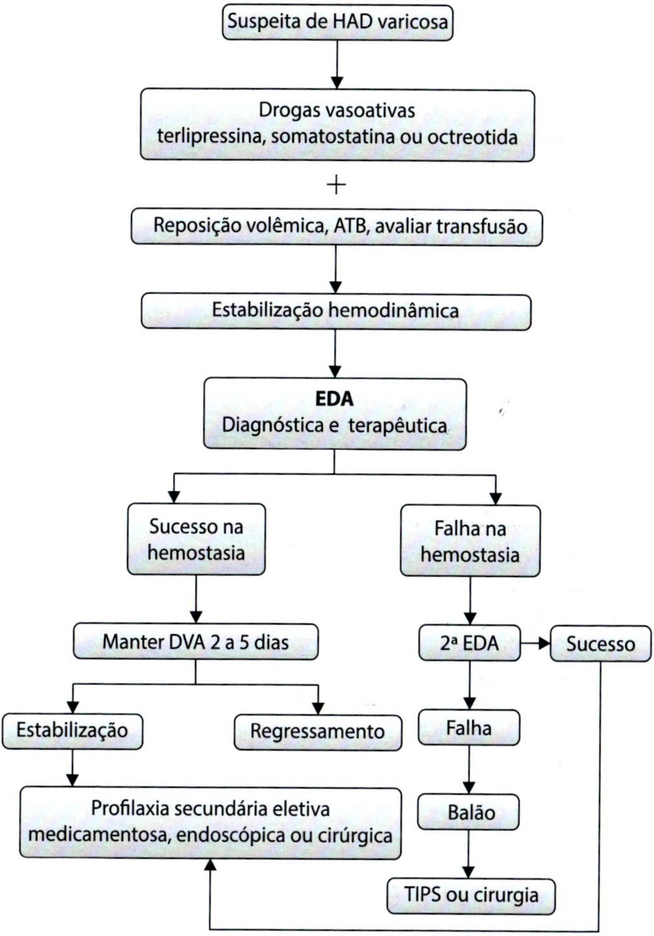

Figura 49.1 *Tratamento de HDA varicosa. Adaptado de: Federação Brasileira de Gastroenterologia. Hemorragias Digestivas. Projeto Diretrizes AMB/CFM. 2008.*

omeprazol (ataque: 80 mg diluído em SF 0,9% 100 mL EV em 20 a 30 minutos, seguido de infusão contínua: 8 mg/h nas 72 horas subsequentes – 80 mg em 100 mL SF 0,9% a 10 mL/hora). Outros inibidores da bomba de prótons podem também ser utilizados, como esomeprazol e pantoprazol (mesma dose de ataque e manutenção do omeprazol).

Dieta

O paciente deve ser inicialmente mantido em jejum. O início da dieta se define pelo risco de ressangramento. Se houver características endoscópicas de baixo risco de ressangramento (Forrest III): iniciar dieta em seguida ao procedimento endoscópico. Se houver características endoscópicas de risco mais alto: não receber nada por via oral ou somente dieta líquida sem resíduos durante os primeiros dois dias de hospitalização.

Endoscopia

A EDA será importante para classificar a úlcera e determinar seu risco de ressangramento, bem como para a adoção de medidas terapêuticas (**Tabela 49.4**).

Alguns sinais endoscópicos estão relacionados a ressangramento, são eles:

- hemorragia ativa, vaso visível (Forrest I e II);
- tamanho da úlcera (> 2 cm);
- sítio de sangramento (parede posterior da primeira porção duodenal, curvatura gástrica menor).

Alguns autores sugerem a realização de uma segunda EDA em 24 horas (*second-look endoscopy*).

A terapia cirúrgica fica reservada para casos de úlcera perfurada, ou quando a terapia endoscópica falha ou não está disponível.

A maioria dos episódios de hemorragia recorrente acontece dentro de três dias depois do episódio. Os pacientes que têm

Tabela 49.4 *Classificação endoscópica de Forrest*

Sangramento	Tipo	Descrição	Risco de ressangramento
I - Ativo	I - A	Sangramento em jato	Muito elevado
	I - B	"Babação"	Elevado
II - Recente	II - A	Vaso visível	Elevado
	II - B	Coágulo aderido	Elevado
	II - C	Fundo hemático	Baixo
III - Sem sangramento	III	Base limpa	Muito baixo

uma evolução hospitalar descomplicada podem receber alta após três dias.

Durante a EDA em pacientes com úlcera péptica deve-se proceder a pesquisa do *H. pylori* sempre que possível. Quando confirmada sua presença está indicada sua erradicação (amoxicilina + claritromicina, ver tratamento específico). Em pacientes estáveis essa erradicação deve ser iniciada ainda durante a internação.

Bibliografia

1. Barkun AN, Bardou M, Kuipers EJ, Sung J, Hunt RH, Martel M, et al. International consensus recommendations on the management of patients with nonvariceal upper gastrointestinal bleeding. Annals of internal medicine. 2010;152(2):101-13.
2. Cappell MS, Friedel D. Initial management of acute upper gastrointestinal bleeding: from initial evaluation up to gastrointestinal endoscopy. The Medical clinics of North America. 2008;92(3):491-509, xi.
3. Fallah MA, Prakash C, Edmundowicz S. Acute gastrointestinal bleeding. The Medical clinics of North America. 2000;84(5):1183-208.
4. Holster IL, Kuipers EJ. Management of acute nonvariceal upper gastrointestinal bleeding: current policies and future perspectives. World journal of gastroenterology: WJG. 2012;18(11):1202-7.
5. Lassen A, Hallas J, Schaffalitzky de Muckadell OB. Complicated and uncomplicated peptic ulcers in a Danish county 1993-2002: a population-based cohort study. The American journal of gastroenterology. 2006;101(5):945-53.
6. Lewis JD, Bilker WB, Brensinger C, Farrar JT, Strom BL. Hospitalization and mortality rates from peptic ulcer disease and GI bleeding in the 1990s: relationship to sales of nonsteroidal anti-inflammatory drugs and acid suppression medications. The American journal of gastroenterology. 2002;97(10):2540-9.
7. Saltzman JR. Approach to acute upper gastrointestinal bleeding in adults 2012. Disponível em: http://www.uptodate.com.
8. Targownik LE, Nabalamba A. Trends in management and outcomes of acute nonvariceal upper gastrointestinal bleeding: 1993-2003. Clinical gastroenterology and hepatology: the official clinical practice journal of the American Gastroenterological Association. 2006;4(12):1459-66.
9. van Leerdam ME, Vreeburg EM, Rauws EA, Geraedts AA, Tijssen JG, Reitsma JB, et al. Acute upper GI bleeding: did anything change? Time trend analysis of incidence and outcome of acute upper GI bleeding between 1993/1994 and 2000. The American journal of gastroenterology. 2003;98(7):1494-9.

50

Hemorragia Digestiva Baixa

Paula Seixas Verardo
Jorge Eduardo S. S. Pinto

Introdução

Historicamente, a HDB é definida como sangramento originário distalmente ao ligamento de Treitz. No entanto, com a popularização dos métodos endoscópicos, tem sido proposta uma nova definição baseada em dois pontos anatômicos: a papila de Vater e a válvula ileocecal. Assim, considera-se hemorragia digestiva alta (HDA) até a papila de Vater, hemorragia digestiva de intestino médio da papila de Vater até o íleo terminal e HDB a partir da válvula ileocecal.

A apresentação clínica costuma ser diversa, variando desde episódios recorrentes e pouco expressivos de hematoquezia, ou mesmo sangramentos crônicos subclínicos, até episódios de sangramentos maciços, gerando instabilidade hemodinâmica.

Etiologia

As principais etiologias são listadas na **Tabela 50.1**.

Avaliação inicial

A avaliação inicial dos pacientes com HDB baseia-se em: história clínica, exame físico e exames laboratoriais. Os três aspectos são essenciais para tentar determinar a fonte de sangramento, estratificar o risco dos pacientes e, assim, direcionar a investigação e as condutas terapêuticas iniciais, indicando ou não a necessidade de internação hospitalar e intervenções terapêuticas com urgência.

Tabela 50.1 *Principais causas etiológicas da HDB*
Doença diverticular
Angiodisplasia
Neoplasia de colo e reto
Colite isquêmica
Hemorroida
Doença inflamatória intestinal - doença de Crohn e retocolite ulcerativa
Hemorragia pós-polipectomia
Colopatia por AINES
Colite infecciosa
Varizes de reto

Exame físico

O exame físico deve proceder de forma completa, destacando-se:

- o aparelho cardiovascular, em busca de sinais indicativos de instabilidade hemodinâmica, como:
  - hipotensão arterial (pressão arterial sistólica (PAS) < 90 mmHg, pressão arterial média (PAM) < 60 mmHg ou queda maior que 40 mmHg na PAS);
  - hipotensão postural (queda maior que 20 mmHg na PAS ou aumento da FC maior que 20 bpm com mudança do decúbito dorsal para ortostase);
  - taquicardia;
  - pulso filiforme;
  - palidez/cianose de extremidades.
- sinais e sintomas de inadequação da perfusão tecidual:
  - prostração;
  - ansiedade;
  - sudorese;
  - taquipneia/dispneia;
  - dor precordial;
  - sede;
  - oligúria/anúria;
  - confusão mental e, em fases mais tardias, inconsciência.

O exame do aparelho digestivo, incluindo obrigatoriamente o exame proctológico com toque retal para o diagnóstico das patologias anorretais, é mandatório.

A magnitude da perda volêmica nos pacientes com quadro de hemorragia digestiva pode ser mensurada por meio de alguns parâmetros do exame clínico destacados (**Tabela 50.2**). Considera-se sangramento maciço aqueles casos de HDB que evoluem com instabilidade hemodinâmica, possuindo perda volêmica estimada superior a 15% da volemia.

Exames laboratoriais

A avaliação laboratorial inicial mínima deve incluir:

- Hemograma completo;
- Coagulograma;
- Ureia, creatinina e eletrólitos;
- Tipagem sanguínea e fator RH.

A avaliação eletrocardiográfica deve ser incluída nos pacientes que tenham: idade acima de 50 anos, fatores de risco para doença coronariana, história de arritmias cardíacas ou relato de dor precordial/palpitações durante episódio de sangramento.

A hemoglobina (Hb) e o hematócrito (Ht) iniciais apresentam significado limitado na hemorragia aguda, podendo estar falseados, e, após manejo inicial com hidratação vigorosa, evoluir com sua queda. São necessárias 24 a 48 horas para o organismo equilibrar o volume intravascular e, assim, os valores começarem a ser mais fidedignos.

A suspensão de antiagregantes plaquetários e anticoagulantes deve, sempre que possível, ser realizada. Além disso, pacientes com sangramento intestinal ativo com algum distúrbio de coagulação verificado no exame laboratorial inicial (TTPa prolongado e/ou INR alargado – maior que 1,5) ou plaquetopenia (contagem plaquetária inferior a 50.000) devem transfundir plasma fresco ou produtos com fatores de coagulação e plaquetas, respectivamente.

Estratificação de risco

Nesse grupo de pacientes, a estratificação de risco baseada em sistemas de pontuação para desfecho desfavorável, como os sistemas Rockall e Blatchford, que incluíram risco de ressangramento e morte, não está tão bem estabelecida na literatura como no

Tabela 50.2 *Classificação das hemorragias digestivas quanto aos parâmetros hemodinâmicos*

	Classe I	Classe II	Classe III	Classe IV
Perda volêmica %/mL	< 15%/< 750 mL	15 a 30%/750 a 1.500 mL	a 40%/1.500 a 2.000 mL	> 40%/> 2.000 mL
FC	< 100 bpm	> 100 bpm	> 120 bpm	> 140 bpm
PA	Inalterada	Hipotensão ortostática	Hipotensão	Hipotensão
Reposição volêmica	Cristaloide	Cristaloide	Cristaloide + Concentrado de hemácias	Cristaloide + Concentrado de hemácias

FC: frequência cardíaca; PA: pressão arterial.

contexto da HDA. Entretanto, alguns parâmetros clínicos no momento da triagem inicial são reconhecidamente fatores para pior prognóstico, portanto, são considerados indicativos de admissão hospitalar. São eles:

- idade ≥ 60;
- instabilidade hemodinâmica;
- uso de ácido acetilsalicílico ou AINES;
- tempo de protrombina e/ou INR aumentado;
- comorbidades associadas (cardiorrespiratórias, renal, hepática);
- evidência de sangramento digestivo intenso e contínuo após 1 hora da avaliação inicial, mesmo sem comprometimento hemodinâmico;
- necessidade de hemotransfusão.

Tratamento inicial

As medidas iniciais consistem em:

- Acesso venoso;
- Reposição volêmica com cristaloides – soro fisiológico 0,9% ou Ringer lactato;
- Hemotransfusão;
- Correção dos distúrbios de coagulação – transfusão de plasma, produtos com fatores de coagulação, plaquetas ou administração de vitamina K.

Antes de se cogitar a realização da endoscopia digestiva nos pacientes com sangramento ativo, sobretudo naqueles com instabilidade hemodinâmica, deverão ser puncionados, idealmente, dois acessos venosos calibrosos em veias periféricas para infusão rápida de soluções cristaloides e de hemoderivados, caso haja necessidade. Deve-se avaliar o acesso venoso central nos casos em que não se obtenha acesso venoso periférico ou naqueles casos de instabilidade hemodinâmica refratária à ressuscitação volêmica inicial, em que é necessário o uso de amina vasoativa. Nesta última situação, deve-se considerar também a monitorização invasiva da pressão arterial.

A sondagem vesical está indicada para a adequada monitoração da diurese e para o controle da hidratação e do balanço hídrico.

Vale destacar que a agressividade das medidas terapêuticas iniciais dependerá da gravidade do sangramento e da manutenção ou não da hemorragia e suas repercussões.

Os critérios para admissão em uma unidade de terapia intensiva são:

- Queda superior a 6% do Ht;
- Necessidade de transfusão superior a duas bolsas de sangue;
- Sangramento intestinal ativo e contínuo;
- Sinais de instabilidade hemodinâmica mesmo após medidas de suporte iniciais (persistência de hipotensão arterial/taquicardia);
- Presença de comorbidades que aumentam o risco de complicações.

A passagem de sonda nasogástrica para lavagem gástrica diagnóstica e exclusão de sangramento digestivo alto nos casos de HDB ainda é conduta controversa na literatura, não havendo nenhum estudo que a valide universalmente.

A obtenção de efluente bilioso e sem sangue tem alto valor preditivo negativo, sendo capaz de afastar origem gástrica ou duodenal do sangramento; entretanto, frequentemente o líquido drenado não é bilioso, o que indica que a avaliação do segmento pós-pilórico não pôde ser realizada.

A HDA é menos provável com a presença de bile no lavado, mas não pode ser excluída nos casos de aspirado limpo, fazendo-se necessária a realização de endoscopia digestiva alta (EDA).

Exames complementares e tratamento

Após estabilização hemodinâmica do paciente e exclusão da fonte de sangramento do TGI alto, a localização e a causa da hemorragia digestiva baixa devem ser pesquisadas. Alguns dos exames complementares diagnósticos disponíveis são: colonoscopia, cintilografia, angiotomografia computadorizada (angio-TC) e angiografia.

Colonoscopia

A colonoscopia é o exame complementar de escolha para diagnóstico e tratamento nos casos de HDB, possuindo grande capacidade de avaliação estrutural do TGI inferior.

Os métodos endoscópicos para controle do sangramento são os mais variados possíveis, sendo eles: injeção submucosa de adrenalina, eletrocoagulação (bipolar-Gold/BICAP ou monopolar), emprego de clipes metálicos (Hemoclip), ligaduras elásticas, entre outros. Eles podem ser empregados de forma isolada ou em associação.

Nos pacientes com HDB em que o ponto de sangramento não consegue ser detectado pela colonoscopia, ou nas situações em que este método, por ventura, não consiga ser realizado, outros exames de imagem diagnósticos encontram-se disponíveis, quais sejam cintilografia, angio-TC e arteriografia, podendo a arteriografia, inclusive, ser terapêutica.

Cintilografia

A cintilografia é o exame com maior sensibilidade para detecção de sangramento do TGI. Ela é capaz de identificar sangramentos com baixíssimo fluxo – 0,1 a 05 mL/minuto, e, além disso, possui como vantagem o fato de ser um procedimento não invasivo. O marcador de hemácias preferencialmente utilizado neste tipo de exame é o tecnécio (99 m-Tc), já que a sua meia-vida longa permite obtenção de imagens até 24 horas após a sua injeção. O radiotraçador ligado às hemácias traz maior benefício ao detectar sangramentos intermitentes ou de origem obscura.

Angiotomografia computadorizada (angio-TC)

Na angio-TC, o sangramento digestivo é demonstrado por meio do extravasamento de contraste para o lúmen intestinal, necessitando-se de fluxo sanguíneo mínimo de 0,5 mL/minuto. Estudos mostram que a sensibilidade do exame é de aproximadamente 85% e sua especificidade é de 92 a 95% na avaliação dos pacientes com hemorragia digestiva aguda.

O grande papel da angio-TC nos casos de HDB é a avaliação dos pacientes que encontram-se estáveis hemodinamicamente, quando a colonoscopia é incapaz de localizar o local do sangramento. Os pacientes com hemorragia digestiva maciça com instabilidade hemodinâmica devem preferencialmente proceder diretamente à arteriografia ou mesmo cirurgia de urgência.

Arteriografia

A arteriografia é um método invasivo, e é, por isso, reservada principalmente aos casos em que a colonoscopia não foi eficaz no diagnóstico ou tratamento e naquelas situações em que há contraindicação ao preparo para realização de colonoscopia. Ela é capaz de detectar sangramentos com fluxo de 0,5 a 1 mL/minuto. A positividade da angiografia em identificar a hemorragia varia de 27 a 77% (média de 47%). Esse número pode aumentar em pacientes com sangramentos mais volumosos, com instabilidade hemodinâmica, queda do hematócrito e necessidade de hemotransfusões.

As vantagens desse método com relação aos demais são: não haver necessidade de preparo prévio; possuir boa acurácia na localização do sangramento; e, acima de tudo, possuir potencial terapêutico através de embolização arterial ou uso de vasopressina local.

A embolização superseletiva arterial com gelfoam, molas espirais ou partículas de álcool com polivinil, por sua vez, demonstra ser um método mais definitivo no controle do sangramento, obtendo sucesso na sua interrupção em aproximadamente 90% dos casos e possuindo menor incidência de complicações isquêmicas se comparada à injeção de vasopressina local. Ambos os métodos citados podem piorar a função renal, pois a arteriografia é dependente de contraste. Podem também complicar com hematoma ou formação de pseudoaneurisma no local da punção arterial, ou mesmo evoluir para isquemia intestinal. As complicações ocorrem em até 10% dos pacientes submetidos ao exame.

Recomenda-se que a arteriografia seja reservada para os pacientes nos quais a colonoscopia não seja viável em virtude de hemorragia grave com instabilidade hemodinâmica ou naqueles com persistente ou recorrente sangramento gastrointestinal e uma colonoscopia não diagnóstica.

Cirurgia

Na maioria dos pacientes, a HDB consegue ser controlada com terapias aplicadas no momento da colonoscopia ou da angiografia. A cirurgia de emergência raramente é necessária. Estima-se que apenas 10 a 25% o façam. Alguns critérios auxiliam na indicação de uma cirurgia de emergência, quais sejam:

- manutenção da instabilidade hemodinâmica apesar das medidas de ressuscitação;
- sangramento persistente (necessidade de transfundir mais de seis concentrados de hemácias) e sem diagnóstico após colonoscopia de emergência, cintilografia, angiografia;
- hemorragia grave recorrente.

Bibliografia

1. Alves PRA, Sakai P, Consenso Brasileiro em Endoscopia Digestiva da Sociedade Brasileira de Endoscopia Digestiva. SOBED. 2002 jan/fev;21(1):33-42.
2. Bounds BC, Kelsey PB. Lower gastrointestinal bleeding. Gastrointest Endosc Clin N Am. 2007;17:273-88, vi.
3. Elta GH. Urgent colonoscopy for acute lower-GI bleeding. Gastrointest Endosc. 2004;59:402-8.
4. Farrell JJ, Friedman LS. Gastrointestinal bleeding in the elderly. Gastrointest Endosc Clin N Am. 2001;30:377-407, viii.
5. Farrell JJ, Friedman LS. Review article: the management of lower gastrointestinal bleeding. Aliment Pharmacol Ther. 2005;21:1281-98.
6. Kim BS, et al. Diagnosis of gastrointestinal bleeding: a practical guide for clinicians. World J Gastrointest Pathophysiol. 2014;15:467-78.
7. Newman J, Fitzgerald JEF, Gupta S, et al. Outcome predictors in acute surgical admissions for lower gastrointestinal bleeding. The Association of Coloproctology of Great Britain and Ireland. 2011;14:1020-6.
8. Osman et al. Management by the intensivist of gastrointestinal bleeding in adults and children. Annals of Intensive Care. 2012;2:46.
9. Pasha SF, Shergill A, ASGE Standards of Practice Committee, et al. The role of endoscopy in the patient with lower GI bleeding. Gastrointest Endosc. 2014;79:875–885.
10. Zuccaro G Jr. Management of the adult patient with acute lower gastrointestinal bleeding. Am J Gastroenterol. 1998;93:1202-8.

51

Pancreatite Aguda

Paulo Antoniazzi
Fátima Magro Ostini

Introdução

A pancreatite aguda é uma doença inflamatória do trato digestivo com prevalência e alta mortalidade. Mudanças importantes na definição e classificação da pancreatite aguda foram feitas desde os critérios estabelecidos em Atlanta, em 1992. A evolução da doença foi dividida em duas principais fases: a inicial, caracterizada pela Síndrome da Resposta Inflamatória Sistêmica (SIRS), e/ou falência orgânica; e a tardia, que acontece a partir da primeira semana de evolução e caracteriza-se por complicações locais. Estas incluem coleções peripancreáticas, necrose do órgão (estéril ou infectada) e pseudocistos, infectados ou não.

Etiologia

As causas mais comuns são cálculos, cerca de 40 a 70%. Essa condição é denominada pancreatite biliar, pois os cálculos se formam no interior da vesícula e, quando migram, provocam obstrução nos ductos pancreáticos próximos ao esfíncter de Oddi.

Para o diagnóstico dos critérios clínicos

O paciente deve apresentar dois dos três critérios seguintes para que o diagnóstico de pancreatite se imponha: dor abdominal, níveis elevados de amilase ou lipase sérica (≥ 3 vezes o limite superior de normalidade) e achados tomográficos característicos. A dor abdominal frequentemente é epigástrica, de média ou forte intensidade, constante, podendo ser irradiada para as costas e persistir por mais de 24 horas. Náuseas e vômitos também podem ocorrer. Sintomas respiratórios, como dispneia e dor ventilatório-dependente secundária a derrame pleural e irritação diafragmática, podem estar presentes. A insuficiência respiratória caracterizada por Síndrome da Angústia Respiratória Aguda (SARA) pode ser vista nos casos mais graves. O exame físico pode ser inespecífico, apenas com dor à palpação abdominal nos casos leves e no início, sem sinais de irritação peritoneal. Febre pode estar presente principalmente na pancreatite grave em cerca de 50% dos pacientes.

Dos critérios laboratoriais

A elevação das enzimas pancreáticas, como lipase e amilase, ocorre nas primeiras 24 horas do início dos sintomas. A dosagem da lipase é preferencial, e quando seus valores são acima de três vezes o nível superior da normalidade tem uma especificidade de 99% para diagnóstico de pancreatite aguda e sensibilidade de 100%. Parece não haver relação entre a elevação dos níveis de enzimas pancreáticas e a gravidade da doença. A lipase é mais específica e permanece elevada por mais tempo.

Das imagens

Quando tivermos dois critérios diagnósticos, a tomografia computadorizada contrastada (TCC) e a ressonância magnética (RNM) não são necessárias, exceto se houver dúvida diagnóstica. Podemos utilizá-las também para identificar possíveis complicações tardias da doença. O uso da tomografia computadorizada na primeira semana não mostrou mudanças no seguimento ou manejo dos pacientes. O ultrassom de abdome é recomendado para se definir a provável etiologia, devendo ser feito em todos os pacientes. Pode revelar quadros de colelitíase, colecistite aguda, obstrução biliar no colédoco, sendo de utilidade para o manejo e programação terapêutica. Nos pacientes com dor persistente, febre, náuseas e incapacidade de se alimentar, a tomografia contrastada e a ressonância magnética são recomendadas após 72 horas do início do quadro para se excluir outras patologias intra-abdominais. A ressonância magnética pode detectar pequenos cálculos no colédoco da ordem de 3 mm de diâmetro, e é mais bem indicada aos indivíduos alérgicos a contraste e com função renal tocada.

Formas de pancreatite

O que caracteriza a pancreatite aguda grave é a persistência de falência orgânica em período acima de 48 horas. Entretanto, indivíduos com resolução do quadro em tempo inferior a esse período, sem lesão em órgãos-alvo e tampouco complicações locais são classificados como portadores da forma mais branda da doença. A falência orgânica foi definida como: renal (creatinina ≥ 2 mg/dL), respiratória (PaO2 ≤ 60 mmHg) e circulatória (pressão sistólica ≤ 90 mm Hg) (**Tabela 51.1**).

Tabela 51.1 *Classificação da pancreatite segundo simpósio de Atlanta 1992 e revisão de 2012*

Classificação da pancreatite aguda	Critérios de Atlanta (1992)	Critérios de Atlanta (2012) modificados
Leve	◗ Ausência de disfunção orgânica ◗ Ausência de complicações locais	◗ Ausência de disfunção orgânica ◗ Ausência de complicações locais
Grave	◗ Complicação local e/ou disfunção orgânica ◗ Sangramento do trato gastrointestinal (> 500 mL/24 horas) ◗ Choque PA sistólica < 90 mmHg ◗ $PaO_2 \leq 60$ mmHg ◗ Creatinina ≥ 2 mg/dL	◗ Disfunção orgânica persistente > 48 horas
Moderadamente grave		◗ Complicação local e/ou ◗ Disfunção orgânica transitória

Fonte: Adaptada de Scott Tenner et al.

Escores de gravidade e estratificação de risco

A abordagem inicial e a estratificação de risco são feitas para avaliar qual deve ser o destino dado ao paciente após uma avaliação clínica preliminar. O preditor mais eficaz de pior prognóstico é a falência orgânica persistente em vez da necrose pancreática (**Tabela 51.2**). Vários escores de gravidade foram desenvolvidos com base somente em alterações morfológicas da glândula sem levar em consideração os critérios clínicos. Como exemplo estão o escore de Balthazar e o CT Severe Index (CTSI). O CTSI é determinado com base na soma das pontuações obtidas no escore de Balthazar e da avaliação do percentual de necrose glandular. Seu resultado classifica a pancreatite do seguinte modo:

Tabela 51.2 *Critérios de Balthazar e CTSI*

Índice de gravidade tomográfica	
Inflamação pancreática	Pontos
Pâncreas normal	0
Irregularidades focais ou difusas	1
Inflamação peripancreática com anormalidades intrínsecas	2
Coleções intra ou extrapancreáticas	3
Duas ou mais coleções (com presença de gás) no pâncreas ou retroperitoneais	4
Necrose pancreática	Pontos
Ausente	0
< 30%	2
> 30% a 50%	4
> 50%	6

Fonte: Adaptada de Balthazar E J et al.

- De 0 a 3: pancreatite aguda leve;
- De 4 a 6: pancreatite aguda moderada;
- De 7 a 10: pancreatite aguda grave.

Esses critérios devem ser sempre avaliados em um contexto clínico, pois, isoladamente, não oferecem vantagem em predizer a gravidade, além disso, no setor de emergência seu uso é limitado e indisponível para a maioria dos médicos.

Atualmente, um novo critério de gravidade foi desenvolvido com total utilização à beira do leito e com grande sensibilidade para predizer o grau de severidade da doença. O BISAP (Bedside Index of Severity in Acute Pancreatitis) é um escore de gravidade relativamente simples. O escore é de fácil execução e deve ser aplicado nas primeiras 24 horas de internação hospitalar, podendo ser feito até mesmo na sala de emergência. É específico para pancreatite aguda e se baseia em cinco variáveis que, normalmente, estão disponíveis na admissão hospitalar: nível plasmático de ureia > 25, nível de consciência, idade > 60 anos, presença de derrame pleural e dois ou mais critérios de SIRS presentes. A pontuação pode variar de 0, com 0,2% de mortalidade, a 5, cuja mortalidade vai de 22 a 27%. O BISAP só não se mostrou superior ao Ranson na predição de falência orgânica persistente. Para calcularmos o BISAP se faz necessário então história clínica, exame clínico, laboratório básico e raio-X de tórax. A CT de abdome não é necessário.

Tratamento

O tratamento não cirúrgico da pancreatite aguda é inicialmente suportivo e se baseia em: ressuscitação volêmica precoce, suporte nutricional e antibioticoterapia.

Ressuscitação volêmica precoce

As razões para a reposição volêmica precoce e agressiva estão baseadas na necessidade de se reverter a hipovolemia, que pode ser secundária a vômitos, diminuição da ingesta, perdas para o terceiro espaço e aumento de perdas insensíveis com trabalho respiratório e sudorese. (**Figura 51.1**).

Assim, o propósito da reposição volêmica não é simplesmente repor o intravascular, mas também modular a resposta inflamatória, diminuindo a permeabilidade capilar e evitando translocação bacteriana. Nem todos os pacientes necessitarão da terapia vigorosa com fluidos. Os que apresentam as formas grave e moderadamente grave da doença são os grupos aos quais essa reposição deve ser incentivada.

Da escolha do tipo de fluido: o atual estado da arte em relação ao tipo de fluido a ser utilizado ainda carece de elevado nível de evidência. A recomendação da American Gastroenterologycal Association é para o uso de cristaloides, sendo os coloides reservados a situações pontuais, quando o hematócrito for < 25% e os níveis de albumina sérica estiverem < 2 gramas. O ringer lactato é preferido em relação à solução salina normal (**Tabela 51.3**).

Da velocidade ideal de infusão: O consenso atual recomenda que, mesmo na hidratação agressiva, o volume total infundido nas primeiras 24 horas não seja superior a 6 litros. Sua administração deve ser feita inicialmente em bolus, da ordem de 20 mL/kg peso, seguido de uma manutenção de 3 mL/kg/hora nas 24 horas seguintes.

Das situações específicas: Pacientes com comorbidades como insuficiências renal ou cardíaca, ou doença pulmonar prévia, necessitam de manejo diferenciado. Isso inclui adequação na velocidade de infusão de líquidos, uso de vasopressores e necessidade de monitorização específica. Metas terapêuticas como manter pressão arterial média (PAM) ≥ 65 mmHg se mostraram positivas para garantir a perfusão orgânica adequada.

Tabela 51.3 *Recomendação para a reposição de fluidos na pancreatite severa*

Parâmetro	Recomendação
Ressuscitação com fluido	Necessário ser precoce, melhora no desfecho.
Tipo de fluido	Coloide e/ou cristaloide: • Entre os cristaloides, o ringer lactato é melhor que a salina normal; • Indicar coloides quando albumina < 2 g/dL ou hematócrito < 35%.
Quantidade de fluido	Total de fluidos nas 24 h entre 3 e 4 L (não exceder 4 L).
Velocidade de infusão	Bolus inicial de 1.000 mL na primeira hora seguido de 3 mL/kg por hora (200 mL/hora) por 24/48 horas.
Monitorização	Débito urinário > 0,5 mL/kg/h, hematócrito = 25 a 35, diminuição da ureia PVC: não é confiável devido a perdas para o terceiro espaço e hipoalbuminemia.
Duração da ressuscitação	24/48 h até correção da hipovolemia.

Fonte: Adaptada de A Aggarwal et al.

Suporte nutricional

A implementação do suporte nutricional precoce tem um impacto favorável no desfecho da pancreatite aguda. Principalmente nos casos de maior gravidade, seu papel é importante na redução da morbimortalidade. Cerca de 20% dos pacientes com pancreatite aguda evoluirão com necrose pancreática e peripancreática, e aproximadamente 20% desses casos serão infectados, com mortalidade de 15%. A hipótese mais provável é a de que a fonte de infecção nessas situações seja originária do trato digestivo.

O tempo limite para o início da administração da dieta ficou definido como de 48 horas.

Que tipo de formulação usar? As formulações mais adequadas para a nutrição enteral são aquelas que menos estimulem as secreções exócrinas do pâncreas. As formulações já preparadas parecem ter boa tolerabilidade na maioria dos pacientes. Atualmente, tem-se usado a fórmula de bolso com meta calórica de 25 a 30 kcal/kg de peso nas 24 horas para se calcular a oferta calórica. A oferta de nutrientes é composta de substrato misto, no qual o teor proteico é privilegiado e varia de 1,5 a 2 g/kg/ dia. Deve-se redobrar a atenção nos casos de insuficiência hepática e renal. A oferta de carboidratos deve representar 50% do total das calorias. O controle glicêmico adequado é fundamental. A oferta de lipídios deve ser inferior a 30 a 35% do total de calorias. Os níveis de triglicerídeos devem ser monitorizados obrigatoriamente.

Que via utilizar? (sonda locada no estômago ou no jejuno?) O tubo posicionado no estômago (nutrição gástrica) se mostrou eficaz quanto ao fornecimento das calorias na grande maioria dos pacientes. Comparativamente à nutrição jejunal, não houve diferença estatisticamente significativa quanto ao fornecimento dessas calorias e necessidade de mudança para nutrição parenteral devido à intolerância.

Antibioticoterapia

Não houve vantagem no uso profilático de antibióticos, como foi observado no estudo EPIC II e em posteriores estudos controlados com número de pacientes significativo e recentes meta-análises.

Tratamento da pancreatite aguda e suas complicações

A evolução clínica natural da pancreatite aguda grave pode ocorrer de duas formas distintas: inicialmente, durante a 1.ª e 2.ª semanas em que predomina a resposta inflamatória sistêmica (SIRS) – se a SIRS é grave, pode evoluir com disfunção múltipla orgânica precoce causada por liberação de mediadores pró-inflamatórios. Em paralelo, a necrose pancreática pode se desenvolver nos primeiros dias após o início dos sintomas. Essa necrose não é fixa e pode progredir nas primeiras semanas. Na fase inicial a SIRS pode acontecer mesmo na ausência de necrose da glândula, que é evidenciada na tomografia computadorizada.

Pancreatite necrotizante

Complicação grave dos casos de pancreatite aguda, podendo ocorrer no interior e ao redor da glândula. A revisão de Atlanta em 2012 classificou e subdividiu a necrose em critérios anatômicos como intraparenquimatosa, peripancreática e uma combinação das duas e em critérios clínicos baseados no tempo de evolução da doença. O termo necrose pancreática se refere ao tecido necrótico glandular exclusivo, inviável, ocorrendo em cerca de 5% dos casos. Desenvolve-se nas primeiras 48 a 72 horas do início da doença e estabiliza.29 A necrose peripancreática afeta somente a gordura ao redor da glândula, ocorre em menos de 20% dos casos e evolui com melhor prognóstico. A combinação dos dois tipos anteriores é a situação clínica mais comum e afeta cerca de 75 a 80% dos pacientes. Há ainda uma subclassificação que associa a presença de necrose com o tempo de evolução da doença. As coleções que se desenvolvem nas primeiras quatro semanas sem paredes finas são classificadas como agudas. As que persistem por mais de quatro semanas com paredes finas são ditas pseudocistos. Os dois tipos podem ser estéreis ou infectados. A infecção ocorre aproximadamente em 20% dos casos.

Diagnóstico das complicações

A tomografia computadorizada é o exame inicial usado para diagnosticar as complicações da doença. O exame é capaz de definir a extensão do comprometimento da glândula, a evolução e a resposta ao tratamento.

Complicação da pancreatite necrotizante

Infecção ocorre em 20% dos indivíduos com pancreatite necrotizante e é devida a translocação bacteriana do trato digestivo, organismos mais prevalentes são *Escherichia coli, Staphylococcus aureus* e *Enterococcus faecalis*. A infecção pode ocorrer a qualquer momento no curso da doença, sendo mais comumente observada após duas a quatro semanas do início dos sintomas. Os pacientes se apresentam com febre, taquicardia e leucocitose. A apresentação clínica isolada não é diagnóstica, mas a presença de gás nas coleções sugere fortemente esta condição.

- **Efeito das massas em órgãos adjacentes:** As coleções pancreáticas podem obstruir órgãos adjacentes, como estômago e intestino, e causar também hidronefrose. Esses pacientes com graves obstruções do trato digestivo ou grandes coleções intra-abdominais podem evoluir com síndrome abdominal compartimental.
- **Obstrução biliar:** Pode resultar de coledocolitíase, massa peripancreática ou estreitamento biliar. O ducto pancreático principal pode estar estreitado em virtude de fibrose ou mesmo como consequência de tentativa frustrada de drenagem de coleções necróticas. O estreitamento pode ser único ou múltiplo, e seu diagnóstico é feito por meio de exame de imagem.

- **Desconexão do ducto pancreático:** Pode ocorrer em cerca de 40% dos casos de pancreatite aguda necrotizante e se associa a necrose central da glândula ou como consequência à intervenção terapêutica. Pode ser resultado de falha na drenagem de secreção pancreática com acúmulo de líquido peripancreático, ascite e fístula pleural.
- **Pseudoaneurisma:** Acontece quando a parede arterial é enfraquecida e dilatada por enzimas proteolíticas pancreáticas ativadas. É uma complicação tardia de extrema gravidade que ameaça a vida. A artéria mais comumente acometida é a esplênica (10%), seguida pela gastroduodenal, pancreatoduodenal, hepática e gástrica esquerda. Os pseudoaneurismas podem se romper causando hemorragias para o trato gastrointestinal, livre na cavidade, ou mesmo para o parênquima pancreático.
- **Trombose venosa:** A veia esplênica é a estrutura mais comumente afetada (23%) seguida pela mesentérica superior. Essa condição resulta de um conjunto de fatores, como liberação de substâncias inflamatórias proteolíticas, redução no fluxo do órgão por efeitos de massa e necrose tecidual.

Métodos percutâneos de imagem

Podem ser utilizados aspiração por agulha fina, drenagem das coleções necróticas por cateter e debridamento da necrose. A aspiração por agulha fina é usada para se obter uma amostra de tecido pancreático necrótico e submetê-la a análise microbiológica. Esse procedimento é normalmente guiado por tomografia computadorizada. A drenagem percutânea por cateter das coleções tem sua indicação quando há sinais de obstrução, efeito de massa, dor persistente ou necessidade de controle de sintomas. É um procedimento de caráter definitivo, podendo ser usado também como opção nos pacientes sem condições para cirurgia aberta ou mesmo abordagem endoscópica (coleções distantes). Pode ser realizada por acesso peritoneal ou retroperitoneal. A via retroperitoneal é preferida por evitar possibilidade de contaminação da cavidade.

Métodos endoscópicos

São uma alternativa aos métodos cirúrgicos convencionais. O acesso é feito por endoscopia seguido de posicionamento transgástrico ou transduodenal do aparelho para se acessar as coleções necróticas. A técnica necessita de ultrassom auxiliar com doppler para se determinar a melhor trajetória. Na maioria dos pacientes, múltiplas intervenções poderão ser necessárias para remover completamente a necrose. Complicações como hemorragia, embolias, peritonite e perfuração intestinal poderão ocorrer.

- **Necrosectomia por laparoscopia:** Envolve visualização laparoscópica da necrose, sua remoção e debridamento. O material necrótico é mais bem removido mesmo em uma única sessão em comparação com as abordagens percutânea e endoscópica. Como desvantagem há maior risco de disseminar infecção peritoneal e ser um método com maior potencial invasivo. O pneumoperitônio causado por essa técnica também tem seus efeitos adversos.
- **Técnicas híbridas:** A abordagem multidisciplinar nessas condições é, na maioria das vezes, necessária e determina uma melhora na evolução dos pacientes quando comparada a tratamentos isolados.
- **Cirurgia aberta:** A necessidade de abordagem cirúrgica aberta por técnicas convencionais permanece ainda como padrão no tratamento da pancreatite necrotizante. Atualmente, sua indicação está reservada para as fases mais tardias da doença quando a necrose da glândula já está bem definida.

Bibliografia

1. Banks PA, Freeman ML. Practice guidelines in acute pancreatitis. Am J Gastroenterol. 2006;101:2379-400.
2. Bhatia M, Wong FL, Cao Y, et al. Pathophysiology of acute pancreatitis. Pancreatology. 2005;5:132-44.
3. Fagenholz PJ, Castilho CF, Harris NS, et al. Increasing United States hospital admissions for acute pancreatitis, 1988-2003. Ann Epidemiol. 2007;17:491-7.
4. Gomez D, Addison A, DeRosa A, Broos A, Cameron IC. Retrospective study of patients with acute pancreatitis: is serum amylase still required? BMJ Open. 2012;2:001471.
5. Lowenfels AB, Mainsonneuve P, Sullivan T. The changing character of acute pancreatitis; epidemiology, etiology and prognosis. Curr Gastroenterology Rep. 2009,11:97-103.
6. Scott T, Baillie J, DeWitt J, Vege SS. American College of Gastroenterology Guideline: Management of acute pancreatitis. 2013;108:1400-15.
7. Shinagare AB, Ip IK, Raja AS, Sahni VA, Banks P, Khorasani R. Use of CT and MRI in emergency department patients with acute pancreatitis. Abdom Imaging. 2015;40:272-7.
8. Spence SC, Teichgraeber DD, et al. Emergent right upper quadrant sonography. J Ultrasound Med. 2009;28:479-96.

52

Insuficiência Hepática Aguda

Hugo Corrêa de Andrade Urbano
Gutemberg Lavoisier da Cruz
Leandro Pereira Vieira

Introdução

A Insuficiência Hepática Aguda (IHA) é uma doença grave e de ocorrência rara. É caracterizada pelo aparecimento de alterações mentais e neurológicas que constituem a encefalopatia hepática. Esta pode surgir em um período variável a partir do início da icterícia e resultar em coagulopatia, usualmente com uma Relação Normalizada Internacional (RNI) maior que 1,5.

A identificação da encefalopatia é central no diagnóstico da IHA e graduada de 1 a 4, dependendo da gravidade clínica. A **Tabela 52.1** mostra as graduações da encefalopatia hepática, suas características clínicas e sinais neurológicos.

Definições mais modernas reconhecem que a doença tem apresentações fenotípicas distintas e quantificam o intervalo entre o início dos sintomas e o desenvolvimento de encefalopatia. A **Tabela 52.2** apresenta a classificação da insuficiência hepática aguda de acordo com o tempo de surgimento da encefalopatia a partir da icterícia.

Etiologia

As diversas etiologias da IHA estão listadas na **Tabela 52.3**.

Tabela 52.1 *Escala de encefalopatia hepática*

GRAU	Características clínicas	Sinais neurológicos	Escala de Coma de Glasgow
0 subclínica	Normal	Detectados apenas em testes neuropsicométricos	15
1	Euforia, depressão, confusão, déficit de atenção, hipersonia ou insônia, inversão do padrão do sono	Leve tremor de extremidades (*flapping*), apraxia, incoordenação	15
2	Letargia, desorientação de tempo e espaço, alteração de personalidade	Asterixe, ataxia, disartria, diminuição de reflexos profundos	11 a 15
3	Confusão, sonolência ou estado semicomatoso, responde a estímulos, agressividade, perserveração vocal	Asterixe, ataxia, hiper-reflexia, tremor de extremidades pode estar ausente	8 a 11
4	Coma	Pode apresentar descerebração	< 8

Fonte: Adaptado de O'Grady, Westphal, Kodali.

Tabela 52.2 *Classificação da insuficiência hepática aguda*

Autor	Termos utilizados	Tempo de surgimento da encefalopatia a partir da icterícia (em dias ou semanas)
Bernau et al. (1986)	Falência hepática fulminante	0 a 2 semanas
	Falência hepática subfulminante	3 a 12 semanas
O'Grady el al. (1983)	Falência hepática superaguda	0 a 1 semana
	Falência hepática aguda	2 a 4 semanas
	Falência hepática subaguda	5 a 12 semanas
Mochida et al. (2008)	Falência hepática fulminante – aguda	0 a 10 dias
	Falência hepática fulminante – subaguda	10 dias a 8 semanas
	Falência hepática tardia	8 a 24 semanas

Adaptado de O'Grady et al., Bernuau et al. e Sugawara et al.

Tabela 52.3 *As causas da insuficiência hepática aguda agrupadas por diferentes etiologias*

Infecciosas	Metabólicas
Hepatites virais (A, B, D, E)	Doença de Wilson
Citomegalovírus	Deficiência de α-1-antitripsina
Herpes simples	Galactosemia
Epstein-Barr	Tirosinemia
Paramixovírus	
Adenovírus	
Dengue	
Febre amarela	
Parvovírus	
Exposição a drogas e toxinas	**Exposição a drogas e toxinas**
Acetaminofeno	Estatinas (atorvastatina, lovastatina, sinvastatina)
Tetracloreto de carbono (CCl_4)	Anestésicos inalatórios (halotano)
Amanita phalloides	Antidepressivos (amitriptilina, nortriptilina, inibidores da MAO)
Fósforo amarelo	Isoniazida, rifampicina, ampicilina
Termogênicos (oxiELITE®)	Moxifloxacino, doxiciclina, tetraciclina
Suplementos para ganho de massa muscular	Antiepilépticos (hidantoína, carbamazepina, valproato)
Eritromicina, nitrofurantoína	Síndrome de Reye (AAS)
Alopurinol	Cetoconazol, dissulfiram
Amiodarona	Anti-inflamtórios não hormonais
Alfa-metildopa	Antitireoidianos
Fitoterápicos (ginseng, kawa-kawa, chaparral, *Teucrium podium*)	Imunossupressores (ciclofosfamida metotrexato)
Drogas ilícitas (*ecstasy*; cocaína)	
Isquêmicas/Hipóxia	**Miscelânea**
Doença veno-oclusiva	Hepatite autoimune
Disfunção primária pós-transplante	Doença de Still
Disfunção pós-choque	Linfoma

Continua

Continuação

Isquêmicas/Hipóxia	Miscelânea
Insuficiência cardíaca	Metástases hepáticas
	Esteatose aguda da gravidez
	Hipertermia
	Hepatectomia parcial
	Criptogenética

Vírus

As hepatites A e E constituem importante causa de IHA, sendo a hepatite B a mais comum devido à sua grande prevalência. Já a hepatite D pode ser causa somente nos casos de coinfecção pelo vírus B. IHA causada pelo vírus E ocorre principalmente em gestantes pertencentes a regiões endêmicas, especialmente no Sudeste Asiático. Já a ocorrência de IHA por causa do vírus C é rara, assim como a IHA por citomegalovírus, herpes simples vírus, Epstein-Barr, parvovírus e paramixovírus, a qual acomete principalmente imunossuprimidos e pós-transplantados.

Drogas

A IHA induzida por droga ocorre principalmente por ingestão demasiada de acetaminofeno (podendo ocorrer tanto por tentativa de autoextermínio quanto por uso rotineiro como sintomático, com incidência semelhante nas duas situações nos Estados Unidos).

O uso crônico do álcool pode aumentar substancialmente a susceptibilidade à hepatotoxicidade do acetaminofeno graças à depleção das reservas de glutationa. Alguns pacientes com IHA apresentam toxicidade não reconhecida ou incerta ao acetaminofeno.

Toxinas

A intoxicação por *Amanita phalloides*, toxina derivada de cogumelos, ocorre frequentemente na Europa e nos EUA. Sua intoxicação tem importância prática, já que há tratamento específico (penicilina cristalina); toxinas de bactérias, fósforo amarelo e solventes orgânicos também podem ser causa de IHA.

Vasculares

Constituem importantes causas de IHA síndrome de Budd-Chiari, trombose da veia porta, trombose da artéria hepática, doença hepática veno-oclusiva e isquemia hepática associada a hipoperfusão nos estados de choque.

Outras causas

Infiltração neoplásica (melanoma, câncer de pulmão); doenças metabólicas, com destaque para doença de Wilson; gestação; doença autoimune; reações idiossincráticas entre outras.

Diagnóstico e prognóstico

A **Tabela 52.4** apresenta as características clínicas da insuficiência hepática aguda e a repercussão da fisiopatologia sobre os diversos órgãos e sistemas.

A lista de exames a serem solicitados conforme suspeita etiológica está contida na **Tabela 52.5**.

Os demais exames laboratoriais usualmente solicitados nas rotinas das UTIs devem ser solicitados para detecção dos distúrbios hidroeletrolíticos e metabólicos frequentemente associados, independentemente da disfunção renal (hipoglicemia, hiponatremia, hipocalemia, hipofosfatemia e alcalose metabólica), na busca de complicações sistêmicas, orientação terapêutica, indicação de transplante e definição prognóstica.

Grau de encefalopatia, nível de bilirrubina e presença de insuficiência renal são fatores independentes de pior prognóstico. Existe uma forte correlação entre o grau de encefalopatia e o desfecho da IHA. Encefalopatias graus 3 e 4 estão associadas a pior prognóstico, principalmente se houver concomitância de insuficiência renal aguda, edema cerebral, infecção, síndrome HELLP (acrônimo de pré-eclâmpsia associada a hemólise, elevação das enzimas hepáticas e plaquetopenia) e coagulopatia.

A IHA provocada por uso acidental ou intencional do acetaminofeno tem prognóstico, em geral, melhor que de causas desconhecidas, e deve-se dar atenção ao fato de que nem sempre a icterícia está presente no início da apresentação clínica. Nos casos de IHA decorrente de intoxicação por acetaminofeno, os preditores independentes de mau prognóstico são: pH arterial < 7,3 ou os seguintes parâmetros, se ocorrerem concomitantemente: encefalopatias graus 3 e 4, Tempo de Protrombina alargado acima de 100 segundos ou RNI > 6,5 e creatinina sérica > 3,4 mg/dL.

Tabela 52.4 *Características clínicas da insuficiência hepática aguda*

Acometimento orgânico	Apresentação clínica
Cérebro	Encefalopatia hepática
	Edema cerebral
	Hipertensão intracraniana
Pulmão	Lesão pulmonar aguda
	Síndrome de angústia respiratória do adulto
Fígado – exame clínico	Icterícia quase sempre presente
	Alteração de tamanho: pequeno em caso de necrose ou aumentado em insuficiencia cardíaca, hepatite viral ou síndrome de Budd-Chiari
Fígado – perda de função metabólica	↓ Gluconeogênese >>> hipoglicemia
	↓ Depuração do lactato >>> acidose lática
	↓ Depuração do lactato >>> acidose lática
	↓ Capacidade de síntese >>> coagulopatia
Medula óssea	Supressão frequente, particularmente nas doenças virais e soronegativas
Leucócitos circulantes	Função diminuída com alto risco de sepse
Coração	Alto débito cardíaco
	Lesão miocárdica subclínica frequente
Pâncreas	Pancreatite, particularmente na intoxicação pelo paracetamol
Adrenais	Produção inadequada de glucocorticosteroides, levando à hipotensão
Rim	Disfunção ou falência frequentes
Hipertensão portal	Pode ser proeminente na doença subaguda e confundida com insuficiência hepática crônica
Resposta inflamatória sistêmica	Alto gasto energético ou alta taxa de catabolismo Hipotensão e taquicardia devido à resistência vascular sistêmica diminuída
Intestino	Hematêmese ou melena

Adaptado de Bernal e Sood.

Tabela 52.5 *Investigação da etiologia da IHA*

Etiologia	Investigação
Hepatite A (HAV)	Anti-HVA IgM
Hepatite B + D (HBV, HDV)	HBsAg pode estar negativo, anti-HBc IgM
Hepatite E	Anti-HVE IgM
Acetaminofeno	Dosagem no sangue
Reação idiossincrática a drogas	Contagem de eosinófilos
Autoimune	FAN, Ac antimúsculo liso
Esteatose aguda da gravidez	Ultrassom, ácido úrico, histologia
Síndrome HELLP	Transaminases, plaquetas
Doença de Wilson	Cobre urinário, ceruloplasmina, exame ocular com lâmpada de fenda
Síndrome Budd-Chiari	Ultrassom ou venografia
Doenças malignas	Métodos de imagem e biópsia hepática
Hepatite isquêmica	Transaminases
Tóxicos	Alcoolemia, níveis séricos e urinários de tóxicos e medicamentos

Adaptado de O'Grady e Torres.

Tratamento

Manejo inicial

A IHA compromete vários órgãos e sistemas, podendo levar a disfunção orgânica múltipla com grande risco de desfecho desfavorável. Por isso, salientamos a importância capital de identificar a causa da IHA para guiar o adequado tratamento precoce e, assim, aumentar a taxa de sobrevida. Pacientes com IHA sem sinais de encefalopatia ou encefalopatia grau I podem ser tratados em enfermaria sem necessidade de monitorização. No entanto, pacientes com rápida deterioração do estado mental e com encefalopatia grau II em diante têm indicação absoluta de internação na UTI.

A correção da volemia é crucial e deve ser feita precocemente a fim de melhorar a perfusão e prevenir evolução para disfunção de múltiplos órgãos. Especial cuidado deve ser dado a coagulopatia e edema cerebral, pois são importantes causa de óbito. Reconhecimento de sinais de infecção e identificação de foco infeccioso com tratamento precoce são metas a serem atingidas, assim como monitorar o estado metabólico e nutricional dos pacientes.

Pacientes com IHA têm um alto gasto energético com acelerado catabolismo proteico e necessitam de suporte nutricional para preservar a massa muscular e a imunidade. Do ponto de vista prático, pacientes com encefalopatia devem receber 1,0 a 1,5 g de proteína/kg/d de peso corporal por via enteral. Este aporte proteico deve ser reduzido por pequenos períodos em pacientes com piora da hiperamonemia ou com alto risco de hipertensão intracraniana. Além disso, há um risco aumentado de hipoglicemia, que pode ser prevenida com uma infusão contínua de glicose.

A dose inicial de ataque de N-acetilcisteína foi de 150 mg/kg/h em uma hora, seguida de 12,5 mg/kg/h por 4 horas, e depois uma infusão contínua de 6,25 mg/kg de N-acetilcisteína nas 67 horas restantes.

A despeito do tratamento adequado, muitos pacientes irão necessitar de transplante. Por isso é fundamental o contato e a discussão com um especialista dos centros de referência em tratamento e transplante hepático.

Avaliação prognóstica

A identificação precoce dos pacientes que não vão sobreviver apenas com o tratamento clínico tem grande importância prática na identificação do potencial candidato a transplante hepático. Como a progressão de falência de múltiplos órgãos resulta em deterioração em muitos pacientes que estão aguardando o transplante, os candidatos a transplante devem ser identificados o mais rapidamente possível.

Vários sistemas de avaliação prognóstica são usados no mundo. A maioria das características utilizadas derivam de análises de coortes históricas de pacientes que foram tratados sem transplante. A **Tabela 52.6** apresenta três sistemas de amplo uso, e suas diferenças e características em comum.

A presença da encefalopatia é um indicador chave, além de considerar a idade e a gravidade da doença hepática, que é avaliada pela presença de coagulopatia e icterícia.

Tabela 52.6 *Sistemas de classificação para seleção de pacientes com IHA para transplante hepático*

Critério	King's College	Clichy	Japão
Idade	+	+	+
Causa	+	–	–
Encefalopatia	+	+	+
Bilirrubina	Apenas em casos associados a acetaminofeno	–	+
Coagulopatia	+	+	+

+ significa que o critério está incluído no sistema de classificação; – significa que o critério não está incluído no sistema de classificação. Adaptado de Bernal.

Transplante

Apesar de o transplante ser o tratamento de escolha para algumas causas específicas de IHA, ele não está universalmente disponível, e menos de 10% dos transplantes hepáticos são realizados em pacientes com IHA. Nestes, especialmente aqueles em risco de hipertensão intracraniana, os manejos intra- e pós-operatório são complexos e desafiadores, e as taxas de sobrevivência são mais baixas que nos pacientes submetidos ao transplante hepático eletivo.

Bibliografia

1. Bernal W, Wendon J. Acute liver failure. N Eng J Med. 2013;369:2525-34.
2. Bernuau J, Rueff B, Benhamou JP. Fulminant and subfulminant liver failure: definitions and causes. Semin Liver Dis. 1986;6:97-106.
3. Chalasani N P, et al. ACG Clinical Guideline: the diagnosis and management of idiosyncratic drug-induced liver injury. Am J Gastroenterol. 2014;109:950-66.
4. Kodali S, McGuire BM. Diagnosis and management of hepatic encephalopathy in fulminant hepatic failure. In: Clinics in Liver Disease. 2015; 19(3):565-76.
5. O'Grady JG, Schalm SW, Williams R. Acute liver failure: redefining the syndromes. Lancet. 1993;342:273-5. [Erratum, Lancet. 1993;342:1000.]
6. O'Grady JG. Acute liver failure. Postgrad Med J. 2005;81:148-54.
7. Sugawara K, Nakayama N, Mochida S. Acute liver failure in Japan: definition, classification, and prediction of the outcome. J Gastroenterol. 2012;47:849-61.
8. Westphal GA. Encefalopatia hepática. In: Caldeira Filho M, Westphal GA. Manual prático de medicina intensiva. 6. ed. São Paulo: Segmento Farma, 2009, p. 93.
9. Wlodzimirow KA, Eslami S, Abu-Hanna A, Nieuwoudt M, Chamuleau RA. Systematic review: acute liver failure – one disease, more than 40 definitions. Aliment Pharmacol Ther. 2012;35:1245-56.

53

Lesão Renal Aguda

Krissia Kamile Singer Wallbach
Igor Gouveia Pietrobom
Paulo Ricardo Gessolo Lins
Roberto Camargo Narciso

Definição e classificação

Lesão renal aguda (LRA) é uma síndrome clínica heterogênea, definida por piora rápida (horas a dias) da função renal, estimada através da taxa de filtração glomerular (TFG) e/ou do volume urinário, e geralmente acompanhada de retenção de escórias metabólicas (ureia, creatinina) e desregulação da homeostase hidroeletrolítica e ácido-base.

De acordo com a última diretriz lançada pelo KDIGO (Kidney Disease Improving Global Outcomes Foundation), a LRA é definida por pelo menos um dos seguintes critérios:

- elevação da creatinina (Cr) sérica ≥ 0,3 mg/dL em 48 horas;
- elevação da Cr sérica ≥ 50% em relação à Cr basal em um período de sete dias;
- volume urinário < 0,5 mL/kg/h por ≥ 6 horas.

A redução do débito urinário costuma ser um sinal cardinal de LRA, e os pacientes são frequentemente classificados, de acordo com sua diurese, em:

- LRA não oligúrica: débito urinário > 400 mL/d;
- LRA oligúrica: débito urinário < 400 mL/d;
- LRA anúrica: débito urinário < 100 mL/d.

Para facilitar sua avaliação clínica, prognóstica e realização de levantamentos epidemiológicos, a LRA deve ser classificada quanto à sua gravidade. As classificações previamente validadas, como RIFLE (2004) e AKIN (2007), foram modificadas e serviram como base para a classificação de KDIGO (2012), mais recente e atualmente a mais utilizada para indivíduos acima de 18 anos. As três classificações podem ser comparadas na **Tabela 53.1**.

Tabela 53.1 *Classificação da LRA*

Estágios	RIFLE	AKIN	KDIGO	Débito urinário
RIFLE – *Risk* AKIN 1 KDIGO 1	Aumento da Cr > 50% em < 7 dias	Aumento da Cr em 0,3 mg/dL ou > 50% em < 48 horas	Aumento da Cr em 0,3 mg/dL em < 48 horas ou > 50% em < 7 dias	Diurese < 0,5 mL/kg/hora por > 6 horas
RIFLE – *Injury* AKIN 2 KDIGO 2	Aumento da Cr > 100% (2×)	Aumento da Cr > 100% (2×)	Aumento da Cr > 100% (2×)	Diurese < 0,5 mL/kg/hora por > 12 horas
RIFLE – *Failure* AKIN 3 KDIGO 3	Aumento da Cr > 200% (3×)	Aumento da Cr > 200% (3×)	Aumento da Cr > 200% (3×)	Diurese < 0,3 mL/kg/hora por > 12 horas ou anúria por > 12 horas
RIFLE – *Loss*	Necessidade TRS por > 4 semanas			
RIFLE – *End-stage*	Necessidade TRS por > 3 meses			

Cr: creatinina sérica; TRS: terapia renal substitutiva.

Etiologias

A LRA pode ser dividida em três grandes categorias fisiopatológicas:

- LRA pré-renal: caracterizada por hipoperfusão renal efetiva, sem lesão parenquimatosa.
- LRA renal ou intrínseca: envolve doenças que causam lesão do parênquima renal, de causas glomerulares, tubulointersticiais e vasculares.
- LRA pós-renal: causada por obstrução aguda do trato urinário.

Nos casos de etiologia comunitária, a LRA pré-renal é responsável por mais da metade dos diagnósticos. Já no ambiente hospitalar, as causas intrínsecas são as grandes responsáveis (vide **Tabela 53.2**).

Tabela 53.2 *Causas de LRA*

Causas de LRA		Comunitárias e Nosocomiais	
LRA Comunitária		LRA Nosocomial	
Pré-renal	70%	Pré-renal	20%
Intrínseca	20%	Intrínseca	70%
Pós-renal	10%	Pós-renal	10%

LRA pré-renal

Suas principais causas estão na **Tabela 53.3**.

LRA Renal ou Intrínseca

É a causa mais comum de LRA no ambiente hospitalar. É chamada de LRA *intrínseca* porque nela há lesão estrutural renal. Pode envolver os compartimentos glomerular, tubular, intersticial e vascular.

Suas principais causas estão descritas na **Tabela 53.4**. Mais de 90% dos casos de LRA renal correspondem a NTA e LRA relacionadas a sepse. Importante lembrar que LRA intrínseca e NTA não são sinônimos, pois a LRA intrínseca possui várias outras causas além de NTA, apesar de esta ser a principal delas.

Uma relação de drogas nefrotóxicas e seus respectivos mecanismos de ação pode ser observada na **Figura 53.1**.

Tabela 53.3 *Causas de LRA pré-renal*

Redução do volume intravascular	◗ Hemorragias – trauma, cirurgias, gastrintestinais, pós-parto ◗ Perdas gastrintestinais – vômitos, diarreia, refluxo via sonda nasogástrica ◗ Perdas renais – uso de diuréticos, diurese osmótica, diabetes *insipidus* ◗ Perdas insensíveis por pele e mucosas – hipertermia, queimaduras ◗ Síndrome nefrótica ◗ Desnutrição. ◗ Cirrose hepática ◗ Perdas para terceiro espaço – pancreatite, queimaduras extensas, esmagamento
Redução do débito cardíaco	◗ Choque cardiogênico – infarto agudo do miocárdio, arritmias, doenças pericárdicas, tamponamento cardíaco, miocardiopatias, disfunções valvares ◗ Insuficiência cardíaca congestiva ◗ Ventilação assistida com pressão positiva ◗ Doenças pulmonares – hipertensão pulmonar, embolia pulmonar ◗ Sepse
Vasodilatação sistêmica	◗ Sepse ◗ Cirrose hepática ◗ Anafilaxia ◗ Drogas vasodilatadoras
Vasoconstrição renal	◗ Sepse em fase inicial ◗ Síndrome hepatorrenal ◗ Hipercalcemia aguda ◗ Drogas – noradrenalina, vasopressina, AINEs, iECA, inibidores de calcineurina ◗ Contrastes iodados
Aumento da pressão intra-abdominal	◗ Síndrome compartimental abdominal

Tabela 53.4 *Causas de LRA renal/intrínseca*

Lesão tubular (NTA)	◗ Isquemia secundária a hipoperfusão renal – hipovolemia, sepse, hemorragia etc. ◗ Toxinas endógenas – mioglobina (rabdomiólise), hemoglobina (hemólise), reação transfusional, alterações genéticas (deficiência de G6PD, hemoglobinúria paroxística noturna), causas mecânicas (valvas protéticas, anemias microangiopáticas, CEC), hiperuricemia (síndrome de lise tumoral), paraproteinemia (mieloma múltiplo) ◗ Toxinas exógenas – antivirais (aciclovir, indinavir, tenofovir, foscarnet), antibióticos (aminoglicosídeos, carbapenêmicos, anfotericina B), imunossupressores (inibidores da calcineurina), quimioterápicos (citarabina, ifosfamida, cisplatina) AINEs
Lesão tubulointersticial	◗ Nefrite intersticial alérgica medicamentosa – AINEs, antibióticos (penicilinas, cefalosporinas, sulfonamidas), diuréticos, omeprazol ◗ Doenças autoimunes – lúpus eritematoso sistêmico (LES), Sjögren ◗ Infecções – virais, bacterianas, fúngicas ◗ Infiltrações – linfomas, leucemias, sarcoidose ◗ Rejeição celular aguda pós-transplante renal
Lesão glomerular	◗ Inflamatória – nefrites pós-infecciosas (pós-estreptocócica, endocardite, viral), glomerulonefrites membranoproliferativas, ANCA relacionadas, antimembrana basal glomerular, crioglobulinemia, LES, granulomatose de Wegener, poliarterite nodosa (PAN), glomerulonefrites rapidamente progressivas ◗ Microangiopática – síndrome hemolítico-urêmica (SHU), púrpura trombocitopênica trombótica (PTT), síndrome HELLP, hipertensão arterial maligna
Lesão da microvasculatura Renal	◗ Hipertensão maligna ◗ Hipercalcemia ◗ Esclerodermia ◗ Radiocontrastes
Lesão de grandes vasos	◗ Arteriais – trombose, vasculite, dissecção, trombo e ateroembolismo, trauma ◗ Venosos – trombose, compressão, trauma

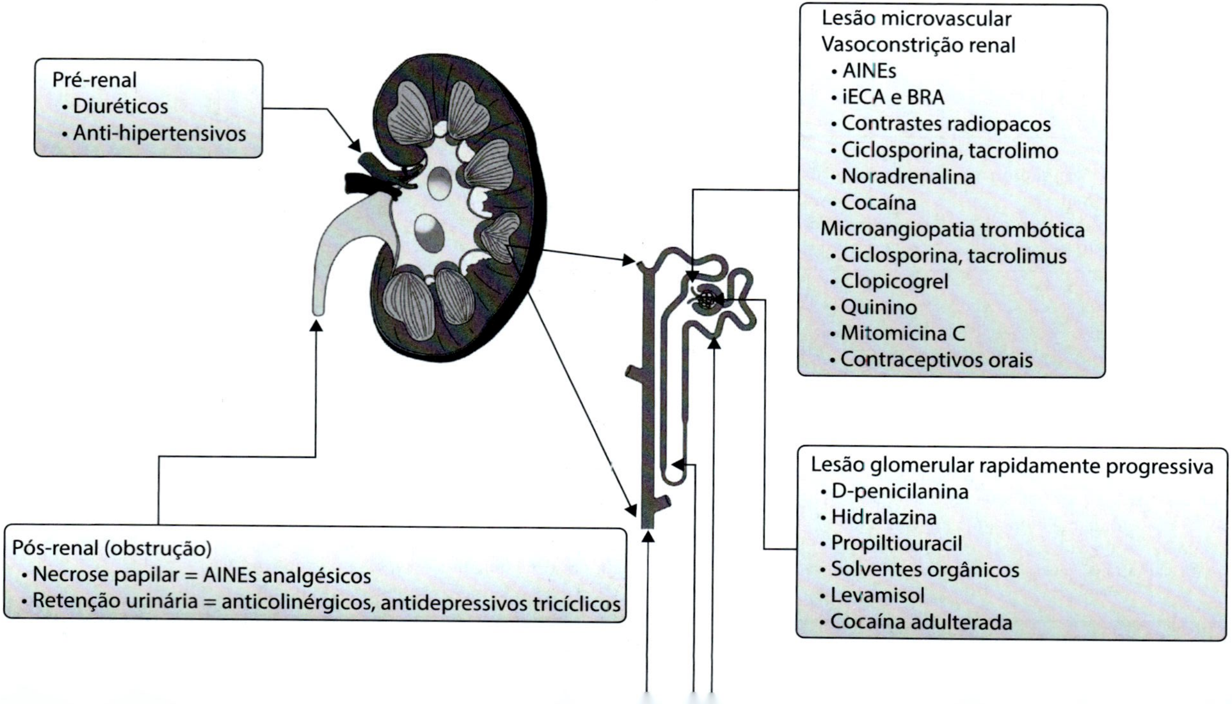
Pré-renal
• Diuréticos
• Anti-hipertensivos
Pós-renal (obstrução)
• Necrose papilar = AINEs analgésicos
• Retenção urinária = anticolinérgicos, antidepressivos tricíclicos
Lesão microvascular
Vasoconstrição renal
• AINEs
• iECA e BRA
• Contrastes radiopacos
• Ciclosporina, tacrolimo
• Noradrenalina
• Cocaína
Microangiopatia trombótica
• Ciclosporina, tacrolimus
• Clopicogrel
• Quinino
• Mitomicina C
• Contraceptivos orais
Lesão glomerular rapidamente progressiva
• D-penicilanina
• Hidralazina
• Propiltiouracil
• Solventes orgânicos
• Levamisol
• Cocaína adulterada

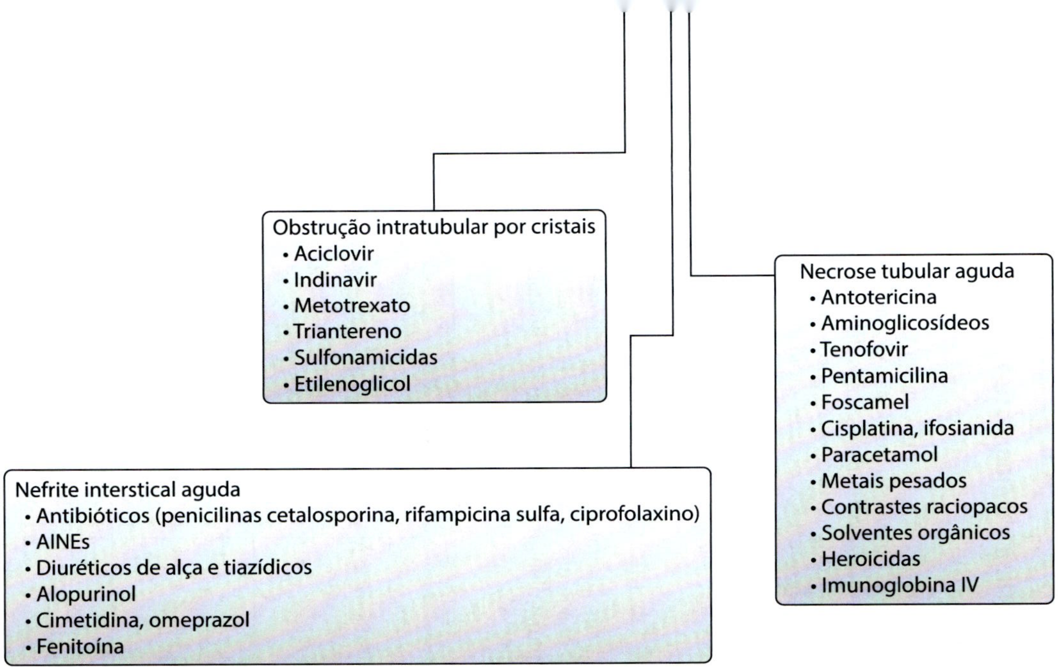

Figura 53.1 *Mecanismos de nefrotoxicidade.*

LRA Pós-renal ou Obstrutiva

É responsável por aproximadamente 10% dos casos, porém deve ser sempre descartada ao diagnóstico de LRA, pela facilidade diagnóstica (geralmente através de ultrassonografia) e necessidade de intervenção rápida (**Tabela 53.5**).

Avaliação clínica e diagnóstico

Quadro clínico

Em geral, os pacientes que desenvolvem LRA são pouco sintomáticos, pois a redução do débito urinário e os sintomas secundários à hipervolemia, à uremia e aos distúrbios hidroeletrolíticos e ácido-básicos costumam ocorrer após as alterações laboratoriais. Se a instalação da LRA ocorrer rapidamente, o paciente poderá apresentar-se francamente sintomático.

Os principais sinais e sintomas relacionados à LRA encontram-se destacados a seguir (**Figura 53.2**).

Exames laboratoriais

Exames laboratoriais devem ser solicitados diariamente para acompanhamento da função renal. A monitorização dos níveis de ureia e creatinina visa avaliar evolução, prognóstico e possível indicação de TRS.

Tabela 53.5 *Causas de LRA pós-renal*

Causas extrínsecas do trato urinário alto	• Retroperitônio – tumores, linfonodomegalias • Tumores intra-abdominais e pélvicos • Fibrose – radiação, inflamação, drogas • Ligadura ou trauma cirúrgico bilateral de ureteres • Doenças granulomatosas • Hematoma
Causas intrínsecas do trato urinário alto	• Nefrolitíase • Edema • Coágulos, debris • Infecções • Malignidades
Causas do trato urinário baixo	• Próstata – HPB, adenocarcinoma, prostatite • Bexiga – cálculo, carcinoma • Uretra – válvula uretral posterior, trauma, infecções (incluindo tuberculose), tumor, estreitamentos • Neurológica – bexiga neurogênica

Também se faz necessário acompanhamento dos níveis séricos de eletrólitos (sódio, potássio, cálcio, fósforo, magnésio), ácido úrico e da homeostase ácido-base (gasometria venosa), já que tais alterações podem ser potencialmente fatais, principalmente a hipercalemia e a acidose metabólica (hiperclorêmica) graves.

O exame de urina é uma ferramenta essencial para a elucidação diagnóstica da LRA, além de ser simples e amplamente disponível. A fita urinária já pode identificar densidade da urina, presença de hemoglobina, leucócitos e proteína. Vale lembrar que a NTA é caracterizada por isostenúria (urina pouco concentrada), enquanto LRA pré-renal e glomerulonefrite aguda apresentarão densidades urinárias altas.

A avaliação do sedimento urinário e a procura de células, cilindros e cristais também são essenciais (**Tabela 53.6**).

A análise da bioquímica urinária pode ajudar na diferenciação da LRA pré-renal e da NTA, porém com valor limitado. Como descrito anteriormente, a capacidade de reabsorção tubular e, consequentemente, a integridade tubular pode ser avaliada por meio de osmolalidade urinária, excreção urinária de sódio e de ureia, entre outros dados. Portanto, na NTA não há reabsorção tubular e nem concentração urinária, ao contrário da LRA pré-renal, na qual a avidez por sódio e a reabsorção hídrica encontram-se máximas. Os dados comparativos encontram-se na **Tabela 53.7**.

Existem situações que podem alterar a fração de excreção de sódio (FENa). Seu valor pode ser > 1% na LRA pré-renal associada ao uso de diuréticos, no paciente portador de DRC ou em nefropatias perdedoras de sal e outras situações de bicarbonatúria. Por outro lado, a FENa pode ser < 1% na NTA associada a uso de contraste iodado e na rabdomiólise. Especialmente nas situações em que há uso de diuréticos, a fração de excreção de ureia (FEUr) pode ser uma alternativa à FENa, já que a reabsorção proximal da ureia é pouco afetada pela diureticoterapia.

Nos últimos anos, novos biomarcadores séricos e urinários têm sido estudados, como NGAL, cistatina C, KIM-1, IL-18 etc., na tentativa de que o diagnóstico da disfunção renal seja cada vez mais sensível e precoce.

Exames de imagem

Exames de imagem podem não ser necessário se a causa da LRA já está bem estabelecida (por exemplo, pré-renal), porém, sempre que o diagnóstico necessitar de investigação sua realização está indicada.

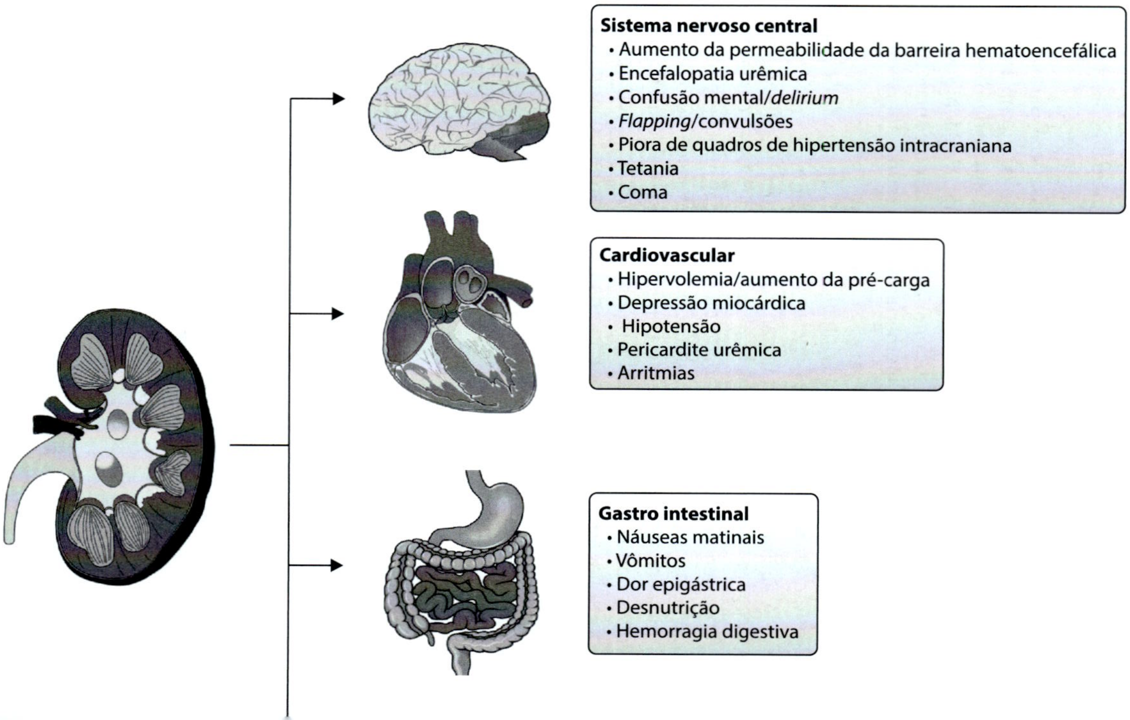
Sistema nervoso central
• Aumento da permeabilidade da barreira hematoencefálica
• Encefalopatia urêmica
• Confusão mental/*delirium*
• *Flapping*/convulsões
• Piora de quadros de hipertensão intracraniana
• Tetania
• Coma
Cardiovascular
• Hipervolemia/aumento da pré-carga
• Depressão miocárdica
• Hipotensão
• Pericardite urêmica
• Arritmias
Gastro intestinal
• Náuseas matinais
• Vômitos
• Dor epigástrica
• Desnutrição
• Hemorragia digestiva

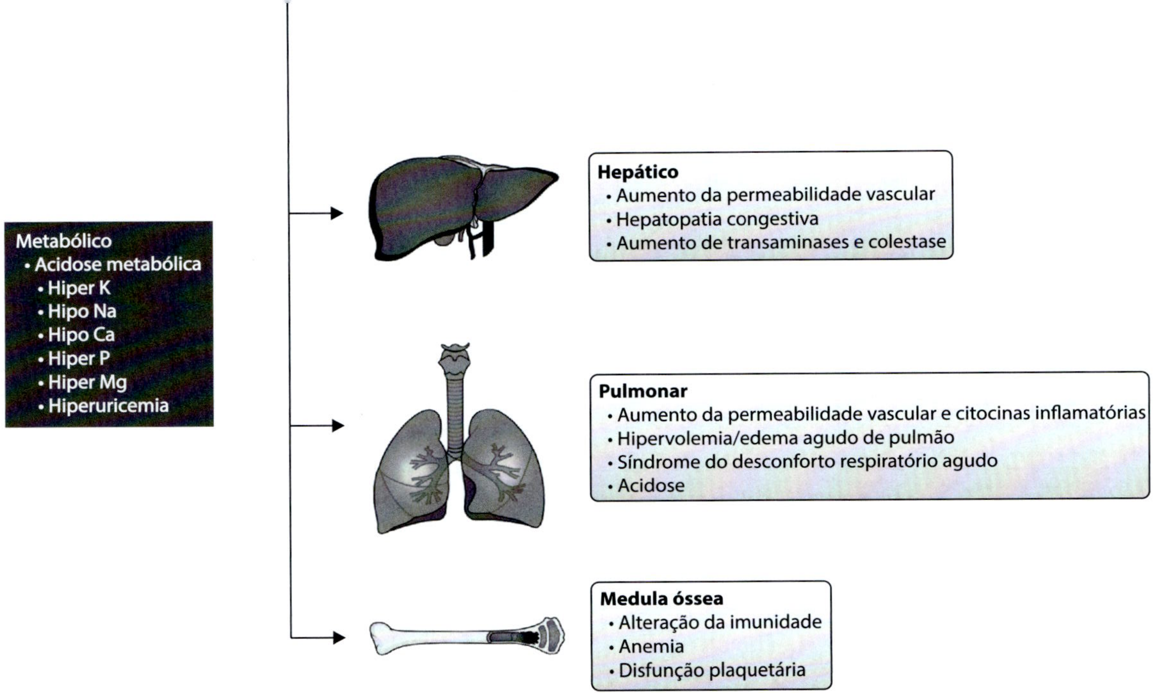

Figura 53.2 *Efeitos sistêmicos, sinais e sintomas da LRA.*

Tabela 53.6 *Sedimento urinário na LRA*	
Normal, cilindros hialinos ou poucos cilindros hemáticos/ leucocitários	◗ LRA pré-renal ◗ Trombose ou embolia arterial ◗ Vasculite pré-glomerular ◗ SHU/PTT ◗ Crise esclerodérmica ◗ LRA pós-renal
Cilindros granulares	◗ NTA (podem estar ausentes em 20 a 30%) ◗ Glomerulonefrite ◗ Vasculite ◗ Nefrite intersticial
Cilindros hemáticos	◗ Glomerulonefrite (dismórficos) ◗ Vasculite ◗ Hipertensão maligna ◗ Nefrite intersticial (raro)
Cilindros leucocitários	◗ Nefrite intersticial aguda (NIA) ◗ Glomerulonefrite exsudativa ◗ Pielonefrite grave ◗ Infiltração por leucemia ou linfoma
Eosinofilúria	◗ NIA (principalmente por antibióticos) ◗ Ateroembolismo por colesterol ◗ Glomerulonefrite rapidamente progressiva ◗ Valores de 1 a 5% - prostatite, cistite, NTA isquêmica e nefrotóxica
Cristalúria	◗ Nefropatia aguda por urato ◗ Oxalato de cálcio/etilenoglicol ◗ Aciclovir ◗ Indinavir ◗ Sulfonamidas ◗ Contrastes radiopacos
Leucocitúria	◗ Infecções ◗ Inflamações/nefrites
Proteinúria	◗ > 2 g: glomerulonefrites (associada ou não a dismorfismo eritrocitário), excreção de cadeias leves (não detectadas na fita urinária), NIA por AINEs ◗ < 1 g: NTA isquêmica e nefrotóxica (proteinúria tubular)

Tabela 53.7 *Bioquímica urinária diferencial entre LRA pré-renal e NTA*

Exames	Pré-renal	NTA
FE_{Na}	< 1%	> 2%
FE_{ur}	< 35%	> 50%
Na_u (mEq/L)	< 20	> 40
Relação ureia/creatinina	> 40	< 20
Osmolaridade urinária (mOsm/mL)	> 500	< 300
Densidade urinária	> 1.018	< 1.020
Cilindros	Hialinos	Granulosos

A ultrassonografia de rins e vias urinárias é um exame de sensibilidade razoável para avaliação de tamanho renal, aspecto e espessura do parênquima, relação corticomedular, detecção de obstruções do trato urinário, presença de cistos e massas. Além disso, é de fácil execução e encontra-se amplamente disponível nos serviços hospitalares. Portanto, é considerado o teste de escolha para a avaliação inicial na LRA. Quando o doppler é realizado concomitantemente, é possível avaliar a patência da artéria e da veia renal, que podem ser mais bem avaliadas através de angiografia, se necessário.

Tomografia computadorizada helicodal sem contraste é o exame de escolha para detecção de cálculos e obstruções.

A cintilografia renal pode ser usada para avaliação de função e fluxo renais, porém com baixa especificidade.

Pensando em sinais e sintomas associados, é importante a realização de eletrocardiograma e radiografia de tórax, buscando sinais de congestão volêmica e possíveis arritmias.

Biópsia renal

Reservada para pacientes sem diagnóstico estabelecido, com suspeita de LRA intrínseca secundária a doenças sistêmicas, em que a história clínica e os exames laboratoriais sugerem outro diagnóstico que não nefropatia isquêmica ou nefrotoxicidade.

Tratamento

Apesar da grande evolução na compreensão dos mecanismos fisiopatogênicos da LRA nas últimas duas décadas, ainda não se conseguiu traduzi-los em medidas clínicas capazes de tratar ou acelerar a recuperação da função renal, ou seja, seguimos sem tratamento específico para a maioria das formas de LRA. Por isso, o manejo consiste principalmente em intervenções para prevenir o seu desenvolvimento.

A última diretriz lançada pelo KDIGO (2012) traz um esquema para guiar as principais medidas que devem ser instituídas após identificação de fatores de risco e estratificação de gravidade, conforme sua classificação (**Figura 53.3**).

Os grandes objetivos das medidas empregadas para manejo conservador e dialítico dos pacientes que desenvolvem LRA são prevenir óbito, facilitar a recuperação da função renal e minimizar os riscos de evolução para DRC.

Manejo conservador

Inicialmente, lesões de etiologia pré e pós-renal devem ser sempre descartadas por meio de anamnese, exame físico e exames de imagem. Se o diagnóstico provável for de LRA pré-renal, avaliar se o paciente tem perfil volume-responsivo ou não.

Com relação à LRA intrínseca, as principais medidas seguem o esquema já mostrado na **Figura 53.3**. As intervenções-chave consistem em:

- Evitar/Descontinuar drogas nefrotóxicas: principalmente AINEs e antibióticos.
- Controle do status volêmico: o objetivo da hidratação é assegurar perfusão renal adequada sem gerar hiper-hidratação e, consequentemente, congestão pulmonar. Diversos estudos conduzidos na última década mostraram que a infusão excessiva de fluidos pode trazer efeitos deletérios para vários órgãos, tanto pela quantidade quanto por distúrbios causados por sua composição eletrolítica não fisiológica, como hipernatremia e acidose hiperclorêmica.
- De modo geral, os fluidos de escolha para a reposição volêmica são os cristaloides, de preferência os cloreto-depletados, como o ringer lactato e o Plasma Lyte®, a fim de evitar o surgimento de acidose hiperclorêmica. Os cristaloides também são a primeira escolha para pacientes sépticos. Tanto a solução fisiológica quanto o ringer são ricos em sódio, e, portanto, o sódio sérico do paciente deve ser periodicamente monitorizado.

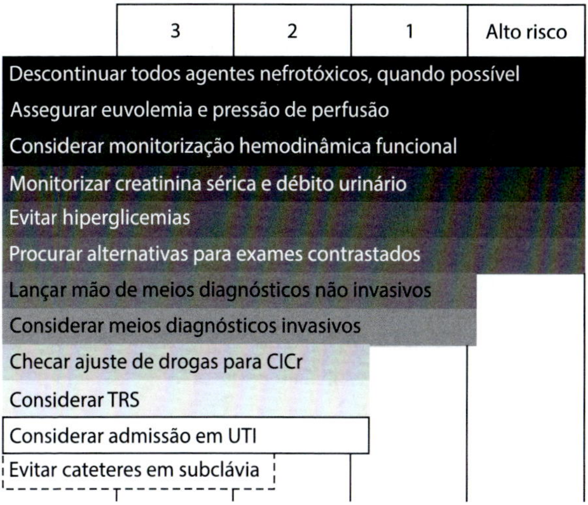

Figura 53.3 *Orientação para manejo da LRA conforme classificação de gravidade. Fonte: Adaptada de: KDIGO Clinical Practice Guideline for AKI, 2012.*

- Diuréticos não são usados para tratamento da LRA, porém são de grande valia em situações de sobrecarga volêmica em pacientes com débito urinário efetivo. O teste de estresse com furosemida (*Furosemide Stress Test*), que consiste na administração de dose única de furosemida IV 1 mg/kg ou 1,5 mg/kg (para pacientes com exposição prévia à furosemida), vem sendo testado como preditor de evolução da gravidade da LRA (KDIGO 3) e de recuperação de função renal após LRA com necessidade de TRS com base na resposta à furosemida – presença de diurese < 200 mL após 2 horas da administração da furosemida indica lesão tubular grave e pior prognóstico na recuperação de função renal.
- A mensagem principal é a de que devemos individualizar o tipo de fluido e a velocidade de infusão, dependendo do perfil e das necessidades de cada paciente, e que a terapia de reposição volêmica deve ser constantemente avaliada à beira do leito, seguindo sempre o balanço hídrico rigoroso e a pesagem diária, especialmente em pacientes graves.
- Manter nutrição adequada: recomenda-se manter uma dieta de valor calórico entre 20 e 30 kcal/kg/dia para todos os estágios de LRA, sem restrição proteica associada,

independentemente da gravidade. A quantidade de proteína recomendada na dieta depende do catabolismo e da indicação de TRS:

- 0,8 a 1,0 g/kg/dia para LRA conservadora sem alteração do catabolismo;
- 1,0 a 1,5 g/kg/dia para LRA em TRS;
- até 1,7 g/kg/dia para pacientes hipercatabólicos e LRA em terapia dialítica contínua.
- Correção de acidose e distúrbios hidroeletrolíticos: o manejo de cada distúrbio se encontra no capítulo do assunto.
- Controle de glicemia: sugere-se manter a glicemia capilar entre 110 e 149 mg/dL, lançando mão de insulina para controle, se necessário.
- Evitar exames contrastados: sempre que possível, avaliando a relação risco-benefício e fatores de risco para nefropatia por contraste, como lesão renal/DRC prévias, idade avançada, proteinúria, diabetes, uso de nefrotóxicos e hipovolemia/desidratação.
- Ajuste de drogas conforme piora da função renal: avaliar se as drogas utilizadas pelo paciente possuem excreção renal e adequá-las ao *clearance* de creatinina, após a dose de ataque. Importante lembrar que o paciente em LRA anúrica possui *clearance* de creatinina estimado de zero.
- Admissão em unidade de terapia intensiva: deve ser aventada a partir da LRA KDIGO 2, para melhor monitorização hemodinâmica e de balanço hídrico.
- Cateter em subclávia: qualquer cateter deve ser evitado, especialmente os de diálise, pelo maior risco de trombose do sistema venoso que irriga os membros superiores. A primeira escolha como via de acesso para hemodiálise em condições ideais é a veia jugular interna direita, seguida de veias femorais, veia jugular interna esquerda e, em último caso, subclávias.

Manejo de diálise

Terapias dialíticas são indicadas para manejo agudo de complicações de risco decorrentes de uma LRA estabelecida.

Não há dúvidas quanto a indicação de diálise em situações que envolvem risco de vida, como acidose metabólica grave, hipercalemia e hipervolemia refratárias à instituição de medidas, entre outras situações de gravidade (**Quadro 53.1**), as quais constituem indicações de diálise de emergência. Complicações graves do quadro de uremia também se somam a essas indicações convencionais.

Porém, na prática clínica diária, está cada vez mais claro que o início da TRS antes que o paciente atinja qualquer das indicações emergenciais tem benefícios tanto no controle volêmico quanto na remoção de toxinas urêmicas.

De modo geral, a terapia de substituição renal torna-se benéfica e pode ser iniciada quando se observa tendência de piora progressiva do quadro clínico e dos exames laboratoriais gerais, na existência de condições que podem ser modificadas e melhoradas com diálise. Não há um valor exato de ureia ou creatinina que indique o início de TRS.

Algumas situações especiais, entretanto, comprovadamente requerem início mais precoce de terapia dialítica, com redução da mortalidade.

A descontinuação da terapia dialítica também deverá ser avaliada em conjunto com a equipe de Nefrologia, e ocorrerá quando houver indícios de recuperação da função renal intrínseca.

Quadro 53.1 *Indicações de diálise de emergência*

- Hipercalcemia refratária (K > 6,5 mmol/L após medidas apropriadas)
- Sobrecarga volêmica refratária (hipóxia persistente ou ausência de resposta a medidas apropriadas)
- Pericardite urêmica
- Sinais neurológicos de uremia (encefalopatia urêmica, convulsão)
- Acidose metabólica refratária (sem resposta a reposição de bicarbonato ou contraindicação e este)
- Disnatremias graves refratárias (Na > 115 ou > 165 mEq/L)
- Intoxicação por droga dialisável (lítio, aspirina, metanol, etilenoglicol, teofilina)
- Sangramento urêmico (principalmente hemorragia digestiva)
- Hipertermia refratária
- Hipercalcemia ou hipocalcemia refratárias

Bibliografia

1. Cerdá J et al. Promoting kidney function recovery in patients with AKI requiring RRT. Clin J Am Soc Nephrol. 2015 Jul 2;1-9.
2. Johnson RJ, Freehally J, Floege J. Comprehensive clinical nephrology, 5th Edition. Elsevier, 2015: 703-15, 802-17.
3. Lameire NH et al. Acute kidney injury: an increasing global concern. Lancet. 2013 Jul 13;382(9887):170-9.
4. Maciel AT, Park M. Early diagnosis of acute kidney injury in a critically ill patient using a combination of blood and urinary physicochemical parameters. CLINICS. 2012;67(5):525-6.
5. Murray PT, Liu KT. Acute kidney injury and critical care nephrology. NephSAP - A supplement to the journal of the American Society of Nephrology. 2013 May 2;114-28.
6. Pakula AM, Skinner RA. Acute kidney injury in the critically ill patient: a current review of the literature. J Intensive Care Med. 2015 mar 9:1-6.
7. Severs D, Hoorn E, Rookmaaker M. A critical appraisal of intravenous fluids: from the physiological basis to clinical evidence. Neph Dialysis Tran. 2015;30(2):178-87.
8. Taal MW et al. Brenner and Rector's the kidney. 9th Edition, Elsevier, 2012: 1044-99.
9. The Kidney Disease Improving Global Outcomes (KDIGO) Clinical Practice Guideline for Acute Kidney Injury. Kidney Int. 2012;suppl 2.

54

Cólica Renal

Endric Hasegawa

Introdução

A cólica renal é uma das causas mais frequentes de atendimento em serviço de urgência e emergência. A intensidade dos sintomas, as consequências e os diagnósticos diferenciais fazem ser indispensável o diagnóstico e a condução adequada dos casos.

Quadro clínico e sintomatologia

A cólica renal ocorre quando há alguma obstrução no trato urinário que produz sua distensão e da cápsula renal, mas não somente pela presença do cálculo – isso acontece mais frequentemente por algum fragmento de cálculo no ureter. Caracteriza-se por dor súbita de forte intensidade em região lombar unilateral irradiando-se para flanco e fossas ilíaca e genital (**Figura 54.1**), normalmente acompanhado de náusea e/ou vômito e sintomas urinários, como disúria ou hematúria.

Uma anamnese cuidadosa é fundamental para a suspeita diagnostica e a exclusão de outras patologias. Doenças ginecológicas, tais como torção de ovário e gravidez ectópica, além de outras patologias urológicas, como pielonefrite, epididimite e prostatite, podem eventualmente mimetizar os sintomas de uma cólica renal. A presença de dor lombar dependente de postura, atividades físicas ou irradiação para membros inferiores em geral está mais relacionada a dor de origem ortopédica. Outras doenças abdominais, como apendicite, colecistite, diverticulite, colite, constipação, hérnias e aneurismas vasculares, também são citadas como diagnósticos diferenciais à cólica renal.

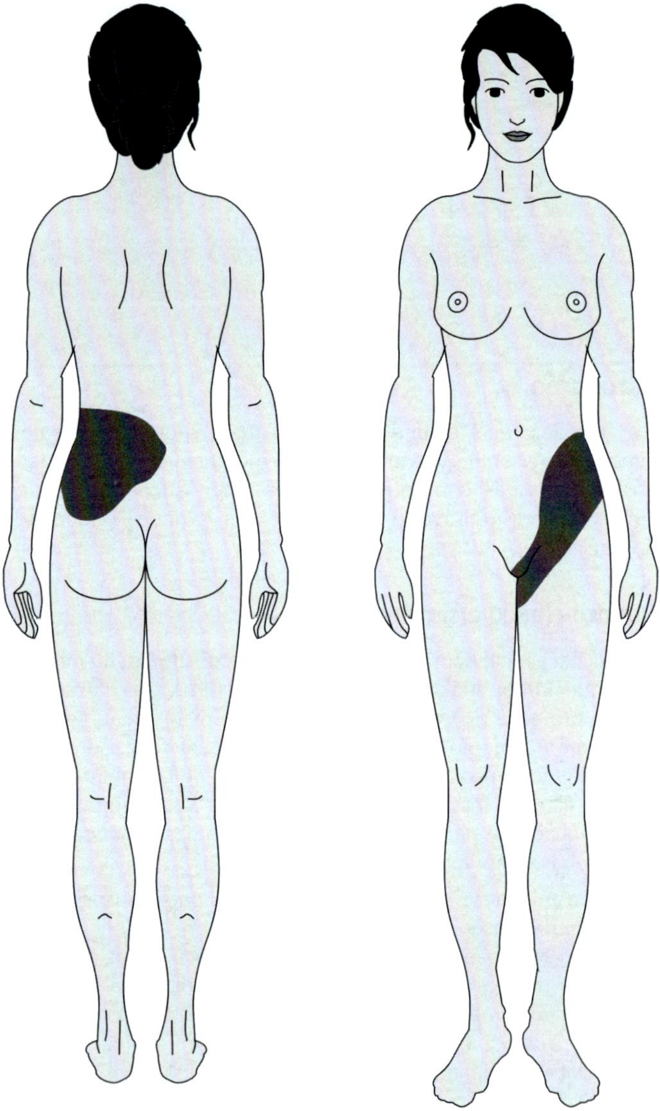

Figura 54.1 *Localização da cólica renal típica.*

Confirmação diagnóstica

A suspeita diagnóstica é eminentemente clínica, e deve-se promover o alívio dos sintomas enquanto os exames confirmatórios são realizados. A análise de uma amostra de urina pode identificar a presença de micro-hematúria ou cristalúria; contudo, as baixas sensibilidade e especificidade não permitem confirmação do diagnóstico.

A visualização do cálculo por meio de exames de imagem na via excretora é conclusiva, sendo fundamental a informação da localização e da dimensão do cálculo. Podemos utilizar exames como raio-x abdominal, ultrassonografia abdominal, urografia excretora ou tomografia helicoidal; no entanto, em casos de urgência a urografia não se mostra uma opção prática, pois requer preparo prévio. O raio-x abdominal e a ultrassonografia apresentam baixa sensibilidade na detecção de cálculos principalmente no ureter. Informações adicionais coletadas na ultrassonografia, como grau de hidronefrose, ausência de jato de urina pelo meato ureteral e aumento de resistividade da artéria renal, estão sendo alvo de estudo para a melhoria de sua acurácia. As altas sensibilidade, especificidade e agilidade fizeram com que a tomografia helicoidal se tornasse o exame padrão-ouro na detecção de cálculo renal, sendo útil também para a exclusão de diagnósticos diferenciais. As vantagens e desvantagens de cada método estão demonstradas na **Tabela 54.1**.

Tratamento de urgência

A prioridade inicial dos casos suspeitos de cólica renal é o tratamento sintomático com uso de analgésicos, anti-inflamatórios e antieméticos, podendo-se recorrer ao uso de analgésicos opioides em caso de necessidade. O uso de antiespasmódicos, embora muito prescrito, não demonstra qualquer benefício clínico na literatura, tanto no aspecto de analgesia quanto em índice de eliminação. Porém, deve-se ter cautela na sua administração em pacientes com insuficiência renal preexistente, alergias e outras contraindicações. Já os opioides podem ser utilizados normalmente em pacientes com insuficiência renal prévia ou em caso de necessidade.

A hiper-hidratação, embora bastante difundida, ainda é controversa, uma vez que parece não contribuir para eliminação do cálculo podendo até agravar a dor em alguns casos.

Tabela 54.1 *Modalidades de imagem no diagnóstico do cálculo ureteral*

Modalidade	Sensibilidade	Especificidade	Vantagens	Limitações
Raios-X	45 a 59%	71 a 77%	◗ Acessível e barato	◗ Cálculo de ureter médio ◗ Cálculos radiotransparentes ◗ Não diferencia de outras calcificações e flebólitos
Ultrassonografia	19%	97%	◗ Acessível ◗ Não usa radiação ◗ Boa visibilidade renal	◗ Não visualiza ureter
Tomografia helicoidal	95 a 100%	94 a 96%	◗ Rápido e preciso ◗ Diagnóstico diferencial	◗ Caro
Urografia excretora	64 a 87%	92 a 94%	◗ Acessível ◗ Informa função renal	◗ Requer preparo de cólon e uso de contraste ◗ Qualidade variável das imagens

Esquematizamos a seguir a sequência de eventos na suspeita de cólica renal (**Figura 54.2**).

Avaliação dos exames de imagem

A identificação de cálculos renais caliciais nos exames de imagem não justifica o quadro álgico. Somente a presença de cálculos ureterais ou renais obstrutivos confirma o diagnóstico; contudo, pequena dimensão do cálculo, escassez de gordura retroperitoneal ou eliminação recente de cálculos podem prejudicar a avaliação das imagens. Nos casos de ureterolitíase obstrutiva, a presença de alguns sinais indirctos tais como dilatação ureteral unilateral, opacificação da gordura perirrenal, dilatação do sistema coletor, nefromegalia, líquido perirrenal e ausência de pirâmide renal pode auxiliar no diagnóstico. A ocorrência de calcificações vasculares denominadas flebólitos muitas vezes pode ser confundida com cálculos ureterais distais. Alguns sinais podem auxiliar nessa diferenciação: sinal da cauda de cometa, que sugere flebólito (**Figura 54.3**), e sinal do halo ureteral, que sugere edema ureteral (**Figura 54.4**).

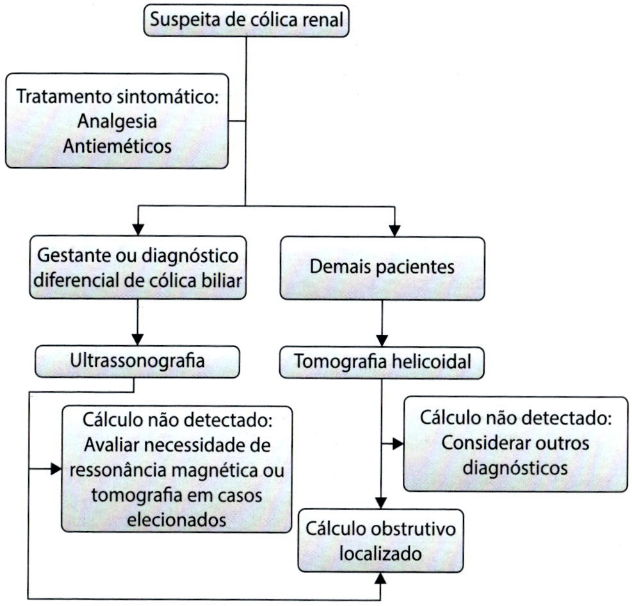

Figura 54.2 *Abordagem na suspeita de cólica renal.*

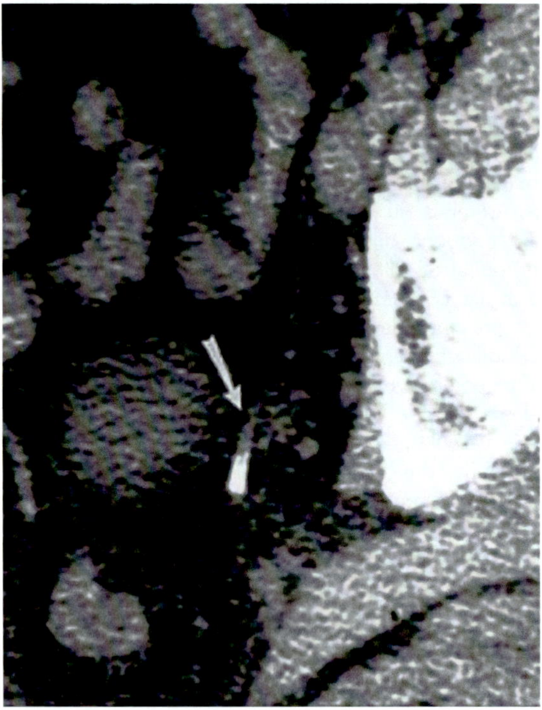

Figura 54.3 *Sinal da cauda de cometa.*

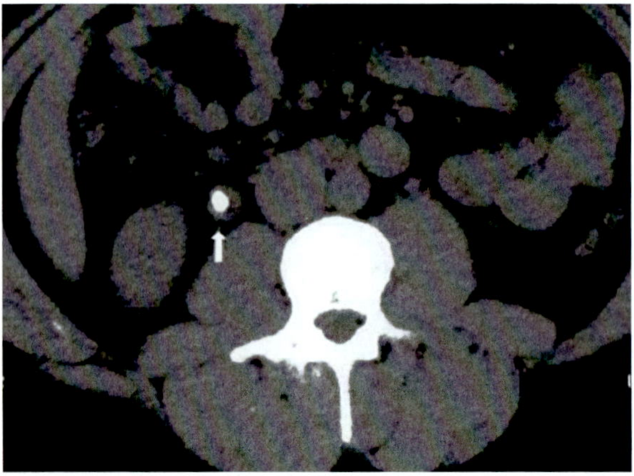

Figura 54.4 *Sinal do halo ureteral.*

Tratamento definitivo

O tratamento definitivo depende basicamente do tamanho do cálculo e da evolução clínica. Sepse urinária, insuficiência renal ou anúria devem ser tratadas urgentemente por cirurgia. A presença de sintomas refratários ao tratamento sugere necessidade de internação para tratamento urológico. O diagnóstico de cálculos maiores que 5 mm merece avaliação de um especialista assim que possível devido ao baixo índice de sucesso do tratamento clínico. Já os cálculos menores que 5 mm com remissão dos sintomas poderão ser tratados ambulatorialmente em virtude de sua alta probabilidade de eliminação em quatro semanas.

A eliminação dos fragmentos de cálculos no ureter depende basicamente da localização e dimensão do cálculo, conforme comentado anteriormente. Grosseiramente, podemos inferir que "quanto mais proximal estiver e maior for a dimensão do cálculo, menor será sua probabilidade de eliminação", como observado na **Tabela 54.2**.

A seguir, esquematizamos a sequência de condutas após confirmação do cálculo (**Figura 54.5**).

Terapia expulsiva de fragmentos

As taxas de eliminação demonstradas anteriormente podem ser otimizadas com o emprego da chamada terapia expulsiva, que consiste no uso de medicações que relaxam a musculatura lisa

Tabela 54.2 *Probabilidade de eliminação do cálculo de acordo com a sua localização*

Localização	Tamanho	Probabilidade de eliminação
Ureter proximal	> 5 mm	0
	5 mm	57%
	< 5 mm	53%
Ureter médio	> 5 mm	0
	5 mm	20%
	< 5 mm	38%
Ureter distal	> 5 mm	25%
	5 mm	45%
	< 5 mm	74%

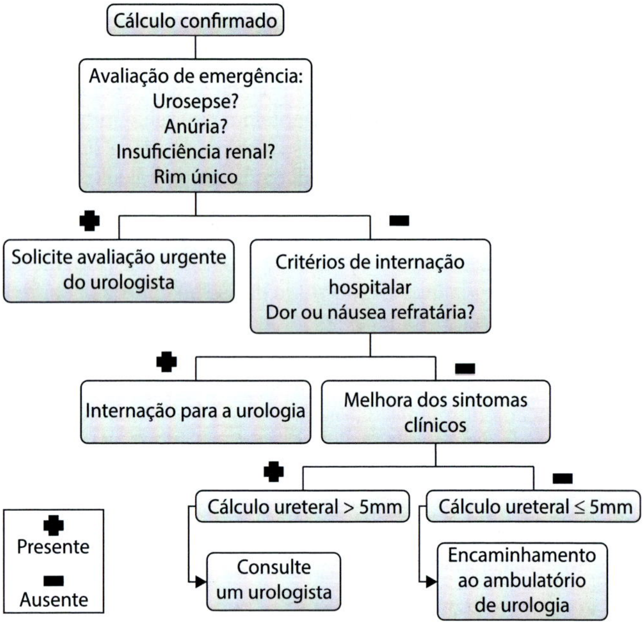

Figura 54.5 *Condutas no cálculo ureteral diagnosticado.*

do ureter de maneira a aumentar o calibre funcional, facilitando assim a eliminação do fragmento. Até o momento, somente os bloqueadores de canal de cálcio (nifedipina) e bloqueadores alfa-adrenérgicos (tansulosina) comprovaram ser efetivos na eliminação de fragmentos ureterais.

Situações especiais

Sintomas de litíase renal na gestante, por outro lado, apresentam particularidades na condução dos casos. Sabe-se que a dilatação do trato urinário é encontrada em 90% dos casos a partir da 7.ª semana de gestação, sendo mais frequente à direita e atribuída a alterações hormonais e mecânicas. A estase urinária associada a alterações metabólicas são as principais responsáveis pelo aumento de risco de litíase renal e infecção na gestante. O tratamento da cólica renal na gravidez deve ser instituído com brevidade devido ao aumento considerável do risco de amniorrexe e parto prematuros.

Embora a tomografia de abdome sem contraste seja considerada o padrão-ouro no diagnóstico da cólica renal, ela é contraindicada na gestante em virtude da exposição à radiação ionizante, particularmente no 1.º trimestre. Assim, a ultrassonografia assume papel importante na avaliação dos casos. A presença de sinais ultrassonográficos indiretos, como ausência de jato ureteral e aumento da resistividade da artéria renal, como descrito anteriormente, deve ser investigada. Em casos selecionados pode-se recorrer à ressonância magnética em busca de sinais de compressão extrínseca da via excretora pelo útero gravídico ou de sinais indiretos da presença de cálculo, como ureterite, periureterite, extravasamento ou edema perirrenal. A tomografia com baixa dose de radiação tem surgido atualmente como alternativa para a identificação do cálculo no 2.º e no 3.º trimestres da gestação; e, apesar de apresentar baixa resolução em relação à tomografia convencional, em casos selecionados, poderá ser útil na condução de alguns casos.

O tratamento clínico da gestante merece especial atenção devido à limitação no uso de algumas categorias de medicações, como visto na **Tabela 54.3**.

Tabela 54.3 *Medicações e perfil de segurança na gestação conforme a FDA*

Medicação		Categoria FDA
Analgésicos	Paracetamol	B
	Dipirona	N – mas baixo risco e frequentemente utilizado
Antieméticos	Metoclopramida, ondansetrona e dimenidrato	B
Anti-inflamatórios	Todos	C
Corticosteroides	Dexametasona, prednisona e prednisolona	C
Opioides	Oxicontin	B
	Tramadol, codeína e morfina	C
Terapia expulsiva (Não recomendada em gestantes)	Tansulosina	B
	Nifedipina	C

(A): Estudos controlados não demonstram riscos; (B): Risco improvável; (C): Risco não pode ser descartado; (D): Evidência de risco; (N): Droga não classificada pela FDA.

Encaminhamentos

Todos os casos diagnosticados de cólica renal devem ser encaminhados ao urologista para tratamento definitivo do cálculo e prevenção de novos quadros. Estima-se 50% de recorrência num período de 5 a 10 anos, sendo que o tratamento correto poderá reduzir pela metade a chance de recorrência.

Bibliografia

1. Carter MR, Green BR. Renal calculi: emergency department diagnosis and treatment. Emerg Med Pract. 2011;13:1.
2. Duquenne S, Hellel M, Godinas L, et al. Spasmolytics indication in renal colic: a literature review. Rev Med Liege. 2009;64:45.
3. Luchs JS, Katz DS, Lane MJ, et al. Utility of hematuria testing in patients with suspected renal colic: correlation with unenhanced helical CT results. Urology. 2002;59:839.
4. Mazzucchi E, Srougi M. What's new in the diagnosis and management of urinary lithiasis?. Rev Assoc Med Bras. 2009;55:723.
5. Menon MPB, Drach GW. Urinary lithiasis: etiology, diagnosis and a medical management. Campbell's Urology, 7th ed. Philadelphia: Saunders, pp. 2661-2733, 1998.
6. Petroianu A, Oliveira Neto, JE, Alberti LR. Epidemiology of renal calculi in a reference hospital in Belo Horizonte, Minas Gerais state. Medicina, Ribeirão Preto. jan/mar 2001;34:85-8.
7. Portis AJ, Sundaram CP. Diagnosis and initial management of kidney stones. Am Fam Physician. 2001;63:1329.
8. Romero V, Akpinar H, Assimos DG. Kidney stones: a global picture of prevalence, incidence, and associated risk factors. Rev Urol. 2010;12:e86.

55

Infecção de Trato Urinário

Endric Hasegawa

Introdução e epidemiologia

A infecção de trato urinário é o tipo mais prevalente de infecção bacteriana tanto no meio comunitário quanto no hospitalar.

Etiopatogenia

As infecções de trato urinário (ITU) desenvolvem-se habitualmente por via ascendente em decorrência do desequilíbrio entre virulência bacteriana e as defesas naturais do organismo. Geralmente são causadas por bactérias gram-negativas aeróbicas da flora intestinal das quais a mais frequente é a *Escherichia coli*, responsável por cerca de 80% dos casos (**Tabela 55.1**).

Quadro clínico

As ITU podem ser classificadas em sintomáticas ou assintomáticas segundo o quadro clínico. As infecções assintomáticas

Tabela 55.1 *Agente etiológico e frequência*

Agente	Frequência
Escherichia coli	79%
Staphylococus saprophyticus	11%
Klebsiella sp	3%
Proteus mirabilis	2%
Enterococcus faecalis	2%
Outros	3%

correspondem a apenas 1 a 2% dos casos em meninas e cerca de 20% em mulheres idosas. Podem ainda ser classificadas conforme a localização em cistite, quando acomete somente a bexiga, ou pielonefrite, quando a bactéria ascende para o trato urinário superior, podendo ocasionar deterioração da função renal ou cicatrizes renais. Clinicamente, os quadros de cistite acompanham-se de sintomas de trato urinário baixo, como disúria, polaciúria, urgência miccional e ocasionalmente hematúria. Já nos quadros de pielonefrite aguda prevalecem sintomas sistêmicos, como dor lombar, febre, calafrios, astenia, náuseas e vômitos.

Dentre os diagnósticos diferenciais mais comuns podemos destacar calculose ureteral e infecções ginecológicas e gastrointestinais. Ressaltamos que o quadro clínico de infecções genitais por *Chlamydia trachomatis* muitas vezes é indistinguível do quadro de infecções de trato urinário. A presença de secreção vaginal, antecedente sexual e dor abdominopélvica é importante na diferenciação desse diagnóstico, muitas vezes negligenciado no atendimento.

Diagnóstico

A cultura de urina é o "padrão-ouro" para diagnóstico de ITU, e suas aplicações vão muito além de somente confirmação do diagnóstico. Ela fornece detalhes importantes quanto ao patógeno causador e sua sensibilidade a diversos antibióticos, porém o custo adicional e o tempo de execução de 24 a 48 horas limita seu uso em Departamento de Emergência.

Em geral, casos de cistite afebril não complicada não necessitam de exame urinário confirmatório, podendo-se indicar tratamento com antibiótico empírico baseado na clínica. No entanto, a suspeita de ITU febril ou complicada merece atenção especial graças à sua potencial progressão para sepse. A introdução de tratamento eficaz precoce garante melhores índices de cura, de modo que inúmeros parâmetros de rápida análise em um exame de urina inicial, como bacteriúria, leucocitúria e presença de nitrito, têm sido estudados com o objetivo de abreviar o período entre o atendimento e o início do tratamento. A leucocitúria é o parâmetro mais utilizado pelo médico generalista, contudo, sua baixa sensibilidade e especificidade tem grande potencial de induzir a erros de interpretação. Conforme demonstrado a seguir (**Tabela 55.2**), embora a bacteriúria demonstre alta sensibilidade, vaginites e contaminações de coleta comprometem sua especificidade de maneira considerável.

Tabela 55.2 *Sensibilidade, especificidade e valor preditivo positivo dos parâmetros de análise de urina*

Parâmetro	Sensibilidade	Especificidade	Valor preditivo positivo
Bacteriúria	96%	47%	50%
Leucocitúria	77%	85%	74%
Nitrito	28%	99%	90%

Algoritmo de diagnóstico

Os resultados demonstrados anteriormente permitiram a elaboração do seguinte algoritmo para diagnóstico de ITU febril (**Figura 55.1**).

Exames de imagem

Os exames de imagem não são essenciais no tratamento de urgência de quadros não complicados de cistite, porém, no diagnóstico de pielonefrite ou na presença de fatores complicadores devemos proceder ao rastreamento de abcessos e coleções secundárias ao processo infeccioso. A ultrassonografia tem sido o exame de eleição para o rastreamento devido a sua rapidez, disponibilidade nos serviços e baixo custo. Já a tomografia reserva-se somente a quando há a necessidade de afastar diagnósticos diferenciais ou quando os achados na ultrassonografia requerem avaliação mais detalhada. As alterações nos exames de imagem não são comuns nos casos não complicados, mas recomenda-se internação quando constatado.

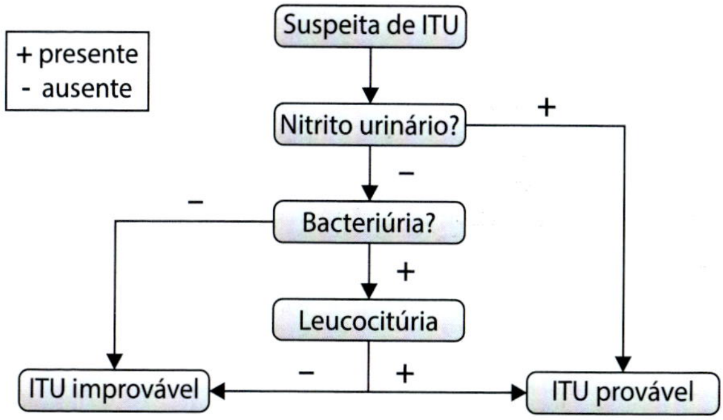

Figura 55.1 *Algoritmo para diagnóstico de ITU.*

Tratamento

O uso cada vez mais frequente de antibióticos tem favorecido o surgimento de bactérias multirresistentes, o que impulsionou o estudo da sensibilidade aos antibióticos, do impacto dos tratamentos na flora normal do organismo e da duração do tratamento antimicrobiano.

Cistite não complicada

Seguem resumidamente as recomendações de tratamento empírico (**Tabela 55.3**).

Pielonefrite não complicada

Observe a **Tabela 55.4**.

Infecção de trato urinário complicada

Observe a **Tabela 55.5**.

Tabela 55.3 *Tratamento empírico da cistite não complicada*

	Antibiótico	Duração
1.ª linha	Nitrofurantoína	5 dias
	Sulfametoxazol/Trimetoprima	3 dias
	Fosfomicina	1 dia
2.ª linha	Ciprofloxacino	3 dias
	Levofloxacino	3 dias
3.ª linha	Amoxicilina/Clavulanato	3 a 7 dias

Amoxicilina e ampicilina não devem ser utilizadas empiricamente.

Tabela 55.4 *Tratamento empírico de pielonefrite não complicada*

	Antibiótico	Duração
1.ª linha	Ciprofloxacino	7 a 14 dias
	Ceftriaxona seguida de ciprofloxacino	7 a 14 dias
	Aminoglicosídeo seguido de ciprofloxacino	7 a 14 dias
2.ª linha	Ceftriaxona seguida de Sulfametoxazol/ Trimetoprima	14 dias
	Aminoglicosídeo seguido de Sulfametoxazol/ Trimetoprima	14 dias
Endovenosa	Aztreonam	7 dias

Tabela 55.5 *Tratamento empírico de ITU complicada*

	Antibiótico	Duração
1.ª linha	Ciprofloxacino	7 dias
	Levofloxacino	7 dias
Baseado em cultura	Nitrofurantoína	7 dias
	Sulfametoxazol/Trimetoprima	7 dias
Endovenosa	Ceftriaxona	7 dias
	Piperacilina/Tazobactam	7 dias
	Carbapenêmico	7 dias
	Aztreonam	7 dias

Algoritmo de tratamento

A seguir, apresentamos o algoritmo clínico para tratamento de ITU em serviços de urgência com as sugestões de antibióticos indicados para cada caso (**Figura 55.2**).

Situações especiais

Gestação

Sabe-se que a mulher grávida apresenta um acréscimo na incidência de ITU, que, se não for tratada adequadamente, pode levar a complicações renais, trabalho de parto prematuro, baixo peso fetal e, eventualmente, óbito fetal. Recomenda-se a prescrição com base no perfil de resistência a antibióticos de cada região demográfica. A seguir, na **Tabela 55.6**, listamos os antibióticos considerados seguros no tratamento da ITU na gestação.

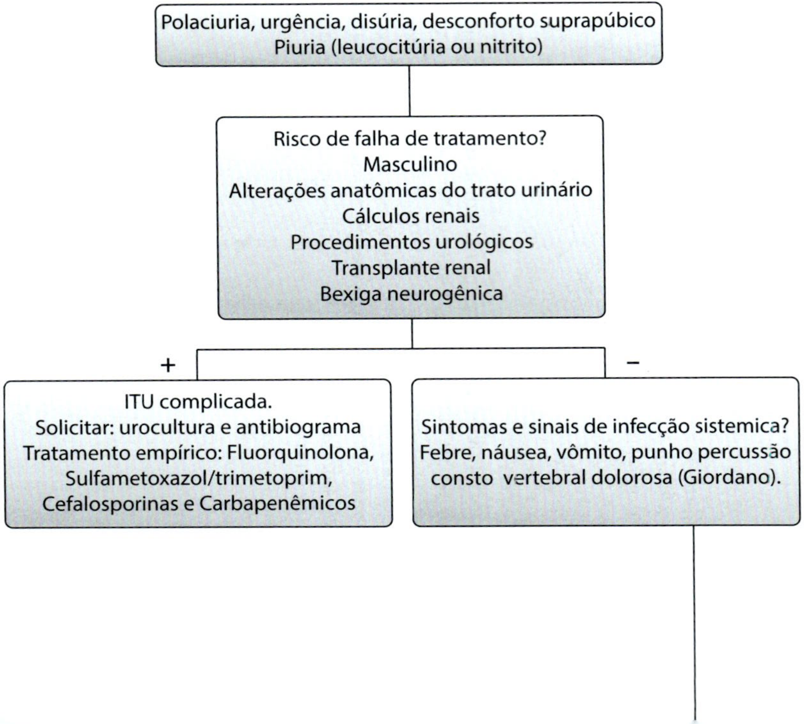
Polaciuria, urgência, disúria, desconforto suprapúbico
Piuria (leucocitúria ou nitrito)
Risco de falha de tratamento?
Masculino
Alterações anatômicas do trato urinário
Cálculos renais
Procedimentos urológicos
Transplante renal
Bexiga neurogênica
+
ITU complicada.
Solicitar: urocultura e antibiograma
Tratamento empírico: Fluorquinolona,
Sulfametoxazol/trimetoprim,
Cefalosporinas e Carbapenêmicos
–
Sintomas e sinais de infecção sistemica?
Febre, náusea, vômito, punho percussão
consto vertebral dolorosa (Giordano).

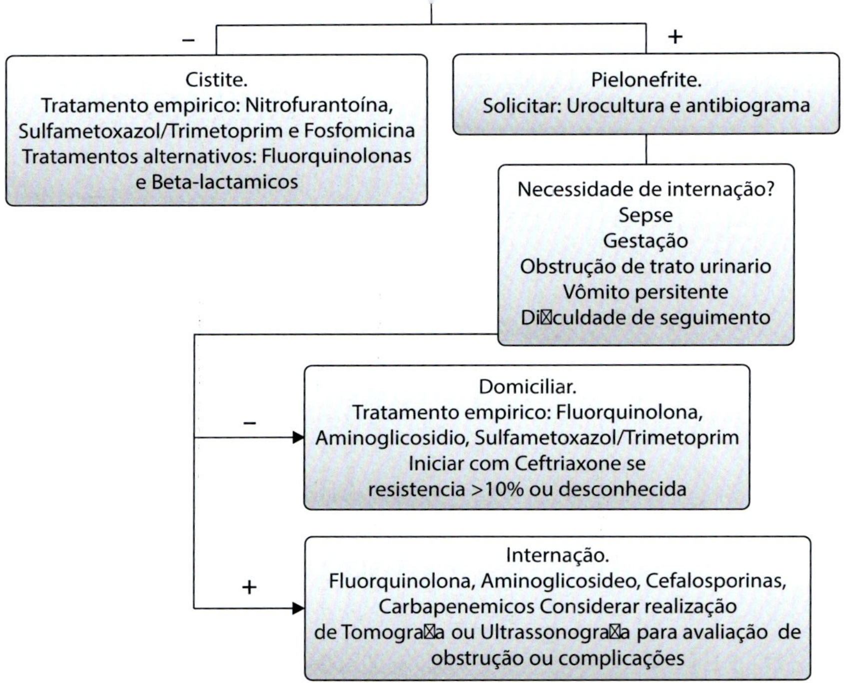

Figura 55.2 *Algoritmo clínico de tratamento de cistite e pielonefrite.*

Tabela 55.6 *Tratamento empírico de ITU na gestação*

Antibiótico	Categoria de segurança
Nitrofurantoína	B
Cefalexina/Cefazolina	B
Fosfomicina	B
Amoxicilina + Clavulanato	B
Cefuroxima	B
Ceftriaxona	B

Bibliografia

1. Cury J, Simonetti R, Srougi M. Urgências em urologia. São Paulo: Sarvier, 1999.
2. DATASUS, E. Disponível em: <http://tabnet.datasus.gov.br/cgi/tabcgi.exe?sih/cnv/niuf.def>. 2014.
3. Foxman B, Brown P. Epidemiology of urinary tract infections: transmission and risk factors, incidence, and costs. Infect Dis Clin North Am. 2003;17: 227.
4. Frazee BW, Enriquez K, Ng V, et al. Abnormal urinalysis results are common, regardless of specimen collection technique, in women without urinary tract infections. J Emerg Med. 2015;48:706.
5. Gieteling E, van de Leur JJ, Stegeman CA, et al. Accurate and fast diagnostic algorithm for febrile urinary tract infections in humans. Neth J Med. 2014;72:356.
6. Nardozza Junior A, Zerati Filho M, Borges dos Reis R. Urologia fundamental. Sâo Paulo: Planmark Editora, 2010.
7. Nassisi D, Oishi ML. Evidence-based guidelines for evaluation and antimicrobial therapy for common emergency department infections. Emerg Med Pract. 2012;14:1.
8. Wilbanks MD, Galbraith JW, Geisler WM. Dysuria in the emergency department: missed diagnosis of Chlamydia trachomatis. West J Emerg Med. 2014;15:227.

56

Emergências em Urologia

Antonio Corrêa Lopes Neto
Mario Henrique Elias de Mattos
Antonio Carlos Lima Pompeo

Introdução

As urgências em Urologia são bem heterogêneas, pois podem ocorrem em ambos os sexos e nas diversas faixas etárias. Algumas delas são corriqueiras e exigem do pronto-socorrista seu conhecimento, a fim de conduzi-las de forma correta.

Retenção urinária aguda (RUA)

É uma das mais comuns urgências urológicas, caracterizada pela incapacidade de desencadear micção espontânea.

A RUA pode ser espontânea, e geralmente é associada à dificuldade miccional progressiva prévia, ou pode ser precipitada por outros fatores, como, por exemplo, efeito de medicamentos, *status* pós-operatório e hiperdistensão vesical.

Pode ocorrer em qualquer faixa etária, porém é mais frequente em homens e com idade mais avançada. As doenças prostáticas são a principal causa de RUA, sendo a HPB e a neoplasia prostática responsáveis por 53% e 25% dos casos, respectivamente. Doenças neurogênicas que causam hipocontratilidade vesical, estenoses de colo vesical/uretra, litíase urinária e tumores pélvicos completam as etiologias possíveis.

Em mulheres com RUA, devemos pensar em disfunção vesical neurogênica e compressão uretral graças a distopias genitoginecológicas ou massas pélvicas. Cistites muito intensas decorrentes de infecções urinárias podem causar RUA devido à dor intensa na micção.

É importante, durante a anamnese no pronto-socorro, questionar sobre o início da utilização de algumas drogas que podem levar à RUA; entre elas: antiarrítmicos (procainamida/quinidina), anticolinérgicos (oxibutinina), antipsicóticos (haloperidol/clorpromazina), antidepressivos (amitriptilina, escitalopram), anti-hipertensivos (nifedipina), descongestionantes nasais (efedrina), opioides e anfetaminas.

A apresentação deste paciente é bem característica. Queixa-se de impossibilidade de urinar, dor em hipogastro e região genital e, ao exame, nota-se globo vesical palpável. É fundamental examinar a região genital, principalmente o meato uretral, visando descartar estenoses ou fimose.

Informações sobre o padrão miccional pregresso, procedimentos cirúrgicos, uso de medicamentos e doenças neurológicas auxiliam na identificação da etiologia da RUA.

No atendimento inicial, o objetivo deve ser o esvaziamento vesical, visando à melhora da dor e ao conforto ao paciente. Pode ser utilizada uma sonda uretral plástica de alívio 14/16 Fr ou sonda Folley de duas vias. A decisão por qual utilizar depende da possível etiologia da RUA. No caso de retenção espontânea, a qual é uma evolução de um quadro de dificuldade miccional atual, sugere-se colocação de Folley. Em casos de retenção precipitada, pode-se pensar em drenagem de alívio e aguardo por micção espontânea subsequente. Se houver nova retenção, é colocada uma sonda de Folley. A sonda de Owens (três vias) é utilizada apenas nos casos de hematúria com coágulos, quando a irrigação e a aspiração vesical possam ser benéficas.

A drenagem da urina deve ser lenta, evitando-se, assim, o fenômeno de descompressão vesical, que pode evoluir com hematúria. Mensurar o volume drenado, pois este parâmetro é útil no prognóstico da retenção urinária, e colher urina I + urocultura.

No caso de ausência de material adequado ou insucesso na sondagem, deve-se realizar uma punção em hipogastro (2 a 3 cm acima da sínfise púbica, que promoverá esvaziamento vesical com alívio do desconforto. Essa punção pode ser feita com agulha de intracath, e, caso tenha disponibilidade, pode ser acompanhada e guiada por ultrassonografia, o que torna o procedimento mais seguro, principalmente em indivíduos muito obesos.

O procedimento de sondagem deve ser realizado de forma atraumática, com o pênis bem retificado (esticado) e a utilização de lidocaína em gel para lubrificar a uretra e amenizar o desconforto causado pelo procedimento. Em caso de sondagens difíceis, o toque retal pode auxiliar no direcionamento da sonda uretral através da uretra prostática.

Veja a seguir um algoritmo de conduta em caso de retenção urinária aguda. (**Figura 56.1**)

Priapismo

Definido como ereção persistente, geralmente em período maior que 4 horas, na ausência de desejo ou atividade sexual. As populações de risco para o desenvolvimento de priapismo são os portadores de anemia falciforme, discrasias sanguíneas (trombofilias), leucemias e homens que utilizam drogas intracavernosas para promover ereção. O priapismo é classificado como isquêmico (PI) ou de baixo fluxo, que é o tipo mais frequente, e não isquêmico (PNI) ou de alto fluxo.

A apresentação desse paciente no PS com histórico de ereção persistente não traz dificuldades para diagnóstico, porém é

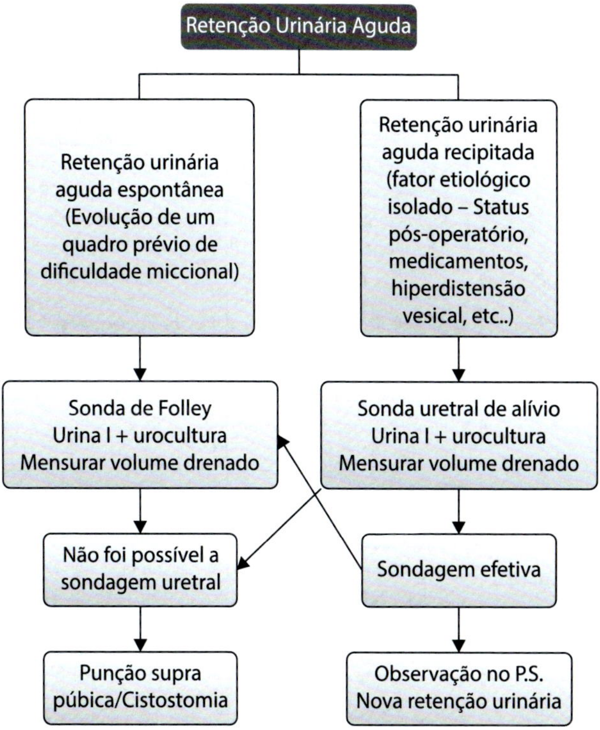

Figura 56.1 *Algoritmo de conduta para retenção urinária aguda.*

fundamental definir o tipo de priapismo, a fim de oferecer o tratamento correto para cada caso. A **Tabela 56.1** a seguir orienta tal diferenciação. Uma vez concluída, inicia-se a conduta adequada.

Priapismo isquêmico

O priapismo isquêmico (PI) abrange aproximadamente 95% dos casos de priapismo, e trata-se de uma emergência que deve receber tratamento o mais breve possível, minimizando-se o risco de fibrose do corpo cavernoso e consequente disfunção erétil. Em casos de PI devido à anemia falciforme, além do tratamento específico, orienta-se hidratação, oxigenioterapia e analgésicos. Exsanguineotransfusão também é relatada na literatura.

O tratamento específico local deve ser iniciado com bloqueio anestésico na raiz do pênis (troncular) com lidocaína ou marcaína. A seguir, punção lateral no corpo cavernoso e aspiração com *butterfly* n.º 19. O benefício da irrigação do corpo cavernoso com soro

Tabela 56.1 *Diagnóstico clínico e laboratorial do priapismo*

Priapismo	Diagnóstico clínico	Diagnóstico laboratorial
Isquêmico (PI) (baixo fluxo)	▸ Dor no pênis e corpo cavernoso ▸ Rigidez intensa do pênis ▸ Questionar discrasias sanguíneas ▸ Questionar antecedentes de neoplasias urológicas ▸ Questionar uso de medicamentos e drogas intracavernosas ▸ Histórico de picadas de insetos	▸ Hemograma completo ▸ Investigar falcização/ eletroforese de hemoglobina ▸ Punção e aspiração do corpo cavernoso (sangue escurecido) ▸ Gasometria do sangue de punção: pH < 7,25 pO_2 < 30 mmHg pCO_2 > 60 mmHg
Não isquêmico (PNI) (alto fluxo)	▸ História de trauma peniano/ perineal ou uso de droga intracavernosa ▸ Ereção menos firme e indolor ou pouco dolorosa	▸ Punção e aspiração do corpo cavernoso (sangue vermelho) ▸ Gasometria do sangue de punção: pH > 7,35 pO_2 > 40 mmHg pCO_2 > 60 mmHg ▸ USG peniano com doppler mostra fluxo aumentado (fístula/aneurisma)

Adaptado de Agostinho AD, et al.

fisiológico é controverso na literatura. O pênis deve ser comprimido concomitantemente para auxiliar na drenagem do corpo cavernoso através da punção. Se não obtiver detumescência peniana, devemos utilizar drogas simpatomiméticas alfa-adrenérgicas (fenilefrina, efedrina, norepinefrina). A fenilefrina é a droga ideal em razão do seu baixo risco de efeitos cardiovasculares, e deve ser diluída em soro fisiológico na concentração de 100 a 500 mcg/mL. No entanto, a mais disponível é a epinefrina, que deve ser utilizada na diluição de 1:1.000.000. Injetar no corpo cavernoso 1 mL a cada 5 minutos. Neste tempo, é importante monitorar o paciente do ponto de vista cardiovascular (PA, FC e traçado ECG) por causa dos efeitos da epinefrina.

Priapismo não isquêmico

Diferente do PI, este tipo não é uma emergência. Ocorre devido a uma fístula entre a artéria cavernosa e o corpo cavernoso. Segue algoritmo de conduta frente a um quadro de priapismo. (**Figura 56.2**)

Escroto agudo

Paciente apresenta-se com queixa de dor escrotal, geralmente associada a aumento de volume local, edema, calor local e hiperemia. Os diagnósticos diferenciais para esse quadro são orquiepididimite, torção de cordão espermático e torção de apêndices intraescrotais. A identificação do diagnóstico correto é fundamental, visto que as condutas são amplamente diferentes.

Torção de cordão espermático e apêndices

São situações mais frequentes até a puberdade, e a torção de cordão é uma emergência cirúrgica. Tem início súbito e muito doloroso, acomete um lado do escroto, podendo irradiar para a região inguinal ipsilateral. Geralmente ocorre à noite e acorda o paciente com dor. Ao exame físico, preferencialmente com o paciente em pé, nota-se o testículo afetado mais retraído na bolsa (alto), doloroso e edemaciado. A elevação manual do escroto não traz melhora da dor (sinal de Prehn negativo).

Quando disponível, a realização de ultrassonografia de escroto com doppler colorido, identifica ausência ou redução de fluxo no cordão e testículos, concluindo o diagnóstico. Se tal exame não estiver disponível e existir dúvida diagnóstica, a conduta cirúrgica não deve ser postergada.

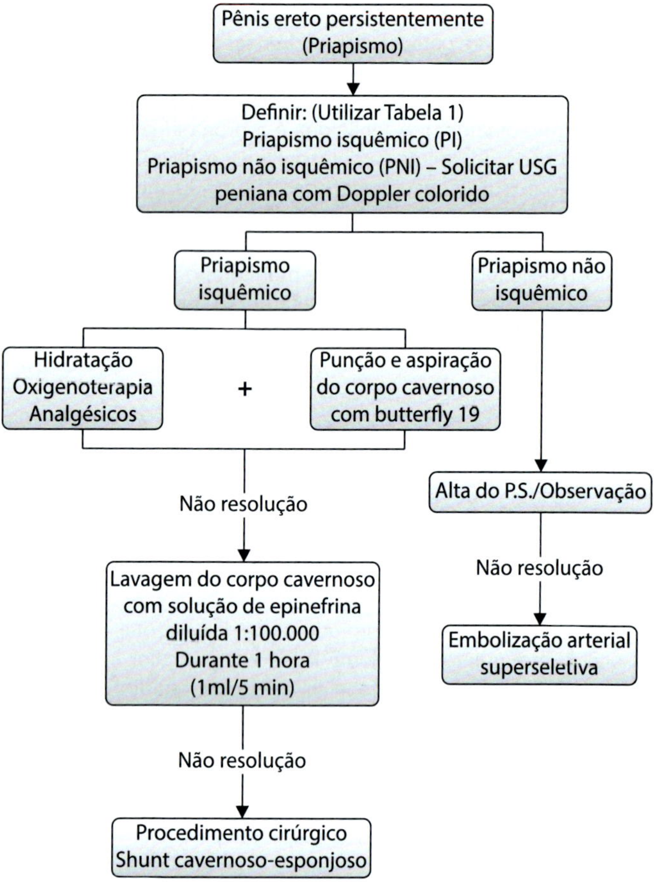

Figura 56.2 *Algoritmo: Conduta diante do priapismo não isquêmico.*

Orquiepididimite aguda

É a causa mais frequente de escroto agudo nos adultos, geralmente de origem bacteriana, a qual atinge o epidídimo de forma retrógrada através do ducto deferente. Geralmente nos jovens associado é à DSTs (Neisseria, Chlamydia) e nos idosos devido à problemas miccionais (E coli).

Paciente apresenta-se com queixa de dor e aumento de volume escrotal unilateral, progressiva, sem história de trauma. Pode estar associada à secreção uretral, disúria, polaciúria, antecedentes de sondagem vesical e febrícula. Ao exame físico, além das condições locais já relatadas, apresenta Sinal de Prehn positivo e o epidídimo pode estar total ou parcialmente endurecido.

Como investigação diagnóstica, deve-se solicitar urina I e urocultura, hemograma, PCR. A ultrassonografia de escroto com doppler demonstra aumento do fluxo sanguíneo no cordão espermático, epidídimo e, eventualmente, nos testículos, confirmando o diagnóstico. O epidídimo apresenta-se hipoecoico.

Além da analgesia endovenosa com anti-inflamatórios e analgésicos, a utilização de suspensório escrotal melhora o desconforto local. O tratamento continua de forma domiciliar, mantendo-se os medicamentos, repouso e antibiótico com cobertura para gram-negativos e clamídia. Uma sugestão é ciprofloxacina 500 mg de 12 em 12 horas e doxiciclina 100 mg também de 12 em 12 horas por 14 dias.

Parafimose

Caracteriza-se por dor e edema na glande peniana, resultante da retração do prepúcio, o qual apresenta anel de estreitamento. Ocorre quando o prepúcio é retraído para expor a glande e não se consegue retornar a pele para cobrir a glande novamente. Essa compressão anelar dificulta o retorno vascular e linfático, progredindo o quadro de edema e congestão local. O diagnóstico é claramente definido pelo exame físico.

A primeira medida a ser tomada é a tentativa de resolução manual, através de lubrificação da extremidade distal do pênis seguida de compressão da glande com os polegares e tração do prepúcio edemaciado, com os dedos indicador e médio, em direção à glande. Se o processo se instalou há poucas horas, essa manobra deve ser efetiva. No entanto, quando a parafimose está presente há muitas horas, provavelmente será necessária uma pequena incisão na região dorsal do anel estenótico para permitir a descompressão do prepúcio e da glande.

Hematúria macroscópica

A hematúria (presença de sangue na urina) é uma das condições urológicas que mais preocupa os pacientes, podendo ter causas benignas, de fáceis diagnóstico e tratamento, ou causas mais sérias, como neoplasias, exigindo então tratamentos muitas vezes mais invasivos e agressivos.

A hematúria é caracterizada pela presença de sangue na urina em quantidade acima do normal. Atualmente, admite-se que a presença de mais de três glóbulos vermelhos em campo de grande aumento na urina centrifugada seja o suficiente para se caracterizar o diagnóstico. Muitas vezes o sangramento é tão significativo que a urina torna-se visivelmente tingida de vermelho, sendo então o exame de urina dispensável para confirmação do diagnóstico.

A presença de sangue na urina pode ser insuficiente para alterar sua coloração. Chamamos de hematúria microscópica e nestas condições o diagnóstico é feito na maior parte das vezes de maneira incidental, em exames de urina realizados rotineiramente ou com outros objetivos diagnósticos. Quando a perda de sangue na urina é mais intensa, a ponto de alterar sua coloração, caracteriza-se a hematúria macroscópica. Nesta última condição podemos inclusive observar a presença de coágulos na urina. É importante ressaltar que não existe correlação entre intensidade visual da hematúria e gravidade do sangramento: condições graves, como o trauma renal, podem manifestar-se com sangramentos observados de pequena monta.

Os episódios de hematúria podem estar acompanhados de diferentes sinais e sintomas dependendo de sua causa: dor ou ardência durante a micção, febre, dificuldade miccional e/ou emagrecimento. Deve-se considerar os hábitos miccionais do paciente, uso de anticoagulantes e/ou antiagregantes plaquetários, histórico de tabagismo, tipo de atividade profissional (exposição ocupacional a químicos e corantes) e antecedentes, como litíase urinária, cirurgias urológicas, doenças autoimunes, doenças sexualmente transmissíveis, irradiação pélvica, tuberculose e traumatismo genitourinário.

Vale lembrar que a relação do momento da manifestação do sangramento durante a micção pode sugerir a localização da fonte da perda sanguínea: sangramento observado somente na fase inicial da micção (hematúria inicial) indica topografia uretral e prostática; sangramento observado somente na fase final da micção (hematúria final) indica topografia de colo vesical e próstata; sangramento observado homogeneamente durante toda a micção (hematúria total ou completa) indica topografia de trato urinário superior: rins, ureteres e bexiga.

No exame físico interessam o estado hemodinâmico (pressão arterial, frequência de pulso, perfusão periférica), o *status* nutricional, a percepção de anemia, a avaliação abdominal e também o exame digital da próstata (em homens com idade acima de 45 anos) e as condições da genitália externa.

O diagnóstico deve ser suspeitado pelo quadro clínico anteriormente apresentado e será confirmado por meio de exames de laboratório edec imagem. A propedêutica complementar básica poderá incluir, dependendo da causa suspeita, alguns desses exames:

- Análises de urina: urina tipo I; urocultura e antibiograma; pesquisa de dismorfismo eritrocitário; citologia oncótica urinária.
- Análises de sangue: hemograma e função renal.
- Ultrassonografia do aparelho urinário (rins, ureteres e bexiga) e próstata (em pacientes do sexo masculino).
- Urotomografia em fases sem e com contraste endovenoso.
- Ressonância nuclear magnética de aparelho urinário (em casos selecionados).
- Exames endoscópicos: uretrocistoscopia, ureteroscopia semirrígida e/ou flexível (em casos selecionados).

A conduta inicial em departamento de emergência deve ser individualizada de acordo com a intensidade do sangramento e sua causa provável. Hematúrias microscópicas geralmente não exigem intervenção de imediato, e se a condição permitir a investigação deve ser feita posteriormente, em âmbito ambulatorial. Nas hematúrias macroscópicas, a preocupação inicial é voltada à avaliação de eventual repercussão hemodinâmica, realizando-se reposição de fluidos e, eventualmente, de hemoderivados se necessário. Em seguida, deve-se buscar o diagnóstico da causa do sangramento com exames de imagem e posterior terapêutica individualizada para cada situação. Não é infrequente a observação de obstrução urinária por coágulos. Nesta situação pode ser necessária a passagem de sonda Folley de três vias e irrigação vesical contínua com solução fisiológica para se contornar o problema. Se a obstrução persistir ou recorrer pode ser necessária a evacuação endoscópica desses coágulos em centro cirúrgico.

Bibliografia

1. Agostinho AD, de Jesus CMN, Trindade Fo JCS. Urgências não traumáticas, em: Reis RB, Zequi SC e Zeratti Fo M. Urologia moderna. São Paulo: Lemar, 2013;813-23.
2. Alves RS. Retenção urinária aguda, em: Wroclawski ER, Bendhack DA, Damião R, Ortiz V. Guia Prático de Urologia. São Paulo: Segmento, 2003. p. 63-65.
3. Cathcart P, van der Meulen J, Armitage J, Emberton M. Incidence of primary and recurrent acute urinary retention between 1998 and 2003 in England. J Urol. 2006;176(1):200-4.

4. Jacobsen SJ, Jacobson DJ, Girman CJ, et al. Natural history of prostatism: risk factors for acute urinary retention. J Urol. 1997;158(2):481-7.
5. Kumar P, Mannan AM, Chowdhury KC, Kong JP. Urinary retention and the role of indwelling catheterization following total knee arthroplasty. Int Braz J. 2006;32(1):31-4.
6. Rosenstein D, Mc Aninch JW. Urologic emergencies. Med Clin North Am. 2004;88(2):495-518.
7. Verhamme KMC, Dieleman JP, Van Wijk MAM, Bosch JLHR, Stricker BHCh, Sturkenboom MCJM. Low incidence of acute urinary retention in the general male population: the Triumph Project. Eur Urol. 2005;47(4):494-8.
8. Wu CQ, Lefebvre G, Frecker H, Husslein H. Urinary retention and uterine leiomyomas: a case series and systematic review of the literature. Int Urogynecol J. 2015 Mar 10.

57

Emergências em Ginecologia

Renato Moretti Marques
Maria Gabriela Baumgarten Kuster
Guilherme Bicudo Barbosa
Mariana Granado Barbosa

Introdução

O reconhecimento e tratamento de choque provocado por perda sanguínea excessiva, via vaginal ou intra-abdominal, e por processos infecciosos, dor abdominopélvica aguda, assim como a assistência à vítima de violência sexual são indispensáveis para o atendimento médico em unidades de urgência e emergência.

Os sintomas e sinais das afecções ginecológicas que motivam a mulher a procurar o atendimento de urgência devem ser prontamente identificados, permitindo atendimento rápido e preciso com altas taxas de resolutividade.

Anamnese

São dados essenciais: idade, histórico menstrual (menarca, menopausa, característica dos ciclos, se regulares ou não), data da última menstruação, método anticoncepcional, número de gestações e partos, hábitos sexuais e procedimentos cirúrgicos ginecológicos já realizados.

Importante questionar datas e resultados da última citologia cervical e da ultrassonografia transvaginal. Por vezes as pacientes se recordam desses dados relevantes.

As queixas mais frequentes em serviços de urgência ginecológica são sangramento genital anormal, dor pélvica, disúria, febre e leucorreia.

Destaca-se a necessidade de caracterizar a queixa álgica quanto aos seus caracteres semiológicos: início, fatores desencadeantes, local, tipo, intensidade, duração, irradiação, fatores de melhora ou piora, além de outras queixas associadas. Em caso de sangramento, questionar sobre seu volume e sintomas de repercussão hemodinâmica.

Procura-se ainda correlacionar as queixas principais com a atividade sexual e com o período menstrual. Outras importantes associações se dão com o hábito intestinal e/ou urinário.

Exame ginecológico

Inspeção vulvoperineal

Primeira etapa do exame ginecológico. Posiciona-se a paciente em litotomia e observa-se a vulva e o períneo com atenção especial aos possíveis traumas do introito vaginal e abscessos das glândulas vestibulares (Skene e Bartholin).

Exame especular

Observa-se se há integridade, alguma lesão vaginal ou cervical, processos inflamatórios, lacerações, neoplasias, além de descrever as características do conteúdo vaginal fisiológico ou patológico (hemático ou purulento).

Toque vaginal

Realiza-se o toque vaginal combinado à palpação pélvica (abdominovaginal) para completar a avaliação dos órgãos genitais internos.

Enquanto os dedos (um ou dois) da mão dominante estão introduzidos na vagina, mobilizando o colo uterino e palpando paredes vaginais, a mão oposta localiza-se no hipogástrio, para avaliação do volume e de características do útero, e nas fossas ilíacas, para avaliação da região anexial. Verifica-se a posição do útero em relação ao eixo vaginal (antevertido, intermediário ou retrovertido), sua mobilidade, volume, consistência e seus contornos. Pesquisa-se se há dor à mobilização do colo uterino e abaulamento dos fórnices vaginais (recessos vaginais ao lado do colo uterino). As tubas uterinas não são, normalmente, palpáveis, enquanto os ovários de volume normal ou aumentado podem ser palpados nas pacientes eutróficas. Geralmente, quando não se palpam massas ou não se nota aumento do volume ovariano, conclui-se que os anexos encontram-se sem anormalidades aparentes.

Toque retal

O toque retal é passo propedêutico útil nas pacientes virgens, em substituição ao toque vaginal, e nas pacientes com neoplasias ginecológicas malignas, para podermos avaliar dor à mobilização cervical, massas anexiais e extensão do comprometimento paramétrial por eventual neoplasia ginecológica. Também é útil na avaliação de fecalomas que podem causas dor pélvica aguda.

Exames complementares

Laboratoriais

- **β-hCG urinário ou sérico:** realizar para todas as mulheres em idade reprodutiva atendidas em unidades de emergência;
- **Hemoglobina/hematócrito:** apesar de não quantificar o sangramento uterino, serve como parâmetro objetivo para avaliar a evolução do quadro clínico e a necessidade de hemotransfusão;
- **Leucograma, VHS e PCR:** importantes parâmetros na avaliação de pacientes com diagnóstico ou suspeita de doença inflamatória pélvica (DIP);
- **Coagulograma:** na suspeita de distúrbio de coagulação desencadeando sangramentos anormais;
- **Urina tipo I:** se hipóteses de infecção do trato urinário ou litíase urinária;
- **Amilase:** para afastar hipótese de pancreatite nas dores abdominais de difícil diagnóstico;
- **Sorologias para vítimas de violência sexual:** teste rápido do HIV; HIV (anti-HIV I e II); hepatite B (anti-HBs; HBsAg); hepatite C (anti-HCV); sífilis (VDRL).

Imagem

- **Radiografia de tórax:** pneumonia de lobo inferior e pneumotórax podem ser causas extra-abdominais de abdome agudo;
- **Radiografia de abdome:** realizada em posição ortostática e decúbito dorsal. Achados anormais: pneumoperitônio, distensão de alças de intestino delgado, níveis hidroaéreos, alça em sentinela (alça estática a despeito da mudança de posicionamento), apagamento da sombra renal e do músculo psoas;
- **Ultrassonografias abdominal e pélvica:** exame limitado pela presença de distensão abdominal por gases. O achado de líquido livre na cavidade abdominal permite, muitas

vezes, o diagnóstico de hemoperitônio, dispensando a realização da punção abdominal ou de culdocentese;

- **Ultrassonografia transvaginal:** exame de eleição para avaliação uterina e anexial, assim como no diagnóstico de coleções pélvicas, tanto pela familiaridade dos ginecologistas com as imagens produzidas como pela praticidade e pelo baixo custo;
- **Tomografia computadorizada de abdome e pelve:** realizada preferencialmente com contraste endovenoso e via oral (se possível). Importante para se realizar diagnóstico diferencial de fatores de irritação peritoneal na ausência de outros indícios para o diagnóstico de sua causa, e para o estudo de coleções líquidas intra-abdominais; ressonância magnética de pelve e abdome: apesar de ser exame de imagem preferencial na ginecologia, frequentemente não é utilizado ou disponível nos departamentos de emergências.

Diagnósticos e tratamentos específicos

Sangramento genital anormal

O sangramento anormal é queixa usual em prontos-socorros. Em pacientes na menacme, causas obstétricas devem ser primariamente excluídas.

A anamnese é ponto-chave, sendo necessário obter informações sobre data do último ciclo, duração e quantidade do fluxo, presença de coágulos, trauma, corpos estranhos, terapia hormonal, uso de anticoagulantes ou diagnóstico de discrasias sanguíneas.

Na vigência de sangramento de grande monta, inicialmente deve-se avaliar sinais vitais. Em caso de hipotensão arterial, indica-se dois acessos venosos calibrosos, seguido de expansão volêmica e hemotransfusão conforme os parâmetros hematimétricos e hemodinâmicos. Após atingir a estabilidade hemodinâmica, prossegue-se à propedêutica a fim de determinar a origem do sangramento e seu tratamento específico.

Geralmente, o exame físico ginecológico é suficiente para determinar a origem do sangramento, se uterino ou do trato genital inferior (colo uterino, vagina ou vulva). Entretanto, a ultrassonografia transvaginal é a principal ferramenta para avaliar as morfologias miometrial e endometrial, além da característica dos anexos, fundamentais para completar o raciocínio clínico e realizar o diagnóstico etiológico do sangramento genital anormal.

Sangramento uterino disfuncional (SUD)

Caracterizado pela menstruação excessiva regular (menorragia ou hipermenorragia) ou com perda da ciclicidade menstrual (metrorragia), acompanhada ou não de dor pélvica, com variável volume de sangramento uterino, é uma das causas mais frequentes de sangramento genital anormal; entretanto, seu diagnóstico deve ser de exclusão.

Além das causas fundamentalmente ginecológicas, deve-se excluir outras causas orgânicas, como tireoidopatias, hepatopatias e coagulopatias.

Frequentemente, em atendimentos de urgência, atribui-se ao sangramento o rótulo de SUD de maneira precipitada e outro diagnóstico é revelado durante a investigação, após exames laboratoriais e/ou de imagem.

São úteis na investigação: exames gerais e hormonais, ultrassonografia transvaginal, beta-hcg e biópsias.

Realizado diagnóstico de SUD, pode-se iniciar terapia medicamentosa:

- **Ácido tranexâmico (Transamin®):** 2 a 3 comprimidos, VO, 3 a 4 vezes ao dia, por período de 3 a 4 dias;
- **Estrogênios conjugados:** 2,5 mg, VO, a cada 4 horas, até cessar o sangramento, ou até três doses. Orienta-se iniciar anticoncepcional oral conjuntamente até avaliação ambulatorial por especialista.
- **Importante:** antes de se iniciar terapia com estrogênio em altas doses, atenção às suas contraindicações (doença hepática, lúpus eritematoso sistêmico com FAN+ ou desconhecido e risco de fenômenos tromboembólicos).

Se a terapia medicamentosa não fizer ceder o fluxo significativamente em 12 a 24 horas, reavaliar o caso e a necessidade de dilatação cervical e curetagem. A histerectomia deverá ser reservada aos casos de mulheres com prole definida e apenas se houver falha dos outros tratamentos listados anteriormente. Atenção especial deve ser dada à exclusão de neoplasia maligna ginecológica.

Leiomioma

Essa neoplasia mesenquimal fusocelular benigna, o leiomioma ou mioma uterino, é causa comum de queixas em pronto-socorro. Seus sintomas variam de acordo com a topografia do nódulo – enquanto os submucosos causam principalmente sangramento genital anormal, os subserosos estão mais relacionados a dor pélvica e aumento do volume abdominal.

Em pacientes com pouca ou moderada sintomatologia, anti-inflamatórios não hormonais, derivados da ergotamina, misoprostol, análogos do GnRH e progesteronas sintéticas são alternativas de tratamento conservador.

Diante de urgência hemorrágica, pode-se ainda tentar a administração de estrogênios em altas doses, sempre tendo atenção às suas contraindicações e ao risco de fenômenos tromboembólicos.

Em pacientes com desejo de prole refratário aos tratamentos medicamentosos, a embolização seletiva das artérias nutridoras do mioma, a embolização das artérias uterinas e até sua ligadura cirúrgica são consideradas alternativas terapêuticas à extração uterina, a histerectomia. Já nas pacientes não desejosas de prole, após a falha do tratamento clínico, considera-se a histerectomia como tratamento definitivo.

Nos miomas em parturição, aqueles que se exteriorizam pelo canal endocervical, a conduta é torção e exérese do nódulo por via vaginal, em centro cirúrgico, sob o risco de histerectomia de urgência por hemorragia de difícil controle.

Pólipo endometrial ou endocervical

Raros na mulher jovem, os pólipos endometriais ou endocervicais aumentam sua incidência com o avançar da idade da mulher até seu pico na perimenopausa, decaindo após a menopausa.

O tratamento consiste na exérese do pólipo, através de curetagem uterina, histeroscopia ou torção (caso se exteriorize pelo canal endocervical) para cessar o sangramento, assim como para investigação histopatológica adequada.

Câncer de colo uterino

No caso de hemorragia aguda por tumor do colo uterino, o primeiro passo é a visualização do tumor pelo exame especular, seguida de compressão mecânica através de tampão vaginal, que deve ser mantido por pelo menos 24 horas. Na ausência de contraindicações, pode-se embeber a área do tampão vaginal que ficará em contato com o tumor com uma ampola de adrenalina e xilocaína gel.

Simultaneamente, instala-se acesso venoso calibroso para hidratação vigorosa e hemotransfusão, se houver necessidade. Após a estabilização do quadro, é necessário o planejamento terapêutico, de acordo com o estádio clínico da doença, preferencialmente em centro de referência oncológico.

Nas pacientes com câncer cervical localmente avançado é importante também se avaliar a função renal (creatinina e ureia); não rara é a necessidade de drenagem da via urinária (nefrostomia) por urgência dialítica (uremia e hipercalemia).

Evita-se, sempre que possível, cirurgias de urgência e preferencia-se a radioterapia, embolização ou ligadura dos vasos hipogástricos para atingir a estabilização hemodinâmica.

Câncer de endométrio

O câncer de endométrio manifesta-se clinicamente como sangramento uterino anormal após ou perimenopausa. Raramente apresenta-se como emergência por hemorragia genital. Quando ocorre, opta-se por tratamentos por ablação do endométrio (curetagem uterina), principalmente se o diagnóstico ainda não estiver firmado.

Pode-se, ainda, lançar mão do tamponamento uterino com a colocação intrauterina de cateter de Folley que, por compressão, deve conter a hemorragia genital. Caso não haja sucesso, pode ser realizada a histerectomia com salpingooforectomia bilateral em caráter de urgência. Na presença de tumores irressecáveis e sangramento de difícil controle, realiza-se embolização ou ligadura das artérias ilíacas internas bilateralmente. Outra alternativa terapêutica a ser considerada é a radioterapia hemostática.

Traumatismos

Traumas vulvares e vaginais podem ser causa de sangramento genital e são identificados por meio de história clínica e exame ginecológico.

Hematomas

Hematomas vulvares são geralmente secundários a trauma por impacto, como queda "a cavaleiro", politraumas e violência sexual. Seu tratamento pode ser conservador, com gelo e reavaliação a cada 24 horas, se até 10 cm no maior diâmetro. Avalia-se a necessidade de sondagem vesical de demora por possível trauma ou obstrução da via urinária, uma vez que o edema pode realizar compressão de trato urinário distal.

Nos hematomas maiores que 10 cm ou se é notada expansão rápida do volume inicial, deve-se abordar cirurgicamente, mantendo drenagem no pós-operatório.

Atenção maior deve ser dada aos traumas perfurantes, pelo risco de lesões em órgãos adjacentes. Em hematomas de grande volume, adotam-se tomografia computadorizada com contraste endovenoso e avaliação da fase arterial do exame para consideração da origem e da extensão da lesão, assim como danos a órgãos adjacentes.

Lacerações não obstétricas

Em geral, as lacerações não obstétricas são pequenas (3,0 a 5,0 cm), superficiais, causam pequenos sangramentos, são localizadas no fórnice vaginal posterior e são resolvidas apenas com cuidados locais.

As causas mais frequentes são: a coitarca (por rotura himenal seguida de laceração), desproporção de genitálias e hiperflexão das coxas. Outras causas incluem lubrificação insuficiente, atrofia genital (climatério), radioterapia pélvica prévia, corpo estranho e violência sexual.

Ao exame físico, como ferramenta essencial para o diagnóstico, utilizar espéculos transparentes e girar o espéculo em 90º para avaliação adequada de todas as paredes vaginais. Sempre avaliar uretra e reto (toque retal). No caso de sangramento abundante, recomenda-se tamponamento vaginal por algumas horas e posterior reavaliação.

A sutura com fio absorvível é indicada se o trauma tiver sido sofrido há menos de 6 horas do atendimento e se houver sangramento razoável. Se for identificado sangramento discreto, o fechamento por segunda intenção é plausível. Lacerações mais profundas devem ser exploradas digitalmente à procura de corpo estranho. Feridas infectadas não devem ser suturadas e devem ser prescritos antibióticos.

Violência sexual

As vítimas de violência sexual devem ser acolhidas mesmo que não em serviço de referência para esse tipo de atendimento. Não realizá-lo, sob qualquer alegação, pode configurar omissão de socorro.

O atendimento a essas mulheres envolve exame físico geral detalhado, em busca de escoriações, hematomas, e outros tipos de lesão traumática, exame ginecológico, profilaxia medicamentosa, tratamento das lesões identificadas e encaminhamento para acompanhamento médico e psicológico em centro de referência. No momento do exame físico, se possível, deve ser colhido material vaginal e/ou anal e fixado em papel-filtro e colocado em envelope de papel com adequada identificação.

Após o atendimento médico, se a mulher desejar e tiver condições, poderá ir à delegacia para lavrar Boletim de Ocorrência Policial, prestar depoimento e submeter-se a exame médico-legal. Caso, nesse momento, não seja mais possível realizar os exames periciais, os peritos podem fazer o laudo de modo indireto, com base no prontuário médico, que deve conter descrição detalhada e cuidadosa sobre a violência sofrida, suas circunstâncias, achados de exame físico e as medidas instituídas.

Importante: a exigência de Boletim de Ocorrência e/ou laudo do Instituto Médico-Legal no atendimento de urgência é incorreta e ilegal!

Devem ser solicitadas as seguintes sorologias:

- Sífilis (VDRL);
- HIV (anti-HIV I e II);
- Hepatite B (HBsAg e anti-HBs); e
- Hepatite C (anti-HCV).

Profilaxia medicamentosa:

- **Gravidez:** indicada em até 72 horas da ocorrência.
- **Levonorgestrel:** 150 mg, VO, dose única, ou 75 mg, VO, em duas doses com intervalo de 12 horas.
- **DSTs não virais:** não há tempo limite para a sua realização.

Para se evitar baixa adesão e intolerância gástrica, prefere-se a via parenteral, utilizando-se:

- Penicilina G benzatina 2,4 milhões UI (1,2 milhão UI em cada nádega) IM dose única + ceftriaxona 250 mg IM dose única + azitromicina* 1 g, VO, dose única.
- Estearato de eritromicina 500 mg, VO, 6 em 6 horas por 15 dias deve ser utilizado em caso de alergia à penicilina.
- Pelo baixo impacto da tricomoníase na saúde da mulher e por apresentar reações adversas e efeitos colaterais significativos, o uso do metronidazol (2 g, VO, em dose única) é facultativo e pode ser postergado.

* Para gestantes e lactantes, utilizar amoxicilina por sete dias como alternativa.

- **Hepatite B:** até 72 horas da ocorrência, para pacientes não vacinadas ou em caso de desconhecimento ou dúvida sobre o *status* vacinal.
  - Gamaglobulina (HBIg): 0,06 mL/kg de peso corporal, IM, dose única.
  - Mulheres não vacinadas ou com *status* vacinal desconhecido também devem receber a primeira dose da vacina.
- **HIV/AIDS:** iniciar o mais precocemente possível, em até 72 horas da ocorrência. Deve ser administrado por 28 dias.
  - Biovir - zidovudina (AZT) + lamivudina (3TC) 300/150 mg - 1 cp, VO, 12 em 12 horas.
  - Kaletra - lopinavir/ritonavir (LPV/r) 200/50 mg - 2 cp, VO, 12 em 12 horas.

Doença inflamatória pélvica (DIP)

Infecção pélvica ascendente, de início assintomático e evolução com sinais e sintomas variáveis, que podem incluir dor em abdome inferior, corrimento, dispareunia, disúria, febre, mal-estar. Os patógenos mais frequentemente encontrados são a *Neisseria gonorrhoeae* e a *Chlamydia trachomatis*. Entretanto, 30% dos casos contam com flora mista. A DIP caracteriza-se como uma doença sexualmente transmitida.

Ao exame físico pode-se encontrar queda do estado geral, dor abdominal com ou sem irritação peritoneal, fluxo purulento oriundo do orifício externo do colo e dor à mobilização cervical e à palpação das regiões anexiais. Em casos mais graves, pode-se observar massas anexiais (abscesso tubo-ovariano). Apesar de corroborarem com o diagnóstico, a ausência desses sinais não descarta a hipótese de DIP.

O principal diagnóstico diferencial é apendicite. Contudo, o caráter não migratório da dor, a manutenção do apetite, a ausência de náuseas e vômitos e a dor abdominal pélvica bilateral favorecem a causa ginecológica. A presença desses sinais apresenta sensibilidade de 99% na diferenciação das duas afecções. A laparoscopia é a principal ferramenta diagnóstica quando persiste a dúvida diagnóstica entre apendicite e DIP.

Como principais exames destacam-se leucograma, proteína C reativa (PCR) e velocidade de hemossedimentação (VHS). A ultrassonografia transvaginal é o exame de imagem inicial recomendado e pode demonstrar massa complexa anexial de paredes espessas com alta ecogenecidade e líquido livre na pelve.

O tratamento deve ser iniciado imediatamente, pois o retardo poderá acarretar danos irreversíveis ao sistema reprodutor, assim como a propagação da infecção pélvica. Pode-se realizar tratamento ambulatorial com antibioticoterapia oral nos casos de menor gravidade. Já nos casos mais graves, com abscesso tubo-ovariano, peritonite, imunodeficiência, falha do tratamento ambulatorial, assim como nos casos de intolerância ou baixa adesão ao tratamento via oral, é mandatória a antibioticoterapia endovenosa.

Diante da estabilidade ou piora do quadro clínico, laboratorial ou imagenológico, por vezes há necessidade de mudança ou escalonamento da terapia antibiótica e mesmo intervenção cirúrgica, preferencialmente por laparoscopia.

Tratamento ambulatorial:

- Ceftriaxona, 250 mg, IM, dose única + doxiciclina 100 mg, VO, 12 em 12 horas por 14 dias. Considerar a associação de metronidazol 500 mg, VO, 12 em 12 horas por 14 dias.
- Alternativa: ofloxacino 400 mg, VO, 12 em 12 horas ou levofloxacino 500 mg, VO, 1×/dia + metronidazol 500 mg, VO, 12 em 12 horas por 14 dias.

Além da antibioticoterapia, estão indicados analgésicos, AINE e repouso.

A paciente deve permanecer em abstinência sexual, e, se for usuária de DIU, este deve ser retirado (após pelo menos 6 horas de cobertura com antibiótico).

Tratamento Hospitalar:

- Penicilina cristalina 5.000.000 UI, EV, 4 em 4 horas + gentamicina 240 mg 1×/dia + metronidazol 500 mg, EV, 8 em 8 horas, ou
- Ciprofloxacina 200 mg, 12 em 12 horas + clindamicina 900 mg, EV, 8 em 8 horas, ou
- Clindamicina 900 mg, EV, 8 em 8 horas + gentamicina 240 mg, EV, 1×/dia.

O tratamento parenteral poderá ser descontinuado após 24 horas de melhora clínica (bom estado geral, afebril, melhora do leucograma e da dor pélvica), sendo continuado por via oral com doxiciclina 100 mg 12 em 12 horas até completar 14 dias de tratamento. Em caso de abscesso tubo-ovariano, metronidazol poderá ser associado para melhor cobertura contra anaeróbios.

O tratamento cirúrgico está indicado no caso de falha do tratamento clínico, presença de massa pélvica persistente ou em progressão na vigência do tratamento clínico, suspeita de rotura de abscesso tubo-ovariano, hemoperitônio ou abscesso em fundo-de-saco de Douglas.

Complicações tardias incluem infertilidade e dor pélvica crônica.

Cistos e abcessos das glândulas vestibulares (glândulas de Bartholin e de Skene)

Os cistos da glândula de Bartholin e de Skene (parauretrais), assim como a DIP, são considerados como uma DST e, geralmente, causados pelos patógenos *Neisseria gonorrhoeae* e *Chlamydia trachomatis*. A infecção torna-se polimicrobiana, e os germes anaeróbios são os mais frequentemente encontrados. A posterior obstrução do seu duto, formando cistos, e se infectados formam-se abscessos.

Ao exame físico, nota-se tumor doloroso na topografia do duto e da glândula, que pode estar acompanhado de edema, calor e rubor. A dor piora com o ato sexual, na posição sentada e ao caminhar.

A principal estratégia do tratamento é a introdução da antibioticoterapia, de modo semelhante à DIP, e drenagem. Esta deve ser feita, preferencialmente, sob anestesia. A drenagem de abscesso na urgência é um procedimento simples e que resulta em alívio imediato, mas a paciente deve estar ciente da possibilidade de recidiva.

Torção anexial

É uma emergência ginecológica que consiste na torção do pedículo vascular ovariano de cisto ou massa anexial (ovariana ou tubária). Observa-se maior o risco quando a massa encontra-se entre 8,0 cm e 12 cm. Ocorre menos frequentemente do lado esquerdo pela menor mobilidade do anexo esquerdo por suas relações anatômicas com o retossigmóideo.

A história clássica caracteriza-se por dor pélvica unilateral súbita, náuseas e vômitos, entretanto, o exame físico e a anamnese podem ser frustros. A dor pode ser exacerbada ou reduzida com o posicionamento da paciente (na maioria das vezes 70%). Por vezes, pode-se confundir esse diagnóstico com a cólica nefrética da litíase urinária.

Geralmente as pacientes apresentam dor pélvica de forte intensidade com ou sem irritação peritoneal. No toque bimanual pode-se encontrar massa unilateral dolorosa.

Os exames laboratoriais podem mostrar leucocitose e elevação de PCR. Os achados típicos da ultrassonografia consistem em ovário aumentado ou massa anexial, líquido livre em fundo-de-saco de Douglas e ausência ou diminuição da vascularização dos vasos gonadais.

Deve-se realizar intervenção cirúrgica imediata, preferencialmente por laparoscopia, mas, dependendo do volume anexial, por laparotomia. A cirurgia, geralmente, restringe-se à anexectomia (extração da tuba uterina e ovário).

Cisto ovariano roto

A ruptura dos cistos ovarianos ocorre com frequência, mas raramente torna-se uma emergência ginecológica por hemorragia maciça e com necessidade de intervenção cirúrgica imediata. Incide principalmente em mulheres em idade reprodutiva, e advém de cistos funcionais, cistos de corpo lúteo e cistos hemorrágicos (2 a 4 dias após ovulação, ou seja, por volta do 16.º ao 18.º dia do ciclo menstrual).

O diagnóstico deve ser rápido e o tratamento deve ser conservador se não apresentar sintomas de urgência, como queda dos níveis de hemoglobina, dor incessante ou instabilidade hemodinâmica. Nessas condições, o tratamento cirúrgico deve ser prontamente instituído e realizado preferencialmente por laparoscopia. A conservação ovariana é recomendada sempre que possível.

Bibliografia

1. Brasil. Ministério da Saúde. Prevenção e tratamento dos agravos resultantes da violência sexual contra mulheres e adolescentes: norma técnica/. Secretaria de Atenção à Saúde. Departamento de Ações Programáticas Estratégicas. 3. edição atualizada e ampliada. 1ª. reimpressão. Brasília. 2012.
2. Cordasco KM, Zephyrin LC, Kessler CS, Mallard M, Canelo I, Rubenstein LV, Yano EM. An inventory of VHA emergency departments resources and processes for caring for women. J Gen Intern Med. 2013 Jul;28 Suppl 2:583-90.
3. Josephs SC. Obstetric and gynecologic emergencies: a review of indications and interventional techniques. Semin Intervent Radiol. 2008 Dec;25(4)337-46.
4. Kamaya A, Shin L, Chen B, Desser TS. Emergency gynecologic imaging. Semin Ultrasound CT MR. 2008 Oct;29(5):353-68.
5. Lambert MJ, Villa M. Gynecologic ultrasound in emergency medicine. Emerg Med Clin North Am. 2004 Aug;22(3):683-96.
6. McWilliams GD, Hill MJ, Dietrich CS 3rd. Gynecologic emergencies. Surg Clin North Am. 2008 Apr;88(2):265-83, vi.

7. Meier W, Gropp M. [Gynecologic Emergencies]. Internist (Berl). 2001 Nov;42(11):1470-5.
8. Mercado J, Brea I, Mendez B, Quinones H, Rodriguez D. Critical obstetric and gynecologic procedures in the emergency department. Emerg Med Clin North Am. 2013 Feb;31(1):207-36.
9. Pokharel HP, Dahal P, Rai R, Budhathoki S. Surgical emergencies in Obstetrics and Gynaecology in a tertiary care hospital. JNMA J Nepal Med Assoc. 2013 Jan-Mar;52(189):213-6.
10. Sasaki KJ, Miller CE. Adnexal torsion: review of the literature. J Minim Invasive Gynecol. 2014 Mar-Apr;21(2):196-202.

58

Cetoacidose Diabética e Estado Hiperglicêmico e Hiperosmolar

Ticiana Paes Batista da Silva
Sérgio Atala Dib

Introdução

A cetoacidose diabética (CAD) e o estado hiperglicêmico e hiperosmolar (EHH) são complicações agudas potencialmente fatais do diabetes melito (DM). Essas duas emergências clínicas representam crise hiperglicêmica resultante de DM descompensado e diferem entre si pelo grau de desidratação, acidose metabólica e cetose.

Patogênese

Desidratação

As emergências hiperglicêmicas são marcadas por profunda desidratação, mais intensa no EHH em comparação com a CAD.

A hiperglicemia provoca aumento da osmolalidade plasmática, intensa glicosúria com consequente diurese osmótica. Na diurese osmótica, ocorre enorme depleção de água livre e de importantes eletrólitos (sódio, potássio, fósforo, magnésio, cálcio). Além disso, alguns fatores podem agravar a desidratação e perda de eletrólitos, como diarreia, náuseas/vômitos e febre. A deficiência de água torno é de aproximadamente 6 L na CAD e 9 L no EHH, o que corresponde a uma perda de 10 a 15% do peso corporal.

A hipovolemia provoca queda da filtração glomerular e, consequentemente, reduz a extração glomerular de glicose. Em decorrência disso, há piora da glicemia e da osmolalidade plasmática. O aumento da osmolalidade plasmática provoca a saída de água do compartimento intracelular para o extracelular, resultando em desidratação celular.

Distúrbios eletrolíticos

O nível do sódio corporal encontra-se prejudicado tanto na CAD como no EHH. A hiperglicemia causa o efluxo de água para o extracelular que provoca diluição na concentração de sódio sérico. Adicionalmente, a diurese osmótica provoca perda de sódio em torno de 5 a 13 mmol/kg de peso corporal. No entanto, a perda de água livre na diurese osmótica supera a perda de sódio. Nesse cenário, apesar da perda total de sódio, pode-se observar níveis séricos normais ou diminuídos na CAD, até mesmo discretamente elevados no EHH em virtude de maior depleção de volume nessa condição. Clinicamente, a hipernatremia reflete um estado de hipovolemia grave.

Há uma depleção importante de potássio corporal primordialmente em razão da diurese osmótica. Porém, alguns fatores aumentam o potássio sérico e, paradoxalmente, esse íon pode ser visto em níveis normais ou até mesmo elevados no plasma.

Há também uma perda urinária importante de fosfato, geralmente esse déficit é de 1 mmol/kg. Novamente, de forma paradoxal esse íon pode ser encontrado em níveis normais ou até altos na admissão do paciente, evento resultante de insulinopenia, aumento do catabolismo e hiperosmolaridade que contribuem para saída de fosfato da célula.

Etiologia

O principal fator precipitante das duas emergências clínicas decorre de situações agudas, especialmente a infecções (urinária, respiratória, etc.) associadas a uma dose inadequada de insulina. Ainda, a CAD pode ser a primeira manifestação clínica do DM em uma grande proporção dos pacientes. Além disso, outra importante causa é a omissão da insulina/hipoglicemiantes orais pelo paciente não aderente ao tratamento.

A CAD e o EHH podem decorrer de outros fatores agudos estressantes, como infarto agudo do miocárdio (IAM), acidente vascular cerebral (AVC), pancreatite aguda e estresse cirúrgico.

Além dessas possíveis causas, é importante avaliar o uso de medicamentos que interferem no metabolismo de carboidratos, como corticosteroides e alguns agentes antipsicóticos (segunda geração). Uso ilícito de cocaína também foi associado com CAD recorrente.

Diagnóstico

Quadro clínico

As duas emergências clínicas apresentam sintomas relacionados à hiperglicemia (poliúria, polidipsia, polifagia, perda de peso) e desidratação. Porém essas duas condições apresentam algumas peculiaridades que as diferenciam entre si.

O paciente típico da CAD é criança, adolescente ou adulto jovem, magro, com ou sem história de diabetes, lembrar que a CAD pode ser a apresentação inicial da doença em torno de 25% dos pacientes. Já no EHH, habitualmente o paciente é idoso, obeso e a maioria com diagnóstico de DM2 previamente.

A CAD se caracteriza pela hiperglicemia, acidose metabólica e retenção de corpos cetônicos. As manifestações clínicas relacionadas a essa tríade desenvolvem-se rapidamente, em geral em menos de 24 horas. Contudo, os sintomas de descompensação glicêmica (poliúria, polidipsia, fadiga) podem anteceder em alguns dias o quadro clínico. A acidose metabólica apresenta-se como um componente adicional e marcante. A hiperventilação (respiração de Kussmaul) surge como mecanismo compensatório da acidose metabólica. Ainda quadro de dor abdominal com náuseas e vômitos, simulando abdome agudo, é frequente na CAD (> 50%) e incomum no EHH.

Já o EHH se caracteriza por hiperglicemia mais pronunciada em comparação com a CAD, hiperosmolaridade, desidratação grave e acidose metabólica leve ou ausente. A alteração no nível de consciência ocorre com a osmolalidade em níveis acima de 320 mOsm/kg. A osmolalidade sérica acima de 340 mOsm/kg provoca piora no quadro neurológico, desencadeando o coma. Alguns pacientes podem desenvolver quadros neurológicos focais (hemianopsia) e crises convulsivas. Apesar da desidratação surgir em ambas condições, é muito mais severa no EHH.

Investigação complementar

Na investigação laboratorial inicial, é primordial solicitar glicemia, função renal, eletrólitos (cálculo de ânion-gap), pesquisa de corpos cetônicos séricos e urinários, osmolaridade sérica, gasometria arterial, hemograma completo e urinálise. Além disso, outros exames complementares são raio X de tórax, o eletrocardiograma (ECG) e, em suspeita de infecção, culturas.

A CAD pode ser classificada em leve, moderada e grave de acordo o grau de acidose metabólica e do quadro neurológico (**Tabela 58.1**).

A presença marcante de corpos cetônicos na urina e sangue é uma peculiaridade da CAD. Habitualmente, a pesquisa de corpos cetônicos é efetuada por meio da reação com nitroprussiato, a qual apresenta alta sensibilidade para quantificar níveis de acetoacetato e acetona, mas não reconhece a presença de β-hidroxibutirato, o principal corpo cetônico da CAD. Portanto, esse teste subestima a quantidade de corpos cetônicos da CAD. Quando disponível, a medida sérica de β-hidroxibutirato auxilia no diagnóstico.

A presença de corpos cetônicos resulta em aumento de ânion--gap na acidose metabólica. Na CAD, o ânion-gap apresenta valores acima de 10 a 12 mEq/L; enquanto em condições, normais encontra-se entre 7 e 9 mEq/L.

Cálculo de ânion-gap: $[Na - (Cl + HCO_3)]$.

A hiperglicemia é um dos fatores mais marcantes da CAD. Porém, já foi descrita a CAD euglicêmica (glicemias < 250 mg/dL) observada em cerca de 10% dos casos de CAD. As possíveis explicações para esse fenômeno são a restrição alimentar, a administração de insulina imediatamente antes da admissão hospitalar e a inibição da gluconeogênesis. Recentemente, têm sido observados alguns casos de cetoacidose euglicêmica como efeito colateral do uso dos inibidores do cotransportador de sódio e glicose-2 (SGLT2) para tratamento da hiperglicemia do DM2.

A leucocitose nas emergências hiperglicêmicas, entre valores de 10 e 15.000 mm^3, é atribuída ao estresse, ao aumento de cortisol e às catecolaminas. Porém, a leucocitose com valores acima de 25.000 mm^3 indica um possível processo infeccioso e merece uma completa investigação.

O sódio sérico usualmente encontra-se baixo em virtude da hiponatremia dilucional secundária ao efeito osmótico da

Tabela 58.1 *Critérios de gravidade da cetoacidose diabética*

Parâmetros	Leve	Moderada	Grave
Glicemia, mg/dL	> 250	> 250	> 250
pH arterial	7,25 a 7,30	7 a 7,24	< 7
Bicarbonato, (mEq/L)	15 a 18	10 a 14.9	< 10
Ânion-gap	> 10	> 12	> 12
Nível de consciência	Alerta	Alerta/sonolento	Estupor/coma

CAD: cetoacidose diabética. Fonte: Adaptado de N. Chaithongdi e colaboradores; 2011.

hiperglicemia. Entretanto, na presença de intensa perda volêmica, pode-se observar normo ou hipernatremia. É importante corrigir o sódio em função da hiperglicemia. O sódio corrigido é o resultado do aumento em 1,6 mg/dL do sódio para cada aumento em 100 mg/dL acima de 100 mg/dL de glicemia.

Há uma perda corporal de potássio e fosfato importante; a despeito disso, é possível visualizar níveis baixos, normais ou altos desses íons no plasma.

No quadro de CAD, observa-se acidose metabólica (Ph < 7,3) com níveis baixos de bicarbonato (< 18 mEq/L) na gasometria arterial. O bicarbonato sérico abaixo de 10 mEq/L indica maior gravidade da CAD. Enquanto no EHH, o bicarbonato encontra-se acima de 18 mEq/L e o pH acima de 7,3.

Em pacientes com boa saturação de oxigênio em ar ambiente, a gasometria venosa pode substituir a arterial. Todavia, em algumas situações, a gasometria arterial torna-se primordial, como nos casos de CAD ou EHH precipitado por infecção respiratória. Valores baixos de dióxido de carbono podem representar hiperventilação compensatória na acidose metabólica (**Tabela 58.2**).

O aumento da osmolalidade sérica é observado no EHH. A osmolalidade sérica efetiva é calculada pela fórmula:

Osmolalidade sérica = (2 × Na sérico) + (glicose (mgdL)/18)

A hiperamilasemia com discreta correlação com os sintomas gastrointestinais foi observada em 21 a 79% dos pacientes com CAD sem quadro de pancreatite. No diagnóstico diferencial com pancreatite, o nível de lipase pode ser útil, porém já foi observado aumento de lipase na ausência de pancreatite.

Tabela 58.2 *Diagnóstico diferencial entre cetoacidose diabética e estado hiperglicêmico hiperosmolar*

Parâmetros	CAD	EHH
Glicemia, mg/dl	> 250	> 600
pH arterial	< 7,3	> 7,3
Bicarbonato sérico, mEq/L	< 15	> 15
Ânion-gap	< 12	variável
Cetonúria e cetonemia	Moderado - alto	Ausente ou traço
Nível de consciência	Normal/levemente alterado	Alterado
Osmolaridade sérica, mOsm/L	< 320	> 320

Ânion gap: (Na) – (Cl + HCO_3 (mEq/L)). Osmolaridade sérica efetiva: 2 × Na (mEq/L) + glicose (mg/dL)/18. Fonte: Adaptado Kitabchi e colaboradores; 2009.

Tratamento

Na CAD e no EHH, consiste em reposição volêmica intensiva, insulinoterapia, correção das anormalidades eletrolíticas e abordagem do possível fator precipitante. Os pacientes devem ser admitidos em unidades onde possam ser monitorizados e avaliados frequentemente pela equipe médica. Os casos mais graves devem ir para unidades de terapia intensiva (UTI).

Reposição hídrica

A hidratação do paciente, primeira e principal medida a ser efetuada, visa a expansão do intravascular e a melhora da perfusão renal.

Inicialmente, a reposição consiste com solução salina (NaCl 0,9%) na velocidade de 15 a 20 mL/kg/h ou 1 a 1,5 L durante a 1ª hora. Ao melhorar o *status* volêmico do paciente e com o sódio sérico corrigido elevado, infundem-se 250 a 500 mL/hora de solução salina (NaCl 0,45%). Porém, se o sódio sérico corrigido estiver normal ou baixo, deve-se manter a solução salina com NaCl 0,9% na mesma velocidade (250 a 500 mL/hora).

Quando a glicemia atingir níveis abaixo de 200 mg/dL para a CAD e abaixo de 300 mg/dL para EHH, adiciona-se solução glicosada a 5% (soro glicosado (SG) 5%) em uma velocidade de 150 a 250 mL/hora. Essa conduta evita a hipoglicemia e permite manter a infusão de insulina até o controle de outros parâmetros como a cetoacidose.

A volemia do paciente deve ser avaliada a cada hora, alguns parâmetros devem ser considerados, como monitoração hemodinâmica (melhora da pressão arterial), melhora do débito urinário (meta: 0,5 a 1 mL/kg/hora) e melhora nas alterações eletrolíticas.

A reposição hídrica deverá corrigir toda a perda estimada durante o período de 24 horas. Em pacientes idosos e/ou com patologia cardíaca ou renal, a administração de fluidos deve ser realizada cuidadosamente e com vigilância constante dos parâmetros hemodinâmicos.

Insulinoterapia

A reposição de insulina deve iniciar após 1 hora do início da hidratação do paciente. Ainda, a insulinoterapia só pode ser iniciada se o K sérico estiver acima de 3,3 mEq/L uma vez que a insulina pode exacerbar a hipocalemia mediante o aumento de transporte do potássio para o intracelular.

A dose de insulina indicada deverá ser acima de 0,1 UI/kg/hora, idealmente 0,14 UI/kg/hora (tanto para CAD como EHH), com a finalidade de suprimir a produção hepática de corpos cetônicos, além de reduzir a glicemia. Na prática médica, com intuito de facilitar o manejo, prepara-se a bomba de infusão com 25 UI de insulina regular em 250 mL de solução salina a 0,9% (soro fisiológico (SF) 0,9%). Nessa concentração, cada 10 mL da solução contêm 1 UI de insulina regular.

Se na 1ª hora, não ocorrer a redução de 10% da glicemia inicial, um bolo de 0,14 UI/kg de insulina regular IV deve ser administrado ou a velocidade de infusão pode ser aumentada em 50 a 100%, a glicemia deverá ser verificada após 1 hora. O protocolo de infusão de insulina deve reduzir a glicemia em 50 a 75 mg/dL por hora; se a meta não for alcançada, é importante aumentar a infusão de insulina nas horas subsequentes até atingir a alvo desejado.

Quando a glicemia atingir 200 mg/dL para a CAD e 250 mg/dL para o EHH, é necessário diminuir a velocidade de infusão para 0,02 a 0,05 UI/kg/h, além de adicionar o SG 5%.

Durante o tratamento da CAD, observa-se melhora mais rápida da glicemia em comparação à da acidose metabólica e da cetonemia. A glicemia atinge níveis abaixo 200 mg/dL em um período aproximado de 6 horas, enquanto a correção da cetoacidose (Ph > 7,3 e bicarbonato > 18) ocorre durante um tempo médio de 12 horas. É imprescindível observar que a insulinoterapia é baseada na correção da acidose metabólica com aumento de ânion-gap na CAD ou da redução da osmolaridade sanguínea no EHH, e não somente na hiperglicemia. Às vezes, torna-se necessária a administração adicional de glicose a fim de manter a infusão de insulina até se reverter todo o quadro de cetoacidose e de estado hiperosmolar.

O uso de insulina regular, preferencialmente administrada por via endovenosa (EV), é o preconizado devido à baixa meia-vida da insulina regular e à fácil titulação da dose. A via de administração intramuscular também é efetiva, apesar de alguns inconvenientes como atraso no início de ação da medicação e a queda mais lenta da glicemia.

O uso alternativo de análogos de insulina de ação ultrarrápida (aspart, glulisina e lispro) subcutânea (SC) a cada 1 a 2 horas mostrou-se seguro e efetivo na CAD leve a moderada. Porém, em casos graves, deve-se, preferencialmente, aplicar insulina regular por via endovenosa.

A mudança do esquema de infusão de insulina EV para o de múltiplas doses de insulina SC é realizada quando já houve correção do estado hiperosmolar ou da acidose metabólica (pH venoso

> 7.3, ânion-gap < 12 mmol/L, bic ≥ 18 mmol/L) e o paciente encontra-se apto a se alimentar. A fim de manter níveis adequados de insulina no plasma e evitar a recorrência da hiperglicemia e cetoacidose, a primeira dose de insulina SC de ação rápida, ou do análogo de insulina de ação ultrarrápida, deve ser administrada 2 a 3 horas antes da suspensão da insulina EV.

O esquema de múltiplas doses de insulina deve ser o mesmo de que o paciente fazia uso anteriormente. Se o paciente foi diagnosticado recentemente, deve-se calcular a dose de insulina (0,5 a 0,8 UI/Kg/dia) e fracionar em três tomadas por dia no padrão de basal/bolo.

Potássio

Há uma depleção corporal importante de potássio, porém frequentemente observa-se hipercalemia de leve a moderada na admissão do paciente. Após o início da terapia insulínica, da correção da acidose e da expansão volêmica, há um declínio rápido dos níveis de potássio.

Portanto, no intuito de evitar a hipocalemia, a reposição de potássio deve ser iniciada quando o paciente apresentar diurese e no momento em que esse íon atingir níveis abaixo de 5 a 5,2 mEq/L (limite superior da normalidade para cada laboratório). Frequentemente, é necessário infundir cerca de 20 a 30 mEq/hora a fim de manter os níveis séricos de potássio em torno de 4 a 5 mEq/L.

Se o potássio sérico atingir níveis menores do que 3,3 mEq/L, a terapia com insulina deve ser interrompida. Em seguida, iniciar a infusão de potássio e só reestabelecer a insulinoterapia quando os níveis séricos estiverem acima de 3,3 mEq/L.

Nas primeiras 5 horas de tratamento, podem ocorrer mudanças rápidas nos níveis de potássio; portanto, inicialmente, os valores séricos deverão ser checados a cada 1 a 2 horas. Após esse período, é importante solicitar o potássio sérico somente a cada 4 a 6 horas.

Bicarbonato

A terapia de reposição de bicarbonato é bastante controversa. Alguns estudos não mostraram benefício clínico na terapia com bicarbonato. Ainda, há alguns efeitos deletérios relacionados ao uso de bicarbonato, como risco aumentado de hipocalemia, piora da acidose intracelular devido ao aumento na produção de dióxido de carbono, acidose paradoxal no sistema nervoso central (SNC) e aumento no metabolismo de cetoânions.

No entanto, em decorrência da acidose grave, podem ocorrer disfunção na função contrátil do coração e vasodilatação. Atualmente, é indicada a infusão de bicarbonato na acidose com o pH < 6,9. A dose recomendada é de 100 mEq de bicarbonato + 20 mEq de potássio diluídos em 400 mL de água destilada em uma infusão de 200 mL/hora por 2 horas, até que o pH venoso atinja valores acima de 7. Se após 2 horas, o pH ainda estiver abaixo de 7, é recomendado repetir a mesma infusão até atingir o nível desejado. Deve-se lembrar também que a acidose é uma das causas de resistência à ação da insulina. Portanto, se não houver uma boa resposta da glicemia à insulinoterapia, essa condição precisa ser reavaliada e corrigida.

Fosfato

Apesar da perda total de fosfato, os exames laboratoriais podem mostrar níveis normais ou mesmo altos desse íon. A administração de fosfato é controversa. Estudos randomizados falharam em demonstrar benefício com o uso rotineiro de fosfato no tratamento da CAD. Não há estudo sobre o uso de fosfato na terapia do EHH.

No entanto, em alguns casos específicos, é recomendado o uso de fosfato, como em pacientes com disfunção cardíaca, depressão respiratória ou anemia e em pacientes com o fosfato sérico < 1 mg/dL. A reposição deve ser feita com fosfato de potássio 20 a 30 mEq/L adicionado no soro do paciente.

Complicações

Observe o algoritmo na **Tabela 58.3** e na **Figura 58.1**.

Tabela 58.3 *Monitoramento do tratamento*

Glicemia capilar	Checar a cada hora
Glicemia plasmática	Checar a cada 2 horas
Potássio sérico	Checar a cada 2 horas
Hidratação EV	Avaliar a cada hora
Bicarbonato sérico	Checar pH a cada 2 horas

EV: endovenoso. Fonte: Adaptado de van Ness-Otunnu e colaboradores 2013.

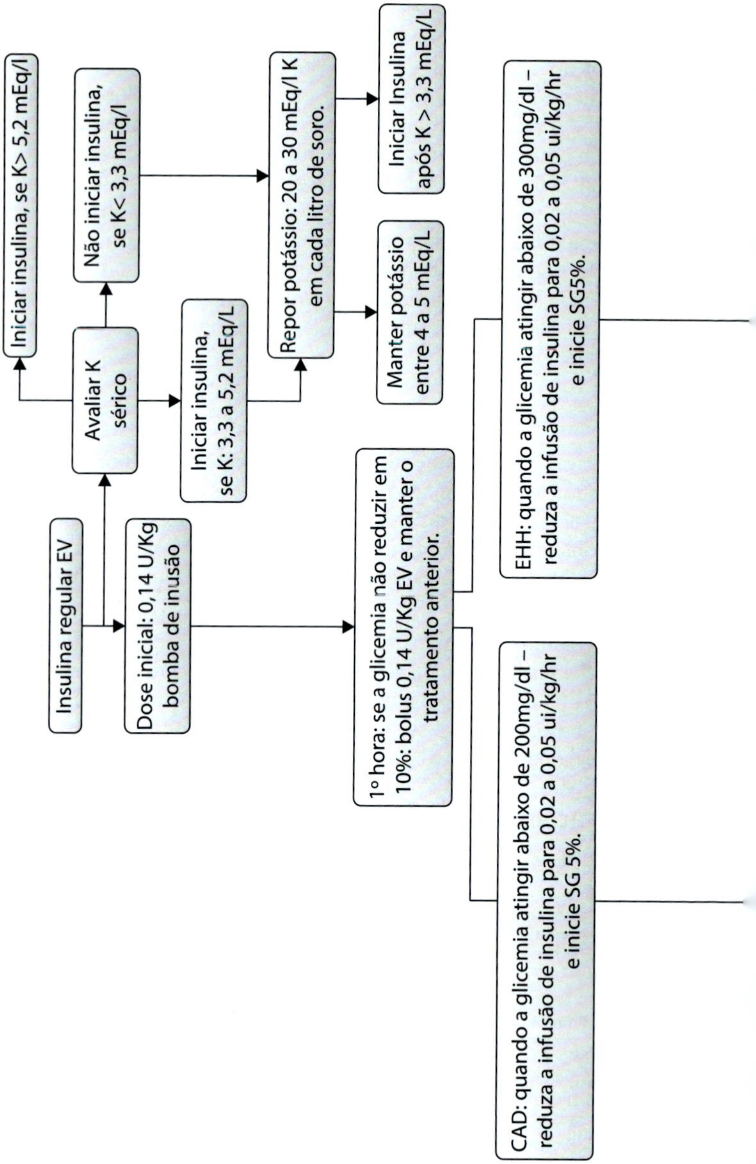
Insulina regular EV
Dose inicial: 0,14 U/Kg bomba de inusão
Avaliar K sérico
Iniciar insulina, se K> 5,2 mEq/l
Não iniciar insulina, se K< 3,3 mEq/l
Iniciar insulina, se K: 3,3 a 5,2 mEq/L
Repor potássio: 20 a 30 mEq/l K em cada litro de soro.
Manter potássio entre 4 a 5 mEq/L
Iniciar Insulina após K > 3,3 mEq/L
1º hora: se a glicemia não reduzir em 10%: bolus 0,14 U/Kg EV e manter o tratamento anterior.
EHH: quando a glicemia atingir abaixo de 300mg/dl – reduza a infusão de insulina para 0,02 a 0,05 ui/kg/hr e inicie SG5%.
CAD: quando a glicemia atingir abaixo de 200mg/dl – reduza a infusão de insulina para 0,02 a 0,05 ui/kg/hr e inicie SG 5%.

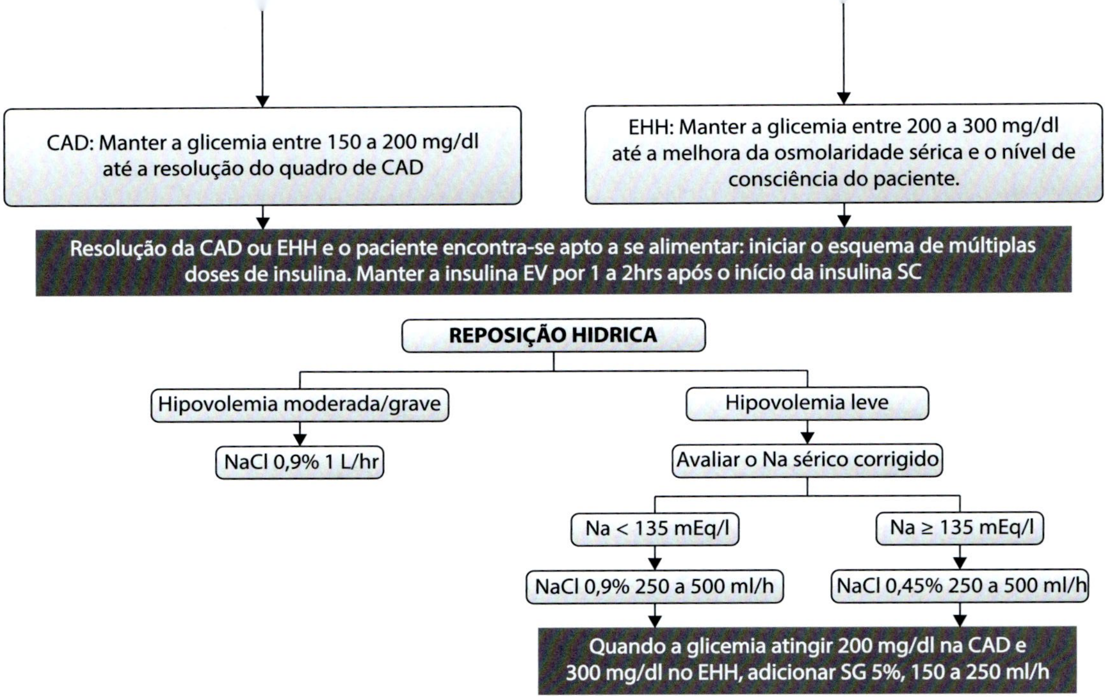

Figura 58.1 *Algoritmo de tratamento. EV: endovenosa; CAD: citoacidose diabética; EHH: estado hiperglicêmico e hiperosmolar; h: hora(s).*

Bibliografia

1. Beltran G. Diabetic emergencies: new strategies for an old disease. Emergency medicine practice. 2014;16(6):1-19; quiz-20.
2. Foss-Freitas MC, Foss MC. Cetoacidose diabética e Estado Hiperglicêmico Hiperosmolar. Ribeirão Preto: Medicina; 2003;36:389-93.
3. Kitabchi AE, Nyenwe EA. Hyperglycemic crises in diabetes mellitus: diabetic ketoacidosis and hyperglycemic hyperosmolar state. Endocrinology and metabolism clinics of North America. 2006;35(4):725-51.
4. Kitabchi AE, Umpierrez GE, Miles JM, Fisher JN. Hyperglycemic crises in adult patients with diabetes. Diabetes care. 2009;32(7):1335-43.
5. Maletkovic J, Drexler A. Diabetic ketoacidosis and hyperglycemic hyperosmolar state. Endocrinology and metabolism clinics of North America. 2013;42(4):677-95.
6. Pasquel FJ, Umpierrez GE. Hyperosmolar hyperglycemic state: a historic review of the clinical presentation, diagnosis, and treatment. Diabetes care. 2014;37(11):3124-31.
7. Rewers A, Klingensmith G, Davis C, Petitti DB, Pihoker C, Rodriguez B, et al. Presence of diabetic ketoacidosis at diagnosis of diabetes mellitus in youth: the Search for Diabetes in Youth Study. Pediatrics. 2008;121(5):e1258-66.
8. Rodacki M, Pereira JR, Nabuco de Oliveira AM, Barone B, Mac Dowell R, Perricelli P, et al. Ethnicity and young age influence the frequency of diabetic ketoacidosis at the onset of type 1 diabetes. Diabetes research and clinical practice. 2007;78(2):259-62.
9. Rosenbloom AL. Hyperglycemic hyperosmolar state: an emerging pediatric problem. The Journal of Pediatrics. 2010;156(2):180-4.
10. Umpierrez GE, Kelly JP, Navarrete JE, Casals MM, Kitabchi AE. Hyperglycemic crises in urban blacks. Archives of internal medicine. 1997;157(6):669-75.

59

Hipoglicemia

Álvaro Réa Neto
Mirella Cristine de Oliveira
Juliano Gasparetto

Introdução

A hipoglicemia é uma condição clínica grave, relativamente comum no pronto-socorro, podendo levar a óbito ou deterioração de uma doença de base, principalmente neurológica. Em unidades de terapia intensiva (UTI), deve-se ter especial atenção à pacientes em controle glicêmico com insulina endovenosa.

Pacientes diabéticos em uso de hipoglicemiantes orais (p. ex.: sulfoniureias), renais crônicos usuários de insulina, patologia neurológica aguda e etilistas, são pacientes de maior risco. Todo paciente que dá entrada no departamento de emergência ou em terapia intensiva, com alteração do nível de consciência, deve ter a glicemia capilar aferida.

Assim, tanto a identificação como o tratamento devem realizados o mais rápido possível.

Diagnóstico

É baseado na associação de achados clínicos compatíveis e glicemia < 60 mg/dL, mas sintomas neurológicos estão associados com glicemia menor do que 50 mg/dL (aferição por glicemia capilar coletada de membro aquecido). Uma observação importante deve ser feita em relação aos pacientes diabéticos, os quais podem ter níveis de glicemia entre 50 e 70 mg/dL com poucos sintomas. Isso se deve ao fato de esse subgrupo de doentes, principalmente com diabetes tipo I em controle intensivo, apresentarem episódios recorrentes de hipoglicemia, tornando-se mais tolerantes a níveis mais baixos de glicose sérica.

A tríade clássica de sintomas, chamada de tríade de Whipple, é definida por:

- Sintomas compatíveis (adrenérgicos e neuroglicopênicos).
- Glicemia baixa na presença dos sintomas.
- Reversão dos sintomas com a administração de glicose ou glucagon.

O teste oral de tolerância à glicose e a dosagem sérica de hemoglobina glicada não têm utilidade na emergência e, portanto, não devem ser solicitados.

Achados clínicos

Os sinais e sintomas podem ser divididos em dois grandes grupos:

1. **Sintomas neurogênicos (adrenérgicos):** resultam da ativação dos hormônios contrarreguladores da insulina em resposta à hipoglicemia. O paciente pode apresentar-se com tremores, palpitações, sudorese, ansiedade, palidez cutânea e parestesia.
2. **Sintomas neuroglicopênicos:** déficits cognitivos, rebaixamento do nível de consciência, fraqueza generalizada, amnésia, alterações do comportamento, convulsões, déficit focal até coma e morte encefálica.

Etiologia/diagnósticos diferenciais

Diversos fármacos podem causar hipoglicemia, sendo a principal etiologia nas unidades de emergência. Pacientes renais crônicos e hepatopatas são especialmente mais susceptíveis, tanto por redução do *clearance* do fármaco, quanto por interação medicamentosa.

Pacientes etilistas crônicos são considerados vulneráveis a episódios de hipoglicemia pelos seguintes motivos:

- Desnutrição.
- Jejum prolongado.
- Inibição da gliconeogênese.

As causas de hipoglicemia podem ser divididas em quatro grandes grupos (**Tabela 59.1**):

1. **Medicamentos e outras substâncias (Tabela 59.2):** insulina, secretagogos, betabloqueadores, quinolonas, salicilatos e álcool.

Tabela 59.1 *Causas mais importantes de hipoglicemia*

◗ medicamentos (betabloqueador, quinolonas) ◗ tumores (tanto o das células beta pancreáticas como de outros tecidos) ◗ nesidioblastose (pós-cirurgia bariátrica) ◗ factícia ◗ desnutrição ◗ autoimune ◗ gravidez ◗ exercício	◗ sepse ◗ politrauma ◗ grandes queimados ◗ insuficiência cardíaca ◗ insuficiência renal e hepática ◗ deficiências hormonais ◗ insulina (intencional ou interação medicamentosa)

Tabela 59.2 *Causas mais importantes de hipoglicemia*

◗ paracetamol	◗ lítio
◗ acetazolamida	◗ metoprolol
◗ ácido acetilsalicílico	◗ nadolol
◗ hidróxido de alumínio	◗ oxitetraciclina
◗ cloroquina	◗ pentamidina
◗ clorpromazina	◗ pindolol
◗ clorpropamida	◗ propoxifeno
◗ cimetidina	◗ propranolol
◗ difenidramina	◗ quinino
◗ doxepina	◗ ranitidina
◗ glimepirida	◗ sulfadiazina
◗ glipizida	◗ sulfametoxazol
◗ glibenclamida	◗ sulfisoxazol
◗ haloperidol	◗ terbutalina
◗ imipramina	◗ sulfametoxazol-trimetroprim
◗ lidocaína	◗ varfarina

2. **Pacientes críticos:** insuficiência hepática (tanto aguda como crônica podem cursar com hipoglicemia), insuficiência renal, insuficiência cardíaca, sepse, malária.
3. **Deficiência hormonal:** hipocortisolismo, insulinoma e hipotireoidismo (coma mixedematoso).
4. **Pós-cirurgia bariátrica (desvio gástrico com Y de Roux).**

Pacientes que apresentam patologia aguda do sistema nervoso central (estado de mal convulsivo, traumatismo cranioencefálico, infecções, acidente vascular encefálico) podem ter seu quadro clínico agravado por episódios de hipoglicemia.

Critérios de internação hospitalar

Para a tomada de decisão a respeito de internar ou não o paciente, deve-se levar em consideração:

- Durante o atendimento não foi encontrado uma causa aparente.
- Utilização de hipoglicemiantes orais (glibenclamida, glimeperida e glicazida) e insulinas de meia-vida longa (insulina NPH, glargina e levemir).
- Déficits neurológicos focais persistentes.
- Condição clínica grave associada (p. ex.: paciente portador de insuficiência renal crônica, associado a diabetes, usuário de diversas medicações e apresentando hipoglicemia sintomática de repetição).
- Intoxicação exógena.

Tratamento

O grau de sequelas neurológicas está associado ao tempo de reversão da hipoglicemia, sendo necessário rápida identificação e tratamento (**Figura 59.1**). A hipoglicemia é um dos diagnósticos diferenciais de todo indivíduo admitido no departamento de emergência com sintomas neurológicos (rebaixamento do nível de consciência, coma, déficit focal, convulsões).

Deve-se dar preferência à administração de glicose hipertônica como medida inicial (o glucagon reduz os estoques de glicogênio), por via endovenosa nos pacientes com sintomas graves e via oral para os pacientes com sintomas leves ou assintomáticos.

Pacientes com acesso venoso: administrar 30 a 50 mL de glicose 50%.

Pacientes sem acesso venoso: aplicar 1 a 2 mg de glucagon via subcutânea (SC) ou intramuscular (IM).

Doses subsequentes de glucagon podem não ser igualmente efetivas como a primeira e pacientes hepatopatas ou desnutridos podem não ter a glicemia normalizada com uso de glucagon.

Pacientes com nível de consciência e deglutição preservados, oligossintomáticos, podem ser tratados com 15 gramas de glicose de rápida absorção (p. ex.: 1 colher de sopa de açúcar em 100 a 200 mL de água, 200 mL de refrigerante tipo "cola", ingerir rapidamente).

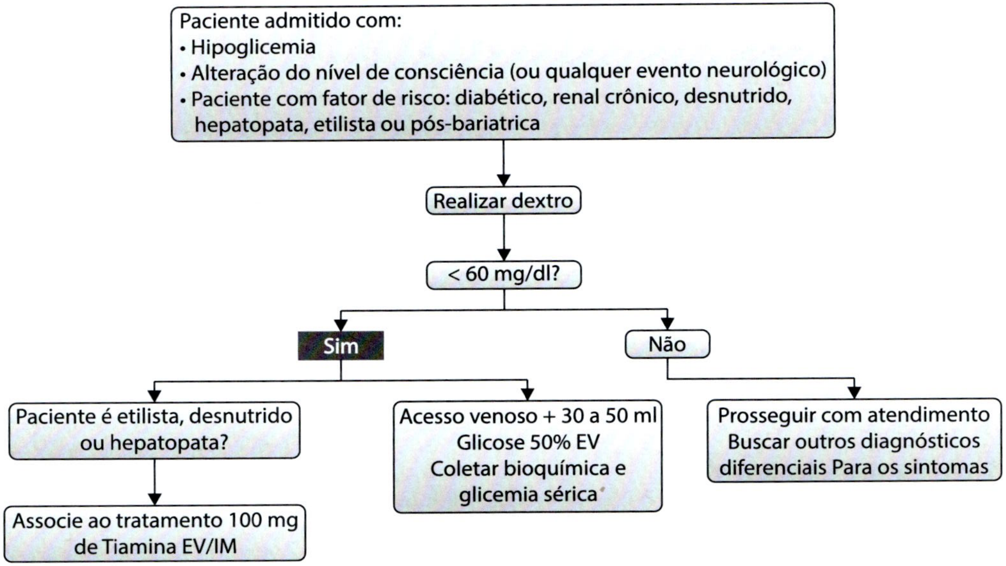

Figura 59.1 *Algoritmo para rápida identificação e tratamento da hipoglicemia.*

A glicemia deve ser aferida, após a administração de glicose, em 15 a 20 minutos.

Pacientes diabéticos, usuários de insulina e que começam a fazer hipoglicemia de repetição, devem ser investigados quanto ao desenvolvimento de insuficiência renal, pois podem necessitar de ajuste da dose da insulina. Enquanto pacientes portadores de insuficiência renal, que eventualmente ainda estejam utilizando hipoglicemiantes orais, podem desenvolver hipoglicemia grave e de longa duração (aumento da meia-vida do fármaco). Nesses casos, o paciente deve ficar em observação por 24 a 48 horas e a glicemia capilar aferida a cada 1 a 2 horas.

A administração concomitante de tiamina, como prevenção do aparecimento de encefalopatia de Wernicke-Korsakoff, tem as seguintes indicações:

- Hepatopatas.
- Desnutrição.
- Etilistas.

A dose a ser administrada de tiamina é de 100 mg EV ou IM.

Critérios de alta

Pacientes que fizeram uso de medicações de meia-vida curta, estavam em jejum prolongado e sem comorbidades graves, com uma causa bem estabelecida da hipoglicemia, que apresentaram reversão rápida do quadro clínico e normalização da glicemia, podem receber alta da emergência.

Pacientes que podem necessitar de observação por 24 a 48 horas:

- Uso de hipoglicemiantes orais e insulina de meia-vida longa.
- Pacientes portadores de insuficiência renal, hepatopatas e desnutrição.
- Pós-cirurgia bariátrica.
- Ausência de causa aparente.
- Devem ser encaminhados para atendimento psiquiátrico pacientes que fizeram uso intencional de medicações ou interromperam o tratamento deliberadamente.

Bibliografia

1. Briscoe VJ, Davis SN. Hypoglycemia in type 1 and type 2 diabetes: physiology, pathophysiology, and management. Clinical Diabetes. 2006;24:115-121.
2. Cryer PE, Axelrod L, Grossman AB, et al. Evaluation and management of adult hypoglycemic disorders: an Endocrine Society clinical practice guideline. J Clin Endocrinol Metab. 2009;94:709–28.
3. Guether JM, Gorden P. Hypoglycermia. Endocrinol Metab Clin North Am. 2006;35(4):753-66.
4. Mitrakou A, Ryan C, Veneman T, et al. Hierarchy of glycemic thresholds for counterregulatory hormone secretion, symptoms and cerebral dysfunction. Am J Physiol. 1991;260: E67–74.
5. Service FJ, Natt N. Clinical perspective: the prolonged fast. J Clin Endocrinol Metab. 2000;85:3973–4.
6. Service FJ, O'Brien PC. Increasing serum betahydroxybutyrate concentrations during the 72-hour fast: evidence against hyperinsulinemic hypoglycemia. J Clin Endocrinol Metab 2005;90:4555–8.

60

Insuficiência Adrenal

Anne Grazielle Lima Bindá
Bruno Freire Martins
Cristiane Schwarz Gelain
Nádia Sanches

Introdução

A insuficiência adrenal resulta da incapacidade do córtex suprarrenal em produzir os hormônios adrenocorticais, levando à deficiência de mineralocorticosteroide (aldosterona), glicocorticosteroide (cortisol) e androgênica (hormônios sexuais).

Destacam-se, entre os aspectos clínicos relevantes, a ação reguladora do cortisol na resistência ao estresse e à inflamação, mantendo o tônus e a permeabilidade vascular e aumentando a contratilidade miocárdica, além de sua ação anti-inflamatória e atuação no metabolismo de carboidratos, lipídeos e proteínas, provocando hiperglicemia, obesidade central e fraqueza muscular, quando em excesso. Quanto à ação da aldosterona, destacam-se seus efeitos renais e circulatórios, modulando o balanço da água corporal total mediante reabsorção tubular de sódio e excreção de potássio/hidrogênio.

Desse modo, a suspeita clínica é fundamental para o diagnóstico, sendo os sinais e sintomas listados (**Tabela 60.1**) sugestivos de insuficiência adrenal.

Classificação e etiologia

É possível classificar a insuficiência adrenal (IA) de acordo com o local de gênese da deficiência dos hormônios suprarrenais (IA primária/IA secundária/IA terciária), velocidade de instalação/gravidade dos sintomas (IA crônica/IA aguda) e será abordado, neste capítulo, também a insuficiência adrenal no paciente crítico (IA relativa/funcional) e as principais etiologias relacionadas a cada classificação (**Tabelas 60.2** e **60.3**).

Tabela 60.1 *Manifestações clínicas prevalentes na insuficiência adrenal*

Cansaço, fraqueza, depressão, dor muscular e articular	Anorexia e perda de peso	Distúrbios eletrolíticos (↓Na, ↑K, ↑Ca)
Tontura, hipotensão postural, avidez por sal	Hipotensão (PAS < 110 mmHg)	Hipoglicemia, azotemia
Náuseas, vômitos, diarreia, constipação, dor abdominal	Hiperpigmentação (**Figura 60.1**), calcificação auricular, vitiligo	Anemia normocítica, linfocitose, eosinofilia

O grau de acometimento da função adrenal (**Tabela 60.4**) (fase inicial - assintomática, com risco de precipitação ou fase tardia - sintomática, > 90% do córtex adrenal comprometido), a deficiência de mineralocorticosteroide presente ou ausente (IA primária ou IA secundária/terciária) e a exposição às situações clínicas de estresse (sepse, trauma, queimaduras, cirurgias, entre outras) são os fatores determinantes na variabilidade dos sinais e sintomas da IA.

Tabela 60.2 *Classificação e principais etiologias relacionadas à insuficiência adrenal crônica*

Classificação	Etiologia
IA PRIMÁRIA (doença de Addison) Acometimento primário da adrenal, levando à deficiência na produção de glicocorticosteroide e mineralocorticosteroide, a despeito do estímulo hormonal da hipófise/hipotálamo.	◗ Autoimunes (adrenalite autoimune) ◗ Infecciosas (tuberculose, HIV, CMV, fungos) ◗ Neoplásicas (metástases frequentes: pulmão e mama) ◗ Outras (amiloidose, adrenoleucodistrofia, síndromes poliglandulares)
IA SECUNDÁRIA/TERCIÁRIA Alteração na produção/secreção de ACTH e CRH, respectivamente, levando à deficiência na produção de glicocorticosteroide somente. Os mineralocorticosteroide, não são afetados.	◗ Supressão eixo hipotálalo-hipófise • Uso exógeno de glicocorticosteroide ◗ Hipopituitarismo • Necrose hipofisária - S. Sheeran • Tumores hipofisários/hipotalâmicos • Deficiência isolada ou combinada de ACTH • Cirurgia ou radioterapia hipofisária

Tabela 60.3 *Diferenciação entre IA primária (coluna 1) e IA secundária (coluna 2) crônicas.*

Deficiência de GCs	+	+
Deficiência de MCs	+	-
Hipercalemia	+	-
ACTH elevado	+	-
Hiperpigmentação	+	-
Deficiência de androgênos		

Diagnóstico e tratamento

Diante da suspeita de insuficiência adrenal, o diagnóstico é confirmado pela dosagem de cortisol e ACTH, além de testes laboratoriais (cortrosina/hipoglicemia insulínica/metirapona). Para o diagnóstico etiológico, dosagens de autoanticorpos e exames de imagem fazem parte da propedêutica (**Figuras 60.1** e **60.2**).

O tratamento é baseado na reposição hormonal: glicocorticosteroides, preferencialmente de meia-vida curta, reposição de mineralocorticosteroides, em caso de IA primária. A reposição dos andrógenos adrenais ainda é controversa no sexo masculino, em que não é indicada; e no sexo feminino, a reposição de DHEA mostrou melhora da libido/qualidade de vida (**Tabela 60.5**).

O diagnóstico de IA no paciente crítico baseia-se na dosagem simples de cortisol basal ou no teste da cortrosina (**Figura 60.3**). A seguir, corticoterapia na sepse e Síndrome do desconforto respiratório agudo (SDRA).

A crise addisoniana é suspeitada frente à piora dos sintomas prévios de deficiência dos hormônios adrenocorticais. Manifestações clínicas que sugerem o quadro serão citadas a seguir (**Tabela 60.6**). O tratamento deve ser instituído imediatamente. Nos casos de dúvida no diagnóstico, idealmente, deve-se colher o cortisol plasmático e, então, iniciar a reposição de glicocorticosteroide (**Tabela 60.7** e **60.8**).

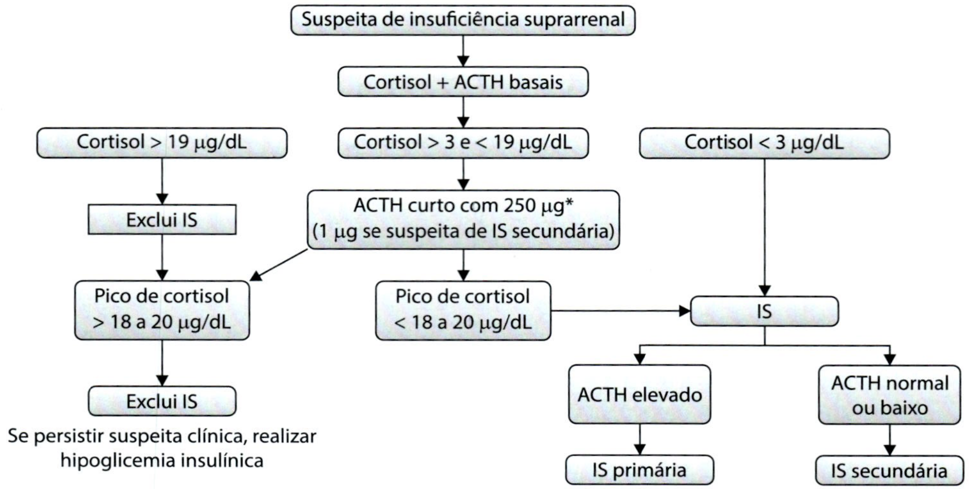

Figura 60.1 *Avaliação diagnóstica inicial de insuficiência suprarrenal. *Na maioria dos casos de IA primária, não é necessário realizar teste com ACTH. ACTH: hormônio adrenocorticotrófico. Fonte: Silveiro SP, Saltler F. Insuficiência suprarrenal. Rotinas em Endocrinologia; 2015.*

Tabela 60.4 *Classificação e principais etiologias relacionadas à insuficiência adrenal aguda*

Classificação	Etiologia
CRISE ADRENAL (Crise Addisoniana) Insuficiência adrenal aguda ou IA crônica agudizada (25%), potencialmente fatal, frente situação de estresse agudo.	Desidratação Trauma Cirurgia Infecção Suspensão abrupta de corticosteroide - usuários crônicos
IA RELATIVA (IA Funcional) Inadequada resposta da glândula adrenal em produzir nível de cortisol correspondente à demanda em situação aguda de estresse. Pode apresentar-se de forma transitória ou permanente. É comum em pacientes críticos em unidade de terapia intensiva.	Sepse Medicações (etomidato/cetoconazol) Hemorragia adrenal (terapia anticoagulante, distúrbios da coagulação, meningococcemia)

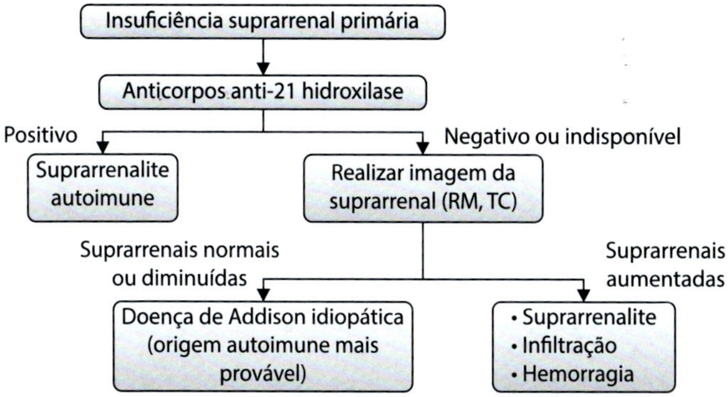

Figura 60.2 *Diagnóstico diferencial da insuficiência adrenal primária. RM: ressonância magnética; TC: tomografia computadorizada. Fonte: Silveiro SP, Saltler F. Insuficiência suprarrenal. Rotinas em Endocrinologia; 2015.*

Tabela 60.5 *Resumo da terapêutica da insuficiência suprarrenal*

Hormônio	Características	Meia-vida (horas)	Dose-alvo diária	Posologia	Monitorização
Glicocorticosteroides					
Hidrocortisona	Glicocorticosteroide fisiológico Biodisponibilidade oral 96%	1 a 2	20 a 25 mg; IS primária 15 a 20 mg; IS secundária	2 a 3 tomadas Manhã: 2/3 da dose diária	
Prednisolona	Duração intermediária	12 a 36	5 a 7,5 mg	Dose única matinal, ou 5 mg de manhã e 2,5 mg à tarde	Avaliação clínica
Dexametasona	Duração maior, sem atividade de MC	36 a 72	0,23 mg/m²	Dose única matinal	
Mineralocorticosteroides					
Fludrocortisona	Ligação seletiva ao receptor de MC		0,1 mg	Dose única matinal Ajustar: clima quente, sudorese, gravidez, HAS	Eletrólitos Pressão arterial Atividade de renina (limite superior do valor de referência)
Andrógenos					
DHEA	Não é reposição padrão Não há preparação farmacêutica licenciada		25 a 50 mg	Dose única matinal	SDHEA sérico

Fonte: Silveiro SP, Saltler F. Insuficiência suprarrenal. Rotinas em Endocrinologia; 2015. IS: insuficiência suprarrenal; MC: mineralocorticosteroides; SDHEA: sulfato de desidroepiandrosterona; HAS: hipertensão arterial sistêmica.

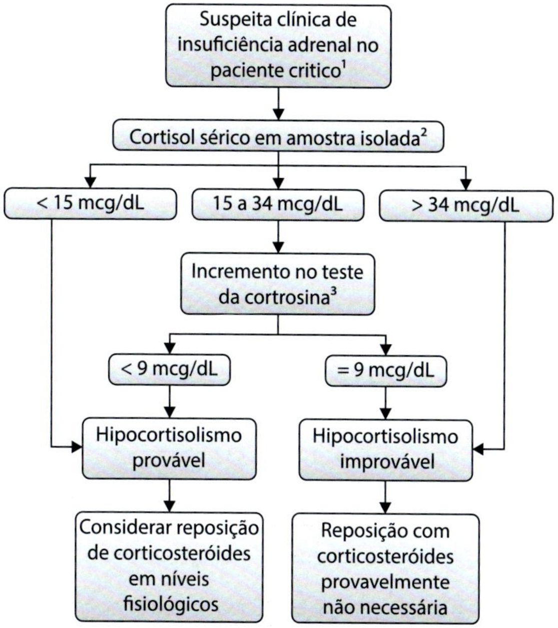

Figura 60.3 *Avaliação diagnóstica da IA no doente crítico. DHEA: desidroepiandrosterona; HAS: hipertensão arterial sistêmica; SDHEA: sulfato de desidroepiandrosterona.*

Tabela 60.6 *Manifestações clínicas frequentes na crise addisoniana*

- Achados clínicos e laboratoriais sugestivos de crise adrenal
- Desidratação, hipotensão ou choque refratário e desproporcional à doença de base
- Náuseas e vômitos associados à história de perda ponderal e anorexia
- Falso abdome agudo
- Hipoglicemia e febre inexplicadas
- Hiponatremia, hipercalcemia, azotemia, hipercalcemia, eosinofilia
- Hiperpigmentação ou vitiligo
- Outras deficiências endócrinas autoimunes (hipotireoidismo, insuficiência gonadal)

Tabela 60.7 *Tratamento da insuficiência adrenal aguda em adultos (crise adrenal)*

Medidas de emergência
Estabelecer acesso venoso de grosso calibre
Coletar amostra de sangue: hemograma, eletrólitos, glicemia, dosagem do cortisol plasmático e ACTH.
Expansão volêmica: 2 a 3 litros de solução salina isotônica ou SG 5% em solução salina isotônica imediata ou o mais breve possível. Monitorização hemodinâmica e eletrolítica frequentes, evitando-se sobrecarga volêmica.
Administrar dexametasona 4 mg EV em bolo (1 a 5 min) e manter a cada 12 horas. ▸ Alternativa: hidrocortisona 100 mg EV em bolo imediatamente e manter a cada 6 horas.
Dexametasona é a medicação de escolha por não interferir nas dosagens do cortisol plasmático. Medidas de suporte, conforme necessário. Distúrbios eletrolíticos comuns: hiponatremia, hipercalemia e raramente hipercalcemia. A hiponatremia é rapidamente corrigida pelo cortisol e pela reposição volêmica.
Medidas após a estabilização do paciente
Manter hidratação venosa com solução salina isotônica, em infusão lenta por 24 a 48 horas.
Tratar a infecção ou outra possível causa de precipitação da crise adrenal.
Realizar teste de estimulação do ACTH para confirmar o diagnóstico de insuficiência adrenal, nos casos de ausência de diagnóstico prévio da doença.
Determinar o tipo de insuficiência adrenal e sua causa, caso desconhecidos pelo paciente.
Em caso de melhora clínica, manter glicocorticosteroide EV por mais 1 a 3 dias e, então, iniciar dose de manutenção do glicocorticosteroide VO.
Começar a reposição mineralocorticosteroide com fludrocortisona 0,1 mg, VO, diariamente, após o término da hidratação venosa.

Tabela 60.8 *Potência relativa dos glicocorticosteroides sistêmicos*

Corticosteroide	Atividade	Potência relativa	Dose equivalente (mg)
Dexametasona	Longa ação	25	0,75
Prednisona	Ação intermediária	4	5
Merilprednisolona	Ação intermediária	5	4
Hidrocortisona	Curta ação	1	20

Bibliografia

1. ArlT W, Allolio B. Adrenal insufficiency. Lancet. 2003; 361:1881.
2. Bandeira F. Protocolos clínicos em endocrinologia e diabetes. Ed. Gen: São Paulo; 2015.
3. Coursin DB, Wood KE. Corticosteroid supplementation for adrenal insufficiency. JAMA. 2002; 287:236.
4. Grossman AB. Clinical Review: the diagnosis and management of central hypoadrenalism. J Clin Endocrinol Metab. 2010; 95:4855.
5. Jadoul M, Ferrant A, De Plaen JF, Crabbé J. Mineralocorticoids in the management of primary adrenocortical insufficiency. J Endocrinol Invest. 1991; 14:87.
6. Løvås K, Gjesdal CG, Christensen, M. Glucocorticoid replacement therapy and pharmacogenetics in Addison's disease: effects on bone. Eur J Endocrinol. 2009; 160:993.
7. Silveiro SP, Saltler F. Rotinas em Endocrinologia; Artmed Panamericana Editora: Porto Alegre, 2015:464.
8. Vencio S, Fontes R, Scharf M. Manual de exames laboratoriais na prática do endocrinologista. Ed. Gen: São Paulo; 2015.

61

Distúrbios do Sódio

Afonso José Celente Soares
Lilian Fátima Miguel Acha

Introdução

As alterações no nível sérico do sódio, a hiponatremia e a hipernatremia, são relativamente comuns nos pacientes hospitalizados e podem representar desde achados laboratoriais, que podem ser corrigidos com a abordagem unicamente da causa, até grandes desvios da faixa de normalidade, que podem ser responsáveis por quadros clínicos de gravidade e necessitar de correção com urgência.

Homeostasia do sódio e da água no organismo

A água corporal total e a osmolaridade são reguladas pela ação renal do hormônio antidiurético (ADH) (peptídeo hormonal - vasopressina), o sistema renina-angiotensina-aldosterona, catecolaminas e o mecanismo da sede.

Em torno de 60% do peso de um adulto é composto de água, volume que é distribuído nos compartimentos intracelular (dois terços) e extracelular (LEC) (um terço), subdividindo-se este último em intravascular e intersticial. A manutenção do equilíbrio hídrico depende de uma adequada ingestão de líquidos, contrabalançando as perdas obrigatórias pelo rim, pela pele, pelos pulmões e pelas fezes. A regulação do equilíbrio hídrico é governada por mecanismos que envolvem o hipotálamo, a neuro-hipófise, rins e as aquaporinas.

A ingestão de sódio da dieta é muito variável, de 50 a 350 mEq/dia. A eliminação do sódio do organismo se dá principalmente pelos rins. Considerando uma ingestão de sódio de 150 mEq/dia, a excreção renal será aproximadamente de 140 mEq/dia, enquanto nas fezes e suor serão encontrados os restantes 10 mEq.

A osmolaridade sérica normal (275 a 290 mOsm/kg/H_2O) é primariamente determinada pela concentração do sódio sérico. A osmolaridade refere-se ao número de partículas osmoticamente ativas de soluto contidas em 1 L de solução, enquanto a osmolalidade refere-se ao número de partículas presentes em 1 kg do solvente. Na prática clínica, os dois conceitos são superpostos.

A osmolaridade sérica pode ser medida diretamente ou estimada utilizando-se a dosagem de sódio, potássio, ureia e glicose. A osmolaridade pode ser calculada com a seguinte fórmula: 2 × o valor do a sérico (meq/L) + Glicose (mg/dL)/18 + Ureia (mg/dL)/6.

As anormalidades séricas do sódio facilitam o desvio da água para o compartimento extravascular, o intracelular, no caso da hiponatremia, pela diminuição da osmolaridade e, ao contrário, na hipernatremia, desvio de líquidos do intracelular para o extracelular pelo aumento da osmolaridade, afetando o volume celular.

Variações para baixo e para cima dos limites da normalidade são chamadas de hiponatremia (Na < 135 mEq/L) e hipernatremia (Na > 145 mEq/L) respectivamente, trazendo, de acordo com o nível de variação encontrada, sobretudo quando significativa, anormalidades clínicas importantes e necessidade de intervenção terapêutica. Alguns autores referem-se às alterações séricas do sódio como disnatremias, englobando as duas condições descritas.

Hiponatremia

Definida como um excesso de água em relação ao sódio no fluido extracelular, a hiponatremia é o distúrbio eletrolítico mais frequentemente encontrado. Representa um excesso de água em relação ao soluto do organismo. Uma causa comum de hiponatremia é a excreção renal de água comprometida por contração do volume extracelular ou secreção inapropriada de vasopressina. Em pacientes com cirrose avançada, em lista de espera para transplante hepático, a prevalência de hiponatremia pode superar 30%. A mortalidade na hiponatremia severa aguda pode chegar a 50% dos casos e, na hiponatremia crônica, está entre 10 e 20%. Os pacientes hiponatrêmicos têm um tempo de hospitalização maior (14%) do que aqueles sem hiponatremia. A hiponatremia pode ser vista como um marcador de doença orgânica.

A despeito da frequência e severidade de algumas complicações associadas, autores sugerem que a hiponatremia é, muitas vezes, negligenciada. Quando testes são feitos para explorar a causa da hiponatremia, os clínicos usam diferentes estratégias, que, por não serem apropriadas, conduzem a uma classificação inadequada.

Algumas considerações são fundamentais no diagnóstico e tratamento da hiponatremia:

- A(s) patologia(s) associada(s) à hiponatremia;
- Se aguda ou crônica;
- O grau da hiponatremia (leve (sódio sérico < 135 mEq/L), moderada (sódio sérico < 130 mEq/L) e severa (sódio sérico < 115 mEq/L) e suas consequências clínicas;
- A relação da hiponatremia com o *status* volêmico do paciente: hipovolêmica (déficit de água e sódio), normovolêmica ou euvolêmica (excesso de água e conteúdo de sódio normal) e hipervolêmica (excesso de água e sódio);
- A velocidade de correção do nível sérico do sódio com as intervenções terapêuticas (a velocidade deve ser gradativa e controlada para evitar o risco de complicações).

A hiponatremia aguda sintomática deve ser tratada com salina hipertônica, não havendo ainda consenso quanto à concentração a ser administrada. Também, o risco da desmielinização osmótica após a correção rápida do nível sérico do sódio, expondo os pacientes a riscos adicionais. Outro aspecto muito importante, que os médicos devem sempre levar em consideração para decidir a conduta na hiponatremia, é o *status* volêmico do paciente. A avaliação do *status* volêmico do paciente é importante para determinar o tipo de hiponatremia, o que poderá afetar diretamente o tipo de intervenção adotada.

Deve-se evitar a correção rápida para minimizar a possibilidade da complicação chamada mielinólise pontina cerebelar e/ou desmielinização osmótica. Essa síndrome surge como complicação da correção rápida do nível sérico do sódio e os pacientes acometidos podem persistir em coma mesmo após a normalização do sódio sérico (**Figura 61.1**). Existem evidências de que alterações em proteínas dos astrócitos, como as aquaporinas, que regulam o fluxo de água e íons, podem afetar os oligodendrócitos em manter a estrutura da mielina.

A taxa de correção do sódio sérico deve ser menor do que 2 mEq/L por hora e não deve alcançar mais de 15 mEq/L nas 24 horas subsequentes. O cálculo do déficit de sódio corporal em mEq pode ser estimado pela fórmula: Déficit Total Na (em mEq) = (Na desejado – Na medido) × água corporal total em kg.

A quantidade de salina hipertônica requerida para repor o déficit é infundida em uma taxa que permita a correção dentro dos parâmetros colocados acima. O nível sérico do sódio deve ser

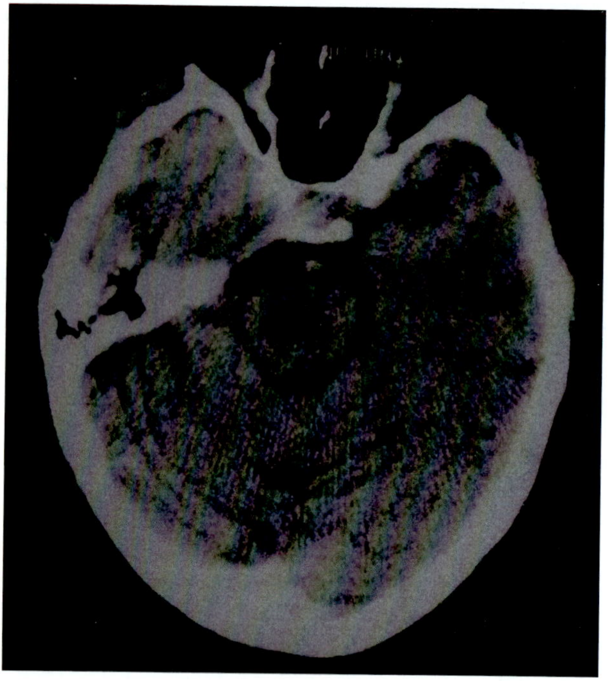

Figura 61.1 *Exemplo de tomografia de crânio de paciente com quadro clínico sugestivo de desmielinização osmótica, revelando área de diminuição de atenuação em ponte cerebral. Fonte: Adaptado de Sterns e colaboradores; 1986.*

checado com frequência para ter certeza de que a correção não seja rápida. Pode-se associar um diurético de alça como a furosemida como terapia adjuvante da hiponatremia.

Na hiponatremia euvolêmica, deve-se também focar na identificação e remoção do agente causal: repor hormônio tireoidiano no hipotireoidismo, repor mineralocorticosteroide (fludrocortisona) no hipopituitarismo ou insuficiência adrenal, suspender diuréticos tiazídicos ou medicamentos que estejam causando SIADH. Diante de um quadro de SIADH, em que não se pode remover a causa, o tratamento deve focar em medidas para restringir a ingestão (< 1.000 mL/dia) e aumentar a excreção urinária de água livre.

Em pacientes ambulatoriais com hiponatremia euvolêmica crônica, é possível lançar mão de uma dieta rica em solutos, furosemida oral, vaptans, lítio e demeclociclina. Lítio e demeclociclina são medicações que têm como efeito colateral antagonizar a ação do ADH no plano dos túbulos coletores. Elas causam o diabetes insípido nefrogênico e aumentam a excreção urinária de água livre. Com a disponibilidade de antagonistas específicos do ADH (vaptans), a expectativa é de que lítio e demeclociclina sejam cada vez menos utilizados.

Pseudo-hiponatremia

A causa de hiponatremia é a elevada concentração de grandes moléculas de lipídios (triglicerídeos e colesterol) e as paraproteinemias (mieloma múltiplo), que, ao se deslocarem parte da água extracelular, reduzem, significantemente, a fração plasmática de sódio. Na prática, é comum afastar uma pseudo-hiponatremia, com base nos dados clínicos, avaliar a glicose, proteínas totais e frações e o perfil lipídico. A importância clínica da pseudo-hiponatremia e o seu tratamento são os mesmos da causa básica.

A hiponatremia hipertônica ocorre em função de desvio de água das células para o líquido extracelular pela presença de solutos hipertônicos como a hiperglicemia ou uso de manitol, levando à desidratação intracelular. O aumento de 100 mg/dL na concentração de glicose no soro diminui o sódio em 1,7 mEq/L e aumenta a osmolalidade em aproximadamente 2 mOsm/kg/H_2O.

Hipernatremia

A hipernatremia (Na > 145mEq/L) é quase sempre devida à perda de água livre não reposta, podendo ocorrer também por excesso de ingestão ou reposição de sódio. Ocorre primariamente em pacientes com alterações na percepção da sensação de sede, como os idosos e pacientes graves com comprometimento do sensório que impede a ingestão de água e, em crianças, que apresentam sede, mais necessitam de outros para prover a água. Deve-se sempre avaliar a severidade da hipernatremia; o *status* volêmico do paciente; a patologia de base ao decidir o modo de tratamento adotado.

Na maioria das vezes, após o diagnóstico da hipernatremia e identificação do fator causal, inicia-se a reposição de água livre (SF 0,45% ou apenas água).

O diabetes insípido (DI) caracteriza-se por deficiência na concentração urinária, apesar de osmolaridade plasmática aumentada, devido à falha na produção do ADH (vasopressina) (DI neurogênico ou central) ou a um defeito dos receptores V2 nos rins, que não respondem ao ADH circulante (DI nefrogênico), resultando em hipernatremia, poliúria (volume urinário > 30 mL/kg de peso corpóreo/24 horas), urina hiposmolar em relação ao plasma (osmolaridade urinária < 275 mOsm/L ou densidade urinária < 1.010), hipernatremia e hiperosmolaridade sérica (osmolaridade sérica > 295 mOsm/L).

Na hipernatremia severa, podem ocorrer convulsões, coma, hipertonia, febre alta, hemorragias intracranianas e trombose de seios durais. Na hipernatremia devemos ter, de modo semelhante à hiponatremia, cuidado com a sua correção. Os níveis elevados de sódio sérico devem ser diminuídos de modo lento e gradual.

A hipernatremia severa é definida como uma concentração de sódio plasmático acima de 150 mEq/L. Na ausência de perda urinária de água, a oferta de 3 mL de água livre/kg de peso corporal poderá diminuir a concentração do sódio plasmático de aproximadamente 1 mEq/L.

Para o cálculo de déficit de água, aplica-se a seguinte fórmula: ACT ([Na sérico encontrado/Na sérico normal (140)] -1), em que ACT 60% do peso corporal (peso × 0,6). A reposição é feita com água livre ou soro hipotônico (NaCL 0,45%), observando-se a diminuição do sódio sérico. Limitar a correção da hipernatremia com a diminuição do sódio sérico de menos que 0,5 mEq/L por hora, reduz o risco de edema cerebral e convulsões principalmente em crianças.

Bibliografia

1. Bichet DG. Physiopathology of hereditary polyuric states: a molecular view of renal function. Swiss Med Wkly. 2012;142:13613-13618.
2. Bolat F, Oflaz MB, Güven AS, et al. What is the safe approach for neonatal hypernatremic dehydration? A retrospective study from a neonatal intensive care unit. Pediatr Emerg Care. 2013;29:808-13.
3. Chawla A, Sterns RH, Nigwekar SU, Cappuccio JD. Mortality and serum sodium: do patients die from or with hyponatremia? Clin J Am Soc Nephrol. 2011;6: 960-5.
4. Danziger J, Zeidel ML. Osmotic homeostasis. Clin J Am Soc Nephrol. 2014 July 30 (Epub ahead of print).
5. Dasta J, Waikar S. Patterns of treatment and correction of hyponatremia in intensive care unit patients. J Crit Care. 2015 Jun 24. S0883-9441
6. Day RE, Kitchen P, Owen DS, et al. Human aquaporins: regulators of transcellular water flow. Biochim Biophys Acta. 2014;1840:1492-506.
7. Fenske W, Maier SKG, Blechschmidt A, Allolio B, Stork S: Utility and limitations of the traditional diagnostic approach to hyponatremia: a diagnostic study. Am J Med. 2010, 123:652-657.

8. Huda MSB, Boyd A, Skagen K, Wile D, van Heyningen C, Watson I, Wong S, Gill G: Investigation and management of severe hyponatremia in a hospital setting. Postgrad Med. 2006, 82:216-219.
9. Kengne FG, Nicaise C, Soupart A, et al. Astrocytes are an early target in osmotic demyelination syndrome. Journal of the American Society of Nephrology. 2011; 22:1834-45.
10. Knepper MA, Kwon T, Nielsen S. Molecular Physiology of Water Balance. N Engl J Med. 2015;372:1349-58.

62

Distúrbios do Cálcio

Helder José Lima Reis
Edgar de Brito Sobrinho
Maurício Soares Carneiro
Victor Augusto Grécia Coutinho

Epidemiologia dos distúrbios do cálcio

O cálcio (Ca) é um dos cátions mais abundantes no organismo, constituindo cerca de 2% do peso corporal.

Do Ca que circula no plasma, 50% apresenta-se ionizado e o restante, ligado a albumina (40%) e outros ânions. A concentração normal total varia de 9 a 10,3% mg/dL, e o ionizado de 1,21 a 1,32 mmol/L (valores de referências dos principais laboratórios do Brasil).

Em caso de hipoalbuminemia, é preciso corrigir o valor de Ca total, que fica subestimado, pela fórmula: Ca^{++} corrigido = Ca^{++} medido + [(4-Albumina) × 0,8].

Hipocalcemia

Corresponde à queda do Ca total a níveis inferiores a 8,5 mg/dL ou cálcio iônico inferior ao limite de normalidade.

A principal causa de hipocalcemia é a insuficiência renal. Nela, ocorre diminuição da produção de vitamina D ativa, um dos hormônios responsáveis pela homeostase do cálcio. Redução na circulação do hormônio da paratireoide (PTH) também resulta em hipocalcemia, pois esse hormônio, entre outros papéis, regula a absorção de Ca no túbulo distal.

As manifestações clínicas variam desde pacientes assintomáticos até manifestações sistêmicas, conforme a seguir:

- **Manifestações neuromusculares:** câimbras, parestesias, tetania, sinal de Trousseau e de Chvostek, irritabilidade, laringoespasmo, convulsões e sintomas extrapiramidais, miopatias (com atrofia muscular) e fraqueza progressiva (com enzimas musculares normais).

- **Manifestações cardiovasculares:** hipotensão, disfunção sistólica, arritmias, prolongamento do intervalo QT.
- **Manifestações ósseas:** dor, fratura, osteomalácia, raquitismo.

A conduta varia de acordo com o valor do cálcio como a seguir:

- Ca total entre 8 e 8,5 e ionizado acima de 0,8 mmol/L: geralmente, esses pacientes são assintomáticos, sendo necessária apenas a reposição via oral (VO).
- Ca total menor do que 7 mg/dL: nesses casos, usa-se a via endovenosa, ofertando de forma rápida (isto é, em 15 a 20 minutos) carga de 100 a 200 mg de Ca elementar. Manter a reposição de Ca até o desaparecimento dos sintomas e realizar a monitorização cardíaca do paciente.

A seguir, um modelo de prescrição para esses pacientes a título de sugestão:

- Gluconato de cálcio 10%: 2 ampolas EV lento;
- Gluconato de cálcio a 10%: 3 ampolas, diluídos em 250 mL de soro fisiológico (SF) 0,9% EV, correr de 40 a 70 mL/ora em bomba de infusão;
- Dosar Ca a cada 4 horas;
- Monitorização cardíaca.

Hipercalcemia

Definida pela elevação anormal do Ca sérico total a níveis superiores a 10,2 mg/dL ou do Ca ionizado a níveis acima do valor de referência. É importante destacar que distúrbios acidobásicos alteram os valores do cálcio, a acidose aumenta a concentração do Ca ionizado e a alcalose diminui.

Hiperparatireoidismo primário e as neoplasias correspondem a cerca de 90% dos casos de hipercalcemia. Entre as neoplasias ganham destaque o mieloma múltiplo e a neoplasia de pulmão.

Os pacientes com hipercalcemia, geralmente são assintomáticos (50 a 60% dos casos) e a descoberta é feita durante "exames de rotina" ou de maneira ocasional. Os sintomas associados à hipercalcemia geralmente são poliúria e obstipação. Além desses, os sintomas neurológicos, como estupor e coma, podem se desenvolver, assim como extrassístoles ventriculares e ritmos idioventriculares.

A hipercalcemia é considerada grave quando acima de 14 mg/dL.

Um destaque a esse distúrbio é a crise hipercalcêmica, caracterizada por grave desidratação que, na maioria das vezes, não é acompanhada por hipotensão, em razão de o cálcio aumentar o tônus vascular.

Nesses casos, o emergencista deve estar atento para distúrbios de condução, tais como bloqueio atrioventricular de diversos graus, bradiarritmias e bloqueios de ramo. Cuidado maior deve se ter com os pacientes que usam digitálicos, pois a hipercalcemia potencializa o efeito cardíaco da digoxina, sendo fator complicador na intoxicação digitálica.

Observe a seguir as principais manifestações clínicas da hipercalcemia.

Conduta

Hipercalcemia grave (Cálcio total > 14 mg/dL ou cálcio iônico > 7 mg/dL).

Hidratação

É o primeiro passo no manejo terapêutico desses pacientes. A hidratação deve ser vigorosa e, geralmente, é recomendado de 4 a 6 litros nas primeiras 24 horas de tratamento, dependendo do grau de desidratação e de comorbidades presentes, como insuficiência cardíaca. Essa medida isolada consegue reduzir, em média, a calcemia em 2,4 mg/dL.

Diuréticos de alça

Devem ser prescritos após a hidratação, com objetivo de evitar a hiper-hidratação e promover uma diurese rica em cálcio. Lembrando que é um ERRO prescrever furosemida antes da correta correção hídrica do paciente.

Pamidronato ou ácido zoledrônico

São usados como terapêutica antirreabsortiva óssea e fundamentais no tratamento desses pacientes. São duas as medicações disponíveis:

- **Ácido zoledrônico:** o mais potente bifosfonado disponível, seu uso é intravenoso e o efeito, imediato. A dose é de 4 mg, diluída em 50 mL de solução salina EV, em infusão de 15 minutos. Pode ser repetido a cada três semanas. Não deve ser administrado em paciente com *clearence* de creatinina < 30 mL/minutos; nesses casos, deve se dar preferência ao pamidronato.
- **Pamidronato:** atualmente o agente mais usado para o tratamento da hipercalcemia da malignidade. A dose deve ser de 60 a 90 mg EV, diluída em 200 mL de solução salina com infusão em 2 horas.

Calcitonina

Não prescrever em caso de uso do ácido zoledrônico: geralmente utilizado em pacientes com função renal alterada, na dose de 4 a 8 UI/kg, subcutânea (SC) ou intramuscular (IM) a cada 8 horas.

Diálise

Indicada para pacientes com comprometimento significativo da função renal ou quando há contraindicação para infusão salina (p. ex.: infusão salina). No paciente renal crônico é a opção de escolha.

A seguir, um modelo sugerido de prescrição:

- Considerar acesso venoso central e monitorizar fluidorresponsividade;
- SF 0,9% EV, de 100 a 300 mL/hora;
- Prednisona 60 mg VO 1 × ao dia;
- Ácido zoledrônico 4 mg EV, diluído em 50 mL de SF 0,9%, infudir em 15 minutos;
- Monitorizar diurese.

Bibliografia

1. Fe Candela M, Flores B, Soria V, et al. Evaluación de un protocolo de reposición de calcio en la hipocalcemia postoperatoria tras tiroidectomía total. Cir Esp. 2004;75(4):200-203.
2. Hawkins González G, López Álvarez B, Hawkins F. Protocolo terapéutico de la hipercalcemia. Med. 2012;11(16):976-980.

3. Martínez Díaz-Guerra G, Partida M, Hawkins F. Hipercalcemia. Med - Programa Form Médica Contin Acreditado. 2012;11(16):934-943.
4. Molina Villaverde R, Villalba Yllán A. Protocolo diagnóstico y terapéutico de la hipercalcemia en un paciente oncológico. Med. 2013;11(26):1623-1626.
5. Nuevo-González JA. Hipercalcemia como urgencia médica. Rev Esp Enfermedades Metab Oseas. 2009;18(3):51-55.
6. Rando K, Vázquez M, Cerviño G, Zunini G. Hypocalcaemia, hyperkalaemia and massive haemorrhage in liver transplantation. Colomb J Anesthesiol. 2014.
7. Rangel I, Barbosa G, De Sousa C, et al. Hipocalcemia como uma causa reversível de insuficiência cardíaca. Rev Port Cardiol. 2012;31(1):39-41.
8. Sastre-Moragues MJ, Bosch-López MA, Tamborero-Cao G. Hipercalcemia como causa de lumbalgia, una entidad inusual. Semergen. 2009;35(1):39-41.

63

Distúrbios do Magnésio

Claudio Piras

Introdução

O magnésio é um cátion celular essencial e tem papel importante em muitos processos fisiológicos.

A concentração plasmática do magnésio é referida de modo bastante variado entre os autores, tendo como valores considerados normais de 1,5 a 2,4 mEq/L (0,75 a 1,2 mmol/L). Aproximadamente um terço do magnésio está ligado a proteínas e 55% se encontra na sua forma iônica livre. Dentro da célula, o magnésio está ligado em quase sua totalidade (95%) a moléculas, principalmente à de adenosina trifosfato (ATP).

Relevância clínica

A hipomagnesemia resulta de alimentação inadequada ou de perdas intestinais e renais. As deficiências significativas estão associadas a diarreia, vômitos; uso de laxativos, de diuréticos tiazídicos, de inibidores da enzima de conversão do angiotensinogênio, de cisplatina e de aminoglicosídeos; e desordens hormonais como na doença da paratireoide, no hiperaldosteronismo e no uso crônico de álcool.

Nos pacientes críticos, as causas relacionadas incluem hipoalbuminemia, nutrição parenteral total e uso de medicamentos que aumentam as perdas de magnésio.

Pacientes com trauma craniano e injúria cerebral têm alto risco de hipomagnesemia pela poliúria induzida por essa condição.

Hipomagnesemia tem sido observada em pacientes submetidos a cirurgias sobre o tórax, abdominais e tireoidianas.

A hipermagnesemia, condição rara, associa-se principalmente à insuficiência renal. Nas condições graves, manifesta-se com hipotensão, depressão respiratória e parada cardiorrespiratória.

Os sinais e sintomas relacionados às alterações do magnésio incluem náuseas e vômitos; fraqueza, tetania e fasciculações musculares; convulsões; prolongamento do espaço PR, diminuição da onda T e arritmias, como a *torsades de pointes*; hipocalcemia e hipomagnesemia; delírio; distúrbio do metabolismo da glicose; e desordens vasculares.

Obstetrícia

Apesar de incerto o mecanismo de ação, o efeito de prevenção da eclâmpsia pelo magnésio é multifatorial. Ele atuaria como vasodilatador de vasos periféricos e cerebrais, diminuindo a resistência vascular ou aliviando a vasoconstricção.

A ação anticonvulsionante é controversa. Pela ação do magnésio sobre a junção neuromuscular, este poderia mascarar os sinais externos, porém não impediria um estado de mal não convulsivo, deixando de tratar, desse modo, a causa da convulsão no SNC. A possível ação do magnésio sobre a convulsão estaria relacionada à sua capacidade antagonista sobre os receptores do glutamato e do NMDA que, uma vez estimulados, têm sido descritos como responsáveis, na gestante, pelas convulsões.

Asma e doença pulmonar obstrutiva crônica (DPOC)

Pacientes com exacerbação de asma ameaçadora à vida e aquela que se mantém por mais de 1 hora em crise grave, apesar da terapêutica convencional, têm se beneficiado do uso de magnésio, considerado classe 2A.

Arritmias

Apesar de não ser considerada uma medicação antiarrítmica clássica, o magnésio pode converter algumas arritmias graves. Níveis séricos baixos de magnésio têm sido correlacionados com estados pró-arritmogênicos. Pelo fato de o magnésio ter papel essencial na eletrofisiologia cardíaca, concentrações séricas alteradas podem contribuir para o desenvolvimento de várias arritmias. Existe uma clara recomendação para o seu uso em síndromes com intervalo QT longo, nas arritmias associadas ao uso de digoxina e em episódios de *torsades de pointes*. Outra indicação de seu uso ainda não unânime seria na profilaxia de fibrilação atrial no pós-operatório de cirurgias cardíacas.

Efeitos colaterais

Em geral são pouco expressivos. A infusão venosa pode provocar dor ou sensação de queimação, induzir agitação, provocar náusea e levar a um quadro de sonolência. Alguns pacientes podem experimentar cefaleia, vertigem, fraqueza muscular, aumento da perda sanguínea, hipotensão e bradicardia.

O uso de magnésio via oral pode se associar a náuseas, vômitos e diarreia.

Nos casos de reposição exagerada, o magnésio pode ter efeitos de magnitude variáveis, de leve a graves, que incluem sede, fraqueza muscular, hipotensão, depressão respiratória, arritmias, choque e parada cardíaca. Essas complicações ocorrem devido à janela estreita entre a dosagem terapêutica e a tóxica.

Os riscos de efeitos colaterais diminuem quando se adotam medidas de monitorização constante dos reflexos patelares, da frequência respiratória, da creatinina sérica, da diurese e dos níveis séricos de magnésio. Valores acima de 5 a 7 mmol/L se correlacionam com o aparecimento de efeitos colaterais.

Interações medicamentosas

O magnésio tem várias interações medicamentosas (**Tabela 63.1**).

Hipermagnesemia

Definição

Concentrações séricas de magnésio acima de 2,4 mg/dL.

Causas

- Administração exógena
  - Laxantes
  - Antiácidos
  - Catárticos

Tabela 63.1 *Interações medicamentosas com o magnésio*

Substância	Efeito
Bloqueadores de canais de cálcio	Magnésio aumenta efeito hipotensor
Digoxina	Magnésio diminui ação da digoxina Digoxina diminui nível sérico de magnésio
Prednisona	Diminui níveis séricos de magnésio
Bloqueadores neuromusculares	Magnésio aumenta ação
Diuréticos de alça	Diminuem os níveis séricos de magnésio
Diuréticos poupadores de potássio	Aumentam os níveis séricos de magnésio
Antibióticos	Aminoglicosídeos diminuem nível sérico do magnésio Magnésio diminui a absorção gastrointestinal de quinolonas e tetraciclinas

- Solução parenteral
- Tratamento da pré-eclâmpsia
- Tratamento de arritmias
- Tratamento da asma grave

- Insuficiência renal aguda
- Diminuição da eliminação
  - Anticolinérgicos
  - Narcóticos
  - Constipação crônica
  - Obstrução intestinal
  - Hipomotilidade intestinal
  - Dilatação gástrica
  - Colite
- Síndrome da lise tumoral
- Rabdomiólise
- Hipotireoidismo
- Hiperparatireoidismo
- Insuficiência adrenal
- Desidratação grave

- Crise hiperglicêmica associada à hiperosmolaridade
- Terapia por lítio
- Lesão tecidual excessiva como na sepse grave e queimaduras extensas

Manifestações clínicas

Geralmente se relacionam com os níveis séricos. São mais evidentes quando os valores excedem 5 mg/dL. A clínica pode se tornar mais exuberante quando da presença de outros distúrbios eletrolíticos ou metabólicos como na hipocalcemia, hiperpotassemia e uremia.

As manifestações clínicas por sistemas estão apresentadas, de forma esquemática, na **Tabela 63.2**.

Tabela 68.2 *Sinais e sintomas da hipermagnesemia por sistemas*

Sistema	Sinais e sintomas
Manifestações gerais	◗ Rubor cutâneo ◗ Tonturas
Neurológico	◗ Sedação ◗ Estupor ◗ Coma
Neuromuscular	◗ Fraqueza ◗ Desaparecimento reflexos tendíneos ◗ Prolongamento do bloqueio neuromuscular
Cardiovascular	◗ Hipotensão ◗ Vasodilatação ◗ Bradicardia ◗ Arritmias ◗ Prolongamento do intervalo PR ◗ Alargamento do QRS ◗ Bloqueios AV ◗ Parada cardíaca
Respiratório	◗ Broncodilatação ◗ Depressão respiratória ◗ Dificuldade desmame da ventilação mecânica
Gastrointestinal	◗ Náuseas ◗ Vômitos ◗ Diarreia
Hematológico	◗ Distúrbio de coagulação

As manifestações clínicas guardam estreita relação com o nível sanguíneo de magnésio.

A relação desses com os níveis sanguíneos com as respectivas manifestações clínicas estão sumarizados na **Tabela 63.3**.

Tratamento

Baseia-se, inicialmente, na interrupção da administração de magnésio. Os passos seguintes dependerão das manifestações clínicas, dos níveis séricos de magnésio e da função renal. Pacientes com sintomas leves e função renal normal necessitam apenas de observação. Nos casos em que os sintomas são mais proeminentes, a infusão de solução salina (1 L/hora) associada a diuréticos de alça (furosemida 20 a 40 mg, via endovenosa (EV)) pode ser usada para diminuir os níveis séricos de magnésio ou mesmo como medida inicial enquanto o acesso à hemodiálise está sendo providenciado. Nos casos graves, a administração de cálcio, suporte ventilatório, suporte cardiovascular e redução dos níveis séricos são os pilares do tratamento. Na hipermagnesemia grave que cursa na presença de insuficiência renal, com falência respiratória ou com falência cardiovascular (choque e arritmias), a hemodiálise é o tratamento de escolha. Essa deve ser precedida pela infusão venosa de 100 a 200 mg de cálcio por meio de soluções

Tabela 68.3 *Relação aproximada entre os níveis sanguíneos de magnésio e manifestações clínicas observadas. Os valores apresentados são referenciais e variações podem ocorrer para cima ou para baixo na escala apresentada*

Níveis sanguíneos	Manifestações clínicas
3 a 4 mg/dL	Náuseas Vômitos Fraqueza muscular Rubor cutâneo
4 a 5 mg/dL	Hiporreflexia
5 a 6 mg/dL	Perda dos reflexos tendíneos Hipotensão Alterações eletrocardiográficas
Acima de 9 mg/dL	Depressão respiratória Bloqueio cardíaco
Entre 10 e 15 mg/dL	Parada cardíaca Morte

de gluconato de cálcio a 10% (93 mg por ampola) ou de cloreto de cálcio a 10% (360 mg por ampola). Doses adicionais podem ser necessárias ou mesmo infusão contínua de 2 a 4 mg/kg/hora. Solução de glicose (25 g) e insulina (10 unidades) pode ser usada para se diminuir os níveis sanguíneos de magnésio. O uso de diurético requer algum cuidado, em especial com os níveis de cálcio e potássio no sangue, para se evitar distúrbios eletrolíticos que podem piorar o quadro da hipermagnesemia.

Hipomagnesemia

Definição

Concentrações séricas de magnésio abaixo de 1,5 mg/dL.

Causas

- Perda renal
  - Falência renal aguda e crônica
  - Necrose tubular aguda
  - Nefropatia intersticial
  - Pielonefrite crônica
  - Glomerulonefrite crônica
  - Diurese após descompressões da via urinária
  - Transplante renal
- Perda gastrointestinal
  - Vômitos
  - Sonda nasogástrica em drenagem
  - Diarreia crônica
  - Fístulas intestinais
  - Ileostomias
  - Síndrome do intestino curto
  - Síndromes desabsortivas
  - Desnutrição proteicocalórica
  - Pancreatite aguda
  - Nutrição parenteral total
  - Síndrome de realimentação
- Perdas pela pele

   - Queimaduras extensas
   - Necrólise epidérmica tóxica
- Alterações endócrinas
   - Diabetes melito
   - Hipertireoidismo
   - Hiperparatireoidismo
   - Hiperaldosteronismo
   - Porfiria
- Alterações congênitas
   - Hipotireoidismo materno
   - Hiperparatireoidismo materno
   - Diabetes materno
   - Hipomagnesemia familiar
- Drogas
   - Aminoglicosídeos
   - Anfotericina
   - Beta-agonistas
   - Diuréticos de alça
   - Teofilina
   - Cisplatina
   - Ciclosporina
   - Insulina
- Gravidez
- Abuso de álcool
- Acidose metabólica (p. ex.: cetoacidose diabética)

Manifestações clínicas

As manifestações clínicas da hipomagnesemia não são específicas e podem ser confundidas com outras anormalidades metabólicas. Um aspecto relevante da hipomagnesemia é a possibilidade de estar associada a outras alterações eletrolíticas como a hipopotassemia, hipocalcemia e hipofosfatemia. A hipoalbuminemia pode levar a um falso diagnóstico de hipomagnesemia.

As manifestações clínicas por sistemas estão apresentadas, de forma esquemática, nas **Tabela 63.4**.

Tabela 63.4 *Sinais e sintomas da hipomagnesemia por sistemas*

Sistemas	Sinais e Sintomas
Manifestações gerais	Ansiedade Confusão Depressão Psicose
Neurológico/neuromuscular	Vertigem Disartria Disfagia Ataxia Câimbras Hiperreflexia Mioclônus Sinal de Chvostek Sinal de Trousseau Nistagmo Convulsão Coma
Cardiovascular	Palpitações Arritmias Hipertensão Angina Intoxicação digitálica Intervalos PR e QT prolongados Onda T apiculada ou invertida Depressão do segmento ST Ondas U
Respiratório	Laringoespasmo
Complicações fatais	Arritmias ventriculares Vasoespasmo coronariano Laringoespasmo

Tratamento

A gravidade dos sintomas determina o tratamento. A maioria dos episódios de hipomagnesemia em terapia intensiva é assintomática. Teoricamente, os sinais e sintomas deveriam aparecer quando os níveis séricos de magnésio atingissem valores inferiores a 1,2 mg/dL. Nos casos sintomáticos, a reposição deve almejar os valores normais máximos (2,4 mg/dL), em especial nos pacientes com arritmias e convulsões. A dose recomendada por boa parte dos autores em casos leves é de 2 g de sulfato de magnésio a 50% em 10 minutos e uma dose de manutenção de 0,5 g por hora, durante 6 horas. A dose de manutenção pode ser substituída por infusões em bolo de 1 g a cada hora por 4 horas consecutivas. Em pacientes com insuficiência renal, a dose deve ser diminuída à metade. Lembrar que é impossível infundir o sulfato de magnésio diluído em solução salina a 0,9% ou solução glicosada a 5%. A infusão pode ser feita em veia periférica exceto quando a concentração for superior a 20 mmoL/100 mL quando um acesso venoso profundo deve ser obtido.

Na **Tabela 63.5**, apresentam-se formas de reposição de magnésio em algumas situações clínicas.

Tabela 68.5 *Sugestão de doses para algumas situações clínicas. As doses podem e devem ser modificadas em decorrência do quadro clínico e da resposta à infusão*

Situação clínica	Dosagens
Pré-eclâmpsia/ Eclâmpsia	Sulfato de magnésio a 50% 4 g EV em 5 a 10 minutos seguidos de 1 g/hora por pelo menos 24 horas. Uma segunda dose de 2 g em 15 a 20 minutos deve ser dada no caso de ocorrerem crises convulsivas ou aumentar a infusão para 2 g/hora.
Asma aguda grave	Sulfato de magnésio a 50% 2,5 g EV em 5 a 10 minutos seguido de 10 a 25 g em 24 horas, dependendo da gravidade e evolução.
Fibrilação/*Flutter* atrial	Sulfato de magnésio a 50% 2,5 g EV em 5 a 30 minutos, dependendo da gravidade, seguido de uma infusão objetivando uma concentração plasmática do valor normal menor (1,5 mg/dL).
Torsades de pointes	Sulfato de magnésio a 50% 2,5 g EV em 5 a 10 minutos seguido de 10 a 25 g em 24 horas, de acordo com a evolução.

Bibliografia

1. Chang WTW, Radin B, McCurdy MT. Calcium, magnesium, and phosphate abnormalities in the emergency department. Emergency Medicine Clinics of North America. 2014; 32:349-66.
2. Czarnetzki C, Lysakowski C, Elia N, et al. Time course of rocuronium-induced neuromuscular block after pre-treatment with magnesium sulphate. A randomized study. Acta Anaesthesiologica Scandinavica. 2010; 54:299-306.
3. Dibaba DT, Xun P, He K. Dietary magnesium intake is inversely associates with serum C-reactive protein levels: meta-analysis and systematic review. European Journal of Clinical Nutrition. 2014; 68:510-6.
4. Herroeder S, Schönherr ME, De Hert SG, et al. Magnesium. Essentials for anesthesiologists. Anesthesiology. 2011; 114(4):971-93.
5. James MFM. Magnesium in obstetrics. Best Practice & Research Clinical Obstetrics and Gynaecology. 2010; 24:327-37.
6. Morisaki H, Yamamoto Y, Moreta Y, et al. Hypermagnesemia-induced cardiopulmonary arrest before induction of anesthesia for emergency cesarean section. Journal of Clinical Anesthesia. 2000; 12:224-6.
7. Saritas TB, Borazan H, Okesli S, et al. Is intra-articular magnesium effective for postoperative analgesia in arthroscopic shoulder surgery? Pain Research & Management. 2015; 20(1):35-8.
8. Sedighinejad A, Haghighi M, Nabi BN, et al. Magnesium sulfate and sufentanil for patient-controlled analgesia in orthopedic surgery. 2014; 4(1);e11334.
9. Taheri A, Haryalchi K, Ghanaie MM, et al. Clinical study effect of low-dose (single-dose) magnesium sulfate on postoperative analgesia in hysterectomy patients receiving balanced general anesthesia. Anesthesiology Reseach and Practice. 2015; 306145.

64

Distúrbios do Potássio

Ítalo Bruno dos Santos Sousa
Paulo Ricardo Gessolo Lins
Roberto Camargo Narciso

Introdução

O potássio é o mais importante íon do espaço intracelular, onde sua concentração normal é de 100 a 150 mEq/L. A quantidade média estimada de potássio corporal é cerca de 50 mEq/kg, de cujo total 90% localizam-se no espaço intracelular, por conta da atividade da bomba Na-K-ATPase. O íon potássio é o principal responsável pela manutenção do volume intracelular, do mesmo modo que o sódio constitui o principal cátion do espaço extracelular.

Variações nos níveis do cátion, especialmente no espaço extracelular, podem levar a importantes perturbações funcionais das células cardíacas, dando origem a arritmias potencialmente fatais, motivo pelo qual sua concentração deve ser mantida dentro de limites estreitos, entre 3,5 e 5,5 mEq/L.

A excreção acontece de fato por secreção ativa do íon nos segmentos distais do néfron. Esta secreção é influenciada pelos fatores descritos na **Tabela 64.1**.

Hipercalemia

Definição e epidemiologia

Considera-se hipercalemia valores séricos de potássio acima de 5,5 mmol/L. Em pacientes críticos, este distúrbio é menos frequente do que a hipocalemia, contudo oferece complicações mais sérias.

Causas

A **Tabela 64.2** mostra as principais etiologias.

Tabela 64.1 *Fatores determinantes da excreção de potássio*
Desequilíbrio ácido-básico: na acidose há aumento da concentração extracelular de potássio devido à troca deste pelo íon próton, que é internalizado na tentativa de tamponar o excesso de íons hidrogênio no espaço extracelular. Na alcalose, por outro lado, ocorre o contrário. De maneira geral, podemos dizer que nos distúrbios metabólicos (alcaloses e acidoses) a variação média de 0,1 ponto no pH leva a uma variação de 0,5 mEq/L no potássio sérico. De modo ainda não totalmente elucidado, distúrbios respiratórios apresentam efeitos mínimos sobre o influxo e efluxo de potássio nas células.
Fluxo intraluminal: sódio, água e outros osmóis no lúmen tubular distal ativam a ação de canais de secreção de potássio específicos de alta condutância (Big K).
Ânions não cloreto excretados e apresentados no lúmen distal, gerando aumento do gradiente eletroquímico favorável para excreção de potássio (diurese osmótica)
Condições respectivas de excesso ou escassez de potássio interferem na maior ou menor atividade da Na-K-ATPase, na tentativa de normalizar o gradiente transmembrana.

Tabela 64.2 *Principais causas de elevação da concentração do potássio sérico*	
Pseudo-hipercalemia	**Aporte excessivo**
1. Coleta de sangue não apropriada (torniquete) **2.** Hemólise (*in vitro*)* **3.** Aumento exagerado do número de leucócitos ou plaquetas	**1.** Administração oral ou intravenosa **2.** Drogas contendo K^+: penicilina cristalina (1,7 mEq/mUI) **3.** Transfusão de sangue estocado
Desvio do potássio para o extracelular	**Diminuição da excreção renal**
1. Acidose (metabólica, principalmente)* **2.** Lesão tecidual: trauma, queimadura, rabdomiólise* **3.** Síndrome da lise tumoral (SLT) **4.** Hiperosmolalidade **5.** Succinilcolina **6.** Superdosagem de digitálico **7.** Betabloqueadores **8.** Paralisia periódica hipercalêmica **9.** Exercícios intensos	**1.** Insuficiência renal aguda oligúrica* **2.** Insuficiência renal crônica* **3.** Insuficiência adrenal: doença de Addison, adrenalectomia bilateral **4.** Hipoaldosteronismo*: hiporreninêmico, defeitos enzimáticos específicos, pseudo-hipoaldosteronismo **5.** Adrenalectomia bilateral **6.** Acidose tubular renal tipo IV **7.** Drogas: diuréticos poupadores de potássio*, IECA/BRA/Inibidores da Renina*, AINEs, heparina, trimetoprim, ciclosporina, tacrolimus, pentamidina, propofol

*Causas frequentes nos serviços de emergência.

Quadro clínico

As oscilações na concentração sérica de potássio geram alterações na excitabilidade e no potencial de membrana das células, o que determina que as principais manifestações clínicas deste distúrbio também sejam musculares e cardíacas.

Os sintomas da hipercalemia são escassos e manifestam-se apenas quando o quadro é grave, com hipercalemia maior que 7 mEq/L, com exceção dos casos muito agudos. O paciente pode apresentar desde fraqueza ascendente progressiva até paralisia flácida, que normalmente não atinge a musculatura respiratória, pares cranianos nem esfíncteres.

A presença de qualquer alteração eletrocardiográfica associada com hipercalemia deve ser tratada imediatamente (**Figura 64.1**).

Abordagem diagnóstica

Hipercalemia de início abrupto sempre deve direcionar a hipótese para liberação do potássio intracelular, como na rabdomiólise e lise tumoral. História e exame clínico ajudam também a diferenciar entre as três causas mais comuns de hipercalemia decorrentes de prejuízo na excreção renal:

- Diminuição da oferta renal de sal e água, que ocorre frequentemente em estados de baixo volume circulante efetivo, como ICC descompensada e síndrome nefrótica, nos quais geralmente há edema e má distribuição de fluidos;
- Hipoaldosteronismo de qualquer causa, que pode apresentar-se sem nenhum estigma específico.

Exames subsidiários são indicados conforme mecanismo etiológico principal. Além da dosagem do potássio sérico, deve-se solicitar ureia, creatinina, hemograma, CPK, sódio, cálcio, fósforo, marcadores de hemólise, solutos urinários, osmolaridade sérica e urinária, entre outros. Eletrocardiograma deve necessariamente ser providenciado o quanto antes.

A avaliação do gradiente transtubular de potássio (TTKG) também faz parte do arsenal para a diferenciação da etiologia dos quadros de hipercalemia. A seguir, algoritmo com abordagem recomendada em Departamento de Emergência (**Figura 64.2**).

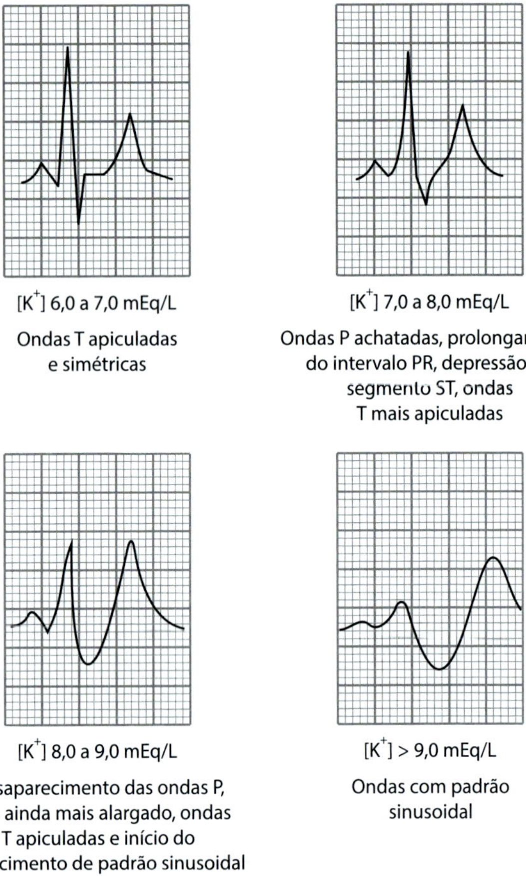

Figura 64.1 *Alterações eletrocardiográficas associadas à hipercalemia.*

Tratamento

Terapia imediata deve ser instituída se houver alterações eletrocardiográficas ou potássio > 7 mEq/L. O tratamento tem três frentes principais:

- Estabilizar o potencial de membrana agudamente;
- Deslocar o potássio para o compartimento intracelular;
- Reduzir os estoques totais de potássio corporais (**Tabela 64.3**).

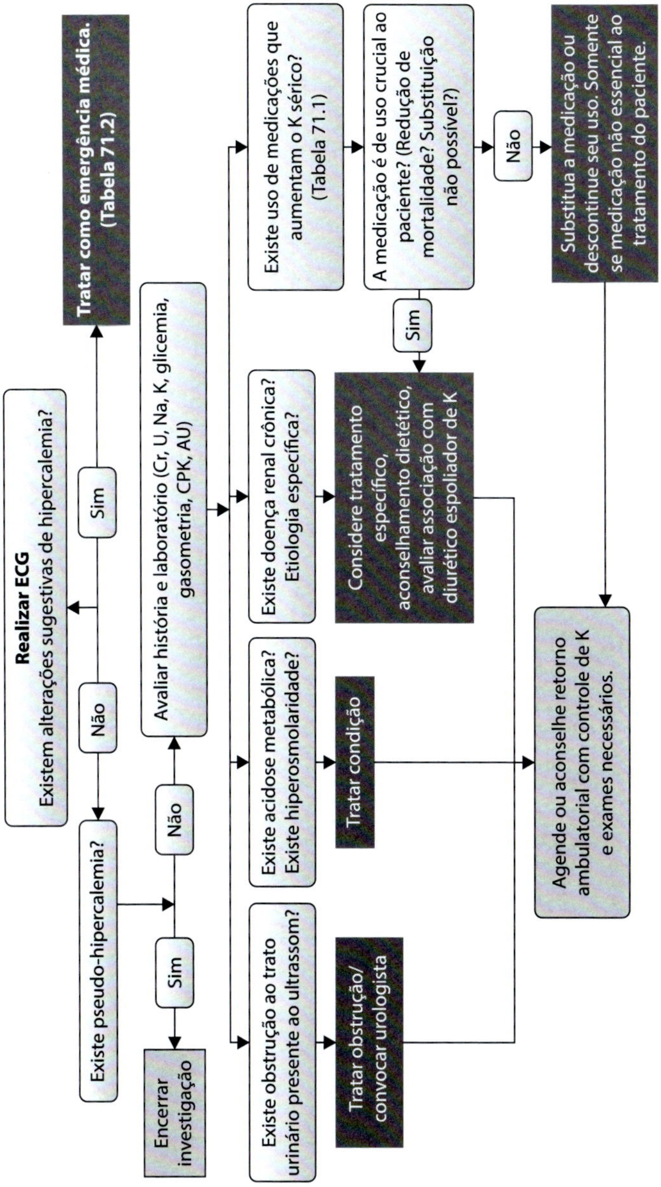

Figura 64.2 *Abordagem da hipercalemia em pronto-socorro.*

Tabela 64.3 *Tratamento agudo da hipercalemia*

Medida	Dose	Início	Duração do efeito	Mecanismo
Gluconato de cálcio (10%)	10 a 20 ml IV	1 a 3 minutos	30 a 60 minutos	Estabiliza a membrana plasmática do miócito
Insulina e glicose	10 UI de insulina + 25 g de glicose (50 ml GH 50%) IV	15 a 30 minutos	4 a 6 horas	Influxo intracelular de K^+
Bicarbonato de sódio	1 mEq/kg (1 mL/kg da solução a 8,4%) IV	5 a 10 minutos	1 a 6 horas	Influxo intracelular de K^+
Fenoterol	2,5 mg (10 gotas) via inalatória	15 a 20 minutos	2 a 4 horas	Influxo intracelular de K^+
Salbutamol	2,5 mg (10 gotas) via inalatória	15 a 20 minutos	2 a 4 horas	Influxo intracelular de K^+
Furosemida	20 a 80 mg até 1 mg/kg IV	60 minutos	4 a 6 horas	Aumento da excreção de K+ em pacientes com diurese presente
Poliestirenossulfonato de cálcio (Sorcal®)*	15 a 30 g diluídos em água ou manitol, via oral (preferível) ou enema	> 2 horas	2 a 6 horas	Troca de Na+ por K+, que é excretado pelas fezes
Hemodiálise	-	Imediato	2 a 8 horas	Retirada imediata de K+ do meio extracelular

*Evitar em pacientes com risco para necrose intestinal, íleo adinâmico ou hipovolêmicos, por relato de perfuração intestinal.

Estabilização aguda do potencial de membrana

Este efeito é obtido prontamente pelo gluconato de cálcio, que não reduz calemia, mas protege o coração de arritmias malignas. Indicado em situações em que há risco iminente de vida. Usualmente, é aplicado em situações em que há hipercalemia grave com risco iminente de vida, exigindo monitorização cardíaca contínua durante administração. Repetimos infusão a cada 5 minutos enquanto persistirem as alterações no ECG. Extrema precaução deve ser tomada em pacientes com intoxicação digitálica, pois a hipercalcemia pode agravar sintomas.

Internalização do potássio extracelular

Este efeito pode ser obtido por meio de solução polarizante contendo insulina e glicose. Terapia efetiva deve reduzir a calemia em torno de 0,5 a 1,5 mEq/L e persiste por cerca de 4 horas, período a partir do qual pode ser repetida.

Outra possibilidade é o uso de beta-2 agonistas, geralmente através do preparo de fenoterol ou salbutamol via inalação. Há potencial de redução da calemia em torno de 0,5 a 1,5 mEq/L. Pode ser repetida a cada 4 horas.

A terceira opção é elevar o pH sistêmico através da infusão de bicarbonato de sódio. Os pacientes com maior benefício potencial são os portadores de acidose metabólica ou em situações de parada cardiorrespiratória (PCR) por hipercalemia. Há risco de sobrecarga volêmica, hipocalcemia e acidose liquórica paradoxal induzidas pela medicação.

Eliminação corporal do potássio

Diurético de alça para pacientes que mantêm débito urinário é medida rápida e eficaz para a redução do potássio corporal total. Pode ser administrada furosemida, por via intravenosa, na dose de 0,5 a 1 mg/kg a intervalos de 4 horas.

Resinas de troca como o poliestirenossulfonato de cálcio (Sorcal®), administradas por via oral ou na forma de enema, ligam-se ao potássio intestinal e impedem sua absorção. Deve ser administrado com manitol para efeito catártico adicional ou diluído em pequenas quantidades de água. Atualmente, o benefício desta classe é questionável, de pouca aplicação nos casos emergenciais e de custo-benefício duvidoso.

Para pacientes oligúricos ou refratários às medidas iniciais, a diálise é a única opção disponível. A hemodiálise consegue remover cerca de 25 a 50 mEq de potássio/hora, enquanto na diálise peritoneal apenas 10 a 15 mEq/hora.

Hipocalemia

Definição e epidemiologia

A hipocalemia é mais comum do que a hipercalemia e é definida a partir de níveis séricos de potássio menores que 3,5 mEq/L. Na maioria dos casos é silenciosa, porém em cerca de 25% das vezes atinge concentrações menores que 3 mEq/L, nível a partir do qual manifestações clínicas podem aparecem.

Causas

As principais causas são listadas na **Tabela 64.4**.

Quadro clínico

Como o potássio é o cátion mais abundante no intracelular, é de se esperar que a hipocalemia produza distúrbios em múltiplos órgãos e sistemas. Os principais sintomas decorrem de aberrações na polarização das membranas que afetam a função dos tecidos neural e muscular. Os sinais e sintomas habitualmente não aparecem até que a deficiência seja significativa.

Quanto à musculatura esquelética, temos primeiramente o aparecimento de fraqueza na musculatura das pernas, depois do tronco e, finalmente, dos músculos respiratórios. O grau extremo de depleção culmina em arreflexia generalizada, paralisia flácida e morte por insuficiência respiratória.

No músculo cardíaco, a hiperexcitabilidade celular aumenta a automaticidade dos miócitos e prolonga o período refratário destas células, favorecendo arritmias como batimentos atrial e ventricular prematuros, bradicardia sinusal, taquicardia atrial paroxística ou juncional, BAV, TV, FV. As alterações eletrocardiográficas mais características são: depressão de ST, diminuição da amplitude de T, aumento da amplitude da onda U em derivações precordiais (**Figura 64.3**). Neste contexto, a associação entre hipocalemia e hipomagnesemia merece atenção especial, principalmente entre os pacientes tratados com medicações que prolongam intervalo QT, pois esta interação favorece o aparecimento de *torsade de pointes*.

Tabela 64.4 *Principais causas de redução da concentração do potássio sérico*

Aporte reduzido	Aumento da excreção renal
• Administração oral ou intravenosa reduzida	1. Hiperaldosteronismo primário: adenoma, carcinoma 2. Hiperaldosteronismo secundário: hipertensão acelerada, estenose de artéria renal, nefrite intersticial, depleção de volume e estados edematosos (insuficiência cardíaca, cirrose e síndrome nefrótica), tumor secretor de renina. 3. Pseudo-hiperaldosteronismo: síndrome de Liddle, síndrome de excesso aparente de mineralocorticoide. 4. Hiperplasia adrenal congênita (deficiência de 11-hidroxilase ou 17-hidroxilase). 5. Síndrome de Cushing (endógena ou exógena). 6. Distúrbios túbulo-intersticiais: acidose tubular renal distal (tipo I), acidose tubular renal proximal (tipo 2), nefrite perdedora de sal, poliúria, síndrome de Bartter, síndrome de Gitelman. 7. Induzida por drogas: diuréticos tiazídicos*, de alça* e os inibidores da anidrase carbônica, extrato de alcaçuz (ácido glicirrízico), intoxicação por bário, intoxicação por césio, ânions não reabsorvíveis (penicilinas, cetoácidos), bicarbonato de sódio, aminoglicosídeos, anfotericina B. 8. Diurese osmótica: hiperglicemia, manitol. 9. Hipomagnesemia
Desvio do potássio para o intracelular	
• Alcalose* • Infusão de glicose • Insulina • Estados hiperadrenérgicos • Tireotoxicose • Envenenamento por bário • Paralisia familiar periódica hipocalêmica • Leucemias agudas • Síndrome da realimentação • Recuperação de anemias megaloblásticas	
Perda extrarrenal excessiva	
1. Sudorese abundante 2. Gastrointestinal: vômitos, drenagem biliar, pancreática e intestinal, fístulas e ostomias, tumores neuroendócrinos, diarreia volumosa, síndromes disabsortivas, uso de laxativos, adenoma viloso de cólon. 3. Ureterossigmoidostomia	

*Etiologias frequentes no Departamento de Emergência.

Abordagem diagnóstica

A abordagem do paciente com hipocalemia deve enfatizar a história clínica, o uso de medicações, sintomas que sugiram fonte de perda como vômitos e diarreia, e antecedentes de doenças associadas. Do mesmo modo, no exame físico devem ser verificados

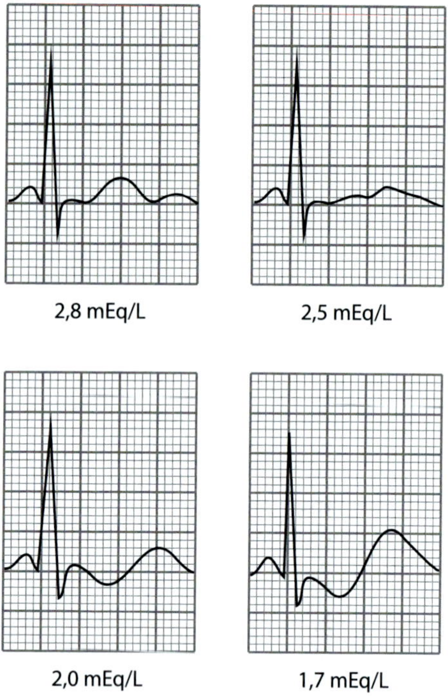

Figura 64.3 *Traçados eletrocardiográficos compatíveis com hipocalemia.*

sinais relacionados à repleção volêmica e presença ou não de hipertensão. Avaliação da força muscular é importante para estimar a gravidade do quadro e o tipo de terapia a ser instituída, além de servir como valioso parâmetro de evolução, se aferida sistematicamente ao longo do acompanhamento. A musculatura cardíaca também deve ser acompanhada de perto com ECG seriados e monitorização contínua.

No paciente cuja origem da hipocalemia for espoliação não urinária, o rim trabalhará na tentativa de minimizar a perda deste cátion, até concentrações em torno de 15 a 20 mEq/dia (**Figura 64.4**). Por conta disso, valores maiores do que 15 mEq/dia de potássio na urina de 24 horas, bem como relação potássio/creatinina na amostra isolada maior do que 15 a 20 mEq/g de creatinina, sugerem perda extrarrenal de potássio.

Terapêutica

Urgência terapêutica pode ser reconhecida conforme nível sérico do potássio, velocidade da queda, presença de comorbidades, alterações eletrocardiográficas e sintomas. Deve ser considerada reposição mesmo nos quadros de hipocalemia distributiva se houver repercussão clínica grave (arritmia, fraqueza, rabdomiólise), com particular cuidado nestes casos para o surgimento de hipercalemia de rebote como efeito adverso do tratamento. Não obstante a resolução da urgência clínica, devemos sempre abordar a causa de base (repor magnésio, suspender diurético).

Não é fácil estimar o déficit corporal total de potássio, pois este eletrólito é estocado principalmente nos miócitos da musculatura esquelética. Conforme a massa muscular se reduz com a idade e varia com o gênero, a estimativa da quantidade total de potássio a ser reposta deve ser individualizada. De maneira geral, há uma perda média de 300 mEq/L de potássio para cada 1 mEq/L de queda na calemia (**Tabela 64.5**). Sendo assim, mesmo havendo normalização da calemia, por vezes são necessários vários dias a semanas para repletar todos os estoques de potássio do organismo.

O tratamento básico inclui cloreto de potássio (KCl) isoladamente ou combinado com diuréticos poupadores de potássio. A via de administração depende da severidade do distúrbio, da velocidade de reposição e da disponibilidade do acesso. Independentemente, é necessária monitorização frequente do potássio sérico para evitar hipercalemia, especialmente em pacientes oligúricos.

A via de administração pode ser tanto oral quanto parenteral (**Tabela 64.6**). A reposição oral pode ser feita na forma de xarope ou na de comprimido de liberação entérica. Os efeitos colaterais destes preparados incluem desde má aceitação e intolerância gástrica até perfurações intestinais em pacientes com íleo adinâmico.

Tabela 64.5 *Estimativa de déficit corporal de potássio*

$[K^+]$ sérico (mEq/L)	Déficit de K^+ (mEq)/70 kg
3,0 a 3,5	125 a 250
2,5 a 3,0	150 a 400
2.0 a 2,5	300 a 600
< 2,0	500 a 750

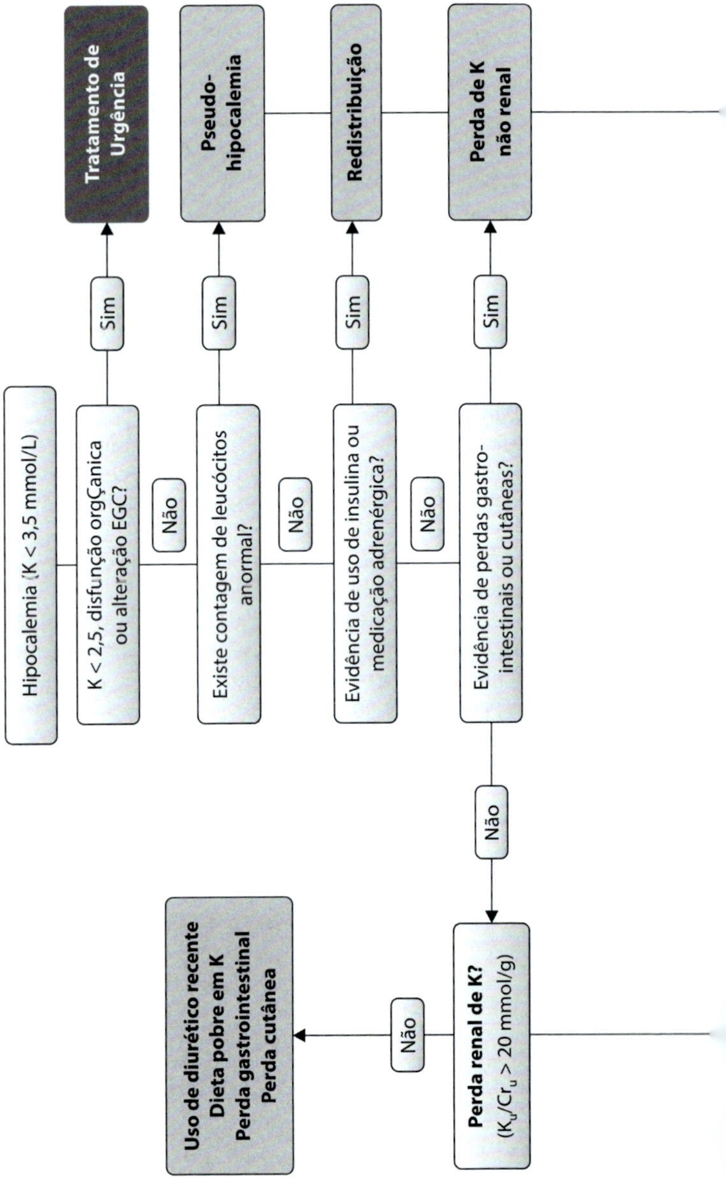
Hipocalemia (K < 3,5 mmol/L)
K < 2,5, disfunção orgÇanica ou alteração EGC?
Sim
Tratamento de Urgência
Não
Existe contagem de leucócitos anormal?
Sim
Pseudo-hipocalemia
Não
Evidência de uso de insulina ou medicação adrenérgica?
Sim
Redistribuição
Não
Evidência de perdas gastro-intestinais ou cutâneas?
Sim
Perda de K não renal
Não
Perda renal de K?
(K_u/Cr_u > 20 mmol/g)
Não
Uso de diurético recente
Dieta pobre em K
Perda gastrointestinal
Perda cutânea

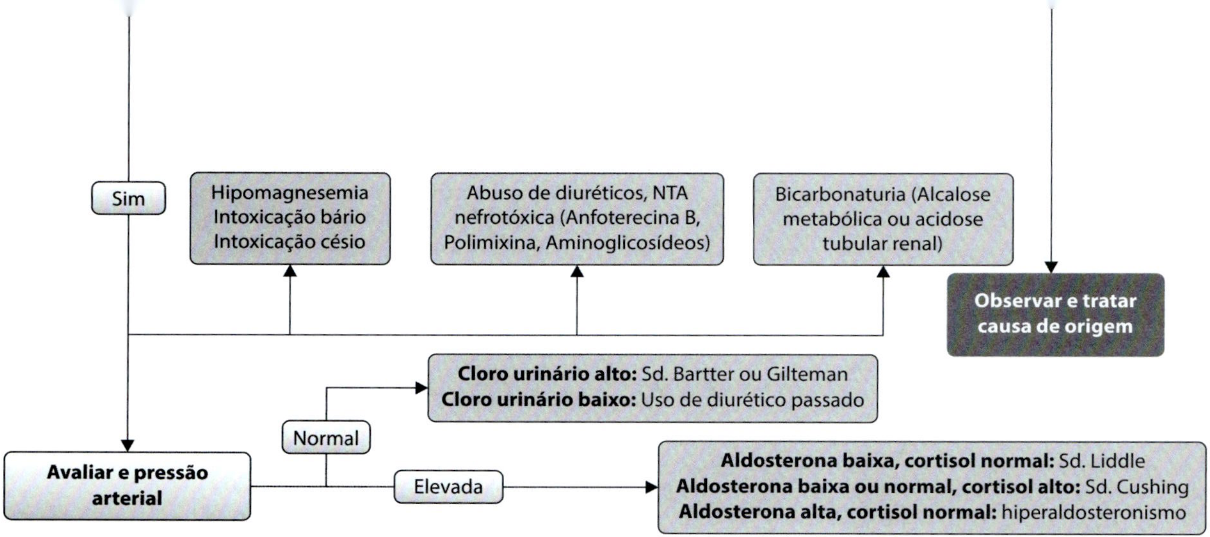

Figura 64.4 *Avaliação da hipocalemia.*

Tabela 64.6 *Tratamento agudo da hipocalemia*

Valor de [K^+]	Medicação	Concentração	Via	Dose	Intervalo
[K^+] entre 3,0 - 3,5 mEq/L	Xarope de KCl a 6% (Enila®)	8 mEq/10 mL	Oral	15 a 30 mL	8 em 8 horas a 6 em 6 horas
	Drágeas de KCl (Slow-K®)	8 mEq/drágea	Oral	1 drágea	8 em 8 horas a 6 em 6 horas
[K^+] abaixo de 3,0 mEq/L ou ausência de via oral	KCl 19,1% 8 ml + SF 0,9% 492ml	40 mEq/L	Venosa periférica	500 mL	Em 4 a 6 horas
	KCl 19,1% 16 ml + SF 0,9% 484ml	80 mEq/L	Venosa central	500 mL	Em 1 a 4 horas
Arritmias malignas ou PCR por hipocalemia	KCl 19,1% 4ml + SF 0,9% 96ml	10 mEq/100 mL	Venosa	100 mL	Em 5 a 10 minutos, seguida de infusão gradual
Hipomagnesemia	$MgSO_4$ 10% 20ml + SF0,9% 230ml	64 mEq/L	Venosa	250 ml	Em 2 a 4 horas

Quando houver comprometimento da função gastrointestinal, nível sérico de potássio abaixo de 3,0 mEq/L ou sinais e sintomas, a terapia parenteral deve ser preferida. A preparação mais usada é KCl 19,1%, na qual cada mL possui 2,5 mEq. A administração endovenosa deve ser preparada em uma solução de soro fisiológico 0,9%, com concentração final de 40 a 60 mEq/L e infundida em 4 a 6 horas, se for usada veia periférica, pois concentrações maiores causam flebite e esclerose da veia. Soluções mais concentradas devem ser infundidas em veia central em concentrações de 80 a 120 mEq/L, cuja velocidade de infusão não deve exceder 40 mEq/h. Em casos extremos, com hipocalemia grave e risco iminente de parada cardíaca, podem ser infundidos até 100 mEq/h, com monitorização eletrocardiográfica intensiva. Espera-se em média que 20 mEq de KCl elevem o nível sérico de potássio em cerca de 0,25 mEq/L.

Bibliografia

1. Einhorn LM, Zhan M, Hsu VD, et al. The frequency of hyperkalemia and its significance in chronic kidney disease. Arch Intern Med 2009; 169:1156-62.
2. Kosiborod M, Rasmussen HS, Lavin P, et al. Effect of sodium zirconium cyclosilicate on potassium lowering for 28 days among outpatients with hyperkalemia: the HARMONIZE randomized clinical trial. JAMA 2014.
3. Kovesdy CP. Management of hyperkalaemia in chronic kidney disease. Nat Rev Nephrol 2014; 10:653-62.
4. Malnic G, Giebisch G, Muto S, Wang W, Bailey MA, Satlin LM. Regulation of K+ excretion. In: Alpern RJ, Caplan MJ, Moe OW, eds. Seldin and Giebisch's the kidney: physiology and pathophysiology. 5th ed. London, 2013; 1659-716.
5. Mount DB, Zandi-Nejad K. Disorders of potassium balance. In: Taal MW, Chertow GM, Marsden PA, Skorecki KL, Yu ASL, Brenner BM, eds. The kidney. 9th ed. Philadelphia: Elsevier, 2012:640-88.
6. Packham DK, Rasmussen HS, Lavin PT, et al. Sodium zirconium cyclosilicate in hyperkalemia. N Engl J Med 2015; 372:222- 31.
7. Persson F, Rossing P. Sequential RAAS blockade: is it worth the risk? Adv Chronic Kidney Dis 2014; 21:159-65.
8. Rose BD, Post TW. Clinical physiology of acid-base and electrolyte disorders. 5th ed. New York: McGraw-Hill; 2001.
9. Weiner ID, Linus S, Wingo CS. Disorders of potassium metabolism. In: Freehally J, Johnson RJ, Floege J, eds. Comprehensive clinical nephrology. 5th ed. St. Louis: Saunders; 2014:118.
10. Weir MR, Bakris GL, Bushinsky DA, et al. Patiromer in patients with kidney disease and hyperkalemia receiving RAAS inhibitors. N Engl J Med 2015; 372:211-21.

65

Distúrbios do Fósforo

Luana Alves Tannous
Viviane Bernardes de Oliveira Chaiben
Paula Geraldes David João

Introdução

O fosfato é uma molécula inorgânica constituída por um átomo central de fósforo e quatro átomos de oxigênio. Em estado de equilíbrio, sua concentração plasmática é determinada pela habilidade renal em excretar o fosfato da dieta.

Hiperfosfatemia

A hiperfosfatemia é definida por uma dosagem de fósforo sérico maior que 4,5 mg/dL. Decorre de um balanço inadequado, em que o fosfato do fluido extracelular é maior do que o excretado por via renal. Está associada a um aumento da morbimortalidade em pacientes com insuficiência renal crônica, especialmente em decorrência de eventos cardiovasculares, que induzem alterações na camada média das artérias, levando a calcificação vascular.

Comumente ocorre devido a quatro mecanismos, a saber: aumento agudo da carga de fósforo, disfunção renal aguda e crônica, aumento primário da reabsorção deste pelo túbulo renal proximal, desvio de fosfato para o fluido extracelular.

Casos de pseudo-hiperfosfatemia podem ocorrem por alteração na aferição deste ânion, como em hiperglobulinemia (como no mieloma múltiplo), hiperlipidemia, hemólise e hiperbilirrubinemia.

Quadro clínico

Manifestações clínicas mais comuns são relacionadas a hipercalcemia, como fraqueza, anorexia, mialgia, câimbras, podendo evoluir para convulsões, tetania e arritmias graves.

Cristais de fosfato de cálcio podem causar lesão por deposição em tecidos e órgãos.

Tratamento

Deve-se identificar a causa e tratá-la de modo objetivo, para que níveis de fósforo atinjam o valor normal (2,7 a 4,5 mg/dL), além de manter o produto cálcio × fósforo menor que 55 a 60 mg/dL. A monitorização dos níveis séricos de fósforo deve ser feita a cada 24 a 48 horas, sendo indicadas coletas mais frequentes nos casos em que há sintomatologia grave ou pacientes em hemodiálise.

Em paciente com função renal preservada, infusão de solução salina leva a um aumento da excreção renal de fósforo, além diminuir o cálcio através da diluição. Em geral, nestes pacientes a normalização dos níveis de fosfato ocorre em 6 a 12 horas. Pode ser considerado o uso de acetazolamina em associação a solução salina, na dose de 15 mg/kg. Naqueles com disfunção renal, com quadro de hipocalcemia sintomática, considerar hemodiálise.

Quadros crônicos de hiperfosfatemia, como nos pacientes com insuficiência renal crônica e calcinose tumoral familiar, o tratamento é feito objetivando a diminuição da absorção de fosfato com quelantes de fósforo e dieta.

Quelantes de fósforo, como hidróxido de alumínio, sais de magnésio, carbonato ou acetato de cálcio e cloridrato de sevelamer, apresentam efeitos colaterais, diarreia e constipação e, portanto, devem ser prescritos com cautela. A seguir, a **Tabela 65.1**, demonstra algumas diferenças entre as opções de quelantes.

Tabela 65.1 *Diferenças entre as opções de quelantes*

Quelante	Poder quelante	Vantagens	Efeitos adversos
Carbonato de cálcio	Baixo	Baixo custo	• Constipação • Hipercalcemia e calcificação metastática
Acetato de cálcio	Moderado	Maior poder quelante, menor aporte de cálcio	• Constipação e náuseas • Hipercalcemia e calcificação metastática
Cloridrato de sevelamer	Moderado	Não contém cálcio ou alumínio	• Diarreia ou constipação, flatulência, náuseas e dispepsia

Hipofosfatemia

A prevalência de hipofosfatemia varia bastante, dependendo do tipo de população e da concentração de fósforo usada para definir esse quadro num dado local. Aproximadamente 5% dos pacientes hospitalizados têm níveis baixos de fósforo/fosfato (menor que 2,5 mg/dL ou 0,8 mmol/L), chegando a 30 a 50% em pacientes etilistas, com sepse grave ou trauma.

Hipofosfatemia grave (concentração menor que 1 mg/dL ou 0,32 mmol/L), com sintomatologia evidente, é bem menos comum.

Causas

Redistribuição do líquido extracelular para o intracelular

- **Aumento da secreção de insulina (principalmente por realimentação);**
- **Alcalose respiratória aguda;**
- *Hungry bone syndrome*.

Diminuição da absorção intestinal

- **Ingesta inadequada;**
- **Antiácidos com alumínio ou magnésio.**

Aumento da excreção renal

A absorção renal do fosfato ocorre no túbulo proximal (60 a 70%) e no túbulo distal (10 a 15%), via cotransportadores de sódio-fosfato por gradiente de sódio no lúmen. A regulação da reabsorção renal de fosfato depende da concentração sérica de fosfato (baixa concentração estimula receptores), do aumento do hormônio paratireoideano – hiperparatireoisdismo primário ou secundário (aumenta a excreção) – e de alguns fatores de crescimento (fosfatoninas), que diminuem a reabsorção. A deficiência de vitamina D (baixa ingesta, baixa exposição ao sol, resistência, aumento do catabolismo hepático) causa hipofosfatemia por diminuição da absorção intestinal e aumento da excreção renal.

Terapia de substituição renal

A hemodiálise pode levar à hipofosfatemia em pacientes renais crônicos por extração através do uso de altas taxas de filtração e terapia agressiva.

Quadro clínico

As manifestações clínicas da hipofosfatemia dependem da concentração, sendo mais significativas com níveis inferiores a 1 mg/dL (0,32 mmol/L), e da cronicidade.

As condições que são fatores de risco para hipofosfatemia sintomática são alcoolismo crônico, hiperalimentação endovenosa sem suplementação de fosfato, síndromes perdedoras de fosfato urinário (Fanconi e osteomalácia por tumor), ingestão crônica de antiácidos, terapia de substituição renal.

Outras causas de hipofosfatemia, por serem mais agudas, têm menor chance de causar sintomas, como cetoacidose em tratamento com insulinoterapia e hiperventilação aguda.

- **Efeitos no metabolismo mineral;**
- **Outros efeitos:** queda dos níveis de 2,3 DPG (difosfatoglicerato) nas hemácias, aumentando a afinidade do oxigênio pela hemoglobina e diminuindo a liberação de O_2 nos tecidos; queda nos níveis de ATP intracelular, prejudicando as funções dependentes de ATP:
- **Sistema nervoso central:** encefalopatia metabólica devido à queda no ATP, levando a irritabilidade, delirium, parestesias e até convulsões e coma. Em casos mais graves, pode haver mielinólise extrapontina e central.
- **Sistema cardiovascular:** pode haver prejuízo na contratilidade miocárdica pela depleção de ATP, arritmias ventriculares, infarto agudo do micárdio e aumento da necessidade de drogas vasoativas nos pós-operatórios de cirurgias cardíacas.
- **Músculos liso e esquelético:** miopatia proximal (musculatura esquelética), disfagia e íleo paralítico (musculatura lisa). Em casos de hipofosfatemia crônica "agudizada" ou sobreposta, pode haver rabdomiólise. Apesar de os níveis de CPK (creatinofosfoquinase) serem elevados na hipofosfatemia, a rabdomiólise parece acontecer especialmente nos casos de pacientes etilistas crônicos ou pacientes com hiperalimentação sem suplementação de fosfato.
- **Disfunção hematológica:** geralmente ocorre com hipofosfatemia severa (< 0,5 mg/dL), havendo aumento da rigidez na parede do eritrócito, predispondo a maior risco de hemólise, disfunção nos granulócitos e alteração na retração do coágulo e trombocitopenia, levando a hemorragia de mucosas.

Avaliação

Em geral, a causa da hipofosfatemia é evidente devido à história clínica do paciente. Se não há causa conhecida ou aparente, pode-se dosar a excreção de fosfato na urina em 24 horas, por coleta de urina de 24 horas ou cálculo da FePO4 (fração de excreção de fosfato filtrado) por amostra única de urina. (**Tabela 65.2**)

FEPO4 = [UPO4 × PCr × 100]/[PPO4 × Ucr]

UPO4 = concentração fosfato na urina

PPO4 = concentração sérica de fosfato

PCr = concentração plasmática de creatinina

Ucr = creatinina urinária

Tratamento

Alguns autores sugerem que, mesmo que os sintomas sejam raros, a não ser que o nível de fosfato seja menos que 2 mg/dL (0,64 mmol/L), o prognóstico desses pacientes é ruim. Sintomas mais severos, como rabdomiólise e fraqueza muscular, só aparecem com níveis menores que 1 mg/dL (0,32 mmol/L).

A escolha do tratamento com repleção de fosfato depende de:

- Concentração sérica;
- Presença de sintomas evidentes de hipofosfatemia;
- Possibilidade de terapia oral.
- A terapia via oral é preferida à endovenosa devido ao risco de complicações.

O tratamento da hipofosfatemia segue as seguintes recomendações:

Tabela 65.2 *Dosagem da excreção de fosfato na urina*

Excreção renal	Taxa de excreção	Causa
Baixa excreção renal	PO4 em urina de 24 horas < 100 mg ou FEPO4 < 5%	Redistribuição (síndrome de realimentação, alcalose respiratória) ou diminuição da absorção intestinal (esteatorreia, terapia com antiácido)
Alta excreção renal	PO4 em urina 24 horas > 100 mg ou FEPO4 > 5%	Hiperparatireoidismo, deficiência de vitamina D

- Assintomáticos + concentração < 2 mg/dL → terapia oral.
- Sintomáticos + concentração 1,0 a 1,9 mg/dL → terapia oral.
- Sintomáticos + concentração < 1,0 mg/dL → terapia endovenosa. Quando a concentração atingir 1,5 mg/dL, passa para via oral.

Terapia oral

- Fosfato sérico ≥ 1,5 mg/dL (0,4 mmol/L): 1 mmol/kg fósforo elementar (mínimo 40 mmol e máximo 80 mmol) 3 a 4 vezes por dia por 24 horas.
- Fosfato sérico < 1,5 mg/dL (0,4 mmol/L): 1,3 mmol/kg de fósforo elementar (máximo 100 mmol) 3 a 4 vezes por dia por 24 horas.

Casos especiais: pacientes obesos podem receber terapia inicial em dose máxima ou ajustada de acordo com o peso e altura. Pacientes com diminuição do *clearance* de creatinina devem receber metade da dose usual inicial.

O fosfato sérico deve ser dosado até 12 horas após a última dose para reavaliar a necessidade de continuar a reposição. Se os níveis se mantiverem baixos, seguir as mesmas recomendações.

Outras formas de suplementação são com leite desnatado (15 mmol por 480 mL) e barras de suplemento com fosfato de sódio ou potássio. Cada barra em geral tem 8 mmol (250 mg de fosfato). É muito importante observar a concentração desse último tipo de suplemento, uma vez que a dose errada pode causar sérias complicações.

Terapia endovenosa

Deve ser indicada para pacientes com hipofosfatemia grave sintomática ou que não tenham condições de receber terapia via oral. A terapia endovenosa é potencialmente perigosa, uma vez que pode causar precipitação com cálcio, levando a hipocalcemia, insuficiência renal aguda pelo sal de fosfato de cálcio que é formado e possíveis arritmias fatais.

Em resumo, devem-se considerar, para a terapia endovenosa:

- Gravidade da repleção do fosfato;
- Administração concomitante de glicose parenteral;
- Presença de complicações neuromusculares, cardiopulmonares ou hematológicas;
- Função renal (reduzir para metade da dose se creatinina > 2,5 mg/dL);

- Nível sérico de cálcio (se hipocalcemia, corrigir primeiro; se hipercalcemia, reduzir a dose pela metade).

A reposição endovenosa deve seguir as seguintes recomendações:

- Fosfato sérico > 1,0 mg/dL (0,4 mmol/L) -> 0,08 a 0,24 mmol/kg por 6 horas (dose máxima de 30 mmol).
- Fosfato sérico < 1,0 mg/dL -> 0,25 a 0,5 mmol/kg por 8 a 12 horas (dose máxima de 80 mmol).

O nível de fosfato deve ser medido a cada 6 horas na terapia endovenosa, e quando a concentração for maior ou igual a 1,5 mg/dL, a infusão endovenosa é substituída pela terapia via oral.

Perda de fosfato urinário

Nesses casos em que a excreção está aumentada, o tratamento é mais difícil, uma vez que o aumento da concentração sérica de fosfato pela suplementação pode aumentar mais ainda as taxas de excreção renal (mecanismo compensatório), criando um ciclo vicioso.

Nesta situação, pode ser indicado o uso de dipiridamol, que pode aumentar a reabsorção de fosfato nos túbulos renais. A dose é de 75 mg de 6 em 6 horas, com máximo efeito em 9 meses.

Bibliografia

1. Aluizio Barbosa de Carvalho, Lilian Cuppari. Controle da hiperfosfatemia na DRC Diretrizes Brasileiras de Prática Clínica para o Distúrbio Mineral e Ósseo na Doença Renal Crônica - J BrasNefrol 33; Supl1 (2011) S1-S6
2. Jason R Stubbs, MD. Alan S L Yu, MB, BChir. Stanley Goldfarb, MD. John P Forman, MD, MSc. Overview of the causes and treatment of hyperphosphatemia. Literature review current through: Jul 2015. | This topic last updated: Jul 06, 2015. Disponível em: http://www.uptodate.com/contents/overview-of-the-causes-and-treatment-of-hyperphosphatemia?source=search_result&search=hiperfosfatemia+adulto&selectedTitle=1~150#. Acesso em 14/08/2015.
3. Lederer E. Renal phosphate transporters. Curr Opinion Nephrol Hypertens 2014; 23:502.
4. Manual de Terapia Intensiva: AMIB – São Paulo: Editora Atheneu, 2014.
5. Marks J, Debnam ES, Unwin RJ. The role of the gastrointestinal tract in the phosphate homeostasis in health and cronic kidney disease. Curr Opinion Nephrol Hypertensive 2013; 22:481.
6. Ricardo Sesso, Marcos B. Ferraz. Avaliação crítica do sevelamer no tratamento da hiperfosfatemia em pacientes com insuficiência renal crônica. Rev Assoc Med Bras 2003; 49(1):103-8.
7. Stone, C. K.; Humphries, R. L. Current medicina de emergência: diagnóstico e tratamento. 7. ed. Porto Alegre: AMGH, 2013. 1024p. (Lange)
8. Weinman EJ, Ledrer ED. NHERF-1 and the regulation of renal phosphate reabsorption: a tale of three hormones. Am J Physiol Renal Physiol 2012; 303:F321.

66

Distúrbios do Equilíbrio Ácido-Base

Flávio Eduardo Nácul
Maria Fernanda Neves

Introdução

O pH plasmático é normalmente mantido em níveis próximos a 7,4 para garantir uma adequada função de células, tecidos, órgãos e sistemas. A abordagem do paciente com alterações do equilíbrio ácido-base é baseada no diagnóstico correto, identificação da causa e tratamento adequado.

Neste capítulo serão abordados os quatro tipos básicos dos distúrbios do equilíbrio ácido-base. Os distúrbios metabólicos alteram primariamente as concentrações plasmáticas de bicarbonato, enquanto os respiratórios vão alterar inicialmente as de CO_2 (**Tabela 66.1**).

Acidose metabólica

A acidose metabólica (H_1) é um distúrbio do equilíbrio ácido-base caracterizado por níveis plasmáticos reduzidos de pH e bicarbonato. A $PaCO_2$ costuma estar diminuída como consequência da hiperventilação compensatória, que é uma resposta dos pulmões para combater a acidose.

Tabela 66.1 *Os quatro distúrbios ácido-base simples*

	Alteração primária	Alteração secundária
Acidose metabólica	↓ Bicarbonato	↓ $PaCO_2$
Alcalose metabólica	↑ Bicarbonato	↑ $PaCO_2$
Acidose respiratória	↑ $PaCO_2$	↑ Bicarbonato
Alcalose respiratória	↓ $PaCO_2$	↓ Bicarbonato

$$pH \downarrow HCO_3 \downarrow PaCO_2$$

Relação entre a $PaCO_2$ e bicarbonato na acidose metabólica

Na acidose metabólica é importante avaliar se a relação entre $PaCO_2$ e HCO_3 está adequada usando-se a seguinte fórmula:

$$PaCO_2 \text{ esperada} = 1{,}5 \times HCO_3 + 8 \pm 2$$

A presença de uma $PaCO_2$ superior ao esperado sugere uma acidose respiratória concomitante (acidose metabólica e respiratória ou acidose mista), enquanto uma $PaCO_2$ inferior ao esperado sugere uma alcalose respiratória concomitante (acidose metabólica e alcalose respiratória).

Exemplo: se um portador de acidose metabólica apresentar 10 mEq/L de HCO_3, a $PaCO_2$ esperada é de $1{,}5 \times 10 + 8 = 23$ mmHg. Um valor superior sugere uma acidose respiratória concomitante, enquanto valores inferiores são compatíveis com a alcalose respiratória associada. Nestes casos, valores diferentes de 23 mmHg ± 2 para $PaCO_2$ fazem o diagnóstico de um distúrbio misto.

Classificação

Com base no princípio da eletroneutralidade, o número de cargas positivas no plasma deve ser igual ao de cargas negativas. O principal cátion é o sódio (Na), e os principais ânions são o cloreto (Cl^-), bicarbonato (HCO_3^-) e os não mensurados de rotina (principalmente proteínas). Ao conjunto de ânions não mensurados chamamos de AG (**Figura 66.1**).

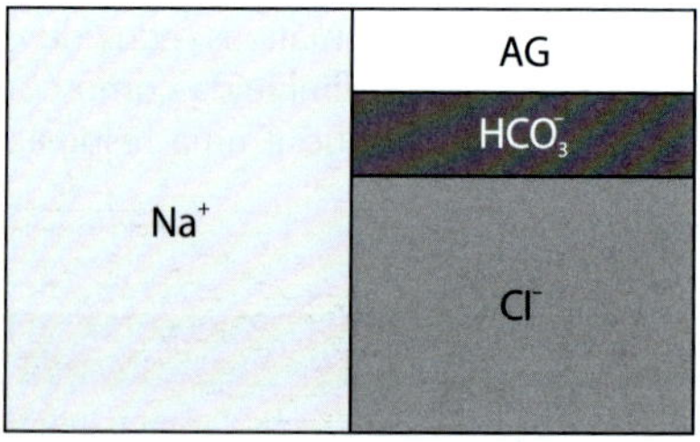

Figura 66.1 *Com base no princípio da eletroneutralidade, o número de cargas positivas deve ser igual ao de cargas negativas. A redução da concentração de bicarbonato que ocorre na acidose metabólica deve ser compensada por um aumento na concentração do cloro (acidose metabólica com ânion gap normal) ou de ânion gap (acidose metabólica com ânion gap aumentado). AG = ânion gap.*

AG = Sódio – (Cloro + Bicarbonato)

Valores normais: 8-16

Para que o princípio da eletroneutralidade seja mantido, sempre que ocorre uma acidose metabólica (redução do bicarbonato) ocorre um aumento do AG ou do cloro. Assim sendo, a acidose metabólica pode ser classificada segundo o *ânion gap* em acidose metabólica com AG aumentado (normoclorêmica) ou normal (hiperclorêmica).

Exemplo: paciente portador de acidose metabólica apresenta os seguintes exames de laboratório: sódio 140 mEq/L, Cl 100 mEq/L e bicarbonato 10 mEq/L. O AG é 140 – (100 + 10) = 30. Neste caso, o paciente apresenta acidose metabólica com AG aumentado.

Acidose metabólica com AG aumentado (AG superior a 16) ou normoclorêmica

Resulta do acúmulo de ácidos orgânicos:

- **Acidose lática:** causa mais comum. Ocorre em situações de isquemia e hipóxia celular; aumento excessivo do metabolismo muscular (convulsão); aumento da velocidade da via glicolítica (uso de agonistas beta-adrenérgcos, como a adrenalina), estados que reduzam a depuração do ácido lático (insuficiência hepática); estados de produção de ácido d-lático pela flora bacteriana intestinal (síndrome do intestino curto).
- **Cetoacidose (diabética, alcoólica, jejum):** ocorre deficiência de insulina e elevação do glucagon. Nesta situação, há exacerbação do catabolismo com formação de corpos cetônicos.
- **Uremia.**
- **Intoxicação exógena (salicilato e metanol).**

Acidose metabólica com AG normal (AG entre 8 e 16) ou hiperclorêmica

Resulta da perda de base:

- Diarréia e perdas digestivas distais ao piloro (fístula digestiva), pois as secreções pós-pilóricas são, em geral, ricas em HCO_3^-.
- Acidose tubular renal (ATR) – Tipos I, II, IV.
- Outros (hipoaldosteronismo, uso de resina de troca).

Os pacientes com acidose metabólica e AG normal ainda podem ser divididos em dois grupos, dependendo do AG urinário. A utilidade do AG urinário é informar se a perda do bicarbonato ocorre através do rim ou do trato gastrintestinal.

AG urinário = (Na urinário + K urinário) – cloro urinário
(amostra urinária única)

Se o AG urinário for negativo (número inferior a zero), a acidose metabólica provavelmente é secundária a perdas gastrintestinais de bicarbonato. Por outro lado, se o AG urinário for positivo (número superior a zero), a acidose deve estar relacionada com perda renal de bicarbonato.

Quadro Clínico

Os sinais e sintomas de acidose metabólica são geralmente os da doença de base. Os pacientes podem apresentar taquipneia para eliminar CO_2 numa tentativa de compensar a acidose. A acidose grave diminui a contratilidade do miocárdio, reduz a atividade de aminas vasoativas e provoca vasodilatação com consequente hipotensão arterial.

Tratamento

Graus leves de acidose metabólica são agudamente bem tolerados e até conferem certa vantagem fisiológica ao facilitarem a liberação de oxigênio da hemoglobina para os tecidos. A causa básica deve ser sempre corrigida. O uso de bicarbonato de sódio está reservado para situações onde o pH estiver abaixo de 7,15. A quantidade de bicarbonato de sódio a ser administrada depende do déficit de bicarbonato (DB).

$$DB = 0{,}5 \times \text{peso} \times (24 - \text{bicarbonato plasmático})$$

A quantidade a ser reposta é de 50% do déficit calculado. Metade é administrada diretamente EV e a outra metade em infusão contínua em um período de 4 a 6 horas. A correção da acidose pode provocar hipopotassemia.

Exemplo: paciente de 50 kg, portador de cetoacidose diabética com a seguinte gasometria arterial: pH 6,99; $PaCO_2$ = 20 mmHg; PaO_2 = 98 mmHg; HCO_3 = 8 mEq/L e SaO_2 = 97%.

$$DB = 0{,}5 \times 50 \times (24 - 8) = 400 \text{ mEq}$$

Bicarbonato a ser reposto: 200 mEq, sendo 100 mEq EV em bolo e 100 mEq EV em infusão contínua durante 4 a 6 horas.

A administração de bicarbonato de sódio pode provocar hipernatremia, hiperosmolaridade, alcalose metabólica, hipercapnia (o bicarbonato é metabolizado em CO_2), acidose intracelular (entrada do CO_2 na célula).

Alcalose metabólica

É um distúrbio do equilíbrio ácido-base caracterizado por níveis plasmáticos elevados de pH e de bicarbonato. A PCO_2 também está elevada como resultado da hipoventilação alveolar que ocorre na tentativa de compensar o distúrbio primário.

$$pH \uparrow HCO_3 \uparrow PCO_2 \uparrow$$

Relação entre $PaCO_2$ e HCO_3 na alcalose metabólica

$$PaCO_2 = (0{,}9 \times HCO_3) + 9$$

Exemplo: se um paciente portador de alcalose metabólica apresenta bicarbonato plasmático de 30 mEq/L, a $PaCO_2$ esperada é de $(0{,}9 \times 30) + 9 = 36$ mmHg. Na presença de qualquer valor diferente, estaremos diante de um distúrbio misto.

Causas

As principais causas são vômitos, uso de sonda nasogástrica, diuréticos, corticosteróides, síndrome de Cushing, síndrome de Bartter e hipopotassemia.

A alcalose metabólica pode ser dividida em dois tipos, dependendo da dosagem do cloro na urina (amostra única).

Cloro urinário < 10 mEq/L (tipo salino-responsiva): é devido à diminuição do volume extracelular (vômitos, sonda nasogástrica, diuréticos), mas também ocorre na alcalose pós-hipercápnica.

Cloro urinário > 20 mEq/L (tipo salino-resistente): é devido ao excesso de mineralocorticóides (Cushing, Bartter) ou hipopotassemia importante.

Quadro clínico

O pH alcalino provoca desvio da curva de dissociação da hemoglobina para a esquerda, diminuindo a oferta de oxigênio para os tecidos. Também aumenta a ligação do cálcio à albumina, o que faz com que haja redução da sua fração ionizada, podendo levar à tetania, convulsão e arritmias cardíacas. Outra consequência da alcalose metabólica é a vasoconstrição cerebral, que pode provocar rebaixamento do nível de consciência e depressão respiratória. Nos pacientes em ventilação mecânica invasiva, a alcalose reduz o *drive* respiratório e pode tornar o desmame difícil.

Tratamento

- **Tipo salino-responsivo:** consiste na correção do déficit do volume extracelular com soro fisiológico.
- **Tipo salino-resistente:** consiste em corrigir a hipopotassemia (quando presente) ou o excesso de mineralocorticóides (se este for a causa). Neste caso, podem ser usados a espironolactona (antagonista da aldosterona) ou os inibidores da enzima conversora da angiotensina (captopril, enalapril).
- **Espironolactona:** 25 a 50 mg VO de 6 em 6 horas;
- **Captopril:** 6,25 a 25 mg VO de 8 em 8 horas;
- **Enalapril:** 2,5 a 5,0 mg VO 1 vez ao dia ou 1 mg EV de 6 em 6 horas.

Quando a alcalose metabólica for grave (pH superior a 7,5 ou presença de sintomas), pode-se usar a acetazolamida (inibidor da anidrase carbônica) ou o ácido clorídrico 1,0 N.

- Acetazolamida = 250 a 500 mg VO de 8 em 8 horas;
- Ácido clorídrico 1,0 N = diluir 150 ml de HCl 1,0 N em 1000 ml de água destilada e administrar por via EV através de uma veia central na velocidade de 0,1 mEq/kg/hora. A solução contém 130 mEq de hidrogênio por litro.

Acidose respiratória

A acidose respiratória (AR) é um distúrbio do equilíbrio ácido-base caracterizado por elevação da $PaCO_2$ e redução do pH plasmático. O HCO_3 plasmático geralmente está aumentado numa tentativa de combater o distúrbio primário.

$$pH \downarrow PCO_2 \uparrow HCO_3 \uparrow$$

Relação entre $PaCO_2$ e HCO_3 na acidose respiratória (H_2)

- **Aguda:** para cada aumento de 10 mmHg da $PaCO_2$, o bicarbonato aumenta 1 mEq/L.
- **Crônica:** para cada aumento de 10 mmHg da $PaCO_2$, o bicarbonato aumenta 3,5 mEq/L.

Exemplo: paciente com acidose respiratória crônica apresenta $PaCO_2$ de 60 mmHg. O bicarbonato esperado é de 31 mEq/L. Um valor de bicarbonato superior ao esperado sugere a presença de alcalose metabólica concomitante, enquanto um bicarbonato inferior ao esperado sugere uma acidose metabólica associada.

Causas (H_2)

AR aguda ou agudizada

Lesão do sistema nervoso central, radiculoneuropatia periférica (Guillain-Barré), miastenia grave, obstrução de via aérea superior, pneumopatia grave cursando com fadiga respiratória.

AR crônica

DPOC (fase avançada), obesidade mórbida com apneia do sono, fibrose intersticial idiopática.

Quadro Clínico

Agitação, cefaleia, sonolência, papiledema, arritmia cardíaca. O aumento da $PaCO_2$ provoca vasodilatação cerebral, que pode gerar hipertensão intracraniana.

Tratamento

Consiste na resolução da causa básica e em medidas para melhorar a ventilação alveolar. Deve-se prestar muita atenção aos pacientes retentores crônicos de CO_2. Estes devem ter seus parâmetros ajustados para que o pH se normalize. Mesmo que seja às custas de um CO_2 elevado. Lembrar sempre que não se pode administrar altos fluxos de O_2 nestes casos, visto que o bulbo destes pacientes tem seu estímulo baseado nas concentrações de CO_2. Logo, uma hiperóxia pode cursar com redução da frequência respiratória e aumentos ainda maiores nos níveis de CO_2.

Alcalose respiratória

A alcalose respiratória é um distúrbio do equilíbrio ácido-base caracterizado por elevação do pH e redução do $PaCO_2$ plasmático. O HCO_3 diminui em uma tentativa de compensar o distúrbio primário. A redução da $PaCO_2$ reduz o fluxo plasmático cerebral e consequentemente diminui a pressão intracraniana. Pode aumentar a resistência vascular sistêmica e precipitar o vasoespasmo.

$$pH \uparrow PaCO_2 \downarrow HCO_3 \downarrow$$

Relação entre $PaCO_2$ e HCO_3 na alcalose respiratória

- **Aguda:** para cada redução da $PaCO_2$ de 10 mmHg, o HCO_3 diminui 2 mEq/L.
- **Crônica:** para cada redução da $PaCO_2$ de 10 mmHg, o HCO_3 diminui 4–5 mEq/L.

Exemplo: paciente com alcalose respiratória aguda apresenta $PaCO_2$ de 20 mmHg, o bicarbonato esperado é de 22 mEq/L.

Causas

Ansiedade, síndrome conversiva histérica, sepse, pneumopatias agudas (pneumonia, TEP e crise asmática), ventilação mecânica inapropriada, febre, insuficiência hepática fulminante, intoxicação por salicilatos.

Quadro Clínico

Confusão mental, parestesias, tetania, crises convulsivas, arritmia cardíaca.

Tratamento

Consiste em corrigir a causa básica.

Bibliografia

1. Adrogue HJ, Madias NE. Management of life-threatening acid-base disorders. First of two parts. N Engl J Med. 1998; 338:26-34.
2. Adrogue HJ, Madias NE. Management of life-threatening acid-basedisorders. Second of two parts. N Engl J Med. 1998; 338:107-11.
3. Alapat PM, Zimmerman. Acid-Base disorders. In: In O`Donnell JM, Nacul FE (eds) Surgical Intensive Care Medicine. Springer - New York, 2010, 75-84.
4. Cogan M, Liu F, Berger B, Sebastian A, Rector F. Metabolic alkalosis. Med Clin North Am, 67:903-914, 1983.
5. Fencl V, Jabor A, Kazda A, Figge J. Diagnosis of metabolic acid-base disturbances in critically ill patients. Am J Respir Crit Care Med. 2000; 162:2246–51.
6. Figge J, Jabor A, Kazda A, Fencl V. Anion gap and hypoalbuminemia. Crit Care Med. 1998; 26:1807–10.
7. Gunnerson KJ, Kellum JA. Acid–base and electrolyte analysis in the critically ill patients: are we ready for the new millennium? Curr Opin Crit Care. 2003; 9:468-73.
8. Levraut J, Grimaud D. Treatment of metabolic acidosis. Curr Opin Crit Care. 2003; 9:260-5.

67

Neutropenia Febril

Nádia Aparecida M. Sanches
Anne Grazielle Lima Bindá
Bruno Freire Martins
Cristiane Schwarz Gelain

Introdução

Neutropenia febril é uma condição clínica que pode se constituir em uma urgência e decorre de quimioterapia ou mesmo da pancitopenia. Define-se por neutropenia grave quando acompanhada de febre, que frequentemente acontece entre 1 a 2 semanas após quimioterapia. Outra causa é deficiência da medula óssea, por invasão tumoral, por exemplo. No manejo utiliza-se de escalas de severidade que ajudam a guiar o tratamento.

Definição

Contagem de neutrófilos < $500/mm^3$ ou < $1.000mm^3$ com tendência a queda para níveis < $500/mm^3$ associada a febre > 38,3º ou temperatura > 38º por uma hora. Na indisponibilidade de hemograma em até 30 minutos, considerar paciente neutropênico se estiver no nadir do ciclo, entre o décimo e vigésimo dia após quimioterapia.

Etiologia

A etiologia dos patógenos causadores de infecção está se modificando, há novo aumento na proporção de bacteremias por Gram-negativos, porém não está claro se este aumento está associado com a diminuição da profilaxia ou com o aumento da resistência às quinolonas. Entre os patógenos mais frequentes encontram-se bactérias Gram-positivas, como *Streptococcus* do grupo *viridans* e *Staphylococcus* coagulase-negativos (ECN), sendo os *Staphylococcus aureus* e ECNs os agentes mais relacionados às infecções associadas a cateteres; bactérias Gram-negativas, como *E.coli, Klebsiella spp* e *Pseudomonas aeruginosa*; anaeróbios, como

Clostridium difficile e *Bacteroides spp.* (**Tabela 67.1**). As infecções fúngicas causadas por *Candida spp* e *Aspergillus spp* associam-se a maior mortalidade.

Causas de neutropenia: diagnóstico diferencial

Observe a **Tabela 67.2**.

Tabela 67.1 *Principais patógenos na neutropenia febril*

Gram-positivos	Gram-negativos
Estafilo (coagulase + e -)	E. coli
Estrepto	Klebsiellla
Enterococo fecalis/faecium *Corynebacterium*	Enterobacter, citrobacter Pseudomonas
	Stenotrophomonas maltophilia

Tabela 67.2 *Diagnóstico diferencial de neutropenia febril*

Produção diminuída
Induzida por fármacos: • Agentes não citotóxicos: penicilinas, cloranfenicol, sulfonamidas; meprobamato, clozapina, carbamazepina; fenotiazidas, AINE, antitireoidianos, diuréticos • Quimioterápicos
Invasão tumoral: mielofibrose
Produção diminuída
Doenças hematológicas: anemia aplásica, neutropenia idiopática, cíclica, síndrome de Chédiak-Higashi
Infeciosa: febre tifóide, tuberculose, brucelose, tularemia, sarampo, mononucleose infecciosa, hepatite viral, leishmaniose visceral, malária, AIDS
Deficiência de folato e B12
Destruição periférica
Retenção esplênica e/ou pulmonar
Distúrbios autoimunes
Anticorpos antineutrófilos
Fármacos: aminoporina, alfametildopa, fenilbutazona, diuréticos mercuriais, algumas fenotiazidas
Granulomatose de Wegener
Neutropenia transitória

Abordagem diagnóstica

A avaliação inicial deve contemplar a história da evolução da doença, revisão de todos os sistemas. Atentar para dados como hospitalização prévia, colonização anterior por micro-organismos resistentes ou fungos, episódios anteriores de neutropenia e febre, quimioterápicos em uso e exposição a patógenos.

O exame físico deve ser detalhado, pois o quadro pode ser frustro nesses pacientes em consequência da diminuição da resposta inflamatória. Febre, dor e eritema devem sempre ser considerados e deve-se inspecionar e examinar locais mais frequentes de infecção, como pele, cavidade oral, pulmões, local de inserção de cateter, fundo de olho, períneo e região perianal.

Em pacientes de alto risco, considerar pesquisa para fungos com exames que identificam componentes da parede celular fúngica, tais como galactomanana (identifica *Aspergillus*), e beta-D-glucana pode identificar Candida e outros (**Tabela 67.3**).

Avaliação de risco

O mais conhecido e utilizado escore de risco foi criado pela Associação Multinacional de Apoio aos Cuidados do Câncer (MAASC) de 2000 (**Tabela 67.4**). É uma ferramenta de pontuação de acordo com a importância para cada variável considerada de boa evolução. Valor máximo de 26 pontos classifica como de baixo risco (menor que 10%) paciente com 21 pontos ou mais e de alto risco paciente com menos de 21 pontos (**Tabela 67.5**). Possui

Tabela 67.3 *Exames complementares a serem solicitados*

Exames complementares
Hemograma
Eletrólitos, função renal, função hepática
Hemocultura (periferia e cateter central)
Urocultura
Cultura de outros sítios
Pesquisa para fungos: galactomanana, beta-D-glucana
Punção liquórica
RX tórax
Tomografia de tórax

Tabela 67.4 *Escore de MAASC*

Características	Pontuação
Carga de doença (considerando todas as comorbidades) ▸ sintomas leves ou ausentes ▸ sintomas moderados	 5 3
Sem hipotensão	5
Sem DPOC	4
Tumor sólido ou hematológico sem infecção fúngica	4
Sem desidratação	3
Paciente ambulatorial (não internado no início NF)	3
Idade < 60 anos	2

Escore ≥ 21 = baixo risco (máximo 26) – prediz < 5% de complicações graves.

Tabela 67.5 *Critérios de classificação de alto risco*

Critérios para classificar paciente como alto risco (apenas um)
Neutropenia < 100 celulass/microlitro por sete dias ou mais
Instabilidade hemodinâmica
Sintomas gastrointestinais (vômito, diarreia, dor abdominal)
Alterações do estado mental
Infecção de cateter
Novo infiltrado pulmonar
Disfunção renal ou hepática (> 5× valor transaminases)

boa sensibilidade e alto valor preditivo positivo, o questionamento do modelo MAASC é a pontuação atribuída aos pacientes com tumores sólidos (4 pontos); assim, pacientes com neoplasias hematológicas alcançam uma pontuação inicial, independentemente de quaisquer outras condições, de no máximo 22 pontos, o que confere alta taxa de hospitalização, resultando em altos custos ao sistema de saúde.

Conforme as diretrizes da Sociedade Americana de Doenças Infecciosas (IDSA) 2002 (**Tabela 67.6** e **67.7**), os fatores verificados em estudos controlados que determinam baixo risco de

Tabela 67.6 *Critérios de classificação de baixo risco*

Baixo risco
MAASC ≥ 21
Previsão neutropenia intensa (ANC* < 100) < 7 dias
Doença oncológica controlada (sem PD)
Ausência de infiltrado pulmonar
Sem uso de alemtuzumab (LLC-B, anti-CD52)
Mucosite grau < II
Sem uso de profilaxia com quinolona

Tabela 67.7 *Classificação de mucosite*

Classificação	Mucosite
Grau I	Eritema da mucosa
Grau II	Placa, úlcera oral ou pseudomembrana
Grau III	Ulceras confluentes; pseudomembrana sangrante ao toque; ingesta VO comprometida; diarreia importante
Grau IV	Necrose tecidual, sangramento espontâneo, risco de morte

complicações e indicam tratamento ambulatorial são: contagem absoluta de neutrófilos maior ou igual a 100 células/mm^3 e de monócitos maior ou igual a 100 células/mm^3; radiografia de tórax sem alterações; função hepática e renal limítrofe ou normal; duração da neutropenia menor que sete dias; expectativa de resolução da neutropenia menor que 10 dias; ausência de infecção em cateter; evidência precoce de recuperação da medula óssea; neoplasia em remissão da malignidade; pico de temperatura menor que 39°C; sem alteração neurológica ou mental; bom estado geral; ausência de dor abdominal e ausência de sinais de gravidade geral.

Tratamento

O início precoce da antibioticoterapia é essencial, o IDSA recomenda que o tempo entre a admissão do paciente e o início da antibioticoterapia empírica seja de 30 minutos. O tratamento inicial depende da classificação de risco em baixo ou alto; a classificação é dinâmica, reavaliações devem ser feitas com frequência. Para os pacientes de alto risco, a antibioticoterapia será sempre intravenosa.

O uso de vancomicina no esquema inicial é recomendado na presença dos seguintes fatores: instabilidade hemodinâmica; mucosite grave; infecção relacionada ao cateter; profilaxia antibiótica com quinolona; colonização prévia por *Staphylococcus aureus* resistente à oxacilina (MRSA) ou pneumococo resistente à penicilina; cultura positiva para Gram-positivo (**Tabela 67.8**). Indicado uso de vancomicina, deve-se associar a um β-lactâmico com atividade antipseudomonas como cefepime com ou sem associação de aminoglicosídeo. Se não houver critérios para introdução de vancomicina, a terapia empírica inicial deve conter um antibiótico ou combinação de antibióticos com atividade contra Pseudomonas.

Em pacientes de baixo risco, o início da terapia antimicrobiana poderá ser por via oral, por terapia sequencial intravenosa-oral ou somente parenteral. O esquema sugerido é ciprofloxacina 500 mg a cada doze horas e amoxicilina-clavulanato 1,5 g ao dia, mas as quinolonas de última geração também são efetivas. Se no paciente de baixo risco for usado esquema intravenoso, utiliza-se o mesmo dos pacientes de alto risco sem indicação de uso de vancomicina.

Seguimento

Se febre persistente por mais cinco a sete dias, e sem melhora da neutropenia, podemos: insistir no regime de tratamento, se paciente estável; trocar ou adicionar antibiótico; se evidências de evolução da doença ou de complicação como dor abdominal, lesões mucosas em piora, infecção do cateter, infiltrado pulmonar, toxicidade por drogas ou surgimento de outros patógenos, introduzir antifúngico ao tratamento, com ou sem mudança do antibiótico (**Tabela 67.9**).

Tabela 67.8 *Uso da vancomicina no tratamento inicial da neutropenia febril*

Critério para introdução de vancomicina no início da terapêutica
Mucosite grave
Instabilidade hemodinâmica
Infecção relacionada ao cateter ou partes moles
Pneumonia com diagnóstico radiológico
Profilaxia prévia com quinolona
Cultura positiva para Gram-positivo antes da determinação final do germe
Colonização prévia por patógeno sensível à vancomicina

Tabela 67.9 *Manejo do paciente relacionado com o tempo de febre*

Afebril em 72 horas	Febril em 72 horas	Afebril em 96 horas	Febril em 96 horas
Com foco, ampliar espectro conforme antibiograma	Com foco, amplia-se espectro	Com foco, ampliar antibioticoterapia conforme antibiograma	Com foco e instável, cobrir com carbapenêmicos, vancomicina e antifúngicos
Sem foco, completar antibioticoterapia por 5 dias afebril	Sem foco e instável, iniciar vancomicina e cobrir Gram-negativos com carbapenêmicos	Sem foco, mantém-se terapia por cinco dias a partir do segundo dia com neutrófilos > 500 mm^3	Reavaliar com: RX tórax, pesquisa de foco fechado, pesquisa para fungos, avaliação do infectologista ou hematologista
	Sem foco e estável, manter antibioticoterapia		
	Reavaliar culturas e RX do tórax		
	Neutropenia prolongada > 5 dias, considerar infecção por fungos.		

Utilização de fatores de crescimento (G-CSF ou GM-CSF) na neutropenia febril

A ASCO (American Society of Clinical Oncology), não recomenda em suas diretrizes o uso desses fatores estimuladores como rotina na abordagem terapêutica adjuvante da neutropenia febril (**Figura 67.1**).

Fluxograma de atendimento do paciente com neutropenia febril

Paciente com febre (Tx $\geq$ 38° C) e relato:
- Neoplasia em quimioterapia
- Doença hematológica
- Corticóide dose imunossupressora*
- AIDS
- Transplantado

↓

Solicitar hemograma no atendimento:
Neutrófilo < 1.000 mm^3**

↓

Solicitar:
- Hemocultura (2 amostras)
- Hepatograma, função renal
- RX torax PA/perfil
- Urinocultura e gram de urina (se queixas urinárias)
- Coprocultura (se diarréia)
- Cultura de outros sítios envolvidos na infecção
- Avaliar exames de imagem (US, TC)

↓

Determinar risco

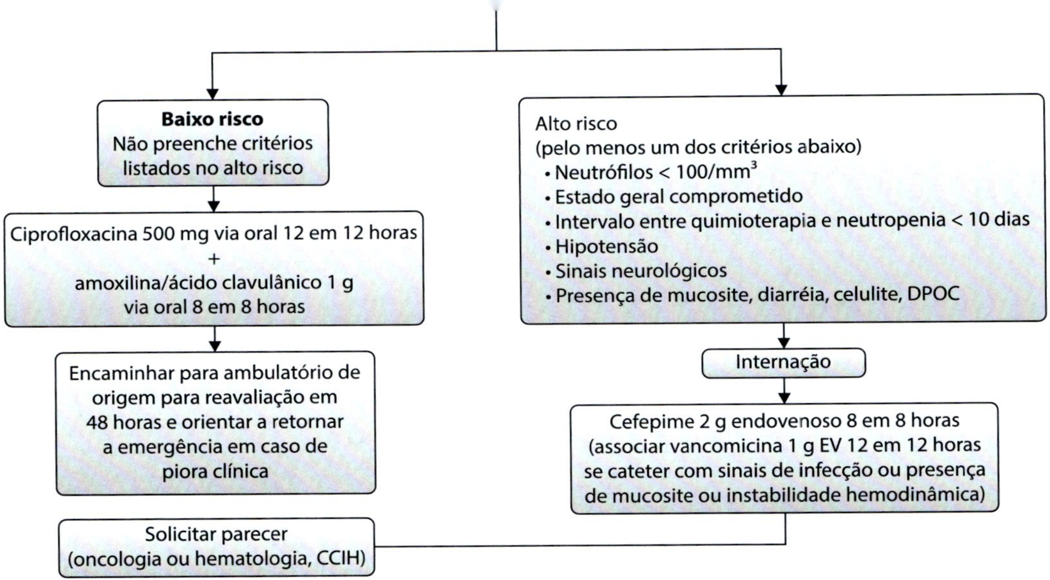

** Em literatura, paciente neutropênico febril é definido como paciente com neutrófilos < 500 mm^3, porém para efeito de atendimento na emergência foi estabelecido pela CCIH como neutrófilos < 1.000mm^3.

Figura 67.1 *Fluxograma de manejo do paciente neutropênico. * Falta o texto referente a esse asterisco. **Em literatura, paciente neutropênico febril é definido como paciente com neutrófilos < 500 mm^3, porém para efeito de atendimento na emergência foi estabelecido pela CCIH como neutrófilos < 1000 mm^3.*

Bibliografia

1. American Society of Clinical Oncology clinical guideline. Antimicrobial prophylaxis and outpatient management of febrile neutropenia in adults treated for malignancy. J Clin Oncol 2013; 31:794-810.
2. Bow E. Treatment and prevention of neutropenic fever syndromes in adult cancer patients at low risk for complications. Disponível em www.uptodate.com, UpToDate, 2016.
3. Fernandes GS, Pracchia LF, Costa SF, Brandão Neto RA. Neutropenia febril. In: Martins HS, Brandão Neto RA, Scalabrini Neto A, Velasco IT. Emergências clínicas: abordagem prática. São Paulo: Manole; 2016. p. 1216-1227.
4. Freifeld AG, Bow EJ, Sepkowitz KA, et al. Clinical practice guideline for the use of antimicrobial agents in neutropenic patients with cancer. 2010 update by the Infectious Diseases Society of America. Clin Infect Dis 2011;52:56-93.
5. García Rodrigues JA. Micro-organismos que participam da infecção no paciente neutropênico. In: Critical Practice in Infectious Diseases. Recomendações para o tratamento da neutropenia febril baseadas em evidências. Baltimore (MD): Williams and Wilkins; 2005. p. 6-11.
6. Keng MK, et al. Reducing time to antibiotic administration for febrile neutropenia in the emergency department. J Oncol Pract 2015;11(6):450-5.
7. Picazzo JJ. A infecção no paciente neutropênico. In: Critical Practice in Infectious Diseases. Recomendações para o tratamento da neutropenia febril baseadas em evidências. Baltimore (MD): Williams and Wilkins; 2005. p.3-5.
8. Rolston KV. Challenges in the treatment of infections caused by Gram-positive and Gram-negative bacteria in patients with cancer and neutropenia. Clin Infect Dis 2005; 40(Suppl 4):S246-52.
9. Smith TJ, et al. American Society of Clinical Oncology clinical pratice guideline update. Recommendations for the use of WBC Growth Factors. J Clin Oncol 2015; 33:3199-212

68

Coagulação Intravascular Disseminada

Patrícia M. Veiga de Carvalho Mello
Thirso de Sousa Muniz Nascimento

Introdução

A coagulação intravascular disseminada (CIVD), também conhecida como coagulopatia de consumo ou síndrome de desfibrinação, constitui uma grave síndrome adquirida com potencial para causar trombose e hemorragia. Pode manifestar-se tanto na fase aguda como crônica na da injúria primária, sendo responsável pelo aumento da mortalidade em pacientes críticos. Desse modo, a identificação e o tratamento da condição predisponente são fundamentais para sua resolução.

Causas de coagulação intravascular disseminada

No contexto do departamento de emergência, destacam-se os processos apresentados na **Tabela 68.1**.

Manifestações clínicas

A ativação sistêmica da coagulação promove manifestações trombóticas, pela deposição de fibrina e trombose, e manifestações hemorrágicas, pelo consumo e depleção dos fatores de coagulação e plaquetas (**Tabela 68.2**).

A CIVD varia de intensidade conforme a doença de base que iniciou a resposta inflamatória do organismo. Assim observa-se uma manifestação AGUDA, também chamada de descompensada, e outra CRÔNICA, também chamada de compensada. Ambas cursam com particularidades nas manifestações clínicas e laboratoriais (**Tabela 68.3**).

Tabela 68.1 *Processos que podem induzir a coagulação intravascular disseminada*

Dano tecidual
Trauma Lesão por esmagamento Lesão do sistema nervoso central Insolação Queimaduras Reação transfusional hemolítica Rejeição aguda do transplante
Neoplasias
Tumores sólidos Leucemias, especialmente leucemia promielocítica aguda Quimioterapia do cancro Síndrome de lise tumoral
Miscelânia
Choque Parada cardiorrespiratória Insuficiência hepática fulminante Afogamentos (especialmente em água doce) Embolia gordurosa Aneurisma de aorta Hemangiomas gigantes Intoxicações (anfetaminas, venenos de serpente e víboras) Púrpura fulminante
Micro-organismos
Bactérias gram-positivas Bactérias gram-negativas Espiroquetas Riquetsiose Protozoários Fungos Vírus
Condições Obstétricas
Deslocamento prematuro de placenta Placenta prévia Feto morto retido Embolia amniótica Aborto retido Toxemia gravídica

Tabela 68.2 *Manifestações clínicas da coagulação intravascular disseminada*

Sistema	Trombose	Hemorragia
Neurológicas	Rebaixamento do nível de consciência (coma), *delirium*, déficit motor e anisocoria.	
Pele e Mucosas	Isquemia focal e gangrena.	Petéquias, equimose em sítios de venopunção. Epistaxe e gengivorragias.
Renal	Oligúria e azotemia	Hematúria
Respiratório	Desconforto respiratório agudo	Desconforto respiratório agudo e hemoptise
Gantrointestinais	Ulcerações agudas	Hematêmese, melena e enterorragias
Membros	Assimetria aguda de membros e/ou ausência de pulso	Alterações hemorrágicas dermatológicas

Tabela 68.3 *Diferenças entre coagulação intravascular disseminada aguda e crônica*

Parâmetro	CIVD aguda	CIVD crônica
Manifestações	Maior probabilidade de hemorragias.	Maior probabilidade de trombose.
Etiologia	Trauma, sepse e leucemia promielocítica aguda.	Malignidade – tumores sólidos.
Alterações Laboratoriais	Redução: plaquetas, fibrinogênio e fatores de coagulação. Elevação: TP, TTPa, TT, PDF e D-dímero.	Elevação: PDF e D-dímero.*

TP: tempo de protrombina; TTPa: tempo de tromboplastina parcial ativada; TT: tempo de trombina; PDF: produtos da degradação de fibrina. *A contagem de plaquetas é variável e o TT e fibrinogênio podem estar normais ou elevados. Os demais exames encontram-se com valores normais.

Alterações laboratorias

Os exames laboratoriais utilizados para ajudar na confirmação diagnóstica de CIVD são:

Tempo de protrombina (TP), tempo de tromboplastina parcial ativada (TTPa) e tempo de trombina (TT)

O prolongamento do TP e do TTPa reflete o consumo dos fatores da coagulação e, portanto, uma fase de ativação franca da coagulação. Porém, o resultado normal desses exames não exclui a presença de CIVD, pois, nas fases iniciais da síndrome, não há consumo suficiente de fatores da coagulação para prolongar o TP e o TTPa.

Já o TT, por sua vez, reflete a hipofibrinogenemia relacionada ao consumo de fibrinogênio, além de se alterar mediante ação dos produtos de degradação da fibrina/fibrinogênio (PDF) sobre o fibrinogênio.

Contagem de plaquetas

Pode apresentar valores normais, levemente diminuídas ou muito diminuídas. A queda progressiva em seus valores é um achado sensível, ainda que pouco específico, para avaliar a evolução da doença, uma vez que a agregação plaquetária é consequência da geração de trombina. Já a estabilização da contagem de plaquetas sugere que a formação de trombina cessou.

Fibrinogênio e produtos da degradação da fibrina (PDF)

Nas fases iniciais da CIVD, a dosagem de fibrinogênio plasmático pode permanecer normal ou mesmo elevada apesar da ativação da coagulação uma vez que se trata de uma proteína de fase aguda. Com a evolução do quadro, observa-se a hipofibrinogenemia. Já o aumento dos PDF é, em geral, observado desde o início do quadro de CIVD.

Atualmente, os testes de quantificação de D-dímeros (um dos produtos da degradação da fibrina no plasma) são mais sensíveis do que os ensaios de PDF e os níveis normais de D-dímeros têm um alto valor preditivo negativo para a presença de degradação intravascular da fibrina.

Dosagem de fatores da coagulação e anticoagulantes naturais (proteína C, antitrombina)

A diminuição global dos níveis plasmáticos de fatores da coagulação é refletida no prolongamento dos tempos de coagulação e é resultado do seu consumo. A dosagem de fatores específicos (p. ex.: fatores V e VIII) pode ser útil em algumas situações, por exemplo, no auxílio da diferenciação entre coagulopatia associada à insuficiência hepática e CIVD.

A dosagem plasmática de AT e PC também pode ter valor diagnóstico complementar nos casos em que a hipótese de CIVD segue inconclusiva mesmo após a realização dos exames mencionados anteriormente.

Marcadores de ativação da coagulação

São representados pelo fibrinopeptídeo A, fragmento 1+2 da protrombina, fibrina solúvel e complexo trombina-antitrombina. Esses marcadores são indicadores sensíveis da geração de trombina, com sensibilidade e especificidade que variam de 80 a 90%, porém são exames caros e, em geral, não disponíveis para uso rotineiro.

Observação do esfregaço de sangue periférico

Tem importância nos casos de suspeita de CIVD, à medida que a presença de hemácias fragmentadas (esquizócitos) é indicativa da presença de trombose microvascular e anemia hemolítica microangioática.

Tromboelastograma

Avalia as propriedades viscoelásticas de formação de coágulos no sangue citratado, fresco ou em tempo real. O teste sintetiza as informações obtidas em vários outros testes de coagulação (PT, PTT, tempo de trombina, nível de fibrinogênio e contagem de plaquetas) em uma única leitura com o fornecimento de informações sobre a iniciação de coágulo, força do coágulo e fibrinólise, simultaneamente.

Diagnóstico

Diante da suspeita de CIVD, sugere-se realizar os seguintes exames: contagem de plaquetas e visualização do esfregaço de sangue periférico; TP; TTPa; TT; dosagem de fibrinogênio; PDF; e D-dímero. A repetição seriada desses exames tem maior valor do que seus resultados isoladamente e permite melhor avaliação da evolução da síndrome. Em casos selecionados, a depender de análise individual e disponibilidade do método diagnóstico, dosagens de AT, de PC ou de fatores da coagulação podem também ser efetuadas.

Numerosos sistemas de escore foram propostos com a intenção de permitir diagnóstico e acompanhamento mais precisos da CIVD, porém, até o momento, nenhum deles foi amplamente aceito. Atualmente, o Subcomitê Científico de CIVD da Sociedade Internacional de Trombose e Hemostasia (ISTH) sugere um sistema que considera duas situações diferentes: CIVD fases I/II e CIVD plenamente manifesta. O diagnóstico de CIVD plenamente manifesta é baseado na aplicação de algoritmo de cinco passos, com atribuição de pontos cuja soma maior ou igual a 5 é compatível com o diagnóstico de CIVD plenamente manifesta, levando-se em conta que uma pontuação menor não exclui o diagnóstico (**Figura 68.1**).

Diagnóstico diferencial

Inclui outras condições associadas com sangramento, hipercoagulabilidade, causas de anemia hemolítica microangiopática e

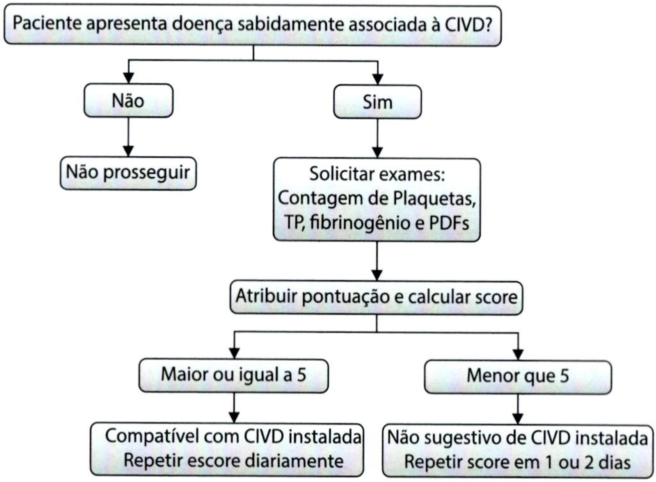

Figura 68.1 *Algorítimo para diagnóstico de coagulação intravascular disseminada plenamente manifesta. *Plaquetas em unidades/mm³; s: segundos. Fonte: Sociedade Internacional de Trombose e Hemostasia.*

trombocitopenia. Algumas condições, tais como insuficiência hepática, podem ser uma causa ou consequência da CIVD.

A púrpura trombocitopênica trombótica (PTT) ou outra microangiopatia trombótica (p. ex.: induzida por medicamentos ou mediada pelo complemento) apresentam anemia hemolítica microangiopática e trombocitopenia devido ao consumo de plaquetas na microvasculatura. Semelhante à CIVD, ocorrem trombocitopenia e esquizócitos no esfregaço de sangue periférico. Porém, na PTT e demais microangiopatias trombóticas não há coagulopatia de consumo (assim TP, TTPa, fibrinogénio e D-dímero são normais).

Tratamento

Ainda não existem evidências claras e seguras que possam fundamentar o tratamento da CIVD.

Administração de fluidos, antibioticoterapia, correção de distúrbios hidroeletrolíticos e do equilíbrio acidobásico, suporte ventilatório e circulatório são medidas que podem se fazer necessárias para estabilização e tratamento da doença subjacente. Adicionalmente, medidas baseadas na fisiopatologia da CIVD podem ser implementadas visando a prevenção e o tratamento de hemorragias e trombose. De modo geral, essas medidas se baseiam no uso de anticoagulantes, reposição de plasma e plaquetas e administração de inibidoras fisiológicos da coagulação.

Prevenção/tratamento de hemorragias

Pacientes com CIVD estão em risco de hemorragias em virtude da trombocitopenia e da depleção dos fatores de coagulação. No entanto, só é recomendável a administração profilática de plaquetas e/ou de fatores de coagulação em pacientes com hemorragias ativas ou com alto risco de sangramento (p. ex.: necessidade de procedimentos invasivos e níveis de plaquetas iguais ou inferiores a 10.000/mm^3 ou tempo de ativação da protrombina (TAP) menor do que 50%). Essa recomendação é baseada na falta de evidência de que a hemorragia pode ser prevenida por essas terapêuticas, bem como por sua natureza fugaz se a causa subjacente de CIVD for mantida e, ainda, pelo concomitante aumento do risco de trombose nesses pacientes (**Tabela 68.4**).

A infusão de antitrombina não está indicada para tratar o quadro hemorrágico da CIVD por não beneficiar a redução da mortalidade em ensaios humanos. Agentes antifibrinolíticos, tais como o ácido tranexâmico, são geralmente contraindicados uma vez que

Tabela 68.4 *Tratamento das manifestações hemorrágicas da coagulação intravascular disseminada*

Quadro Clínico	Terapêutica	Comentário
• Hemorragias Graves > 30% ou > 15% da volemia, se comorbidades. • Anemia Grave: Hb < 7 ou < 9 g/dL se comorbidades	• Transfusão de Hemácias	• Cada unidade transfundida aumenta a Hg em 1 g/dL. • Comorbidades: doença cardiovascular ou cerebrovascular ativa.
• Hemorragias Graves ou necessidade de procedimentos invasivos com plaquetas < 50.000/mm³	• Transfusão de Plaquetas: 1 a 2 UI/10 kg de peso corporal ou 1 UI por aférese.	• Após infusão da dose certa, espera-se aumento de 30.000 plaquetas; • O aumento na contagem de plaquetas pode ser menor do que o esperado devido ao consumo de plaquetas em curso.
• Pacientes com plaquetas < 10000/mm³ (alto risco de sangramento espontâneo)	• Transfusão de Plaquetas: 1-2 UI/10Kg de peso corporal ou 1 UI por aférese.	• Este grau de trombocitopenia é raro na CIVD, com a exceção da leucemia promielocítica aguda.
• Pacientes com hemorragia grave e TP ou TTPa aumentados ou nível de fibrinogénio < 50 mg/dL.	• Plasma Fresco congelado: 10 a 20 mL/kg; ou criopreciptado: 1 a 1,5 UI/10 Kg	• Deve-se priorizar o crioprecipitado, pois fornece uma boa fonte de fibrinogênio com menor carga de volume.

o bloqueio do sistema fibrinolítico pode aumentar o risco de complicações trombóticas. Ainda não existem dados sobre o uso de concentrado de complexo protrombínico.

Prevenção/tratamento de tromboses

Os pacientes com CIVD têm risco elevado de eventos trombóticos devido à estimulação contínua de coagulação, mediada por exposição contínua ao fator tecidual, à trombina ou a outras substâncias pró-coagulantes, como já visto na fisiopatologia da CIVD. Apesar desse elevado risco, há pouca evidência para apoiar o uso de anticoagulação profilática em pacientes com CIVD aguda ou crônica, com exceção do período perioperatório ou durante internação hospitalar para tratamento clínico de doenças agudas, quando está indicada de modo semelhante aos pacientes sem CIVD.

Púrpura fulminante

Pacientes com deficiência genética de proteína C adquirida (p. ex.: devido à meningococcemia) podem desenvolver púrpura fulminante. Eles parecem se beneficiar da administração de concentrado de proteína C. Alternativamente, pode-se usar doses elevadas de plasma fresco congelado (2 a 3 unidades a cada 6 horas), pois a meia-vida da proteína C contida no plasma é curta. Em contraste, não há indicação para reposição de proteína C em pacientes com a deficiência dessa proteína e sem púrpura fulminante.

Resolução da coagulopatia

Diferentemente das coagulopatias por outras causas, como hemorragia por excesso de anticoagulantes, a coagulopatia da CIVD não se resolve de imediato. Necessita-se, além do controle da doença, de uma boa função hepática (responsável pela produção de fatores de coagulação) e medular (responsável pela produção de plaquetas). Dependendo da agressão a esses órgãos, o processo de normalização da coagulação pode demorar vários dias, ainda que a doença de base tenha sido controlada.

Prognóstico

A mortalidade da CIVD depende principalmente da resposta terapêutica da doença subjacente e do grau de deficiência de coagulação. Em pacientes com sepse grave, trauma grave ou queimaduras extensas, a taxa de mortalidade varia de 40 a 80%, porém não está claro se esses números refletem os efeitos da CIVD ou as consequências da resposta inflamatória sistêmica.

Bibliografia

1. Esmon CT. Role of coagulation inhibitors in inflammation. Thromb haemost. 2001; 86: 51–56.
2. Lawrence, LKL. Clinical features, diagnosis, and treatment of disseminated intravascular coagulation in adults. Up to date. 2014. Disponível em: http://www.uptodate.com/contents/clinical-features-diagnosis-and-treatment-of--disseminated-intravascular-coagulation-in-adults. Acessado em: 20 dez 2014.
3. Levi M, de Jonge E, Van Der Poll T. Rationale for restoration of physiological anticoagulant pathways in patients with sepsis and disseminated intravascular coagulation. Crit care med. 2001; 29(7 suppl); s90–s94.
4. Levi M. Disseminated intravascular coagulation. Crit care med. 2007; vol. 35, n. 9; 2191-2195.
5. Levi M. Opal s. Coagulation abnormalities in the critically ill. Surgical intensive care medicine. 2010, 371-378.
6. Levi M. The imbalance between tissue factor and tissue factor pathway inhibitor in sepsis. Crit care med. 2002; 30:1914–1915.
7. Mello PVC, Silveira HFA, Ferreira MSF. Coagulação intravascular disseminada--civd. In: Guimaraes HP, Assunção MSC, Carvalho FB, Japiassu AM, Veras KN, Nacul FE, Reis HJL, Azevedo RP. Manual de medicina intensiva-AMIB. São Paulo: Atheneu; 2014. Cap.77, p. 791-805.

69

Anemias

Lígia Niero-Melo
Lucilene Ruiz e Resende
Rafael Dezen Gaiolla
Adriana Valente Fadel

Introdução

Anemia significa hipóxia por perda de massa eritroide, com consequente queda de oxigenação tecidual. Deve sempre ser considerada síndrome, ou seja, manifestação que pode pertencer a várias doenças. As manifestações dependem da interação entre a causa-base × capacidade de oxigenação × adaptação hemodinâmica à hipóxia. (**Figura 69.1**)

Por ser síndrome, anemia deve ser entendida dentro de contexto fisiopatológico, ou seja, cumprindo passos que delineiam fatores causais/contributivos para seu correto diagnóstico. (**Figura 69.2**)

Manifestações clínicas

As manifestações clínicas do quadro de anemia dependem de:

- Tempo da(s) doença(s)-base e do quadro anêmico;
- Condições de resposta da medula óssea (MO);

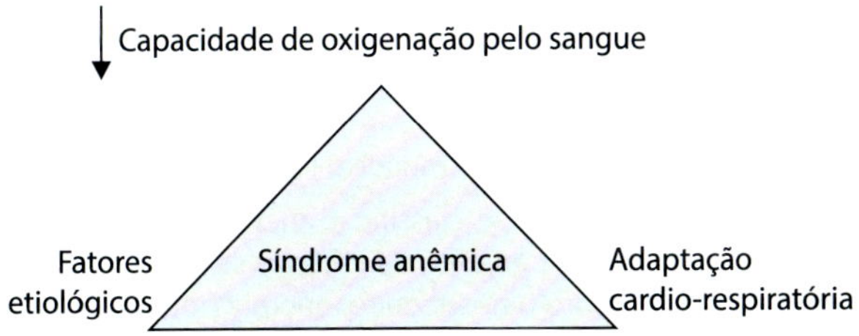

Figura 69.1 *As manifestações clínicas de anemia dependem da inter-relação entre fatores etiológicos × capacidade de oxigenação tecidual × adaptação cardiorrespiratória.*

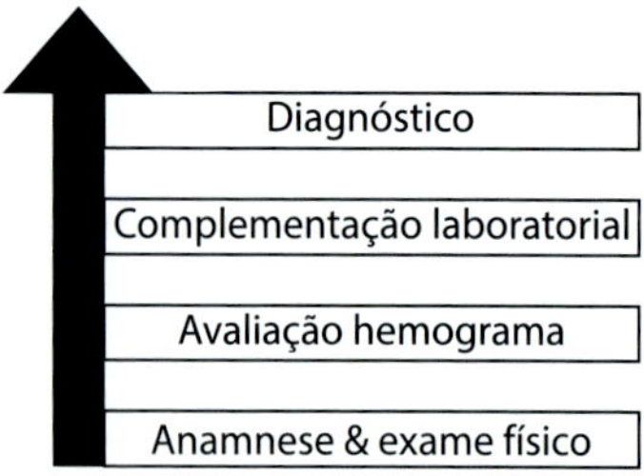

Figura 69.2 *Etapas a serem cumpridas para diagnóstico correto de anemias.*

- Grau de adaptação do hospedeiro à hipóxia;
- Comorbidades: fatores agravantes, drogas e medicamentos;
- Idade/sexo e altitude do local em que reside.

Checklist dos principais dados de anamnese

- **Duração dos sintomas:** insidioso, agudo;
- **Ocupação, hábitos e hobbies:** drogas, álcool, tabaco, químicos/solventes, viagens;
- **Dieta:** mastigação, oferta alimentos, cirurgias (bariátrica ou ressecções);
- **Alteração peso corporal:** *quantum*, voluntária, involuntária;
- **TGI (trato digestório):** dor, pirose, refluxo, hábito intestinal, sangramentos;
- **Urina:** cor, volume, dor, espuma;
- **Fluxo menstrual:** tempo, duração, volume (absorventes/dia), coágulos;
- **Gestações:** *quantum*, intervalos, abortamentos, lactação/amamentação;
- **Sintomas neurológicos:** parestesias, sensibilidade bota/luva;
- **Anexos:** unhas, cabelos, mucosa, lingual.

Há várias maneiras de se classificar anemia, porém nenhuma forma é completa, mas o conjunto de critérios se complementa. Em relação ao impacto sobre o hospedeiro, anemia pode manifestar-se como aguda ou crônica. (**Figura 69.3**)

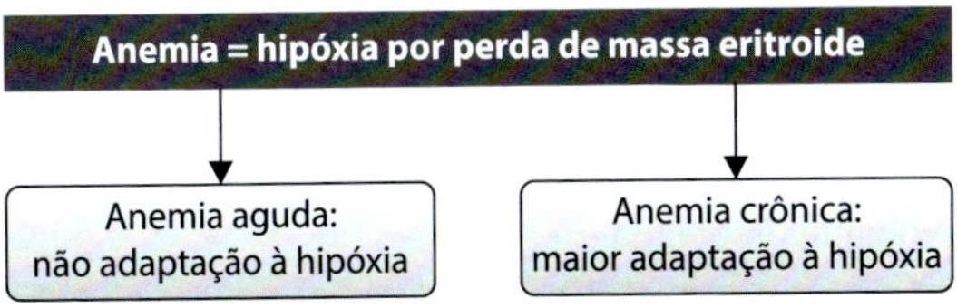

Figura 69.3 *Diferenciação entre anemia aguda e crônica.*

Racional 1

- É possível acontecer agudização de um quadro crônico de anemia (exemplo: anemia crônica do alcoolismo com sangramento de varizes esofágicas etc.).
- Anemia é sempre síndrome, que pode pertencer a várias doenças, de vários órgãos ou sistemas, mesmo que a manifestação seja de apenas um sintoma.
- Anemia não é doença em si, é manifestação de doença-base, ou seja, demanda que sempre se busque(m) o(s) diagnóstico(s) etiológico(s).
- Anemia também pode ser apresentação hematológica de doença não hematológica.

Quadro clínico geral

- Cansaço aos esforços e menor tolerância ao exercício;
- Palpitações, taquicardia, tontura e fadiga;
- Palidez cutaneomucosa (± icterícia);
- Menores índices pressóricos (↓ PA);
- Dispneia em repouso;
- Angina, claudicação intermitente;
- Cãibra muscular noturna;
- Cefaleia, escotomas.

Racional 2

As manifestações acontecem por:

- Palidez se deve a vasoconstrição periférica (pele, TCSC, tecidos menos prioritários).

- Valores pressóricos tendem a hipotensão em virtude do somatório entre vasoconstrição periférica × vasodilatação visceral (SNC, pulmões, coração, mesentéricas e ilíacas) em condições que não sejam de anemia com hipovolemia associada.
- Os rins suportam maior grau de hipóxia (suportam menos a hipovolemia) do que o miocárdio e o SNC.
- Aumento do débito cardíaco "compensatório" exige maior aporte de O_2 para o miocárdio, traduzindo-se em menor tolerância ao exercício, aos mínimos esforços etc.

Racional 3

Deve-se estabelecer qual a origem do quadro anêmico, se dependente de:

- Doença primária da medula óssea (MO), tais como: aplasia/hipoplasias, infiltração leucêmica ou por linfomas/mieloma, mielodisplasias, mielopatias infiltrativas por infecção ou tumores sólidos etc.;
- Lesão na hemácia em si, tais como: microangiopatias, hemoglobinopatias, auto/aloanticorpos, hemoglobinúria, enzimopatias e reações hemolíticas a drogas etc.;
- Perda de função renal de quaisquer etiologias, sendo que já há diminuição da função eritropoética se *clearance* de creatinina $\leq$ 60 mL/min/1,73 m^2, ou seja, creatinina plasmática $\geq$ 1,6 mg/dL;
- Patologias de outros órgãos/sistemas que influenciam a eritropoese, principalmente quando há atividade inflamatória (com ou sem infecção), com secreção de citocinas que diminuem a resposta eritropoética;
- Capacidade de a MO responder à hipóxia, com resposta reticulocitária adequada; ou seja, quando há condições (matéria-prima e hematínicos) que permitam atender à demanda;
- Quadros sindrômicos expressivos e que sabidamente podem alterar a função eritropoética, tais como: insuficiência renal crônica (IRC), insuficiência/lesão hepáticas, endocrinopatias, infecções crônicas, neoplasias de quaisquer sítios;
- Anemia é sempre indicativa de uma doença-base, ou seja, é a apenas a "ponta do *iceberg*".

Reconhecimento laboratorial

Hemograma é o exame mais frequentemente solicitado na prática de rotina assistencial, e que fornece os dados e índices hematimétricos que devem ser avaliados segundo tabela para idade e sexo.

Racional 4

Sempre considerar estados em que há hemoconcentração (ex.: desidratação) ou hemodiluição (gestação, esplenomegalia etc.) volêmicas que podem alterar esses valores acima.

Esses índices são grandes aliados no diagnóstico de anemias, mas mostram os valores médios obtidos pelos contadores automáticos. Entretanto, esses inegáveis avanços tecnológicos não substituem a revisão da lâmina de esfregaço de sangue periférico, feita por pessoal treinado, método ainda considerado padrão-ouro.

Considerar a interação entre os critérios mostrados na **Figura 69.4**.

Os critérios morfológicos baseiam-se na "aparência" das hemácias, que podem traduzir alguns mecanismos fisiopatológicos envolvidos, como para a microcitose. (**Figura 69.5**)

Racional 5

- Existem normalmente 640 milhões de moléculas de hemoglobina dentro de cada hemácia.
- Microcitose provém de uma "saída" que o eritroblasto encontra para permanecer viável, quando há menor síntese de globina (nos ribossomos, ex.: talassemias) ou menor síntese de heme (na mitocôndria, ex.: ferrodeficiência).

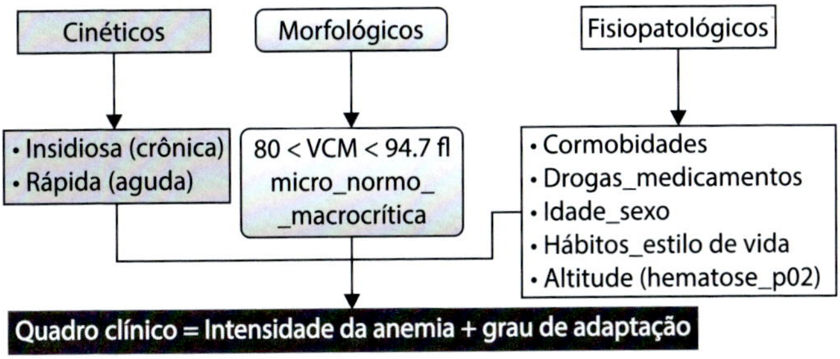

Figura 69.4 *Interação entre critérios cinéticos × morfológicos × fisiopatológicos para o diagnóstico de anemias.*

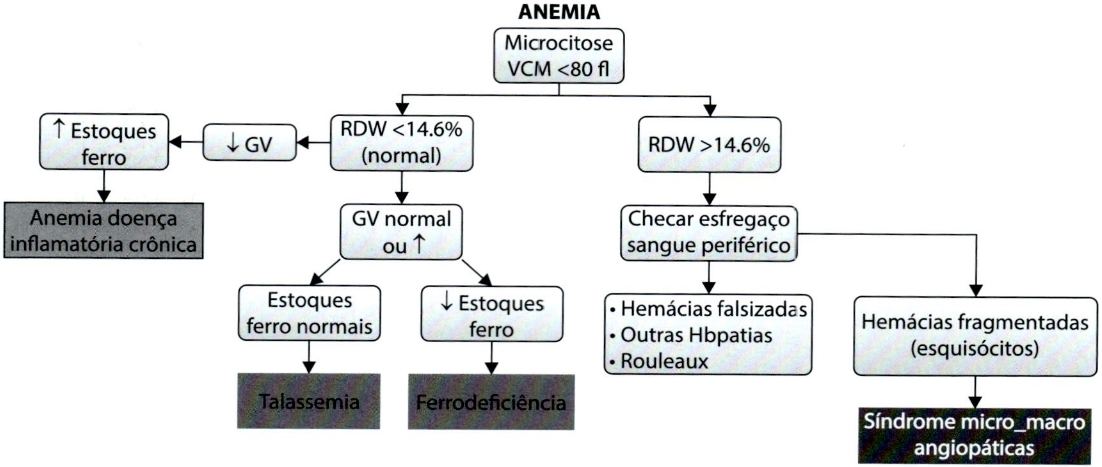

Figura 69.5 *Representação esquemática do fluxograma para microcitose.*

- Nessas circunstâncias há aumento do número de divisões mitóticas durante o amadurecimento do eritroblasto, de tal maneira a manter uma concentração crítica mínima de hemoglobina dentro da célula e mantê-la viável, escapando da fagocitose que faz o "controle de qualidade" da eritropoese.
- Assim também, para avaliação de macrocitose pode-se seguir o algoritmo abaixo. (**Figura 69.6**)

Racional 6

- Macrocitose não necessariamente significa megaloblastose.
- Estresse hipóxico importante pode requisitar eritroblastos ainda não bem hemoglobinizados (mais imaturos e que ainda iriam sofrer mais divisões mitóticas) e que abandonam a MO, para a circulação periférica.
- Drogas como: álcool, anticonvulsivantes, antirretrovirais, imunossupressores etc. podem ser causas de macrocitose.
- Artefatos de coleta e armazenamento da amostra de sangue podem se revelar como macrocitose na leitura por contadores automáticos.
- Anemias normocíticas sempre exigem maior elaboração de raciocínio. (**Figura 69.7**)

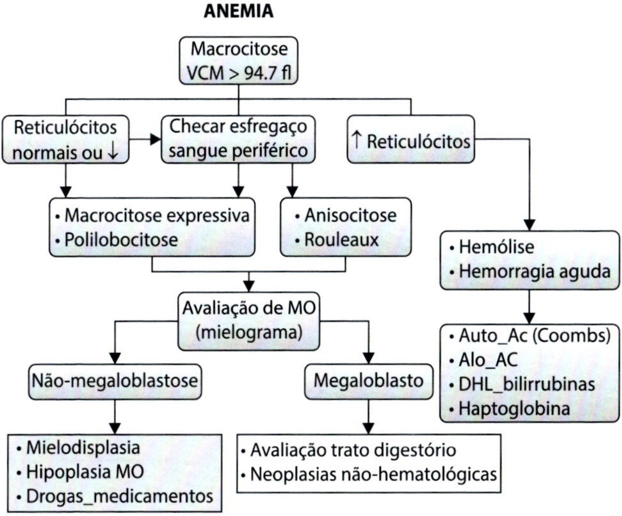

Figura 69.6 *Representação esquemática do fluxograma para macrocitose.*

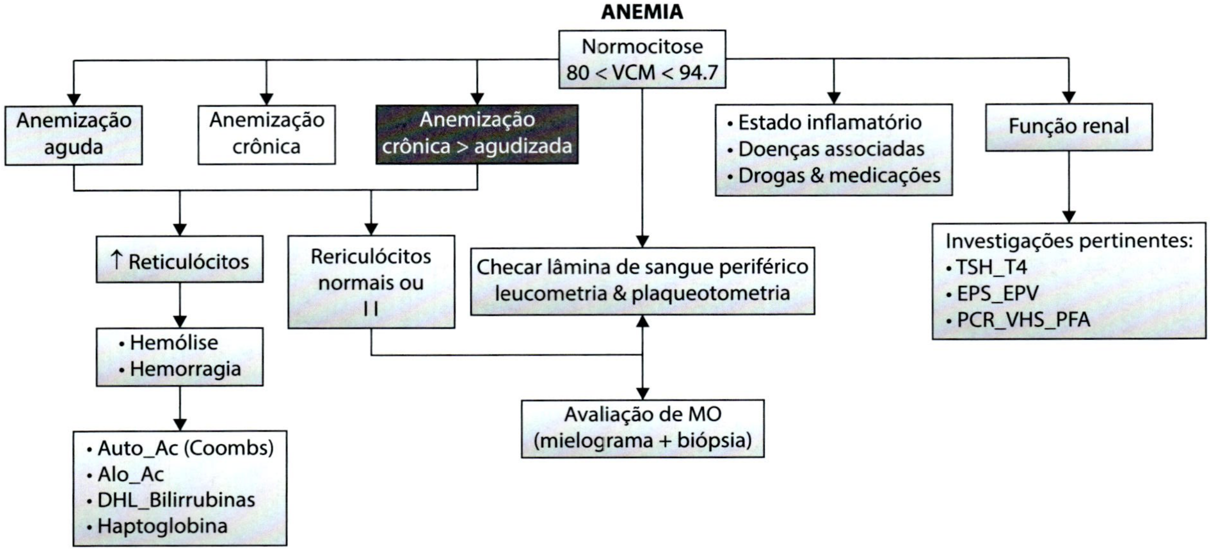

Figura 69.7 *Representação esquemática do fluxograma para normocitose.*

Racional 7

- Anemias normocíticas sempre exigem avaliação de creatinina (função renal) no primeiro momento.
- Avaliação das outras linhagens hematopoéticas vistas ao hemograma (leucometria total e específica, plaquetometria).
- Avaliação do esfregaço de sangue periférico (lâmina do hemograma).
- Pesquisa de uso de medicações.
- Quadros clínicos associados: doença hepática; doença renal; endocrinopatias; doenças reumatológicas; estados inflamatórios (com ou sem infecção); neoplasias de quaisquer origens; desnutrição proteico-energética; pós-operatório.
- Anemias normocíticas abrangem o subtipo anemia das doenças crônicas (ADC), também denominadas anemias citocina-induzidas e que demandam busca das etiologias envolvidas, não só por serem frequentes, mas por serem em geral subestimadas e se apresentarem de modo único, embora produtos de diferentes fatores causais.
- ADC são mediadas por citocinas (hepcidina; IL1; IL6; TNFα; IFNγ), que resultam em inibição da atividade eritropoética.
- Há três mecanismos fisiopatológicos principais envolvidos nas ADC:
- menor sobrevida das hemácias (componente hemolítico);
- menor resposta eritroide à Epo;
- metabolismo de ferro comprometido, de tal maneira a não haver ferro disponível para a eritropoese.
- ADC pode se iniciar em horas após o início do evento inflamatório e pode durar enquanto ele durar.
- ADC e anemias normocíticas exigem raciocínio fisiopatológico mais elaborado.

Condutas e orientações gerais

Reconhecidos os eventos que levam ao quadro de anemia, com confirmação dos fatores etiológicos ou contributivos, há que se estabelecer a conduta na abordagem clínica, que sempre deve contemplar as seguintes etapas: (**Figura 69.8**)

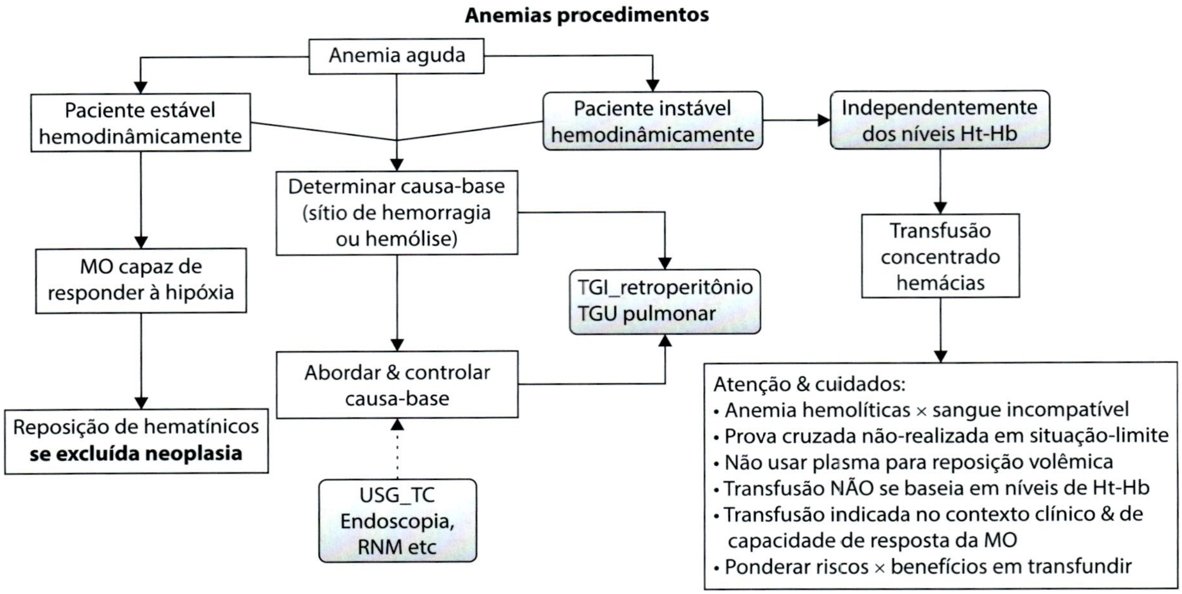

Figura 69.8 *Orientações gerais para transfusão em anemias agudas.*

- **Passo 1:** controle da(s) causa(s)-base.
- **Passo 2:** anemia aguda se houve perda volêmica → reposição de volume + transfusão de hemocomponentes
- **Passo 3:** ANEMIA AGUDA sem perda volêmica → reposição de hemocomponentes
- **Passo 4:** ANEMIA CRÔNICA com: hipóxia de SNC; cor anêmico ou insuficiência cardíaca por outras causas requerem transfusão de concentrado de hemácias com atenção quanto ao volume a ser transfundido × tempo de infusão.

Racional 8

As indicações de transfusão sanguínea (rotina ou emergência) devem ser precisas e criteriosas, pois:

- Transfusão é considerada transplante de células vivas.
- Não se indica mais transfusão com base em limite mínimo de Ht-Hb, critério estabelecido em 1942 (antiga "hemoterapia reposicionista") e que está absolutamente em desuso na atualidade.
- Consenso britânico propõe que os níveis devam ser mantidos em Hb = 7 a 9 g/dL, não devendo exceder 9 g/dL na maioria dos pacientes em unidade intensiva, exceto se houver indicação precisa por fatores que modifiquem essa tomada de decisão.
- Hemácias transfundidas têm propriedades distintas daquelas *in vivo*. Existem alterações físico-químicas pela preservação (bolsa de sangue coletado) em ambiente ácido, que se intensifica proporcionalmente a esse tempo de armazenamento. Essas alterações são, principalmente, a diminuição de 2,3-DPG (que altera a afinidade da Hb pelo O_2), induzindo a menor curva de dissociação da Hb-O, piorando a oxigenação tecidual na microcirculação; assim também pela diminuição da deformabilidade das hemácias na microcirculação.
- Transfusão em pacientes assintomáticos deve ser criteriosamente avaliada.
- Não se faz reposição volêmica com plasma (exceto em hepatopatias para correção de fatores de coagulação).
- Vale sempre o contexto clínico; ou seja, há que se proceder ao diagnóstico causal, avaliação clínico-laboratorial e ponderação de riscos. Não se transfunde de forma leviana, para correção numérica de índices hematimétricos.

- Transfusão sanguínea segue normas e leis bem-estabelecidas na prática médica. As regras e consensos estabelecidos pelos hemocentros e sociedades de Hematologia-Hemoterapia (indicações, coletas, procedimentos-padrão de tipagem e infusão etc.) devem ser rigorosamente seguidos.

Bibliografia

1. Haemoglobin Concentrations for the Diagnosis of Anaemia and Assessment of Severity. World Health Organization (WHO). WHO/NMH/NHD/MNM/11.1 http://www.who.int/topics/anaemia/en/
2. Hébert PC, Van der Linden P, Biro G, Hu LQ. Physiologic aspects of anemia. Crit Care Clin 2004 (20): 187- 212.
3. Macdougall IC. Anaemia and chronic renal failure. Medicine (2015), http://dx.doi.org/10.1016/j.mpmed.2015.05.008
4. Means Jr RT, Glader B. Anemia: General Considerations. In: Greer JP, Arber DA, Glader B, List AF, Means Jr RT, Paraskevas F, Rodgers GM, editors. Wintrobe's Clinical Hematology. 13th Ed. Philadelphia: Lippincott Williams & Wilkins, Wolters Kluwer, 2014, p. 587-616.
5. National Institute for Health and Clinical Excellence. Anaemia management in chronic kidney disease. Clinical guideline 39. London: NICE, September 2006. http://www.nice.org.uk/guidance/ng8.
6. Niero-Melo L, Resende LSR. Eritropoese - mecanismos de produção e distribuição da hemácia. In: Tratado de Clínica Médica. 2ª ed. São Paulo/SP: Editora Rocca, 2007, v.147, p. 1886-1889.
7. Niero-Melo L, Ruiz e Resende LS, Gaiolla RD. Leucocitoses e leucopenias. Alterações sanguíneas em doenças não hematológicas. In: Zago MA, Falcão RP, Pasquini R. Tratado de Hematologia. São Paulo: Atheneu, 2014. p. 841-848.
8. Prchal JT. Clinical Manifestations and Classification of Erythrocyte Disorders. In: Kaushansky K, Lichtman MA, Beutler E, Kipps TJ, Seligsohn U, Prchal JT, editors. Williams Hematology. 8th Ed, New York: The McGraw-Hill Companies, Inc., 2010. p. 455-462.

70

Emergências Clínicas em Pacientes Infectados pelo Vírus da Imunodeficiência Humana - HIV

Roberto Muniz Junior

Introdução

Pacientes infectados pelo HIV podem se apresentar no pronto-socorro com inúmeras queixas e sintomas e, dependendo da fase da doença e da imunidade do indivíduo, a etiologia pode ou não ter caráter oportunista.

As infecções oportunistas são causadas por agentes comuns (vírus, bactérias, fungos, parasitas) que normalmente não causam doença ou causam apenas acometimento moderado devido à resposta imune eficiente. No doente infectado pelo vírus HIV, manifestam-se como doenças potencialmente graves, caracterizando a síndrome da imunodeficiência adquirida (AIDS).

Assim, torna-se fundamental, na avaliação inicial de um paciente com HIV/AIDS na sala de emergência, conhecer ou estimar seu *status* imunológico investigando a contagem total de células CD4, carga viral, uso regular de terapia antirretroviral e antecedente de doenças oportunistas. A depender dessas informações, as infecções oportunistas tornam-se mais prováveis como diagnósticos diferenciais.

Emergências respiratórias

Pacientes com HIV/AIDS são frequentemente acometidos por doenças respiratórias e, dependendo do *status* imunológico, podem evoluir de modo desfavorável. Os agentes etiológicos (**Tabela 70.1**) contemplam microrganismos que comumente afetam a população imunocompetente e outros específicos de pacientes imunodeprimidos.

A abordagem inicial deve ser feita da maneira rotineira, avaliando-se a história clínica, sinais vitais e alterações ao exame físico. Deve-se descartar sinais de sepse ou de insuficiência respiratória que exigem medidas urgentes como hidratação vigorosa e suplementação de oxigênio ou ventilação por pressão positiva. Radiografia de tórax, hemograma completo, gasometria arterial com lactato e provas inflamatórias (p. ex.: proteína C reativa) auxiliam no raciocínio e manejo inicial.

Esses pacientes podem ter apresentações atípicas e evoluções desfavoráveis, portanto é fundamental a tentativa de identificação do agente etiológico. Exames complementares como hemoculturas, cultura de escarro ou secreção traqueal, baciloscopia, broncoscopia com lavado e/ou biópsia e a tomografia computadorizada de tórax são ferramentas que devem ser consideradas.

O tempo de evolução da doença ajuda a diferenciar algumas etiologias, sendo estes os principais agentes:

- **Pneumonias bacterianas:** responsáveis pela maioria dos casos agudos e o raciocínio e a conduta clínica devem ser os mesmos que em pacientes imunocompetentes uma vez que os agentes etiológicos e perfil de resistência são os mesmos: *Streptococcus pneumoniae* (35 a 70%), *Haemophilus influenzae* (3 a 40%), *Pseudomonas aeruginosa* (3 a 10%), *E.coli* (6 a 7%) e outros agentes gram-negativos (7% a 9%). No entanto, pacientes com imunossupressão grave têm mais chance de evoluir com bacteremia por qualquer agente, além disso, o risco para *Legionella* é maior em até 42 vezes.

Tabela 70.1 *Principais etiologias de emergências respiratórias em pacientes com HIV/AIDS*

- Fungos: *Pneumocystis jiroveci, H. capsulatum, C. neoformans, Candida sp.*
- Bactérias: pneumococo, hemófilos, *P. aeruginosa, Legionella, Nocardia*
- Micobactérias: *M. tuberculosis, M. avium, M. kansassi*
- Virais: *influenza*, rinovírus, citomegalovírus, herpes-vírus simples e adenovírus
- Neoplasias: linfoma e sarcoma de Kaposi
- Pneumonite: pneumonite intersticial linfoide, medicamentos, idiopática
- Protozoário: *Toxoplasma gondii*
- Outras: doença pulmonar obstrutiva crônica exacerbada, asma descompensada

- **Pneumonias virais:** os vírus são etiologias frequentes de complicações respiratórias, mas dificilmente são lembrados, identificados e tratados, todavia muitos têm evolução autolimitada. Necessário, no entanto, lembrar do vírus influenza, sobretudo no período de outono e inverno, uma vez que estudos mostram que pacientes infectados pelo HIV podem ter pior evolução e que o tratamento com o oseltamivir ou outro inibidor de neuroaminidase, quando iniciado dentro das primeiras 48 horas após o início dos sintomas, tem impacto na redução destes. O diagnóstico pode ser realizado com pesquisa do RNA viral por meio de *swab* de nasofaringe, o que evita o uso desnecessário de antibióticos. O citomegalovírus também pode ser causa de infecção, principalmente em pacientes como imunossupressão grave, mas dificilmente é isolado e ainda são poucos os estudos que definem sua patogenicidade. O tratamento empírico deve ser considerado no caso de doença refratária aos agentes mais comuns, em pacientes com baixa contagem de células CD4, sem outra causa evidente e com detecção de cópias virais em sangue.
- **Pneumocistose:** pacientes com contagem de células CD4 abaixo de $200/mm^3$ e doença de evolução subaguda devem ter a pneumocistose entre os diagnósticos diferenciais. Esta é uma infecção oportunista causada pelo fungo *Pneumocystis jiroveci* e é descrita desde os primeiros casos de pacientes como HIV. Mesmo com o advento da terapia antirretroviral de alta potência, a pneumocistose continua sendo a doença definidora de AIDS mais comum. É caracterizada por tosse seca, febre, taquipneia e dispneia progressiva, com evolução arrastada. A ausculta respiratória pode estar normal em até 50% dos casos e é comum a evolução para insuficiência respiratória. A radiografia de tórax é caracterizada por infiltrado intersticial reticular bilateral. A tomografia de tórax mostra o padrão típico em vidro fosco. O tratamento de escolha é trimetoprim-sulfametoxazol (15 a 20 mg/kg/dia do componente trimetoprim, divididos em 3 a 4 doses) durante 14 a 21 dias. O uso de corticosteroides é indicado para os casos com a $PAO_2 < 70$ mmHg ou gradiente alveoloarterial > 35 mmHg. O corticosteroide diminui o processo inflamatório, a chance de intubação e de fibrose pulmonar sequelar. A prednisona é iniciada na dose de 40 mg/dose a cada 12 horas por 5 dias; 40 mg/dose uma vez ao dia do 6º ao 10º dia; e, finalmente, 20 mg/dia até o final do tratamento (14° a 21° dia).

- **Tuberculose pulmonar:** ainda muito prevalente no Brasil e pode ocorrer independentemente do grau de imunossupressão do paciente. Assim, deve ser sempre lembrada, sobretudo em casos subagudos e crônicos. A apresentação clínica nesse grupo específico é bem variável, podendo cursar com febre, tosse, dispneia, sudorese noturna, perda de peso e até mesmo comprometimento extrapulmonar, principalmente nos casos de imunodeprimidos graves. O padrão radiológico também é variável e nem sempre é possível perceber cavitações. A tomografia de tórax ajuda na caracterização da doença. A pesquisa etiológica dever ser realizada com a coleta seriada de escarros, secreção traqueal ou lavado broncoalveolar para pesquisa do bacilo *M. tuberculosis*. É importante solicitar cultura desses materiais para caraterização da espécie e padrão de resistência. Uma ferramenta nova que facilita o diagnóstico, mas ainda não está disponível em todos os centros, é o método do GeneXpert, que, por técnica genética, permite a rápida identificação do *M. tuberculosis* e a resistência a rifampicina.
- **Tratamento:** feito com esquema RIPE recomendado pelo Ministério da Saúde e associado à piridoxina (para prevenir a neuropatia periférica causada pela pirazinamida). Os primeiros 2 meses com rifampicina, isoniazida, pirazinamida e etambutol, seguidos de mais 4 meses com rifampicina e isoniazida. Importante lembrar da necessidade de isolamento respiratório de pacientes bacilíferos e a investigação dos contactantes.

Emergências neurológicas

O espectro de complicações neurológicas associadas à infecção pelo HIV é extremamente heterogêneo e inclui doenças primárias (causadas pelo próprio HIV) ou secundárias (causadas por infecções ou neoplasias oportunistas). Doenças neurológicas não relacionadas à infecção pelo retrovírus também devem ser consideradas diagnósticos diferencias.

Na abordagem inicial, dificilmente poderá ser definido um diagnóstico etiológico, portanto a decisão terapêutica deve se basear nas características clínicas, radiológicas, na evolução temporal e no *status* imunológico do paciente. As doenças oportunistas ocorrem normalmente quando a contagem de células CD4 está abaixo de 200 células/μL e, em cerca de 15% dos pacientes, ocorrem dois processos oportunistas concomitantes.

Após avaliação e suporte inicial, o exame de imagem torna-se obrigatório e deve ser realizado o quanto antes, tanto para auxílio diagnóstico quanto para descartar possíveis contraindicações à punção de líquido cefalorraquidiano, já que podem existir lesões expansivas pouco sintomáticas.

Pode-se organizar o raciocínio de modo didático, classificando as manifestações neurológicas oportunistas segundo o predomínio da síndrome neurológica envolvida: aquelas com predomínio de sinais meníngeos e aquelas com predomínio de sinais focais (com ou sem efeito expansivo). A **Figura 70.1** apresenta as causas mais frequentes em nosso meio. Em seguida, serão comentadas as principais doenças oportunistas que exigem abordagem de emergência.

- **Neurotoxoplasmose:** das doenças oportunistas, aquela que apresenta mais prevalência em nosso meio é a neurotoxoplasmose, de cada 10 indivíduos soropositivos com CD4 abaixo de 250 células/mm^3, nove apresentam neurotoxoplasmose. A doença geralmente acomete indivíduos com CD4 < 200 a 150 e decorre da reativação de infecção prévia por *Toxoplasma gondii*, um parasita que, em geral, é transmitido por felinos e alimentos crus. O quadro clínico costuma ser subagudo, com duração de 2 a 3 semanas. Os sinais e sintomas mais frequentes são alteração do sensório, hemiparesia e outros sinais focais, cefaleia, convulsões e sinais de irritação meníngea (menos de 10%). A tomografia computadorizada de crânio classicamente demonstra uma ou múltiplas imagens hipodensas com realce anelar de contraste, acompanhadas ou não de intenso edema perilesional, que, muitas vezes, desvia estruturas de linha média e comprime ventrículos cerebrais. O líquido cefalorraquidiano é usualmente normal, mas pode se observar pleocitose (< 20 células) ou discreta proteinorraquia (< 150 mg/dL) e é importante para descartar outras doenças oportunistas

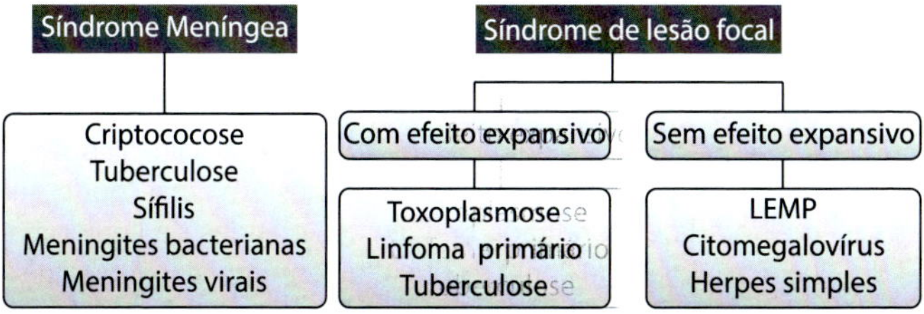

Figura 70.1 *Doenças oportunistas do SNC em pacientes com HIV/AIDS.*

associadas. O teste positivo de reação em cadeia da polimerase em amostra de líquido cefalorraquidiano ou sangue tem elevada especificidade. A biopsia cerebral fica resguardada para as falências de tratamento empírico. Devido à elevada frequência em nosso meio, o tratamento deve ser iniciado empiricamente em todos os casos com características clínicas e radiológicas compatíveis. O esquema de escolha é via oral, composto por pirimetamina 200 mg no 1º dia, seguida de 50 mg/dia associada à sulfadiazina 1 a 1,5 g a cada 6 horas, mais ácido folínico 15 mg/dia, durante 6 semanas. O tratamento com trimetoprim/sulfametoxazol 5/25 mg/kg a cada 12 horas durante 4 a 6 semanas é igualmente eficaz e apresenta-se como alternativa importante em pacientes graves, com nível de consciência comprometido pois pode ser realizado via endovenosa, este ainda tem menor incidência de efeitos colaterais e melhora mais rápida da lesão.

- **Linfoma de sistema nervoso central:** o linfoma é a neoplasia primária do SNC mais frequente em HIV/AIDS, correspondendo a 20 a 30% dos casos de lesões com sinais predominantemente focais e é importante diagnóstico diferencial com a neurotoxoplasmose. Os sintomas são semelhantes devido à presença de lesão expansiva cerebral e a diferenciação por exames de imagem também é difícil. O prognóstico é ruim e o tratamento ainda não é muito bem estabelecido.
- **Neurotuberculose:** a tuberculose de SNC pode se comportar como meningoencefalite ou lesão expansiva (tuberculoma). Na meningoencefalite, os sintomas são similares aos dos pacientes sem a doença pelo vírus HIV e incluem cefaleia, febre, confusão mental, hemiparesia ou lesão de pares cranianos e convulsões. A hidrocefalia e a hipertensão intracraniana são complicações frequentes da meningite tuberculosa, muitas vezes sendo necessária a realização de derivação ventrículo externa (DVE) e, posteriormente ventriculoperitoneal (DVP). O diagnóstico é realizado pela análise do líquido cefalorraquidiano, caracterizada por celularidade aumentada (linfomonocitária), proteinorraquia elevada e glicorraquia diminuída. A pesquisa de bacilo álcool-acidorresistente (BAAR) é raramente positiva, mas pode ser melhorada com retirada de volumes grandes de líquido cefalorraquidiano (10 mL) e com ultracentrifugação e pesquisa de BAAR do sobrenadante. A cultura e a pesquisa da micobactéria por reação em cadeia da polimerase permitem

o diagnóstico definitivo, o método descrito anteriormente também deve ser usado, pois aumenta o rendimento da cultura. O tratamento é feito com esquema recomendado pelo Ministério da Saúde do Brasil: rifampicina; isoniazida; pirazinamida; e etambutol durante 9 meses, em associação coma piridoxina. Nos primeiros 2 meses, as quatro medicações são administradas em conjunto; em seguida, mantêm-se a rifampicina e a isoniazida por mais 7 meses. O uso de corticosteroide é recomendado e reduz a mortalidade da doença (prednisona: 1 a 2 mg/kg/dia, com doses decrescentes, durante 6 a 8 semanas).

- **Neurocriptococose:** a infecção pelo criptococo é a causa principal de meningite nos pacientes com HIV/AIDS, especialmente naqueles com contagem de células CD4 abaixo de 100 células/mm3. A exposição ao fungo se dá pela inalação de esporos que podem causar infecção pulmonar primária, infecção latente ou até mesmo infecção disseminada. A meningite por criptococo é resultado da reativação da infecção latente em pacientes imunocomprometidos. As manifestações mais frequentes são febre, cefaleia, náuseas e vômitos, fotofobia, alterações visuais, letargia, alteração do nível da consciência, alteração de personalidade e alterações de memória e convulsões. Hipertensão intracraniana ocorre em 50 a 75% dos pacientes devido ao aumento da produção do líquido cefalorraquidiano e prejuízo da drenagem. A punção lombar é fundamental para a pesquisa do criptoco, através da tinta da China, pesquisa diretamente do antígeno e cultura. É importante também a medida da pressão de abertura liquórica, para descartar a presença de hipertensão intracraniana (> 25 cmH_2O). O tratamento de escolha é a anfotericina-B deoxicolato (0,6 a 1 mg/kg/dia, via endovenosa) associada a 5-flucitosina (25 mg/kg a cada 6 horas via oral), durante 14 dias (fase de indução). Devido à baixa disponibilidade da 5-flucitosina no Brasil, o tratamento pode ser realizado com a associação de anfotericina-B (mesma dose) e fluconazol (800 mg/dia, via oral). O controle do tratamento é feito com estudo do líquido cefalorraquidiano no final da fase de indução. Se a cultura estiver negativa, mantém-se fluconazol na dose de 400 a 800 mg/dia via oral por pelo menos 8 semanas (fase de consolidação). Caso o líquido cefalorraquidiano não esteja estéril, a fase de indução deve ser prolongada. Após essa segunda fase, recomenda-se deixar fluconazol 200 mg/dia (fase de manutenção). O controle da hipertensão intracraniana com punções do líquido cefalorraquidiano seriadas deverá reduzir em 50% a pressão inicial ou retirar aproximadamente 20 a 30 mL de líquido. Caso a pressão de abertura permaneça elevada por mais de 7 dias ou o exame de imagem demonstre hidrocefalia, deve ser considerada a derivação ventriculoperitoneal.

Emergências gastrointestinais

Pacientes infectados pelo HIV costumam procurar o pronto-socorro com queixas relativas ao trato gastrointestinal tais como odinofagia, disfagia, diarreia, dor abdominal e sangramento intestinal.

Pacientes com imunossupressão severa devem ser investigados para doenças oportunistas, pois esse grupo está sujeito a patologias específicas, além daquelas que são causa de gastroenterites e abdome agudo na população em geral.

- **Odifnofagia/disfagia:** *Candida spp*, citomegalovírus e herpes vírus são agentes que podem acometer de modo oportunista o esôfago de pacientes imunossuprimidos graves. Após a avaliação clínica inicial, deve-se programar endoscopia digestiva alta com biópsia das lesões visualizadas para investigação do quadro.
- **Diarreia:** a diarreia aguda se assemelha à de pacientes imunocompetentes e pode acometer pacientes com qualquer grau de imunossupressão. Os principais agentes são rotavírus, adenovírus, coronavírus, *Salmonella spp, Shygella spp, Campylobacter jejuni, Yersinia enterocolica, Clostridium difficile*. No entanto, devem também ser consideradas doenças neoplásicas (sarcoma Kaposi e linfoma), etiologias medicamentos e agentes oportunistas como *Microsporidium, Isospora* e *Criptosporidium*. A investigação deve ser realizada em pacientes com mais de 5 dias de sintomas, com coleta de protoparasitológico de fezes (cinco amostras), coprocultura e, no caso de suspeita de neoplasia, retosigmoidoscopia.
- **Dor abdominal/sangramento intestinal:** além das causas que comumente afetam a população imunocompetente, deve ser lembrado que os pacientes com HIV/AIDS estão mais sujeitos a desenvolver infecções por citomegalovírus (pancreatite, acometimento intestinal), herpes-vírus (acometimento intestinal), micobactérias (tuberculose ganglionar, pancreatite) e neoplasias (linfoma, sarcoma de Kaposi).

Investigações complementares devem ser realizadas de acordo com o quadro clínico do paciente.

Outras emergências

- **Hematológicas:** as citopenias são frequentes em qualquer fase da infecção por HIV e podem ser originadas pela própria ação viral ou secundária a neoplasias (sarcoma de Kaposi, linfoma), medicamentos (zidovudina, dapsona, ganciclovir, foscarnet, sulfonamidas, trimetoprim, aciclovir, pirimetamina, pentamidina, interferon, primaquina) ou doenças oportunistas (micobactérias, citomegalovírus, histoplasmose, criptococose). Devem ser lembrados também o parvovírus e a leishmaniose visceral que, apesar de não serem consideradas doenças oportunistas, têm maior associação com pacientes HIV/AIDS. A abordagem deve incluir investigação etiológica, com a coleta de hemograma completo, perfil de ferro, vitamina B_{12}, ácido fólico, RDW e mielograma com mielocultura, de preferência antes da instituição de qualquer terapêutica.
- **Renais:** A insuficiência renal e os distúrbios hidoeletrolíticos também podem ser causados pelo próprio vírus (nefropatia pelo HIV) ou secundária à perda de fluidos (diarreia, vômitos, sangramentos), medicamentos nefrotóxicos (tenofovir, anfotericina, aciclovir, cotrimoxazol etc.) e doenças oportunistas (micobactérias, citomegalovírus e fungos). A suspensão ou substituição imediata de qualquer medicação nefrotóxica é fundamental no caso de injúria renal evidente.
- **Cardiovasculares:** necessário lembrar que pacientes HIV/AIDS são mais propensos a eventos tromboembólicos. Assim, o infarto agudo do miocárdio e o acidente vascular isquêmico devem ser sempre lembrados como diagnósticos diferenciais no caso de dor torácica e déficits focais, respectivamente.

Bibliografia

1. Bermudez JEV, Oliveira ACP. Doenças neurológicas oportunistas em pacientes infectados pelo HIV-1. Not Published, 1-25.
2. Laborda LS, Martins HS. Emergências em pacientes com HIV/SIDA. In: Martins HS, Brandão Neto RA, Scalabrini Neto A, Velasco IT. Emergências clínicas: abordagem prática. 10. ed. Barueri: Manole, 2015.
3. Ministério da Saúde. Protocolo Clínico e Diretrizes Terapêuticas para Manejo da Infecção pelo HIV em Adultos. Brasília, DF: 2015. Acesso em 01 de dezembro de 2015. Disponível em: http://www.aids.gov.br/pcdt/protocolo-clinico.

71

Leptospirose

Lúcia Andrade
Antonio Carlos Seguro

Introdução

A leptospirose é uma zoonose de distribuição global, presente em todos os continentes. É causada por um microrganismo do gênero *Leptospira,* que pode afetar humanos e uma grande variedade de animais.

No Brasil, a leptospirose é endêmica; os surtos ocorrem durante as estações de chuva coincidente com as áreas de alagamento.

As manifestações clínicas da doença são muito variáveis desde infecção benigna (caracteriza por sintomas leves e inespecíficos) até a síndrome de Weil, forma mais grave da doença caracterizada por icterícia, eventos hemorrágicos e insuficiência renal aguda (IRA). A mortalidade na síndrome de Weil ultrapassa 10%.

Etiologia

O agente etiológico é uma espiroqueta (leptospira) medindo 6 a 20 µm de comprimento e 0,1 µm de diâmetro. As leptospiras apresentam características de bactérias gram-positivas e gram-negativas. A espécie *Leptospira interrogans* é dividida em dois complexos: *L. interrogans,* que é patogênica e *L. biflexa,* que é saprofítica, e não é patogênica.

Transmissão

A transmissão para humanos ocorre pelo contato direto com sangue, tecidos, órgãos ou urina de animais infectados. Ocorre também através do contato indireto de água contaminada com mucosas ou áreas de pele que tenham lesão de continuidade.

Métodos de diagnóstico

O diagnóstico é baseado nos dados clínicos e epidemiológicos, entretanto é confirmado com testes laboratoriais. O teste universalmente usado para o diagnóstico é a soroaglutinação microscópica (MAT). Este teste deve ser feito com duas colheitas de sangue no intervalo de 15 dias. O MAT é considerado positivo quando há uma elevação de quatro vezes nos títulos de anticorpo em relação ao basal. A taxa de falso-negativos é em torno de 13%. A cultura de leptospira requer um meio específico (Ellinghausen-McCullough-Johnson-Harris ou meio Fletcher) e pode demorar mais de 4 semanas para haver crescimento. Atualmente o método de ELISA tem sido também utilizado, entretanto sua sensibilidade é baixa na fase aguda da doença (39 a 72%). O exame de reação da cadeia de polimerase, apesar de já ter sido desenvolvido para o diagnóstico de leptospirose, ainda está limitado para alguns laboratórios.

Manifestações clínicas

Como já foi dito, podem se apresentar desde como sintomas inespecíficos e leves (forma anictérica) até a forma grave da doença (forma ictérica, síndrome de Weil). A forma anictérica é autolimitada e é a mais comum, ocorrendo em 85 a 90% dos casos. É classicamente caracterizada por duas fases. A fase inicial dura de 3 a 7 dias. Os pacientes infectados apresentam febre, tremores e, posteriormente desenvolvem anorexia, diarreia, náuseas, vômitos, mal-estar e mialgia (mais evidente nas panturrilhas). A febre geralmente é em torno de 38 a 39º C e remite no período de 4 a 7 dias. Nesta fase, é possível isolar leptospiras de amostras de sangue. Ocorre uma melhora dos sintomas que, em geral, dura de 1 a 3 dias e, após este período, sem sintomas, se inicia a fase imune da doença e os sintomas retornam. Esta segunda fase pode se manter de 4 a 30 dias e apresentar sintomas mais graves como meningite e uveíte. Somente 20% dos pacientes desenvolverão a segunda fase (fase imune).

A doença se manifesta como:

- Icterícia (com predomínio de bilirrubina direta). É chamada de "icterícia rubínica" (resultante da vasculite associada à icterícia). Os valores podem ser bem elevados (muitas vezes, confundem-se com quadros de icterícia obstrutiva). Mesmo depois da admissão e do início do tratamento, os níveis séricos de bilirrubina podem continuar a aumentar.

- Elevação de enzimas hepáticas (entretanto esta elevação não é muito significativa - 1 a 2 vezes os valores normais). Não há alteração de função hepática. O coagulograma é normal. As enzimas canaliculares estão aumentadas (fosfatase alcalina e gama-GT).
- Febre (38 a 39 °C).
- Plaquetopenia.
- Rabdomiólise (pode ocorrer ou não, com elevações de CPK).
- Leucocitose (com desvio à esquerda).
- Pancreatite (pode ocorrer ou não).
- Quadro pulmonar com tosse, dispneia e escarro hemoptoico. Estertores crepitantes e subcrepitantes à ausculta pulmonar. Pode desenvolver insuficiência respiratória grave necessitando de ventilação mecânica.
- Mal-estar, queda do estado geral, náuseas, vômitos e dor abdominal.
- Insuficiência renal. Hipocalemia.
- Confusão mental - meningite asséptica (o predomínio da celularidade pode ser de neutrófilos ou de linfomononucleares).
- Sufusões hemorrágicas, hiperemia conjuntival.
- Desidratação.
- História com epidemiologia positiva.

Nas formas graves, pode ocorrer envolvimento cardíaco da leptospirose que é caracterizado por arritmias (a fibrilação atrial é a mais comum), bloqueio atrioventricular, miocardite, atrito e derrame pericárdico.

A síndrome de Weil pode acarretar manifestações hemorrágicas fatais. Os pacientes podem desenvolver alterações hemodinâmicas necessitando de drogas vasoativas (DVA). As alterações hemodinâmicas são secundárias à hipovolemia e à ação direta das toxinas da leptospirose que podem lesar o endotélio e alterar a permeabilidade. Manifestações hemorrágicas incluem sufusões oculares, petéquias, hemorragia pulmonar, hemorragia gastrointestinal e hematúria. A plaquetopenia é vista em mais que 70% dos casos.

O principal achado envolvendo o sistema nervoso central (SNC) é a cefaleia. Meningite é uma complicação comum na fase imune. Hemorragias cerebrais também podem ocorrer, mas são raras.

Envolvimento renal

A incidência de insuficiência renal aguda (IRA) na leptospirose varia de 40 a 60%. Os rins são um dos principais órgãos acometidos pela *Leptospira*. Leucócitos, como também, em uma menor quantidade, hemácias, podem ser vistos no exame de urina. Proteinúria, quando presente, geralmente é menor de que 1 g/dia.

A IRA da leptospirose é tipicamente não oligúrica e geralmente se apresenta com hipocalemia.

Se nível sérico de potássio mais alto pode ser decorrente da maior lesão renal e da rabdomiólise. A associação entre a CPK e os níveis sérico mais elevado de creatinina sugere que a rabdomiólise é um fator contribuinte para a IRA e para o nível mais elevado de potássio nos não sobreviventes.

O conhecimento dos distúrbios eletrolíticos e da poliúria na leptospirose é de grande significado clínico, pois as correções dos distúrbios podem melhorar as condições clínicas desses pacientes gravemente enfermos.

Manifestações pulmonares na leptospirose

As manifestações clínicas da pneumonite hemorrágica são tosse, dispneia e hemoptise acompanhadas de alterações radiológicas que variam desde infiltrado intersticial até infiltrado alveolar difuso. A mortalidade é alta quando ocorre insuficiência respiratória devido à hemorragia pulmonar.

Atualmente, a leptospirose é reconhecida como uma das principais causas no diagnóstico diferencial da síndrome hemorrágica. Mesmo quando não existe sangramento pulmonar, a síndrome da angústia respiratória (SARA) pode ocorrer por edema pulmonar. A hemorragia pulmonar é atualmente a principal causa de óbito na leptospirose. As leptospiras tem preferência por órgãos como o fígado, rins e pulmões.

As alterações pulmonares na leptospirose podem se apresentar de várias maneiras, incluindo uma das formas mais severas: SARA.

Leptospirose no departamento de emergência

O edema pulmonar/SARA e a hemorragia pulmonar são as manifestações mais graves na lesão pulmonar induzida pela leptospirose.

A síndrome de Weil se manifesta com uma lesão pulmonar grave (hemorragia pulmonar difusa, edema pulmonar, SARA ou a combinação destes) acompanhada de insuficiência renal, portanto tem alta chance de mortalidade.

Devido ao alto risco de sangramento pulmonar, recomenda-se que haja um controle bem adequado do balanço hídrico diário desses pacientes com leptospirose. Balanços hídricos muito positivos podem ser extremamente deletério para esses pacientes com edema pulmonar e alto risco de sangramento pulmonar. Portanto, deve-se ser bem conservador e manter balanços hídricos pouco positivos.

Durante a ventilação mecânica, também é recomendado que se utilizem as estratégias protetoras de ventilação como o volume corrente baixo (6 mL/kg) garantido, assim, pressões de platô baixas. Manobras de recrutamento e alta pressão expiratória final (PEEP) são também usadas para recuperação das trocas gasosas. Essas manobras estão associadas à diminuição da mortalidade em pacientes de UTI.

Tratamento

O uso de antibiótico é recomendado tanto no início como nas fases tardias da doença. O tratamento da leptospirose consiste em penicilina cristalina endovenosa na dose de 1.500.000 UI a cada 6 horas. Ceftriaxone (1 g por dia endovenoso) ou cefotaxime (1 g a cada 6 horas) também podem ser utilizados. O tratamento deve ser mantido por 7 dias.

Condutas a serem tomadas frente à doença

1. A história é de fundamental importância, principalmente a história epidemiológica (contato com água potencialmente contaminada, ratos no peridomicílio, atividade profissional etc.).
2. Se o paciente apresentar quadro respiratório (mesmo que leve) e/ou icterícia deve ser admitido no pronto-socorro.
3. Exame físico rigoroso (pressão arterial, pulso, avaliar estado de hidratação, frequência respiratória, utilização de musculatura acessória, ausculta pulmonar minuciosa).
4. Exames que devem ser colhidos: ureia, creatinina, sódio, potássio, magnésio, cálcio, gasometria arterial, TGO, TGP, bilirrubinas total e frações, CPK, amilase, DHL, fosfatase

alcalina, gama-GT, hemograma completo com plaquetas, hemoculturas, coagulograma, urina 1.

5. Radiografia de tórax.
6. Sorologia e ELISA para leptospirose.
7. Início do tratamento: em geral, esses pacientes se encontram desidratados (ou porque estão na fase poliúrica da doença, ou pelos vômitos, diarreia ou por não estarem se alimentando). Deve-se hidratar com soro fisiológico. Se houver quadro pulmonar associado (estertores, hipoxemia), deve-se ter muito cuidado com expansões vigorosas, pois pode haver piora do quadro respiratório acarretando em sangramento e edema pulmonar. Deve-se iniciar a penicilina cristalina na dose de 1.500.000 UI por via endovenosa a cada 6 horas.
8. Em geral, a evolução do quadro respiratório é rápida com piora em poucas horas. A monitorização deve ser rigorosa. Se houver comprometimento na radiografia de tórax (infiltrado intersticial) e se houver hipoxemia, pode-se iniciar pressão positiva contínua nas vias aéreas (CPAP). A indicação de entubação e início da ventilação mecânica deve ser bastante liberal, isto é, a indicação deve ser precoce, pois estes pacientes podem evoluir rapidamente para hemorragia alveolar. Quando há quadro pulmonar, sempre há indicação de terapia intensiva.
9. Ventilação mecânica: utilizar sempre as estratégias protetoras (baixo volume corrente 6mL/kg, *pressão* positiva no final da expiração (PEEP) elevada, utilizar, preferencialmente, modalidade de pressão controlada com baixas pressões de platô).
10. Quando houver instabilidade hemodinâmica, deve-se expandir o paciente com soro fisiológico, entretanto, como já foi dito, não se deve utilizar expansão vigorosa devido ao risco de sangramento pulmonar. Se não houver resposta à expansão, iniciar norepinefrina. Neste momento, o paciente deve ter acesso venoso central.
11. Quando da presença de insuficiência renal: se o paciente apresentar diurese adequada (pelo menos 50 mL/hora), quadro geral bom, sem instabilidade hemodinâmica e sem comprometimento pulmonar, a indicação de diálise pode ser mais conservadora. Se houver comprometimento pulmonar, a indicação de diálise é precoce.

Bibliografia

1. Bharti AR, Nally JE, Ricaldi JN, Matthias MA, Diaz MM, Lovett MA, et al. Leptospirosis: a zoonotic disease of global importance. Lancet Infect Dis. 2003;3(12):757-71.
2. Ko AI, Reis MG, Dourado CM, Johnson WD Jr, Riley LW. Urban epidemic of severe leptospirosis in Brazil. Lancet. 1999;354:820-5.
3. Levett PN. Leptospirosis. Clin Microbiol Rev. 2001;14:296-326.
4. McBride AJ, Athanazio DA, Reis MG, Ko AI. Leptospirosis. Curr Opin Infect Dis. 2005;18:376-86.
5. Plank R, Dean D. Overview of the epidemiology, microbiology, and pathogenesis of Leptospira spp. in humans. Microb Infect. 2000;2(10):1265-76.
6. Sambasiva RR, Naveen G, Bhalla P, Agarwal SK. Leptospirosis in India and the rest of the world. Braz J Infect Dis. 2003;7(3):178-93.
7. Vinetz JM. Leptospirosis. Curr Opin Infect Dis. 2001;14(5):527-38.

72

Tétano – Tratamento e Profilaxia

Alexandre Naime Barbosa
Benedito Barraviera

Introdução

A principal arma disponível para aumentar a chance de sobrevivência dos pacientes com tétano é a rapidez em estabelecer o diagnóstico clínico, visto que os exames complementares são inúteis em confirmar ou refutar tal hipótese. Do mesmo modo, a indicação de profilaxia precoce para o tétano em possíveis situações de risco é fundamental para a efetividade da resposta imune contra a doença.

Etiologia

O agente etiológico do tétano é uma bactéria denominada *Clostridium tetani*, bacilo gram-positivo anaeróbico obrigatório com cerca de 4 a 10 μm de comprimento.

Os esporos do *C. tetani* estão distribuídos em diversos tipos de solo, como terra, areia ou pisos, além de vegetação, coleções de água e qualquer material que possa conter sujidade.

Período de incubação e de progressão

- **Incubação:** período compreendido entre a inoculação do esporo até o surgimento do primeiro sintoma, na maioria das vezes o trismo. A média desse período varia entre 7 e 10 dias, podendo, em casos extremos, ser menor do que 24 horas, ou mesmo maior do que 1 mês. Desse modo, é muito importante investigar possíveis lesões, ferimentos ou situações de quebra de barreira anteriores aos sintomas.
- **Progressão:** período entre o primeiro sintoma e o primeiro espasmo muscular, que varia de algumas horas até dias. A

exemplo do período de incubação, quanto menor o intervalo, maior a gravidade.

Quadro clínico

Cronologicamente, os sintomas do tétano obedecem a seguinte ordem de surgimento:

- **Tétano local:** nem sempre percebidos pelo paciente, sintomas como rigidez ou espasmos da musculatura próxima ao do ponto da inoculação (descritos como beliscões).
- **Contratura permanente:** rigidez contínua, geralmente iniciada por trismo (rigidez do músculo masseter) em 60% dos casos e riso sardônico (contratura do músculo orbicular da boca). Com a evolução do quadro, evolui para outros músculos, dificultando a marcha e movimentação global, caracterizando-se, assim, o tétano generalizado.
- **Espasmos paroxísticos:** inicialmente mais leves e transitórios, evoluem progressivamente em intensidade e periodicidade, geralmente sendo deflagrados por estímulos sensoriais.

Generalizado

Quadro clínico mais comum, observado em 80% dos casos, caracteriza-se por hipertonia muscular generalizada, espasmos paroxísticos e hiperatividade simpática. É importante ressaltar que não há prejuízo da função cognitiva e, portanto, o paciente mantém plena consciência e sensibilidade dolorosa, apesar de poder apresentar agitação psicomotora.

Em relação à contratura generalizada, além do trismo e do riso sardônico, geralmente são observadas, de modo descendente, rigidez de nuca, dificuldade na deglutição e aumento do tônus da musculatura abdominal. Sequencialmente, a contratura de tronco e membros cria uma postura semelhante à decorticação cerebral, denominada "opistótono" e caracterizada por flexão dos braços e extensão das pernas, além de intensa contratura da musculatura paravertebral.

Os espasmos paroxísticos podem ser desencadeados pela mais variada gama de estímulos sensoriais, tais como ruídos, luz, tato, pressão, dor, temperatura entre outros, e são acompanhados de fortíssima dor muscular causada pela intensa contração de músculos agonistas e antagonistas de modo simultâneo.

Diagnóstico

Clínico

O diagnóstico definitivo de tétano tem como principal componente a observação clínica e a obtenção de dados epidemiológicos que evidenciem o foco da doença, visto que exames laboratoriais não confirmam nem excluem a infecção pelo *C. tetani*.

Laboratorial

- **Cultura de lesões para *C. tetani*:** pouco útil, pois resultados negativos são comuns, e os positivos podem ser referir a cepas não patogênicas ou mesmo infecção em um paciente protegido por anticorpos.
- **Dosagem de anticorpos anti-TT:** a maioria dos pacientes com tétano tem níveis indetectáveis, mas alguns apresentam níveis acima do título protetor, dificultando a interpretação.
- **Eletroneuromiografia:** útil em casos duvidosos, principalmente em formas localizadas e com foco conhecido.
- **Toxicológico:** muito útil quando o diferencial for intoxicação por estriquinina, situação que pode mimetizar o quadro clínico do tétano.

Diferenciais

O quadro clássico de tétano permite poucos verdadeiros diagnósticos diferenciais, exceção feita à intoxicação por estriquinina pela semelhança da fisiopatologia.

Porém, alguns sintomas de diversas patologias podem superpor achados do tétano, sem, contudo, completar o quadro sintomático:

- **Processos inflamatórios na região bucal:** o trismo e a febre podem ocorrer em abscessos dentários ou amigdalianos.
- **Meningites:** rigidez de nuca e febre estão presentes.
- **Meningoencefalites:** agitação psicomotora.
- **Síndrome neuroléptica maligna:** instabilidade autonômica e rigidez muscular.

Protocolo de tratamento

O tétano, principalmente quando generalizado, deve sempre ser conduzido em UTI, sob os cuidados de pessoal especializado em Medicina Intensiva e com o apoio de equipe multidisciplinar, envolvendo primordialmente o infectologista, o anestesista e o otorrinolaringologista, entre outros que se fizerem necessários no decorrer da evolução do paciente.

Há escassez de evidências científicas na padronização específica de condutas, sendo que, nos últimos 30 anos, apenas nove ensaios clínicos randomizados foram publicados sobre o tema.

Diagnóstico e estabilização do paciente (primeiras horas)

- **Respiração:** garantir vias aéreas pérvias e adequada ventilação prontamente. Os espasmos podem levar à rápida instalação de insuficiência respiratória, e uma via segura para ventilação deve ser imediatamente providenciada. O trismo dificulta, ou até mesmo impossibilita a intubação orotraqueal (IOT), e tanto a laringoscopia como a passagem e permanência do tubo servem de estímulos para os espasmos violentos. Desse modo, recomenda-se a intubação traqueal (IT) (traqueostomia) já na admissão do paciente; ou, em casos de pacientes já em IOT, providenciar IT o mais breve possível. O modo de ventilação indicado é o assistido-controlado.
- **Exames laboratoriais:** proceder à coleta de exames essenciais para o paciente em suporte avançado de vida, tais como hemograma, eletrólitos (Na, K, Ca Mg, Cl), gasometria arterial, creatinofosfoquinase (CPK), ureia (U), creatinina (C), ácido lático, urina I, mioglobinúria, entre outros.
- **Foco da infecção:** identificar o local, desbridar, determinar os períodos de incubação e progressão e obter o histórico vacinal.
- **Sedação e controle dos espasmos:** administrar e manter diazepam (medicação de escolha) em bolo (10 a 30 mg/hora) ou, preferencialmente, em infusão continua, com bolo extra de 10 mg quando necessário (presença de espasmos). O midazolam (medicação alternativa) pode ser utilizado opcionalmente para a sedação e relaxamento muscular a depender da experiência do serviço, mas o diazepam foi a medicação mais ostensivamente estudada na literatura, com grande segurança e menor preço. Não há ensaios clínicos que permitam diferenciar os dois benzodiazepínicos em termos de superioridade.

Além disso, deve-se transferir o paciente para uma área da UTI com menor frequência de estímulos sensoriais (luz, ruídos, temperatura, circulação de pessoas, etc.).

Manejo inicial (primeiro dia)

- **Imunização passiva:** administrar imunoglobulina antitetânica humana (IGATH) 250 UI a 5.000 UI pela via intramuscular (medicamento de escolha). Não há consenso sobre a dose ideal de IGATH, sendo que valores de 250 UI parecem ser igualmente efetivos quanto 10.000 UI. Opcionalmente, a imunoglobulina antitetânica equina - soro antitetânico heterólogo (SAT) (medicamento alternativa) pode ser utilizada na dose entre 20.000 e 30.000 UI via intramuscular, sendo que também não há consenso sobre os valores de dose. A preferência de uso pela IGATH se deve à sua meia-vida mais longa (21 a 30 dias) e ao maior potencial de reações de hipersensibilidade ao SAT. Não há ensaios clínicos que determinem qual das duas opções é melhor, sendo que o SAT tem custo significativamente inferior.

  Não há benefícios na aplicação de IGATH ou SAT diretamente na lesão ou intratecal.
- **Imunização ativa:** administrar uma dose de vacina dT (difteria e tétano) em adultos, ou uma dose de vacina DTP (difteria, tétano e coqueluche) em crianças. Utilizar um grupo muscular diferente e distante da imunização passiva.
- **Antibiótico:** iniciar metronidazol (medicação de escolha) 500 mg a cada 8 horas via endovenosa, por 10 dias ou até que o foco da infecção esteja completamente desbridado e removido. Opcionalmente, a penicilina cristalina (medicação alternativa) pode ser usada na dose de 2 milhões de unidades a cada 4 horas, por 10 dias.
- **Foco da infecção:** após anestesia local, desbridar, remover e desinfetar ostensivamente o local, para que não haja a contínua produção de TT.
- **Alimentação:** providenciar sonda nasal para o fornecimento de dieta enteral. Casos específicos podem necessitar de nutrição parenteral.
- **Sedação e controle de espasmos:** manter o uso de diazepam ou midazolam. Em casos de espasmos refratários aos benzodiazepínicos, o uso de bloqueadores musculares

(curarização) está indicado. O pancurônio é a medicação mais estudada por ser mais antiga, mas o uso de vencurônio e de outros bloqueadores pode ser justificado a depender da experiência do serviço. Apesar de extremamente benéfico no controle de espasmos refratários aos benzodiazepínicos, é importante lembrar que o uso de curarização deve ser o mais curto possível, com a intenção de evitar complicações como atrofia muscular. Assim, diariamente os bloqueadores devem ser interrompidos para avaliar se os espasmos ainda estão presentes.

- Em adição aos benzodiazepínicos e bloqueadores, o uso do sulfato de magnésio tem benefício adjuvante no controle dos espasmos, diminuindo a dose necessária dessas medicações e também auxiliando a reduzir os sintomas da disautonomia. Desse modo, justifica-se em casos de espasmo refratários e hiperatividade simpática o uso concomitante de sulfato de magnésio na dose de ataque de 40 mg/kg por 30 minutos, seguida de infusão de 2 g/hora.
- O uso de outras medicações analgossedativas em concomitância com os benzodiazepínicos é estratégia largamente utilizada em vários estudos sem, contudo, haver demonstrado superioridade. A intenção é fornecer melhor efeito sedativo, menor volume de infusão de fluidos e de dose dos benzodiazepínicos, em especial do diazepam. Assim, medicações como o fentanil, alfentanil, remifentanil, propofol e dexmedetomidina podem ser utilizadas como adjuvantes na sedação, a depender da experiência do serviço.
- **Vigilância epidemiológica:** a notificação do caso é obrigatória.

Manejo intermediário (primeiras semanas)

- **Disautonomia:** na presença de suspeita de hiperatividade simpática, iniciar morfina 0,5 a 1 mg/kg/hora em infusão contínua, ou labetalol 0,25 a 1 mg/minuto até controle pressórico e de outros parâmetros. Não há consenso sobre superioridade entre morfina ou labetalol, mas a classe dos opioides é aquela com qual se tem mais experiência na literatura, sendo que o fentanil representa uma opção à morfina.
- Evitar diuréticos para controle de hipertensão, pois esse uso está associado à piora do controle autonômico por perda de volume.

- **Hipotensão:** iniciar reposição volêmica com fluídos e, se necessário, uso de drogas vasoativas por cateter venoso central.
- **Bradicardia:** em alguns casos, a bradicardia pode se manter sustentada, sendo necessário tratamento clínico (atropina ou isoprenalina), ou mesmo instalação de marca-passo.
- **Trombose venosa profunda:** iniciar esquema profilático de preferência do serviço.
- **Cuidados no leito:** cuidados com úlceras de pressão e paralisias de nervos periféricos, mas evitar manipulação excessiva que serve como estímulos para os espasmos.
- **Sedação e controle dos espasmos:** avaliar diariamente com cuidado as doses dos sedativos, analgésicos e bloqueadores, com a finalidade de retirá-los gradativamente do paciente, sempre observando a presença de espasmos, disautonomia e dor. Não existe um tempo preestabelecido de manutenção dessas medicações, ou de permanência em ventilação assistida ou em UTI, sendo necessário individualizar esses períodos para cada caso.
- A dosagem diária de CPK pode ajudar na verificação de um adequado controle de relaxamento muscular, visto que níveis aumentados estão presentes em pacientes com espasmos não presenciados.

Complicações

Diversas complicações são descritas após a resolução do quadro agudo de tétano, variando desde sequelas neurológicas causadas por hipoxemia; fraturas de vértebras e de costelas decorrentes dos violentos espasmos musculares; atrofias e dor crônica muscular; danos inerentes a um paciente crítico em internação em UTI como insuficiência renal crônica, estenose de traqueia ou infecções hospitalares, além de grande impacto psicológico.

Profilaxia

O tétano é doença imunoprevenível, facilmente evitável com a imunização ativa estabelecida pelo calendário regular de imunização (**Tabela 72.1**).

Porém, a frequência de falhas na vacinação é alta, principalmente em adultos e idosos, o que é um risco em potencial para a instalação da doença. Uma vez que o paciente em situação de risco de exposição seja identificado, há como proceder à profilaxia pós-exposição, garantindo a imunização passiva e a proteção contra a doença (**Tabela 72.2**).

Tabela 72.1 *Momentos de Vacinação contra o Tétano no Calendário do Brasil*

Idade	Vacina
2 Meses	Pentavalente
4 Meses	Pentavalente
6 Meses	Pentavalente
15 Meses	DTP
4 anos	DTP
Adolescentes, Adultos e Idosos (reforço a cada 10 anos)	dT

Pentavalente: difteria, tétano, coqueluche, hepatite B, hemófilo; DTP: difteria, tétano,coqueluche; dT: difteria, tétano.

Tabela 72.2 *Condutas profiláticas contra o tétano pós-exposição*

História de vacinação prévia contra tétano	Ferimentos com risco mínimo de tétano[a]			Ferimentos com alto risco de tétano[b]		
	Vacina	SAT/ IGHAT	Outras condutas	Vacina	SAT/ IGHAT	Outras condutas
Incerta ou menos de 3 doses	Sim[c]	Não	Limpeza e desinfecção, lavar com soro fisiológico e substâncias oxidantes ou antissépticas e desbridar o foco de infecção	Sim[c]	Sim	Desinfecção, lavar com soro fisiológico e substâncias oxidantes ou antissépticas e remover corpos estranhos e tecidos desvitalizados Desbridamento do ferimento e lavagem com água oxigenada
3 doses ou mais, sendo a última há menos de 5 anos	Não	Não		Não	Não	
3 ou mais doses, sendo a última há mais de 5 anos e menos de 1 anos	Não	Não		Sim (1 reforço)	Não[d]	
3 ou mais doses, sendo a última há 10 ou mais anos	Sim	Não		Sim (1 reforço)	Não[d]	
3 ou mais doses, sendo a última há 10 ou mais anos em situações especiais	Sim	Não		Sim (1 reforço)	Sim[e]	

[a] Ferimentos superficiais, limpos, sem corpos estranhos ou tecidos desvitalizados. [b] Ferimentos profundos ou superficiais sujos; com corpos estranhos ou tecidos desvitalizados; queimaduras; feridas puntiformes ou por armas brancas e de fogo; mordeduras; politraumatismos e fraturas expostas. [c] Vacinar e aprazar as próximas doses para complementar o esquema básico. Essa vacinação visa proteger contra o risco de tétano por outros ferimentos futuros. Se o profissional que presta o atendimento suspeitar de que os cuidados posteriores com o ferimento não serão adequados, deve considerar a indicação de imunização passiva com SAT (soro antitetânico) ou IGHAT (imunoglobina humana antitetânica). Quando indicado o uso de vacina e SAT ou IGHAT concomitantemente, devem ser feito em locais diferentes. [d] Para pacientes imunodeprimidos, gravemente desnutridos ou idosos, além do reforço com a vacina, estão também indicados IGHAT ou SAT. [e] Se o profissional que presta o atendimento suspeitar de que os cuidados posteriores com o ferimento não serão adequados, deve considerar a indicação de imunização passiva com SAT ou IGHAT. Quando indicado o uso de vacina e SAT ou IGHAT concomitantemente, devem ser feitos em locais diferentes.

Bibliografia

1. Brasil. Ministério da Saúde. Secretaria de Vigilância em Saúde. Guia de Vigilância em Saúde. Brasília: Ministério da Saúde; 2014.
2. Sexton D. Tetanus. UpToDate Website. Disponível em: www.uptodate.com. Acessado em: 26 ago 2015.
3. Stephen Berge. Tetanus: Global Status 2015 E-book. GIDEON Informatics, Inc. Disponível em: https://books.google.com.br/books?id=EsqQBwAAQBAJ&lpg. Acesso em: 26 ago 2015.
4. Tétano acidental - situação epidemiológica - dados. Secretaria de Vigilância em Saúde do Ministério da Saúde do Brasil. Disponível em: http://portalsaude.saude.gov.br/index.php/o-ministerio/principal/leia-mais-o-ministerio/684-secretaria-svs/vigilancia-de-a-a-z/tetano-acidental/11473-situacao-epidemiologica-dados. Acesso em: 26 ago 2015.
5. Thwaites CL, Beeching NJ, Newton CR. Maternal and neonatal tetanus. Lancet. 2015;385(9965):362.
6. World Health Organization - Tetanus (total) reported cases. Disponível em: http://apps.who.int/immunization_monitoring/globalsummary/timeseries/tsincidencettetanus.html. Acesso em: 26 ago 2015.
7. World Health Organization - Tetanus Fact Sheet. Disponível em: http://www.wpro.who.int/mediacentre/factsheets/fs_20120307_tetanus/en/. Acesso em: 26 ago 2015.

73

Influenza no Departamento de Emergência

Tania Maria Marcial
Frederico Bruzzi de Carvalho

Introdução

A *influenza* ou gripe é uma doença viral respiratória aguda causada pelo vírus *influenza*. Os vírus *influenza* são classificados em tipos A, B e C. Os dois primeiros são os responsáveis pelos surtos ou epidemias que ocorrem anualmente, enquanto o terceiro ocorre esporadicamente, sem período de sazonalidade. Os vírus *influenza* A são classificados de acordo com as proteínas de superfície hemaglutinina (H) e neuraminidase (N), podendo ocorrer várias combinações, como A(H1N1), A(H3N2).

Definições

Para o correto manejo clínico da *influenza*, é preciso considerar e diferenciar os casos de síndrome gripal (SG) e síndrome respiratória aguda grave (SRAG) (**Quadro 73.1**).

Manejo clínico

Para assistência aos pacientes com suspeita da *influenza*, são necessárias a avaliação clínica criteriosa com determinação de fatores de risco e sinais de agravamento e a classificação de risco com estabelecimento dos fluxos de referência para os pacientes na rede assistencial.

Classificação de risco e fluxo de encaminhamento dos pacientes entre os níveis de atenção à saúde

Para facilitar o manejo clínico e o estabelecimento de fluxos no atendimento aos pacientes, e de acordo com fatores de risco e

Quadro 73.1 *Definições de síndrome gripal, síndrome respiratória aguda grave e surto de síndrome gripal*

Síndrome gripal (SG)	Indivíduo que apresente febre de início súbito, mesmo que referida, acompanhada de tosse ou dor de garganta e pelo menos um dos seguintes sintomas: cefaleia, mialgia ou artralgia, na ausência de outro diagnóstico específico.

Síndrome respiratória aguda grave (SRAG)	Indivíduos de qualquer idade, com síndrome gripal e que apresentem dispneia ou saturação de O_2 menor que 95% em ar ambiente OU sinais de desconforto respiratório e/ou:
	• Aumento da frequência respiratória de acordo com idade, ou piora nas condições clínicas de base;
	• Taquipneia em Adultos:
	  ◦ FR: > 25 irpm, na ausência de febre.
	  ◦ Hipotensão em relação à pressão arterial habitual do paciente.
	• Crianças: além dos itens acima, observar também: batimentos de asa de nariz, cianose, tiragem intercostal, desidratação e inapetência;
	ou
	• Indivíduo de qualquer idade com quadro de insuficiência respiratória aguda, durante período sazonal.
	O quadro clínico pode ou não ser acompanhado de alterações laboratoriais e radiológicas listadas a seguir:
	• Alterações laboratoriais: leucocitose, leucopenia ou neutrofilia;
	• Radiografia de tórax: infiltrado intersticial localizado ou difuso ou presença de área de condensação.

sinais de agravamento, assim como com as recomendações sobre os locais de atendimento, nas **Figuras 73.1**, **73.2**, **73.3**, **73.4** e **73.5** estão descritas as condutas a serem tomadas.

Diagnóstico específico

O exame específico para *influenza* deve ser realizado somente se o resultado for alterar a condução clínica do caso. Nas unidades de urgência e emergência, o mais indicado é a realização de teste rápido, apesar de apresentar sensibilidade limitada e o resultado negativo não excluir a doença. Se a suspeita for alta, deve-se considerar realizar a confirmação por meio do exame de reação em cadeia da polimerase-tempo real, não devendo a confirmação laboratorial ser fator impeditivo para o início do tratamento.

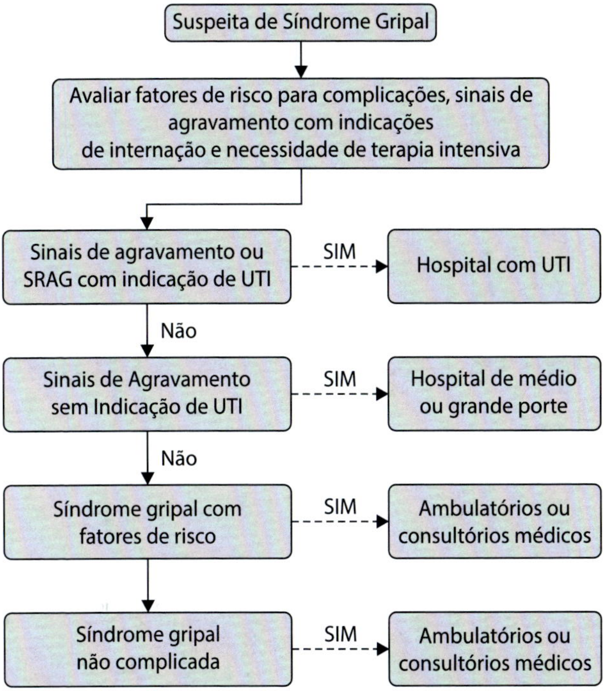

Figura 73.1 *Fluxo de encaminhamento dos pacientes com suspeita de Influenza nos serviços de saúde.*

Há indicação de realização do exame em todos os casos suspeitos de SRAG. Na rede pública de saúde, há indicação de realizar o exame específico somente diante de suspeita de SRAG.

No **Quadro 73.3**, estão descritos os principais exames com seu perfil de sensibilidade e especificidade.

Tratamento específico

Apesar de controverso, o tratamento específico com antiviral continua indicado de acordo com diretrizes nacionais e internacionais. Segundo o CDC, o tratamento reduz: o período da febre e de outros sintomas; o risco de complicações incluindo otite média em crianças; pneumonia com indicação de antibioticoterapia em adultos; e o risco de morte em adultos hospitalizados. No Brasil a

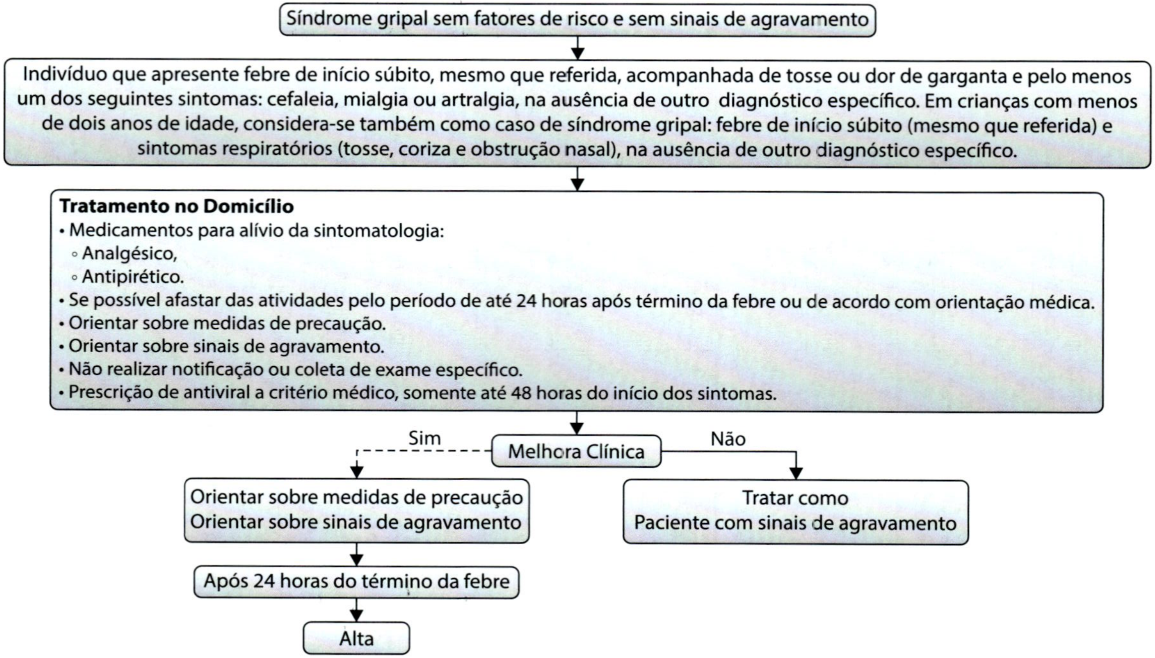

Figura 73.2 *Condutas dos pacientes com síndrome gripal sem fatores de risco e sem sinais de gravidade.*

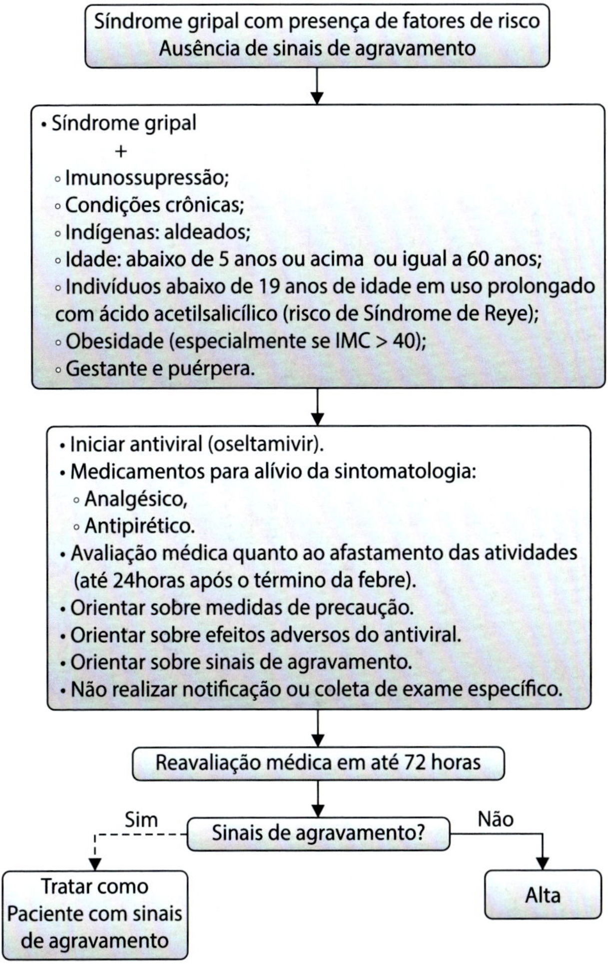

Figura 73.3 *Conduta nos indivíduos com síndrome gripal com fatores de risco.*

Síndrome gripal com sinais de agravamento (SRAG) sem indicação de UTI

↓

- Aparecimento de dispneia ou taquipneia ou hipoxemia (saturação de O2 < 94% e > 90%);
- Persistência ou aumento da febre por mais de três dias (pode indicar pneumonite primária pelo vírus influenza ou secundária a uma infecção bacteriana);
- Exacerbação de doença pulmonar obstrutiva crônica;
- Exacerbação de doença cardíaca pré-existente;
- Miosite comprovada por exames laboratoriais;
- Alteração do sensório;
- Exacerbação dos sintomas gastrointestinais em crianças;
- Desidratação;
- Alterações na radiografia de tórax: Infiltrado intersticial localizado ou; Infiltrado difuso ou; Presença de área de condensação;
- Alterações no hemograma: Leucocitose ou Leucopenia ou Neutrofilia.

↓

Tratamento em Hospital de médio ou grande porte

- Internar paciente, preferencialmente em isolamento (gotícula);
- Iniciar antiviral (oseltamivir).
- Considerar fortemente Antibioticoterapia.
- Preencher ficha de notificação;
- Exames:
  - Hemograma,
  - Gasometria arterial,
  - Hemoculturas,
  - Outros exames, a critério médico.
- Coletar material biológico para detecção viral:
  - Até 7 dias após início dos sintomas (preferencialmente até o 3º dia) ou,
  - Até 24 horas após início do antiviral.
- Avaliação clínica periódica.

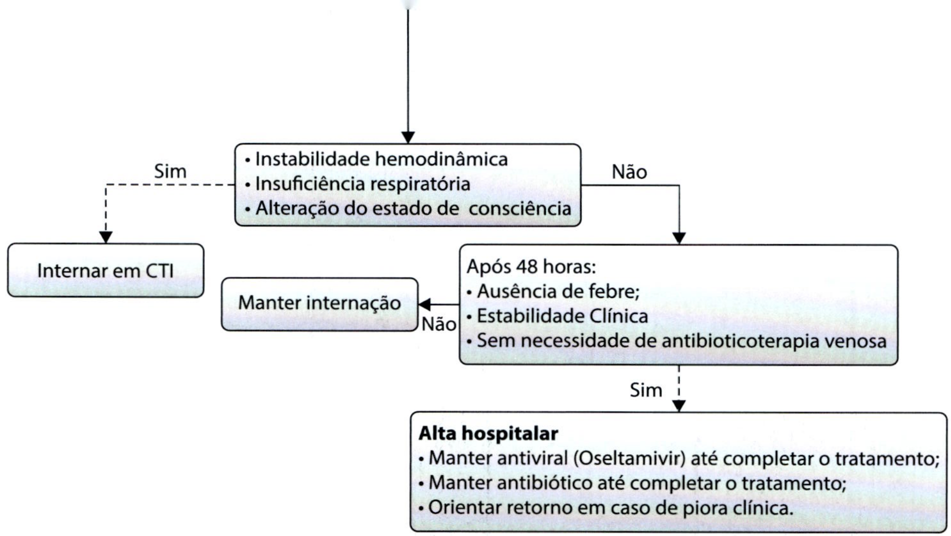

Figura 73.4 *Condutas nos indivíduos com síndrome gripal do com sinais de agravamento sem indicação de UTI.*

Síndrome gripal com sinais de agravamento (SRAG) com indicação de UTI

↓

- Paciente apresentando:
  - Instabilidade hemodinâmica.
  - Sinais e sintomas de insuficiência respiratória.
  - Hipoxemia, com necessidade de suplementação de oxigênio acima de 3 l/min para manter saturação arterial de oxigênio acima de 90%.
  - Relação PO2/FiO2 abaixo de 300, caracterizando a lesão pulmonar aguda.
  - Necessidade de atendimento fisioterápico contínuo.
  - Alterações laboratoriais como elevação significativa de desidrogenase láctica (DHL) e creatinofosfoquinase (CPK), alteração da função renal.
  - Alteração do nível de consciência.

↓

Tratamento em Hospital com UTI
- Iniciar antiviral (oseltamivir);
- Iniciar antibiótico;
- Preencher ficha de notificação;
- Exames:
  - Hemograma
  - Gasometria
  - Hemocultura
  - LDH, CPK,
  - Radiografia de tórax
  - Função Renal
- Outros exames, a critério médico.
  Coletar material biológico para detecção viral:
  - Até 7 dias após início dos sintomas ou
  - Até 24 horas após início do antiviral.

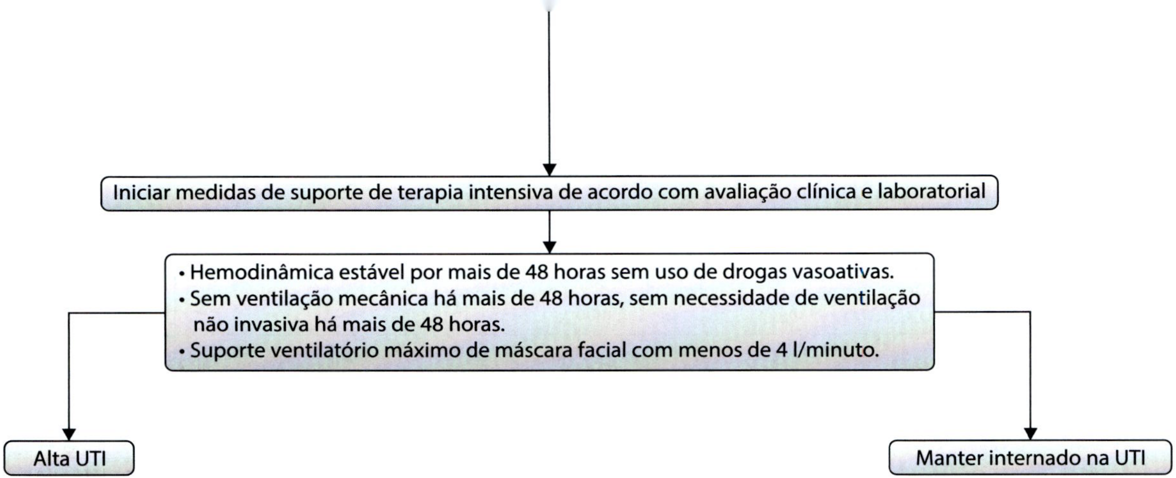

Figura 73.5 *Condutas nos indivíduos com síndrome gripal com sinais de agravamento com indicação de internação em UTI.*

Quadro 73.3 *Exames disponíveis para diagnóstico específico com padrão de sensibilidade e especificidade*

Exame	Método	O que oferece	Laudo (horas)
Pesquisa rápida de *influenza* A e B	Imunocromatográfico	Como há apenas a pesquisa de *influenza*, está indicado quando a hipótese diagnóstica é de gripe ou em outros quadros respiratórios que podem ser causados pelo vírus *influenza* Sensibilidade ao redor de 50 a 70% (↑ para amostras de aspirado nasal) e especificidade de 90 a 95% Importante: esta sensibilidade é menor para *influenza* A H1N1, em outras palavras, o exame negativo não afasta a possibilidade de infecção por este vírus	1 hora
Influenza A e B por imunofluorescência	Imunofluorescência	São pesquisados somente os vírus *influenza* A e B, Sensibilidade > 70% e especificidade > 80% Importante: esta sensibilidade é menor para *influenza* A H1N1; em outras palavras, o exame negativo não afasta a possibilidade de infecção por este vírus	24 horas
Vírus respiratório, triagem	Imunofluorescência	São investigados os seguintes vírus: sincicial expiratório (VSR), *influenza*, parainfluenza e adenovírus. Sensibilidade e especificidade para os diferentes vírus respiratórios variando, respectivamente, de 55 a 80,4% e de 98,7 a 100%	24 horas
Reação em cadeia da polimerase para H1N1	Reação em cadeia da polimerase	São pesquisados os vírus *influenza* A sazonal e *influenza* A H1N1	72 horas
Painel de vírus respiratórios por reação em cadeia da polimerase secreção trato respiratório	Reação em cadeia da polimerase, seguida de identificação por array de baixa densidade	Teste molecular capaz de identificar 19 tipos de vírus respiratórios: adenovírus, bocavírus, coronavírus, enterovírus, *influenza* A, *influenza* A H3N2, *influenza* A H1N1 (2009), *influenza* B, *influenza* C, metapneumovírus A, metapneumovírus B, parainfluenza 2, parainfluenza 3, parainfluenza 4a, parainfluenza 4b, rinovírus, sincicial respiratório A e sincicial respiratório B	72 horas

medicação disponível para tratamento específico é o antiviral oseltamivir (Tamiflu®) que deve ser utilizado, preferencialmente, até 48 horas depois da data de início dos sintomas.

Indicação de tratamento específico

- Quadro clínico suspeito de gripe (*influenza*). Excepcionalmente, caso haja indicação médica, até 48 horas após o início dos sintomas;
- Pacientes com fatores de risco para complicações;
- Pacientes com sinais de agravamento ou com síndrome respiratória aguda grave.

O tratamento específico deve ser realizado independentemente da situação vacinal do paciente e da confirmação laboratorial.

Período para início e duração do tratamento

O início do tratamento deve ser o mais precoce possível, preferencialmente até 48 horas do início dos sintomas. Após o estabelecimento das manifestações clínicas em pacientes com SRAG e com fatores de risco para complicações, o antiviral apresenta benefícios mesmo se iniciado após 48 horas.

A duração do tratamento é de 5 dias.

Nos casos graves, esse período poderá ser estendido de acordo com avaliação médica.

Oseltamivir: apresentação e doses recomendadas (Quadro 73.4)

O oseltamivir (Tamiflu®) está disponível em cápsulas de 30 mg, 45 mg e 75 mg.

Considerar a possibilidade de utilização de dose dobrada de oseltamivir (150 mg) a cada 12 horas nas seguintes circunstâncias:

- insuficiência respiratória;
- neutropenia;
- imunossupressão;
- quimioterapia;
- uso de corticosteroides;
- obesidade grau III.

Na insuficiência renal, a dose deve ser ajustada se o *clearence* de creatinina for < 30 mL/minuto. A dose a ser administrada será de 75 mg a cada 24 horas. Se em hemodiálise, administrar dose de 30 mg após cada seção e, em pacientes, em diálise peritoneal a dose recomendada é 30 mg, uma vez por semana. Para os pacientes que vomitam até 1 hora após a ingestão do medicamento, uma dose adicional poderá ser administrada.

Indicações do uso de zanamivir

Antiviral utilizado pela via inalatória, e nas seguintes situações:

- Intolerância ao oseltamivir
- Não resposta ao oseltamivir quando este for introduzido até 48 horas após início dos sintomas e em pacientes que estejam em unidades hospitalares, principalmente se imunocomprometidos.

O medicamento **está contraindicado** em crianças menores de cinco anos de idade e em portadores de pneumopatias crônicas devido ao risco de provocar broncoespasmo severo.

Quimioprofilaxia

É recomendada no período máximo de 48 horas após exposição aos casos suspeitos ou confirmados de *influenza*, nas seguintes situações (**Quadro 73.5**):

- Profissionais de laboratório que tenham manipulado amostras clínicas contendo o vírus *influenza* sem o uso de equipamento de proteção individual (EPI) ou que o utilizaram de maneira inadequada;
- Trabalhadores de saúde que estiveram envolvidos na realização de procedimentos invasivos (geradores de aerossóis) ou manipulação de secreções de um caso suspeito ou confirmado de infecção pela *influenza*, sem o uso de EPI ou que utilizaram EPI de maneira inadequada.
- Em indivíduos com fator de risco para complicações pela *influenza*.

Características clínicas e laboratoriais da pneumonia causada por influenza e pneumonia bacteriana associada

O **Quadro 73.6** traz as características clínicas e laboratoriais da pneumonia por *influenza* e pneumonia bacteriana.

Quadro 73.4 *Doses recomendadas de oseltamivir e zanamivir para tratamento de acordo com a faixa etária*

Medicamento	Faixa etária		Posologia
Fosfato de oseltamivir (Tamiflu©)	Adulto		75 mg, 12 em 12 horas, 5 dias
	Criança maior de 1 ano de idade	<<< 15 kg	30 mg, 12 em 12 horas, 5 dias
		> 15 a 23 kg	45 mg, 12 em 12 horas, 5 dias
		> 23 a 40 kg	60 mg, 12 em 12 hora, 5 dias
		> 40 kg	75 mg, 12 em 12 horas, 5 dias
	Criança menor de 1 ano de idade	0 a 8 meses	3 mg/kg, 12 em 12 horas, 5 dias
		9 a 11 meses	3,5 mg/Kg, 12 em 12 horas, 5 dias
Zanamivir (Relenza©)	Adulto		10 mg: duas inalações de 5 mg, 12 em 12 horas, 5 dias
	Criança	>>>> 7 anos	10 mg: duas inalações de 5 mg, 12 em 12 horas, 5 dias

Quadro 73.5 *Doses recomendadas de oseltamivir e zanamivir para quimioprofilaxia de acordo com faixa etária*[4]

Medicamento	Faixa etária		Quimioprofilaxia
Fosfato de oseltamivir (Tamiflu®)	Adulto		75 mg/dia, VO/10 dias
	Criança maior de 1 ano de idade	≤ 15 kg	30 mg/dia, VO/10 dias
		> 15 a 23 kg	45 mg, VO/10 dias
		> 23 a 40 kg	60 mg/dia, VO/10 dias
		> 40 kg	75 mg/dia, VO/10 dias
	Criança menor de 1 ano de idade	0 a 8 meses	3 mg/kg ao dia, 10 dias
		9 a 11 meses	3,5 mg/kg ao dia, 10 dias
Zanamivir (Relenza®)	Adulto		10 mg: duas inalações de 5 mg, uma vez ao dia, 10 dias
	Criança	≥ 5 anos	10 mg: duas inalações de 5 mg uma vez ao dia, 10 dias

Quadro 73.6 *Diferenças clínicas e laboratoriais da pneumonia relacionada à influenza e pneumonia bacteriana associada*

Características clínicas e laboratoriais	Pneumonia influenza	Pneumonia bacteriana
Comprometimento respiratório	1 a 2 dias, após a instalação dos sintomas.	4 a 7 dias, após a instalação dos sintomas.
Evolução do quadro respiratório	Tosse geralmente seca (podendo ser produtiva em 40% dos casos), dispneia, taquipneia, hemoptoicos, alterações na gasometria arterial, rápida deterioração clínica com evolução para insuficiência respiratória.	Piora de sintomas respiratórios: tosse, dispneia, taquipneia, aumento da expectoração, escarro purulento, hemoptoicos, dor torácica, alterações na gasometria arterial (queda na saturação de O_2, retenção de CO_2, acidose).
Febre	+++, pico nas primeiras 24 horas do início dos sintomas, com duração geralmente de 3 dias (variação de 1 a 5 dias).	+++; febre após período de defervescência febril, ou aumento da temperatura ou persistência da febre após 3 a 5 dias.
Radiografia de tórax	Processo difuso.	Presença de infiltrado lobar ou aparecimento de novo infiltrado.
Contagem de leucócitos	Normal ou baixo, raramente aumentado.	Aumentado.
Identificação de *Influenza*	+++	++ - diminui a chance de identificação viral por ser mais tardia.
Pesquisa de bactérias em amostras do trato respiratório baixo (escarro, aspirado traqueal, lavado broncoalveolar)	Flora normal	Cultura ou Gram com predominância dos seguintes microrganismos: *Streptococcus pneumoniae, Staphylococcus aureus, Streptococcuspyogenes, Haemophilusinfluenzae, Moraxellacatharralis.*

Indicação do uso de antibióticos

- Para todos os pacientes internados em UTI;
- Pacientes internados: fortemente indicado principalmente se apresentam infiltrado lobar ou escarro purulento;
- Pacientes ambulatoriais: antibióticos devem ser prescritos para todos os casos com critério clínico e/ou radiológico de pneumonia.

Bibliografia

1. Albert Einstein Hospital Israelita. Diagnóstico de influenza e outros vírus respiratórios no hiae. O que você precisa saber. Disponível em: https://medicalsuite.einstein.br/pdf/diagnostico-influenza-outros-virus-respiratorios.pdf. Acesso em: 25 mar 2016.
2. Angela Campbell Treating Flu: CDC 2015-2016 influenza antiviral recommendations. January 25, 2016. Disponível em: http://www.medscape.com/partners/cdc/public/cdc-commentary. Acesso em 10/08/2016.
3. BRASIL. Ministério da Saúde. Secretaria de Vigilância em Saúde. Boletim informativo influenza (gripe) - semana epidemiológica (SE) 52. Atualização 2015. Disponível em: http://portalsaude.saude.gov.br/images/pdf/2016/marco/04/Boletim-Epidemiol–gico-Influenza-SE52-2015-completo.pdf. Acesso em: 31 mar 2016.
4. Brasil. Ministério da Saúde. Secretaria de Vigilância em Saúde. Departamento de Vigilância das Doenças Transmissíveis. Protocolo de tratamento de Influenza: 2015 [recurso eletrônico] / Ministério da Saúde, Secretaria de Vigilância em Saúde, Departamento de Vigilância das Doenças Transmissíveis. Brasília: Ministério da Saúde; 2015.41 p.: il.
5. Center for Disease Control and Prevention - CDC. Guidance for Clinicians on the Use of Rapid Influenza Diagnostic Tests. Disponível em: http://www.cdc.gov/flu/professionals/diagnosis/clinician_guidance_ridt.htm. Acesso em: 27 mar 2016.
6. Center for Disease Control and Prevention - CDC. Influenza antiviral medications: summary for clinicians; 2016. Disponível em: http://www.cdc.gov/flu/professionals/antivirals/summary-clinicians.htm. Acesso em: 28 mar 2016.
7. Jefferson T, Jones MA, Doshi P, et al. Neuraminidase inhibitors for preventing and treating influenza in healthy adults and children. Cochrane Database Syst Rev; 2014;4:CD008965.
8. Michael K. Abraham, Jack Perkins, Gary M. Vilke at al. Influenza in the emergency department: vaccination, diagnosis, and treatment: clinical practice paper approved by American Academy of Emergency Medicine Clinical Guidelines Committee. The Journal of Emergency Medicine, Vol. 50, N. 3, p. 536–542, 2016.
9. Sociedade Brasileira de Imunizações. Calendários de Vacinação 2015/2016. Recomendações da Sociedade Brasileira de Imunizações – SBIm. Disponível em: http://sbim.org.br/vacinacao/. Acessado em: 31 mar 2016.

74

Raiva

Rita Catarina Medeiros Sousa
Livia Medeiros Neves Casseb
Luzia de Fátima Alves Martorelli

Introdução

A raiva é uma doença viral imunoprevinível que ocorre em mais de 150 países e territórios. Trata-se de uma das zoonoses mais importantes de todos os tempos, e continua a afetar dezenas de milhares de pessoas pelo mundo. Sua incidência ainda é elevada na maioria dos países em desenvolvimento, onde o controle vacinal do cão é inadequado.

O vírus da raiva e sua doença

O vírus da raiva é uma das 14 espécies virais pertencentes ao gênero *Lyssavirus*, família Rhabdoviridae e ordem Mononegavirales, que causa uma encefalite de evolução fatal em pouco mais de 99% dos indivíduos infectados.

O vírus da raiva é neurotrópico; por isso, logo após ser inoculado no tecido muscular, liga-se a receptores nicotínicos de acetilcolina na junção neuromuscular. A partir de então, faz rápido transporte axonal retrógrado em direção ao sistema nervoso central. Ao atingir o tecido encefálico, provoca uma encefalite aguda, a qual se apresenta sob duas formas clínicas clássicas:

- Forma encefálica, dita raiva furiosa, que representa 70% dos casos e está associada a cepa viral proveniente de cães (variante 2);
- Forma paralítica (ou raiva paralítica), descrita em 30% dos casos notificados. Encefalopatia, sialorreia, hidrofobia e aerofobia são mais comumente observadas nos casos de raiva furiosa. Na raiva paralítica, a evolução da doença é para uma paralisia flácida ascendente, tremores, mioclonia, sintomas sensitivos locais; a raiva paralitica é mais facilmente

confundida com outras doenças, paralisias flácidas e especialmente com quadros de síndrome de Guillain-Barré.

Independentemente do modo de apresentação da doença, a evolução clínica da raiva pode ser dividida em cinco estágios: período de incubação, período prodrômico, fase neurológica aguda, coma e morte. O período de incubação pode variar de uma semana até um ano, e o mais comum é de 2 semanas a 3 meses. O período prodrômico, quando sinais e sintomas são inespecíficos, está relacionado a alterações disestésicas no local da lesão, como dor, formigamento e prurido, seguidas de insônia, febre baixa, anorexia, cefaleia e agitação que se instalam em dois a cinco dias (**Figura 74.1**).

Na fase neurológica aguda, são observados os sinais e sintomas das duas formas clássicas da raiva, furiosa ou paralitica, conforme descrito anteriormente, com evolução fatal em praticamente 100% dos casos. Após instalado o coma, o paciente apresenta espasmos inspiratórios, difíceis de serem detectados na raiva paralítica, taquicardia sinusal desproporcional à febre, arritmia ventricular ou supraventricular por provável mecanismo de lesão viral do seio ou nó atrioventricular, e miocardite, sialorreia abundante, disfagia, hiperacusia e fotofobia também são características. O coma precede episódios de hematêmese, registrada em 30 a 60% dos casos, e a insuficiência circulatória precede o óbito na maioria dos casos. Insuficiência respiratória e disautonomia são as principais causas de morte, que em média ocorre duas semanas após o início dos sintomas.

Diagnóstico diferencial

O diagnóstico diferencial da raiva é bastante amplo e deve ser feito não somente com doenças infecciosas (encefalites por outros rabdovírus e arbovírus; tétano; botulismo; enteroviroses; pasteureloses por mordedura de gato e de cão; entre outras), mas também com doenças não infecciosas (síndrome de Guillain-Barré; encefalomielite difusa aguda (ADEM); intoxicações; quadros psiquiátricos; e encefalite pós-vacinal).

Profilaxia da raiva em humanos

Profilaxia pré-exposição

Vacinação preventiva, que consiste na utilização de três doses da vacina de cultivo celular nos dias D0, D7 e D28. Está indicada

	Exposição →	Sintomas inespecíficos →	Sinais neurológicos →	Coma →	Morte
Estágio clínico	Período de incubação	Fase prodrômica	Fase neurológica aguda	Coma	
Duração usual	20 a 90 dias em geral. Média 25 a 45 dias	2 a 10 dias. Depende da assistência médica, medicamentosa e/ou hospitalar ao paciente	2 a 7 dias ou mais. Depende da assistência medicamentosa e/ou hospitalar ao paciente	0 a 14 dias ou + Depende da assistência ao paciente	

Figura 74.1 *Esquema ilustrativo dos períodos e das manifestações clínicas em casos de raiva humana. Fonte: Brasil, 2008.*

para todo indivíduo com risco de agressão por animal raivoso, seja ocupacional, no exercício da profissão (veterinários, técnicos de laboratório envolvidos na manipulação do vírus, trabalhadores de matadouros), seja em situação de lazer (viagem para áreas de grande circulação viral e/ou de difícil acesso a serviços de saúde). Completado o esquema, recomenda-se que de uma a três semanas após a última dose vacinal seja verificada a taxa de anticorpos neutralizantes no indivíduo vacinado.

Profilaxia pós-exposição

Para uma correta profilaxia antirrábica em situações de pós-exposição, o profissional de saúde deve ter um claro entendimento do ciclo epidemiológico da raiva no Brasil. A circulação viral se dá em dois ciclos epidemiológicos: o ciclo terrestre de transmissão da doença, relacionado ao vírus da raiva mantido e transmitido por cães, além de outras linhagens de vírus da raiva que têm como reservatórios e transmissores diversas espécies de animais silvestres terrestres, dependendo da região onde circula; e o ciclo aéreo de transmissão, em que, além dos morcegos hematófagos, diversas outras linhagens do vírus são mantidas e transmitidas por uma grande diversidade de morcegos não hematófagos.

Na profilaxia pós-exposição há necessidade de cuidados gerais com o local de agressão:

- Lavar o ferimento com sabão ou detergente, enxaguar com água em abundância, tratar a ferida com álcool 40 a 70%, tintura de iodo (iodóforos) ou solução a 0,1% de amônio quaternário; se possível, não suturar a ferida;
- O número de doses da vacina e o uso ou não do soro antirrábico dependerão do tipo do animal agressor (doméstico ou silvestre) e das características do ferimento causado por animais domésticos (cão e gato). Agressões por animais silvestres devem ser classificadas sempre como graves, independentemente da extensão e do local da ferida. O tratamento nesse caso inclui cinco injeções, por via intramuscular, nos dias D0, D3, D7, D14 e D28, com a mesma posologia para adultos e crianças. Toda vez que o acidente for classificado como grave, é necessária a imunização passiva complementar no dia D0 com soro antirrábico de origem equina – heterólogo (dose de 40 UI/kg), ou imunoglobulina humana antirrábica – homólogo (dose 20 UI/kg), que deverá ser aplicado preferencialmente no local da agressão e ao seu redor, na tentativa de inativar o vírus *in loco*. Em caso de não dispor de soro antirrábico no momento do primeiro atendimento, o indivíduo deverá ser encaminhado para unidades de referência até o dia 7 após agressão do animal para receber a imunização passiva (**Quadro 74.1**).

Por fim, em situações de reexposição, e se passados 90 dias do esquema completo com cinco doses da vacina, duas doses complementares (D0 e D3) deverão ser administradas, sem repetição do soro.

Quadro 74.1 *Profilaxia pós-exposição da raiva*

Tipo de animal	Tipo de exposição	Observação do animal	Conduta
Cães, gatos	Acidente leve: • ferimento superficial (mordedura/arranhadura), geralmente único, em tronco e membros (exceto mãos, polpa digital e plantas dos pés); • lambedura de pele com lesões superficiais.	Animal saudável e passível de observação por 10 dias.	• Lavar ferimento com água e sabão; • Não tratar se o animal permanecer sadio no período da observação.
		Animal com suspeita de raiva no momento da agressão.	• Lavar ferimento com água e sabão; • Iniciar profilaxia com 2 doses da vacina (D0 e D3); • Se o animal sobreviver além de 10 dias de observação e descartada a possibilidade de raiva - suspender profilaxia; • Se o animal morrer, desaparecer ou se tornar raivoso - completar o esquema vacinal até 5 doses.
		Animal sabidamente raivoso; Desaparecido; Morto.	• Lavar ferimento com água e sabão. • Iniciar imediatamente o esquema profilático com 5 doses da vacina (D0, D3, D7, D14 e D28).

Continua

Continuação

Tipo de animal	Tipo de exposição	Observação do animal	Conduta
Cães, gatos	Acidente grave: • ferimentos na cabeça e pescoço, mãos, polpa digital e plantas dos pés; • feridas profundas, múltiplas ou extensas, em qualquer região do corpo; • lambedura de mucosas ou sobre lesões graves.	Animal saudável e passível de observação por 10 dias.	• Lavar ferimento com água e sabão; • Observar o animal durante 10 dias após exposição; • Iniciar profilaxia com 2 doses da vacina (D0 e D3); • Se o animal permanecer sadio durantes os 10 dias de observação – suspender profilaxia. • Se o animal morrer, desaparecer ou se tornar raivoso – administrar o soro e completar o esquema vacinal até 5 doses.
		Animal com suspeita de raiva no momento da agressão.	• Lavar ferimento com água e sabão; • Iniciar imediatamente profilaxia com soro + 5 doses da vacina (D0, D3, D7, D14 e D28); • Observar o animal durante 10 dias após exposição; • Se suspeita de raiva for descartada após 10 dias de observação – suspender profilaxia.
Morcegos, mico, macaco, raposa, guaxinim, quati, gambá, roedores silvestres; animais domésticos de interesse econômico ou de produção (bovinos, bubalinos, equídeos, caprinos, suínos e outros)	Sempre considerar acidente grave, independentemente das características da ferida.	Não se aplica	• Lavar ferimento com água e sabão; • Iniciar imediatamente profilaxia com soro + 5 doses da vacina (D0, D3, D7, D14 e D28).

Fonte: BRASIL, Normas Técnicas de Profilaxia da Raiva Humana, Brasília – DF, 2014.

Bibliografia

1. Brasil. Ministério da Saúde. Secretaria de Vigilância em Saúde. Departamento de Vigilância Epidemiológica. Situação Epidemiológica. Brasília: MS, 2015. http://portalsaude.saude.gov.br/images/pdf/2015/junho/08/raiva-humana--por-UF-1990-a-2015.pdf
2. Dodet B, Africa Rabies Bureau (AfroREB). The fight against rabies in Africa: from recognition to action. Vaccine Aug. 2009.; 27()37):5027-32.
3. Jackson AC. Update on rabies. Research and Reports in Tropical Medicine 2011; 2: 31–43.
4. Johnson N, Aréchiga-Ceballos N, Aguilar-Setien A. Vampire bat rabies: ecology, epidemiology and control. Viruses 2014; 6: 1911-28.
5. kotait I, Carrieri ML, Carnieli Júnior P, Castilho JG, Oliveira RN, Macedo CI, Scheffer Ferreira KC, Achkar SM. Reservatórios silvestres do vírus da raiva: um desafio para a saúde pública. Wildlife reservoirs of rabies virus: a new challenge to a public health. Publicação mensal sobre agravos à saúde pública. Boletim Epidemiológico Paulista 2007; 4(40). Disponível em http://www.cve.saude.sp.gov.br/agencia/bepa40_raiva.htm (Acesso em 23 abr. 2015).
6. Schneider MC, Romijn PC, Uieda W, Tamayo H, da Silva DF, Belotto A, da Silva JB, Leanes LF. Rabies transmitted by vampire bats to humans: An emerging zoonotic disease in Latin America? Rev Panam Salud Publica 2009; 25(3): 260 - 69.
7. Udow SJ, Ann Marrie R, Jackson AC. Clinical features of dog- and bat-acquired rabies in humans. Clinical Infectious Diseases 2013; 57(5): 689-96.
8. Walker P and ICTV Rhabdoviridae Study Group. Implementation of taxon--wide non-Latinized binomial species names in the family Rhabdoviridae. June 15, 2015.
9. WHO- World Health Organization. Rabies. Fact Sheet N 99, updated September, 2015. http://www.who.int/mediacentre/factsheets/fs099/en/(Acesso em 20 set. 2015).

75

Protocolo de Atendimento do Paciente Séptico no Departamento de Emergência

Murillo Santucci Cesar Assunção
Carolina da Silva Rodrigues

Introdução

Sepse é uma condição clínica tratável e reversível. Sem diagnóstico e intervenção precoces, esta pode evoluir para a disfunção de múltiplos órgãos e, por conseguinte, a óbito. É uma emergência médica com alto risco de mortalidade se não tratada adequadamente, por isso o reconhecimento e a intervenção precoces melhoram os desfechos e aumentam a sobrevida dessa população de pacientes graves.

Diagnóstico

Os critérios diagnósticos e terminologias mudaram recentemente, o termo sepse grave entrou em desuso, os termos foram simplificados em Sepse e Choque Séptico. A sepse é definida pela disfunção orgânica através de um escore de SOFA (**Tabela 75.1**) maior ou igual 2, não mais sendo o critério antigo de SIRS + foco infeccioso confirmado ou suspeito. A **Figura 75.1** ilustra o algoritmo diagnóstico.

O qSOFA score (também conhecido como quickSOFA) é uma ferramenta para se usar à beira do leito para identificar pacientes com suspeita/documentação de infecção que estão sob maior risco de desfechos adversos. Os critérios usados são: PAS <100mmHg, FR >22irpm, alteração do estado mental (Glasgow <15). Cada variável conta um ponto no score, portanto ele vai de 0 a 3. Uma pontuação igual ou maior a 2 indica maior risco de mortalidade ou permanência prolongada na UTI.

Tabela 75.1 *Escore SOFA – Critérios para disfunção orgânica*

SOFA escore	0	1	2	3	4
Respiração PaO2/FiO2	> 400	< 400	< 300	< 200 (a)	< 100
Coagulação Plaquetas $10^3/mm^3$	> 150	< 150	< 100	< 50	< 20
Hipotensão Cardiovascular (b)	PAM > 70	PAM < 70	Dopamina < 5 ou Dobutamina, qualquer dose	Dopamina > 5 ou Epinefrina < 0,1 ou Norepinefrina < 0,1	Dopamina > 15 ou Epinefrin > 0,1 ou Norepinefrina > 0,1
Fígado Bilirrubina mg/dL	< 1,2	1,2-1,9	2,0-5,9	6,0-11,9	> 12,0
SNC Escala de coma de Glasgow	> 14	13-14	10-12	6-9	< 6
Renal creatinina ou débito urinário	< 1,2	1,2-1,9	2,0-3,4	3,5-4,9 < 500	> 5 ou < 200

(a) Com suporte ventilatório (b) agentes adrenérgicos administrados por pelo menos 1 hora (doses em g/kg/min)

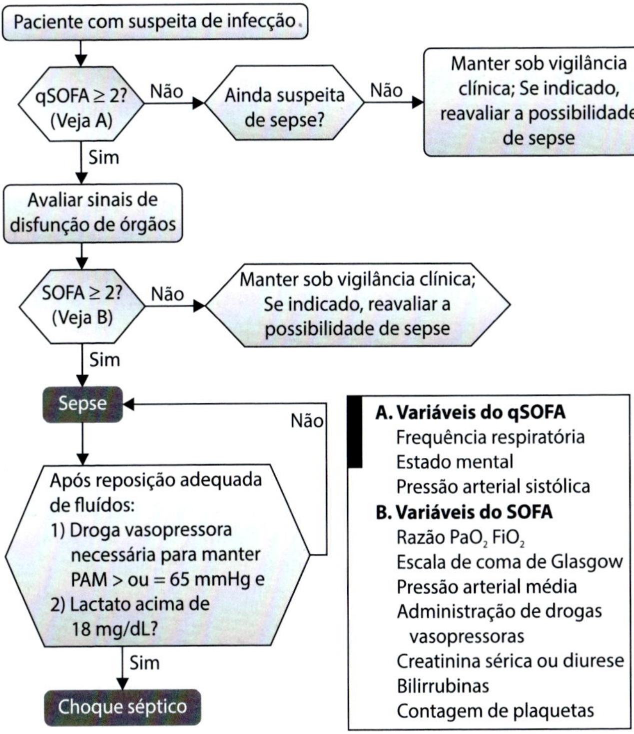

Figura 75.1 *Algoritmo diagnóstico da sepse e choque séptico*

Tratamento

Assim que se reconhece o paciente com sepse, deve-se iniciar a terapêutica.

O tratamento inicial do paciente é sistematizado, sendo considerado o pacote de 6 horas que compreende o pacote das 3 primeiras horas iniciais, o reconhecimento do paciente com sepse ou choque séptico e as 6 horas do diagnóstico (3 horas iniciais + 3 horas).

Metas das primeiras 3 horas:

- coleta de hemoculturas pareadas, e se necessário outras culturas pertinentes, como urina, liquor e líquidos cavitários, podendo-se aguardar no máximo 45 minutos para a coleta das culturas;

- coleta de lactato;
- início rápido do antibiótico, até 1 hora da identificação do paciente com sepse, e não deve ser atrasado pela espera da coleta de culturas, daí o tempo limite de 45 minutos para realizar a coleta de culturas pertinentes, pois a hemocultura pode ser rapidamente coletada;
- iniciar a infusão de solução cristaloide 30 mL/kg nas primeiras 3 horas, para aqueles pacientes que apresentam disfunção orgânica ou hiperlactatemia.

O atraso de cada hora na administração do antimicrobiano adequado em pacientes que se apresentaram hipotensos aumenta em 7,6% a taxa de mortalidade. Isso significa que ao final de 36 horas a mortalidade é de quase 100%. Por isso o início dos antimicrobianos de amplo espectro adequados para determinado tipo de infecção é importante.

A coleta de hemoculturas é fundamental, devendo dois a três pares de hemoculturas ser coletados antes do início dos antimicrobianos. Cada par de hemocultura é considerado uma amostra, assim, necessitar-se-á de duas a três amostras de hemoculturas. Caso seja necessário, as demais culturas, como urina, liquor, derrame pleural, líquido ascítico etc., não devem atrasar o início dos antimicrobianos da primeira hora, e pode-se aguardar até 45 minutos para a coleta dessas culturas, além das hemoculturas

A hipoperfusão tecidual é o fator precursor para o desenvolvimento da disfunção celular e, por conseguinte, da disfunção orgânica. É mensurada pelo nível sérico de lactato, que além de prognóstico também auxilia na avaliação da resposta ao tratamento. Quando há níveis elevados de lactato (> ou = 2,5 mmol/L) associados a hipotensão com necessidade de vasopressor (choque séptico) em pacientes sépticos, a taxa de mortalidade encontrada é de 44,8%, e se apenas o lactato estiver em nível elevado (choque críptico), a taxa de mortalidade é de 35,3%. O nível de lactato é um preditor de mortalidade, e a resposta terapêutica avaliada pelo clareamento de lactato de 10% nas primeiras seis horas aponta para um desfecho clínico favorável.

A infusão inicial de fluidos deve ser realizada com solução cristaloide 30 mL/kg em até 3 horas. Alguns pacientes precisarão de alíquotas maiores, outros precisarão que parte dessa alíquota inicial seja feita em uma velocidade maior e o restante seja completado até durante as primeiras 3 horas. Estudos compararam o real benefício da ressuscitação precoce e completa nas primeiras 3 horas com a ressuscitação completa em 6 horas, e observaram uma melhora do desfecho clínico naqueles pacientes em que a alíquota de fluido foi completada nas primeiras 3 horas. O uso de soluções com hidroxietilamido em pacientes sépticos está contraindicado devido à associação com aumento de mortalidade e maior risco de desenvolver lesão renal aguda, com maior necessidade de terapia de reposição renal.

Soluções albuminadas a 4% ou 5% ou mesmo a 20% podem ser uma opção de coloides naqueles pacientes que já receberam grandes alíquotas de soluções cristaloides e ainda necessitam do benefício da infusão de fluidos. Um ponto de discussão é que não está claro o que representam grandes alíquotas de solução cristaloide: pode ser que sejam 4000 mL para um avaliador e para outro 2500 mL. Fato é que a individualização e a avaliação para cada paciente parecem ser a melhor decisão. O objetivo da ressuscitação é restabelecer a perfusão tecidual, e, se após a infusão da alíquota inicial não houver correção da hipoperfusão tecidual, a avaliação clínica, associada a outros parâmetros, como índices de fluidorresponsividade, $SvcO_2$, PVC e uso de ecocardiografia à beira do leito, orienta se a infusão de fluido será benéfica ou se deverá ser associado inotrópico para a otimização do fluxo. A infusão de fluidos que não se traduzem em incremento da perfusão tecidual pelo aumento do índice cardíaco pode contribuir com a piora do desfecho clínico.

O restabelecimento da pressão de perfusão a valores de pressão arterial média (PAM) maior ou igual a 65 mmHg é um parâmetro que pode ser utilizado na população em geral para a fase de ressuscitação, o que também contribui para a otimização da perfusão tecidual. Importante lembrar que pacientes hipertensos podem se beneficiar de níveis pressóricos mais elevados, porém isso está associado à maior incidência de arritmias cardíacas (fibrilação atrial). Além disso, os pacientes que sabidamente apresentam níveis pressóricos menores, ou seja, PAM inferior a 65 mmHg, podem se prejudicar dessas metas preestabelecidas. Nessas situações extremas e de exceções a melhor conduta é a individualização para cada paciente. O restabelecimento da PAM pelo emprego de vasopressores nas primeiras horas sem realizar a correção do estado de hipovolemia pode contribuir com o aumento da mortalidade.

Meta das 6 horas

- Uso de vasopressor para aqueles que não responderam à expansão de fluidos adequados, com persistência da hipotensão arterial, manter valor de pressão arterial média (PAM) ≥ 65 mmHg.

- Nova coleta de lactato no início da 3ª hora, se o inicial estiver elevado.
- Se não houver clareamento do lactato, reavaliar o estado volêmico e a necessidade de otimização do fluxo sanguíneo para restabelecimento da perfusão tecidual do paciente. Avaliar de acordo com a **Tabela 75.2**.

Se há necessidade de vasopressor, o fármaco de primeira escolha é a norepinefrina, e se for necessário iniciar inotrópico, a droga de primeira escolha é a dobutamina.

Ao final das 6 horas, espera-se que a perfusão tecidual tenha sido restabelecida pela avaliação e uso racional de fluidos, inotrópicos e vasopressores.

Com essa abordagem inicial, o paciente receberá tratamento adequado para a sepse ou choque séptico. Deve-se contatar equipe da unidade de terapia intensiva referenciada e solicitar transferência do paciente, para dar seguimento e acompanhamento do paciente. O suporte necessário para atender a segurança do paciente, como monitorização hemodinâmica, monitorização e suporte respiratório, deve ser avaliado e instituído pela equipe da UTI.

Medidas gerais

Internação em local seguro

A internação desse paciente em local apropriado faz parte do atendimento inicial. Definir o melhor atendimento e assistência, se em uma unidade de terapia intensiva ou unidade semi-intensiva, de acordo com a disponibilidade e as condições da instituição.

Tabela 75.2 *Reavaliação do estado volêmico e de perfusão tecidual*
Reexaminar após ressuscitação volêmica através dos sinais vitais, cardiorrespiratório, enchimento capilar, pulso e pele.
Ou dois dos seguintes: • Medida de PVC • Medida de $SvcO_2$ • Ultrassom cardiovascular • Avaliação dinâmica de fluidorresponsividade com a elevação das pernas ou resposta volêmica

Vasopressores

O vasopressor de primeira escolha no tratamento do choque séptico é a norepinefrina. A diluição sugerida é de 16 mg de norepinefrlina em solução glicosada 5% 250 mL. Nos casos de refratariedade ao uso de norepinefrina, o fármaco de escolha para associação é a epinefrina. A titulação da epinefrina é semelhante à da norepinefrina, e pode-se prescrever 16 mg de epinefrina em solução glicosada 5% 250mL.

Importante lembrar que a titulação do vasopressor deve ser realizada em µg/kg/min e não ser simplesmente titulada em mL/h, pois a dose que um paciente com 100 kg recebe com norepinefrina a 10 mL/h não é a mesma dose para um paciente com 60 kg que receba na mesma velocidade de infusão com a mesma diluição.

A vasopressina não deve ser iniciada isoladamente como único vasopressor nos casos de hipotensão induzida pela sepse. Esse vasopressor pode ser associado à norepinefrina com o objetivo de diminuir as doses ou aumentar o nível de pressão de perfusão nas doses de 0,02 a 0,04 U/min.

Doses baixas de corticosteroide

Nos pacientes com choque séptico e que necessitam de aumento frequente de doses de vasopressor, está indicada a associação de hidrocortisona em baixas doses. O uso de hidrocortisona não está indicado em pacientes com a estabilização da hemodinâmica e sem o uso de vasopressor.

Hemocomponentes e hemoderivados

O uso de hemocomponentes e hemoderivados só está indicado se o paciente estiver com sangramento ativo ou naquele que será submetido a algum procedimento invasivo.

A transfusão profilática de aférese de plaquetas ou uma unidade de plaquetas randômicas para cada 10 kg está indicada quando a contagem de plaquetas for inferior a 50.000 cél./mm^3 e o paciente for submetido a procedimentos cirúrgicos ou intervencionistas, ou apresentar sangramento ativo. Nos pacientes com plaquetas inferiores a 10.000 cél./mm^3 sem sangramento ativo a transfusão profilática está indicada, assim como também naqueles com maior risco de sangramento, com o objetivo de manter as plaquetas acima de 20.000 cél./mm^3.

As alterações laboratoriais no coagulograma são decorrentes da fisiopatogenia da sepse, e na ausência de indicações não deve ser realizada a transfusão de hemocomponentes ou hemoderivados profiláticos.

Tratamento do paciente com suporte do ventilatório

A única estratégia do pacote de 24 horas da primeira publicação que apresentava impacto na redução de mortalidade do paciente com sepse e choque séptico é a estratégia protetora de ventilação mecânica, cujo objetivo é evitar que as alterações nos alvéolos levem a uma lesão de pneumócitos tipo II, acarretando diminuição da síntese de surfactante, e também evitar a hiperdistensão alveolar e, por conseguinte, o barotrauma. A ventilação protetora preconiza ventilar os pacientes com volume corrente ajustado em 6 mL/kg de peso predito pela estatura (peso corpóreo ideal) e que não ultrapasse a pressão de platô em 30 cmH_2O. É importante calcular o peso predito pela estatura para evitar que grandes volumes sejam aplicados de maneira inadequada; por exemplo, o volume total pulmonar é o mesmo para dois pacientes com 170 cm de altura, mas com peso corpóreo diferente, 70 kg e 100 kg, respectivamente.

Nas situações de hipoxemia refratária, as manobras de recrutamento alveolar podem ser utilizadas com o objetivo de abrir colapsos alveolares, bem como nos casos em que a relação PaO_2/FiO_2 for < 100 tem-se a opção de colocar o paciente em posição prona, ou seja, decúbito ventral. Essa manobra recruta as áreas posteriores, abrindo áreas colapsadas dependentes da ação da gravidade nas regiões pulmonares posteriores.

Nos pacientes com progressão de desmame ventilatório, nos quais a causa de base da intubação foi resolvida, o teste de respiração espontânea (TRE) pode ser aplicado. O desmame também é baseado em outros parâmetros como nível de consciência, ausência de febre, quantidade de secreção pulmonar, nível de FiO_2 ofertada, nível de PEEP e uso de fármacos vasoativos. Assim, tenta-se progredir a retirada do suporte ventilatório. Nos pacientes em uso de inotrópicos sugere-se que seja retirado progressivamente após a retirada da ventilação mecânica invasiva, pois o suporte ventilatório contribui para a diminuição do trabalho cardíaco ao diminuir o retorno venoso e facilitar a ejeção ventricular esquerda.

O uso de suporte ventilatório não invasivo (VNI) pode ser realizado, porém não se deve retardar a intubação orotraqueal nos pacientes com hipoxemia hipoxêmica.

O risco de aspiração é minimizado ao se elevar o decúbito da cabeceira a 30º - 45º nos pacientes que se encontram em ventilação mecânica.

Sedação, analgesia e uso de bloqueadores neuromusculares

Nos pacientes com necessidade de esquema de sedação para adequar o acoplamento a ventilação mecânica (VM), é importante lembrar a associação de hipnóticos e analgésicos. O uso de opioides, como fentanil, pode ser vantajoso, pois além da analgesia também têm efeito hipnótico e sedativo. A titulação deve ser baseada em meta para manter o paciente acoplado a VM, confortável e acordado. Escalas de analgesia/sedação e agitação, como Riker Sedation-Agitation Scale (SAS) ou Richmond Agitation Sedation Scale (RASS), devem ser utilizadas de rotina para avaliar a necessidade de aumento ou diminuição das doses do protocolo de analgesia/sedação. E não se esquecer de realizar a triagem da presença de *delirium*.

O uso dos bloqueadores neuromusculares (BNM) nos pacientes sem síndrome do desconforto respiratório agudo (SDRA) deve ser evitado, devido ao efeito colateral após o uso prolongado. O BNM, quando utilizado, deve ser monitorizado quanto à sua intensidade pelo *train-of-four*, além de garantir que os pacientes estão realmente sedados, e não estão sendo submetidos ao BNM sem sedação adequada. Nos casos de SDRA grave com relação $PaO_2/FiO_2 < 150$, sugere-se o uso do cisatracúrio, por um período não superior a 48 horas, com o objetivo de otimizar a ventilação mecânica protetora.

Controle glicêmico

A orientação sobre o alvo do controle glicêmico nos pacientes sépticos desde a primeira publicação foi evitar o controle restrito entre 80 e 110 mg/dL. O alvo glicêmico de 180 mg/dL é mais seguro e diminui o risco de evento adverso referente à hipoglicemia. Assim, os níveis terapêuticos de controle glicêmico devem abranger entre 110 e 180 mg/dL. Se o paciente apresentar duas dosagens de glicemia consecutivas acima de 180 mg/dL, um protocolo de manejo glicêmico deve ser iniciado, pela infusão intravenosa de insulina, com controles a cada hora, até que as necessidades de insulina se estabilizem e o controle possa ser realizado a cada duas ou quatro horas.

Suporte nutricional

Durante a sepse e choque séptico o paciente necessita mobilizar suas reservas energéticas para manter a elevada demanda metabólica. Assim, nessa fase inicial o organismo necessita de 20 a 25 kcal/dia, chamada de hiponutrição permissiva. A via de administração da dieta, preferencialmente, é a via oral; entretanto, em situações em que não há a possibilidade da ingesta oral a via preferencial passa a ser a enteral. O início da nutrição deve ser precoce, dentro das primeiras 48 horas, após a estabilização da perfusão tecidual e hemodinâmica, com baixa oferta calórica, cerca de 500 kcal ao dia, realizando-se a progressão da nutrição de acordo com a aceitação do paciente. A meta calórica de 20 a 25 kcal ao dia pode ser atingida até o 7º dia.

Oferecer calorias em excesso pode levar o paciente a um estado de superalimentação (*overfeeding*), que implicará complicações metabólicas. E não há evidências que beneficiem o uso de dietas com componentes imunomoduladores, como arginina ou glutamina, nos casos de sepse ou choque séptico.

Bibliografia

1. Angus DC, Linde-Zwirble WT, Lidicker J, Clermont G, Carcillo J, Pinsky MR. Epidemiology of severe sepsis in the United States: analysis of incidence, outcome, and associated costs of care. Crit Care Med 2001;29(7):1303-10.
2. Assuncao MS, Teich V, Shiramizo SC, Araujo DV, Carrera RM, Serpa Neto A, et al. The cost-effectiveness ratio of a managed protocol for severe sepsis. J Crit Care 2014;29(4):692 e1-6.
3. Bone RC. Definitions for sepsis and organ failure and guidelines for the use of innovative therapies in sepsis. The ACCP/SCCM Consensus Conference Committee. American College of Chest Physicians/Society of Critical Care Medicine. Chest Journal 1992;101(6):1644.
4. Groenewoudt M, Roest AA, Leijten FM, Stassen PM. Septic patients arriving with emergency medical services: a seriously ill population. European Journal of Emergency Medicine: official journal of the European Society for Emergency Medicine 2014;21(5):330-5.
5. Investigators A, Group ACT, Peake SL, Delaney A, Bailey M, Bellomo R, et al. Goal-directed resuscitation for patients with early septic shock. N Engl J Med 2014;371(16):1496-506.
6. Perman SM, Goyal M, Gaieski DF. Initial emergency department diagnosis and management of adult patients with severe sepsis and septic shock. Scand J Trauma Resusc Emerg Med 2012;20:41.
7. Studnek JR, Artho MR, Garner CL, Jr., Jones AE. The impact of emergency medical services on the ED care of severe sepsis. The American Journal of Emergency Medicine 2012;30(1):51-6.
8. Surviving Sepsis Campaign: International Guidelines for Management of Sepsis and Septic Shock: 2016
9. Vincent JL, Opal SM, Marshall JC, Tracey KJ. Sepsis definitions: time for change. Lancet 2013;381(9868):774-5.

76

Acidentes por Animais Peçonhentos

Ceila Maria Sant'Ana Malaque
Fan Hui Wen

Introdução

No Brasil, os agentes peçonhentos que causam acidente são serpentes, escorpiões, aranhas, lagartas e abelhas quando provocam ataques maciços.

Não há, na rotina de atendimento, exames laboratoriais que permitam detectar a presença do veneno. Entretanto, os testes de coagulação são úteis para o diagnóstico, sendo utilizados também no monitoramento da eficácia terapêutica.

Não existe no Brasil um soro capaz de neutralizar os efeitos de todo e qualquer envenenamento. Os antivenenos são, em geral, específicos para cada gênero de animal peçonhento e, portanto, devem ser administrados conforme o tipo de envenenamento, em doses que variam de acordo com a gravidade.

Acidente ofídico

No Brasil são encontrados quatro gêneros de serpentes que podem causar envenenamento, para os quais existem antivenenos específicos: *Bothrops*, *Crotalus*, *Lachesis* e *Micrurus*. Dentre eles, o gênero *Bothrops* é o principal agente causador de acidente ofídico no Brasil.

Conduta pré-hospitalar

O que fazer

- Realizar avaliação ABCD e ressuscitação, se necessário;
- Manter o paciente em repouso, com o membro elevado se houver edema;

- Manter o local da picada limpo (lavar com água e sabão se possível);
- Encaminhar a um serviço médico o mais rapidamente possível, de preferência onde haja antiveneno.

O que não fazer

- Não cortar o local da picada;
- Não fazer torniquete;
- Não fazer sucção;
- Não colocar gelo;
- Não colocar produtos químicos ou orgânicos na região da picada;
- Não aplicar choque na região da picada.

Conduta hospitalar

- Avaliar ABCD. Verificar nível de consciência, pressão arterial, FC, FR, saturação de O_2. Obter um bom acesso venoso periférico (nesse momento colher amostra de sangue para exames laboratoriais). Realizar anamnese, exame físico e coleta de exames laboratoriais.
- Manter paciente adequadamente hidratado; utilizar cristaloide. Se for indicado antiveneno, atenção durante a infusão para a ocorrência de reação adversa; estar preparado para o tratamento de possível anafilaxia

Avaliação inicial

Em geral, a serpente não é capturada para identificação, e, mesmo quando o é, nem sempre é possível a correta identificação. Além disso, o antiveneno dever ser administrado a pacientes que apresentem manifestações do envenenamento. Portanto, avaliação clínico-laboratorial criteriosa é extremamente importante para a indicação da terapia antiveneno.

No caso de a serpente ter sido capturada, deve-se assegurar que foi o exemplar causador do acidente. Se as manifestações clínico-laboratoriais de envenenamento apresentadas pelo paciente não forem compatíveis com a serpente identificada, as informações sobre as condições da captura do animal devem ser checadas, e o tratamento deve ser baseado nas manifestações clínico-laboratoriais presentes.

Exame físico

- No exame físico checar: Alterações na região da picada (sinal de inoculação, edema, equimose, eritema, intensidade da dor, parestesia);
- Manifestações sistêmicas (sangramentos, fenômenos neuroparalíticos como ptose, oftalmoplegia, disfagia, diminuição da força muscular).

Exames laboratoriais

Para diagnóstico de acidente ofídico no Brasil, os testes de coagulação são os principais exames laboratoriais.

Pacientes admitidos com suspeita de acidente ofídico que, ao exame físico, não apresentem alteração local ou sistêmica e não apresentem alteração de teste de coagulação na admissão: devem ser mantidos para avaliação clínico-laboratorial e testes de coagulação repetidos após 6 horas da picada.

Alta hospitalar

Pacientes que recebem o antiveneno devem permanecer internados por, no mínimo, 24 horas após a administração do antiveneno, de modo a se avaliar a resposta ao antiveneno, detectar manifestações de reação precoce ao antiveneno e as complicações do envenenamento.

Acidente botrópico

As serpentes do gênero *Bothrops* são encontradas em todo o país, variando as espécies, de acordo com a região. Em consequência de sua ampla distribuição e adaptação aos ambientes periurbanos, o acidente botrópico é o mais comum entre os acidentes ofídicos causados por serpentes peçonhentas.

Quadro clínico

O acidente botrópico pode evoluir com alterações locais e/ou sistêmicas: Quadro local: Após a picada, observa-se sangramento pelo(s) orifício(s) de inoculação em pequena quantidade e o local pode evoluir com edema, dor, eritema e equimose. Bolhas podem surgir no decorrer das primeiras 24 horas do acidente.

Quadro sistêmico

A incoagulabilidade sanguínea é a alteração sistêmica mais frequente, e é detectada através de testes de coagulação. Equimose (local e regional) e sangramentos espontâneos como gengivorragia, epistaxe e hematúria podem ocorrer. Sangramentos de maior intensidade/gravidade como hematêmese, enterorragia, sangramento em sistema nervoso central são mais raros. Com menor frequência também podem ocorrer hipotensão e choque.

Acidentes causados por serpentes filhotes podem evoluir com alteração local mínima, observando-se, porém, evidente alteração na coagulação.

Complicações

- **Local:** podem ocorrer infecção (celulite, abscesso, fasceíte), necrose, síndrome compartimental (decorrente do edema, que pode levar a compressão do feixe vasculonervoso), amputação.
- **Sistêmica:** são observadas lesão renal aguda (LRA) e septicemia.

O óbito pode ocorrer devido a insuficiência renal aguda, hemorragia grave, choque ou septicemia.

Exames complementares

As alterações laboratoriais encontradas podem ser decorrentes do envenenamento ou secundárias às complicações (**Quadro 76.1**).

Os testes de coagulação são muito importantes, pois auxiliam no diagnóstico e no controle de tratamento. A alteração na coagulação não tem implicação na gravidade do quadro, porém é um importante parâmetro para avaliação da eficácia da soroterapia (**Quadro 76.2**).

Tratamento

Os princípios a serem observados no tratamento específico estão descritos no **Quadro 76.2**. As doses do antiveneno variam de acordo com a gravidade, que é avaliada através das alterações clínicas apresentadas na admissão (**Quadro 76.3**).

Quadro 76.1 *Alterações laboratoriais que podem ser observadas, segundo o tipo de acidente ofídico*

Exame Laboratorial	Ac. botrópico	Ac. laquético	Ac. crotálico	Ac. elapídico
Hemograma	Neutrofilia; leucócitos normais ou leucocitose; plaquetopenia pode ocorrer	Leucocitose com neutrofilia; plaquetopenia pode ocorrer	Neutrofilia; leucócitos normais ou leucocitose; plaquetopenia é rara	Leucocitose
Bioquímica	↑ Ureia e creatinina podem ocorrer; CK pode estar ↑ devido efeito miotóxico local do veneno de algumas espécies; ↑ DHL e BI devido a hemólise intravascular	Registros escassos, perfil bioquímico provavelmente semelhante ao do acidente botrópico	↑ CK (pode estar muito elevada; proporcional à gravidade), AST, DHL; ↑ Ureia, creatinina, potássio, fósforo e ácido úrico na presença de LRA ↓ Cálcio na fase inicial da LRA	CK pode estar um pouco aumentada devido ao efeito miotóxico local do veneno de algumas espécies
Coagulação	Normal ou alargamento de TP, TTPA; TC alterado; ↓ Fibrinogênio; ↑ PDF e D-dímero			Normal
Urina 1	Hematúria	Hematúria	Mioglobinúria	Não descrito

Quadro 76.2 *Princípios gerais para a administração do antiveneno (soroterapia)*

- Tratar o paciente com manifestações do envenenamento; lembrar que alguns acidentes podem evoluir sem manifestação de envenenamento ("picada seca");
- Administrar o antiveneno por via endovenosa;
- As doses do antiveneno são as mesmas para adultos e crianças. O número de ampolas varia de acordo com a gravidade avaliada;
- Administrar o antiveneno específico, segundo as manifestações clínicas compatíveis para cada tipo de envenenamento;
- O antiveneno pode ser diluído em salina ou glicose a 5%; é usual a preparação da solução de 1:5 a 1:10. Para acidentes causados por escorpião e *Phoneutria* usar solução mais concentrada;
- A administração do antiveneno deve ser realizada em cerca de 30 minutos a 1 hora e pode ser iniciada lentamente, aumentando gradualmente o gotejamento da solução;
- Em caso de reação de hipersensibilidade ao antiveneno, suspender temporariamente a infusão da solução;
- Testes de coagulação devem ser realizados para controle do tratamento 12 e 24 horas após o término da soroterapia, nos acidentes que levam a coagulopatia (*Bothrops, Lachesis* e *Crotalus*).

Além da administração do antiveneno específico, outras medidas são importantes no tratamento (**Quadro 76.4**).

Acidente laquético

As serpentes do gênero *Lachesis* (surucucu, pico-de-jaca) estão presentes em áreas de floresta da região amazônica e na mata atlântica da região Nordeste até o norte do Rio de Janeiro.

Quadro clínico

Seu veneno apresenta atividades fisiopatológicas semelhantes às das serpentes que causam o acidente botrópico, portanto o quadro clínico pode ser indistinguível nas regiões onde ocorrem jararacas e pico-de-jaca.

Quadro local

O local da picada deve apresentar edema, dor, equimose, eritema e/ou bolhas.

Quadro 76.3 *Tratamento específico para os acidentes ofídicos segundo a gravidade*

Acidente	Soro	Gravidade	Nº de ampolas
Botrópico	Antibotrópico (SAB)	Leve: edema local de até dois segmentos;* sangramento em pele ou mucosas; pode haver apenas distúrbio de coagulação	4
		Moderado: edema que atinge três a quatro segmentos;* sangramento sem comprometimento do estado geral; teste de coagulação normal ou alterado	8
		Grave: edema que atinge cinco segmentos,* hemorragia grave, hipotensão/choque; teste de coagulação normal ou alterado	12
Crotálico	Anticrotálico (SAC)	Leve: fácies miastênica pouco evidente, sem mialgia ou urina escura; teste de coagulação normal ou alterado	5
		Moderado: fácies miastênica evidente; mialgia, urina escura discretas; teste de coagulação normal ou alterado	10
		Grave: fácies miastênica evidente; intensa mialgia, urina escura; pode haver insuficiência respiratória; teste de coagulação normal ou alterado	20
Laquético	Antibotrópico-laquético (SABL)	Quadro local presente; pode haver sangramento; sem manifestações vagais	10
		Quadro local intenso, pode haver sangramento; manifestações vagais presentes	20
Elapídico	Antielapídico (SAE)	Considerar todos os casos potencialmente graves	10

*O membro picado é dividido em cinco segmentos: por ex.: em relação ao membro superior: 1. Mão; 2. 1/2 distal do antebraço; 3. 1/2 proximal do antebraço; 4. 1/2 distal do braço; 5. 1/2 proximal do braço. Do mesmo modo divide-se o membro inferior em cinco segmentos. Obs.: Eventualmente pode ser utilizado o soro antibotrópico-crotálico quando não houver o antiveneno específico para o tratamento do acidente botrópico ou crotálico. SAB, SABC, SAC, SABL e SAEL – 1 frasco-ampola = 10 mL

Quadro 76.4 *Condutas gerais no tratamento do envenenamento ofídico*

Conduta	Descrição	Acidente botrópico	Acidente laquético	Acidente crotálico	Acidente elapídico
Jejum	Inicialmente, o paciente deve permanecer em jejum, pois durante a infusão da soroterapia há risco de ocorrerem náuseas e vômitos como manifestações de anafilaxia. Terminada a infusão do antiveneno, avaliar as condições clínicas do paciente para liberação da dieta.	X	X	X	X
Venóclise	Obter um bom acesso venoso periférico para administração do antiveneno; não instalar venóclise no membro que foi atingido pela picada, especialmente nos acidentes que evoluem com edema. Em pacientes com coagulopatia, evitar acesso em veia jugular periférica pelo risco de perda do acesso e formação de hematoma que pode causar compressão de vias aéreas.	X	X	X	X
Analgesia	Especialmente nos acidentes botrópico e laquético; em geral há boa resposta com analgésico do tipo dipirona; eventualmente, administrar opioides; evitar AINH.	X	X	X	X
Procedimento invasivo	Evitar procedimentos invasivos desnecessários, como cateter venoso profundo, sonda vesical de demora, especialmente em pacientes que apresentam coagulopatia.	X	X	X	X
Medicação parenteral	Não fazer infiltração anestésica nem injetar medicação no local da picada.	X	X	X	X
	Evitar injeções IM, devido à coagulopatia decorrente do envenenamento.	X	X	X	

Continua

Continuação

Conduta	Descrição	Acidente botrópico	Acidente laquético	Acidente crotálico	Acidente elapídico
Drenagem postural	Havendo edema, manter o membro atingido elevado; reavaliar a conduta em caso de síndrome compartimental.	X	X	X	
Hidratação	Manter hidratação adequada com cristaloide, precocemente, para prevenir LRA; entretanto, cuidado com sobrecarga de volume, especialmente em crianças e cardiopatas, e paciente oligoanúrico.	X	X	X	
Controle diurese	Especialmente nas primeiras 24 horas após o envenenamento, fazer controle rigoroso de diurese, para detecção precoce de oligúria; na maioria dos casos não há necessidade de passagem de sonda vesical de demora.	X	X	X	
Diurético	Na presença de oligúria, com o paciente já adequadamente hidratado, estimular diurese com o uso de diurético de alça do tipo furosemida; esta pode facilitar o manuseio da LRA, nos casos que respondem com diurese, em relação a sobrecarga de volume.	X	X	X	
Diálise	Na presença de lesão renal aguda, solicitar avaliação da Nefrologia.	X	X	X	

Continua

Continuação

Conduta	Descrição	Acidente botrópico	Acidente laquético	Acidente crotálico	Acidente elapídico
Antibiótico	Administrar antimicrobianos com atividade sobre bacilos gram-negativos (especialmente *Morganella*), cocos gram-positivos e anaeróbios.	X	X		
Procedimento cirúrgico	Drenar abscesso no momento apropriado; debridar áreas com necrose após sua delimitação. Na suspeita de síndrome compartimental, avaliar de forma criteriosa a indicação de fasciotomia.	X	X		
Derivados de sangue	Plasma fresco, crioprecipitado ou plaquetas não são indicados para correção dos distúrbios de hemostasia, na ausência do antiveneno. Os sangramentos espontâneos cessam poucas horas após o início do antiveneno. Em situações em que haja necessidade da realização de procedimentos invasivos/cirúrgicos antes da reversão da coagulopatia, pode ser necessária a reposição desses fatores.	X	X	X	
Ventilação mecânica	Para os pacientes com comprometimento da mecânica respiratória.			X	X
Profilaxia antitetânica	Atualizar a carteira vacinal do paciente; quando necessário, administrar após a normalização da coagulopatia a fim de evitar formação de hematoma.	X	X	X	X

Quadro sistêmico

Coagulopatia com ou sem sangramentos espontâneos. São observadas manifestações vagomiméticas como náuseas, vômitos, sudorese, dores abdominais, diarreia, hipotensão e choque. Quando essas alterações estão presentes, sugerem fortemente o diagnóstico, porém sua ausência não descarta a possibilidade de acidente laquético.

Apesar de poucos relatos na literatura, podem ocorrer complicações semelhantes às observadas nos acidentes botrópicos.

Exames complementares

As alterações laboratoriais estão descritas no **Quadro 76.1**.

Tratamento

Devido à possibilidade de semelhança nas apresentações clínicas e laboratoriais, o tratamento deve ser realizado com o soro antibotrópico-laquético (SABL). As doses variam de acordo com a presença ou não das manifestações vagomiméticas (**Quadro 76.2**).

Quanto às condutas gerais, são semelhantes àquelas indicadas no acidente botrópico (**Quadro 76.3**).

Acidente crotálico

O acidente crotálico, causado por serpente do gênero *Crotalus* (cascavel), representa a segunda causa de acidente ofídico no país.

Quadro clínico

Diferentemente do veneno das serpentes dos gêneros *Bothrops* e *Lachesis*, as principais alterações observadas no acidente crotálico decorrem do bloqueio neuromuscular e rabdomiólise.

Quadro local

As manifestações na região da picada são pouco proeminentes em relação àquelas observadas nos acidentes botrópico e laquético. São observados edema, eritema, dor e, eventualmente, parestesia.

Quadro sistêmico

São as principais manifestações do acidente crotálico. As queixas iniciais são visão turva e "olhos pesados". Na progressão do envenenamento, o paciente evolui com ptose palpebral, diplopia, podendo apresentar dificuldade para deglutição e ptose mandibular.

Complicações

- **Local:** infecção na região da picada é pouco frequente; síndrome compartimental é descrita, mas é extremamente rara.
- **Sistêmica:** a complicação mais frequente é a LRA, decorrente da rabdomiólise.

Exames complementares

As principais alterações laboratoriais são as decorrentes da rabdomiólise. Cerca de 50% dos pacientes apresentam testes de coagulação alterados (**Quadro 76.1**).

Tratamento

De acordo com a gravidade, está indicado o soro anticrotálico (SAC) ou, na sua ausência, o antibotrópico-crotálico (SABC), como mostra o **Quadro 76.2**. No **Quadro 76.3**, estão descritas as medidas de suporte indicadas para esse tipo de envenenamento.

Acidente elapídico

O acidente causado pelas corais verdadeiras (gênero *Micrurus*) é denominado elapídico devido ao fato de essas serpentes pertencerem à família Elapidae. Esses animais possuem coloração com anéis corporais pretos, brancos, amarelos e/ou vermelhos; apesar de encontradas em todo o território brasileiro, o acidente é raro.

Quadro clínico

- **Local:** em geral a região da picada não apresenta alterações significativas, podendo ser observado eritema, além de sinais de inoculação. Podem ser observadas parestesia e dor de fraca intensidade.
- **Sistêmico:** é característico o quadro neurotóxico, decorrente de bloqueio neuromuscular: turvação visual, diplopia, ptose palpebral, ptose mandibular, dificuldade para deglutição, sialorreia. Em casos graves o paciente pode evoluir

com dispneia e insuficiência respiratória por paralisia da musculatura respiratória.

Mialgia discreta localizada, e, mais raramente, a distância da região picada, pode ocorrer. Outras manifestações, como náuseas ou vômitos, também são observadas.

Exames complementares

Nesse envenenamento não há comprometimento da coagulação. No **Quadro 76.1** estão descritas as alterações encontradas.

Tratamento

A dose do antiveneno está indicada no **Quadro 76.2**.

As medidas gerais a serem tomadas estão descritas no **Quadro 76.3**.

Acidentes por serpentes não peçonhentas

Outras serpentes que não pertencem aos quatro gêneros anteriormente discutidos podem causar acidentes com manifestações locais; entretanto, não há evidências de que possam provocar envenenamento sistêmico.

Acidentes causados por serpentes dos gêneros *Philodryas, Thamnodynastes, Clelia, Boiruna* podem evoluir com quadro inflamatório local (edema, dor, eritema) e equimose, muitas vezes erroneamente diagnosticados e/ou tratados com acidente botrópico.

O tratamento para esses acidentes é sintomático, não existindo antiveneno específico.

Acidentes por artrópodes

Entre os artrópodes de importância médica estão os escorpiões, algumas aranhas, lagartas e as abelhas: estas últimas, ao causar ataques maciços com múltiplas picadas, podem produzir quadro de envenenamento.

Acidente escorpiônico

Os escorpiões são encontrados em todo o Brasil. Nos últimos anos, o registro desses acidentes tem aumentado significativamente devido à proliferação desses animais, principalmente nas periferias das áreas urbanas.

Quadro clínico

- **Quadro local:** na maioria dos casos, o acidente evolui apenas com quadro local. A dor é a principal manifestação e ocorre imediatamente após a picada. Sua intensidade é variável, sendo às vezes insuportável. São também observados na região da picada eritema, sudorese e piloereção.
- **Quadro sistêmico:** com menor frequência, podem ocorrer alterações sistêmicas, resultando em acidentes de gravidade mais acentuada. Observam-se náuseas, vômitos, sudorese, sialorreia, agitação, taquipneia e taquicardia, convulsão, coma, bradicardia, insuficiência cardíaca, edema agudo de pulmão, choque.

Exames complementares

As alterações laboratoriais são encontradas nos casos com manifestação sistêmica. O envenenamento escorpiônico não causa alteração de coagulação.

São descritos: Hemograma: leucocitose com neutrofilia; Bioquímica: hiperglicemia, hiperamilasemia, hipopotassemia e hiponatremia; em casos graves a CK, CKMb e troponina I podem estar aumentadas; ECG: arritmias como taquicardia ou bradicardia sinusal, extrassístoles ventriculares, alterações similares às encontradas no infarto agudo do miocárdio, bloqueio de condução atrioventricular ou intraventricular; RX de tórax: aumento da área cardíaca, congestão pulmonar; Ecocardiograma: nas formas graves pode-se observar hipocinesia transitória do septo interventricular e da parede posterior do ventrículo esquerdo.

Tratamento

O antiveneno está indicado para os casos com manifestações sistêmicas (moderados e graves) e a dose a ser administrada varia conforme a gravidade (**Quadro 76.5**). O antiveneno não é indicado para pacientes que evoluem com quadro leve (apenas quadro local), mesmo naqueles com dor muito intensa.

Acidentes causados por aranhas

As aranhas de importância médica no Brasil pertencem a três gêneros: *Loxosceles, Phoneutria* e *Latrodectus.*

Quadro 76.4 *Tratamento dos acidentes por artrópodes segundo a gravidade*

Acidente	Soro	Gravidade	Nº de ampolas
Escorpiônico	Antiescorpiônico (SAEsc) ou Antiaracnídico (SAA)	Leve: dor, eritema, sudorese, piloereção, parestesia na região da picada	-
		Moderado: quadro local e uma ou mais manifestações como: náuseas, vômitos, sudorese, sialorreia discretos, agitação, taquipneia e taquicardia	2-3
		Grave: Além das manifestações acima: vômitos profusos e incoercíveis, sudorese profusa, sialorreia intensa, prostração, convulsão, coma, bradicardia, insuficiência cardíaca, edema agudo de pulmão, choque	4-6
Foneutrismo	Antiaracnídico (SAA)	Leve: dor, edema, eritema, sudorese, parestesia local	-
		Moderado: quadro local associado a sudorese, vômitos ocasionais, agitação, hipertensão arterial	2-4
		Grave: sudorese profusa, priapismo, vômitos frequentes, arritmia, choque, edema agudo de pulmão	5-10
Loxoscelismo	Antiaracnídico (SAA) ou antiloxoscélico (SALOX)	Cutâneo	5
		Cutâneo-hemolítico	10
Lonômico	Antilonômico (SALON)	Leve: apenas quadro local, sem alteração de coagulação	-
		Moderado: alteração de coagulação; sangramento pode ou não ocorrer; quando presente: em pele e/ou mucosas	5
		Grave: alteração de coagulação; presença de sangramento em vísceras ou complicações com risco de morte ao paciente	10

Acidente por *Phoneutria*

Os acidentes causados pela aranha *Phoneutria*, cujo nome popular é armadeira, são registrados principalmente no Sul e Sudeste do Brasil. Ocorrem com frequência em circunstâncias como o ato de calçar sapatos, limpeza de quintal ou jardim e manuseio de legumes, verduras e frutas, principalmente bananas, sendo mais acometidos mãos e pés.

Quadro clínico

As manifestações clínicas são muito semelhantes àquelas descritas para o acidente escorpiônico.

- **Quadro local:** no local da picada podem ser observados um ou dois pontos de inoculação. A principal alteração é a dor com ou sem irradiação, podendo ser de intensidade insuportável.
- **Quadro sistêmico:** é pouco frequente, e quando ocorre é observado especialmente em crianças. Nesses casos, são observados vômitos, sudorese, hipertensão arterial, priapismo, bradicardia, hipotensão arterial, arritmias, edema agudo do pulmão, convulsões e coma.

Exames complementares

Em casos graves são descritas leucocitose com neutrofilia, hiperglicemia e acidose metabólica.

Tratamento

Na maioria das vezes o tratamento é apenas sintomático, objetivando o controle da dor. O antiveneno está indicado nos casos com manifestações sistêmicas em crianças e em todos os casos graves. O soro a ser administrado é o soro antiaracnídico (SAAr). O paciente que evolui com manifestações sistêmicas deve ser internado, preferencialmente em unidade de terapia intensiva, e o tratamento segue os princípios do tratamento para o escorpionismo grave.

Para alívio da dor, quando esta é intensa, recomenda-se bloqueio ou infiltração local de anestésico, do tipo lidocaína 2%, sem vasoconstritor, 2 a 4 mL. Havendo necessidade de repetir o anestésico local, analgésicos opioides podem ser associados. Se a dor não é de forte intensidade, analgésicos de uso oral e compressas mornas no local podem ser suficientes. Não devem ser utilizadas compressas frias ou de gelo.

Acidente por *Loxosceles*

As aranhas do gênero *Loxosceles* (aranha-marrom) podem causar acidentes em todo o país. O envenenamento causado por aranha *Loxosceles,* a aranha-marrom, pode levar a uma lesão cutaneonecrótica e mais raramente, associado à lesão cutânea, a um quadro de hemólise intravascular.

Quadro clínico

Duas formas clínicas são observadas nesse envenenamento: a forma cutânea e a cutaneohemolítica:

- **Forma cutânea:** é a mais frequente, com cerca de 90% dos casos. O quadro inicia-se com dor discreta após a picada e que posteriormente evolui, em período que pode variar de 2 a 8 horas, com edema e eritema no local da picada. Nas primeiras 24 horas surge na região da picada mácula com áreas de equimose, mescladas com eritema violáceo e palidez (mácula marmórea), muitas vezes com halo eritematoso ao redor; bolhas podem ser observadas.
- **Forma cutaneohemolítica:** mais raramente, associada à lesão cutânea, é observada hemólise intravascular, a chamada forma cutâneo-hemolítica. Além das manifestações gerais descritas para a forma cutânea, ocorrem também anemia aguda, icterícia, hemoglobinúria, devido à hemólise intravascular. Na maioria dos casos os sinais e sintomas de hemólise dos casos surgem nas primeiras 72 horas após a picada.

Complicações

- **Local:** infecção cutânea, causada por bactérias da flora de pele, ocorre com pouca frequência, na fase de escara.
- **Sistêmica:** na forma cutâneo-hemolítica, podem ser observadas lesão renal aguda (LRA) e, com menor frequência, coagulação intravascular disseminada (CIVD).

Exames complementares

Não há exame específico para diagnóstico.

Na forma cutânea há leucocitose com neutrofilia.

Nos casos que evoluem com hemólise intravascular:

- **Hemograma:** leucocitose com neutrofilia, queda de hemoglobina proporcional à intensidade da hemólise, aumento de reticulócitos e, mais raramente, plaquetopenia.
- **Bioquímica:** aumento de DHL, de bilirrubina total com predomínio de bilirrubinas indireta e livre; diminuição de haptoglobina quando há hemólise mais intensa. Em caso de insuficiência renal, há elevação de ureia e creatinina, e podem ser encontradas alterações hidreletrolíticas e distúrbios do equilíbrio acidobásico.
- **Coagulograma:** na presença de CIVD, há alteração dos testes de coagulação.
- **Urina:** hemoglobinúria.

Tratamento

Na forma cutânea, tem-se recomendado o antiveneno específico (soro antiaracnídico ou o soro antiloxoscélico) na fase inicial, usualmente nas primeiras 48 horas após o acidente, e corticosteroides. Entretanto, quanto maior o tempo ocorrido após o acidente, menor é a eficácia da soroterapia sobre a evolução da lesão cutânea. Na forma cutâneo-hemolítica são indicadas a administração de corticosteroide e a soroterapia específica, independentemente do tempo decorrido após a picada, se persiste evidência de hemólise ativa.

No **Quadro 76.6** estão resumidas as medidas terapêuticas recomendadas.

Acidente por *Latrodectus*

Os acidentes causados pela aranha *Latrodectus*, conhecida como viúva-negra, são muito raros no Brasil. As fêmeas em geral causam o acidente quando comprimidas contra o corpo.

Quadro clínico

Após a picada ocorrem dor local, que pode persistir por até 48 horas, pápula eritematosa, edema e sudorese. Em alguns pacientes a dor pode se generalizar e evoluir com manifestações sistêmicas como tremores, agitação, contraturas musculares, dor abdominal. Também são descritos blefaroconjuntivite, sudorese, hipertensão arterial, taquicardia que pode evoluir para bradicardia, retenção urinária, priapismo e choque.

Quadro 76.6 *Medidas terapêuticas indicadas para o loxoscelismo*

Forma cutânea	Forma cutaneohemolítica
Prednisona: 5 a 7 dias 40 mg/d (adulto); 1 mg/kg/dia (criança)	Prednisona: 1 mg/kg/dia, 5 a 7 dias
*SALox ou SAA: 5 ampolas	SALox ou SAA: 10 ampolas
-	Correção de alterações hidreletrolíticas e de distúrbios do equilíbrio acidobásico Diálise Concentrado de hemácias
Analgesia de acordo com a intensidade da dor Anti-histamínico: para os casos com exantema pruriginoso Antibiótico: se houver infecção secundária (com espectro para microrganismos usuais da flora da pele, como por exemplo cefalexina) Debridamento cirúrgico, quando há delimitação da necrose Cirurgia plástica reparadora, se necessário	

*Soro antiloxoscélico (SALox) ou soro antiaracnídico (SAA) – 1 ampola = 5 mL.

Exames complementares

Não há um padrão de exames laboratoriais nos acidentes ocorridos no Brasil.

Tratamento

Não há no Brasil antiveneno para esse envenenamento. O tratamento inclui analgésicos e benzodiazepínicos do tipo diazepam (5 a 10 mg em adultos e 0,05 a 0,3 mg/kg/dose em crianças, dose máxima de 10 mg, IV a cada 4 horas), clorpromazina (25 a 50 mg em adultos, 0,5 mg/kg/dose em crianças, IM a cada 8 horas) até a reversão da sintomatologia do envenenamento.

Soroterapia

Os antivenenos no Brasil são concentrados de imunoglobulinas purificadas, de origem heteróloga, obtidas pela hiperimunização de cavalos com venenos dos diferentes animais peçonhentos.

Alguns princípios da soroterapia estão descritos no **Quadro 76.4**. Por serem de origem heteróloga, os antivenenos podem causar efeitos adversos como reação de hipersensibilidade, durante a infusão e mesmo após algumas horas do término da administração, e reação tardia (doença do soro). Durante a infusão do antiveneno o paciente deve ser criteriosamente observado para detecção precoce de sinais e sintomas de reação de hipersensibilidade ao antiveneno e, caso necessário, receber tratamento adequado prontamente:

Bibliografia

1. Amaral CF, Lopes JA, Magalhaes RA, de Rezende NA. Electrocardiographic, enzymatic and echocardiographic evidence of myocardial damage after Tityus serrulatus scorpion poisoning. Am J Cardiol 1991;67:655-7.
2. Arocha-Piñango CL, Guerrero B. Síndrome hemorrágico producido por contacto com orugas. Estudios clínicos y experimentales. Revisión. Invest Clin 2003;44(2):155-63.
3. Azevedo-Marques MM, Cupo P, Coimbra TM, Hering SE, Rossi MA, Laure CJ. Myonecrosis, myoglobinuria and acute renal failure induced by South American rattlesnake (Crotalus durissus terrificus) envenomation in Brazil. Toxicon 1985;23(4):631-6.
4. Brasil. Ministério da Saúde. Secretaria de Vigilância em Saúde. http://dtr2004.saude.gov.br/sinanweb.
5. Ministério da Saúde. Centro Nacional de Epidemiologia. Fundação Nacional de Saúde. Manual de diagnóstico e tratamento de acidentes por animais peçonhentos. Brasília, 1998,131p.
6. Cardoso JLC, França FOS, Fan HW, Malaque CMS, Haddad Jr V. Animais peçonhentos no Brasil: Biologia, clínica e terapêutica dos acidentes. São Paulo: Sarvier/Fapesp, 2009.
7. Casale TB, Burks AW. Hymenoptera-sting hypersensitivity. N Engl J Med 2014; 370: 1432-1439.
8. Gamborgi GP, Metcalf EB, Barros EJ. Acute renal failure provoked by toxin from caterpillars of the species Lonomia obliqua. Toxicon 2006;47(1):68-74.

77

Antibioticoterapia na Emergência

Luiz Alexandre Alegretti Borges
Osmar Mazetti Jr.
Juliana Batista R. Pereira
André Pinheiro Weber

Introdução

O atendimento de doentes acometidos por infecções bacterianas faz parte da rotina das emergências.

A escolha correta da terapêutica deve seguir os princípios do uso racional de antimicrobianos, sobretudo em vigência de germes multirresistentes. Para a escolha dos antibióticos, deve-se também considerar o perfil microbiológico e os protocolos institucionais.

Infecções das vias aéreas superiores

Por serem quadros frequentes e predominantemente virais, é de fundamental importância a diferenciação clínica para a indicação de antibioticoterapia (**Tabela 77.1**).

Infecções de vias aéreas inferiores

O acerto na escolha do antibiótico (ATB) para a terapia empírica da pneumonia na fase precoce diminui as taxas de mortalidade. Antes de prescrever, deve-se considerar idade, comorbidades, fatores de risco para germes específicos, uso prévio de antibiótico e a história de internações recentes (**Tabela 77.2**).

Em pacientes etilistas, com dentes em estado precário (dentes sépticos), história de disfagia ou sugestiva de aspiração, germes anaeróbios devem ser considerados no tratamento. Nos pacientes

Tabela 77.1 *Infecções das vias aéreas superiores*

Doença	Agentes mais comuns	Terapia
Sinusite	*S. pneumoniae* (pneumococo)	Amoxicilina VO (500 mg 8 em 8 horas)
	H. influenzae	Levofloxacino VO (500 mg 24 em 24 horas)
	Pneumococo resistente	Duração: 7 dias
Faringite	Pneumococo *Chlamydophila pneumoniae*	Amoxicilina VO (8 em 8 horas por 10 dias) *ou* Azitromicina VO (500 mg no 1º dia e 250 mg do 2º ao 5º dia 24 em 24 horas)
Otite média aguda	Pneumococo *H. influenzae* *Moraxella catarrhalis*	Amoxicilina VO (500 mg 8 em 8 horas) *ou* Cefuroxima VO (500 mg 12 em 12 horas) por 10 dias

Tabela 77.2 *Pneumonia adquirida na comunidade (PAC) – tratamento ambulatorial*

Doença	Agentes mais comuns	Tratamento
PAC sem comorbidades ou fatores de risco	Pneumococo, *Mycoplasma pneumoniae, Chlamydophila pneumoniae*	Azitromicina VO (500 mg 24 em 24 horas por 3 dias) *ou* Amoxicilina VO (500 mg 8 em 8 horas por 7 dias)
PAC com fatores de risco para resistência bacteriana • Idade > 65 • Uso de atb nos últimos 3 a 6 meses • Alcoolismo • Doença ou terapia imunossupressora • Comorbidades (DPOC, IC, DM, neoplasias)	Pneumococo, *M. pneumoniae, C. pneumoniae*	Levofloxacino VO (750 mg 24 em 24 horas) *ou* Amoxicilina VO (1 g 8 em 8 horas) + Azitromicina VO (500 mg 24 em 24 horas) por 5 dias

com infecção por vírus influenza superposta a infecção bacteriana, são comuns *M. catarrhalis*, pneumococo e *S. aureus*. E nos pacientes com história de internação prévia, uso recente de antibióticos, imunossupressão ou doença pulmonar estrutural grave, deve-se considerar infecção por *Pseudomonas* (**Tabela 77.3**).

No tratamento das pneumonias de origem nosocomial (**Tabela 77.4**), considere os fatores de risco acima citados, além do alto risco para infecção por organismos multirresistentes.

Infecções do trato gastrointestinal

Na apendicite aguda não perfurada é indicado o tratamento de curta duração, com o propósito de profilaxia cirúrgica; já nos casos de perfuração ou processos patológicos abdominais que envolvem peritonite, a antibioticoterapia é prolongada, visando a cobertura de amplo espectro para gram-negativos e anaeróbios, sendo o tratamento passível de modificação após o resultado das culturas.

Tabela 77.3 *PAC – Tratamento hospitalar*

Doença	Agentes mais comuns	Tratamento
PAC sem outros fatores associados	Pneumococo, *M. pneumoniae*, *C. pneumoniae*, *H. influenzae*, *Legionella sp*, BGN	Levofloxacino EV (750 mg 24 em 24 horas) *ou* Cefotaxima EV (1 g 8 em 8 horas) + azitromicina VO (500 mg 24 em 24 horas)
PAC com risco para Pseudomonas	Pneumococo, *M. Pneumoniae*, *C. pneumoniae*, *H. influenzae* *Legionella sp*, BGN + *P. aeruginosa*	Cefepima EV (2 g 8 em 8 horas) + ciprofloxacino EV (400 mg 8 em 8 horas) *ou* Ceftazidima EV (2 g 8 em 8 horas) + levofloxacino EV (750 mg 24 em 24 horas)
PAC com risco para anaeróbios	Pneumococo, *M. pneumoniae*, *C. pneumoniae*, *H. influenzae* *Legionella sp*, BGN + Anaeróbios	Amoxicilina-clavulanato EV (1 g 8 em 8 horas) *ou* Clindamicina EV (600 mg 8 em 8 horas)
PAC com risco para MRSA/ORSA	*S. aureus* resistente a meticilina/ oxacilina (MRSA/ ORSA)	Cefotaxima EV (1 g 8 em 8 horas) + azitromicina VO (500 mg 24 em 24 horas) + vancomicina EV (15 a 20 mg/kg a cada 8 a 12 horas)

Tabela 77.4 *Pneumonias nosocomiais*

Doença	Agentes mais comuns	Tratamento
Pneumonia nosocomial com baixo risco para organismos multirresistentes	Pneumococo, *H. influenzae*, MRSA/ORSA, BGN (*E. coli, K. pneumoniae, Enterobacter sp*)	Levofloxacino EV (750 mg 24 em 24 horas) *ou* Ceftriaxona EV (1 g 12 em 12 horas)
Pneumonia nosocomial com alto risco para organismos multirresistentes	*Pseudomonas aeruginosa, K. pneumoniae* (ESBL), *Acinetobacter spp.*	Ceftazidima EV (2 g 8 em 8 horas) + ciprofloxacino EV (400 mg 8 em 8 horas)
	MRSA/ORSA	Vancomicina EV (15 a 20 mg/kg a cada 8 a 12 horas)

Nos casos em que a cultura identifica múltiplos germes, deve-se considerar a presença de anaeróbios e manter a cobertura para tais organismos (**Tabela 77.5**).

Infecções do trato genitourinário

O tratamento das doenças urológicas em homens segue algumas orientações atualizadas da Sociedade Europeia de Urologia (**Tabela 77.6**).

Infecções do sistema nervoso central

Observe a **Tabela 77.7**.

As infecções bacterianas do sistema nervoso central são graves, com alto potencial de morbimortalidade, e necessitam de intervenções diagnósticas e terapêuticas precoces.

Infecções de partes moles

As afecções de partes moles são queixas frequentes no Departamento de Emergência, e o seu adequado reconhecimento e tratamento diminuem potenciais complicações da doença. (**Tabela 77.8**)

Tabela 77.5 *Infecções do trato gastrointestinal*

Doença	Agentes mais comuns	Terapia
Apendicite aguda (não perfurada)	Aeróbios gram-negativos, anaeróbios	Cefoxitina EV (iniciar 2 g e após 1 g 6 em 6 horas *ou* Cloranfenicol EV (iniciar 2 g e após 1 g 6 em 6 horas) *ou* Metronidazol + gentamicina EV (iniciar 500 mg + 240 mg 24 em 24 horas) Duração: 24 horas
Apendicite aguda perfurada, peritonite, abscesso ou diverticulite	Bacilos gram-negativos, anaeróbios	Metronidazol EV (500 mg 8 em 8 horas) *ou* Cloranfenicol + gentamicina EV (iniciar com 2 g + 240 mg e após 1 g 6 em 6 horas + 3 a 5 mg/kg 24 em 24 horas) *ou* Ceftriaxona EV (iniciar com 2 g e após 1 g 12 em 12 horas) Duração: 5 dias ou após 72 horas sem sinais de infecção (afebril, leucograma normal)
Apendicite aguda perfurada, peritonite, abscesso ou diverticulite, com: • gram-positivos ou bacteremia por gram + • má resposta ao tratamento da diverticulite • coleção intra-abdominal • peritonite terciária • prótese valvar, intravascular ou doença valvar	*Enterococcus*	Ampicilina EV (2 g 6 em 6 horas) Duração: até isolamento do germe causador

Continua

Continuação

Doença	Agentes mais comuns	Terapia
Colecistite aguda ou colangite	Enterobactérias, *Enterococcus*, anaeróbios	Ceftriaxona + metronidazol EV (1 g 12 em 12 horas + 500 mg 8 em 8 horas) *ou* Ampicilina + gentamicina + metronidazol EV (6 a 8 g/dia + 3 a 5 mg/kg 24 em 24 horas + 500 mg 8 em 8 horas) Duração: após 72 horas sem sinais de infecção
Colangite	*Pseudomonas*, gram-negativos multirresistentes	Ceftazidima EV (2 g 8 em 8 horas) *ou* Cefepima EV (2 g 8 em 8 horas) Duração: após 72 horas sem sinais de infecção
Diarreia nosocomial	*Clostridium difficile*	Metronidazol EV (500 mg 8 em 8 horas) *ou* Metronidazol VO (250 mg 6 em 6 horas) *ou* Vancomicina EV (125 a 500 mg 6 em 6 horas) – se não responde a metronidazol Duração: 10 dias ou até 7 dias após a suspensão do antibiótico causador da diarreia
Diarreia aguda comunitária (se duração > 72 horas ou necessidade de internação)	Tratamento empírico	Ambulatorial: Norfloxacino VO (400 mg 12 em 12 horas) Internação: Ciprofloxacino EV (400 mg 12 em 12 horas) *ou* Ceftriaxona EV/IM (2 g 24 em 24 horas)

Continua

Continuação

Doença	Agentes mais comuns	Terapia
Diarreia aguda comunitária (se duração > 72 horas ou necessidade de internação)	*Campylobacter*	Eritromicina VO (500 mg 12 em 12 horas)
	Yersinia	Sulfametoxazol-trimetoprima VO (800/160 mg 12 em 12 horas) *ou* Ciprofloxacino VO (500 mg 12 em 12 horas)
	Giardia	Metronidazol VO/EV (250 a 750 mg 8 em 8 horas) Duração: 3 a 7 dias
Peritonite bacteriana espontânea	*E. coli, Klebsiella, Staphylococcus, Streptococcus*	Sem profilaxia: Amoxicilina + clavulanato VO (500 mg 8 em 8 horas) *ou* Ciprofloxacino VO (500 mg 12 em 12 horas) Duração: pelo menos 5 dias Com profilaxia: Amoxicilina + clavulanato VO (500 mg 8 em 8 horas) *ou* Ceftriaxona EV/IM (1 g 12 em 12 horas) Duração: 10 a 14 dias Complicada: Cefotaxima EV (2 g 8 em 8 horas) Duração: 5 a 14 dias

Tabela 77.6 *Infecções do trato genitourinário*

Doença	Agentes mais comuns	Terapia
Doença inflamatória pélvica	*N. gonorrhoeae, Chlamydia trachomatis, Mycoplasma genitalium*	Ambulatorial: Ceftriaxona IM (250 mg dose única) *ou* ofloxacino VO (400 mg 12 em 12 horas 14 dias) *ou* Ciprofloxacino VO (500 mg 12 em 12 horas 14 dias) + Doxicilina VO (100 mg 12 em 12 horas 14 dias) + Metronidazol VO (500 mg VO 12 em 12 horas 14 dias) Internação: Cefoxitina EV (2 g 6 em 6 horas até 48 horas após melhora clínica) *ou* penicilina cristalina EV (4.000.000 UI 4 em 4 horas até 48 horas após melhora clínica) com gentamicina EV (3 a 5 mg/kg 24 em 24 horas até 48 horas após melhora clínica) + Doxiciclina VO (100 mg 12 em 12 horas 14 dias) *ou* Ciprofloxacino EV (200 mg 12 em 12 horas) + doxiciclina VO (100 mg 12 em 12 horas) + metronidazol EV (500 mg 8 em 8 horas) por 14 dias Duração: 14 dias
Cistite	*E. coli*, enterobactérias	Sulfametoxazol-trimetoprima VO (800 a 160 mg 12 em 12 horas) *ou* Norfloxacino VO (400 mg 12 em 12 horas) *ou* Ácido nalidíxico VO (500 mg 6 em 6 horas) *ou* Nitrofurantoína VO (100 mg 6 em 6 horas) Duração: 03 dias
Pielonefrite	*E. coli*, enterobactérias	Internação: Gentamicina IM/EV (5 mg/kg/dia) *ou* Amicacina EV (15 mg/kg/dia) *ou* Ciprofloxacino EV (400 mg 12 em 12 horas) *ou* Ceftriaxona EV (1 g 12 em 12 horas) Ambulatorial: Ciprofloxacino VO (500 mg 12 em 12 horas) Duração: 2 semanas

Continua

Continuação

Doença	Agentes mais comuns	Terapia
ITU associada a cateterização vesical	*E. coli, Enterococcus, Pseudomonas, Klebsiella*	Casos não graves: Ceftriaxona EV (1 g 24 em 24 horas) *ou* Cefotaxima EV (1 g 8 em 8 horas) *ou* Ciprofloxacino EV (400 mg 12 em 12 horas) *ou* Levofloxacino EV (500 mg 24 em 24 horas) Casos graves ou suspeita de infecção por *Pseudomonas*: Ciprofloxacino EV (400 mg 12 em 12 horas) *ou* Ceftazidima EV (1 g 8 em 8 horas)*ou* Cefepima EV (1 g 8 em 8 horas) Duração: 7 a 14 dias
Epididimite	>35 anos: *E. coli, Pseudomonas, Haemophilus*	Ciprofloxacino VO (500 mg 12 em 12 horas) *ou* Ofloxacino VO (200 mg 12 em 12 horas) por 10 dias
	< 35 anos: germes causadores de DST	Ceftriaxona IM (500 mg em dose única) + doxiciclina VO (100 mg 12 em 12 horas por 10 dias) Duração: 10 dias
Orquite	*E. coli, Klebsiella, Pseudomonas, Staphylococcus, Streptococcus*	Ciprofloxacino VO (500 mg 12 em 12 horas) *ou* Ofloxacino VO (200 mg 12 em 12 horas) *ou* Ceftriaxona EV/IM (1 g 12 em 12 horas) Duração: 10 dias
Prostatite aguda	Enterobactérias, *Staphylococcus, Haemophilus*	Ciprofloxacino VO (50 mg 12 em 12 horas) *ou* Ofloxacino VO (200 mg 12 em 12 horas) *ou* Ceftriaxona EV (1 g 12 em 12 horas) Duração: 4 semanas
Violência sexual (profilaxia para DSTs)		Ceftriaxona IM 1 g + azitromicina VO 1 g + metronidazol VO 2 g Duração: dose única

Tabela 77.7 *Infecções do sistema nervoso central*

Doença	Agentes	Terapia
Meningite em adultos sem fator de risco	Pneumococo, meningococo	Ceftriaxona EV (1 a 2 g 12 em 12 horas por 10 a 14 dias)
Neurocirurgia ou válvula de derivação	*S. aureus* ou coagulase-negativo, *P. aeruginosa, Acinetobacter baumannii*	Vancomicina EV (1 a 2 g 12 em 12 horas) + ceftazidima EV (2 g 8 em 8 horas) por 10 a 14 dias
Fístula liquórica	Pneumococo	Ceftriaxona EV (1 a 2 g 12 em 12 horas por 10 a 14 dias)
Gestantes, adultos com mais de 50 anos, imunodepressão	*Listeria sp.*	Ampicilina EV (2 g 4 em 4 horas) + ceftriaxona EV (1 a 2 g 12 em 12 horas) + vancomicina EV (1 a 2 g 12 em 12 horas)
Abscesso cerebral de origem comunitária	Pneumococo, meningococo, *Listeria*	Ceftriaxona EV (2 g 12 em 12 horas) + metronidazol EV (500 mg 8 em 8 horas)
	Disseminação hematogênica ou usuários de drogas EV	Associar oxacilina EV (2 g 4 em 4 horas)
	Pós-neurocirurgia ou trauma	Vancomicina 1 g EV, 12 em 12 horas + meropeném ou ceftazidima EV (2 g 8 em 8 horas)

Tabela 77.8 *Infecções de partes moles*

Doença	Agentes	Escolha
Impetigo • Vesículas com crostas ou bolhas, indolor.	*Streptococcus* do grupo A, *S. aureus*	Cefalexina VO (1 g 6 em 6 horas) *ou* Eritromicina VO (500 mg 6 em 6 horas) Duração: 7 dias
Erisipela • Dor, rubor, calor e edema, bordas elevadas e bem delimitadas.	*Streptococcus* dos grupos A, G, C, B, *S. aureus* (mais raro)	Ambulatorial: • Penicilina procaína IM (400.000 UI 12 em 12 horas) *ou* Clindamicina VO (600 mg 6 em 6 horas) Internação: • Penicilina cristalina EV (2.000.000 ui 4 em 4 horas)*ou* Clindamicina ev (600 mg 6 em 6 horas) Duração: 7 dias
Celulite • Dor, rubor, calor e edema, sem limites definidos, pode haver equimose.	*Streptococcus* do grupo A, *S. aureus*	Ambulatorial: • Cefalexina VO (1 g 6 em 6 horas) *ou* Clindamicina VO (300 a 540 mg 6 em 6 horas) *ou* Amoxicilina-clavulanato VO (500 mg 8 em 8 horas) Internação: • Oxacilina EV (2 g 4 em 4 horas) *ou* Clindamicina EV (600 mg 6 em 6 horas) Duração: 7 dias
Fasceíte necrotizante • Dor intensa, contínua, flogose, equimose e bolhas, limites imprecisos	*Clostridium sp.* *Streptococcus* β-hemolítico Flora mista oral	Clindamicina EV (900 mg 8 em 8 horas) + penicilina cristalina EV (3.000.000 UI 4 em 4 horas)
	Flora mista intestinal (Fournier)	Clindamicina EV (900 mg 8 em 8 horas) + gentamicina EV (240 mg/dia) *ou* Meropeném EV (1 g 8 em 8 horas) + cefepima EV (2 g 12 em 12 horas) + clindamicina EV (600 mg 8 em 8 horas)
	Origem hospitalar (flora mista, *Streptococcus* β-hemolítico, *S. aureus*)	Vancomicina EV (1 g 12 em 12 horas) + amicacina EV (1 g/dia) + metronidazol EV (500 mg 8 em 8 horas)

Situações especiais

Estão listados os sinais que indicam situações especiais em antibioticoterapia para Neutropenia (**Tabela 77.9**), Trauma (**Tabela 77.10**) e Sepse (**Tabela 77.11**), seus agentes mais comuns e as terapias indicadas a seguir.

Tabela 77.9 *Neutropenia febril*

Sinais	Agentes mais comuns	Terapia
• Contagem de neutrófilos < 500/mm³ ou entre 500-1000/mm³ e com tendência a queda com nadir previsto < 500/mm³ nas próximas 48 horas. • Temperatura axilar ≥ 37,8 °C em uma medição, não relacionada à infusão de hemoderivados. • Entre o 10º e 20º dias após a aplicação da quimioterapia, e instituir antibioticoterapia empírica até confirmação. • Apresentação mais comum é a febre. Deve-se investigar minuciosamente o foco.	Gram-positivos: • *Streptococcus* • *Enterococcus fecalis/faecium* • *Corynebacterium* Gram-negativos: • *Pseudomonas* • *Klebsiella* (maior prevalência de agentes etiológicos gram-positivos, porém são os gram-negativos os responsáveis por evolução rápida para sepse grave e choque séptico dentro de poucas horas após o primeiro episódio de febre) Em todos os pacientes com febre e neutropenia persistente a partir de 72 a 96 horas de antibioticoterapia, considerar infecção fúngica.	Cefepima 4 a 6 g/dia, Meropeném 1 g, EV, 8 em 8 horas *ou* Piperaciclina-tazobactam 4,5 g EV 6 em 6 horas (associar Vancomicina EV 1 g, a cada 8 a 12 horas inicialmente em: pacientes com instabilidade hemodinâmica, mucosite grave, infecção relacionada a cateter, uso prévio de quinolonas, cultura prévia mostrando germe sensível, cultura positiva para gram+, febre > 72 horas da terapia inicial e ainda sem foco)

Tabela 77.10 *Trauma*

Tipo de trauma	ATB	Posologia
Abdominal • Penetrante (inclui cólon) • Fechado com indicação cirúrgica	Cefoxitina	2 g EV 6 em 6 horas por 24 horas
Torácico • Penetrante fechado com dreno	Cefazolina	1 g EV 6 em 6 horas por 24 horas
Torácico com lesão de esôfago	Cefazolina + metronidazol	Cefazolina 2 g EV 6 em 6 horas + Metronidazol 500 mg EV 8 em 8 horas por 24 horas
Fratura exposta tipo I	Cefazolina	2 g EV 6 em 6 horas por 2 semanas
Fratura exposta tipos II e III	Clindamicina + gentamicina	Clindamicina 600 mg EV 8 em 8 horas + Gentamicina 240 mg EV 24 em 24 horas por 2 semanas
Trauma cirúrgico de cabeça e pescoço, crânio fechado ou crânio penetrante	Cefazolina	2 g EV 6 em 6 horas por 24 horas
Trauma de crânio com fístula liquórica e pneumoencéfalo	Cefuroxima	1,5 g EV por 5 dias
Bucomaxilofacial	Cefazolina	2 g EV 6 em 6 horas por 24 horas
Trauma penetrante de olho	Levofloxacino	500 mg VO 24 em 24 horas por 7dias

Tabela 77.11 *Sepse*

Foco	Infecção comunitária	Infecção hospitalar
Pulmonar	Cefalosporinas de 3ª geração + claritromicina *ou* quinolona respiratória (levofloxacino, moxifloxacino) • Cefepima se doença pulmonar crônica • Associar clindamicina no lugar do macrolídeo se pneumonia aspirativa	Piperacilina-tazobactam *ou* cefalosporina de 4ª geração • se prevalência de MRSA/ORSA, associar vancomicina, teicoplamina ou linezolida • se prevalência de germes multirresistentes, considerar a associação de polimixina B • se uso prévio de cefalosporinas ou quinolonas, preferir carbapenêmicos
Urinário	Quinolonas ou cefalosporinas de terceira geração	Cefalosporinas de 4ª geração ou carbapenêmicos
Abdominal	Cefalosporina de 3ª geração + metronidazol + ampicilina + aminoglicosídeo	Cefalosporina de 4ª geração + metronidazol + aminoglicosídeo *ou* carbapenêmicos + aminoglicosídeos
Pele e partes moles	Cefalosporina de 1ª geração *ou* oxacilina • associar clindamicina se sinais de necrose	Vancomicina ou teicoplamina, associadas a cefalosporina de 4ª geração
Indefinido	Cefalosporina de 4ª geração + metronidazol	Carbapenêmicos associados a vancomicina, teicoplamina *ou* linezolida

Bibliografia

1. Corrêa RA, Lundgren FLC, Pereira-Silva JL et al. Diretrizes brasileiras para pneumonia adquirida na comunidade em adultos imunocompetentes - 2009. J Bras Pneumol 2009;35 (6): 574-601.
2. File TM. Treatment of community-acquired pneumonia in adults in the outpatient setting. Set 09 2015 In: UpToDate [internet]. Philadelphia (PA): Wolters Kluwers Health, 1992. Disponível em: http://www.uptodate.com/contents/treatment-of-community-acquired-pneumonia-in-adults-in-the-outpatient-setting. (Acesso em 10/08/2016)
3. File TM. Treatment of community-acquired pneumonia in adults who require hospitalization. Set 09 2015 In: UpToDate [internet]. Philadelphia (PA): Wolters Kluwers Health, 1992- Disponível em: http://www.uptodate.com/contents/treatment-of-community-acquired-pneumonia-in-adults-who-require-hospitalization. (Acesso em 10/08/2016)
4. Hwang PH. Acute sinusitis and rhinosinusitis in adults: Treatment, Set 09 2015. In: UpToDate [internet]. Philadelphia (PA): Wolters Kluwers Health, 1992. Disponível em: http://www.uptodate.com/contents/acute-sinusitis-and-rhinosinusitis-in-adults-clinical-manifestations-and-diagnosis. (Acesso em 10/08/2016)
5. Levin ASS et al. Guia de utilização de anti-infecciosos e recomendações para a prevenção de infecções relacionadas à assistência à saúde 2015-2017. São Paulo: Hospital das Clínicas, 2014.
6. Limb CJ. Acute otitis media in adults, Set 09 2015. In: UpToDate [internet]. Filadélfia (PA): Wolters Kluwers Health, 1992. Disponível em: http://www.uptodate.com/acute-otitis-media-in-adults.
7. Mandell LA, Wunderink RG, Anzueto A, et al. IDSA/ATS Guidelines for CAP in adults. Clinical Infectious Diseases 2007:44:s27-72.
8. Pádua FGM, Sakano E, Bezerra T et al. Rinossinusite aguda bacteriana: tratamento. Projeto Diretrizes, 2012.
9. Pinna F, Pádua F, Abdo T. Guidelines IVAS: Infecções das vias aéreas superiores [internet]. Sociedade Brasileira de Otorrinolaringologia. Disponível em: http://www.aborlccf.org.br/imageBank/guidelines_completo_07.pdf. (Acesso em 10/08/2016)

78

Emergências em Oftalmologia

Licia Matieli
Eduardo Maidana
Elisabeth Nogueira Martins

Introdução

As emergências oftalmológicas podem ser classificadas como infecciosas, inflamatórias, traumáticas e neuro-oftalmológicas.

Olho vermelho e diminuição da acuidade visual são as queixas mais frequentes no atendimento oftalmológico de urgência. Contudo, um grande número de doenças e condições pode causar olho vermelho e/ou alteração da visão, como as infecções, quadros inflamatórios e o aumento súbito da pressão intraocular.

Emergências associadas a olho vermelho

Celulites

As celulites orbitárias podem ser subdivididas em pré-septal e pós-septal de acordo com localização da infecção em relação ao septo orbitário (anterior e posterior, respectivamente).

Celulite pré-septal

Frequentemente associada a histórico de sinusite, abrasão cutânea local (trauma), hordéolo, dacriocistite ou picada de inseto.

- **Sintomas:** dor, edema, eritema e calor nas pálpebras.
- **Sinais:** edema que pode variar de tamanho, podendo impedir a abertura das pálpebras. Ausência de proptose e restrição da motilidade ocular, acuidade visual mantida e reflexos pupilares sem alterações (**Figura 78.1**).

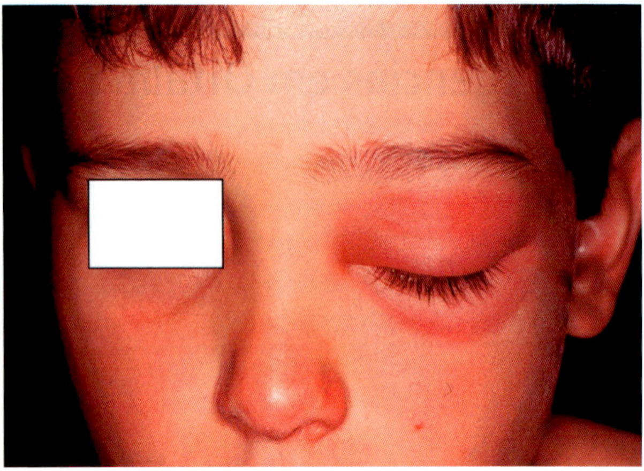

Figura 78.1 *Celulite pré-septal em olho esquerdo.*

Diagnóstico diferencial: celulite pós-septal, calázio, hordéolo, alergia e trauma

- **Avaliação:** investigar proptose, alteração da motilidade ocular (olho congelado ou com restrição à abdução, adução, elevação) e avaliar os reflexos pupilares.
- **Tratamento:** ambulatorial nos pacientes acima de 5 anos com cefalexina 500 mg via oral (VO) de 6 em 6 horas por 10 dias. Não é necessário solicitar exame de imagem.

Internação hospitalar nos pacientes com menos de 5 anos. Pacientes com toxemia ou sem resposta ao tratamento ambulatorial devem ser tratados com ceftriaxona 100 mg/kg/dia, intravenoso (IV), 2 ×/dia para crianças e 1 a 2 g, IV, a cada 12 horas para adultos por 7 a 10 dias.

O seguimento deve ser diário até que ocorra uma consistente melhora do quadro clínico, e após, a cada 2 a 7 dias até a resolução completa do quadro. Após o primeiro atendimento, encaminhar para o oftalmologista.

Celulite pós-septal

A celulite pós-septal está frequentemente associada a histórico de sinusite, dacriocistite, trauma ou infecção dentária.

- **Sintomas:** dor, edema, eritema e calor nas pálpebras, visão borrada, visão dupla, cefaleia, febre e queda do estado geral

- **Sinais:** proptose, restrição da motilidade ocular, edema das pálpebras, acuidade visual reduzida, reflexos pupilares alterados, hiperemia conjuntival e quemose (edema da conjuntiva) (**Figura 78.2**).

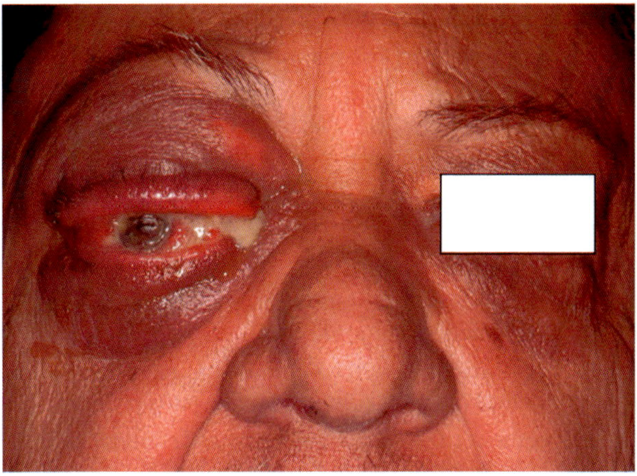

Figura 78.2 *Celulite pós-septal em olho direito.*

Diagnóstico diferencial: trombose do seio cavernoso, rabdomiossarcoma em crianças

- **Avaliação:** investigar proptose, alteração da motilidade ocular e dos reflexos pupilares. Solicitar tomografia computadorizada de órbitas com contraste e exames laboratoriais.
- **Tratamento:** hospitalizar o paciente e iniciar antibióticos de amplo espectro para cobertura de gram-positivo, gram-negativo e anaeróbios por pelo menos 72 horas e antibiótico via oral após, até completar pelo menos 10 dias. Os esquemas de associação de antibióticos propostos são: cefalosporina de primeira geração + aminoglicosídeo + metronidazol ou clindamicina + ceftriaxona ou vancomicina + ceftriaxona + metronidazol.

Conjuntivites

Conjuntivite significa qualquer inflamação da mucosa conjuntival caracterizada por dilatação vascular (hiperemia), infiltrado celular e exsudação associada à quemose.

Classificação

Dependendo do tempo de aparecimento e da duração, podem ser classificadas em:

- **Hiperagudas:** aparecimento dentro de 12 a 24 horas.
- **Agudas:** duração de até 4 semanas.
- **Crônicas:** além de 4 semanas.

Conjuntivites Hiperagudas

Causada pela *Neisseria gonorrhoeae* ou *Neisseria meningitidis*. Mais comum em neonatos, adolescentes com vida sexual ativa e adultos jovens. Trata-se de um quadro muito grave que pode progredir para ulceração e perfuração corneana em menos de 24 horas.

- **Sintomas:** dor ocular, sensação de corpo estranho e secreção em grande quantidade
- **Sinais:** abundante secreção purulenta, quemose, hiperemia conjuntival e edema palpebral, adenopatia pré-auricular.
- **Diagnóstico:** feito através do exame da lâmpada de fenda e exame laboratorial da secreção conjuntival (coloração de Gram, pesquisando diplococos Gram-negativos).
- **Tratamento:** o uso de antibióticos sistêmicos é obrigatório e concomitante com antibioticoterapia tópica.

Na presença de comprometimento corneano grave, deve-se internar o paciente para administrar ceftriaxona 1 g IV 12 em 12 horas, durante 3 a 7 dias (25 a 50 mg/kg/dia). Para crianças, a dose máxima é de 125 mg/dia. Tomar, antes, 1 g de probenicida em dose única. Outra opção terapêutica é a penicilina cristalina 300.000 UI/kg/dia EV até 24 milhões UI/dia de 6 em 6 horas, por 7 dias.

Não havendo comprometimento corneano, usar ceftriaxona 1 g, intramuscular em dose única ou penicilina procaína 4,8 milhões IM em dose única, metade em cada glúteo.

Associar azitromicina 1 g VO, dose única, ou doxiciclina 100 mg, VO de 12 em 12 horas por 7 a 10 dias para tratar uma possível coinfecção por *Chlamydia trachomatis*.

O tratamento tópico consiste em higiene local com irrigação de soro fisiológico de uma em uma hora até eliminar a secreção. Antibioticoterapia com colírio de fluorquinolonas (ciprofloxacino 0,3%, gatifloxacino, moxifloxacino) inicialmente de uma em uma hora.

Tratar os parceiros sexuais com antibioticoterapia oral tanto para gonorreia quanto para clamídia.

Pesquisar a existência de outras doenças sexualmente transmissíveis tanto no paciente quanto no parceiro.

Conjuntivites agudas

Conjuntivite viral

São as conjuntivites agudas mais frequentes. O agente mais comum é o adenovírus. A conjuntivite adenoviral é um processo infeccioso autolimitado, que ocorre em surtos epidêmicos. Em geral, o quadro é bilateral, podendo ser assimétrico. O período de contaminação é de cerca de 7 dias após o início dos sintomas.

- **Sintomas:** fotofobia, sensação de corpo estranho,
- **Sinais:** hiperemia conjuntival, edema de pálpebra e presença de secreção aquosa. Linfoadenomegalia pré-auricular ipsilateral pode estar presente (**Figura 78.3**).

Diagnóstico: exame clínico

- **Tratamento:** inclui a prevenção da transmissão assim como o alívio dos sintomas. O paciente deve ser orientado a afastar-se do contato pessoal e evitar compartilhar toalhas, travesseiros e qualquer item pessoal que possa ser contaminado pelas secreções oculares. O médico deve lavar as mãos antes e depois do exame.

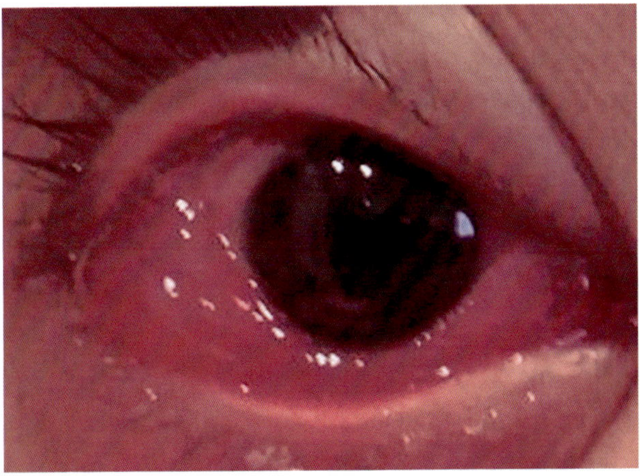

Figura 78.3 *Conjuntivite adenoviral.*

Para aliviar os sintomas estão indicados o uso de compressas frias e higiene local com soro fisiológico ou água filtrada e colírios de lágrimas artificias até 5 vezes ao dia.

Conjuntivite bacteriana

São conjuntivites pouco frequentes. Os agentes etiológicos mais comuns são: *Staphylococcus* sp, *Streptococcus pneumoniae*, *Haemophilus* sp (*H. influenza* em crianças), *Moraxella* sp, *Corynebacterium diphtheriae*, e bactérias entéricas Gram-negativas.

- **Sintomas:** dor ocular, sensação de corpo estranho.
- **Sinais:** hiperemia conjuntival, edema palpebral e secreção mucopurulenta (mais comum) ou mucóide (catarral), causando a adesão das pálpebras pela manhã;
- Exceto por *Neisseria*, as bactérias não costumam ocasionar linfadenopatia pré-auricular.
- **Tratamento:** antibioticoterapia tópica de amplo espectro como fluorquinolonas de última geração 4 vezes ao dia. Evitar o uso de colírios com associação de antibiótico e corticosteroide.

Conjuntivite alérgica

A conjuntivite alérgica é definida como uma resposta inflamatória iniciada por reações de hipersensibilidade do tipo I e/ou tipo IV após exposição a um alérgeno.

- **Sintomas:** a alergia ocular é caracterizada por prurido. Na vigência de crise, fotofobia e visão embaçada também podem estar presentes.
- **Sinais:** hiperemia conjuntival, lacrimejamento.
- **Diagnóstico:** exame clínico (biomicroscopia).
- **Tratamento:** inclui medidas gerais, como eliminar o agente desencadeante (poeira doméstica, pólen, alimento), compressas frias com água filtrada, colírios de lágrimas artificias até 5 vezes ao dia. Em casos seletos, colírios antialérgicos e corticosteroides podem ser prescritos.

Conjuntivites crônicas

Os sinais e sintomas são os mesmos das conjuntivites agudas, porém com uma duração superior a 4 semanas. A etiologia mais comum é a bacteriana (*Staphylococcus* sp, *Streptococus viridans* e *pneumoniae*, *Proteus* sp, *Klebsiella* sp e *Serratia* sp).

Dentre outras causas de conjuntivite crônica, podemos destacar a conjuntivite de inclusão do adulto causada pela *Chlamydia trachomatis*, cuja transmissão ocorre por via sexual e está associada a uretrite e cervicite. Como tratamento, prescrever azitromicina 1 g, VO, em dose única, ou eritromicina 500 mg, VO, 4 vezes por dia, por 7 dias (tratar paciente e parceiro sexual).

O tracoma, doença ocular clamidiana de transmissão olho a olho, ocorre principalmente em áreas de saneamento ruim e condições de aglomeração, tendo a criança como a principal fonte de infecção. A infecção de repetição pode ser transmitida pelas mãos, por moscas e fômites. Assim como na conjuntivite de inclusão, dá-se preferência ao tratamento sistêmico com azitromicina em dose única 1 g, ou tetraciclina 250 mg, VO, 4 vezes ao dia por 4 semanas, ou doxiciclina 100 mg, VO, 2 vezes ao dia, por 3 semanas, ou eritromicina 500 mg VO 4 vezes por dia por 3 semanas. As tetraciclinas estão contraindicadas em crianças menores de 8 anos, em mulheres grávidas e em mães amamentando.

Glaucoma agudo

O glaucoma agudo de ângulo fechado ou por bloqueio pupilar é uma emergência oftalmológica que ameaça a visão irreversivelmente. A suspeita diagnóstica e o tratamento precoces são de suma importância para o prognóstico visual.

- **Sintomas:** dor, visão borrada, visão de halos coloridos ao redor de luzes, cefaleia, náuseas e vômitos.
- **Sinais:** acuidade visual reduzida, edema das pálpebras, olho quente com hiperemia conjuntival e midríase média paralítica, pressão intraocular aumentada.
- **Diagnóstico diferencial:** outros tipos de glaucoma, uveítes.
- **Avaliação:** investigar hiperemia ocular, córnea opaca, dor à palpação do globo e pupila em meia midríase e não reagente.
- **Tratamento no pronto-socorro:** manitol 20%, 250 mL IV – correr em 40 minutos; acetazolamida 250 mg, 2 comprimidos VO; analgésicos e antieméticos também podem ser prescritos. Após melhora da dor, redução da pressão intraocular e diminuição do edema de córnea, o oftalmologista deve realizar o tratamento definitivo do fechamento angular (iridotomia a laser).

Emergências não associadas a olho vermelho

Descolamento de retina

O descolamento de retina (DR) é a separação das camadas da retina neurossensorial e epitélio pigmentado da retina (EPR). Pode ser subdividido em regmatogênico, tracional e exsudativo. O DR regmatogênico é o mais comum, ocorrendo pela presença de roturas ou buracos retinianos. Os principais fatores de risco são: trauma ocular, alta miopia e descolamento do vítreo posterior. O DR tracional ocorre, em sua maioria, nos pacientes com retinopatia diabética avançada e o DR exsudativo pode estar associado a doenças sistêmicas como doença de Vogt-Koyanagi-Harada ou tumores oculares.

Descolamento de retina regmatogênico

É uma emergência oftalmológica nos casos de mácula colada. O encaminhamento precoce é primordial para o prognóstico visual.

- **Sintomas:** perda súbita da visão, visão de *flashes* luminosos (fotopsias), visão de moscas volantes (*floaters*): fio de cabelo, teia de aranha, moscas; mancha, cortina ou sombra no campo de visão.
- **Sinais:** sem alterações à ectoscopia, olho calmo. O oftalmologista observa retina descolada com a presença de rotura.
- **Diagnóstico diferencial:** hemorragia vítrea, neurite óptica, uveítes, oclusões vasculares.
- **Avaliação:** aferir acuidade visual de ambos os olhos e encaminhar ao oftalmologista.
- **Tratamento:** normalmente é cirúrgico. Em casos pontuais pode-se realizar fotocoagulação com laser.

Neuropatias ópticas não traumáticas

- **Sintoma principal:** diminuição aguda da visão. Frente à esse sintoma, considerar a idade do paciente: na criança, a causa mais frequente é pós-infecção (sarampo, caxumba, varicela ou dengue, por exemplo) ou pós-vacinação; no adulto jovem (15 a 40 anos) considerar doença desmielinizante (esclerose múltipla), e nos adultos acima de 40 anos, a causa principal é a neuropatia óptica isquêmica.

- **Diagnóstico:** encaminhar ao especialista para exame oftalmológico. Alteração do disco óptico (edema) está presente em apenas 1/3 dos casos, mais comumente nas crianças e adultos jovens. Exames complementares como tomografia de órbitas, exame de líquor e ressonância magnética fazem parte do arsenal diagnóstico das neuropatias.
- **Tratamento:** de acordo com a etiologia da neuropatia.

Emergências secundárias ao trauma ocular

O traumatismo ocular é, ainda hoje, uma das principais causas de cegueira unilateral. Pode ser mecânico, químico, elétrico ou térmico.

A acuidade visual inicial deve ser aferida e deve-se pesquisar a presença de defeito pupilar aferente relativo, pois estes são os principais indicadores de prognóstico nos casos de trauma ocular com comprometimento da espessura total da parede do globo ocular (trauma aberto) (**Figura 78.4**).

O exame deve ser sempre realizado de maneira cuidadosa, pois caso o paciente apresente trauma aberto, a força que ele faz para manter os olhos fechados e a que o examinador faz na tentativa de abri-los pode provocar a extrusão de tecidos intraoculares. Se houver pouca colaboração, o exame sob sedação deve ser indicado.

Nesta situação, se o paciente não puder ser avaliado por um oftalmologista imediatamente, o olho deve ser ocluído com cuidado

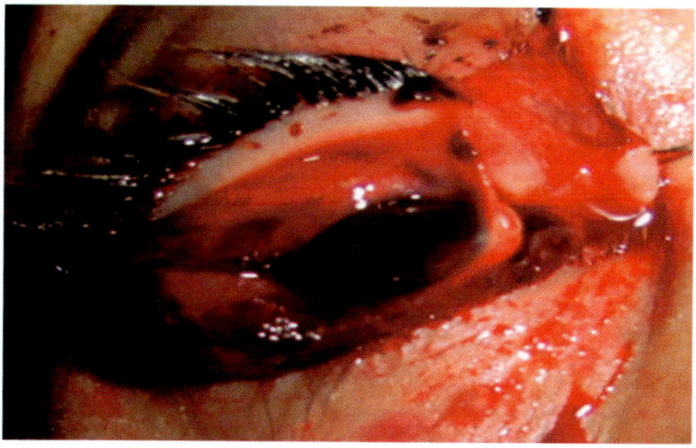

Figura 78.4 *Trauma ocular aberto.*

(utilizar copo plástico ou concha acrílica), sem realizar pressão, até avaliação especializada.

A administração de colírios não é recomendada e a limpeza local deve ser feita com cautela para evitar tracionar qualquer estrutura que se encontre exposta.

Queimaduras químicas

O prognóstico visual do paciente que sofreu queimadura química é determinado pelo tipo e quantidade do produto que atingiu os olhos e pela demora até ser instituída a lavagem copiosa dos olhos e pálpebras.

Produtos alcalinos tendem a causar queimaduras mais graves porque penetram mais facilmente no globo ocular, enquanto os ácidos (**Figura 78.5**) costumam causar danos mais superficiais. Os álcalis (**Figura 78.6**) mais comuns são amônia (NH_3), hidróxido de sódio (NaOH), cal ($CaHO_2$) e soda cáustica (KOH).

Ao exame, os sinais mais frequentes são lacrimejamento e blefaroespasmo. Nos casos mais graves pode ocorrer aumento da pressão intraocular, midríase e catarata.

O tratamento deve ser imediato, com lavagem copiosa com solução salina balanceada ou água corrente, até que o pH do fundo de saco conjuntival esteja restabelecido (pH normal da lágrima:

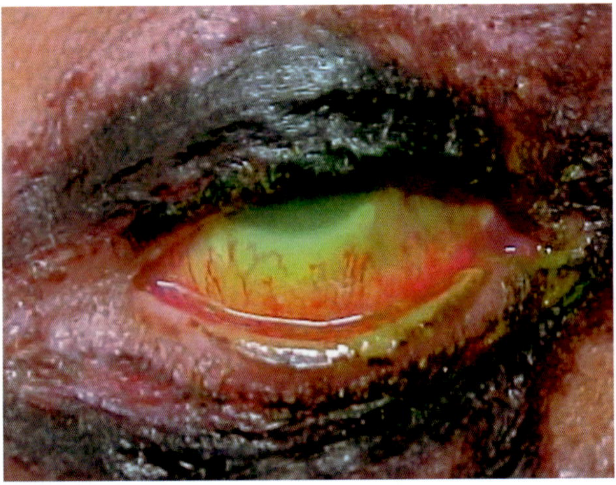

Figura 78.5 *Queimadura química por ácido.*

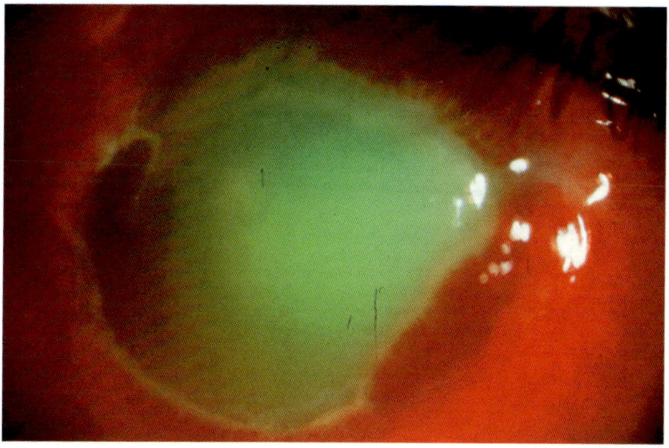

Figura 78.6 *Queimadura química por álcali.*

7,4). A irrigação deve ser realizada com as pálpebras abertas e o paciente olhando para cima e para baixo, tentando retirar qualquer resquício do agente químico da córnea e da conjuntiva e diminuir assim a formação de aderências.

Após a realização da lavagem, o paciente deve ser encaminhado ao oftalmologista para avaliação e início da terapêutica específica de acordo com seu grau de comprometimento (antibioticoterapia tópica, hipotensores etc.). Nos casos mais graves, procedimentos cirúrgicos podem ser necessários (recobrimento conjuntival, transplante, reconstrução palpebral).

Traumas mecânicos

Para uniformizar a descrição das lesões oculares relacionadas aos traumatismos mecânicos, foi desenvolvido um sistema de classificação internacional dos traumas oculares, conhecido pela sigla BETT (Birmingham Eye Trauma Terminology).

De acordo com esta classificação, os traumatismos mecânicos se dividem em traumas fechados e abertos, conforme apresentem ou não comprometimento de espessura total da parede ocular (córnea ou esclera) (**Figura 78.7**).

Como trauma fechado do globo temos as contusões, as lacerações lamelares e os corpos estranhos superficiais.

No trauma aberto, temos as lacerações e as rupturas. As lacerações são lesões que envolvem toda a espessura da parede ocular causadas por um objeto cortante no local do impacto.

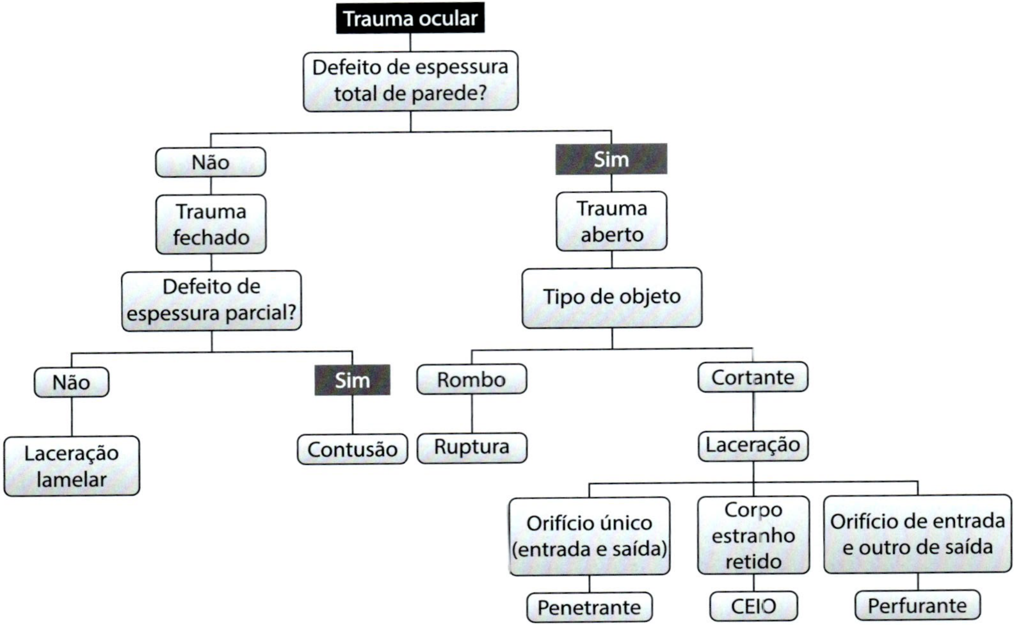

Figura 78.7 *Fluxograma para avaliação e descrição no traumatismo ocular. CEIO: corpo estranho intraocular. (BETT – Birmingham Eye Trauma Terminology; 2002).*

Abordagem inicial

A avaliação da acuidade visual inicial é importante por motivos legais e de prognóstico. Deve ser sempre realizada na chegada do paciente e antes que qualquer tratamento seja instituído. No trauma ocular aberto, a acuidade visual é considerada o melhor preditor da acuidade visual final.

O reflexo pupilar deve ser testado para avaliação inicial da retina e do nervo óptico, bem como para reconhecimento precoce de lesões intracranianas possivelmente associadas. A presença de pupila fixa e dilatada pode ser resultado da hipertensão intracraniana ou de lesão direta do terceiro nervo ou de seu núcleo e gânglio ciliar.

A pupila com distorção (corectopia) pode ser decorrente do encarceramento da íris e sugerir a ocorrência de comprometimento da espessura total da parede do globo ocular (trauma aberto).

As pálpebras devem ser avaliadas quanto à presença de lacerações, presença de corpo estranho, equimose (que pode indicar fratura de base de crânio ou de órbita), ptose e lesão de vias lacrimais. O olho deve ser avaliado quanto ao seu posicionamento: proptose ou enoftalmia são sugestivos de fratura de órbita.

À palpação, a presença de degraus ósseos, áreas de anestesia da pele e enfisema subcutâneo são também indicativos de fratura de órbita.

A ausculta da região periocular pode firmar o diagnóstico das fístulas carótido-cavernosas pela presença de frêmito e sopro na região periocular.

A musculatura ocular extrínseca deve ser testada apenas após a exclusão de hipótese de trauma ocular aberto, pois os movimentos oculares podem provocar extrusão de conteúdo intraocular.

A dilatação medicamentosa das pupilas deve ser evitada em pacientes com comprometimento neurológico, pois este reflexo é um dos parâmetros utilizados na avaliação neurológica.

Se durante qualquer etapa do exame ocular for identificada ou formulada a hipótese de trauma aberto, o exame deve ser interrompido e o paciente colocado em jejum, repouso, oclusão com concha rígida ou copo plástico invertido (evitando manipulação) e solicitada avaliação por oftalmologista. Profilaxia antibiótica endovenosa pode ser instituída.

Hemorragia subconjuntival

A hemorragia subconjuntival, ou hiposfagma, é achado frequente no trauma ocular. É autolimitada, porém o clareamento completo da hemorragia ocorre lentamente (pode levar semanas, dependendo da extensão inicial). Assim, é importante que os pacientes sejam bem orientados.

É importante considerar que a hemorragia subconjuntival pode mascarar a presença de laceração escleral e trauma ocular aberto, o que adia seu diagnóstico e tratamento.

Além do trauma ocular, a hemorragia subconjuntival pode ser causada por manobra de Valsalva (episódios repetidos de tosse ou vômito, levantamento de peso etc.). Hipertensão arterial sistêmica e uso de medicação anticoagulante também podem predispor os pacientes à ocorrência de hiposfagma.

Corpo estranho superficial

Se afastada a hipótese de trauma aberto, devemos então avaliar a conjuntiva tarsal, com eversão da pálpebra superior, na tentativa de identificar presença de corpo estranho.

Caso seja identificado corpo estranho na conjuntiva tarsal, este pode ser retirado pelo médico e o olho deve ser ocluído com pomada antibiótica (tobramicina 0,3%) até reavaliação por oftalmologista após 24 horas. Corpos estranhos localizados na córnea, conjuntiva bulbar e/ou esclera não devem ser retirados pelo médico não especialista. Estes casos devem ser cuidadosamente avaliados pelo oftalmologista, com auxílio da lâmpada de fenda para determinação de sua localização exata (profundidade).

Corpo estranho intraocular

A presença de corpo estranho intraocular deve ser sempre investigada. Os danos oculares resultantes do trauma ocular com corpo estranho retido estão relacionados às características desse corpo (composição, tamanho, forma, localização), lesões de estruturas oculares adjacentes, assim como lesões provocadas pela sua extração.

A suspeita de corpo estranho metálico pode ser confirmada através da radiografia simples nas incidências de Caldwell ou Waters. Porém, um resultado negativo deve ser interpretado com cautela (falso negativo). A tomografia computadorizada é capaz de detectar fragmentos > 0,06 m^3 com sensibilidade de 100%.

A ressonância nuclear magnética está absolutamente contraindicada na suspeita de corpo estranho metálico, pois a movimentação intraocular do corpo estranho pode provocar maior lesão às estruturas oculares.

Bibliografia

1. Ehlers JP, Shah CP. Manual de doenças oculares do Wills Eye Hospital. EUA: Artmed; 2009. 475 p.
2. Hofling-Lima AL, Moeller CTA, Freitas D, Martins EN. Manual de condutas em Oftalmologia. São Paulo: Editora Atheneu; 2008. 1249 p.
3. Marback PM, de Freitas D, Paranhos Junior A, Belfort Junior R. [Epidemiological and clinical features of allergic conjunctivitis in a reference center]. Arq Bras Oftalmol. 2007;70(2):312-6.
4. Marujo FI, Hirai FE, Yu MC, Hofling-Lima AL, Freitas D, Sato EH. [Distribution of infectious keratitis in a tertiary hospital in Brazil]. Arq Bras Oftalmol. 2013;76(6):370-3.
5. Nakano E, Freitas D, Yu M, Alvarenga L, Hofling-Lima AL. Microbiota aeróbia conjuntival nas conjuntivites adenovirais. Arq Bras Oftalmol. 2002;63:319-22.
6. Uesugui E, Cypel-Gomes M, Atique D, al e. Identificação laboratorial dos patógenos oculares mais frequentes e sua susceptibilidade in vitro aos agentes antimicrobianos. Arq Bras Oftalmol. 2002;65:339-42.

79

Emergências em Otorrinolaringologia

Alberto Starzewski Junior
Nilton Freire de Assis Neto
Fernando Anauate
Fernando Gonzales Corrêa

Introdução

As urgências e emergências otorrinolaringológicas são quadros comuns nos atendimentos de pronto-socorro, com alta predominância de quadros inflamatórios e infecciosos. Mesmo sendo quadros com baixos índices de morbidade e mortalidade, estas não devem ser subvalorizadas, devido à alta incidência na população adulta e pediátrica. Serão descritas neste capítulo as principais afecções da orelha, nariz, faringe e laringe.

Orelha

Entre os dez atendimentos mais frequentes da otorrinolaringologia, sete pertencem à otologia.

Corpo estranho e cerúmen

Os corpos estranhos na orelha são os mais frequentes na área otorrinolaringológica. Podem ocorrer em qualquer idade, com maior taxa de prevalência em crianças ou adultos portadores de necessidades especiais.

Com relação aos achados mais comuns, podemos classificá-los como inertes ou vivos. Com relação aos vivos temos o caso de insetos que penetram no meato acústico. Quanto aos inertes, há relatos de sementes, borrachas, espumas, brincos etc.

A otoscopia poderá revelar o tipo de corpo estranho ou a presença de cerúmen de coloração variável. Pode-se observar também a presença de edema e lacerações no conduto, principalmente devido à manipulação prévia.

A remoção deverá ser feita apenas por otorrinolaringologista, com material adequado, através de lavagem, aspiração ou instrumental. No caso de grãos hidrófilos ou pequenas baterias, a lavagem deve ser evitada.

Deve ser considerada uma emergência no caso de corpo estranho vivo ou na presença de baterias, requerendo uma pronta avaliação otorrinolaringológica. No caso de corpos estranhos vivos, é necessário torná-lo inerte colocando no meato acústico uma solução oleosa.

Otoematoma

Trata-se de uma coleção seroemática entre o pericôndrio e a cartilagem do pavilhão auricular da orelha. É uma lesão onde ainda não há infecção. É associada com trauma local (na maioria dos casos) ou espontâneo (discrasias sanguíneas).

O paciente apresentará abaulamento local de coloração vinho-acastanhada, endurecido ou com flutuação e dor à palpação.

Deverá ser feita a drenagem local de forma asséptica e de forma estática, seguida de curativo compressivo. A punção não apresenta resultado satisfatório. Deve-se introduzir antibioticoterapia profilática.

Pericondrite

A pericondrite é um processo infeccioso de etiologia bacteriana que acomete cartilagem e pericôndrio do pavilhão auditivo. Pode ser associada com perfuração, lacerações, contusões ou ainda ser secundária a uma otite externa.

Os principais agentes são os estreptococos, estafilococos e a *Pseudomonas aeruginosa*.

O paciente apresentará hiperemia, dor intensa e edema de pavilhão auricular com rápida evolução.

Deve-se considerar a drenagem e o debridamento, além de realizar antibioticoterapia de amplo espectro, sendo a Ciprofloxacina a primeira escolha.

Otites

As otites são a razão das maiores procuras otológicas em pronto-socorro, principalmente a otite externa aguda e a otite média aguda.

Otite externa aguda

A otite externa aguda é uma infecção aguda da pele e tecidos subcutâneos do conduto auditivo externo. Esta afecção se torna mais prevalente no verão, após banhos de piscina ou de mar. É possível afirmar também que alguns objetos, como as hastes flexíveis de algodão, e algumas ações que mudem o pH local podem ocasionar o quadro.

No que diz respeito aos agentes etiológicos mais comuns tem-se a *Pseudomonas aeruginosa*, o *S. aureus* e *Proteus mirabilis*.

O paciente apresentará otalgia intensa que piora com a compressão do trágus, e hipoacusia quando ocorre obstrução do conduto por edema. Pode ocorrer a presença de otorreia mucopurulenta discreta.

Na otoscopia são observadas hiperemia e tumefação. Não há repercussão sistêmica, como febre ou queda do estado geral do paciente. O tratamento consiste em antibioticoterapia tópica (gotas otológicas) e uso de analgésicos e anti-inflamatórios não hormonais orais.

Deve-se manter a proteção do conduto auditivo quanto à entrada de água e reavaliar o paciente em 48 a 72 horas.

Otite média aguda

A otite média aguda é uma infecção viral ou bacteriana da orelha média. Embora ocorra em todas as idades, há maior incidência nas crianças, com dois picos, um entre 6 e 24 meses e outro entre os 4 e 7 anos de idade.

Com relação aos agentes mais comuns, dentre os patógenos bacterianos estão *Streptococcus pneumoniae*, *Haemophilus influenzae* e a *Moraxella catarrhalis*; dentre os virais, os mais comuns são o rinovírus humano, o adenovírus e o sincicial respiratório.

Na investigação clínica será observada a otalgia associada a plenitude auricular e febre. A otorreia pode estar presente no caso de otites supuradas.

Na otoscopia podemos observar hiperemia e abaulamento da membrana timpânica.

Nas afecções bacterianas, deverá ser realizada a antibioticoterapia, sendo a amoxicilina a primeira escolha, e em casos alternativos a cefalosporina ou macrolídeos por 10 dias. Na ausência de melhora, poderá ser feita ainda a associação de amoxicilina com clavulanato, cefuroxima ou ceftriaxona.

Independentemente da etiologia, está indicado o uso de analgésicos e anti-inflamatórios não hormonais.

Otite médica crônica

Otite média crônica é a condição inflamatória da orelha média, com duração maior que 2 meses, associada a perfuração da membrana timpânica.

Dentro da otite médica crônica, vamos encontrar a otite média crônica simples, onde a alteração da mucosa da orelha média é mínima; a otite médica crônica supurativa, onde existe um processo inflamatório persistente, e a otite média colesteatomatosa, onde existe a presença de colesteatoma (epitélio escamoso estratificado).

Nas crises, o paciente se apresentará com otorreia e hipoacusia. A otalgia é rara.

Geralmente a piora está associada com a entrada de água no conduto auditivo externo.

Na otoscopia observaremos a presença de otorreia e se possível a perfuração da membrana timpânica.

A conduta deverá ser a antibioticoterapia tópica e a proteção do conduto auditivo quanto à entrada de água. O paciente deve ser encaminhado ao otorrinolaringologista para diagnóstico mais aprofundado do tipo de otite média crônica e conduta específica.

Complicações das otites médias

As otites médias podem evoluir para complicações intratemporais (mastoidite aguda, labirintite infecciosa, fístula perilinfática, paralisia facial periférica infecciosa e petrosite) ou intracranianas (meningite otogênica, abscesso extradural, abscesso subdural, abscesso intraparenquimatoso, trombose de seio sigmoide e hidrocefalia).

A ausência de melhora ou a piora do quadro após a instituição do tratamento e sinais e sintomas como abaulamento ou hiperemia retroauricular, quadro vertiginoso intenso, paralisia facial, perda auditiva importante, cefaleia intensa, vômitos, rigidez de nuca, rebaixamento do nível de consciência ou queda do estado geral deve alertar para a possibilidade de complicações.

Síndromes vestibulares agudas (crise vertiginosa)

Quando o paciente se apresenta com vertigem, é fundamental afastar uma causa não vestibular. Dentre estas podemos citar a síndrome vaso-vagal, hipotensão arterial, crise hipertensiva, anemias, alterações metabólicas e hormonais (hipoglicemia, hiperglicemia, tireoidopatias, dislipidemias, distúrbios hidreletrolíticos etc.) e até ataque de pânico.

Dentre as causas vestibulares, temos as periféricas e as centrais. As causas periféricas são as mais frequentes. As causas centrais tendem a ser mais graves.

As causas periféricas mais comuns são:

- **Vertigem Posicional Paroxística Benigna (VPPB):** os episódios vertiginosos possuem curta duração e são desencadeados por mudanças na posição da cabeça;
- **Cinetose:** transtorno ocasionado pelo movimento, em que há associação com náuseas;
- **Doença de Ménière:** doença do labirinto membranoso caracterizada pela tríade de vertigem, hipoacusia ou plenitude auricular e zumbido;
- **Vertigem medicamentosa:** onde há uma exposição farmacológica ou agentes químicos levando a lesão ou disfunção do aparelho vestibular;
- **Labirintite infecciosa:** infecção viral ou bacteriana do labirinto.

Em relação à característica do nistagmo, este é horizontal, diminui ou desaparece com a fixação do olhar, havendo latência e esgotamento após o estímulo.

A crise deve ser abordada através de repouso, hidratação, medicação antivertiginosa e antiemética parenteral. Na ausência de vômitos, podem ser utilizadas medicações orais. A **Tabela 79.1** relaciona os principais medicamentos e suas posologias em adultos sem disfunção renal ou hepática.

Tabela 79.1 *Principais medicamentos para o tratamento da crise vertiginosa e suas posologias (em adultos)*

Medicamento	Posologia e via de administração	Intervalo
Diazepam	10 mg, EV ou VO	A cada 8 ou 12 horas
Clonazepam	0,5 a 1 mg, VO ou SL	A cada 12 ou 24 horas
Dimenidrinato e Piridoxina	50 mg e 10 mg, VO	A cada 6 ou 8 horas
Dimenidrinato e Piridoxina	50 mg e 50 mg, IM	A cada 6 ou 8 horas
Dimenidrinato e Piridoxina	30 mg e 50 mg, EV	A cada 6 ou 8 horas
Cinarizina	12,5 a 25 mg, VO	A cada 8 ou 12 horas
Flunarizina	10 mg, VO	A cada 24 horas
Meclizina	25 mg, VO	A cada 6 ou 8 horas
Prometazina	25 a 50 mg, IM	A cada 8 ou 12 horas
Metoclopramida	10 mg, IM ou EV ou VO	A cada 8 horas
Domperidona	10 mg, VO	A cada 8 horas
Ondansetrona	4 a 8 mg, IM ou EV ou VO	A cada 8 horas

Deve-se solicitar a avaliação de um otorrinolaringologista no intuito de realizar o diagnóstico diferencial das causas e instituir um tratamento específico, se couber.

As causas centrais geralmente envolvem outros pares cranianos, cerebelo ou tronco. Os sintomas auditivos estão ausentes.

As causas centrais mais comuns são:

- Acidente vascular encefálico (principalmente relacionado com a circulação vascular posterior);
- Enxaqueca basilar;
- Doenças desmielinizastes.

As vertigens centrais apresentam nistagmo, que pode ser em qualquer direção, não se altera com a fixação ocular, e não está relacionado com o estímulo (latência e esgotamento). A **Tabela 79.2** mostra as características do nistagmo nas vestibulopatias periféricas e centrais a título de comparação.

Tabela 79.2 *Características do nistagmo nas vestibulopatias periféricas e centrais*

Característica	Vestibulopatias periféricas	Vestibulopatias centrais
Direção	Horizontal	Múltiplas direções
Nistagmo rotatório	Ausente	Pode ocorrer
Com a fixação ocular	Diminui ou desaparece	Não se altera
Latência após estímulo	Presente	Ausente
Esgotamento após estímulo	Presente	Ausente

Na suspeita de causas centrais, deve-se contar com a avaliação de um neurologista para elucidação através de exames de imagem e correta abordagem.

Surdez súbita

A surdez súbita se caracteriza por uma perda auditiva neurossensorial, em três frequências consecutivas, de pelo menos 30 dB, instalada em até 72 horas. A maioria é unilateral e o comprometimento auditivo vai variar com a intensidade e as frequências sonoras acometidas.

Dentre as causas mais comuns, temos a vascular, infecciosa (viral ou bacteriana), autoimune, neoplásica, traumática, iatrogênica, fístula perilinfática e idiopática. A causa vascular (hemorragia, espasmo, trombose ou embolia) é uma das mais plausíveis. Uma vez que a microcirculação da orelha interna seja terminal, qualquer obstrução afeta o metabolismo da orelha, levando a hipóxia e, por conseguinte, morte celular.

Os pacientes podem queixar-se de zumbido, hipoacusia, vertigem ou plenitude auricular, sendo a otoscopia normal.

É fundamental a realização da audiometria para comprovar uma perda neurossensorial. Exames laboratoriais e de imagem também deverão ser solicitados.

O tratamento é direcionado à etiologia. Podem ser usados corticosteroides, antivirais e vasodilatadores periféricos. É importante lembrar que estamos frente a uma patologia multifatorial, logo poderá haver causas distintas associadas a doenças sistêmicas.

A avaliação de um otorrinolaringologista o mais precoce possível é fundamental para a elucidação diagnóstica através da solicitação de exames e instituição do tratamento adequado. É importante ressaltar a grande importância de um fator prognóstico que é o tempo do início do quadro até o início do tratamento (até 10 dias no máximo).

Trauma do conduto auditivo externo

É causado geralmente por hastes flexíveis com algodão ou corpos estranhos usados para manipular o conduto, como grampos, clipes de papel, canetas e palitos.

O paciente terá otalgia e pode haver presença de pequeno sangramento.

Na otoscopia observa-se a presença de laceração do conduto auditivo externo. Não deve ser feita a limpeza ou manipulação do conduto (seja pelo médico ou pelo próprio paciente).

O tratamento consiste na proteção do conduto contra a entrada de água e analgesia. A necessidade de antibioticoterapia dependerá do tamanho da laceração e das condições da orelha.

O paciente deve ser encaminhado posteriormente para avaliação otorrinolaringológica.

Perfuração da membrana timpânica traumática

Tem basicamente a mesma etiologia do trauma em conduto auditivo externo ou está relacionada com um barotrauma.

Além da otalgia e da otorragia, o paciente relata hipoacusia.

A otoscopia pode demonstrar apenas coágulos ou pode ser observada uma perfuração da membrana timpânica.

Assim como no trauma do conduto auditivo externo, não deve ser feita a limpeza ou manipulação, e o paciente dever ser orientado a proteger o conduto contra a entrada de água.

Deve-se prescrever analgesia e é recomendado o uso de antibiótico profilático via oral. O paciente deve ser encaminhado para avaliação e acompanhamento da perfuração com otorrinolaringologista.

Nariz

As urgências nasais, mesmo que muitas vezes sejam de simples tratamento, devem ser abordadas com rapidez e cautela. Urgências como epistaxe, que por vezes pode ser maciça, ou um corpo estranho nasal, se não tratados adequadamente podem tornar-se quadros extremamente graves.

Epistaxe

Epistaxe é a principal emergência otorrinolaringológica e pode ser definida como o sangramento proveniente da mucosa nasal, decorrente da quebra da hemostasia normal do nariz.

A irrigação sanguínea das fossas nasais é proveniente das artérias carótidas externas e internas, e as epistaxes podem ser classificadas, de acordo com a origem do sangramento, em anterior ou posterior. A epistaxe de origem anterior é a mais comum, ocorrendo principalmente nas crianças, adultos jovens e pacientes hipertensos.

A epistaxe pode ser causada por fatores sistêmicos (**Tabela 79.3**) ou por fatores locais (**Tabela 79.4**). É fundamental afastar fatores sistêmicos ligados a um sangramento nasal.

No exame físico deve-se avaliar o quadro geral do paciente, mucosas, pulso, pressão arterial, frequência respiratória, e afastar possível quadro de instabilidade hemodinâmica causado pela epistaxe.

Nas epistaxes ativas, a abordagem e a avaliação pelo otorrinolaringologista são fundamentais, entretanto é papel do emergencista abordar o sangramento na ausência do especialista. A primeira conduta a ser tomada é a compressão digital por alguns minutos mantendo o paciente sentado e com a cabeça inclinada para frente. Após esta, se não efetiva, pode-se utilizar a colocação de algodão

Tabela 79.3 *Principais fatores sistêmicos para epistaxe*
Hipertensão arterial
Discrasias sanguíneas
Malformações vasculares
Neoplasias hematológicas
Hepatopatias

Tabela 79.4 *Principais fatores locais para epistaxe*
Trauma
Processos inflamatórios (rinite, rinossinusite)
Corpos estranhos
Agentes irritantes
Tumor nasal
Doenças granulomatosas

com vasoconstritor na fossa nasal sangrante. Caso o paciente ainda mantenha o sangramento, realiza-se o tamponamento nasal anterior utilizando um tampão feito com dedo de luva e gaze em seu interior. Podemos utilizar como alternativa raiom ou uma esponja absorvível. No caso do dedo de luva ou de raiom, deve-se passar um fio de náilon pelo mesmo e fixar na face do paciente com fita médica adesiva (não deve ser fixado através de ponto cirúrgico no paciente).

Na ausência de efetividade das medidas acima, provavelmente estaremos diante de um sangramento de origem posterior, devendo ser realizado um tamponamento anteroposterior. Como alternativa, podemos utilizar uma sonda de Foley 12-16. A sonda é lubrificada com anestésico sob a forma de gel e introduzida pela fossa nasal, ao longo do assoalho do nariz até que seja visualizada na faringe. O balão é inflado e o cateter puxado anteriormente para impactar na coana (**Figura 79.1**).

Todos os pacientes com tamponamento devem ficar em observação até a avaliação do otorrinolaringologista e devem receber antibióticos de largo espectro. Nos pacientes com tamponamento posterior deve-se fazer uma suplementação de oxigênio.

Rinossinusite aguda

A rinossinusite aguda é um processo inflamatório com duração menor que 4 semanas que acomete a mucosa nasal e os seios paranasais e no qual os sintomas desaparecem completamente. Quando a etiologia é infecciosa, esta pode ser principalmente viral ou bacteriana.

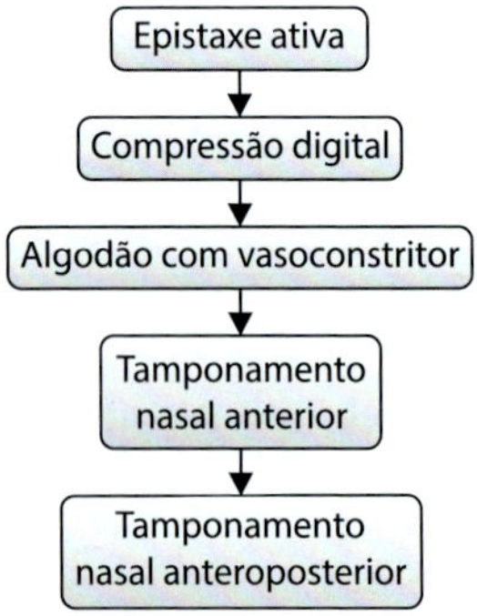

Figura 79.1 *Abordagem da epistaxe ativa.*

Nos quadros virais, os principais agentes etiológicos são rinovírus, coronavírus, vírus sincicial respiratório, influenza vírus e parainfluenza vírus. São infecções geralmente autolimitadas, onde o paciente se apresenta com rinorreia hialina (coriza), obstrução nasal, cefaleia e febre na maioria das vezes baixa. O suporte clínico com hidratação, umidificação das vias aéreas superiores e sintomáticos é suficiente para a melhora do paciente.

Nos quadros bacterianos, os principais agentes etiológicos são o *Streptococcus pneumoniae*, o *Haemophilus influenzae* e a *Moraxella catarrhalis*. O paciente se queixará de rinorreia espessa, obstrução nasal, cefaleia frontal ou dor maxilar e febre. O quadro também pode se apresentar como uma rinossinusite viral que não está apresentando melhora dos sintomas ou está piorando. O diagnóstico é clínico, não sendo necessário qualquer tipo de exame de imagem. Além do tratamento realizado nas rinossinusites virais (hidratação, umidificação das vias aéreas superiores e sintomáticos), deve-se realizar antibioticoterapia. A primeira escolha é amoxicilina por 14 dias sendo alternativas a claritromicina ou a clindamicina. Na ausência de melhora, a segunda escolha deverá ser amoxicilina com clavulanato, cefalosporinas de segunda ou terceira geração, macrolídeos ou quinolonas.

Deve-se ficar atento quanto à possibilidade de complicações das rinossinusites. Estas são orbitárias (celulite periorbital, celulite orbital, abscesso subperiosteal, abscesso orbital e trombose do seio cavernoso), intracranianas (meningite, abscesso extradural, abscesso subdural, abscesso intraparenquimatoso) e a osteomielite do osso frontal. A **Figura 79.2** exemplifica um quadro de celulite periorbital.

Faringe e laringe

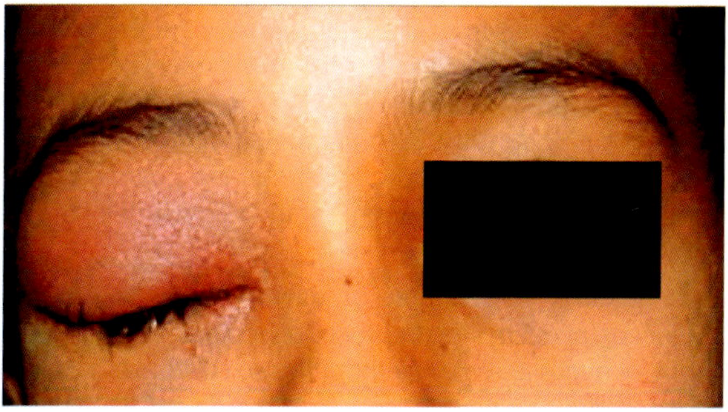

Figura 79.2 *Celulite periorbital.*

As urgências relacionadas com a faringe e a laringe, principalmente os quadros inflamatórios e infecciosos, constituem uma das principais queixas em pronto-socorro adulto e pediátrico.

Corpo estranho

Assim como a presença de corpos estranhos nasais, o reconhecimento clínico e a abordagem correta em outras partes das vias aéreas superiores (faringe e laringe) é de extrema importância.

Sendo a faringe e a laringe áreas ativas com constante movimentação, os pacientes com corpos estranhos localizados nessas regiões raramente se apresentam assintomáticos. Os quadros clínicos de maior frequência têm como queixa odinofagia com sensação de agulhadas e sialorreia.

O diagnóstico é realizado através da visualização do corpo estranho na oroscopia ou através da laringoscopia indireta. Caso não seja visualizado, exames subsidiários podem ser necessários, como radiografia simples cervical, laringoscopia direta, endoscopia digestiva alta ou broncoscopia.

A presença de corpo estranho em faringe ou laringe é uma emergência e requer a pronta avaliação de um especialista. Mesmo sob visualização direta, a retirada deve ser realizada apenas por profissional habilitado e com pinças adequadas.

Faringotonsilite aguda

As faringotonsilites são infecções das vias aéreas superiores com comprometimento da faringe e das tonsilas. Sua incidência e morbidade são maiores na população pediátrica.

Nos quadros virais, os agentes etiológicos mais comuns são o rinovírus, o coronavírus, o adenovírus e o herpes simples. O quadro clínico geralmente se apresenta em uma evolução gradual com dor de garganta, disfagia, tosse, coriza e febre baixa a moderada. Ao exame podemos observar hiperemia da orofaringe e das amígdalas. É possível a presença de pequena quantidade de exsudato. O tratamento deve ser sintomático com anti-inflamatórios e analgésicos.

Nos quadros bacterianos, os agentes mais comuns são o *Streptococcus pyogenes* (estreptococo beta-hemolítico do grupo A), *Staphylococcus aureus*, *Haemophilus sp* e *Moraxella catarrhalis*. O quadro clínico geralmente se apresenta de forma mais súbita, com febre alta e dor intensa em garganta, disfagia e odinofagia.

Na oroscopia, além da hiperemia podemos observar exsudato purulento com presença de placas esbranquiçadas em amígdalas. Também pode ser solicitado o teste antigênico rápido se necessário ou a cultura de orofaringe, que é considerada o padrão ouro. Além de anti-inflamatórios e analgésicos, deve-se realizar antibioticoterapia. A primeira escolha é amoxicilina por 10 dias, sendo os macrolídeos uma alternativa. Na ausência de melhora, a segunda escolha deverá ser amoxicilina com clavulanato ou cefalosporinas de 2ª ou 3ª geração.

Deve-se ficar atento quanto à possibilidade de complicações das faringotonsilites bacterianas. Estas podem ser não supurativas (escarlatina, febre reumática, glomerulonefrite e a síndrome do choque tóxico estreptocócico) ou supurativas (abscesso periamigdaliano, parafaríngeo ou retrofaríngeo - abscessos cervicais profundos).

Abscessos cervicais profundos

As fáscias cervicais e suas subdivisões determinam espaços virtuais denominados espaços cervicais profundos. Envoltos por estas fáscias e por músculos temos as estruturas como a faringe, a laringe, o esôfago, a traqueia, as glândulas salivares, a tireoide, bem como artérias, veias, linfonodos e vasos linfáticos. Os abscessos localizados em região cervical profunda preocupam devido às suas relações anatômicas, necessitando cuidado especial por seu potencial de obstrução de vias aéreas e disseminação (mediastinite por exemplo).

Ao exame devemos observar as condições dentárias, a presença de infecções e principalmente de abaulamentos e edemas em vias aéreas superiores e cervicais.

Devem ser solicitados exames gerais como o hemograma, PCR, VHS, eletrólitos, coagulograma e, se possível, cultura do sítio da infecção.

Os exames de imagem são de fundamental importância para visualização da presença e extensão do abscesso. A tomografia computadorizada é um dos exames mais indicados com este propósito, sendo a ressonância magnética e a ultrassonografia exames que podem auxiliar, dependendo do quadro.

O paciente deve ser internado e receber antibioticoterapia endovenosa de amplo espectro. Deve-se solicitar o mais breve possível a avaliação de um otorrinolaringologista ou de um cirurgião de cabeça e pescoço para a realização do tratamento cirúrgico.

Laringite aguda

A inflamação aguda da laringe pode ser dividida, de acordo com a etiologia, em não infecciosa ou infecciosa (virais ou bacterianas).

O quadro clínico está associado a disfonia e dor, com possível odinofagia. A sensação de pigarro com tosse associada também é relatada.

Laringite aguda não infecciosa

Diversas etiologias podem cursar com inflamação da laringe de modo não infeccioso. As de maior prevalência são os quadros alérgicos, a inalação de irritantes, o trauma vocal e crises de refluxo. A história contada pelo paciente e seus antecedentes guiarão para a hipótese diagnóstica.

O paciente deve ser orientado quanto ao repouso vocal e uma boa hidratação. Podem ser prescritos analgésicos e anti-inflamatórios. Os anti-inflamatórios devem ser evitados nas doenças do refluxo, pois tendem a piorar o quadro. O paciente deve ser encaminhado para investigação laríngea com otorrinolaringologista na ausência de melhora ou na persistência dos sintomas.

Laringite aguda infecciosa

As laringites infecciosas agudas podem ser de etiologia viral (na maioria dos casos) ou bacteriana. O quadro clínico é muito semelhante ao das laringites agudas não infecciosas, porém com o aparecimento de febre, calafrios, mialgia e comprometimento do estado geral mais raramente.

As laringites de etiologia viral geralmente são autolimitadas e apresentam na maioria das vezes sintomas de vias aéreas superiores acompanhando ou precedendo o quadro. O tratamento é semelhante ao dispensado para as laringites não infecciosas, com repouso vocal, hidratação e sintomático

A laringotraqueíte aguda (crupe) é uma infecção subaguda, comumente resultante da infecção pelos vírus *Parainfluenza*, adenovírus, vírus sincicial respiratório, *Influenzae* ou outros. Acomete principalmente crianças de 1 a 3 anos no outono e inverno e com resolução espontânea de 3 a 7 dias. Apresenta instalação lenta e insidiosa, geralmente precedida por congestão nasal, rinorreia e dor de garganta evoluindo com febre e tosse não produtiva ladrante (tipo "latido de cachorro"). A radiografia cervical lateral pode mostrar um estreitamento subglótico por edema (sinal da "torre de igreja"). Como a doença apresenta evolução benigna, o tratamento é apenas o suporte com umidificação de vias aéreas e hidratação. Na presença de dispneia severa, que é rara, pode-se utilizar corticosteroide sistêmico.

As infecções bacterianas que acometem a laringe em grande parte são consequência de invasão direta ou por contiguidade de infecções faríngeas.

Trauma laríngeo

O trauma externo da laringe é incomum devido à sua localização anatômica, flexibilidade do esqueleto cartilaginoso e mobilidade. Entretanto, lesões neste segmento podem cursar rapidamente com obstrução grave de via aérea.

Os traumas podem ser divididos em penetrantes (armas de fogo ou armas brancas) e não penetrantes (acidentes automobilísticos e estrangulamentos). As forças externas não penetrantes se refletem em lesões na coluna cervical, lesões laringotraqueais e lesões faringoesofágicas.

Os sintomas que sugerem lesões laríngeas são disfonia, dispneia, estridor, hemoptise, enfisema subcutâneo e saída de ar pelo orifício.

O manejo dos traumas laríngeos deve seguir o protocolo de assistência ao trauma, conforme sequência do atendimento primário ABCDE (ver capítulo 17 "Avaliação inicial e abordagem do politraumatizado"). A prioridade é a manutenção de uma via aérea patente. A intubação não é recomendada de rotina na suspeita de lesão laríngea pela possibilidade de exacerbação das lesões, risco de avulsão, laceração ou falso trajeto. Assim também a cricotireoidostomia deve ser evitada. O procedimento de escolha é a traqueostomia sob anestesia local quando se faz necessária a abordagem da via aérea.

A tomografia computadorizada pode ser utilizada em pacientes estáveis para a avaliação do arcabouço laríngeo, entretanto a suspeita de lesão deve ser avaliada por um otorrinolaringologista para a tomada de conduta mais adequada.

Todo paciente vítima de trauma penetrante deve receber antibioticoterapia e profilaxia antitetânica.

Bibliografia

1. Andrade J S C et al. Profile of Otorhinolaryngology emergency unit care in a high complexity public hospital. Braz J Otorhinolaryngol, 2013;79(3):312-316.
2. Bertol E; Rodríguez CA - Da Tontura à Vertigem: Uma Proposta Para o Manejo do Paciente Vertiginoso na Atenção Primária. Revista de APS, 2008;11(1):62-73.
3. Costa SS, D´Ávila C, Cruz OLM - Otite Média Aguda, em: Otologia Clínica e Cirúrgica. Rio de Janeiro, Revinter, 2000;171-179.
4. Eckley CA, Rodrigues NFZ, Filho OCL - Otite Externa Maligna: Tratamento com Ciprofloxacina. Revista Brasileira de Otorrinolaringologia, 1996;62(4):296-304.
5. Figueiredo RR, Fabri ML, Machado WS. Otite externa difusa aguda: um estudo prospectivo no verão do Rio de Janeiro. Revista Brasileira de Otorrinolaringologia, 2004;70(2):226-231.
6. Ganança MM et al. - Managing Vertigo. Hanover:Solvay, 2006;112.
7. Gattaz G, Sperotto LS, Rebouças LM - Otite externa maligna. Revista Brasileira de Otorrinolaringologia, 2007;73(1):140.
8. Marques MPC, Sayuri MC, Nogueira MD, et al. Tratamento dos corpos estranhos otorrinolaringológicos - um estudo prospectivo. Rev Bras Otorrinolaringol. 1998;64(1):42-47.
9. Salgado C, Corrêa JP. Corpo estranho de orelha, nariz e orofaringe: experiência de um hospital terciário. Rev Bras Otorrinolaringol. 2006;72(2):177–181.

80

Urgências Dermatológicas

Carolina Sgarbi
Thais Juliano Garcia Tosta
Guilherme Benfatti Olivato

Introdução

Farmacodermias são reações desencadeadas, direta ou indiretamente, na pele, seus anexos ou mucosas pelo uso de remédios. A OMS as define como uma reação não intencional causada por medicamentos utilizados em doses usuais para o homem. A maioria das reações medicamentosas adversas (RMA) é evitável e dose-dependente, podendo ser ainda, subclassificadas em dois tipos:

- **Tipo A:** cerca de 80% dos casos consideradas previsíveis e dose-dependente;
- **Tipo B:** imprevisíveis, não dependem da dose de medicação administrada e compreendem as reações de hipersensibilidade e as idiossincrásicas não imunes.

As RMA consideradas como urgências dermatológicas são reunidas por meio do acrônimo SCAR (do inglês *severe cutaneous adverse reactions*), sendo incluídas nesse grupo a Síndrome de Stevens-Johnson (SJS), a necrólise epidérmica tóxica (NET) e a Síndrome de Hipersensibilidade a Droga (DRESS – *drug rash with eosinophylia and systemic symptoms*) (**Quadro 80.1**).

Quadro 80.1 *Reações Adversas Cutâneas Graves (SCAR)*
Necrólise Epidérmica Tóxica (NET)
Síndrome de Stevens-Johnson
Síndrome de Hipersensibilidade a Droga (DRESS)

Reações Adversas Cutâneas Graves abordadas neste capítulo.

Síndrome de Stevens-Johnson (SSJ) e necrólise epidérmica tóxica (NET)

Atualmente a SSJ-NET são consideradas espectros de gravidade da mesma doença, de etiologia medicamentosa. A diferenciação entre elas dá-se principalmente pela porcentagem da superfície corporal (SC) envolvida (**Figura 80.1**), outras características estão apresentadas abaixo (**Tabela 80.1**).

Características clínicas NET-SSJ

Sintomas iniciais da NET e SSJ podem preceder as manifestações cutâneas por 1 a 3 dias e incluem: febre, ardência ocular e/ou odinofagia.

As lesões da pele tendem a aparecer primeiro no tronco, evoluindo para o pescoço, face e parte proximal dos membros superiores. Porções distais dos braços e pernas tendem a ser relativamente poupadas, no entanto, região palmo-plantar pode ser um local precocemente envolvido.

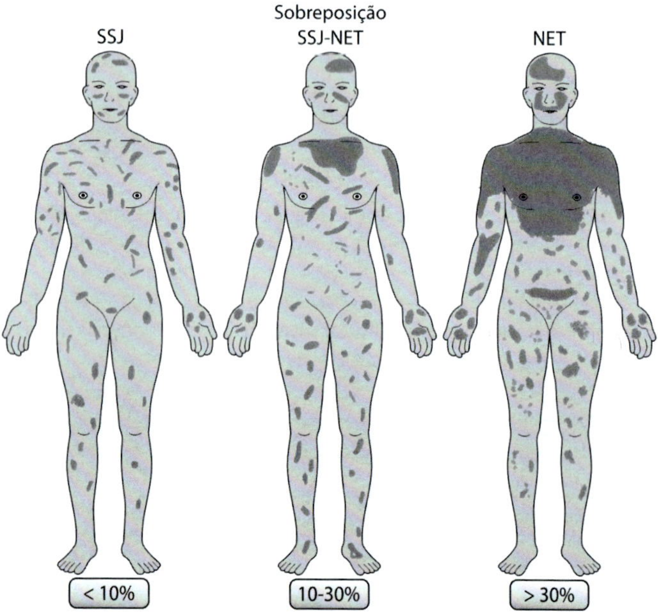

Figura 80.1. *Espectro da doença baseado no descolamento da área de superfície corporal*

Tabela 80.1 *Distinção entre aspectos clínicos - SSJ e NET*

Entidade clínica	SSJ	SSJ-NET (sobreposição)	NET
Lesões principais	Lesões acinzentadas e/ou eritematosas acinzentadas Lesões em alvo achatadas típicas	Lesões acinzentadas e/ou eritematosas acinzentadas Lesões em alvo achatadas típicas	Lesões eritematosas acinzentadas Lesões em alvo achatadas típicas Placas eritematosas mal delimitadas Desprendimento epidérmico espontâneo ou por fricção
Sintomas sistêmicos	Usualmente	Sempre	Sempre
Distribuição lesões	Confluência em Face (+) e tronco	Confluência em Face (++) e tronco	Confluência em Face (+++), no tronco e vários outros locais
	Isoladas	Isoladas	Raramente isoladas
SC envolvida	Até 10%	10-30%	>30%
Envolvimento mucoso	Sim	Sim	Sim
Principais medicações envolvidas	• Alopurinol • Aminopenicilinas • Amitiozona (tiocetazona) Barbitúricos • Carbamazepina • Antiepiléticos à base de fenitoína • Clormezanona • Antiretrovirais		• Lamotrigina • Fenilbutazona • Piroxicam • Sulfadiazina • Sulfadoxina • Sulfassalazina • Sulfametoxazol-trimetoprima

Eritema e erosões das mucosas bucal, ocular e genital estão presentes em mais de 90% dos pacientes. São comuns queixas de fotofobia e disúria.

O epitélio do trato respiratório está envolvido em 25% dos pacientes com NET, e lesões gastrointestinais (p. ex.: esofagite, diarreia) podem ocorrer.

As lesões de pele são usualmente sensíveis, e as erosões de mucosas são muito dolorosas. Manifestações sistêmicas adicionais incluem febre, linfadenopatia, hepatite e citopenia.

Morfologia das lesões

Inicialmente aparecem como máculas eritematosas-acinzentadas ou purpúricas de tamanho e formato irregulares, com tendência a coalescer. Neste estágio, e na presença de envolvimento de mucosas, o risco de uma rápida progressão para SSJ ou NET deve ser fortemente suspeitado.

Na ausência de desprendimento epidérmico espontâneo, um sinal de Nikolsky deve ser buscado exercendo-se uma pressão mecânica tangencial com um dedo sobre várias zonas eritematosas. Este sinal é considerado positivo se a separação dermoepidérmica for induzida.

À medida que o envolvimento epidérmico progride em direção à necrose de espessura completa, as lesões adquirem uma característica tonalidade acinzentada. Este processo pode levar horas ou vários dias.

A epiderme necrótica, em seguida, se descola da derme subjacente, e um fluido preenche o espaço entre a derme e a epiderme, dando origem a bolhas.

Característica da bolha NET/SJS: flacidez, de fácil rompimento e pode se estender para os lados com uma leve pressão do polegar, por meio do deslocamento da epiderme necrótica lateralmente (sinal de Asboe Hansen). Bolhas tensas são vistas apenas nas superfícies palmoplantares, onde a epiderme é mais espessa e, consequentemente, mais resistente a um trauma leve.

A pele se assemelha a papel de cigarro molhado como se tivesse sido puxada, frequentemente revelando grandes áreas de derme desnuda e em sangramento, a qual é referida como se tivesse "escaldada", conforme demonstrado nas **Figuras 80.2** e **80.3**. Estes pacientes, portanto, devem ser manipulados com extremo cuidado.

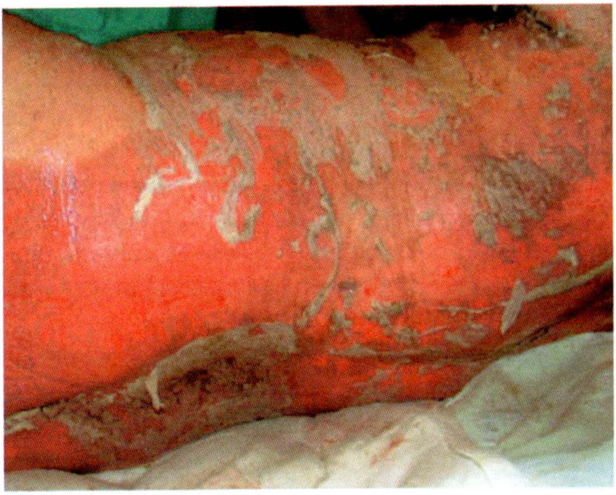

Figura 80.2. *Necrólise epidérmica tóxica (NET). Fonte: An Bras Dermatol. 2012;87(3):477-81.*

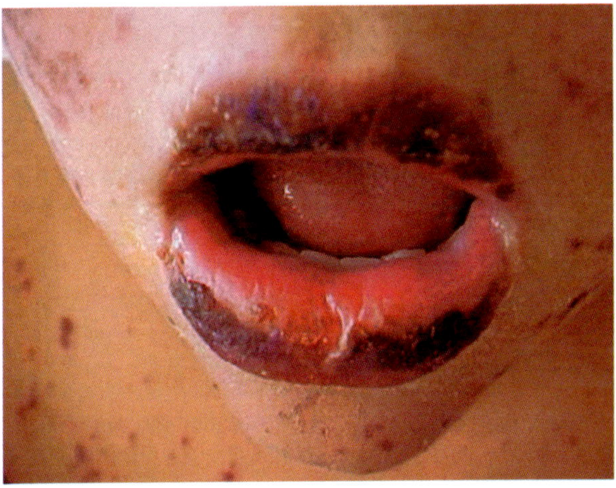

Figura 80.3. *Síndrome de Stevens-Johnson (SSJ). Fonte: Rev. bras. alerg. imunopatol. 2003; 26(3):110-12*

Após admissão de tais pacientes, a extensão da necrólise deve ser cuidadosa e corretamente avaliada, uma vez que ela constitui um fator prognóstico principal. As medições das áreas acometidas devem incluir a epiderme descolada e destacável (sinal de Nikolsky positivo) e não áreas puramente eritematosas (sinal de Nikolsky negativo).

Prognóstico

A mortalidade na SSJ e na NET é de 1 a 5% e 25 a 30%, respectivamente. As principais causas de morte são septicemia e falência de múltiplos órgãos.

Um escore chamado SCORNET avalia a gravidade da NET e estima o risco de mortalidade baseando-se em sete fatores de risco independentes. A cada parâmetro presente atribui-se um ponto. A soma dos pontos relaciona-se com a mortalidade estimada, conforme a **Tabela 89.2**.

Tabela 80.2 *SCORNET*

Fatores prognósticos	Parâmetros	Soma dos pontos e mortalidade estimada
Idade	≥ 40 anos	
Frequência Cardíaca	≥ 120 bpm	0-1 ponto = 3,2%
Presença de malignidade	Sim = 1 ponto; Não = 0 ponto	2 pontos = 12,2%
Superfície corporal acometida	>10%	3 pontos = 35,5%
Uréia nitrogenada sérica	>28 mg/dL ou >10 mmol/L	4 pontos = 58,3%
Bicarbonato sérico	< 20 mEq/L	≥ 5 = 90,0%
Glicemia	> 14 mmol/L ou > 252 mg/dL	

Tratamento

O paciente com SSJ/NET deve ser admitido em unidade de queimados ou unidade de terapia intensiva e a abordagem é sempre multidisciplinar, conforme **Quadro 80.2**.

Síndrome de hipersensibilidade a droga ou síndrome dress

A síndrome DRESS (*Drug Reaction with Eosinophilia and Systemic Symptoms*) ou síndrome de hipersensibilidade a droga é uma rara reação adversa à droga, severa e potencialmente fatal, que acomete pele, mucosas e órgãos internos.

Quadro 80.2

Retirada da droga ofensora	A imediata retirada da droga ofensora relaciona-se a um melhor prognóstico.
Tratamento tópico	• Bolhas: manutenção das bolhas íntegras ou perfurar e aspirar o conteúdo, sem remover o teto das bolhas. • Erosões da pele: gazes umedecidas impregnadas não aderentes e antissépticos, como clorexidine, octenisept ou poli-hexanida.* • As áreas erosadas podem ser cobertas por gaze estéril parafinada, enxertos porcinos ou humanos, curativo substituto de pele (Biobrane®), curativos com prata (Aquacel Ag®, Acticoat®). • Erosões das mucosas: soluções orais desinfetantes e unguentos suaves regenerativos, como dexapantenol; cuidados com os olhos (lubrificação ocular contínua, uso de antibióticos tópicos e lise de aderências); cuidado urológico, ginecológico e oftalmológico especializado.
Medidas de suporte	• Biópsia cutânea para confirmação. • Internação em UTI e isolamento com ambiente aquecido (30-32 °C). • Colchão de pressão alternada. • Acesso venoso o mais distante possível da pele acometida.

Continua

Continuação

Medidas de suporte	▸ Hidratação: • 1 mL/kg/% de superfície corporal acometida sob forma de albumina humana a 5% em solução isotônica ou colóide protéico, como Dextran® • 0,7 mL/kg/% superfície corporal acometida de solução salina isotônica. ▸ Antibioticoterapia se redução brusca da temperatura, queda do estado geral ou aumento das bactérias cultivadas na pele com predomínio de uma única cepa. ▸ Suporte psicológico. Uso de terapêutica tranquilizante, se necessário e se função pulmonar preservada. ▸ NET: sonda nasogástrica com dieta hipercalórica (1500 kcal nas primeiras horas, com aumento de 500 kcal por dia, até 3500 a 4000 kcal/dia).
Intervenções ativas	▸ Corticosteroides sistêmicos: controverso; deve instituído precocemente (primeiras 48 horas). • metilprednisolona intravenosa 1-2 mg/kg em curso curto ou • dexametasona 8-16 mg/dia. Doses maiores podem ser consideradas, se necessário. ▸ Imunoglobulina endovenosa: 2 a 3 g/kg administrados em 3 dias, precocemente (primeiros 4 dias). ▸ Agentes anti-TNFα ▸ Ciclosporina: 3 a 5 mg/kg/dia até reepitelização. ▸ Ciclofosfamida: 300 mg/dia, reduzindo para 100 mg/dia por até 6 dias. ▸ Plasmaférese: opção alternativa para pacientes graves e falha dos tratamentos iniciais, como corticosteroides e IgEV.

(*) A sulfadiazina de prata deve ser evitada, pelo menos se a droga envolvida for clctrimoxazol ou outro agente anti-infeccioso sulfonamida.

As principais drogas relacionadas à síndrome DRESS encontram-se descritas na **Tabela 80.3**. Embora essas drogas possam estar relacionadas a acometimento de diversos órgãos internos, algumas parecem estar associadas a determinados órgãos específicos, conforme a **Tabela 80.4**.

Tabela 80.3: *principais drogas relacionadas à síndrome DRESS.*

Classe medicamentosa	Drogas
Anticonvulsivantes	Carbamazepina, lamotrigina, fenobarbital, fenitoína, ácido valpróico, zonisamida, levetiracetam
Antimicrobianos	Ampicilina, amicacina, cefotaxime, dapsona, etambutol, isoniazida, linezolida, metronidazol, minociclina, pirazinamida, quinina, rifampicina, sulfassalazina, estreptomicina, sulfametoxazol-trimetoprim, vancomicina
Antivirais	Abacavir, nevirapina, zalcitabina, tenofovir, raltegravir, telaprevir
Antidepressivos	Bupropiona, fluoxetina
Anti-hipertensivos	Anlodipina, captopril
Agentes biológicos	Efalizumabe, imatinibe, vemurafenibe
Anti-inflamatórios não hormonais	Celecoxibe, ibuprofeno, hidroxicloroquina
Miscelânea	Alopurinol, epoetina alfa, mexiletina, ranitidina, ácido acetilsalicílico, atorvastatina

Fonte: Criado, Paulo Ricardo, Criado, Roberta Fachini Jardim. Reações adversas às drogas: o espectro dermatológico na prática clínica. 1 ed. Barueri_SP: Manole, 2014.

Tabela 80.4: *drogas associadas com maior risco de acometimento de órgãos específicos*

Medicação	Anormalidade clínica
Alopurinol	Renal
Ampicilina	Cardíaca
Carbamazepina	Renal
Dapsona	Renal e hepática
Minociclina	Hepática, pulmonar e cardíaca
Fenitoína	Hepática

Fonte: Criado, Paulo Ricardo, Criado, Roberta Fachini Jardim. Reações adversas às drogas: o espectro dermatológico na prática clínica. 1 ed. Barueri_SP: Manole, 2014.

A patogênese não é completamente conhecida, porém existem hipóteses, que possivelmente interagem entre si. Frequentemente ocorre reativação de vírus da família herpes (HHV-6, HHV-7, EBV, CMV) em pacientes com síndrome DRESS, o que pode contribuir para a persistência e, até mesmo, agravamento do quadro, a despeito da descontinuação da droga.

Eventualmente, a síndrome não se apresenta de forma completa, o que pode retardar o diagnóstico. Esse, por sua vez, deve ser definido o mais precocemente possível, visto a gravidade do quadro, com taxas de mortalidade que atingem até 10 a 20%.

Manifestações clínicas

A síndrome, geralmente, instala-se dentro de 2 meses do início do uso da droga, sendo com maior frequência entre 2 e 6 semanas. Quando ocorre reexposição, o início do quadro clínico é mais precoce.

Alguns pacientes podem apresentar pródromos. As manifestações iniciais geralmente são febre e rash cutâneo. As principais manifestações estão listadas na **Tabela 80.5**.

Persistência e agravamento do quadro podem ocorrer a despeito da interrupção da droga causadora.

Os pacientes diagnosticados com síndrome DRESS (**Figura 80.4**) devem ser acompanhados a longo prazo, mesmo após resolução do quadro clínico, pois evidências demonstram maior risco de desenvolvimento de autoimunidade.

Diagnóstico

O diagnóstico precoce e a imediata remoção da droga suspeita são fundamentais para o prognóstico do paciente. Muitas vezes, o diagnóstico é prejudicado pela apresentação incompleta da síndrome. Devem-se excluir condições infecciosas e outras condições inflamatórias que levem a um quadro mononucleose-símile.

Existem diferentes critérios propostos para diagnóstico da síndrome DRESS. A **Tabela 80.6** apresenta os critérios do Grupo de Consenso Japonês.

Tabela 80.5 *Manifestações clínicas da síndrome DRESS*

Febre	90 a 100% dos pacientes, temperatura pode variar de 38 a 40ºC
Erupção cutânea	• Morbiliforme, na maioria das vezes. Inicialmente na face, tronco superior e extremidades superiores, com posterior progressão para membros inferiores. • Pode evoluir para eritrodermia. • Edema facial, com acentuação periorbitária e mediofacial. Pode ser intenso, quando deve ser diferenciado de angioedema. • Pode ocorrer mucosite e queilite. • A erupção pode ser, com menor frequência, escarlatiniforme, vesico-bolhosa, pustulosa, com lesões em alvo. Com a progressão do quadro, o rash torna-se infiltrado, com acentuação folicular, e purpúrico. Durante a resolução, ocorre descamação.
Linfadenopatia	75% dos casos Geralmente generalizada, dolorosa, com comprometimento das cadeias cervicais, axilares e inguinais.
Alterações hematológicas	Leucocitose, eosinofilia (30% dos casos) e linfócitos atípicos similares à mononucleose infecciosa. Leucopenia e linfopenia podem preceder o quadro clínico. Síndrome hemofagocítica é rara. Ocorre leucopenia, plaquetopenia, aumento de DHL. A biópsia de medula óssea revela grande número de macrófagos e figuras hemofagocíticas.
Hepatite	De gravidade variável, desde hepatomegalia, alteração assintomática das transaminases hepáticas até necrose e falência hepática. Principal acometimento de órgão interno e a principal causa de morte. Ocorre em 50 a 60% dos pacientes.
Envolvimento de múltiplos órgãos	A eosinofilia intensa pode causar infiltração de órgãos internos, com prejuízo funcional e potencialmente fatal. Infiltrados pulmonares, miocardite, pericardite, nefrite intersticial, meningite, encefalite, tireoidite, colite.

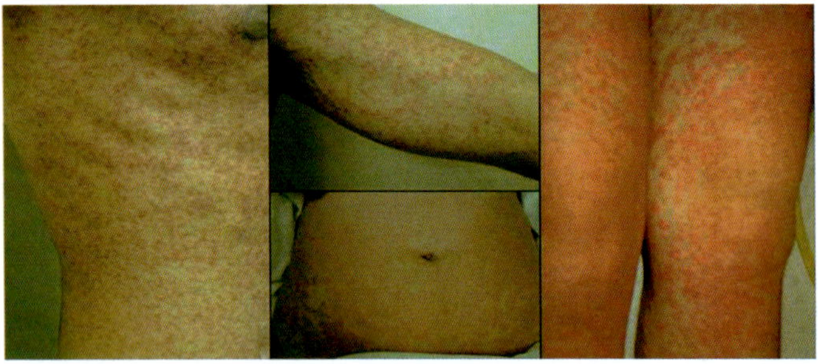

Figura 80.4. *DRESS: erupção maculopapular disseminada. Fonte: Rev. méd. Chile vol.143 no.5 Santiago mayo 2015*

Tabela 80.6 *Critérios diagnósticos da síndrome DRESS de acordo com o Grupo de Consenso Japonês*
Erupção maculopapulosa após 3 semanas da introdução de um grupo conhecido de drogas.
Persistência dos achados clínicos após retirada da droga causal.
Febre > 38 °C.
Alterações hepáticas (TGP > 100 U/L) (ou outro envolvimento de órgão interno, por exemplo, rim)
Alterações dos leucócitos (uma ou mais): • Leucocitose > 11000 mm^3 • Linfocitose atípica (>5%) • Eosinofilia >1500/mm^3
Linfadenopatia
Reativação de herpes-vírus 6 (HHV-6) (Elevação dos títulos de IgG anti-HHV-6 detectada da segunda à terceira semana após início dos sintomas)
O Diagnóstico é definido como: • DRESS típica quando presença dos 7 critérios. • DRESS atípica quando presença de 5 dos 7 critérios.

Fonte: British Journal of Dermatology 2007 156, pp1045–1092

Diagnóstico diferencial

- Exantemas de origem infecciosa.
- Outras reações adversas a drogas, como síndrome de Stevens-Johnson ou necrólise epidérmica tóxica.
- Outras causas de eritrodermia.

- Pustulose exantemática aguda generalizada, quando presença de pústulas.
- Eritema polimorfo extenso, quando lesões em alvo.
- Síndrome de Churg-Strauss, granulomatose de Wegener, poliarterite nodosa.
- Lúpus eritematoso sistêmico.
- Doença de Kawasaki.
- Síndrome da pele escaldada estafilocócica (SSSS).
- Infecções: soroconversão do HIV, hepatite A, hepatite B, EBV, CMV, Influenza, HHV-6.
- Linfadenopatia angioimunoblástica.
- Linfoma, pseudolinfoma, síndrome hipereosinofílica idiopática.

Tratamento

O diagnóstico precoce e a imediata retirada da droga suspeita são as medidas mais importantes e influenciam o prognóstico do paciente.

Os exames a serem realizados na admissão e no seguimento estão demonstrados na **Tabela 80.7**.

Deve-se instituir o tratamento de suporte para estabilização do paciente. O tratamento da síndrome DRESS baseia-se na corticoterapia precoce (prednisona 1 mg/kg/dia ou equivalente). Geralmente, ocorre melhora clínica e laboratorial nos primeiros dias a semanas.

Tabela 80.7: *Exames na admissão e seguimento*
Na admissão: Hemograma completo; TGO; TGP; BTF; GGT; FA; sódio; potássio; creatinina; proteinúria de 24 horas e pesquisa de eosinófilos na urina; CPK; DHL; ferritina; triglicérides; cálcio; PTH; glicemia; TAP; TTPA; lipase; eletroforese de proteínas; PCR quantitativo para HHV-6, EBV, CMV; FAN; hemoculturas.
Seguimento (2x/semana): Hemograma completo; TGO; TGP; creatinina; DHL. Demais exames de acordo com os exames iniciais, procedendo a investigação e monitoramento.
Seguimento evolutivo: PCR quantitativo para HHV-6, EBV, CMV; hemograma completo; TGO; TGP; fosfatase alcalina; creatinina; DHL; ferritina; triglicérides.

Fonte: adaptado de Criado, Paulo Ricardo, Criado, Roberta Fachini Jardim. Reações adversas às drogas: o espectro dermatológico na prática clínica. 1 ed. Barueri_SP: Manole, 2014.

Após melhora clínica e laboratorial, o corticosteroide deve ser reduzido gradualmente durante um período de 3 a 6 meses.

Se não houver melhora ou ocorrer progressão do quadro ou envolvimento visceral significativo, é indicado metilprednisolona intravenosa, 30 mg/kg por 3 dias.

Nos casos irresponsivos aos corticosteroides ou nos que há necessidade de poupá-los, imunoglobulina endovenosa (IgIV) pode ser utilizada como adjuvante, na dose de 1g/dia por 2 dias.

Nos casos graves e com confirmação de reativação viral, associa-se o ganciclovir (2 g/kg fracionado em 2 dias) ao tratamento descrito acima.

O tratamento da síndrome DRESS encontra-se na **Tabela 80.8**.

Tabela 80.8 *Tratamento Síndrome DRESS*

Ausência de sinais de gravidade	Corticosteroides tópicos de alta potência, emolientes, anti-histamínicos H1.
Presença de sinais de gravidade (transaminases > 5 x, insuficiência renal, pneumopatia, hemofagocitose, cardiopatia, etc)	Prednisona 1mg/kg/dia ou equivalente. Avaliação multidisciplinar
Risco de morte (hemofagocitose com insuficiência medular, encefalite, hepatite grave, insuficiência respiratória)	Corticosteroide geralmente associado a imunoglobulina endovenosa 2 g/kg fracionada em 5 dias. Avaliação multidisciplinar.
Sinais de gravidade + confirmação de reativação viral relevante	Corticoterapia associado a antiviral (ganciclovir) e/ou IgIV.

Fonte: adaptada de Criado, Paulo Ricardo, Criado, Roberta Fachini Jardim. Reações adversas às drogas: o espectro dermatológico na prática clínica. 1 ed. Barueri_SP: Manole, 2014.

Bibliografia

1. Comparin C, Hans-Filho G, Takita LC, Costa NCW, Nascimento RAF, Nanni LC. Treatment of Toxic Epidermal Necrolysis with Intravenous Immunoglobulin: a series of three cases. An Bras Dermatol. 2012;87(3):477-81.
2. Criado PR, Criado RFJ. Reações adversas às drogas: o espectro dermatológico na prática clínica. 1 ed. Barueri, SP: Manole, 2014.
3. Criado RFJ, Criado PR, Vasconcelos C. Severe cutaneous adverse drug reactions: definition, alert signs and treatment. Rev. bras. alerg. imunopatol. 2003; 26(3):110-128.
4. H. Peyrie`re, O. Dereure, H. Breton, P. Demoly, M. Cociglio, J-P. Blayac, D. Hillaire-Buys and the Network. Variability in the clinical pattern of cutaneous

side-effects of drugs with systemic symptoms: does a DRESS syndrome really exist? British Association of Dermatologists • British Journal of Dermatology 2006 155, pp422–428.

5. Kardaun SH, Sidorof F A, Valeyrie-allanore L, Halevy S, Davidovici BB, Mockenhaupt M, Roujeau JC. Variability in the clinical pattern of cutaneous side-effects of drugs with systemic symptoms: does a DRESS syndrome really exist? British Journal of Dermatology 2007 156, pp575–612.
6. Kumar R, Das A, Das S. Management of Stevens-Johnson syndrome-toxic epidermal necrolysis: Looking beyond guidelines! Indian J Dermatol 2018;63:117-24.
7. Ocampo-Garza J., Ocampo-Garza SS, Martínez-Villarreal JD, Barbosa-Moreno LE, Guerrero-González GA, Ocampo-Candian J. Reacción por drogas con eosinofilia y síntomas sistémicos (síndrome de DRESS). Estudio retrospectivo de nueve casos. Rev. méd. Chile vol.143 no.5 Santiago mayo 2015.
8. Shiohara T., Iijima M, Ikezawa Z., Hashimoto K. The diagnosis of a DRESS syndrome has been sufficiently established on the basis of typical clinical features and viral reactivations British Journal of Dermatology 2007 156, pp1045–1092

81

Anafilaxia

Renata Parrode Bittar
Luis Felipe Chiaverini Ensina
Glauco Baiocchi Junior

Introdução

Anafilaxia é comumente conceituada como "uma reação de hipersensibilidade generalizada ou sistêmica, grave, com risco de morte iminente" e "uma reação grave, com início rápido e que pode causar a morte". Assim, o conceito de gravidade já está incorporado no próprio conceito da anafilaxia. No entanto, existem autores que sugerem diferentes classificações para a gravidade de uma reação anafilática, sendo as formas mais graves aquelas que se manifestam através de hipóxia, hipotensão e sinais de comprometimento neurológico (incontinência, colapso e confusão). (**Tabela 81.1**)

Diagnóstico clínico

O diagnóstico clínico da anafilaxia é baseado em uma história detalhada e exame físico minucioso, avaliando-se potenciais desencadeantes, tempo entre exposição e início dos sintomas, duração e evolução do quadro. Estabelecer o diagnóstico prontamente é fundamental para instituir a terapêutica adequada.

Os critérios clínicos para o diagnóstico de anafilaxia estão representados na **Tabela 81.2**, e os principais sintomas e sinais, na **Tabela 81.3**. É importante observar que mais de 20% dos pacientes não apresentam achados dermatológicos, e os sintomas gastrointestinais, que geralmente não são associados a anafilaxia, estão incluídos nos critérios diagnósticos, pois estão relacionados a achados importantes quando ocorreram em reações graves. Esses critérios foram validados, apresentando 97% de sensibilidade e 82% de especificidade.

A anafilaxia nem sempre é reconhecida clinicamente com facilidade. Pode ser leve e desaparecer espontaneamente pela produção endógena de adrenalina, angiotensina II e endotelina, ou pode

Tabela 81.1 *Sistema de graduação para reações anafiláticas*

Grau	Definida por
Leve (apenas pele e tecido subcutâneo)	Eritema generalizado, urticária, edema peripalpebral, angioedema
Moderada (características sugestivas de envolvimento respiratório, digestivo ou cardiovascular)	Dispneia, estridor, sibilos, náuseas, vômito, tontura, aperto no peito ou na garganta, dor abdominal
Grave (hipóxia, hipotensão ou comprometimento neurológico)	Cianose ou $SpO_2 \leq 92\%$ em qualquer estágio, hipotensão (pressão sistólica menor que 90 mmHg em adultos), confusão, colapso, perda de consciência ou incontinência

Tabela 81.2 *Critérios clínicos para diagnóstico de anafilaxia*

Anafilaxia é provável quando QUALQUER UM dos critérios abaixo está presente
Doença de início agudo (minutos a horas) com envolvimento de pele e/ou mucosas (p. ex.: urticária generalizada, prurido ou rubor facial, prurido ou rubor facial, edema de lábios, língua e úvula) e pelo menos um dos seguintes: ▸ Comprometimento respiratório (ex.: dispneia, sibilância, broncoespasmo, estridor, redução de pico de fluxo expiratório (PFE), hipoxemia). ▸ Redução da pressão arterial ou sintomas associados de disfunção terminal de órgão (ex.: colapso, síncope, incontinência).
Dois ou mais dos seguintes que ocorrem rapidamente (minutos a horas) após a exposição a provável alérgeno conhecido para um determinado paciente: ▸ Envolvimento de pele e/ou mucosa (ex.: urticária generalizada, prurido ou rubor facial, prurido ou rubor facial, edema de lábios, língua e úvula). ▸ Comprometimento respiratório (ex.: dispneia, sibilância, broncoespasmo, estridor, redução do PFE, hipoxemia). ▸ Redução da pressão arterial ou sintomas associados (ex.: hipotonia-colapso, síncope, incontinência). ▸ Sintomas gastrointestinais persistentes (ex.: cólicas abdominais, náuseas e vômitos).
Redução da pressão arterial após exposição a alérgeno conhecido para determinado paciente (minutos a horas): ▸ Lactentes e crianças: PAS baixa (idade específica) ou maior que 30% de queda na PAS basal. • 1 mês - 1 ano → PAS < 70 mmHg • 1 - 10 anos → PAS < Idade x 2 + 70 mmHg • 11 - 17 anos → PAS < 90 mmHg ▸ Adultos: PAS abaixo de 90 mmHg ou queda de mais de 30% de seu basal.

Adaptado de J Allergy Clin Immunol. 2006; 117: 391-7.

Tabela 81.3 *Quadro clínico das reações anafiláticas*
Cutâneos/subcutâneos/mucosas
Rubor, prurido, urticária, angioedema, *rash* morbiliforme, ereção pilar Prurido labial, da língua e do palato: prurido palmoplantar e no couro cabeludo Edema dos lábios, da língua e da úvula Prurido periorbital, eritema e edema, eritema conjuntival, lacrimejamento Palidez, sudorese, cianose labial e de extremidades
Sistema respiratório
Laríngeo: prurido e aperto na garganta, disfagia, disfonia, rouquidão, tosse seca, estridor, sensação de prurido no canal auditivo externo Pulmões: respiração curta, dispneia, aperto no peito, sibilância Nariz: prurido, congestão, rinorreia, espirros
Aparelho cardiovascular
Hipotensão, sensação de fraqueza, taquicardia, vertigem, síncope, estado mental alterado Dor no peito, arritmia
Sistema gastrointestinal
Náusea, dor abdominal em cólica, vômitos, diarreia
Outros
Contrações uterinas, convulsões, perda de visão, zumbido, sensação de morte iminente, perda de controle de esfíncteres, estado mental alterado

Fonte: J Invest Allergol Clin Immunol 2005; 15:91-101.

ser grave e progredir em alguns minutos para insuficiência cardiorrespiratória e morte. (**Quadro 81.1**)

Diagnóstico etiológico

Medicamentos

Os medicamentos são causa comum de anafilaxia, especialmente em idosos. O baixo peso molecular da maioria dos medicamentos os impede de agirem como um antígeno completo.

Antibióticos

A penicilina é a principal causa de anafilaxia por medicamentos nos Estados Unidos, ocorrendo em 0,001% dos pacientes tratados. Em condições fisiológicas, a penicilina espontaneamente se degrada em produtos intermediários e forma determinantes antigênicos.

Quadro 81.1 *Fatores de risco para anafilaxia grave*
Os fatores de risco para anafilaxia grave ou fatal são semelhantes em todo o mundo e incluem: fatores relacionados com a idade, doença concomitantes como asma e outras doenças respiratórias crônicas, doenças cardiovasculares, mastocitose, e doenças alérgicas graves como a rinite alérgica. Alguns medicamentos como betabloqueadores e os inibidores da enzima conversora da angiotensina também podem aumentar o risco de reações graves. Entre as causas de reações mais graves estão o veneno de insetos e as iatrogênicas, seguidas pelos alimentos.

As penicilinas e as cefalosporinas apresentam um anel betalactâmico em comum, embora a reatividade cruzada entre elas seja muito baixa. Os pacientes com história de reação a penicilina, mas com testes cutâneos negativos, podem usar cefalosporinas sem risco. Nos pacientes com testes positivos para penicilina, o teste de provocação com cefalosporinas é recomendado.

A vancomicina é um antibiótico glicopeptídeo indicado para o tratamento de organismos resistentes e nos pacientes com hipersensibilidade a penicilina. A administração rápida da vancomicina pode provocar uma intensa degranulação de mastócitos, causando tanto anafilaxia como a síndrome do homem vermelho.

Alimentos

Diversos alimentos podem causar anafilaxia, e os mais frequentes são o amendoim, peixes e frutos do mar em adultos. É importante salientar que a reação a um determinado alimento não significa necessária reação a todos os alimentos daquele grupo. Alguns alimentos possuem epítopos que podem reagir cruzadamente do ponto de vista imunológico, mas não necessariamente do ponto de vista clínico.

A história clínica de uma anafilaxia por alimento é bem sugestiva, uma vez que a reação geralmente acontece após alguns minutos da ingestão do alimento. Alguns indivíduos podem ter uma reação anafilática após a inalação do alimento (p. ex.: peixe cozinhando).

Tratamento da anafilaxia

Como o tratamento de qualquer paciente crítico na sala de emergência, o tratamento da anafilaxia começa com acesso e manutenção rápida e adequada da via aérea, respiração e circulação. Quando o paciente preenche qualquer um dos três critérios de anafilaxia já mencionados, ele deve receber adrenalina imediatamente, já que essa é a primeira droga de escolha no tratamento.

Intervenções subsequentes serão baseadas na evolução clínica e na resposta à epinefrina.

Crise aguda – sala de emergência

Epinefrina

A epinefrina é a medicação de escolha para o tratamento da anafilaxia. A epinefrina aquosa (1 mg/mL - 1:1.000) deve ser administrada preferencialmente por via intramuscular (IM) (vasto lateral da coxa), uma vez que a absorção e as concentrações plasmáticas são atingidas mais rapidamente do que com a injeção subcutânea, além de diminuir o risco de complicações cardiológicas. As doses preconizadas são de 0,01 mg/kg (dose máxima de 0,5 mg) com intervalos de 5 a 15 minutos até o controle dos sintomas e aumento da pressão arterial. Para adultos a recomendação, portanto, varia de 0,2 a 0,5 mL por administração. Não há contraindicação absoluta para o uso de epinefrina na anafilaxia. É importante enfatizar que a administração da epinefrina deve ser imediata, uma vez que quanto maior o intervalo entre o início dos sintomas e o início do tratamento, pior o prognóstico. Em caso de hipotensão grave (choque) refratário ao tratamento inicial com epinefrina IM e adequada ressuscitação volêmica, a administração de epinefrina intravenosa (1:10.000) em bolo na dose de 5 a 10 mcg (0,2 mcg/kg) ou preferencialmente em bomba de infusão contínua (0,1 a 1 mcg/kg/min - doses baixas) poderá ser necessária.

Algumas medicações podem interagir com a epinefrina, inibindo sua ação (**Tabela 81.4**). Os betabloqueadores não só reduzem a eficácia da epinefrina, como também levam a broncoconstrição paradoxal, hipertensão e bradicardia após o uso de epinefrina por estimulação dos receptores alfa.

Fluídos

Em alguns pacientes, pode ocorrer a transferência de até 50% do líquido intravascular para o espaço extravascular em até 10 minutos. Esse fenômeno causa vasodilatação e consequentemente hipotensão grave (choque distributivo). Nos pacientes com resposta pouco satisfatória à epinefrina, a reposição de volume com solução cristaloide deve ser realizada imediatamente (10 a 20 mL/kg sob pressão) observando-se a resposta, podendo ser repetida conforme necessário. Embora não existam evidências

Tabela 81.4 *Medicamentos que podem interagir com a epinefrina (K)*

Droga	Interação
Antipsicóticos	Podem antagonizar o efeito hipertensivo da epinefrina
Betabloqueadores (incluindo ocular)	Reduzem a eficácia da adrenalina Podem levar a broncoconstrição, bradicardia e hipertensão grave
Clonidina	Possível risco de hipertensão
Dopaminérgicos	Possivelmente aumentam o efeito da adrenalina
Ergotamina e metisergida	Aumentam o risco de envenenamento pelo ergot
Inibidores da monoaminoxidase e linezolida	Aumentam o risco de arritmias e hipertensão
Antidepressivos tricíclicos	Aumentam o risco de arritmia e hipertensão

quanto a um maior benefício no uso de coloides ou cristaloides, os primeiros devem ser evitados, uma vez que também podem provocar anafilaxia.

Vasopressores

Vasopressores potentes, como norepinefrina, vasopressina e dopamina, em infusão contínua, podem ser necessários para superar a vasodilatação, se epinefrina ou reposição volêmica adequada não conseguirem manter pressão arterial sistólica superior a 90 mmHg.

Anti-histamínicos

Os anti-histamínicos H1 e H2 são usados como medicações de segunda linha no tratamento da anafilaxia, uma vez que seu início de ação é bem mais lento do que o da epinefrina. Utiliza-se a difenidramina 1 a 2 mg/kg/dose (amp. 1 mL/50 mg), em doses de 25 a 50 mg/dose (adultos), preferencialmente por via endovenosa. A prometazina pode ser utilizada na dose de 0,25 mg/kg em crianças a partir de dois anos. O uso de anti-histamínicos H2 é controverso, mas alguns estudos demonstram que o uso combinado de anti-H1 com anti-H2 é mais eficiente para o tratamento da anafilaxia do que os anti-H1 isoladamente. A ranitidina é a medicação de escolha por interagir menos com outros medicamentos. A dose recomendada para adultos é de 1 mg/kg (amp. 25 mg/mL).

Corticosteroides

Os corticosteroides sistêmicos têm ação limitada no tratamento da anafilaxia, uma vez que começam a agir em apenas 4 a 6 horas, mesmo quando utilizados por via endovenosa. No entanto, podem auxiliar no tratamento dos indivíduos com reação anafilática que apresentam história de asma ou outras doenças alérgicas tratadas com corticosteroides.

Os mais utilizados são metilprednisolona 1 a 2 mg/kg, 6 em 6 horas, ou hidrocortisona 100 a 200 mg intravenosos.

Outras medidas

O paciente com anafilaxia deve ser colocado em posição deitada e confortável. O oxigênio deve ser administrado nos pacientes com anafilaxia prolongada, ou naqueles com hipoxemia ou disfunção miocárdica preexistente, além dos pacientes que fazem uso de broncodilatadores ou naqueles que necessitam de múltiplas doses de epinefrina.

Nos pacientes em uso de betabloqueadores, os episódios de anafilaxia podem ser mais graves, caracterizados por bradicardia paradoxal, hipotensão e broncoespasmo grave. O uso de bloqueadores seletivos β1 não reduz o risco de reação grave, uma vez que tanto os antagonistas β1 como os β2 são capazes de bloquear os receptores beta-adrenérgicos. A adrenalina administrada nos pacientes em uso de betabloqueador é ineficaz. Nessa situação, deve-se utilizar o glucagon associado a um expansor de volume. A dose recomendada de glucagon é de 1 a 5 mg intravenosos em 5 minutos, seguido de infusão titulada, de acordo com a resposta clínica.

O paciente deve permanecer em observação por 4 a 24 horas ou até se estabelecer o controle da crise aguda. Na alta da emergência, deve receber prescrição de anti-histamínicos e corticosteroides por via oral pelo prazo de cinco a sete dias e ser orientado a procurar assistência médica especializada.

As principais medicações utilizadas no tratamento de anafilaxia constam na **Tabela 81.5**.

Tabela 81.5 *Principais medicações utilizadas na anafilaxia – crise aguda*

Droga	Apresentação	Via	Dose adulto	Dose criança	Intervalo	Início/ pico/ duração
Vasopressor						
Epinefrina	1 mg/mL (1:1.000)	IM	0,2 a 0,5 mL	0,01 mg/kg Dose máxima: 0,3 mg/dose	5 a 15 min	5 a 10 min/ desconhecido/2 a 4 min
	1 mg/mL (1:10.000)	EV/IO Se houver hipotensão	0,2 a 0,5 mL	0,01 mL/kg	3 a 5 min Dose máxima: 1 mg	Imediato/em até 1 min/2 a 4 min
Se a hipotensão persistir apesar da administração de fluidos e injeção de epinefrina EV, considere infusão contínua de 0,1 a 1 mcg/kg/por minuto						
Fluidos						
SF0,9%/SR/SRL	500 mL - frasco	EV/IO	1 a 2L	10 a 20 ml/kg sob pressão	ACM	Imediato
B2 de curta						
Fenoterol gotas (5 mg/mL)	10 mL - frasco	INA	2,5 a 5 mg 20 em 20 min 3 doses Após 3 em 3 horas	0,07 a 0,15 mg/kg 20 em 20 min 3 doses Dose máxima: 5 mg (1 mL)	Após 3 em 3 horas ACM	5 min/15 min/8 horas
Fenoterol spray (100 mcg/jato) em crianças usar espaçador	0,1 ou 0,2 mg/ jato	INA	4-8 jatos 20 em 20 min 3 doses	1 jato/2 a 3 kg 20 em 20 min 3 doses Dose máxima: 10 jatos	Após 3/3h ACM	5 min/15 min/8 horas

Continua

Continuação

Droga	Apresentação	Via	Dose adulto	Dose criança	Intervalo	Início/ pico/ duração
B2 de curta						
Salbutamol (IDM)	100 mcg/ aspiração	INA	4-8 aspirações 20/20 min	1 jato/2-3 kg 20/20 min 3 doses Dose máxima: 10 jatos Utilizar com espaçador	Conforme a necessidade ACM	5 a 15 min/ 30 a 60 min/ 4 a 6h
Salbutamol (Nebulizador)	0,5% (5 mg/mL)	INA	5 mg/dose 20/20 min.	> 20 kg = adulto < 20 kg = 2,5 mg/kg 20/20 min	conforme a necessidade ACM	5 a 15 min/ 30 a 60 min/ 4 a 6h
Terbutalina	0,5 mg/1 mL	SC	0,5 a 1 mL máx. 4× dia	¼ - ½ dose do adulto	ACM	5 min/ 30 min/ 16h
Terbutalina	0,5 mg/1 mL	EV	Dose de ataque: 10 a 15 mcg/kg Manutenção contínua: 1-2 mcg/kg/min	Dose de ataque: 10 a 15 mcg/kg Manutenção contínua: 1-2 mcg/kg/min	ACM	5 min/ 30 min/ 16h
Bloqueadores H1 (AH1)						
Difenidramina	1 mL/ 50 mg 1 mL/10 mg	EV/IO/IM	25 – 50 mg (máx. 400 mg/24h)	1-2 mg/kg/dose (máx. 5 mg/kg/24h)	4 a 6h	15 a 30min/ 1 a 4h/ 4 a 8h

Continua

Continuação

Droga	Apresentação	Via	Dose adulto	Dose criança	Intervalo	Início/ pico/ duração
Bloqueadores H2 (AH2)						
Ranitidina	50 mg/2 mL ou 50 mg/10 mL	EV	50 mg	0,75 – 1,5 mg/kg/dose	Administrada juntamente com AH1	Rápido/ 2 a 3h/ 12h
Corticosteroide						
Dexametasona	2 e 4 mg/mL	EV/ IM	0,6 mg/kg/dose Dose máxima em 24h: 16 mg	0,6 mg/kg/dose Dose máxima em 24h: 16 mg	24h	> 1h/ 8h/ 2½ a 6 dias
Metilprednisolona	1 mL/40 mg ou 2 mL/125 mg	EV/IO/IM	50 a 100 mg/dose	Ataque: 2 mg/kg Manutenção: 0,5 mg/kg 6/6h ou 1 mg/kg 12/12h	6/6h ou 12/12h	> 1h/ desconhecido/ 1 a 2 dias
Hidrocortisona	100 mg, 250, 500 ou 1.000 mg	EV/IO	100 – 200 mg/ dose	1-2 mg/kg/dose	6/6h ou 8/8h	> 1h/ desconhecido/ 8 a 24h
Prednisona/ Prednisolona	Comprimidos: 5;10;20 mg	VO	40 – 60 mg/dia	0,5 a 1,0 mg/kg/dia	12/12h ou 24/24h Dose máxima: 1 mg/kg/dia	> 1h/ 1 a 3h/ 12 a 36h

EV: endovenoso; IO: intraósseo; IM: intramuscular; SC: subcutâneo; IDM: inalador com dose medida; INA: via inalatório; AH1: antagonista dos receptores histamínicos H1; AH2: antagonista dos receptores histamínicos H2; ACM: a critério médico. Informações do fabricante/AHA (American Heart Association) - PALS (Pediatric Advanced Life Support) - Diretrizes Suporte Avançado de Vida em Pediatria 2010/GINA 2011 - Global Initiative for Asthma.

Bibliografia

1. Bernd L, Solé D, Pastorino A, Prado E, Castro F, Rizzo M, et al. Anafilaxia: guia prático para o manejo. Rev Bras Alerg Imunopatol 2006;29(6):283-291.
2. Ensina L, Fernandes F, Di Gesu G, Malaman M, Chavarria M, Bernd L. Reações de hipersensibilidade a medicamentos: parte II. Rev Bras Alerg Imunopatol 2009;32(3):74-83.
3. Johansson SG, Hourihane JO, Bousquet J, Bruijnzeel-Koomen C, Dreborg S, Haahtela T, et al. A revised nomenclature for allergy. An EAACI position statement from the EAACI nomenclature task force. Allergy 2001 Sep.;56(9):813-824.
4. Lieberman P, Kemp S, Oppenheimer J, Lang D, Bernstein I, Nicklas R, et al. The diagnosis and management of anaphylaxis: An updated practice parameter. Journal of Allergy and Clinical Immunology 2005 Mar.;115(3):S483-S523.
5. Lieberman P. Epidemiology of anaphylaxis. Curr Opin Allergy Clin Immunol 2008 Aug.;8(4):316-320.
6. Ring J, Brockow K, Behrendt H. History and classification of anaphylaxis. Novartis Found. Symp. 2004;257:6-16; discussion 16-24, 45-50, 276-85.
7. Sampson HA. Anaphylaxis and emergency treatment. Pediatrics. 2003 Jun.;111(6 Pt 3):1601-1608.
8. Simons F, Ardusso L, Bilò M. World Allergy Organization Guidelines for the Assessment and Management of Anaphylaxis. World Allergy Organization Journal. 2011.
9. Simons F. Anaphylaxis. Journal of Allergy and Clinical Immunology 2008 Feb.;121(2):S402-S407.

82

Emergências em Reumatologia

Fábio Freire
Thaís Colodetti

Introdução

As doenças autoimunes sistêmicas são inflamações que envolvem pelo menos dois sistemas orgânicos. Classicamente, incluem as colagenoses, as vasculites e as doenças granulomatosas. As colagenoses e vasculites podem apresentar doenças graves e ameaçadoras, que devem ser reconhecidas e tratadas prontamente para evitar sua morbimortalidade.

Quadro clínico

Aparelho respiratório

É acometido pela própria doença autoimune, por infecções adquiridas na comunidade e por infecções oportunistas. Os sintomas variam de falta de ar, tosse, hemoptise, dor torácica a estridor.

- **Dispneia:** ocorre pelo envolvimento do parênquima pulmonar, geralmente associada à hipoxemia nos pacientes com LES, artrite reumatoide, esclerodermia e na doença de Goodpasture.
- **Hemoptise:** surge pelo dano alveolar difuso. É grave e progride rapidamente para síndrome do desconforto respiratório agudo (SDRA). Acomete pacientes com vasculite sistêmica e síndrome de Goodpasture. No LES, esse sintoma também pode estar presente, devendo-se atentar para complicações graves como a hemorragia alveolar.
- **Dor torácica:** a dor é usualmente pleurítica, pelo envolvimento da pleura, mais frequente no LES ou por embolia pulmonar.

- **Estridor:** acontece pela obstrução da via aérea no plano das cordas vocais, região subglótica ou traqueia, ocorrendo principalmente na granulomatose com poliangeíte (antigamente denominada granulomatose de Wegener) ou artrite reumatoide.

Aparelho cardiovascular

O envolvimento cardíaco se dá a partir de mecanismos como inflamação, fibrose, infiltração, vasculite, tromboembolismo e aterosclerose.

- **Hipertensão arterial:** manifestação cardiovascular mais comum, mas raramente é severa o suficiente para necessitar de tratamento de emergência. A hipertensão maligna associada à esclerodermia conhecida como crise renal esclerodérmica será discutida adiante.
- **Insuficiência cardíaca:** ocorre por falência ventricular esquerda causada por miocardite. É comum nos pacientes com LES e esclerose sistêmica. Arritmias cardíacas podem estar presentes, evoluindo após a miocardite.
- **Síndrome coronariana aguda:** as artérias coronárias podem ser acometidas em pacientes adultos jovens com polarterite nodosa e LES. Mulheres com LES entre 35 a 44 anos possuem um risco 50 vezes maior de desenvolverem infarto agudo do miocárdio, presumivelmente por aterosclerose prematura, uso concomitante de corticosteroide e menopausa precoce.
- **Pericardite:** raramente leva ao tamponamento pericárdio.
- **Síndrome antifosfolipídica catastrófica:** tanto pacientes com LES como portadores da síndrome antifosfolipídica primária (SAF) podem apresentar essa variante extrema da SAF, com oclusões predominantemente de pequenos vasos, afetando principalmente o parênquima de órgãos. Os fatores desencadeantes conhecidos para a doença são infecções, trauma, cirurgia, uso de contraceptivos orais, neoplasia e suspensão da varfarina. O diagnóstico pode ser difícil pelo amplo espectro de manifestações clínicas, podendo apresentar acometimento pulmonar (SDRA e embolia pulmonar), disfunção renal, acometimento cerebral (infarto cerebral, convulsões, oclusões venosas), infarto do miocárdio e necrose de pele. O

livedo reticular é um importante achado no exame físico apontando para o diagnóstico.

Aparelho renal

Comumente, manifestam-se com lesão renal aguda ou insuficiência renal rapidamente progressiva. Os mecanismos que produzem insuficiência renal são por oclusão da artéria renal (arterites da aorta); microangiopatia (esclerose sistêmica, artrite reumatoide com vasculite, síndrome de Sjögren); glomerulonefrite aguda (poliangeíte microscópica, granulomatose com poliangeíte, LES, síndrome de Goodpasture) e, mais raramente, nefrite tubulointersticial (LES, síndrome de Sjögren, uso de anti-inflamatório não hormonal).

- **Crise renal esclerodérmica:** ocorre de maneira precoce, nos primeiros 4 anos do diagnóstico da esclerose sistêmica, tem uma natureza vascular não inflamatória. Os corticosteroides têm sido implicados como desencadeadores da crise renal. O quadro cursa com cefaleia, aumento dos níveis basais de pressão arterial (um paciente jovem com pressão arterial basal de 100/60 pode fazer crise renal com pressão arterial de 130 a 140/90), retinopatia hipertensiva grau III ou IV, elevação da creatinina sérica (deterioração da função renal em menos de 1 mês), anemia hemolítica microangiopática com trombocitopenia. A insuficiência renal pode ser irreversível.

Sistema nervoso

- **Psicose e convulsões:** Febre pode vir associada ao quadro, sendo importante diferenciar esses casos de outras causas neurológicas como meningite, acidente vascular cerebral, convulsões de causas metabólicas e psicose induzida por medicamentos. A convulsão também pode ocorrer nos pacientes (SAF ou LES com anticorpo antifosfolipídico) com trombose de veias cerebrais.
- **Acidente vascular cerebral:** geralmente resulta de trombose arterial, ocorre em pacientes com LES, arterite de células gigantes (antigamente denominada de arterite temporal), arterites da aorta, poliarterite nodosa e na vasculite primária do sistema nervoso central (SNC).
- **Fraqueza muscular:** a polimiosite e dermatomiosite, comumente, envolvem a musculatura respiratória e a musculatura

bulbar. Diante desse quadro, os pacientes são incapazes de proteger a via aérea, necessitando de intubação orotraqueal para prevenir aspiração. A fraqueza da musculatura intercostal causa insuficiência respiratória tipo II. Os corticosteroides, medicações amplamente utilizadas nas doenças reumatológicas, também podem causar fraqueza da musculatura proximal, decorrente da miosite associada ao seu uso crônico em altas doses.

- **Mielite transversa:** devastadora desordem neuroinflamatória que acomete 2% dos pacientes com LES. Se não reconhecida e tratada precocemente, pode levar a uma paraplegia irreversível. O quadro clínico cursa com fraqueza muscular, parestesias, dor neuropática, disfunção esfincteriana e perda sensitiva no nível da coluna torácica baixa.

Ocular

As queixas podem ser de dor e desconforto ocular, hiperemia conjuntival, lacrimejamento, fotofobia, diplopia e alteração da acuidade visual.

- **Perda visual:** complicação mais temida da arterite de células gigantes (arterite temporal), irreversível na maioria dos pacientes. A arterite de células gigantes é uma vasculite de grandes e médios vasos que costuma acometer pacientes de meia idade e idosos. Caracteriza-se por sintomas constitucionais (febre, fadiga, perda de peso) associados à cefaleia (classicamente na região temporal), ao comprometimento visual agudo, à claudicação de mandíbula e, em até 50% dos casos, sintomas de polimialgia reumática. Valores elevados da velocidade de hemossedimentação (VHS) sugerem o diagnóstico, sendo a confirmação dada por biópsia de artéria temporal. Sintomas como alucinações visuais, trombocitose e a presença de outros sintomas isquêmicos da arterite temporal parecem indicar a perda visual.

Sistema gastrointestinal

As principais manifestações do trato gastrointestinal incluem a hemorragia digestiva, isquemia intestinal, pancreatite e hepatite.

- **Hemorragia digestiva:** hematêmese é a manifestação mais comum do trato gastrointestinal. Geralmente, é causada por gastrite erosiva aguda, por úlceras duodenal ou gástrica nos pacientes com LES e artrite reumatoide, em consequência do tratamento com corticosteroide e anti-inflamatório não hormonal. A hematoquezia ocorre por sangramento das úlceras isquêmicas do intestino delgado e grosso, vista na púrpura de Henoch-Schönlein, esclerose sistêmica e nas vasculites necrosantes.

- **Isquemia intestinal:** O quadro clínico depende do tamanho dos vasos acometido, podendo variar de isquemia mesentérica e angina intestinal até infarto e gangrena do intestino. Acometimento de grandes vasos produz isquemia mesentérica; o de pequenos vasos levam à angina intestinal; e doença grave causa infarto e gangrena do intestino.
- **Pancreatite aguda:** também é causa de abdome agudo nos pacientes com LES, artrite reumatoide juvenil e na púrpura de Henoch-Schönlein. Ocorre pela combinação de vasculite, toxicidade por medicamentos e autoimunidade.
- **Hepatite:** O uso de anti-inflamatórios e de metrotexato também pode causar hepatite; sendo que, com o metrotexato, existe o risco de hepatite crônica e dano irreversível ao fígado. A hepatite fulminante é rara, mas pode acometer os pacientes com doença de Still, artrite idiopática juvenil ou secundária a medicamentos como sulfassalazina e hidroxicloroquina.

Abordagem

A avaliação inicial de pacientes com doenças reumatológicas consiste em identificar os órgãos acometidos e diferenciar um quadro infeccioso de complicações por atividade de doença. Visto que a principal causa de atendimento em unidades de emergência é por descompensação do aparelho respiratório, a abordagem desse sistema será priorizada no presente capítulo.

Tanto a febre como a leucocitose são características proeminentes de infecção e exacerbação da doença. Portanto, não são úteis para diferenciar os infiltrados pulmonares. História de imunossupressão associada à leucopenia deve aventar a possibilidade de infecção oportunista. Uma piora do quadro respiratório com surgimento simultâneo de manifestações extrapulmonares como artrites, rash cutâneo e lesões cardíacas sugere atividade de doença.

Diante da dificuldade de diferenciar infecção de exacerbação, devem ser coletadas amostras de hemoculturas e cultura de escarro. Enquanto se aguardam os resultados de laboratório, antibioticoterapia empírica deve ser prontamente iniciada. Caso as culturas sejam negativas, é indicado realizar tomografia computadorizada de alta resolução e broncoscopia com lavado broncoalveolar.

Alguns exames laboratoriais são utilizados para auxiliar na diferenciação de quadros infecciosos de exacerbação aguda da doença. O complemento sério pode estar consumido e o anticorpo anti-DNA pode estar presente em alguns quadros de atividade do lúpus. A pró-calcitonina está extremamente elevada em infecções bacterianas e fúngicas e levemente elevada em infecções virais e atividade de doença.

Abordagem de síndromes específicas

Hemorragia alveolar

A hemorragia alveolar é uma manifestação rara do LES e não se manifesta necessariamente com hemoptise. Pode ser a apresentação inicial do lúpus, mas é vista comumente nos pacientes com a doença já diagnosticada.

Os pacientes são gravemente enfermos, com queixas de dispneia, tosse e hemoptise. O sangramento pode ser suficiente para levar à anemia. Radiografia de tórax geralmente mostra um infiltrado alveolar bilateral. O lavado broncoalveolar ajuda a excluir infecção quando é sanguinolento, banhado de macrófagos com pigmentos de hemossiderina e culturas negativas. Somente a biópsia pulmonar confirma o diagnóstico.

A terapia combinada de glicocorticosteroide em altas doses (metilprednisona 500 mg – 2000 mg) com a ciclofosfamida, antibióticos e cuidados intensivos (ventilação mecânica) reduziu drasticamente a mortalidade desses pacientes. Plasmaférese associada à ciclofosfamida é indicada na falha terapêutica com corticosteroide.

Síndrome antifosfolipídica catastrófica

A SAF catastrófica raramente ocorre nos pacientes com LES e SAF primária, manifesta com trombose disseminada e lesão de órgãos. Considera o diagnóstico naqueles pacientes com história de SAF ou anticorpo antifosfolipídico (anticoagulante lúpico, anticorpo anticardiolipina, anticorpo antibeta-2 glicoproteína), três ou mais tromboses em 1 semana, biópsia confirmando microtrombos e exclusão de outras causas de trombose ou microtrombose disseminada.

A abordagem desses pacientes deve ser sistematizada:

- Qualquer infecção identificada que possa ter precipitado a SAF catastrófica deve ser tratada com antibióticos apropriados.
- Anticoagulação com heparina intravenosa no cenário agudo. Nos pacientes hemodinamicamente estáveis, sem novos episódios de trombose e sem sangramentos, a anticoagulação pode ser substituída pela via oral com varfarina.
- Corticosteroide sistêmico em alta dose, metilprednisona 1 g intravenosa diariamente por 3 dias, seguida por corticosteroide oral ou intravenoso na dose equivalente à prednisona 1 mg/kg/dia.
- Plasmaférese por 5 dias consecutivos associada ou não à imunoglobulina venosa (400 mg/kg/dia por 5 dias). Quando a imunoglobulina é utilizada em associação com a plasmaférese, ela só deve ser administrada após o último dia de plasmaférese.
- Mortalidade permanece elevada mesmo com o tratamento adequado. Estudos relatam uma taxa de recuperação variando de 50 a 80% com a terapia combinada de anticoagulação, corticosteroide sistêmico e plasmaférese com ou sem imunoglobulina venosa.

Segue, na **Tabela 82.1**, um resumo das principais emergências reumatológicas e procedimentos.

Tabela 82.1 *Emergências reumatológicas*

Emergências Reumatológicas	Doença Autoimune Associada	Quadro Clínico	Laboratório e Imagem	Tratamento	Diagnóstico Diferencial
Hemorragia Alveolar	LES	Dispneia (100%), febre alta (82%), hemoptise (50%)	Queda da hemoglobina, infiltrado pulmonar denso,	Corticosteroide em altas doses, ciclofosfamida, e/ou plasmaférese.	Pneumonia, pneumonite lúpica, embolia pulmonar
Estenose Subglótica	Granulomatose com poliangeíte (granulomatose de Wegener)	Rouquidão, tosse, dispneia e/ou estridor	Laringoscopia	Traqueostomia precoce, dilatação intratraqueal com injeção de corticosteroide	Doença pulmonar
Tamponamento Pericárdio	LES	Dispneia progressiva, dor torácica	Ecocardiograma	Pericardiocentese ou pericardiotomia	Outras causas de pericardite (viral, tuberculose)
Síndrome Antifosfolipídica Catastrófica	LES e SAF primária	Disfunção renal (70%), SDRA e embolia pulmonar (66%), infarto cerebral e convulsões (60%)	Trombocitopenia, altos títulos de anticorpo antifosfolipídico	Heparina intravenosa e altas doses de corticosteroides Imunoglobulina intravenosa e plasmaférese	PTT, endocardite marântica, vasculite pelo LES

Continua

Continuação

Emergências Reumatológicas	Doença Autoimune Associada	Quadro Clínico	Laboratório e Imagem	Tratamento	Diagnóstico Diferencial
Crise Renal Esclerodérmica	Esclerose Sistêmica	Hipertensão maligna e cefaleia	Elevação da creatinina, anemia hemolítica microangiopática com trombocitopenia	Inibidores a enzima conversa de angiotensina (IECA-captopril), mesmo nos pacientes em diálise	PTT, SHU
Fraqueza Muscular	Poliomiosite e dermatomiosite	Fraqueza da musculatura respiratória, insuficiência respiratória, disfagia	Elevação de CPK, aldolase e VHS	Prednisona (1 -1,5 mg/kg/dia), metilprednisona IV (se grave) + imunossupressão (metrotexato, azatioprina)	Miopatia por corticosteroide
Mielite Transversa	LES	Fraqueza, parestesias, dor neuropática, disfunção vesical, perda sensitiva	RNM com hipersinal em T2 e atrofia da medula espinhal. LCR com pleocitose e aumento de IgG	Prednisona 1,5 mg/kg/dia, plasmaférese, ciclofosfamida	Hematoma, tumores, fraturas, hérnia de disco, infecções, condições desmielinizantes

LES: lúpus eritematoso sistêmico; SAF: síndrome antifosfolipídica primária; PTT: tempo de tromboplastina parcial; SDRA: síndrome do desconforto respiratório agudo; SHU: síndrome de Churg-Strauss; CPK: creatinofosfoquinase; VHS: velocidade de hemossedimentação; LCR: líquido cefalorraquidiano; RNM: ressonância nuclear magnética.

Bibliografia

1. Bermas BL, Erkan D, Schur P. Diagnosis of the antiphospholipid syndrome. UpToDate, 2014.
2. Bermas BL, Schur PH, Kaplan AA. Treatment of the antiphospholipid syndrome. UpToDate, 2014.
3. Frankel SK, Sullivan EJ, Brown KK. Vasculitis: Wegener granulomatosis, Churg-Strauss syndrome, microscopic polyangiitis, polyarteritis nodosa, and Takayasu arteritis. Critical Care Clinics. 2002;18(4):855-79.
4. Janssen NM, Karnad DR, Guntupalli KK. Rheumatologic diseases in the intensive care unit: epidemiology, clinical approach, management, and outcome. Critical Care Clinics. 2002;18(4):729-48.
5. Morabito G, Tartaglino B. Emergencies in systemic rheumatic diseases. In: Tintinalli JE, Gabor DK, Staphczynski S, ed. Tintinalli's emergency medicine: a comprehensive study guide, 6. ed. New York: McGraw-Hill; 2004.
6. Quintero OL, Rojas-Villarraga A, Mantilla RD, Anaya JM. Autoimmune diseases in the intensive care unit. An update. Autoimmunity Reviews. 2013;12(3):380-95.
7. Slobodin G, Hussein A, Rozenbaum M, Rosner I. The emergency room in systemic rheumatic diseases. Emergency Medicine Journal: EMJ. 2006;23(9):667-71.
8. Varga J, Fenves AZ. Renal disease in systemic sclerosis (scleroderma), including scleroderma renal crisis. UpToDate, 2014.
9. Weyand CM, Goronzy JJ. Clinical practice. Giant-cell arteritis and polymyalgia rheumatica. The New England Journal of Medicine. 2014;371(1):50-7.

83

Tratamento Conservador das Fraturas e Abordagem Prática das Luxações

Guilherme Boni
Fernando Baldy dos Reis

Introdução

Tratamento conservador continua o método mais comum para o tratamento das fraturas, com altos índices de sucesso quando bem indicado e uma ótima opção entre as condutas ortopédicas.

Tratamento conservador *versus* cirúrgico

Não que o tratamento conservador seja uma opção melhor do que o cirúrgico sempre, mesmo porque, em uma avaliação criteriosa, existem pontos negativos do tratamento conservador como imobilização prolongada, tipo de imobilização e seu peso, rigidez articular, deformidade residual entre outras (**Figura 83.1**).

Desse modo, todo cirurgião deve ter em mente pontos negativos e positivos de cada uma das opções de tratamento, comparando se a opção por cirurgia tem um benefício maior, de fato, do que a opção não cirúrgica; ou seja, se as fraturas tratadas de forma conservadora, em determinados pacientes com diversas comorbidades trariam maiores benefícios ao paciente.

Outros aspectos que devem ser levados em conta na hora de escolher entre uma das opções de tratamento são a localização, o tipo de fratura e os padrões de alinhamento e rotação aceitáveis para região diafisária de cada osso. Já nas fraturas diafisárias, se após manobra de redução houver um padrão aceitável de alinhamento e rotação, o tratamento conservador, com acompanhamento rigoroso semanal, é uma ótima opção.

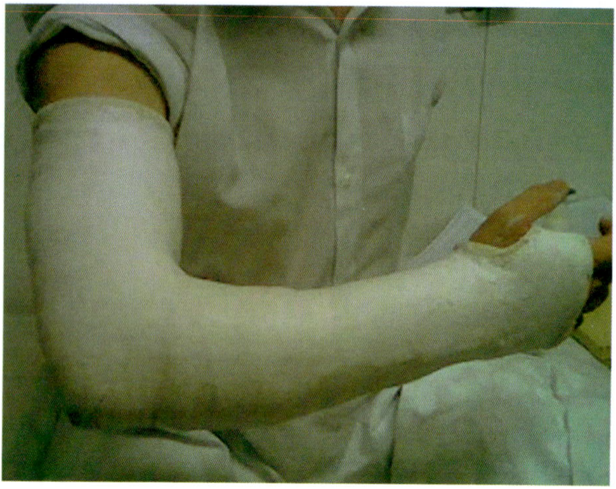

Figura 83.1 *Imobilização axilopalmar gessada.*

Todo cirurgião ortopédico deve pensar na falha de ambos os métodos antes de fazer sua opção, por isso se deve avaliar não somente a fratura em si, mas também o que é chamado de "personalidade da fratura". Avaliando a fratura, o paciente em questão como sua idade, suas comorbidades e suas atividades sociais. Para que, desse modo, diminuam-se os riscos de falha do tratamento, alcançando o sucesso sempre que possível. (**Figura 83.2**)

Atendimento ao paciente com suspeita de fratura exposta

As fraturas expostas (FE) são aquelas nas quais uma ruptura da pele e dos tecidos moles subjacentes cria uma comunicação entre o ambiente externo e o osso fraturado ou, o hematoma resultante.

O agente etiológico de contaminação mais comum é o *Staphylococcus aureus*.

O diagnóstico das fraturas expostas costuma ser imediato na maioria dos casos. O paciente apresenta uma laceração hemorrágica profunda acima ou próxima da fratura do osso subjacente. O atendimento inicial é feito segundo os preceitos do ATLS, por, geralmente, se tratar de trauma de alta energia.

Na inspeção, avaliar grau de contaminação da ferida, status dos tecidos moles, status vascular e neurológico da extremidade afetada. Neste momento, deve-se classificar a contaminação da fratura.

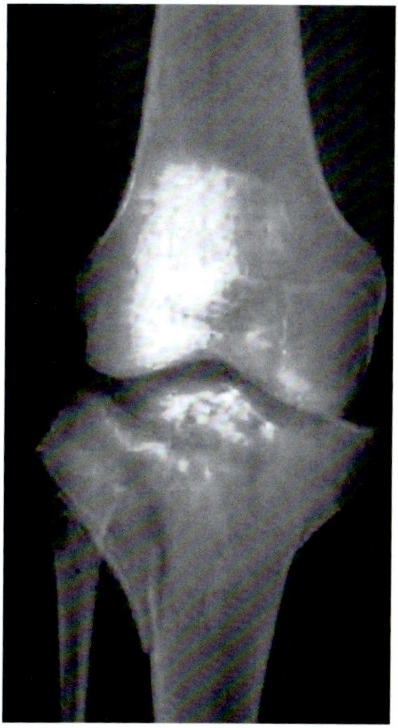

Figura 83.2 *Fratura com extensão articular submetida a tratamento cirúrgico.*

Radiografia da área da lesão em duas incidências, incluindo as articulações adjacentes (p. ex.: fratura de tíbia; é mandatório ver joelho e tornozelo).

Ver fluxograma na **Figura 83.3** a seguir.

Tratamento

O tratamento das FE é baseado em antibioticoterapia precoce, debridamento mecânico, estabilização da fratura e reconstituição da cobertura de partes moles.

O primeiro tratamento consiste em minimizar a contaminação da fratura, realizando irrigação com dois litros de soro fisiológico, cobertura da ferida com material estéril, antibioticoterapia e estabilização provisória da fratura. Com exceção de alguns tipos de fraturas de falange distais (F1), o tratamento subsequente deve ser realizado em ambiente hospitalar.

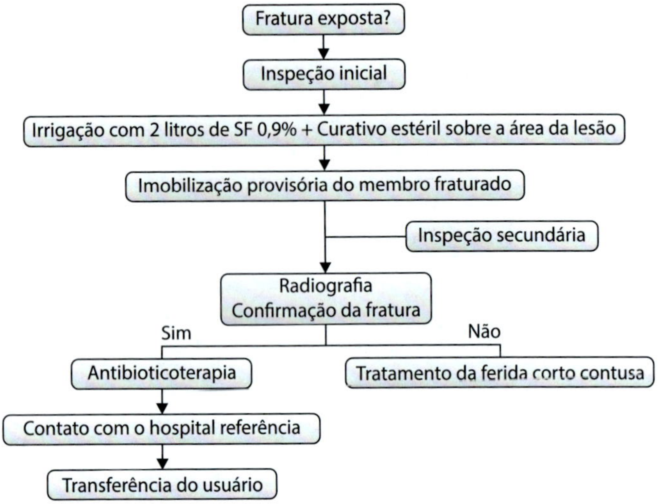

Figura 83.3 *Fluxograma.*

Atendimento ao paciente com luxação e lesões ligamentares na articulação interfalangeana proximal dos dedos

As lesões ligamentares da mão ocorrem mais comumente na articulação interfalangeana proximal dos dedos. As lesões variam de uma entorse simples até um quadro mais grave, como o de uma fratura-luxação.

Na clínica predominam os sinais de deformidade e impotência funcional da articulação IFP dos dedos. A luxação pode ser lateral ou dorsal. Deve-se sempre verificar associação com fraturas, principalmente nas luxações dorsais.

As radiografias em AP e Perfil dos dedos acometidos, evitar solicitar radiografias das mãos para avaliar lesões de dedos.

Tratamento

Realizar manobras de redução após bloqueio digital.

- Luxação Lateral: proceder redução, corrigindo o desvio;
- Luxação Dorsal: NÃO realizar tração, proceder manobra de flexão da junta;

- Luxação Volar (com e sem componente rotacional): realizar manobra de redução, através da extensão da junta, mantendo as articulações metacarpo-falangeanas fletidas e o punho estendido (para relaxar o aparelho extensor);
- Fratura-Luxação Dorsal: se houver fratura da base da falange média, medindo menos do que 40% da superfície articular, realiza-se tratamento conservador. Caso observe-se acometimento maior do que 40%, proceder tratamento cirúrgico com especialista.
- Sempre solicitar radiografia de controle pós-redução para verificação de congruência articular.
- Caso não se obtenha redução congruente, proceder tratamento cirúrgico.

O determinante final de tratamento é saber se a articulação permanece concentricamente reduzida com o movimento ativo. Essa avaliação exige um controle adequado da dor através de um bloqueio digital. (**Figura 83.4**)

Atendimento ao paciente com luxação simples do cotovelo

A luxações de cotovelo podem ser simples, quando só há lesão de partes moles e complexas, quando há fraturas envolvidas.

A direção da luxação também pode ser utilizada como classificação, sendo a posterior a mais comum.

Existe uma sequência básica de abordagem das lesões na luxação do cotovelo, iniciando-se lateralmente, com progressão às cápsulas anterior e posterior até o acometimento medial. As estruturas mais importantes nos complexos ligamentares são a banda anterior medialmente e o ligamento ulnar lateralmente.

Na maioria dos casos é evidente a luxação do cotovelo, com dor, deformidade e limitação funcional.

É importante a avaliação da função neurológica (ulnar e mediano) e vascular do membro.

A avaliação radiológica é feita com radiografias em AP e perfil.

O tratamento das luxações envolve o conhecimento de que a maioria das luxações simples do cotovelo é estável após a redução incruenta:

- A redução tem como base a manipulação do cotovelo em 90° de flexão, tentando direcionar o olecrano ao úmero distal;

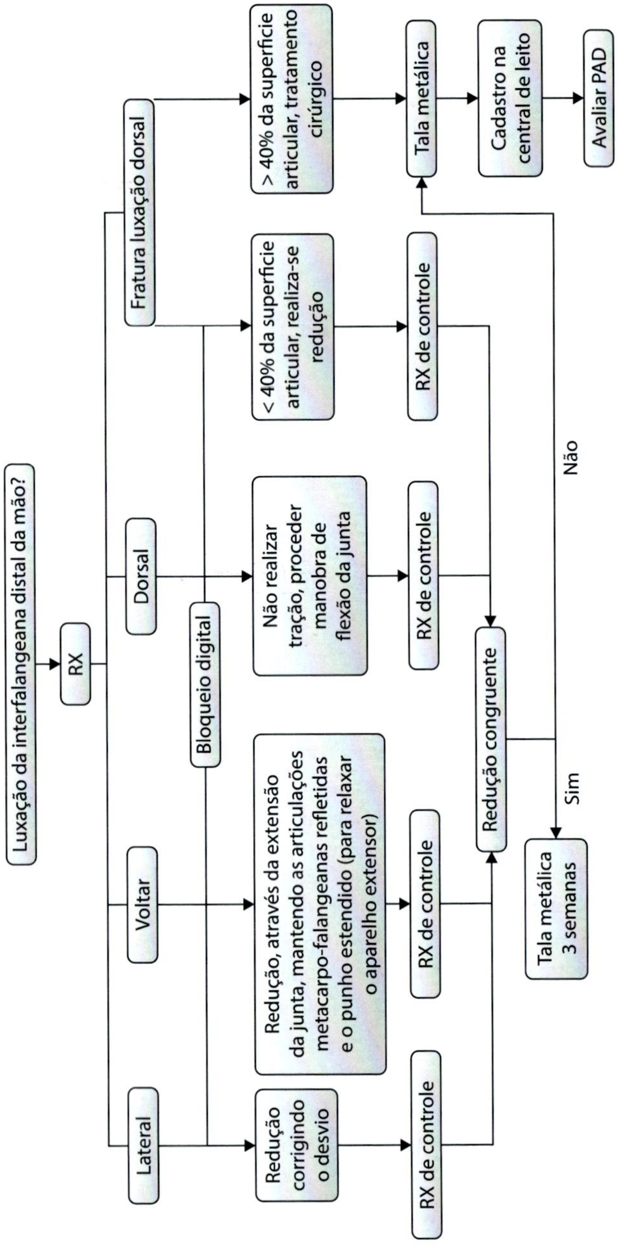

Figura 83.4 *Fluxograma.*

- Após a redução a estabilidade deve ser checada através de radiografias e do restabelecimento da amplitude de movimento, com AMD passiva entre 130 e 20° de flexo-extensão;
- A imobilização é feita com o cotovelo em 90° de flexão por duas semanas. O posicionamento do antebraço em pronação pode aumentar a estabilidade;
- Deve ser feito acompanhamento para avaliação de persistência de instabilidade e rigidez do cotovelo; Casos de instabilidades persistentes e fraturas luxações têm indicação de tratamento cirúrgico.

A manobras de Parvin e Meyn e Quigley são apresentadas na **Figura 83.5**.

Atendimento ao paciente com fratura da clavícula

Podemos dividir essas fraturas em relação a sua localização em três regiões anatômicas:

- Medial;
- Diafisária;
- Lateral.

As fraturas do terço medial são de baixa incidência e frequentemente encontradas na forma de epifisiolise até o início da idade adulta.

As fraturas do terço médio são as fraturas mais comuns da clavícula. A avaliação de lesões associadas não deve ser esquecida, incluindo fratura-luxação das articulações esterno-clavicular e acrômio-clavicular e epifisiolise em pacientes mais jovens.

As fraturas do terço lateral constituem o segundo padrão de fratura mais comum da clavícula.

O **Quadro 83.1** demonstra a classificação de Craig das principais fraturas de clavícula.

Tratamento

Fraturas do terço medial (Grupo III)

O tratamento não cirúrgico destas fraturas utilizando tipoia americana e mobilização precoce do membro, conforme tolerado, tem sido o tratamento de escolha, com exceção das fraturas expostas e das fraturas que promovem compressão das estruturas mediastinais.

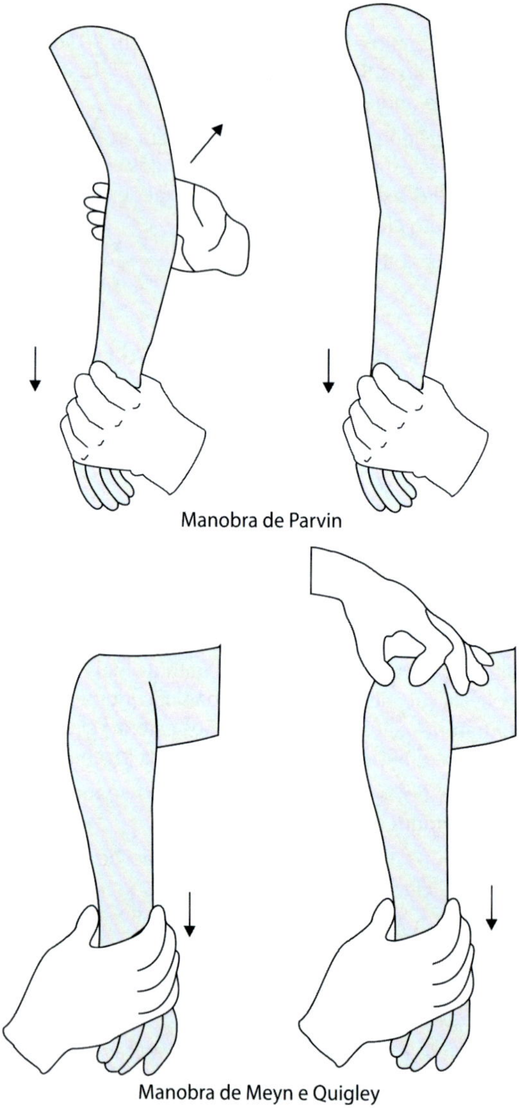

Figura 83.5 *Manobra de Parvin e Manobra de Meyn e Quigley.*

Quadro 83.1 *Classificação de Craig - fraturas da clavícula*	
Grupo I - Fraturas do terço médio **Grupo II - Fraturas do terço lateral**	
Tipo I	Mínimo-sem desvio (interligamentar)
Tipo II	Deslocada (fratura medial aos ligamentos coracoclaviculoares) conoide e trapezoide no fragmento distal (padrão de fratura oblíquo) coronoide lesado e trapezoide integro (padrão de fratura transverso)
Tipo III	Fraturas da superfície articular
Tipo IV	Deslocamento ósseo e ligamentos firmes ao periósteo (criança)
Tipo V	Fragmento inferior cominuído (latarjet) onde se inserem os ligamentos
Grupo III - Fraturas do terço medial	
Tipo I	Mínimo/sem desvio
Tipo II	Deslocada (ligamentos rompidos)
Tipo III	Intra-articular
Tipo IV	Epifisiólise (crianças e adulto jovem - até 25 anos podem ocorrer)
Tipo V	Cominuída

No último caso, tentativa de redução urgente deve ser realizada, inicialmente, por meios fechados e, se malsucedida, de forma cruenta.

Fraturas do terço médio / diáfise (Grupo I)

Em fraturas do terço médio sem desvio, o tratamento é conservador e envolve o uso de tipoia americana para conforto álgico durante duas até no máximo 6 semanas, com retirada progressiva à medida que a dor permitir e retorno às atividades.

O tratamento cirúrgico em fraturas completamente desviadas deve ser oferecido a pacientes adultos jovens ativos após adequado aconselhamento sobre os riscos envolvidos e os prováveis resultados a serem alcançados.

O **Quadro 83.2** demonstra as principais indicações de tratamento cirúrgico para estas fraturas.

Quadro 83.2 *Indicações de tratamento cirúrgico*

Indicação absoluta	Indicações relativas
• Fraturas expostas • Fratura com tensão excessiva na pele • Lesão neurológica/vascular associada	• Encurtamento ou desvio > 2 cm • Fratura cominuída com deslocamento transverso do fragmento/ segmentada • Fratura clavícula bilateral • Fratura ipsilateral • Ombro flutuante • politrauma com exigência de carga precoce MMSS

Fraturas do terço lateral (Grupo II Craig)

Em fraturas sem desvio tipo I e tipo III, o tratamento é conservador por meio da imobilização com tipoia americana antálgica que é mantida até que haja mobilização sem dor e ausência de crepitação no foco de fratura, o que usualmente ocorre de 3-6 semanas e é seguido pelo início da mobilização.

Já o tratamento para fraturas desviadas (Tipo II e V Grupo II Craig) é controverso conforme descrito no **Quadro 83.3**.

Fraturas do tipo IV que envolvem um desenluvamento periosteal são, invariavelmente, tratadas conservadoramente tendo em vista o potencial de remodelação, a não ser na presença de um desvio muito grande.

Quadro 83.3 *Tratamento para fraturas desviadas*

Tratamento conservador	Tratamento cirúrgico
Pacientes de meia-idade e idosos (> 35 anos) Exceção: • Fratura exposta • Grave comprometimento de partes moles • Dupla ruptura do complexo suspensório superio do ombro • Osteoartrose acromioclavicular • Pseudoartrose sintomática após 6 meses	Pacientes adultos a jovens (< 35 anos)

Atendimento ao paciente com luxação glenoumeral

Esta luxação tem elevada incidência e é comum a recorrência da instabilidade. Pode ser classificada de diversas formas, entre elas:

- **Quanto ao mecanismo:** traumática ou atraumática;
- **Quanto à direção:** anterior (mais comum), posterior, superior ou inferior (raras) ou multidirecional.

A luxação aguda é muito dolorosa, a musculatura se torna espástica. A cabeça do úmero pode ser palpável fora da articulação, deixando um espaço vazio abaixo do acrômio.

Braço em abdução e rotação externa nos casos de luxação anterior e adução e rotação interna nas posteriores. Nas luxações inferiores o paciente tende a manter o membro em abdução acima do nível do ombro. Importante avaliar a função neurológica, principalmente do nervo axilar (região do deltoide).

A avaliação radiográfica inicial deve ter as incidências da "série trauma" do ombro: AP verdadeiro, perfil escapular ou perfil axilar, que pode ser substituído por incidência de Velpeau.

Tratamento

A medida inicial após o adequado estudo da luxação (direção, mecanismo, história clínica, etc.) é a redução. Existem diversas manobras que podem ser utilizadas conforme figuras na sequência.

- **Tração e contra tração:** faixa de lençol em torno do Tórax para a contra tração. inicia-se tração no braço comprometido, com rotações interna e externa suaves.
- **Método de Milch:** paciente em supinação, abdução e rotação externa do braço, com o polegar empurrando a cabeça do úmero para a glenoide. (**Figura 83.6**)
- **Método de Kocher modificado:** Tração contínua do braço com o cotovelo em 90°, de abdução e rotação externa do braço, seguidos de adução e rotação interna. (**Figura 83.7**)
- **Método de Spaso:** paciente em posição supina, é feita tração vertical no membro superior, associada a rotação externa.

Métodos que envolvam aplicação de força excessiva e mecanismo de alavanca são perigosos por serem causas de fraturas.

A necessidade de analgesia para a redução varia de acordo com o tempo de evolução da luxação, com o número de episódios, com o trauma associado etc. Pode ser utilizada injeção intra-articular de lidocaína, no máximo 20mL a 1%, injetados lateralmente, em direção à glenoide, 2 cm abaixo do acrômio, 15 minutos antes da manobra de redução. Podem ser utilizados esquemas de sedação, com a ressalva dos maiores efeitos colaterais e necessidade de ambiente hospitalar de segurança.

A redução da luxação deve ser confirmada com as mesmas radiografias iniciais.

Após a confirmação da redução, é prescrito esquema de analgesia doméstico e uso de tipoia por 3 semanas. Nas luxações posteriores, pode ser necessária imobilização com rotação externa do ombro, na posição que conferir estabilidade.

Deve haver orientação quanto a necessidade de acompanhamento e sobre possibilidade de recorrência da luxação.

Os casos em que não é conseguida a redução têm indicação de tratamento cirúrgico.

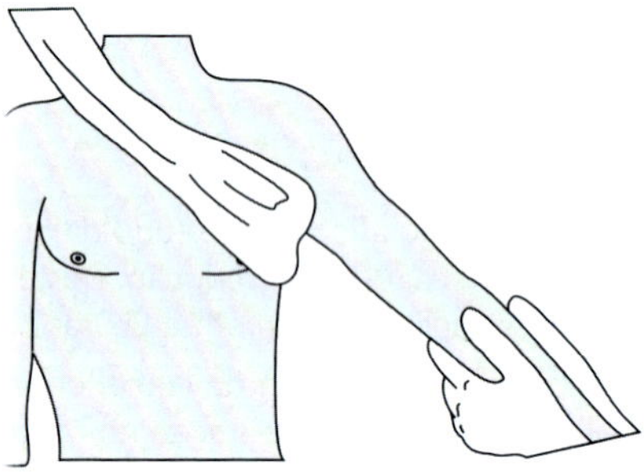

Tração e contração

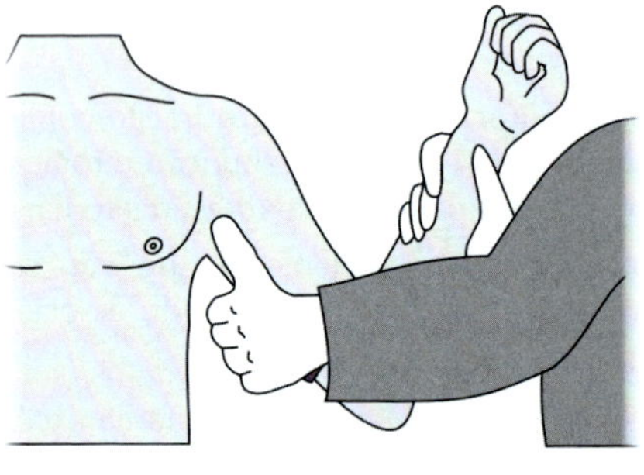

Método de Milch

Figura 83.6 *Método de Milch.*

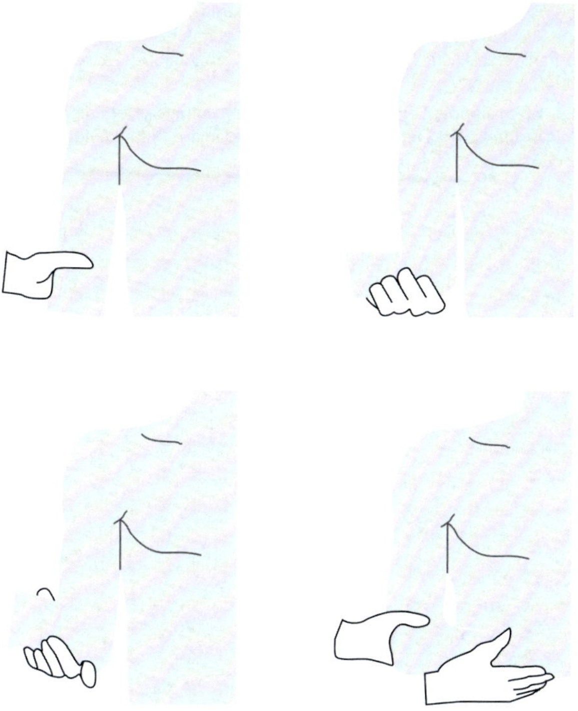

Método de Kocher

Figura 83.7 *Método de Kocher.*

Bibliografia

1. Balbachevsky, Daniel; Belloti, João Carlos; Doca, Daniel Gonçalves; Jannarelli, Bruno; Junior, João Alberto Yazigi; Fernandes, Hélio Jorge Alvachian; Reis, Fernando Baldy Dos. Treatment of pelvic fractures - a national survey. Injury, v. 45, p. S46-S51, 2014.
2. Miki, Natália; Martimbianco, Ana Luiza Cabrera; Hira, Lúcia Tomomi; Lahoz, Gisele Landim; Fernandes, Hélio Jorge Alvachian; Reis, Fernando Baldy Dos. Profile of trauma victims of motorcycle accidents treated at hospital São Paulo. Acta Ortopédica Brasileira (Impresso), v. 22, p. 219-222, 2014.
3. Reis, F.B. Propedêutica e Abordagem do Politraumatizado. Revista Ortopedia e Traumatologia Ilustrada, v. 1, p. 7-31, 2013.
4. REIS, F.B. Fraturas distais do úmero no adulto. Revista Ortopedia e Traumatologia Ilustrada, v. 1, p. 55-72, 2013.

5. Reis, F.B.; Balbachevsky, D.; Belloti, J.C.; Martins, C.V.E.; Fernandes, H. J.; Faloppa, F.; Pires, R. E. S. Como são tratadas as fraturas da tíbia no Brasil? Estudo transversal. Acta Ortopédica Brasileira, São Paulo, v. 13, n.5, p. 229-232, 2005.
6. Reis, F.B.; Faloppa, F.; Fernandes, H.J. Traumatologia ortopédica. Seminários em Ortopedia do Departamento de Ortopedia e Traumatologia UNIFESP/EPM, São Paulo, v. 4, p. 3-12, 2003.

84

Emergências Oncológicas

Cristina Prata Amendola
Caio Augusto Dantas Pereira
Jenna Kadja Neves Valente
Lucas Lousada Ferreira
Pedro De Marchi
Wilson Massayuki Imanishi

Introdução

O cuidado de pacientes com câncer em situação de emergência representa um desafio não só para médicos oncologistas, mas também para os médicos envolvidos em medicina de emergência em virtude de sua grande complexidade clínica e ética.

Esse profissional deve ser capaz de:

- Diferenciar as situações de emergências relacionadas ao câncer daquelas não relacionados ao câncer.
- Entender as emergências oncológicas comuns: problemas estruturais; infecciosos; hematológicos; e metabólicos.

Este capítulo reúne as complicações mais comuns e críticas do câncer com que o clínico geral possa se deparar, especificamente:

- Neutropenia febril (já abordado em capítulo específico)
- Síndrome de lise tumoral
- Síndrome da veia cava superior
- Compressão da medula espinhal

Situações mais específicas podem ser encontrados em *guidelines* das sociedades de especialidades.

Abordagem inicial da doença aguda em pacientes com câncer

Os pacientes com câncer que se apresentam com emergências agudas inicialmente devem ser abordados de modo semelhante aos não oncológicos.

Uma vez reconhecida a situação de emergência, a agressividade do tratamento de qualquer emergência oncológica deve ser influenciada pela reversibilidade do evento imediato, a probabilidade de sobrevivência a longo prazo e cura, a capacidade de oferecer tratamento paliativo eficaz, os desejos da família e do paciente; e os objetivos e/ou as chamadas diretivas antecipadas devem ser rapidamente avaliadas para se estabelecer rapidamente um plano adequado de tratamento.

Síndrome da lise tumoral

A síndrome de lise tumoral (SLT) é caracterizada por alterações metabólicas causadas pela liberação rápida e maciça de componentes celulares na corrente sanguínea após a lise de células tumorais, levando aos achados característicos de hiperuricemia, hipercalemia, hiperfosfatemia e hipocalcemia.

A SLT é mais frequente em pacientes portadores de neoplasias hematológicas, como leucemia linfoblástica aguda e linfomas de Burkitt após o início do tratamento, mas pode ocorrer de modo espontâneo ou em decorrência de diversas modalidades de tratamento oncológico (quimioterapia, terapia alvomolecular, corticosteroide, embolização tumoral e radioterapia).

Embora seja menos frequente, a SLT ocorre em tumores sólidos com alta taxa de proliferação celular, grande carga tumoral e sensíveis ao tratamento citotóxico.

Conforme a classificação proposta por Cairo-Bishop, a SLT pode ser definida em laboratorial ou clínica (**Tabela 84.1**).

Tabela 84.1 *Classificação de Cairo-Bishop*

Complicações	Manifestações
Duas ou mais das alterações a seguir ocorrendo simultaneamente, entre 3 dias antes até 7 dias após a quimioterapia.	SLT laboratorial mais um dos seguintes achados.
Ácido Úrico > 8mg/dL ou aumento de 25% do valor basal	Creatinina 1,5x maior do que o LSN
Potássio > 6 mEq/dL ou aumento de 25% do valor basal	Arritmia cardíaca ou morte súbita
Fosfato > 4,5 mg/dL ou aumento de 25% do valor basal	Convulsão
Cálcio < 7 mg/dL ou queda de 25% do valor basal	

Diagnóstico

A apresentação clínica e a sintomatologia estão diretamente relacionadas às alterações bioquímicas características dessa síndrome (**Tabela 84.2**).

Algumas condições clínicas, como as seguintes, podem manifestar sintomas e alterações metabólicas semelhantes aos da SLT:

- Desidratação.
- Insuficiência renal aguda relacionada à sepse.
- Lesão renal obstrutiva (invasão ou compressão das vias urinárias pelo tumor).
- Toxicidade às medicações (incluindo quimioterapia).
- Uso recente de contraste iodado.
- Rabdomiólise.

Tabela 84.2 *Manifestações clínicas da SLT*[7]

	Manifestações
Hipercalemia	Náuseas, vômitos e diarreia
	Espasmos musculares, parestesias e fadiga
	Alterações eletrocardiográficas*
	Fibrilação ventricular e parada cardiorrespiratória
Hiperfosfatemia	Náuseas, vômitos, diarreia, letargia
	Insuficiência renal aguda
	Hipocalcemia secundária
	Convulsões
Hipocalcemia	Contrações musculares, parestesias e tetania
	Confusão mental, delirium e alucinações
	Convulsões
	Prolongamento do intervalo QT, *torsade des pointes*
	Exacerbação da hipercalemia
Hiperuricemia	Náuseas, vômitos, diarreia, anorexia e desconforto abdominal
	Insuficiência renal aguda

* Prolongamento do intervalo QRS, onda T apiculada, achatamento ou ausência da onda P.
SLT: síndrome de lise tumoral.

Exames complementares auxiliam na identificação e manejo da SLT. É indispensável solicitar hemograma, função renal, sedimento urinário (urina tipo I), eletrólitos, ácido úrico, DHL, eletrocardiograma e ultrassonografia de rins e vias urinárias.

Tratamento

- **Expansão volêmica:** 2,5 a 3 litros/m²/dia, objetivando débito urinário de 2 mL/kg/hora.

  O aumento do volume intravascular, do fluxo sanguíneo renal e da taxa de filtração glomerular promove maior excreção de ácido úrico e fosfato, o que diminui os riscos de formação de cristais e micro-obstruções.

- **Diuréticos:** não há evidência de benefício.

  Os diuréticos podem ser utilizados para promover diurese satisfatória (2 mL/kg/hora) em pacientes submetidos à adequada expansão volêmica. Além de aumentar o débito urinário e diminuir os riscos de congestão em pacientes intolerantes à reposição volêmica (cardiopatas e nefropatas)

- **Alcalinização urinária:** não há evidência de benefício.

  A alcalinização urinária pode aumentar a solubilidade do ácido úrico, porém diminui a solubilidade do fosfato de cálcio. Desse modo, favorece a precipitação de cristais de fosfato de cálcio nos rins, piorando a função renal.

  A alcalose metabólica pode ser responsável pela piora da hipocalcemia por aumentar a avidez da albumina pelo cálcio livre.

- **Hipercalemia (Tabela 84.3)**

  Quando identificadas alterações eletrocardiográficas sugestivas de hipercalemia, o paciente deve ser tratado imediatamente na sala de emergência.

  O gluconato de cálcio deve ser utilizado com cautela pela possibilidade de formação de fosfato de cálcio e piora da função renal. Idealmente, deve-se utilizar em casos de alterações eletrocardiográficas severas, arritmias malignas e parada cardiorrespiratória.

  O bicarbonato de sódio deve ser evitado pelos mesmos motivos descritos na alcalinização urinária. Tem papel no tratamento da hipercalemia em pacientes com acidose metabólica.

Tabela 84.3 *Manejo dos distúrbios hidroeletrolíticos*[6]

Distúrbios	Tratamento
	Hipercalemia
Moderada ou assintomática ≥ 6 mmol/L	Restrição de potássio VO e EV ECG seriado e monitorização cardíaca Resina quelante de potássio
Severa > 7 mmol/L e/ou sintomática	◗ ECG seriado e monitorização cardíaca ◗ Gluconato de cálcio ◗ Insulina regular com ou sem dextrose ◗ Inalação com β2 - agonista ◗ Resina quelante de potássio ◗ Bicarbonato de sódio 8,4% ◗ Hemodiálise
	Hiperfosfatemia
Moderada ≥ 2,1 mmol/L	◗ Restrição de fosfato VO e EV ◗ Quelantes de fósforo
Severa	Hemodiálise
	Hipocalcemia ≤ 1,75 mmol/L
Assintomático	Conduta expectante
Sintomático	Gluconato de cálcio
Hiperuricemia > 8 mg/dL	◗ Alopurinol ◗ Rasburicase

VO: via oral; EV: endovenosa; ECG: eletrocardiograma.

- **Hiperfosfatemia (Tabela 84.3)**

  Não existem estudos que comprovem os benefícios dos quelantes de fósforo em pacientes com SLT, embora sejam utilizados rotineiramente.

- **Hipocalcemia (Tabela 84.3)**

  Os esforços para aumentar a eliminação do fosfato devem ser considerados antes da administração de cálcio, a não ser que haja alguma condição ameaçando a vida relacionada à hipocalcemia.

  Não é recomendado utilizar reposição de cálcio em pacientes com hipocalcemia assintomática.

- **Hiperuricemia (Tabela 84.3)**
- **Alopurinol:** aumenta os níveis séricos e urinários de xantinas que podem precipitar nos túbulos renais, causando insuficiência renal aguda.

É capaz de reduzir a produção de ácido úrico, porém não tem ação sobre o ácido úrico preexistente. Portanto, deve ser idealmente utilizado antes do início do tratamento oncológico.

Pode causar reações de hipersensibilidade, principalmente em pacientes com insuficiência renal crônica.

Inibe o metabolismo de drogas análogas de purinas (azatioprina e 6-mercaptopurinas).

- **Rasburicase:** considerada a medicação de escolha para o tratamento da hiperuricemia relacionada à SLT, com diminuição da necessidade de diálise nesses pacientes, embora nenhum trabalho tenha demonstrado impacto sobre a prevenção de insuficiência renal aguda (IRA) ou a mortalidade.

  A liberação de peróxido de hidrogênio proveniente do processo de degradação do ácido úrico em alantoína pode desencadear metemoglobinemia e anemia hemolítica em pacientes com deficiência de G6PD.

  As amostras de sangue de pacientes em uso de rasburicase devem ser transportadas em gelo para evitar ativação *ex vivo* da medicação e alterações na avaliação laboratorial.

- **Hemodiálise**

  Deve ser considerada em pacientes com hipercalemia refratária, hipocalcemia sintomática e produto cálcio × fósforo ≥ 70.

Síndrome da veia cava superior

Atualmente, devido ao uso frequente de dispositivos intravasculares como cateteres centrais e marca-passos, houve aumento dos casos de SCVS associada à trombose desses dispositivos.

Achados clínicos e etiologia

Os achados clínicos mais comuns são o edema facial (82%) e a dilatação das veias do pescoço e do tórax (66% e 54% respectivamente). Outros sinais e sintomas incluem dispneia, pletora facial, tosse, dor torácica, rouquidão, estridor, disfagia, cefaleia e alteração do nível de consciência (**Tabela 84.4**).

A severidade dos sintomas depende do grau de compressão da VCS e da velocidade de instalação dessa obstrução. Na maioria dos casos, a instalação da obstrução ocorre de modo insidioso, ao

Tabela 84.4 *Sinais e sintomas da SVCS*[8]

Sinais e Sintomas	Frequência (%)
Edema facial	82
Edema braquial	46
Distensão de veias do pescoço	63
Distensão de veias do tórax	53
Pletora Facial	20
Sintomas visuais	2
Dispneia	54
Tosse	54
Rouquidão	17
Estridor	4
Síncope	10
Cefaleia	9
Tontura	6
Confusão	4
Obnubilação	2

longo de semanas, o que explica a baixa frequência de sintomas graves na instalação.

Complicações graves como insuficiência respiratória por obstrução das vias aéreas ou rebaixamento do nível de consciência por edema cerebral são raras e, quando presentes, devem ser tratadas ainda no ambiente de pronto-socorro.

Neoplasias malignas são as causas mais comuns de SVCS (**Tabela 84.5**). Entre as neoplasias malignas, as causas mais frequentes de SVCS são o câncer de pulmão e linfoma não Hodgkin (LNH). Curiosamente, o mesmo não ocorre com o linfoma de Hodgkin, que embora apresente acometimento mediastinal, raramente cursa com SVCS. Outras causas de SVCS relacionada às neoplasias malignas é a doença metastática (principalmente por câncer de mama, tumores de células germinativas e timomas).

Causas não malignas têm ganhado destaque no cenário atual, devido ao aumento do uso de dispositivos de implantação intravenosa como cateteres para infusão de quimioterapia e marca-passos. Atualmente, a trombose relacionada ao uso desses dispositivos

Tabela 84.5 *SVCS por neoplasia maligna*[7]

Tipo histológico	Frequência (%)
Câncer de pulmão de células não pequenas	50
Câncer de pulmão de células pequenas	22
Linfomas	12
Câncer metastático	9
Tumor de células germinativas	3
Timomas	2
Mesoteliomas	1
Outros cânceres	1

é responsável por cerca de 30 a 40% dos casos atuais de SVCS. Causas infecciosas como mediastinite por histoplasmose e tuberculose são pouco frequentes de SVCS de etiologia não maligna, embora representassem as principais causas de SVCS no início do século passado.

Diagnóstico

Os métodos de imagem continuam sendo o pilar do diagnóstico. Embora a venografia seja o método padrão-ouro, a tomografia computadorizada (CT) é mais utilizada em razão da grande disponibilidade, alta especificidade e sensibilidade (92% e 96% respectivamente), além de fornecer informações sobre o local, extensão da doença e auxiliar em biópsias guiadas.

Como citado anteriormente, a velocidade de instalação da SVCS ocorre, geralmente, de modo insidiosa, o que permite o tempo necessário para obtenção de um diagnóstico histológico e reconhecimento da extensão da doença antes do início do tratamento. Em especial nos casos de SVCS de etiologia neoplásica maligna, tratamento empírico, como o uso de corticosteroides ou radioterapia, deve ser evitado por prejudicar a avaliação histológica subsequente, comprometendo o tratamento da doença de base.

Tratamento

O tratamento da SVCS não deve se limitar ao alívio dos sintomas obstrutivos, devendo-se instituir o tratamento mais apropriado para a causa de base e extensão da doença ao diagnóstico.

No manejo clínico inicial, a elevação da cabeceira e a suplementação de oxigênio são considerados cuidado-padrão. Outros métodos como uso de glicocorticosteroides e diuréticos são amplamente realizados embora não apresentem eficácia confirmada na literatura atual. Os glicocorticosteroides podem causar melhora dos sintomas obstrutivos em pacientes portadores de linfoma ou timoma, mas podem comprometer o diagnóstico histológico, caso ele não tenha sido firmado.

Em linhas gerais, o tratamento da SVCS decorrente de neoplasia maligna passa por quimioterapia, radioterapia, radiologia intervencionista e cirurgia.

A quimioterapia pode beneficiar, como terapêutica inicial, especialmente pacientes portadores de tumores quimiossensíveis, como os linfomas, tumores de pequenas células do pulmão e tumores germinativos. Nesses casos, a quimioterapia pode produzir alívio sintomático e tratamento definitivo da doença de base.

Em tumores sólidos que apresentam menor sensibilidade à quimioterapia, a radioterapia é a modalidade de tratamento indicada (câncer de mama, câncer de pulmão de células não pequenas, entre outros) e beneficia, especialmente, os pacientes nos quais o campo de tratamento envolve toda a massa tumoral e linfonodos regionais adjacentes.

A desobstrução mecânica por meio de angioplastia com colocação de *stent* ou trombólise local é útil em pacientes com sintomas graves e de rápida instalação, nos casos de recorrência da obstrução após tratamento convencional e tumores resistentes à quimioterapia e radioterapia. O alívio dos sintomas é alcançado entre 24 e 48 horas e tem vantagem no tratamento inicial por não comprometer o diagnóstico histológico. Há necessidade de anticoagulação e a retirada do cateter deve ser realizada sempre que possível.

Cirurgia deve ser considerada apenas na falha dos tratamentos convencionais (quimioterapia, radioterapia e colocação de *stent*) ou no caso de tumores quimio e radiorresistentes em que o tratamento-padrão seja a ressecção completa do tumor, como é o caso dos timomas.

Síndrome de compressão medular

A síndrome de compressão medular (SCM) é uma das mais temidas complicação do câncer metastático, estando associada a dor e potenciais perdas irreversíveis de funções neurológicas.

O mecanismo mais comum de compressão da medula espinhal é a extensão direta do tumor a partir de uma metástase hematogênica de um corpo vertebral infiltrada por um depósito tumoral, resultando em lesão medular por um fragmento de osso ou instabilidade da coluna.

Os implantes metastáticos são mais frequentes na região posterolateral do corpo vertebral devido ao maior suprimento sanguíneo e à massa óssea dessa região em relação aos elementos posteriores da vértebra e em virtude de o suprimento vascular situar-se na região posterior e lateral do corpo vertebral.

Quadro clínico

A dor nas costas é o sintoma mais relatado nas metástases vertebrais, estando presente em cerca de 88% dos pacientes. Dor na coluna torácica média e alta, de caráter progressivo, que piora no período da noite, prejudica o sono e que é agravada por espirros, tosse ou manobra de Valsalva é sugestiva de doença metastática. A dor é resultando do envolvimento periosteal, que é ricamente inervado. Na sua fase inicial, a dor pode ser localizada no segmento de coluna vertebral afetado.

Destacam-se a fraqueza motora, alterações sensoriais e disfunção vesical como sintomas frequentes da SCM.

A disfunção motora (fraqueza, espasticidade) é o sinal mais precoce e ocorre antes do distúrbio sensorial.

A presença de paralisia, quer na apresentação ou após o tratamento, está associada à menor expectativa de vida, além de produzir impacto negativo na qualidade de vida dos pacientes e de seus familiares.

Diagnóstico

Apesar da disponibilidade de testes diagnósticos sensíveis, o tempo médio entre o início dos sintomas e o diagnóstico definitivo ainda é de 3 meses.

Apesar de a radiografia simples ser útil, é necessário que 30 a 50% do trabeculado ósseo esteja comprometido para que uma lesão óssea possa ser identificada, portanto a radiografia simples da coluna não está indicada para afastar a possibilidade de metástase vertebral ou de compressão medular.

A TC tem como vantagem permitir a aquisição de imagens em alta velocidade, já que muitos doentes não toleram o tempo necessário para obtenção de imagens da ressonância magnética, e identificar a presença de compressão medular por massa tumoral, apesar de menor capacidade de diferenciação de partes moles quando comparado à ressonância nuclear magnética (RNM).

Desse modo, a RNM é o método de imagem padrão-ouro na avaliação de doença metastática da coluna vertebral em virtude de sua alta sensibilidade (93%) e especificidade (97%). Permite avaliar tecidos moles como a medula, raízes nervosas, meninges, musculatura paravertebral e a relação dessas estruturas com o tumor.

Tratamento

Quando há suspeita de SCM, o tratamento com corticosteroides deve ser iniciado imediatamente. Os corticosteroides não apenas facilitam o manejo da dor como também reduzem o edema vasogênico. Recomenda-se o uso de uma dose de ataque de 10 a 16 mg endovenosa de dexametasona, seguida de 4 mg a cada 6 horas enquanto o tratamento definitivo é planejado (**Figura 84.1**).

Radioterapia externa convencional é a modalidade mais utilizada no tratamento desses pacientes, embora a dose ideal e o esquema de tratamento permaneçam controversos. O mais utilizado consiste em 3 a 4 Gy divididos entre 5 a 10 frações, no entanto doses diárias mais elevadas durante uma fase de indução seguida por fase de consolidação também sejam utilizadas. Em situações paliativas, fração única de 8 Gy pode ser preferível.

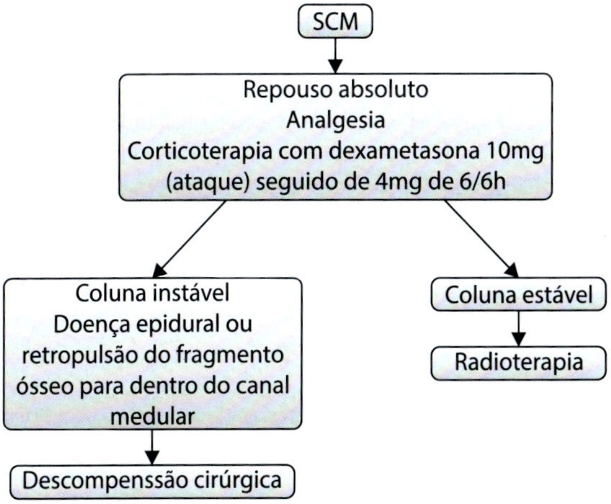

Figura 84.1 *Síndrome da Compressão Medular (SCM).*

A resposta ao tratamento depende do tipo histológico do tumor. Como seria de se esperar, os pacientes com tumores radiossensíveis (seminonas, linfomas) têm uma maior chance de recuperar ou preservar a função motora quando comparados aos pacientes com tumores menos radiossensíveis (câncer de pulmão não pequenas células, melanoma, carcinoma de células renais).

Sempre que possível, o tratamento cirúrgico deve ser considerado, no entanto riscos e benefícios devem ser criteriosamente observados. O tratamento cirúrgico tem a vantagem de promover a descompressão medular imediata, o que possibilita que um maior número de pacientes tenha a medula descomprimida antes da instalação de um déficit neurológico definitivo. Os principais critérios geralmente utilizados para indicação cirúrgica são compressão medular associada à deformidade vertebral, sinais de instabilidade da coluna, presença de fragmentos ósseos no canal medular e pacientes que responderam adequadamente à radioterapia, mas apresentaram recorrência dos sintomas de compressão medular.

Bibliografia

1. De Vita VT, Lawrence TD, Rosenberg SA. Cancer principles e practice of oncology. 10. ed. Philadelphia: Wolters Kluwer Health; 2015. 1960-1968.
2. Torres LG, Tabak D. Emergências oncológica - neutropenia febril e câncer. Revista Onco. 2011; 36-39.
3. Holmes, FA. Comparable efficacy and safety profiles of once-per-cycle pegfilgrastim and daily injection filgrastim in chemotherapy-induced neutropenia: a multicenter dose-finding study in women with breast cancer. Annals of Oncology, vol. 13, n. 6,2002; 903-909.
4. Lyman GH, Michel SL, Reynolds MW, et al. Risk of mortality in patients who experience febrile neutropenia. Cancer. 2010; 116:5555-5563.
5. Naurois J, I. Basso B, Gill MJ, et al. Management of febrile neutropenia: ESMO Clinical Practice Guidelines. Annals of Oncology 21, 2010; 252-256.
6. Ruhnke M, Böhme A, Buchheidt D, et al. Diagnosis of invasive fungal infections in hematology and oncology - guidelines from the Infectious Diseases Working Party in Haematology and Oncology of the German Society for Haematology and Oncology (AGIHO). Ann Oncol. 2012; 23:823-833.
7. Lyman GH, Kuderer N, Crawford J, et al. Predicting individual risk of neutropenic complications in patients receiving cancer chemotherapy. Cancer 2011;117:1917-1927.
8. Higa EMS, Atallah AN, et al. Guia de Medicina de Urgência. 3. ed. São Paulo: Manole; 2013; p. 469-479.
9. Holland T, Fowler VG, Shelburne SA. Invasive gram-positive bacterial infection in cancer patients. Clin Infect Dis. 2014; 54 Suppl 5: S331.
10. Lewis MA, Hendrickson AW, Moynihan TJ. Oncologic emergencies: Pathophysiology, presentation, diagnosis, and treatment. Ca Cancer. J Clin, 2011; 287-314

85

Identificação Sindrômica e Tratamento de Exposições Químicas e Biológicas

Anthony J. Tomassoni
Frank G. Walter

Introdução a eventos químicos e biológicos

É importante reconhecer que o risco associado a uma exposição depende da toxicidade do agente e da magnitude da exposição. É importante rever a(s) via(s) que um agente químico pode seguir no corpo e a resposta do corpo a esse composto químico. As potenciais vias de exposição incluem a dérmica, ocular, inalatória, ingesta e/ou injeção.

Os sintomas manifestados podem variar de acordo com a via de exposição (p. ex.: as exposições a inseticidas organofosfatos ou agentes dos nervos comumente produzem manifestações de fasciculação a partir da exposição dérmica, broncoespasmo e broncorreia por inalação, náusea e vômito por ingesta, e miosite a partir da exposição ocular.)

Para identificar uma toxídrome, é importante considerar um conjunto inteiro de sinais vitais, sempre que possível, para avaliar o estado mental do paciente e, por fim, checar outros sinais e sintomas autonomicamente controlados, como o tamanho pupilar, sons intestinais, secreções/excreções etc.

A seguir, são descritos três toxídromes: a muscarínica; a t antimuscarínica (anticolinérgica); e a asfixiante sistêmica.

Reconhecendo oportunidades para melhorar a exposição química

O acrônimo **LADMER** é um recurso para memorização que ajudará a lembrar essas etapas. Uma descrição de cada etapa acompanhada de um exemplo é dada a seguir:

Liberação de uma toxina de sua matriz (p. ex.: a ricina deve ser liberada da mamona, enquanto a nicotina deve ser liberada das folhas de tabaco para que a absorção possa ocorrer).

Absorção de agentes tóxicos por inalação, ingesta ou por via transcutânea (p. ex.: absorção dérmica de inseticidas organofosfatos). Distribuição de um veneno a órgão(s)-alvo (p. ex.: transporte de ferro para os hepatócitos).

Metabolismo que pode produzir metabólitos ativos ou inativos, biotransformar um agente não tóxico em metabólito tóxico, ou transformar um agente tóxico em metabólito não tóxico.

Eliminação, geralmente pelas vias hepática ou renal, às vezes através da respiração, sudorese, etc.

Resposta: esta etapa é uma oportunidade para pensar sobre a resposta do corpo a um veneno e lembrar que alguns agentes podem causar toxicidade adicional por **R**ecirculação êntero-hepática.

A **Tabela 85.1** traz exemplos de ações que podem ser conduzidas para diminuir o impacto de alguns venenos.

Enfocando eventos biológicos

Reconhecimento sindrômico e agentes biológicos

A apresentação clínica de um paciente infectado pode fornecer indícios importantes para a identificação do organismo infeccioso e para determinar o tratamento que mais provavelmente favorecerá o desfecho, antes da disponibilização dos resultados de microscopia, reação em cadeia da polimerase ou de culturas e sensibilidades. A presença de febre, (ou a falta de) sintomas respiratórios ou gastrointestinais, exantemas ou enantemas, linfadenopatia e/ou sintomas neurológicos pode facilitar o reconhecimento de um agente infeccioso. É importante reconhecer que, assim como as toxídromes, a apresentação de uma doença pode ser modificada pela via de exposição e pela liberação intencional de um agente ao indivíduo. Exemplificando, a maioria das infecções naturais por antraz se manifesta com infecção cutânea, ainda que ocorram casos inalatórios menos comumente, enquanto os casos gastrointestinais são raros. Se um determinado número de casos de antraz inalatório for identificado, isso deve levar imediatamente à preocupação com a potencial liberação por aerossol de antraz transformado em arma. Os **Apêndices 85.3, 85.4, 85.5** e **85.6** contêm um catálogo de agentes patológicos notáveis, suas respectivas síndromes e tratamentos.

Tabela 85.1 *Sistema LADMER e exemplos de intervenções que podem melhorar envenenamentos*

LADMER	Tóxico	Possíveis intervenções
Liberação	Chumbo elementar e sais de chumbo	A irrigação intestinal total acelera o trânsito pelo intestino antes da absorção da dose integral.
Absorção	Compostos químicos orgânicos	Carvão ativado, irrigação intestinal total.
Distribuição	Monóxido de carbono	O oxigênio pode diminuir a ligação à hemoglobina e minimizar a inibição da citocromo-c-oxidase, além de intensificar a eliminação.
Metabolismo	Metanol e etilenoglicol	Fomepizol previne o metabolismo pela álcool-desidrogenase em metabólitos tóxicos.
Eliminação	Metanol e etilenoglicol	A diálise intensifica a eliminação de metanol, etilenoglicol e alguns de seus metabólitos tóxicos, além de ajudar a corrigir as perturbações ácido-base.
Resposta/ Recirculação êntero-hepática	Amatoxinas	O carvão ativado se liga a estas toxinas para facilitar a remoção a partir do intestino e limitar a recirculação êntero-hepática destas toxinas.

O reconhecimento da síndrome pode levar ao tratamento de suporte antecipado e à terapia específica (quando disponível). O reconhecimento da síndrome constitui a base dos esforços de prontidão e resposta aos materiais perigosos e doenças biológicas, seja de ocorrência natural ou liberados de modo intencional. A notificação feita o quanto antes aos departamentos de saúde pública e às organizações de segurança pública ajudará a mobilizar os recursos necessários para a minimização do impacto.

Apêndices

Notificar imediatamente as autoridades estaduais e locais de quaisquer incidentes com materiais perigosos ou suspeitas de atividade terrorista. A consulta rápida com um médico toxicologista ajudará a prevenir lesões reativas e a otimizar a alocação de recursos para tratamento do paciente.

Apêndice 85.1 *Sintomas e tratamento de toxídromes químicas por materiais perigosos*

Toxídrome	Tóxicos típicos	Via de exposição principal	Efeitos, sintomas e sinais típicos	Tratamento	Antídoto(s) específico(s)
Gás irritante: altamente hidrossolúvel	Amônia, formaldeído, cloreto de hidrogênio, dióxido de enxofre	Inalação	Estes gases podem causar inflamação em membranas mucosas e nas vias aéreas superiores, edema e corrosão. Os sintomas podem ser leve irritação ocular, coriza, irritação de via aérea superior, ardência, tosse, estridor, laringoespasmo, afonia, sons respiratórios anormais, falta de ar e parada respiratória.	Remover as roupas e descontaminar aqueles que relatam irritação da pele/membrana mucosa/olho. Enxaguar a pele com água, em casos de compostos químicos dissolvidos na transpiração sobre a pele. Fornecer oxigênio e assistência de suporte, conforme a necessidade. Considerar a rápida intubação em casos de edema de via aérea e ventilação com pressão positiva para edema pulmonar.	Em geral, nenhum. Consultar o Centro de Controle de Venenos para esclarecimento de quaisquer dúvidas.

Continua

Continuação

Toxídrome	Tóxicos típicos	Via de exposição principal	Efeitos, sintomas e sinais típicos	Tratamento	Antídoto(s) específico(s)
Gás irritante: hidrossolubilidade intermediária	Cloro	Inalação	Estes gases podem causar inflamação em membranas mucosas e nas vias aéreas superiores, edema e corrosão. Os sintomas podem ser leve irritação ocular, coriza, irritação de via aérea superior, ardência, tosse, estridor, laringoespasmo, afonia, sons respiratórios anormais, SARA e parada respiratória. Inchaço de via aérea superior, estridor e laringoespasmo são improváveis, em comparação ao observado para gases hidrossolúveis altamente irritantes.	Remover as roupas e descontaminar aqueles que relatam irritação da pele/membrana mucosa/olho. Enxaguar a pele com água, em casos de compostos químicos dissolvidos na transpiração sobre a pele. Fornecer oxigênio e assistência de suporte, conforme a necessidade. Considerar a rápida intubação em casos de edema de via aérea e ventilação com pressão positiva para edema pulmonar. Administrar albuterol para broncoespasmo. Internar indivíduos submetidos a exposições significativas para um período de observação de 24 horas, devido à possibilidade de efeitos tardios. Considerar administração por inalação de 3 mL de bicarbonato de sódio a 4,2% nebulizado: para exposições sintomáticas ao cloro.	Em geral, nenhum. Consultar o Centro de Controle de Venenos para considerar um potencial papel do bicarbonato de sódio a 4,2% inalado em exposições sintomáticas ao cloro.

Continua

Continuação

Toxídrome	Tóxicos típicos	Via de exposição principal	Efeitos, sintomas e sinais típicos	Tratamento	Antídoto(s) específico(s)
Gás irritante: levemente hidrossolúvel	Dióxido de nitrogênio, fosgênio	Inalação	Estes gases podem causar inflamação mais profunda de vias aéreas e pulmões, edema e corrosão. Os sintomas e sinais podem ser irritação de via aérea, ardência, tosse, sons respiratórios anormais, falta de ar, SARA e parada respiratória. Inchaço de via aérea, estridor e laringoespasmo são improváveis.	Remover as roupas e descontaminar aqueles que relatam irritação da pele/membrana mucosa/olho. Fornecer oxigênio e assistência de suporte, conforme a necessidade. Considerar a rápida intubação em casos de edema de via aérea e ventilação com pressão positiva para edema pulmonar. Administrar albuterol para broncoespasmo. Internar indivíduos submetidos a exposições significativas para um período de observação de 24 horas, devido à possibilidade de SARA tardia.	Em geral, nenhum. Consultar o Centro de Controle de Venenos para esclarecimento de quaisquer dúvidas.
Asfixiante: asfixiante simples	Dióxido de carbono, metano, nitrogênio, propano	Inalação	Os asfixiantes simples deslocam o oxigênio da atmosfera ambiente e, assim, diminuem a disponibilidade de oxigênio para os pulmões. Os sintomas incluem falta de ar, ânsia por ar, frequência cardíaca rápida, dor torácica, disritmias, náusea/vômito, confusão/combatividade, síncope, coma e parada respiratória.	Remover as roupas para eliminar odores, se houver. Fornecer oxigênio e assistência de suporte, conforme a necessidade. Pode haver necessidade de intubação endotraqueal.	Oxigênio

Continua

Continuação

Toxídrome	Tóxicos típicos	Via de exposição principal	Efeitos, sintomas e sinais típicos	Tratamento	Antídoto(s) específico(s)
Asfixiante: asfixiante sistêmico	Monóxido de carbono, hidrogênio azida, cianeto de hidrogênio, sulfureto de hidrogênio, nitrito de isobutil	Inalação	Os asfixiantes sistêmicos interferem no transporte e/ou uso do oxigênio. Entre os possíveis sintomas, estão falta de ar, frequência cardíaca rápida, dor torácica, disritmias, palidez, diaforese, náusea/vômito, confusão/combatividade, síncope, coma, parada respiratória, vasodilatação, hipotensão ou cefaleia. Os agentes causadores de metemoglobinemia podem induzir uma tonalidade azulada na pele ou sangue cor-de-chocolate. Conjuntivite e odor de ovo podre podem indicar envenenamento por sulfureto de hidrogênio. O monóxido de carbono pode produzir sintomas semelhantes aos da gripe, sendo que a tonalidade vermelho-cereja da pele é um achado *post mortem*. A oximetria de pulso pode resultar falsamente normal, se houver metemoglobinemia. Pacientes expostos a chamas (sobretudo em espaços confinados) podem envenenamento concomitante por monóxido de carbono e cianeto. Sais de cianeto ou sulfureto reagem com o ácido gástrico para formar cianeto de hidrogênio ou sulfureto de hidrogênio, respectivamente.	Remover as roupas para minimizar odores, se presente. Descontaminar a pele, quando assintomática ou em presença de sólidos ou líquidos aderidos. Descontaminar os olhos, se estiverem sintomáticos apresentando ardência, lacrimejamento etc. Fornecer oxigênio e assistência de suporte, conforme a necessidade. Pode haver necessidade de intubação endotraqueal. Pode haver necessidade de antídoto(s).	Oxigênio Pode haver indicação para antídotos adicionais, tais como: Monóxido de carbono: Oxigênio hiperbárico. Metemoglobinemia Azul de metileno. Cianeto Amil nitrito, nitrito de sódio e/ou tiossulfato de sódio Alternativamente, hidroxicobalamina Sulfureto de hidrogênio Possíveis para nitrito(s) e/ou oxigênio hiperbárico Contatar o Centro de Controle de Venenos. Azidas Não há antídoto conhecido para azidas. Contatar o Centro de Controle de Venenos.

Continua

Continuação

Toxídrome	Tóxicos típicos	Via de exposição principal	Efeitos, sintomas e sinais típicos	Tratamento	Antídoto(s) específico(s)
Colinérgico: pesticidas	Pesticidas organofosfato (diclorvos, clorpirifos, gutiona, parationa) Inseticidas de carbamato (carbaril)	Pele e membranas mucosas	Causa inibição de acetilcolinesterase. Os sintomas são: Sistema nervoso periférico-muscarínicos: diarreia, urinação, miose, bradicardia, broncorreia, broncoespasmo, êmese, lacrimejamento, salivação, sudorese. Nicotínicos: midríase, taquicardia, enfraquecimento, hipertensão, hiperglicemia, fasciculações. Sistema nervoso central: confusão, convulsões e coma.	Remover as roupas. Descontaminar aqueles expostos a névoas, líquidos etc. Administrar oxigênio. Pode haver necessidade de administração imediata ou antecipada de antídotos. Assistência de suporte. Pode haver necessidade de intubação endotraqueal. Administrar albuterol para broncoespasmo após a terapia com antidoto – não adiar o tratamento definitivo para administrar albuterol.	A administração de atropina adequada bloqueará os efeitos do excesso de acetilcolina sobre seus receptores e pode ser indicada para os casos de exposição a organofosfato e carbamato. A administração de 2-PAM em geral não é indicada para o envenenamento com carbamato. O diazepam pode prevenir ou cessar as convulsões. O pré-tratamento dos respondedores com piridostigmina pode ser indicado em algumas circunstâncias. Ver a tabela de antídotos químicos a seguir.
Colinérgico: Agentes de nervos	Agentes de nervos organofosfatos (agentes "G", soman, sarin, tabun, VX etc.)	Inalação e/ou via pele e membrana mucosas	Idem aos pesticidas colinérgicos.	Idem aos pesticidas colinérgicos. Os agentes de nervos geralmente são mais rápidos; a pronta administração de atropina e 2-PAM deve ser considerada.	Idem aos pesticidas colinérgicos.

Continua

Continuação

Toxídrome	Tóxicos típicos	Via de exposição principal	Efeitos, sintomas e sinais típicos	Tratamento	Antídoto(s) específico(s)
Corrosivo	Ácidos (ácido hidroclorídrico, ácido nítrico, ácido sulfúrico etc.) Bases (hidróxido de amônio, hidróxido de potássio, hidróxido de sódio, etc.)	Pele e membrana mucosas	Efeitos irritantes e corrosivos locais, que causam queimaduras nos tecidos expostos. Os sintomas incluem: Respiratórios: irritação, queimaduras, edema de via aérea e pulmões, laringoespasmo, disfonia/afonia. Cardiovascular: taquicardia, hipovolemia, hipotensão, disritmia. Sistema nervoso: confusão, coma, metemoglobinemia (alguns oxidantes) ou hipocalcemia (fósforo). Pele, sistema GI, olhos e membranas mucosas: efeitos corrosivos locais, perfuração. Ácidos: necrose por coagulação. Bases: necrose liquefativa.	Remover as roupas, e descontaminar com água em abundância (ou, para olhos, usar salina estéril e lentes de Morgan com anestesia tópica, quando disponível). Em geral, as bolhas de queimadura química devem ser estouradas para liberarem qualquer composto químico capturado. Administrar oxigênio para contaminação respiratória. Assistência de suporte. Pode haver necessidade de intubação endotraqueal antecipada. Administrar albuterol para broncoespasmo.	A exposição ao ácido hidrofluorídrico é um caso especial para o qual pode ser indicada a administração de sais de cálcio por via tópica, sistêmica ou inalatória. Contatar o Centro de Controle de Venenos. Ver a tabela de antídotos químicos a seguir.

Continua

Continuação

Toxídrome	Tóxicos típicos	Via de exposição principal	Efeitos, sintomas e sinais típicos	Tratamento	Antídoto(s) específico(s)
Corrosivo	Fluoreto de hidrogênio (ácido hidrofluorídrico)	Inalação, contato com a pele/olho ou ingestão	Irritante da pele, olhos e membranas mucosas. Sua inalação pode causar irritação respiratória ou hemorragia. Os efeitos sistêmicos são náusea, vômito, dor gástrica, arritmia cardíaca. Os efeitos dérmicos incluem dor, vermelhidão e queimaduras profundas, de cicatrização lenta e associadas a uma dor desproporcional ao aspecto físico. A exposição para diluição da solução (10%) pode resultar no aparecimento tardio dos sintomas (6 horas após a exposição). A hipocalcemia pode resultar da exposição dérmica e causar tetania, diminuição da contratilidade miocárdica e colapso cardiovascular.	Remover as roupas, dada a possibilidade de contaminação secundária ou *off*-intoxicação. Pode haver necessidade de assistência de suporte e/ou intubação endotraqueal. Tratar as arritmias seguindo o protocolo ACLS. Irrigar os olhos irritados com água ou salina durante pelo menos 20 minutos. NÃO induzir êmese. NÃO administrar carvão ativado. Tratar as ingestas com 113-227 mL de leite ou água. Contatar o Centro de Controle de Venenos.	Tratar a hipocalcemia com solução de gluconato de cálcio ou cloreto de cálcio a 10% por via IV. Tratar os casos de exposição da pele com gel de gluconato de cálcio de uso tópico e, se a dor persistir >30 minutos, pode ser indicado o tratamento intrarterial. Queimaduras por inalação podem requerer tratamento com gluconato de cálcio 2,5% nebulizado.
Hidrocarbonos e hidrocarbonos halogenados	Clorofórmio, gasolina, propano, tolueno, tricloroetileno	Inalação de gases ou vapores	A inalação pode causar sonolência ao ponto de narcose (estupor e/ou coma) e irritabilidade cardíaca. Hipóxia, narcose, coma, morte súbita cardíaca por sensibilização miocárdica a catecolaminas endógenas. Aspiração ou pneumonite química. Tosse, hipoxemia; náusea e vômito, quando ingerido. Dermatite desengordurante.	Remover as roupas e descontaminar com água e detergente líquido suave (ou, para os olhos, usar salina estéril e lentes de Morgan com anestesia tópica, quando disponível). Administrar oxigênio, conforme a indicação. Assistência de suporte. Se possível, evitar o uso de epinefrina devido à sensibilização miocárdica. Pode haver necessidade de intubação endotraqueal.	Pode haver indicação de uso de betabloqueador para casos de irritabilidade ventricular persistente induzida por hidrocarbonos. Consultar um toxicologista e tranquilizar o paciente.

Continua

Continuação

Toxídrome	Tóxicos típicos	Via de exposição principal	Efeitos, sintomas e sinais típicos	Tratamento	Antídoto(s) específico(s)
Agentes formadores de bolhas (vesicantes)	Mostarda de enxofre (gás mostarda, agentes "H")	Pele, olhos, inalação. Danifica o DNA.	Sintomas tardios que surgem em 2-48 horas. Avermelhamento e irritação da pele que levam ao aparecimento de bolhas. Olhos irritados, coriza nasal, rouquidão, tosse, diarreia, febre, náusea, vômito. Pode haver supressão da medula óssea, após alguns dias (efeito radiomimético).	Remover as roupas que possam estar contaminadas. Lavar imediatamente toda a área e enxaguar os olhos. Tratamento de suporte.	Sem antídoto. Fator estimulador de colônias de granulócitos para tratar a supressão da medula óssea.
Agentes formadores de bolhas (vesicantes)	Mostarda nitrogenada (HN)	Pele, olhos, inalação. Danifica o DNA.	Sintomas tardios, que surgem várias horas após a exposição. Sintomas similares aos produzidos pela mostarda de enxofre.	Remover as roupas que possam estar contaminadas. Lavar imediatamente toda a área e enxaguar os olhos. Tratamento de suporte.	Sem antídoto. Fator estimulador de colônias de granulócitos para tratar a supressão da medula óssea.
Agentes formadores de bolhas (vesicantes)	Lewisite (L)	Exposição através da pele, olhos, inalação.	Sintomas tardios, que surgem várias horas após a exposição. Sintomas similares aos produzidos pela mostarda de enxofre. Pode produzir efeitos similares aos do arsênico (baixa pressão arterial, vômito, diarreia).	Remover as roupas que possam estar contaminadas. Lavar imediatamente toda a área e enxaguar os olhos. Tratamento de suporte.	A rápida administração tópica de dimercaprol pode prevenir os efeitos.
Agentes formadores de bolhas (vesicantes)	Oxima de fosgênio (CX)	Exposição através da pele, olhos, inalação, causa irritação forte.	Dor imediatamente irritante, quase insuportável ao toque. Prurido intenso seguido de descoramento e formação de anéis vermelhos. Aparecimento de urticária em 24 horas e, em seguida, a pele adquire tonalidade marrom e há formação de cicatriz. Não causa bolhas. Efeito sobre os olhos e pulmões, similares aos da mostarda de enxofre.	Remover as roupas que possam estar contaminadas. Lavar imediatamente toda a área e enxaguar os olhos. Tratamento de suporte.	Sem antídoto.

Continua

Continuação

Toxídrome	Tóxicos típicos	Via de exposição principal	Efeitos, sintomas e sinais típicos	Tratamento	Antídoto(s) específico(s)
Toxinas biológicas	Botulínica	Transmissão pela comida: 12-72 horas (faixa: 2 horas a 8 dias) Transmissão por inalação: 12-80 horas	Ptose; paralisia simétrica, descendente, flácida. Em geral, afebril, com sensibilidade e estado mental normais. Pode evoluir para obstrução de via aérea e insuficiência respiratória. Ressecamento da boca, visão turva, diplopia, disartria, disfonia, disfagia. Transmissão pela comida: possível náusea, vômito, cólicas abdominais, diarreia.	Assistência de suporte.	Contatar o departamento de saúde pública estadual e o *Centers for Disease Control and Prevention*, para análise de amostra e obtenção de potencial antídoto específico (toxina botulínica).
Toxinas biológicas	Ricina (toxina da mamona)	Inalação: 4-8 horas Ingesta: 1-4 horas	Ingesta: dor abdominal, vômito, diarreia, desidratação, choque hipovolêmico.	Assistência de suporte. Possível papel para o carvão ativado.	
Outros	Hidrazinas (combustível de jatos ou foguetes, isoniazida)	Corrosivo ou irritante para os olhos, pele, nariz, membranas mucosas, garganta e sistema respiratório.	Convulsões	Assistência de suporte. Benzodiazepínicos, barbitúricos e/ou propofol.	Piridoxina (vitamina B6).

Continua

Continuação

Toxídrome	Tóxicos típicos	Via de exposição principal	Efeitos, sintomas e sinais típicos	Tratamento	Antídoto(s) específico(s)
Outros	Metanol (solvente ou combustível)	A exposição tóxica pode acontecer por ingesta, inalação ou vias dérmicas.	Intoxicação, acidose, sintomas visuais	Assistência de suporte. Pode haver indicação para diálise. Necessário suplementação de folato.	Fomepizol ou etanol bloquearão o metabolismo de metabólitos tóxicos.
	Etilenoglicol (anticongelamento, outros)	A maioria das exposições se dá a partir da ingesta de anticongelantes.	Intoxicação, acidose, cristalúria, insuficiência renal	Assistência de suporte. Pode haver indicação para diálise. Necessário suplementação de piridoxina tiamina.	Fomepizol ou etanol bloquearão o metabolismo de metabólitos tóxicos.
	Arsina (manufatura de semicondutores, outros)	Inalação; a arsina é um gás altamente tóxico a concentrações extremamente baixas.	Hemólise	Assistência de suporte. Transfusão de troca para níveis plasmáticos de hemoglobina livre acima de 1,5g/dL	Sem antídoto.

Apêndice 96.2 Antídotos químicos

Antídoto	Diretrizes	Dose: Adulto	Dose: Pediátrica
Amil nitrito	Os nitritos induzem metemoglobinemia para facilitar a remoção do cianeto da citocromo oxidase. Ter cautela na dosagem para evitar hipoxemia. O amil nitrito é volátil e inflamável. Evitar a inalação acidental. Pode causar hipotensão.	Medida de temporização somente ao iniciar a terapia IV com nitrito de sódio. Quebrar 1 ampola e manter na corrente de ar inspirada pelo paciente durante 30 segundos a cada 1 minuto, até que haja disponibilidade de nitrito de sódio.	Idem ao do adulto.
Atropina	Bloqueia os efeitos do excesso de acetilcolina. Potencialmente salva-vidas. Titular conforme os sinais e sintomas, em vez do tamanho pupilar. Tratar somente os sintomas e não a potencial exposição em pacientes assintomáticos, exceto quando orientado por um médico toxicologista/centro de venenos. A via IV é preferida, mas a via IM também pode ser usada. A intubação endotraqueal e/ou sucção de via aérea também podem ser indicadas para casos de envenenamento grave.	1-5 mg, IV. Dobrar a dose a cada 3-5 minutos, até a resolução da broncorreia. Para casos de envenenamento grave, usar doses de 3-5 mg. Ver as notas adiante Sintomas leves: dose inicial de 2 mg, IV/IM Sintomas moderados: dose inicial de 4-6 mg, IV/IM Sintomas graves: dose inicial de 6 mg, IV/IM, seguida de titulação Tratamento contínuo: reavaliações frequentes. Titular atropina adicional para os sinais e sintomas respiratórios. Se não houver resposta à dose inicial, dobrar a dose e proceder conforme descrito.	50 μg/kg, IV, dobrando a dose do mesmo modo como para a dose de adulto (dose mínima = 0,1 mg; dose inicial máxima = 0,5 mg). A via IV é preferida, mas a via IM pode ser usada.

Continua

Continuação

Antídoto	Diretrizes	Dose: Adulto	Dose: Pediátrica
Diazepam	Eleva o limiar de convulsões. Outros benzodiazepínicos podem ser usados como substitutos.	Dose inicial: 5-10 mg, IV, e então conforme indicado para convulsões. Pode exigir intubação endotraqueal. A fenitoína e derivados tendem a não eliminar as convulsões induzidas por toxinas.	1 mês a 5 anos de idade para o estado epiléptico; 0,2-0,5 mg/kg, IV, a cada 15-30 minutos, x 2-3 doses.
Fomezol (4-metil pirazol)	Inibe o metabolismo do metanol ou etilenoglicol em metabolitos tóxicos, via inibição da álcool-desidrogenase.	Dose de carga: 15 mg/kg, IV, seguida após 12 horas de 10 mg/kg, por 4 doses. Todas as doses devem ser administradas como infusão IV lenta, durante 30 minutos. Se houver necessidade de tratamento com duração > 48 horas, usar a dose de 15 mg/kg a cada 12 horas até a depuração do álcool tóxico (níveis < 25 mg/dL na ausência de perturbação ácido-base). Dosar a cada 4 horas, durante a hemodiálise. Se a última dose tiver sido administrada há +6 horas em relação ao início da diálise, administrar a dose no início da diálise.	Idem à dose de adulto.
Hidroxicobalamina	Forma de vitamina B12. É o tratamento de escolha, quando disponível. Colore de vermelho as membranas mucosas e líquidos corporais *NÃO INFUNDIR ao mesmo tempo ou no mesmo sítio COM TIOSSULFATO DE SÓDIO.*	Dose inicial: 70 mg/kg IV (não exceder a dose inicial de 5 g) infundida por 30 minutos. Pode ser administrada por impulso IV em casos de parada cardíaca.	Dose inicial: 70 mg/kg IV (não exceder a dose inicial de 5 g) infundida por 30 minutos. Pode ser administrada por impulso IV em casos de parada cardíaca.

Continua

Continuação

Antídoto	Diretrizes	Dose: Adulto	Dose: Pediátrica
Azul de metileno	Pode causar metemoglobinemia adicional, sobretudo com doses altas. Indivíduos sem sintomas cardiorrespiratórios e/ou níveis de metemoglobina < 30% raramente necessitam de tratamento - contraindicação: deficiência comprovada de glicose-6 fosfato desidrogenase.	1-2 mg/kg, IV, x; 25-50 mg/m2, IV, x 1. Pode ser repetida em 30-60 minutos, em casos de sintomas persistentes.	0,3-1 mg/kg, IV, por 5 minutos, seguida de um jato IV de 30 mL de líquido. Pode ser necessário repetir a dosagem.
Pralidoxime (2-PAM)	Reverte a ligação do veneno à acetilcolinesterase. Sua administração na ausência de envenenamento pode causar complicações, incluindo hipertensão. A via IV é preferível à via IM.	Infusão de 1-2 g, IV, por 30 minutos, seguida de até 500 mg/h, para pacientes gravemente envenenados. Sintomas leves: dose inicial de 600 mg, IV/IM Sintomas moderados: dose inicial de 1.200 mg, IV/IM Sintomas graves: dose inicial de 1.800 mg, IV/IM, seguida de repetição mediante consulta ao toxicologista/centro de venenos Tratamento contínuo: reavaliações frequentes. Titular pralidoxime adicional, mediante consulta com o toxicologista/centro de venenos, para pacientes com sinais persistentes de envenenamento.	Infusão de 20-50 mg/kg (dose máxima = 1-2 g), IV, por 30-60 minutos, seguida de 10-20 mg/kg/h (dose máxima = 500 mg/h). A via IV é preferida, mas a via IM pode ser usada.

Continua

Continuação

Antídoto	Diretrizes	Dose: Adulto	Dose: Pediátrica
Piridoxina (Vitamina B-6)	Cofator para piridoxal fosfato. Coadministrar benzodiazepínico de escolha.	Dose máxima de 5 g ou 70 mg/kg infundida por via IV a 0,5 g/min, até a cessação das convulsões; em seguida, infundir o restante por 4-6 horas. A inalação de bicarbonato de sódio a 4,2% (3 mL em nebulizador) pode melhorar o conforto do paciente.	Infundir 0,5 g/minuto até a cessação das convulsões; em seguida, infundir o restante no decorrer de 4-6 horas. A dose máxima não deve exceder 70 mg/kg.
Nitrito de sódio	Pode causar hipotensão.	300 mg, IV (10 mL de solução a 3%), administrada a 2,5-5 mL/min. Metade da dose inicial pode ser repetida em 2 horas em caso de melhora clínica insatisfatória ou para fins de profilaxia. Diminuir a dose para 0,13-0,33 mL/kg, se houver anemia significativa. Em seguida, administrar imediatamente tiossulfato de sódio, conforme descrito a seguir.	Solução a 3%, a 6-8 mL/m2 (máximo = 300 mg), IV, infundida por 2-5 minutos (0,2 mL/kg de nitrito de sódio a 3% = 6 mg/kg). Em seguida, administrar imediatamente tiossulfato de sódio, conforme descrito a seguir.
Tiossulfato de sódio	Pode causar náusea e vômito. Pode ser usado o mesmo cateter IV e a mesma veia usada para administrar nitrito de sódio.	12,5 g (50 mL de solução a 25%), IV. Pode repetir com metade da dose inicial, caso os sintomas recorram ou, para fins profiláticos, em 2 horas.	7 g/m2 (0,5 g/kg) (2mL/kg) de solução a 25%, IV (dose máxima = 12,5 g). Pode repetir com metade da dose inicial, caso os sintomas recorram ou, para fins profiláticos, em 2 horas.

Continua

Apêndice 85.3 Epidemiologia – agentes bacterianos

Doença	Período de incubação	Sintomas	Sintomas clínicos	Transmissão e precauções	Organismo causador e testes/amostras diagnósticas
Antraz, inalatório	1-7 dias (possivelmente até 60 dias)	Inespecífico: mal-estar, tosse, dispneia, cefaleia, vômito, dores abdominal e torácica	Rápido aparecimento de sofrimento respiratório grave, insuficiência respiratória e choque, ampliação do mediastino, +/- efusão pleural na radiografia de tórax	Transmissão natural por inalação de esporos oriundos de material animal infectado. Pode ser transformado em arma. O antraz GI pode resultar da ingesta de material animal contaminado com organismos de antraz. Sem transmissão pessoa-pessoa. Medidas preventivas padrão.	*Bacillus anthracis*: Sangue, soro, líquido cefalorraquidiano (LCR) (se houver sinais meníngeos), líquidos pleural ou ascítico, coloração Gram ou Wright, hemocultura, IHQ, sorologia, IFD, reação em cadeia de polimerase
Antraz, cutâneo	1-7 dias, até 12 dias	Pápula indolor ou pruriginosa	Pápula evolui para lesão vesicular ou ulcerativa e, em seguida, forma uma escara negra após 3-7 dias	Transmissão natural por manipulação de material animal infectado (couro). Contado da pele com esporos transformados em armas. Transmissão pessoa-pessoa improvável; requer contato direto com lesão cutânea. Medidas preventivas padrão	*Bacillus anthracis*: Swab de líquido ou exudato da lesão; biópsia de pele, sangue/coloração de Gram, cultura da lesão, hemocultura, sorologia, reação em cadeia de polimerase
Brucelose	Altamente variável, 5-60 dias	Inespecífico: febre (muitas vezes intermitente), cefaleia, calafrios, sudorese intensa, artralgia	Doença sistêmica, pode se tornar crônica com febre e perda de peso	Transmissão natural por ingesta, inalação ou manipulação de material infectado (em geral, leite). Pode ser transformado em arma. Funcionários de laboratório correm risco. Medidas preventivas-padrão. Transmissão pessoa-pessoa via gotículas respiratórias. A transmissão por contato sexual é rara.	*Espécies de Brucella*: Sangue, soro, medula óssea, tecido/cultura, sorologia, reação em cadeia de polimerase

Continua

Continuação

Doença	Período de incubação	Sintomas	Sintomas clínicos	Transmissão e precauções	Organismo causador e testes/amostras diagnósticas
Ameaças de segurança alimentar	Variável: minutos a horas, possivelmente dias	Inespecífico: mal-estar, tosse, dispneia, cefaleia, vômito, dores abdominal e torácica	Depende do agente causal	Transmissão depende do agente causal Medidas preventivas-padrão	*Botulismo, E.coli 0157:H7, ricina, Salmonella, Shigella dysenteriae tipo 1, enterotoxina estafilocócica B, tifoide, Vibrio cholera*
Mormo	Alguns dias a várias semanas; disseminação 1-4 semanas após a infecção do linfonodo	Dependente da via de exposição: rupturas na pele, membrana mucosa e vias inalatórias descritas	Localizado: infecção cutânea piogênica. Sistêmica: infecção pulmonar, bacteremia/sepse e infecção supurativa crônica. Os sintomas generalizados incluem febre, rigidez e diaforese, mialgia, dor torácica, cefaleia, secreção nasal mucopurulenta e sensibilidade à luz com lacrimejamento excessivo. Relatos de abscessos na pele, músculo, pulmão, fígado e baço.	Transmissão natural em espécies de equinos. Pode ser transmitida a outras espécies Os casos humanos são raros Foi transformado em arma (aerossolização) Não há casos de ocorrência natural nos Estados Unidos desde os anos 1940	*Burkhoderia mallei: Cultura*

Continua

Continuação

Doença	Período de incubação	Sintomas	Sintomas clínicos	Transmissão e precauções	Organismo causador e testes/amostras diagnósticas
Melioidose	Os sintomas geralmente aparecem em 2-4 semanas após a exposição, mas isso pode variar de 1 dia a muitos anos	Dependente da via de exposição: pode ocorrer em indivíduos sadios Fatores de risco: diabetes, doença hepática ou renal, talassemia, outros imunocomprometimentos não relacionados ao HIV	Infecção aguda ou localizada. Infecção pulmonar, bacteremia/ sepse ou infecção disseminada; infecções subclínicas possíveis	Transmissão natural por contato direto em regiões tropicais (endêmicas) Contato direto com solo contaminado e águas de superfície com a pele não íntegra A disseminação pessoa-pessoa é rara Inalação de poeira ou gotículas de água contaminada Ingesta de água contaminada Por contaminação de ferimento de guerra.	*Burkholderia pseudomallei:* *Cultura*
Peste, pneumônica	1-6 dias	Inespecífico: febre alta, tosse, calafrios, dispneia, cefaleia, náusea, vômito, diarreia	Pneumonia fulminante, muitas vezes com hemoptise; progressão rápida para insuficiência respiratória, septicemia e choque. A presença de hemoptise pode ajudar a distinguir do antraz	Vetor natural: moscas infectadas (a partir de roedores) Pode ser transformado em arma Precauções contra gotículas até o paciente receber antibióticos apropriados por no mínimo 2 dias e apresentar melhora clínica Precauções contra contato e também se houver bubões	*Yersinia pestis:* *sangue, escarro, soro, LCR. Aspirado de linfonodo, se houver bubões; colorações de Gram, Wright ou Wayson; cultura, sorologia, imunofluorescência direta (IFD), reação em cadeia da polimerase*

Continua

Continuação

Doença	Período de incubação	Sintomas	Sintomas clínicos	Transmissão e precauções	Organismo causador e testes/amostras diagnósticas
Tularemia, pneumônica	3-5 dias; faixa: 1-14 dias	Inespecífico: febre, fadiga, calafrios, tosse seca, mal-estar, dores corporais, cefaleia, dispneia, dor torácica	Pneumonite, efusão pleural, SARA, hemoptise, sepse. Pode haver erupção grave. Lesões oculares e úlceras cutâneas associadas com linfadenite regional podem ocorrer com ataque, quando transformado em arma (aerosol)	Transmissão natural via manipulação ou ingesta de material animal (de coelho, lebres, roedores) infectado, ou transmissão por artrópodes. Pode ser transformado em arma para terrorismo. Não há comprovação da transmissão pessoa-pessoa Funcionários de laboratório correm risco Medidas preventivas padrão Precauções contra contato, se houver úlceras, drenagem	*Francisella tularensis: soro, urina, sangue, escarro, lavagem faríngea, aspirado gástrico de jejum; swabs de úlcera, aspirados de linfonodo, se houver lesões. Coloração de Gram, cultura, coloração de IFD ou imuno-histoquímica (IHQ) de secreções, exsudatos ou amostras de biópsia*
Febre Q	10-40 dias	Inespecífico: febre, cefaleia, calafrios, sudorese intensa, artralgia	Agudos: doença febril autolimitada, com duração de 2 dias a 2 semanas; pode se manifestar como pneumonia atípica Crônicos: endocardite	Transmissão natural por inalação de material infectado de celeiro (gado, ovinos e caprinos). Pode ser transformado em arma. Sem transmissão pessoa-pessoa Medidas preventivas-padrão	*Coxiella burnetii: soro, escarro/ sorologia (difícil de cultivar)*

Apêndice 85.4 Epidemiologia – agentes virais

Doença	Período de incubação	Sintomas	Sintomas clínicos	Transmissão e Precauções	Organismo causador e Testes/amostras diagnósticas
Encefalite equina (oriental, ocidental, venezuelana), vírus La Crosse	Venezuelana: 2-6 dias Outras: 5-15 dias	Inespecífico: aparecimento súbito de mal-estar, febre alta, rigidez, cefaleia grave, fotofobia, náusea, vômito, mialgia de pernas e dorso	Febre, cefaleia, rigidez cervical, náusea, vômito, dor de garganta, diarreia com duração de vários dias levando ao enfraquecimento e letargia prolongados; possível desenvolvimento de sintomas do sistema nervoso central (SNC)	Sem transmissão natural pessoa-pessoa: os vetores naturais são artrópodes (mosquitos) Medidas preventivas padrão	Vírus: Soro ou LCR, cultura do vírus, sorologia, reação em cadeia de polimerase
Varíola	12 dias; Faixa: 7-17 dias	Pródromo (inespecífico): Febre, mal-estar, cefaleia, prostração, rigidez, vômito, lombalgia grave. Mortalidade histórica: 30%. Somente estoques de laboratório. Não há surtos naturais desde 1977.	Erupção centrífuga: maculopapular, vesicular e então lesões pustulares, todas no mesmo estágio e em uma única localização. Surgem na língua, membranas mucosas, disseminam-se para a face, braços, pernas e, então, para as mãos e pés, podendo incluir as palmas e solas. Lesões de localização profunda (em relação à catapora/varicela) podem ser umbilicadas no decorrer de sua evolução (em geral em 3-4 dias) Tipos: comum (90% dos casos), modificado (vacinado-leve), plano (grave), hemorrágico (grave)	Transmissão pessoa-pessoa por gotículas respiratórias Raramente transmitido pelo ar ou por contato direto Precauções contra transmissão aérea com pressão negativa e precauções anticontato Vestuário e roupa de cama necessitam de manuseio e lavagem adequada	Vírus da Variola: líquido de vesículas ou pústulas e raspagens, *swab* faríngeo, sarna, material, soro As amostras de lesão devem ser obtidas somente por funcionários com vacinação atualizada e usando equipamento de proteção (EPP) reação em cadeia de polimerase, cultura do vírus, microscopia eletrônica ou óptica, sorologia

Continua

Continuação

Doença	Período de incubação	Sintomas	Sintomas clínicos	Transmissão e Precauções	Organismo causador e Testes/amostras diagnósticas
Febres hemorrágicas virais (arenavírus, bunyavírus, dengue, vírus Ebola, filovírus, flavivírus, febre Lassa, vírus Marburg, outros)	2-21 dias; varia entre os vírus	Inespecífico: febre, mialgia, erupção, letargia, dor abdominal, hematêmese, diarreia, faringite, petéquias, suscetibilidade ao sangramento, olhos irritados avermelhados	Doença febril agravada por suscetibilidade a sangramentos, petéquias, hipotensão e choque. As taxas de casos fatais variam amplamente (p. ex.: de 25 a > 80% para Marburg).	Transmissão pessoa-pessoa de certos vírus por contato com sangue, tecido e líquidos corporais Possivelmente, transmitido pelo ar Precauções contra transmissão aérea e anticontato: luvas duplas, proteção de cobertura para pernas e calçados	Vírus: soro ou hemocultura do vírus, reação em cadeia de polimerase, sorologia
Botulismo	Transmissão por alimentos: 12-72 horas (faixa: 2 horas - 8 dias) Inalação: 12-80 horas	Ingesta de toxina pré-formada: muitas vezes, sem sintomas iniciais. Possível náusea, vômito, cólicas abdominais ou diarreia, seguidos da síndrome clínica. Ferida, formas intestinal e infantil a partir de esporos.	Ptose; paralisia/paresia flácida descendente simétrica, diplopia, disartria, disfonia e disfagia. Geralmente afebril, com estado mental normal. Pode evoluir para obstrução de via aérea e insuficiência respiratória. Ausência de déficits sensoriais.	Sem transmissão pessoa-pessoa Medidas preventivas padrão	*Clostridium botulinum*: soro (antes da antitoxina); aspirado gástrico, amostras de fezes e/ou alimentos, em caso de possível transmissão por alimentos

Continua

Continuação

Doença	Período de incubação	Sintomas	Sintomas clínicos	Transmissão e Precauções	Organismo causador e Testes/amostras diagnósticas
Ricina	Inalação: 4-8 horas Ingesta: 1-4 horas	Inalação: Dispneia, tosse, febre, enfraquecimento, hipotermia, artralgia, hipotensão, colapso cardíaco Ingesta: dor abdominal, náusea, vômito, diarreia	Inalação: em doses altas, o período de incubação curto e o rápido aparecimento são sugestivos de agente químico. Ingesta: desidratação, choque hipovolêmico.	Inalação de ricina aerossolizada, uma toxoalbumina extraída da mamona (arma) Sem transmissão pessoa-pessoa Ingesta de mamona com a casca da semente rompida (ingesta pediátrica ocasional) ou extrato de mamona (arma) Medidas preventivas padrão	Toxina de mamona. Sangue, tecido para pesquisa de toxina/sorologia/IHQ de tecido
Enterotoxina estafilocócica B	Inalação: 3-12 horas Ingesta: Minutos a horas	Inalação: febre, calafrios, cefaleia, mialgia, tosse, náusea. Ingesta: náusea, vômito, diarreia. Período de incubação curto e aparecimento rápido sugestivos de agente químico.	Inalação: dispneia, possível desenvolvimento de dor retrosternal. Ingesta: náusea, vômito e diarreia.	A toxídrome inalatória somente resulta da aerossolização da toxina transformada em arma Sem transmissão pessoa-pessoa Medidas preventivas padrão Ingesta de material contaminado com espécies estafilocócicas produtoras de toxina pré-formada, ou intencionalmente envenenados com toxina extraída Medidas preventivas padrão	Toxina produzida/extraída de espécies de estafilococos. Envenenamento por inalação: soro, urina. Envenenamento por ingesta: fezes, vômito/Ag-ELISA, Ac-ELISA, sorologia.

Continua

Continuação

Doença	Período de incubação	Sintomas	Sintomas clínicos	Transmissão e Precauções	Organismo causador e Testes/amostras diagnósticas
Micotoxinas tricotecenos	Pode ocorrer em alguns segundos de exposição (tópica, oral, inalação)	Queimação cutânea ou oral progressiva, dor, vermelhidão ou erupção, vômito, diarreia, dispneia e sangramento	Envolvimento progressivo rápido de múltiplos sistemas de órgãos. Diferenciada da enterotoxina B de estafilococos pela queimação dérmica e sintomas mucocutâneos. Diferenciada da ricina pela presença de sintomas dérmicos.	Exposição tópica, ingesta ou inalação de toxina que pode ser transformada em arma. Medidas preventivas padrão e anticontato são necessárias, até a descontaminação da vítima	Imunoensaio/anticorpos contra micotoxinas tricoteceno (não validado). Secreções nasais, da garganta e respiratórias, para avaliação por espectrometria de massa; soro, urina e tecido para detecção de toxina. Triagem de ELISA para exposição; contagem absoluta sequencial de linfócitos; painel de coagulação. O ensaio ambiental pode ser a confirmação mais confiável.

Apêndice 85.5 Diagnósticos diferenciais por síndrome

Síndrome	Bioterrorismo	Outras condições/infecções
Sofrimento respiratório agudo com febre	Inalação de antraz	Influenza e outros vírus respiratórios causadores de pneumonia, tularemia, peste, pneumonia adquirida na comunidade, meningite bacteriana, aracnidismo necrótico.
	Peste pneumônica	Síndrome da resposta inflamatória sistêmica (SRIS), linfadenopatia supurativa, difteria, sepse, impetigo, meningite bacteriana, síndrome da angústia respiratória aguda (SARA), antraz, meningococcemia, pneumonia bacteriana, linfogranuloma venéreo, febre tifoide, tularemia, febre maculosa das Montanhas Rochosas, parotite, cancro, síndrome pulmonar do antavírus, fasciite necrotizante.
	Tularemia pneumônica (rara)	Pneumonias bacterianas, antraz, SARA, febre maculosa das Montanhas Rochosas, febre Q, febre tifoide, doença da arranhadura do gato, esporotricose.
	Ricina/abrina	Pneumonias atípicas (*Mycoplasma, Chlamydia, Legionella*). Antraz, fosgênio, toxina SEB, celulite, febre Q, tularemia. Considerar também: peste, salmonela, shigela, colera, fasciite necrotizante.
	Enterotoxina estafilocócica B (SEB)	Dependente da via de exposição. Hantavírus, síndrome do choque toxico estreptocócico, doença de Kawasaki, febre escarlate, febre maculosa das Montanhas Rochosas, meningococcemia, leptospirose, síndrome de Stevens-Johnson, fasciite necrotizante. Conjuntivite, otite média/externa. Exposição à ricina.
	Micotoxina T2	Ricina/abrina, toxina SEB, exposição vesicante (mostarda/lewisite).
Erupção aguda com febre	Catapora	Vesicular ou pustular: varicela, enterovírus, herpes simples disseminado ou herpes-zóster, impetigo, *monkey pox*, erupções farmacológicas, dermatite de contato, eritema multiforme, sarna/picadas de inseto, molusco contagioso.
	Febre hemorrágica viral	Não vesicular: meningococcemia, riquétsia, leucemia, eritema multiforme, erupções farmacológicas, enterovírus. Influenza, hepatite viral, sepse por estafilococos/gram-negativa, síndrome do choque tóxico, salmonelose, shiguelose, leptospirose, borreliose, psitacose, febre do dengue, síndrome pulmonar do hantavírus, malária, tripanossomíase, peste septicêmica, rubéola, sarampo, catapora hemorrágica.

Continua

Continuação

Síndrome	Bioterrorismo	Outras condições/infecções
Síndromes neurológicas	Botulismo	Vírus West Nile, encefalite de St. Louis, acidente vascular cerebral (AVC), meningite, miastenia grave, paralisia por carrapato, envenenamento com arsênico, chumbo, mercúrio ou compostos orgânicos
	Encefalites (Venezuelana, Oriental, Ocidental)	Síndrome de Guillain-Barré, meningite bacteriana, meningite viral, infecções fúngicas do SNC, abscesso intracraniano, hematoma subdural, vasculopatia, encefalopatia, DIC, raiva, encefalite por herpesvírus humano (HSV), infecção enteroviral do SNC, sarampo afetando o SNC, miastenia grave, síndrome de Eaton-Lambert, paralisia por carrapato, intoxicação, poliomielite
Doença influenza-símile	Brucelose	Influenza e outros vírus respiratórios; malária, doença de Lyme, febre tifoide, tifo, tuberculose, mononucleose, febre reumática, sífilis, HIV, febre Q
	Tularemia	Mononucleose (vírus de Epstein-Barr (EBV), citomegalovírus (CMV), toxoplasmose, vírus da imunodeficiência humana (HIV)), antraz, febre maculosa das Montanhas Rochosas, febre Q, febre tifoide, doença da arranhadura do gato, esporotricose

Apêndice 85.6 Diretrizes terapêuticas

Agente	Tratamento	Profilaxia	Dose de adulto	Dose pediátrica
Antraz, inalatório/ cutâneo	Inalação: Ciprofloxacina, doxiciclina e penicilina G procaína são comprovadamente efetivas em não primatas e aprovadas para uso pela Food and Drugs Adinistration (FDA) na profilaxia do antraz inalatório B. Ciprofloxacina ou doxiciclina são recomendadas para profilaxia e tratamento de adultos e crianças, mais um ou dois outros antimicrobianos e ciprofloxacina ou doxiciclina. Os regimes de ciprofloxacina/doxiciclina devem ser mantidos por um total de 60 dias IV/PO. Cutâneo: Ciprofloxacina ou doxiciclina; adicionar um ou dois outros antimicrobianos, se houver edema extensivo sistêmico, lesões na face/pescoço Referências: Exposure management and antimicrobial therapy: MMWR 50(42);909-919, 2001. For information regarding pregnant women, breastfeeding and children: MMWR 50(45);1014-16, 2001.	Profilaxia com ciprofloxacina: Para um total de 60 dias, IV/VO. Tratamento: via IV mais um ou dois antibióticos adicionais.	Ciprofloxacina 500 mg, VO a cada 12 horas, por 60 dias ou 400mg, IV a cada 12 horas, por 60 dias	Ciprofloxacina 10-15 mg/kg, VO a cada 12 horas, por 60 dias (não exceder 500 mg/dose) ou 10 mg/kg, IV a cada 12 horas, por 60 dias (não exceder 400 mg/dose)
		Profilaxia com doxiciclina: Para um total de 60 dias. Tratamento: via IV mais um ou dois antibióticos adicionais.	Doxiciclina 100 mg, VO/IV a cada 12 horas, por 60 dias	Doxiciclina > 8 anos e > 45 kg: 100 mg, VO/IV a cada 12 horas, por 60 dias > 8 anos ≤ 45 kg: 2,2 mg/kg, VO/IV a cada 12 horas, por 60 dias
		PCN Quando sensível – presença de betalactamases constitutivas e induzíveis, bem como cefalosporinas em alguns isolados. *Atenção*: a penicilina isolada não é recomendada.	PCN G: 8-12 milhões de unidades IV, divididas a cada 4-6 horas PCN V: 200-500 mg, VO a cada 6 horas	PCN G: 100.000-150.000 UI/kg/dia, IV, divididas a cada 4-6 horas PCN V: 25-50 mg/kg/dia, VO, divididas 2 vezes ao dia/4 vezes ao dia
		Amoxicilina Opção na doença cutânea, para gestantes e crianças, se o isolado for sensível – não foi estudada em modelos animais; *ver alerta anterior.*	Amoxicilina 500 mg, VO a cada 8 horas	Amoxicilina 40 kg: 500 mg, VO a cada 8 horas <40 kg: 15 mg/k a cada 8 horas* (total: 45 mg/kg/dia). Esta é a dose mínima de amoxicilina para pacientes pediátricos pesando < 40 kg. Doses < 45 mg/kg/dia e intervalos de dosagem maiores que a cada 8 horas não devem ser usados. < 8 anos: 2,2 mg/kg, VO, 2 vezes/dia.

Continua

Continuação

Agente	Tratamento	Profilaxia	Dose de adulto	Dose pediátrica
Antraz, inalatório/ cutâneo	Inalação: Ciprofloxacina, doxiciclina e penicilina G procaína são comprovadamente efetivas em não primatas e aprovadas para uso pela FDA na profilaxia do antraz inalatório B. Ciprofloxacina ou doxiciclina são recomendadas para profilaxia e tratamento de adultos e crianças, mais um ou dois outros antimicrobianos e ciprofloxacina ou doxiciclina. Os regimes de ciprofloxacina/doxiciclina devem ser mantidos por um total de 60 dias IV/VO. Cutâneo: Ciprofloxacina ou doxiciclina; adicionar um ou dois outros antimicrobianos, se houver edema extensivo sistêmico, lesões na face/pescoço Referência: Exposição management and antimicrobial therapy: MMWR 50(42);909-919, 2001. For information regarding pregnant women, breastfeeding and children: MMWR 50(45);1014-16, 2001	Vacina anti-antraz - adsorvida	Vacina anti-antraz A imunização consiste em uma série de 5 doses de 0,5 mL por via IM. Administrar uma dose em 0 e 4 semanas, e 6, 12, e 18 meses. Pode ser iniciada quando o risco de exposição for identificado (a profilaxia antibiótica pode ser indicada). Para pré-exposição à vacinação, os indivíduos somente são considerados protegidos depois que uma série inteira é concluída.	Vacina anti-antraz Recomendada para indivíduos selecionados, entre 18 e 65 anos de idade. Uma imunização de reforço anual é recomendada. A segurança e efetividade em pacientes pediátricos com idade <18 anos não está estabelecida.

Continua

Continuação

Agente	Tratamento	Profilaxia	Dose de adulto	Dose pediátrica
Toxina do botulismo	Tratamento de suporte: Pode haver necessidade de ventilação (capacidade vital < 12 mL/kg). Antitoxina equina trivalente (tipos A, B, E) disponível - solicitar junto ao departamento de saúde local/estadual. Precisa de dose de teste, devido ao potencial de hipersensibilidade. A antitoxina heptavalente (HBAT) para os tipos A-G pode ser obtida diretamente do CDC/US Army/DHHS Strategic National Stockpile Para botulismo infantil: antitoxina humano-derivada (tipos A, B), "baby big" Contatar o controle de infecção hospitalar, departamento de saúde local e estadual, quando disponível; CDC (770) 488-7100	Nenhum	HBAT - Referir ao protocolo completo do CDC: Infusão de 20 mL, IV, a ser diluída com SN à concentração de 1:10; Infusão lenta por bomba volumétrica a 0,5mL/minuto por 30 minutos; Na ausência de reação, aumentar para 1mL/minuto por 30 minutos; Na ausência de reação evidente, pode aumentar para 2 mL/minuto no decorrer do restante da infusão. Outras formulações: Referir a informações sobre dosagem e protocolos fornecidos	As antitoxinas trivalentes e HBAT podem ser usadas no botulismo transmitido por alimentos, transformado em arma e de ferida. O botulismo infantil pode ser tratado com imunoglobulina antibotulínica humana (Baby BIG-IV, disponível junto à Div. of Communicable Disease Control, CA Dept. of Public Health 510-231-7600; 24 horas/dia, 365 dias/ano). Em bebês com idade < 1 ano: infusão de 50 mg/kg; inicialmente, 25 mg/kg/h (ao longo de 0-15 minutos), não exceder 50 mg/kg/h. BIG-IV não é recomendado antes de 1 ano. Antibióticos não são indicados, exceto para infecção secundária. Cuidado: o uso de aminoglicosídeos (p. ex., gentamicina) ou tetraciclinas pode piorar a paralisia no botulismo infantil.

Continua

Continuação

Agente	Tratamento	Profilaxia	Dose de adulto	Dose pediátrica
Brucelose	Doxiciclina mais estreptomicina ou rifampina. Alternativas: ciprofloxacina mais rifampina; doxiciclina mais gentamicina; TMP/SMX mais gentamicina. Referência: emedicine article CBRNE- Bruceloseupdate April 29,2009	Doxiciclina/ estreptomicina	Doxiciclina, 100 mg, VO, IV 2 vezes/dia por: 3-6 semanas mais estreptomicina, 15 mg/kg (não exceder 1 g/dia, IM, por 3 semanas)	Doxiciclina 5 mg/kg/dia VO for: 3 semanas mais 20-40 mg/kg IM diariamente (não exceder 1 g diariamente)
		Rifampina	Rifampina: 600-900 mg, VO/IV, diariamente	Rifampina: 10-20 mg/kg, VO/IV, diariamente; não exceder 600 mg
Brucelose	Doxiciclina mais estreptomicina ou rifampina. Alternativas: ciprofloxacina mais rifampina; doxiciclina mais gentamicina; TMP/SMX mais gentamicina. Referência: emedicine article CBRNE- Bruceloseupdate April 29,2009	Gentamicina	Gentamicina: 5,1 mg/kg, IV/IM, diariamente *Ou* dose de carga de 2 mg/kg, IV, seguida de 1,7 mg/kg, IV/IM, a cada 8 horas por 5 dias	Gentamicina: 5 mg/kg, IM, por 5 dias, combinada com doxiciclina ou TMP/SMX
		TMP/SMX	TMP/SMX: 1 comprimido de potência dupla, VO, 2 vezes/dia (160/ 800) ou 8-10 mg/kg, IV	TMP/SMX: 5 mL/10kg (40/200), VO, 2 vezes/dia
		Dexametasona: Considerar como adjunto para melhorar o resultado na neurobrucelose/ meningite de brucella	Dexametasona: 0,15 mg/kg, IV, a cada 8 horas	Dexametasona: 0,6 mg/kg/d, IV, dividido a cada 6 horas por duas doses, antes de iniciar os antibióticos

Continua

Continuação

Agente	Tratamento	Profilaxia	Dose de adulto	Dose pediátrica
Peste	Estreptomicina; gentamicina. Cloranfenicol deve ser usado para meningite. Referência: JAMA 2000; 283(17):2281-2290.	Doxiciclina; tetraciclina; ciprofloxacina	Estreptomicina 30 mg/kg (até 2 g) por dia, dividido 2 em duas vezes ao dia/3 vezes ao dia. Alternativa: doxiciclina Carga com 200 mg, IV, seguida de 100 mg, IV, 2 vezes/dia Cloranfenicol: 25 mg/kg, a cada 6 horas	Alternativas Doxiciclina: < 45 kg de peso corporal: 2,2 mg/kg, IV, 2 vezes/dia (não exceder 200 mg diariamente) > 45 kg: usar dosagem de adulto; em crianças > 2 anos cloranfenicol: 25 mg/kg, IV, a cada 6 horas
	Alternativas: Doxiciclina; tetraciclina; ciprofloxacina; e cloranfenicol. Referência: emedicine: CBRNE - Peste Sept. 22, 2009.	Cloranfenicol (para meningite de peste)	Cloranfenicol 50-100 mg/kg/dia, divido a cada 6 horas: 30 mg/kg/dia, VO, dividido a cada 6 horas, pode ser substituído nos últimos 5 dias de terapia	Cloranfenicol: < 7 dias: 25 mg/kg, VO/IV, diariamente > 7 dias: 50 mg/kg/dia, VO/IV, dividido a cada 12 horas
Febre Q	Doxiciclina; tetraciclina, cloranfenicol	Doxiciclina; tetraciclina (pode retardar, mas não previne a doença)	Doxiciclina 100 mg, VO, a cada 12 horas	Doxiciclina: > 8 anos: 3 mg/kg/dia, VO, a cada 12 horas (não exceder 200 mg/dia). < 8 anos: não recomendado
		Cloranfenicol	Cloranfenicol 500-750 mg, VO/IV, a cada 6 horas (não exceder 4 g/dia)	Cloranfenicol: 50 mg/dia, PO/IV, dividido 3 vezes/dia

Continua

Continuação

Agente	Tratamento	Profilaxia	Dose de adulto	Dose pediátrica
Ricina/abrina	Tratamento de suporte: Tratamento para edema pulmonar, desidratação, hipotensão. Cefazolina (infecções bacterianas secundárias), dopamina/noradrenalina (hipotensão), difteria e toxoides tetânicos (induz imunidade ativa contra a toxina); inibidores de H2 e carvão ativo podem ser usados.	Nenhuma	Somente tratamento de suporte Sem tratamento definitivo	Somente tratamento de suporte Sem tratamento definitivo
Catapora	Tratamento de suporte: Hidratação IV, controle da febre e da dor, tratamento de infecções secundárias. Vacinação. Possível papel para antivirais, como cidofovir (ou análogo) Consultar: controle de infecção hospitalar, departamento de saúde local e estadual, CDC para assistência no manejo da vacina e da imunoglobulina.	A vacinação dentro de 3 dias de exposição pode prevenir ou diminuir a gravidade da doença. Não estabelecido para uso em crianças e jovens com idade < 16 anos.	Imunoglobulina (do CDC e vacina de imunoglobulina IV humana (VIGIV)) pode ter alguma utilidade. Por outro lado, apenas tratamento de suporte. Sem tratamento definitivo, considerar cidofovir.	Imunoglobulina (do CDC e vacina de VIGIV) pode ter alguma utilidade. Por outro lado, apenas tratamento de suporte. Sem tratamento definitivo.
Enterotoxina estafilocócica B	Tratamento de suporte: Ressuscitação com líquido, vasoativos, antipiréticos. Remoção e descarte de roupas contaminadas; limpeza de áreas infectadas/expostas.	Nenhum	Somente tratamento de suporte Sem tratamento definitivo	Somente tratamento de suporte Sem tratamento definitivo

Continua

Continuação

Agente	Tratamento	Profilaxia	Dose de adulto	Dose pediátrica
Micotoxina T2 ("Yellow Rain")	Irritante dérmico potente Pode ser absorvida através da pele intacta, causando doença sistêmica. Os sintomas geralmente se manifestam em segundos após a LD 50= ~1 mg/kg ser atingida. A exposição humana causa doença letal protraída com dor de garganta, secreção nasal sanguinolenta, dispneia, tosse e febre.		Carvão ativado 1 g/kg, VO/NG, repetir 20-50 g a cada 2-6 horas	Carvão ativado: < 1 ano - 1 g/kg, VO 1-12 anos: 25-50 g, VO Adolescentes 25-100 g, VO Repetição da dosagem para crianças não estabelecida Metade da dose inicial recomendada sem sorbitol
Tularemia	Estreptomicina: existe vacina, embora atualmente esteja indisponível Referência: JAMA 2001:285(21): 2763-2773	Tetraciclina; doxiciclina; ciprofloxacina, gentamicina (monitor para insuficiência renal)	Estreptomicina 1 g, IM, 2 vezes/dia por 7-14 dias, até a febre cessar *Ou* 1 g/kg, VO/NG; possível, doxiciclina 100mg, IV/VO, 2 vezes/dia por 14 dias Alternativas: gentamicina 5mg/kg, IM/ IV, diariamente Cloranfenicol 15 mg/kg, IV, a cada 6 h; Ciprofloxacina 400 mg, IV, 2 vezes/dia.	Estreptomicina 15 mg/kg, IM, 2 vezes/dia (não exceder 2 g/dia) Alternativas: doxiciclina < 45 kg de peso corporal; 2,2 mg/kg, IV, 2 vezes/dia. >45 kg: 100 mg, IV, 2 vezes/dia. Gentamicina 2.5 mg/kg, IM/IV, a cada 8 horas, com função renal normal Cloranfenicol 15 mg/kg, IV, a cada 6 horas

Continua

Continuação

Agente	Tratamento	Profilaxia	Dose de adulto	Dose pediátrica
Febres hemorrágicas virais	Tratamento de suporte: Ribavirina empírica até o vírus ser identificado. A ribavirina pode ser efetiva para as febres de Lassa, Crimeia-Congo e Rift Valley	A ribavirina pode ser efetiva para as febres de Lassa, Crimeia-Congo e Rift Valley	Somente tratamento de suporte intensivo Sem tratamento definitivo	Somente tratamento de suporte intensivo Sem tratamento definitivo

Bibliografia

1. ATSDR: Taking an exposure History. 2000. http://www.atsdr.cdc.gov/HEC/CSEM/exphistory/docs/exposure_history.pdf. (Acessado 12 Ago 2016).
2. Campbell P, Trockman SJ, Walker A.R. Strengthening hazard vulnerability analysis: results of recent research in Maine. Public Health Report. 2011 Mar-Apr;126(2):290-3.
3. Centers for Disease Control and Prevention, Emergency Resposta Resources. http://www.cdc.gov/niosh/topics/emres/responders.html. (Acessado 14 set 2015).
4. IAEA. The radiological accident in Goiania. IAEA, Vienna, 1988. In: http://www.pub.iaea.org/mtcd/publications/pdf/pub815_web.pdf. (Acessado 4 ago 2015).
5. Kaiser Permanente. Kaiser permanente hazard vulnerability analysis (HVA) tool. (Acessado 4 ago 2015).
6. OSHA Best practices for hospital-based first receivers of victims from mass casualty incidents involving the release of hazardous substances. January, 2005. https://www.osha.gov/dts/osta/bestpractices/html/hospital_firstreceivers.html. (Acessado 14 set 2015).
7. Prybys KM, Tomassoni AJ. Principles of pediatric toxicology. Topics in Emergency Medicine. 1996. 18(2):56-72.
8. Saruwatari M. Developing a facility hazard and vulnerability analysis (HVA). National Association of Community Health Centers. Live Process. 2008.
9. Tomassoni AJ, French RNE, Walter FG. Toxic industrial chemicals and chemical weapons: exposure identification and management by syndrome. Emerg Med Clin of N Am. 2015. 33:13-36.
10. Tomassoni AJ. Regional Mass Care. Oxford American Handbook of Disaster Medicine. Oxford University Press. 201; p.308-324.
11. Walter FG, Schauben JL, et al. Advanced HAZMAT Life Support Provider Manual. 4. ed. University of Arizona, USA. 2014. ahlsinfo@aemrc.arizona.edu.

86

Hipertermia e Hipotermia

Cintia Magalhães Carvalho Grion
Ana Luiza Mezzaroba
Josiane Festti

Introdução

Alterações da temperatura corporal são frequentemente observadas em pacientes atendidos no departamento de emergência e podem refletir estado grave de doença. Conhecer suas definições, fisiopatologia, tratamento e implicações prognósticas é fundamental para o profissional que atua neste setor. Por esse motivo, este capítulo apresenta as alterações de temperatura corporal em três partes distintas: febre; hipertermia em situações especiais; e hipotermia.

A febre é regulada no plano do hipotálamo de modo semelhante ao do funcionamento de um termostato. Frente a um dado estímulo, o centro termorregulador hipotalâmico eleva a sua temperatura, essa elevação ativa neurônios no centro vasomotor que provocam vasoconstrição e ativação neuronal que aumentam a produção de calor perifericamente até atingir o novo nível de temperatura determinado pelo hipotálamo.

A hipertermia ocorre quando a temperatura corporal se eleva devido ao aumento desregulado da produção de calor periférico que supera a habilidade de perder calor. Nessa situação, o centro termorregulador hipotalâmico permanece inalterado em níveis normotérmicos. Exposição externa ao calor e aumento da produção endógena de calor são os dois mecanismos que levam a hipertermia e que podem resultar em aumento crítico da temperatura interna corporal.

É importante distinguir essas duas situações clínicas. Hipertermia pode ser rapidamente fatal e seu tratamento difere daquele da febre. O diagnóstico de hipertermia é feito pela história de exposição prévia ao calor ou a medicamentos e outras substâncias que podem interferir na termorregulação normal (**Quadro 86.1**).

Quadro 86.1 *Causas de hipertermia*

Exposição exógena ao calor
Heat Stroke clássico
Produção de calor endógeno
• Induzida por medicamentos - antidepressivos tricíclicos, atropina, anti-histamínicos • Intoxicação exógena - anfetamina, cocaína, ecstasy • Medicamentos anestésicos - hipertermia maligna • Medicamentos neurolépticos - síndrome neuroléptica maligna • Síndrome serotoninérgica

Hipertermia maligna

Doença hereditária caracterizada por resposta hipermetabólica aos anestésicos voláteis (p. ex.: halotano, sevoflurano, isoflurano, desflurano) e à succinilcolina, relacionada a um desarranjo da homeostase intracelular do cálcio.

Quadro clínico

As manifestações clínicas iniciam-se em torno de 30 minutos após a exposição ao agente; taquicardia sinusal, hiperventilação, rigidez da musculatura esquelética generalizada, alteração da pressão arterial e cianose são os principais sinais. São ainda comuns a presença de acidose metabólica e respiratória, hipercalemia, rigidez de masseter sustentada por mais de 2 minutos, rabdomiólise, mioglobinúria, arritmias, hipoperfusão cutânea, diaforese, hipertermia, instabilidade hemodinâmica e sangramento causado por coagulação intravascular disseminada associada à hipertermia severa. Um sinal clínico precoce pode ser um aumento do $ETCO_2$ (*end-tidal* CO_2) que não se normaliza com ajustes ventilatórios adequados.

Diagnóstico

Nas crises de hipertermia maligna, é baseado no quadro clínico. Exames complementares devem ser utilizados para avaliação das complicações, como acidoses respiratória e metabólica, rabdomiólise, insuficiência renal aguda e arritmias e controle da resposta ao tratamento.

Diagnóstico diferencial

O modo clássico de apresentação de hipertermia maligna pode se confundir com outros diagnósticos, como tireotoxicose, feocromocitoma, síndrome serotoninérgica, anestesia e analgesia inadequadas, reação transfusional, reação anafilática, síndrome neuroléptica maligna, intoxicações exógenas, entre outros.

Tratamento

O tratamento específico da hipertermia maligna consiste em injeções intravenosas de 2 a 2,5 mg/kg de dantrolene sódico, repetidas a cada 5 minutos até o controle das manifestações clínicas, geralmente sendo necessária dose total menor do que 10 mg/kg. Caso não haja melhora dos sintomas com 10 mg/kg, outros diagnósticos devem ser buscados. A ação do dantrolene se dá mediante inibição da liberação do cálcio do retículo sarcoplasmático.

A formulação mais antiga do dantrolene intravenoso consiste em frascos-ampola de 70 mL com 20 mg de dantrolene sódico; cada frasco deve ser diluído em 60 mL de água estéril e deve ser infundido em equipo de sangue com filtro. O aquecimento do diluente pode ajudar na solubilidade. A administração da dose inicial em um adulto de 70 Kg deve necessitar em torno de nove frascos. Ajuda deve ser solicitada sempre que houver o diagnóstico de hipertermia maligna, tanto para o tratamento geral do paciente como para a diluição do dantrolene.

Uma nova formulação do dantrolene (Ryanodex®), disponível para uso clínico desde 2014, tem como apresentação frascos de 250 mg cada, reconstituíveis em somente 5 mL de água estéril, além de ser mais facilmente dissolvível.

Assim que formada a suspeita da crise de hipertermia maligna, deve-se interromper prontamente a administração de anestésicos voláteis e/ou succinilcolina e iniciar hiperventilação com uso de oxigênio a 100%. As complicações metabólicas e respiratórias devem ser tratadas como de costume e, conforme necessário, deve ser feito resfriamento ativo do paciente, com colchão hipotérmico, gelo na superfície corporal, administração de soluções geladas intravenosas ou para lavagem gástrica, vesical, retal ou de cavidades, até atingir 38 °C. No tratamento de arritmias cardíacas, não devem ser utilizados bloqueadores de canais de cálcio nem digitálicos, uma vez que estes aumentam a concentração intracelular de cálcio.

Síndrome neuroléptica maligna

Síndrome neuroléptica maligna (SNM) é uma doença associada ao uso de agentes neurolépticos, caracterizada por alterações neurológicas, rigidez muscular, febre e disautonomia.

Apesar do possível envolvimento de todas as classes de medicações neurolépticas, a SNM é mais associada a agentes típicos de alta potência, como haloperidol e flufenazina. Contudo, agentes de baixa potência como clorpromazina, antipsicóticos atípicos como olanzapina, quetiapina, risperidona e clozapina e medicamentos antieméticos como metoclopramida, domperidona, droperidol e prometazina também podem ser responsáveis pela síndrome.

A relação da síndrome com o uso desses medicamentos é idiossincrásica e não é dose-dependente, apesar de o uso de doses maiores ser um fator de risco.

Quadro clínico

Apresenta-se geralmente com hipertermia, disautonomia (hipertensão arterial ou labilidade pressórica, taquicardia, diaforese), rigidez muscular generalizada importante e alterações do estado mental, desde *delirium* hiperativo, confusão, psicose ou catatonia até estupor e coma. Sintomas extrapiramidais como o sinal da "roda denteada", tremores, distonia, trismo e coreia, entre outros, podem também estar presentes.

Diagnóstico

O diagnóstico da SNM é baseado no quadro clínico e na história de exposição aos agentes desencadeantes. As alterações laboratoriais mais comuns são rabdomiólise, mioglobinúria, insuficiência renal aguda, leucocitose, elevação de lactato desidrogenase, fosfatase alcalina e transaminases, alterações eletrolíticas e acidose metabólica.

Tratamento

A base inicial do tratamento é a interrupção do uso do agente causador da SNM. Outros medicamentos que têm efeito psicotrópico e podem contribuir para a síndrome como lítio, agentes serotoninérgicos e os anticolinérgicos também devem ser descontinuados.

Sempre que possível, o paciente deve ser internado em UTI e o tratamento de suporte direcionado ao quadro clínico apresentado. O tratamento geral envolve estabilização hemodinâmica e ventilatória, monitorização e tratamento de possíveis alterações cardíacas, busca da euvolemia e tratamento de rabdomiólise, redução da temperatura corporal e controle eletrolítico.

O tratamento específico da SNM é controverso e baseado em relatos de caso e experiência clínica. Em geral, os medicamentos mais utilizados no tratamento específico são dantrolene 1 a 2,5 mg/kg intravenoso em doses repetidas, se necessário, no máximo de 10 mg/kg/dia (doses maiores têm maior risco de hepatotoxicidade), bromocriptina 2,5 mg via oral ou enteral a cada 6 a 8 horas até o máximo de 40 mg/dia e amantadina 100 mg via oral ou enteral como dose inicial, titulada até o máximo diário de 200 mg a cada 12 horas. Eletroconvulsoterapia pode ser considerada em pacientes não responsivos à terapia medicamentosa na 1ª semana.

Heat stroke

Heat stroke (HS), ou insolação, é definido clinicamente como uma síndrome de temperatura corporal central maior que 40 °C associada a calor, pele seca e alterações do SNC.

Existem dois modos de HS:

- **Modo clássico (não associado a exercícios):** afeta geralmente pacientes com condições médicas crônicas que prejudicam sua termorregulação, impossibilitam sua saída de ambientes quentes ou interferem em seu acesso à hidratação ou a meios de resfriamento corporal; essas condições incluem extremos de idade, doenças cardiovasculares, neurológicas ou psiquiátricas, obesidade, anidrose, entre outros;
- **Modo associado a exercícios:** de modo geral, ocorre em pacientes mais jovens, saudáveis, que exercem atividades físicas extenuantes em ambientes de altas temperaturas e umidade (atletas, militares etc.).

Quadro clínico

Hipertermia (em torno de 40 a 47 °C) e alterações do SNC devem estar presentes sempre. A disfunção cerebral pode se manifestar de maneira discreta, como somente com alterações do comportamento, vertigem, fala arrastada e irritabilidade até quadros mais exacerbados, como delírios, convulsões e coma.

A maioria dos pacientes desenvolve taquicardia e hiperventilação, geralmente com desenvolvimento de alcalose respiratória em HS clássico e presença também de acidose lática nos casos de HS associados a exercícios.

A pele pode estar seca ou úmida, dependendo das condições médicas preexistentes, estado de hidratação e velocidade de desenvolvimento do HS.

Além disso, pode haver rubor cutâneo, hipotensão e distúrbios hidroeletrolíticos associados ou não à rabdomiólise. Casos mais graves podem evoluir com múltiplas disfunções orgânicas, como encefalopatia, disfunção renal aguda, síndrome do desconforto respiratório agudo, injúria miocárdica, lesão hepatocelular, isquemia intestinal e pancreática, trombocitopenia e coagulação intravascular disseminada.

Diagnóstico

O diagnóstico de HS clássico é feito com base no quadro clínico composto pelo menos de temperatura corporal elevada (em geral, acima de 40 °C) e disfunção de SNC, associado à história de exposição a ambientes quentes. Normalmente, os pacientes que desenvolvem o HS clássico possuem maior suscetibilidade a serem prejudicados pelo calor, seja por extremos de idade ou doenças prévias.

Na forma de HS associada a exercícios, além dos sintomas clássicos, geralmente há relatos de atividades físicas extenuantes em ambientes com elevada temperatura e umidade.

Não há nenhum exame que faça a confirmação do diagnóstico de HS.

A temperatura corporal deve ser aferida por termômetros esofágico ou retal. Exames complementares devem ser realizados para auxílio no diagnóstico diferencial e para o diagnóstico de complicações associadas ao HS. A princípio, sugere-se que sejam realizados radiografia de tórax, eletrocardiograma, hemograma, eletrólitos, ureia, creatinina, transaminases, gasometria, dosagem de creatinofosfoquinase e coagulograma. Exames toxicológicos podem ser feitos caso haja suspeita clínica de uso ou abuso de substâncias, enquanto tomografia computadorizada de crânio e análise de líquido cefalorraquidiano podem ser necessários caso haja suspeita de doenças de etiologia primária do SNC como causa dos sintomas neurológicos.

A melhora rápida dos sintomas com o resfriamento ativo corporal pode favorecer o diagnóstico de HS.

Tratamento

Além do atendimento primário do paciente, incluindo manejo de vias aéreas e monitorizações e assistências respiratória e hemodinâmica, a monitorização contínua de temperatura corporal central é primordial e mandatória. Resfriamento corporal, o principal tratamento para HS, deve ser interrompido quando a temperatura corporal atingir 38 a 39 °C com o objetivo de reduzir o risco de hipotermia iatrogênica.

O objetivo do resfriamento corporal é acelerar a transferência de calor da pele para o meio ambiente sem comprometer o fluxo de sangue para os tecidos. Essa meta pode ser alcançada com o aumento da diferença de temperatura entre a pele e o ambiente (resfriamento por condução), com o aumento do gradiente de pressão de vapor de água entre a pele e o ambiente (resfriamento por evaporação) e com o aumento da velocidade de ar adjacente à pele (resfriamento por convecção).

O resfriamento por condução pode ser realizado com imersão corporal em água gelada ou aplicação de bolsas de gelo ou toalhas geladas em axilas, pescoço, virilhas e glabela. Como esse método ocasiona vasoconstrição, sugere-se massagear a pele para reduzir tal efeito. Além disso, lavagens gástrica e peritoneal com água gelada podem auxiliar no resfriamento por condução, apesar do risco de intoxicação hídrica.

Os resfriamentos por evaporação e convecção podem ser realizados com a aplicação de água morna no corpo do paciente enquanto ventiladores são usados para mover o ar sobre a pele úmida.

Existem também camas específicas para resfriamento corporal que umedecem a pele com água a 15 °C enquanto o corpo recebe jatos de ar a 45 °C.

Não há métodos farmacológicos que auxiliam na redução da temperatura corporal em casos de HS. Medicamentos antipiréticos como dipirona, paracetamol e ácido acetilsalicílico não são eficazes no tratamento de HS. Benzodiazepínicos podem ser usados para o tratamento de tremores desenvolvidos durante técnicas de resfriamento corporal. O uso de dantrolene é ineficaz em pacientes com aumento de temperatura corporal que não foi causada por hipertermia maligna.

Hipotermia

A hipotermia é definida como uma temperatura corporal abaixo de 35 °C e está associada à alta mortalidade e morbidade.

A hipotermia primária ocorre quando a produção de calor em uma pessoa saudável é superada pelo frio excessivo, especialmente quando o armazenamento de energia está reduzido. A hipotermia secundária pode ocorrer em pessoas com uma condição médica prévia mesmo em um ambiente quente. A morte em pacientes com hipotermia secundária é, muitas vezes, causada pela doença subjacente e não pela hipotermia.

As condições médicas associadas à hipotermia secundária podem causar alteração da termorregulação ou aumento da perda de calor. Entre as causas de alteração da termorregulação, estão o acidente vascular encefálico, traumatismo cranioencefálico, hemorragia subaracnóidea, disfunção hipotalâmica, cetoacidose diabética, acidose láctica, hipoglicemia, desnutrição e extremos de idade, como recém-nascidos e idosos. Entre as causas de aumento de perda de calor, estão as queimaduras, politraumatismo, sepse, medicamentos, toxinas e álcool.

Os fatores de risco associados à morte para hipotermia acidental são o uso de álcool, pacientes institucionalizados, doenças psiquiátricas e idade avançada.

Classificação

A classificação mais comumente utilizada na literatura define a hipotermia como leve, moderada e grave conforme a temperatura corporal:

- **Hipotermia leve:** temperatura corporal de 32 a 35 °C.
- **Hipotermia moderada:** temperatura corporal de 28 a 32 °C.
- **Hipotermia grave:** temperatura corporal abaixo de 28 °C.

Alguns especialistas consideram também a hipotermia profunda como uma temperatura corporal menor que 24 ou 20 °C.

Quadro clínico

Na hipotermia leve, o paciente apresenta taquipneia, taquicardia, julgamento prejudicado, tremores e diurese fria.

Na hipotermia moderada, ocorre redução da frequência cardíaca e do débito cardíaco, hipoventilação, depressão do SNC, hiporreflexia, redução do fluxo sanguíneo renal, redução dos tremores e arritmias.

Na hipotermia grave, pode ocorrer edema pulmonar, oligúria, arreflexia, coma, hipotensão, bradicardia, arritmias ventriculares e assistolia.

O quadro clínico, conforme a classificação da hipotermia, está resumido na **Tabela 86.1**.

Exames complementares

Pacientes com hipotermia moderada ou grave devem ser investigados com exames complementares, descritos na **Tabela 86.2**, para identificar possíveis complicações e comorbidades, incluindo acidose láctica, rabdomiólise, risco de hemorragias e infecções.

No eletrocardiograma, observam-se arritmias, como bradicardia e fibrilação atrial. Pode ocorrer prolongamento dos intervalos PR, QRS e QT. As ondas J (Osborn) aparecem na junção do QRS e segmento ST, como uma distorção da fase inicial de repolarização da membrana, e são mais proeminentes nas derivações V2-V5.

Na radiografia de tórax, é possível observar presença de pneumonia aspirativa, congestão vascular ou edema pulmonar.

Tabela 86.1 *Quadro clínico da hipotermia*

	Leve	Moderada	Grave
Neurológico	Confusão Amnésia Julgamento prejudicado	Letargia Alteração do reflexo fotomotor	Coma Declínio da atividade do EEG
Cardiovascular	Taquicardia Aumento do DC	Bradicardia Hipotensão Redução do DC Arritmias Ondas J no ECG	Hipotensão Redução do DC Fibrilação Ventricular Assistolia
Respiratório	Taquipneia	Hipoventilação Diminuição de tosse	Edema pulmonar Apneia
Renal	Diurese fria	Diurese fria	Oligúria
Muscular	Aumento de tremores	Redução de tremores Rigidez muscular	Ausência de tremores

EEG: eletroencefalograma; DC: débito cardíaco; ECG: eletrocardiograma.

Tabela 86.2 *Exames complementares na hipotermia*

Exames complementares
◗ Hemograma com plaquetas ◗ Eletrólitos séricos ◗ Creatinina e ureia ◗ Glicemia ◗ Gasometria arterial ◗ Lactato ◗ Fibrinogênio ◗ Creatinofosfoquinase ◗ Eletrocardiograma ◗ Radiografia de tórax

Algumas medicações podem ser causa direta ou indireta de hipotermia: ansiolíticos; antidepressivos; antipsicóticos; opioides; anti-hiperglicêmicos; betabloqueadores; agonistas alfa-adrenérgicos; e anestésicos.

Observar se os sinais vitais são compatíveis com o estágio de hipotermia. Por exemplo, taquicardia inconsistente com a temperatura sugere hipoglicemia, hipovolemia ou overdose; hiperventilação pode indicar acidose, como cetoacidose diabética. Se o nível de consciência não é proporcional à temperatura, deve-se suspeitar de lesão neurológica, infecção do SNC ou overdose.

Tratamento

O tratamento da hipotermia requer avaliação e suporte da via aérea, respiração e circulação. Também é necessário prevenir mais perda de calor, iniciar o reaquecimento pelo nível de hipotermia e tratar as complicações.

A intubação traqueal deve ser realizada em pacientes com insuficiência respiratória e em pacientes que não podem proteger a via aérea. A intubação precoce pode facilitar a aspiração de secreções brônquicas produzidas pelo frio em pacientes com alteração do estado mental ou tosse ineficaz.

No departamento de emergência, pode existir dificuldade em determinar o ritmo cardíaco, mesmo com monitores. Pulsos periféricos são difíceis de detectar em pacientes com bradicardia. Devem ser checados pulsos centrais por 1 minuto e utilizar-se ultrassom com doppler ou ecocardiograma se disponíveis.

A bradicardia pode ser fisiológica na hipotermia grave e, geralmente, não requer estimulação cardíaca a menos que persista após o reaquecimento para 32° a 35 °C. O flutter e a fibrilação atrial, com frequência, resolvem-se espontaneamente com o reaquecimento. Arritmias ventriculares e assistolia podem ser refratárias à terapia convencional até que o paciente seja reaquecido. Portanto, o manejo definitivo da arritmia é focado no reaquecimento agressivo e suporte cardíaco.

Pacientes com hipotermia moderada e grave frequentemente apresentam hipotensão durante o reaquecimento devido à desidratação e ao deslocamento de fluidos. Dois acessos periféricos devem ser providenciados. Realizar infusão de cristaloides aquecidos (40 a 42 °C), preferencialmente com soluções salinas. A infusão de fluidos em temperatura ambiente pode piorar a hipotermia. O acesso intraósseo pode ser obtido mais facilmente do que o acesso venoso periférico em pacientes com vasoconstrição pelo frio. A passagem de um cateter central contribui para a infusão de fluidos. O acesso preferível é o femoral para se evitar arritmias por estímulo do átrio direito. Em casos de hipotensão refratária à reposição volêmica, utiliza-se dopamina como medicação vasoativa de escolha. Os outros vasopressores são aceitos, mas faltam estudos sobre seu uso. Deve-se passar sonda vesical de demora para monitorar o débito urinário. Movimentos bruscos e atividade devem ser evitados pelo risco de provocar fibrilação ventricular.

Reaquecimento

Os pacientes devem ser retirados do ambiente frio em posição horizontal se possível. O reaquecimento deve ser iniciado imediatamente. O grau de hipotermia determina qual técnica de reaquecimento de ser utilizada:

- **Hipotermia leve:** reaquecimento externo passivo.
- **Hipotermia moderada ou leve refratária:** reaquecimento externo ativo.
- **Hipotermia grave ou moderada refratária:** reaquecimento interno ativo.

Reaquecimento externo passivo

- Remover roupas molhadas, cobrir o paciente com cobertores.
- Manter a temperatura ambiente em aproximadamente 28 °C.

- Ocorre aumento de temperatura entre 0,5 e 2 °C por hora.

O reaquecimento passivo requer reserva fisiológica suficiente para gerar calor por meio de tremores e aumento da taxa metabólica. Pacientes idosos, com sepse ou hipovolemia podem não responder com sucesso às medidas. Se o reaquecimento for menor do que 0,5 °C por hora ou ocorrerem arritmias, deve-se considerar medidas de reaquecimento ativo.

Reaquecimento externo ativo

- Cobertores aquecidos, calor radiante, sistema com aquecimento de ar.
- Reaquecimento do tronco deve ser feito antes das extremidades.
- Ocorre aumento de temperatura de 2 °C por hora.

Quando o tronco e as extremidades são reaquecidos simultaneamente, ocorrem acidose e queda na temperatura pela recirculação em extremidades que apresentavam vasoconstrição. Ocorre também vasodilatação periférica que contribui para hipotensão, perfusão coronariana inadequada e fibrilação ventricular, que justificam as potenciais arritmias fatais durante o reaquecimento.

Reaquecimento interno ativo

Pode ser utilizado sozinho ou em combinação com medidas de reaquecimento externo ativo.

- Infusão de solução salina aquecida: 40 a 42 °C.
- Oxigênio umidificado aquecido.
- Irrigação do peritônio e do espaço pleural com cristaloides isotônicos aquecidos.
- Circulação extracorpórea.
- Ocorre aumento de temperatura de 2 °C por hora.

Inicia-se com técnicas de reaquecimento menos invasivas, como a infusão de líquidos aquecidos e oxigênio aquecido. Em pacientes que não respondem a essas medidas, pode ser realizada a irrigação do peritônio ou do espaço pleural com cristaloides aquecidos. O reaquecimento com circulação extracorpórea é realizado em casos extremos como parada cardíaca ou membros congelados, ou quando o reaquecimento é inadequado apesar das outras medidas descritas.

O aquecimento do ar umidificado terá maior benefício se atingir 45 °C. As irrigações gástricas e colônica podem causar distúrbios hidroeletrolíticos e devem ser evitadas. A irrigação vesical também não tem benefício em virtude de sua pequena superfície de contato.

A irrigação peritoneal deve ser realizada com a infusão de 10 a 20 mL/kg de salina isotônica, aquecida a aproximadamente 42 °C, por 20 minutos e removida em seguida. A taxa de troca geralmente é de 6 litros por hora e pode ser facilitada com a inserção de dois cateteres, um para a infusão e outro para a drenagem. O cateter é similar ao usado para o lavado peritoneal diagnóstico.

Tratamento da hipotermia secundária

Para os pacientes com hipotermia refratária, investigam-se outras causas como hipoglicemia, sepse, insuficiência suprarrenal e hipotireoidismo.

Pacientes hipotérmicos com um foco de infecção devem receber antibióticos. Pacientes que não elevam a temperatura acima de 0,67 °C por hora, apesar dos esforços de reaquecimento adequados, devem ser tratados empiricamente com amplo espectro de antibióticos. O reaquecimento depende parcialmente da capacidade do paciente de termogênese, que é comprometida na presença de infecção.

Disfunções endócrinas, toxinas e lesões do SNC também podem provocar falha do reaquecimento. Deve-se considerar tratar a insuficiência de suprarrenal e hipotireoidismo nesses casos. Para a insuficiência de suprarrenal, administra-se dexametasona 4 mg ou hidrocortisona 100 mg endovenosa.

Se o paciente apresentar antecedente de uso de medicação ou cicatriz cirúrgica cervical que sugira hipotireoidismo, o coma mixedematoso deve ser tratado empiricamente com levotiroxina 250 μg endovenoso, após a coleta de sangue para dosagem de hormônios tireoidianos. E o tratamento para insuficiência suprarrenal também é necessário nesses casos.

Após a ressuscitação, deve-se manter atenção às potenciais complicações:

- hipotensão durante reaquecimento;
- arritmias;
- hipercalemia;

- hipofosfatemia;
- hipoglicemia;
- rabdomiólise;
- atonia vesical;
- íleo paralítico;
- distúrbios eletrolíticos; e
- hemorragias.

Bibliografia

1. Mackowiak PA, Wasserman SS, Levine MM. A critical appraisal of 98.6 degrees F, the upper limit of the normal body temperature, and other legacies of Carl Reinhold August Wunderlich. JAMA. 1992;268(12):1578-1580.
2. Porat R, Dinarello CA. Pathophysiology and treatment of fever in adults. UpToDate, 2015. Disponível em: <http://www.uptodate.com/online>. Acesso em: 08 jun 2015.
3. Launey Y, Nesseler N, Mallédant Y, et al. Clinical review: fever in septic ICU patients-friend or foe? Crit Care. 2011;15(3):222.
4. Simões, CM, Silva ED. Hipertermia Maligna. In: Schettino G, Cardoso, LF, Mattar Jr J, Ganem F, editors. Paciente crítico. Diagnóstico e tratamento. 2. ed. São Paulo (SP): Hospital Sírio-Libanês; 2012. 911-921.
5. Sociedade Brasileira de Anestesiologia. Projeto Diretrizes. Associação Médica Brasileira. Conselho Federal de Medicina. Hipertermia Maligna. 2009; 1-14.
6. Litman RS. Malignant Hyperthermia: clinical diagnosis and management of acute crisis. UpToDate, 2015. Disponível em: <http://www.uptodate.com/online>. Acesso em: 08 jun 2015.
7. Schneiderbanger D, Johannsen S, Roewer N, et al. Management of malignant hyperthermia: diagnosis and treatment. Ther Clin Risk Manag. 2014; 10:355-362.
8. Broman M, Islander G, Muller CR. Malignant hyperthermia, a Scandinavian update. Acta Anaesthesiol Scand. 2015; 1-15.
9. Litman RS. Susceptibility to malignant hyperthermia: Evaluation and management. UpToDate, 2015. Disponível em: <http://www.uptodate.com/online>. Acesso em: 07 abr 2015.
10. Wijidicks EFM. Neuroleptic malignant syndrome. UpToDate, 2015. Disponível em: <http://www.uptodate.com/online>. Acesso em: 30 maio 2015.

87

Afogamento

David Szpilman

Definição

O afogamento ocorre em qualquer situação em que o líquido entra em contato com as vias aéreas da pessoa em imersão (água na face) ou por submersão (abaixo da superfície do líquido). Se ocorrer o resgate, o processo de afogamento é interrompido, o que é denominado um afogamento não fatal. Se a pessoa morre como resultado de afogamento, isso é denominado um afogamento fatal. Qualquer incidente de submersão ou imersão sem evidência de insuficiência respiratória deve ser considerado apenas um resgate na água e não um afogamento. Termos como "quase afogamento" (*near-drowning*), "afogamento seco ou molhado", "afogamento ativo e passivo", "afogamento azul ou branco" e "afogamento secundário como complicação" são obsoletos e devem ser abandonados. (**Quadro 87.1**)

Quadro 87.1 *Nomenclatura em acidentes com submersão*

Afogamento	É a "Aspiração de líquido não corporal causada por submersão ou imersão".
Resgate	É a "Pessoa socorrida na água, sem sinais clínicos de aspiração de líquido".
Já cadáver por afogamento	É a "Morte por afogamento sem chances de iniciar RCP, comprovada por tempo de submersão maior que uma hora ou sinais evidentes de morte há mais de uma hora tais como: rigidez cadavérica, livores, ou decomposição corporal".

Cadeia de sobrevivência do afogamento – prevenção ao hospital (Figura 97.1)

Reconhecimento e alarme do incidente

Qualquer atitude de ajuda a uma pessoa em apuros dentro da água deve ser precedida pelo reconhecimento de que alguém está se afogando. Ao contrário da crença popular, o banhista em apuros não acena com a mão e tampouco chama por ajuda, principalmente o sexo masculino, no qual o afogamento é mais frequente. O banhista em apuros encontra-se tipicamente em posição vertical, com os braços estendidos lateralmente, batendo com os mesmos na água sem a menor técnica de natação ou flutuação. Indivíduos próximos da vítima podem achar que é apenas uma brincadeira na água. A vítima pode submergir e emergir sua cabeça diversas vezes, enquanto está lutando para se manter acima da superfície. As crianças geralmente resistem de 10 a 20 segundos em tal luta, enquanto os adultos resistem por até 60 segundos, antes da imersão

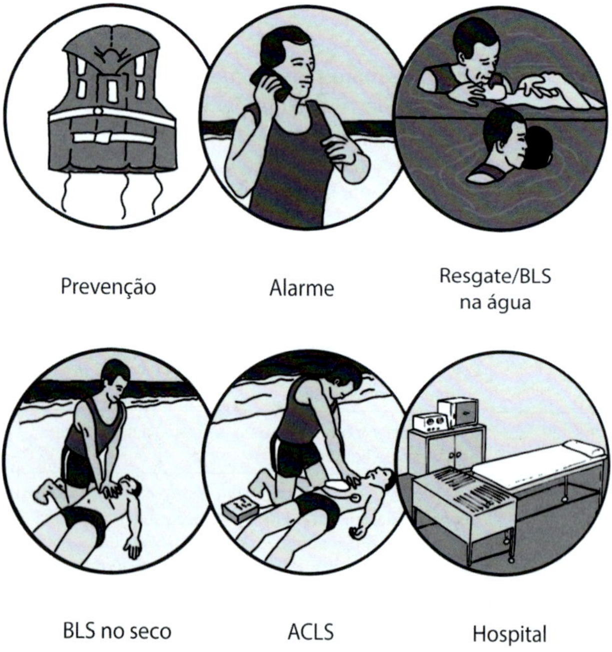
Prevenção
Alarme
Resgate/BLS na água
BLS no seco
ACLS
Hospital

Figura 87.1 *Cadeia de sobrevivência do afogamento.*

final. Como a respiração instintivamente tem prioridade, a vítima de afogamento geralmente é incapaz de gritar por socorro, pois isso a levaria a submersão imediata. Ao reconhecer que uma vítima está se afogando, a prioridade inicial é dar o alarme ligando 193 (Corpo de Bombeiros) e avisando o que está acontecendo, onde é o incidente, quantas pessoas estão envolvidas e o que você já fez ou pretende fazer. Só então o socorrista deverá partir para ajudar a realizar o resgate.

Suporte básico de vida na água e resgate

Ao tentar realizar um resgate nunca se exponha a riscos: isso é fundamental para a sua segurança. Para aqueles que não são profissionais de salvamento aquático, a prioridade é ajudar sem se tornar uma segunda vítima. Para ajudar, utilize técnicas como jogar objetos flutuantes (bola, Pet 2 litros, isopor) ou oferecer objetos longos, ou oriente a vítima como proceder para sair dessa situação (por exemplo, escolhendo uma direção melhor para nadar, técnicas de flutuação ou encorajando-a com afirmações de que o socorro está a caminho). É importante evitar ao máximo o contato direto com a vítima, pois pode provocar o afogamento do socorrista sem experiência. A decisão de realizar o suporte básico de vida na água baseia-se no nível de consciência do afogado.

- **Afogado consciente (99,5% dos resgates):** resgate a pessoa até a terra sem demais cuidados médicos, porém tenha cuidado, um banhista apavorado pode ser muito perigoso para o socorrista. Por essa razão, é mais prudente se aproximar utilizando um objeto de flutuação intermediário ao qual ele possa se agarrar.
- **Afogado inconsciente (0,5% dos resgates):** apresentam duas possibilidades a saber: parada respiratória isolada ou uma PCR. A grande possibilidade de intervenção é na parada respiratória, em que a instituição imediata de ventilação ainda dentro da água pode proporcionar à vítima uma chance quatro vezes maior de sobrevivência sem sequelas. Isso ocorre porque a hipóxia causada pelo afogamento resulta primeiramente em apneia, ocasionando em seguida a parada cardíaca em um intervalo de tempo variável, porém curto, caso não seja revertida ainda dentro da água. Os socorristas devem checar a ventilação, e, se ausente, iniciar 10 ventilações boca a boca ainda na água.

Caso essas ventilações não revertam a situação, o socorrista deverá considerar que o afogado está em PCR e deverá levá-lo diretamente a área seca, onde fará RCP completa. Infelizmente, compressões cardíacas externas não podem ser realizadas de maneira efetiva na água.

Considerando a baixa incidência de TRM nos salvamentos aquáticos e a possibilidade de desperdício de tempo precioso para iniciar a ventilação e oxigenação, a imobilização de rotina da coluna cervical durante o resgate aquático em vítimas de afogamento sem sinais de trauma não é recomendada.

Suporte básico de vida ao afogado em terra

O transporte da vítima para fora da água deve ser realizado na posição vertical para evitar vômitos e demais complicações de vias aéreas. Em caso de vítima exausta, confusa ou inconsciente, o transporte é na posição mais próxima possível da horizontal, porém mantendo-se a cabeça acima do nível do corpo sem, contudo, obstruir as vias aéreas, que devem permanecer sempre pérvias. O posicionamento da vítima para o primeiro atendimento em área seca deve ser paralelo ao espelho d'água, o mais horizontal possível, deitada em decúbito dorsal, distante o suficiente da água a fim de evitar as ondas. Se estiver consciente, coloque a vítima em decúbito dorsal, com a cabeça elevada. Se estiver ventilando, coloque a vítima em posição lateral de segurança (decúbito lateral). As tentativas de drenagem da água aspirada são extremamente nocivas e devem ser evitadas. A manobra de compressão abdominal (Heimlich) nunca deve ser realizada como meio para eliminar água dos pulmões, pois ela é ineficaz e gera riscos significativos de lesão. Durante a ressuscitação, tentativas de drenar água ativamente, colocando a vítima com a cabeça abaixo do nível do corpo, aumentam as chances de vômito em mais de cinco vezes, levando a um aumento de 19% na mortalidade. Mesmo naqueles que não necessitam de intervenção após o resgate o vômito ocorre em 50%. A presença de vômito nas vias aéreas pode acarretar maior broncoaspiração e obstrução, impedindo a oxigenação, além de poder desencorajar o socorrista a realizar a respiração boca a boca. Em caso de vômitos, vire a cabeça da vítima lateralmente e remova o vômito com o dedo indicador, usando um lenço ou aspiração, e continue prestando a assistência ventilatória. Veja a **Figura 87.2**.

Suporte avançado de vida no local

Ao contrário de opiniões passadas, levar o equipamento médico à vítima, ao invés de levá-la ao hospital, poupa um tempo precioso e melhora o prognóstico nos casos de afogamento. O tratamento médico avançado é instituído de acordo com a classificação do afogamento e de preferência no local do incidente onde todo atendimento inicial básico e avançado será realizado. Desse modo, em situações críticas o profissional de saúde deve estar preparado para ficar ao menos por 15 a 30 minutos no local do incidente antes de pensar em transporte ao hospital ou em ambulância.

Classificação da gravidade do afogamento e seu tratamento avançado (veja também o Figura 87.2)

Cadáver

Vítima com tempo de submersão acima de 1 hora ou com sinais físicos óbvios de morte (rigor mortis, livores e/ou decomposição corporal). Não iniciar ressuscitação e encaminhar o corpo ao IML.

Grau 6 – Parada cardiorrespiratória

A ressuscitação iniciada por leigos ou guarda-vidas na cena deve ser mantida por pessoal médico especializado até que seja bem-sucedida ou caso a vítima necessite de aquecimento por meios sofisticados, situação que só o hospital poderá fornecer.

Na RCP dos afogados é recomendado realizar cinco ventilações iniciais e então uma relação de duas ventilações para 30 compressões antes da inserção do TOT. Em caso de dois socorristas, e exclusivamente para casos de afogamento, a relação poderá ser de duas ventilações para 15 compressões. Em vítimas hipotérmicas (< 34 °C) sem pulso, a RCP deve ser mantida. Desfibriladores externos devem ser utilizados para monitorar o ritmo cardíaco ainda na cena do incidente. A PCR em afogamentos ocorre quase 100% em assistolia quando não existem comorbidades ou fatores precipitantes ao afogamento. A fibrilação ventricular pode estar presente em adultos com doença coronariana ou como consequência da terapia de suporte avançado de vida, com o uso de drogas pró-arritmogênicas (epinefrina). Exclusivamente nesses casos a desfibrilação pode ser necessária, embora seja rara. O acesso venoso periférico é a via preferencial para administrar drogas. Embora algumas medicações possam ser administradas por via traqueal, mesmo na vigência de

Suporte cardíaco avançado de vida afogamento - Szpilman 2000

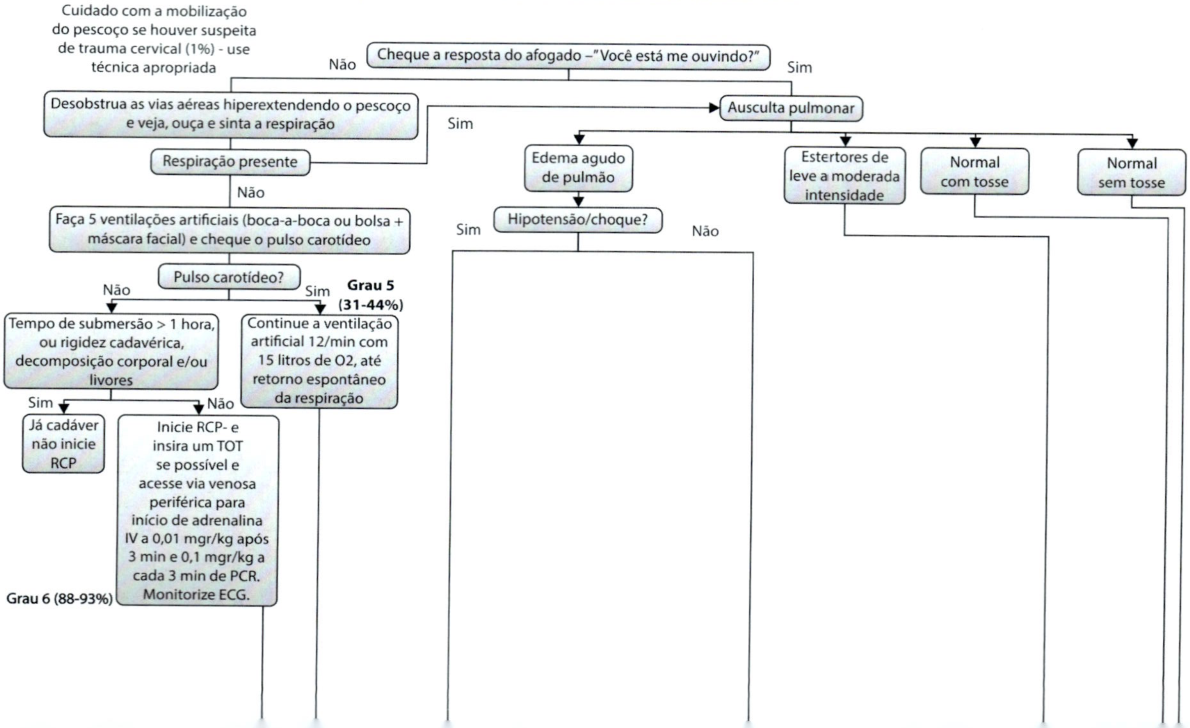

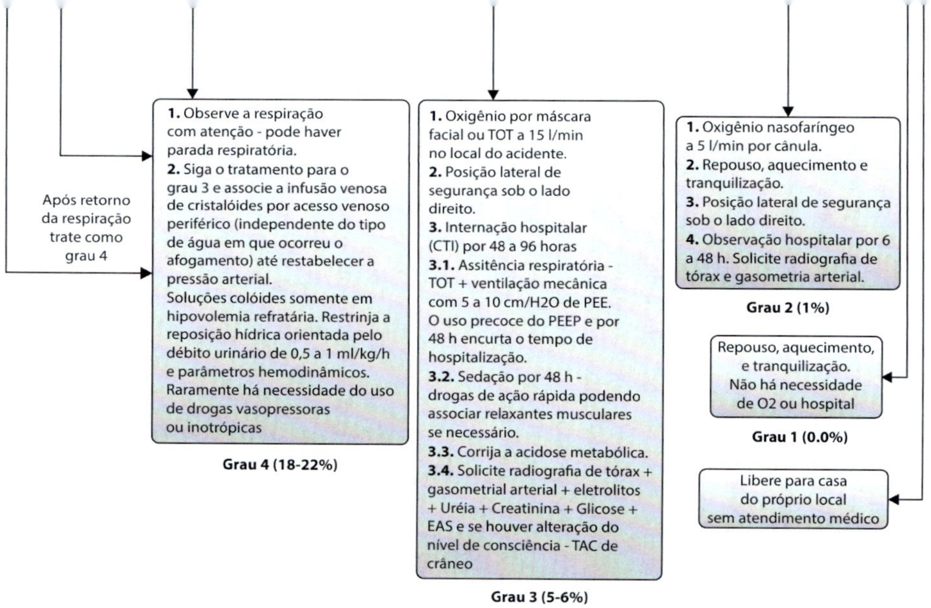

Figura 87.2 *Classificação e tratamento dos afogamentos. Fonte: Szpilman D. Near-drowning and drowning classification: a proposal to stratify mortality based on the analysis of 1831 cases. Chest 1997;112:660-5 & Szpilman D, Elmann J, Cruz-Filho FES. Drowning classification: a revalidation study based on the analysis of 930 cases over 10 years. Presented at the World Congress on Drowning, Amsterdam, June 26–28, 2002. Abstract. Szpilman D, Bierens JJLM, Handley AJ, Orlowski JP. Drowning: Current Concepts. N Engl J Med 2012;366:2102-10. http://www.nejm.org/doi/pdf/10.1056/NEJMra1013317).*

edema agudo de pulmão, a absorção é incerta e deverá ser feita em último caso. A dose de epinefrina a ser utilizada ainda é um ponto de controvérsia, principalmente no afogamento, no qual o intervalo de tempo da PCR até o início da ressuscitação e o resultado da mesma pode variar muito, em comparação a outras causas. Uma dose inicial alta ou progressiva de epinefrina aumenta as chances de recuperação da circulação. Porém, altas doses de epinefrina não parecem melhorar a sobrevida nem o prognóstico neurológico em paradas por outras causas, quando utilizada como terapia inicial. Tampouco ficou demonstrado que altas doses de epinefrina são prejudiciais. Portanto, dose alta de epinefrina não é recomendada como rotina, mas pode ser considerada no afogamento caso a dose de 1 mg não tenha o efeito esperado (Classe indeterminada – aceitável, mas não recomendável). Nossa recomendação é que se utilize uma dose inicial de 0,01 mg/kg EV após 3 minutos de RCP e, caso não haja resposta, aumentar para 0,1 mg/kg infundida a cada 3 a 5 minutos de RCP.

Grau 5 – Parada respiratória

A vítima em apneia com pulso arterial presente exige ventilação artificial imediata. O grau 5 é usualmente observado exclusivamente por quem realiza o socorro na água. Os protocolos de ventilação e oxigenação são os mesmos do grau 6, e devem ser seguidos até que a respiração espontânea seja restaurada, usualmente após 10 ventilações, e, então, devem ser seguidos os protocolos para o grau 4.

Grau 4 – Edema agudo de pulmão com hipotensão arterial

Inicialmente o oxigênio deve ser fornecido por máscara facial a 15 L/min até que o tubo orotraqueal possa ser introduzido. Fornecer oxigênio com suporte de ventilação mecânica é o objetivo da terapia de primeira linha nesses casos. O afogado grau 4 se beneficia de intubação orotraqueal em 100% dos casos devido à necessidade de ventilação com pressão positiva.

Grau 3 – Edema agudo de pulmão sem hipotensão arterial

É o caso de pacientes com SaO_{2p} > 90% em uso de oxigênio a 15 L/min via máscara facial que conseguem permanecer com suporte ventilatório não invasivo em apenas 28% dos casos. Os outros 72% dos casos necessitam de intubação e ventilação mecânica, observando-se os mesmos protocolos para os afogados grau 4.

Grau 2 – Ausculta pulmonar com estertores

93% das vítimas com esse quadro clínico necessitam apenas de 5 L/min de oxigênio via cânula nasofaríngea e têm uma recuperação satisfatória em 6 a 24h.

Grau 1 – Tosse com ausculta pulmonar normal

Esses pacientes não necessitam de oxigênio ou suporte ventilatório, mas apenas de repouso e aquecimento.

Resgate – Ausência de tosse ou dificuldade respiratória

Avaliar e liberar do local do incidente sem necessidade de cuidados médicos, caso não apresente nenhuma doença associada.

Abordagem Hospitalar

A maioria dos casos de afogamentos aspira apenas pequenas quantidades de água e irá recuperar-se espontaneamente.

Cuidados hospitalares são indicados para afogados de graus 2 a 6

O atendimento hospitalar de casos graves (graus 4 a 6) só é possível se os cuidados pré-hospitalares de suporte básico e avançado tiverem sido fornecidos de maneira eficiente e rápida. Caso isso não tenha ocorrido, siga o protocolo do **Figura 87.1** na emergência. A hospitalização é recomendada para todos os pacientes com um grau de afogamento de 2 a 6. Os casos de grau 2 são resolvidos com oxigênio não invasivo no prazo de 6 a 24 horas e podem, então, ser liberados para casa. Pacientes grau 2 com deterioração do quadro clínico serão internados em unidade de cuidados intermediários para observação prolongada.

Somente após a obtenção de uma via aérea definitiva e uma oxigenação e circulação otimizadas, um cateter nasogástrico de grosso calibre deve ser colocado para reduzir a distensão gástrica, prevenindo a aspiração de mais material. O reaquecimento do paciente deve então ser instituído, exceto nos casos pós-RCP em que a manutenção da hipotermia parece obter melhores prognósticos. Isso é seguido por exame físico, radiografia de tórax e uma gasometria arterial. A acidose metabólica ocorre em 70% dos pacientes que chegam ao hospital. A acidose deve ser corrigida quando o pH é menor que 7,2 ou o bicarbonato inferior a 12 mEq/L, com a vítima recebendo suporte ventilatório adequado. A queda significativa do nível de bicarbonato raramente ocorre nos primeiros 10 minutos de RCP, e o seu uso, portanto, deve ser indicado somente em reanimações prolongadas. O uso de corticosteroides no afogamento não está indicado, exceto em casos de broncoespasmo resistente ao uso de fenoterol.

Se o afogado permanece inconsciente sem uma causa óbvia, uma investigação toxicológica e tomografia computadorizada do crânio e da coluna cervical devem ser consideradas. Anormalidades nos eletrólitos, ureia, creatinina e hematócrito são incomuns, e sua correção raramente é necessária.

Pneumonias

Em geral, rios, lagos, piscinas e praias não apresentam colonização bacteriana em número suficiente para promover pneumonia. A vigilância para eventos sépticos, não só pulmonares como nos demais órgãos, se faz necessária. Os antibióticos profiláticos apresentam um valor duvidoso em afogamento e tendem apenas a selecionar organismos mais resistentes e agressivos.

Complicações no curso do tratamento

O pneumotórax é uma complicação comum (10%), secundária à ventilação mecânica com pressão positiva em áreas de hiperinsuflação. Diante de qualquer mudança hemodinâmica brusca, após o início da ventilação mecânica, deve ser considerada a possibilidade de um pneumotórax ou outro barotrauma. Quadros de síndrome de reação inflamatória sistêmica (SIRS) no grau 6 são comuns de ocorrer, ou ainda um possível choque séptico precoce pode ocorrer nas primeiras 24 horas após a ressuscitação da vítima. A insuficiência renal aguda secundária ao afogamento é rara e pode ocorrer devido à hipóxia, ao choque ou à hemoglobinúria. Raramente, pacientes afogados estáveis clinicamente durante a avaliação na sala de emergência e que apresentam radiografia de tórax normal podem desenvolver edema agudo de pulmão tipo fulminante após o acidente (SDRA).

Prognóstico e escalas de gravidade

Afogamentos graus 1 a 5 recebem alta hospitalar em 95% dos casos sem sequelas. Os afogamentos grau 6 podem evoluir com falência de múltiplos órgãos. Com o progresso da terapia intensiva, o prognóstico é cada vez mais baseado na lesão neurológica. Questões como: "Quais pacientes devemos tentar ressuscitar?" "Por quanto tempo devemos investir?" "Qual conduta adotar, e o que devemos esperar em termos de qualidade de vida após a ressuscitação?" necessitam de respostas mais precisas. Tanto na cena quanto no hospital, nenhuma variável clínica parece ser absolutamente confiável para determinar o prognóstico final no afogado grau 6, portanto a recomendação é insistir na ressuscitação em todos os casos. A RCP deve ser iniciada sem demora em todas as vítimas sem pulso carotídeo que estiveram em submersão por menos de 1 hora ou que não apresentem sinais clínicos evidentes de morte (rigor mortis, decomposição corporal ou livores). Embora alguns autores afirmem que a ressuscitação bem-sucedida de vítimas com grande tempo de submersão só ocorre em águas geladas, existem relatos de vítimas com grande tempo de submersão que foram ressuscitadas sem sequelas, mesmo quando resgatadas em águas ditas quentes (> 20 °C). Múltiplos estudos mostram que o prognóstico depende quase unicamente de um único fator, o tempo de submersão, embora não seja determinante para não se realizar a RCP. Os esforços de RCP só devem ser interrompidos após o aquecimento da vítima acima de 34 °C e o monitor cardíaco mostrando assistolia - "ninguém está morto até estar quente e morto!". Após a realização da RCP com êxito, a estratificação da gravidade das lesões cerebrais é crucial para permitir a comparação das diversas opções terapêuticas. Vários escores prognósticos foram desenvolvidos para prever quais pacientes vão evoluir bem com a terapia padrão e quais estão mais propensos a desenvolver a encefalopatia anóxica isquêmica, requerendo assim medidas mais agressivas e inovadoras para proteger o cérebro. Um dos escores mais poderosos é a avaliação da Escala de Coma de Glasgow no período imediato após a ressuscitação (primeira hora) e de 5 a 8 horas após (**Tabela 87.1**). Variáveis prognósticas são importantes para o aconselhamento dos familiares de afogados nos primeiros momentos após o acidente e, principalmente, para indicar quais pacientes são propensos a se recuperar com a terapia de suporte padrão e quais devem ser candidatos a terapias de ressuscitação cerebral ainda em fase experimental de investigação clínica (**Tabela 87.2**).

Tabela 87.1 *Classificação prognóstica para o pós-PCR por afogamento, utilizando a Escala de Coma de Glasgow (Orlowski et al. – adaptada por Szpilman) (escore ainda em estudo)*

Escala de prognóstico neurológico pós-parada cardiorrespiratória – Afogamento	
A - primeira hora Alerta - 10 Desorientado - 9 Torpor - 7 Coma com tronco normal - 5 Coma com tronco anormal - 2	B - 5 a 8 horas após Alerta - 9,5 Desorientado - 8 Torpor - 6 Coma com tronco normal - 3 Coma com tronco anormal - 1
Recuperação sem sequelas	
Excelente (13)	95%
Muito bom (10-12)	75 a 85%
Bom (8)	40 a 60%
Regular (5)	10 a 30%
Ruim (3)	< 5%

Tabela 87.2 *Fatores importantes no prognóstico de afogamentos pós-RCP*

- O Suporte Básico e o Avançado precoce apresentam melhores prognósticos.
- No afogamento, a redução de 10 °C na temperatura cerebral reduz em 50% o consumo energético da célula, dobrando o tempo de sobrevida do cérebro.
- Duração da submersão e risco de lesão neurológica grave e morte cerebral após alta hospitalar:
  - 0-5 min – 10%
  - 6-10 min – 56%
  - 11-25 min – 88%
  - > 25 min – quase 100%
- Sinais de lesão de tronco cerebral pós-RCP predizem lesão neurológica grave.
- Fatores prognósticos no afogamento são importantes em decisões de terapias neurológicas mais agressivas e no aconselhamento da família quanto ao prognóstico.

"O afogamento é o resultado final de atitudes contra o bom senso, da negligência para com a supervisão de crianças e de abuso de bebidas alcoólicas, e representa uma tragédia que pode ser prevenida em mais de 85% dos casos."

(Szpilman, 2013)

Bibliografia

1. Beck EF, Branche CM, Szpilman D, Modell JH, Birens JJLM. A new definition of drowning: Towards documentation and prevention of a global health problem; Bulletin of World Health Organization November 2005, 83(11).
2. Szpilman D, Bierens JJLM, Handley AJ, Orlowski JP. Drowning: current concepts. N Engl J Med 2012;366:2102-10. http://www.nejm.org/doi/pdf/10.1056/NEJMra1013317)
3. Szpilman D, Handley AJ, Bierens J, Quan L, Vasconcellos R. Drowning. In: Field JD. The Textbook of Emergency Cardiovascular Care and CPR. Lippincott Williams & Wilkins, 2009. Chapter 30. p. 477-89. Co-sponsored by AHA & ACEP.
4. Szpilman D, Magalhaes M, Silva RTC. Therapeutic hypothermia after return of spontaneous circulation: Should be offered to all? Resuscitation 83 (2012) 671– 673. http://www.resuscitationjournal.com/article/S0300--9572(12)00130-X/abstract
5. Szpilman D, Morizot-Leite L, Vries W, Scarr J, Beerman S, Martinhos F, Smoris L, Lofgren B. First aid courses for the aquatic environment. In: Bierens JJLM. Handbook on drowning: prevention, rescue, treatment. Springer Verlag 2005.
6. Szpilman D. & Soares M. In-water resuscitation– is it worthwhile? Resuscitation October 2004; 63/1 pp. 25-31.
7. Szpilman D. Afogamento - Perfil epidemiológico no Brasil - Ano 2012. Publicado on-line em www.sobrasa.org, Julho de 2012. Trabalho elaborado com base nos dados do Sistema de Informação em Mortalidade (SIM) tabulados no Tabwin - Ministério da Saúde - Datasus - 2012. Acesso on-line.

88

Queimaduras

Thais Juliano Garcia Tosta
Rafael Marques
Guilherme Benfatti Olivato

Introdução

As queimaduras são feridas traumáticas causadas, na maioria das vezes, por agentes térmicos, químicos, elétricos ou radioativos. Atuam nos tecidos de revestimento do corpo humano, determinando destruição parcial ou total da pele e de seus anexos, podendo acometer camadas mais profundas como tecido celular subcutâneo, músculos, tendões e ossos. Histologicamente, a lesão da queimadura é uma necrose de coagulação da epiderme e em profundidade variável da derme e de tecidos subjacentes.

Clinicamente, as queimaduras podem variar de uma pequena flictena até formas graves capazes de desencadear um grande número de respostas sistêmicas proporcionais à extensão e à profundidade da lesão.

Classificação das queimaduras

Conhecer dados sobre o grau e a extensão da queimadura (**Figura 88.1**) é fundamental para a correta estratégia terapêutica. As classificações estão contidas na **Tabela 88.1**.

Cálculo da extensão das queimaduras: regra dos nove

A clássica "regra dos nove" de Wallace constitui o método mais rápido para avaliação da extensão das queimaduras a partir do 2º grau.

Por ser método prático, rápido e de fácil memorização, é o mais usado nas salas de emergência. Embora não seja muito preciso, pode ser utilizado na primeira determinação da extensão da área queimada. Consiste na divisão do corpo em múltiplos de nove.

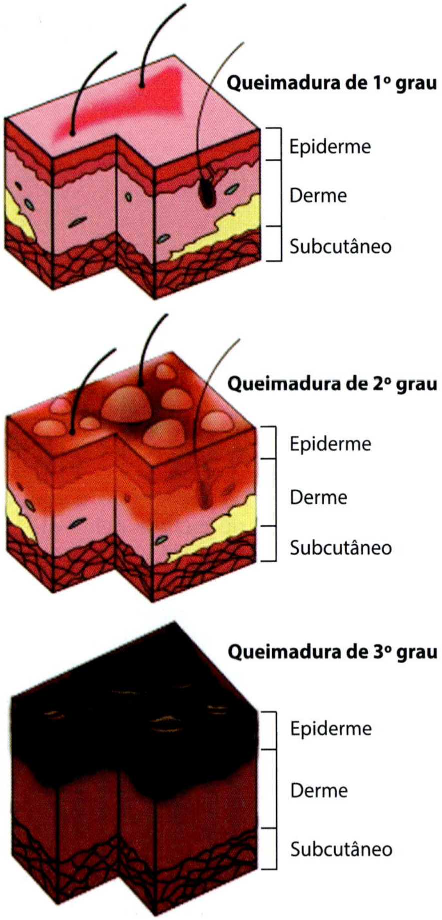

Figura 88.1. *Extensão de acometimento das queimaduras de acordo com o grau.*

A cabeça equivale a 9%; cada membro superior, a 9%; a parte anterior do tronco, a 18%; a parte posterior do tronco, a 18%; cada membro inferior, a 18%; e o períneo, a 1%, conforme demonstrado na **Figura 88.2**. Como as superfícies corporais parciais de crianças são proporcionalmente diferentes das dos adultos, utiliza-se nelas a "regra dos nove modificada para crianças". A partir da puberdade considera-se a superfície corporal da criança semelhante à do adulto.

Tabela 88.1. *Classificação das queimaduras de acordo com a profundidade e o prognóstico*

Grau/Profundidade	Sinais Clínicos	Prognóstico	Exemplo
1º Grau - epidermica	• Lesão eritematosa, quente e dolorosa	• Epiderme destruída • Cura em 5 a 7 dias • Sem alteração hemodinâmica	• Queimadura solar
2º Grau – dérmica superficial	• Flictena, dor intensa, eritema e exsudação	• Membrana Basal Destruída • Cura em 10 a 15 dias	• Queimadura por líquido superaquecido
2º Grau – dérmica profunda	• Coloração mais pálida, pouco dolorosa	• Derme Superficial Destruída/ Restos epidérmicos em anexos • Cura com cicatriz hipertrófica em 3 semanas ou não cura	• Queimadura por líquido superaquecido, imersão ou por chama direta
3º Grau – dermoepidermica*	• Indolor • Sem flictena • Marrom ou negro	• Epiderme e derme destruídas • Só cura nos bordos • Necessidade de enxerto	• Queimaduras elétricas

(*) Pode apresentar vasos sanguíneos trombosados visíveis, causando deformidades e destruição de terminações nervosas, sendo indolor. Em alguns casos o tecido celular subcutâneo, tendões, ligamentos e músculos e até ossos podem ser acometidos – o que é considerado por alguns autores como queimadura de 4º Grau.

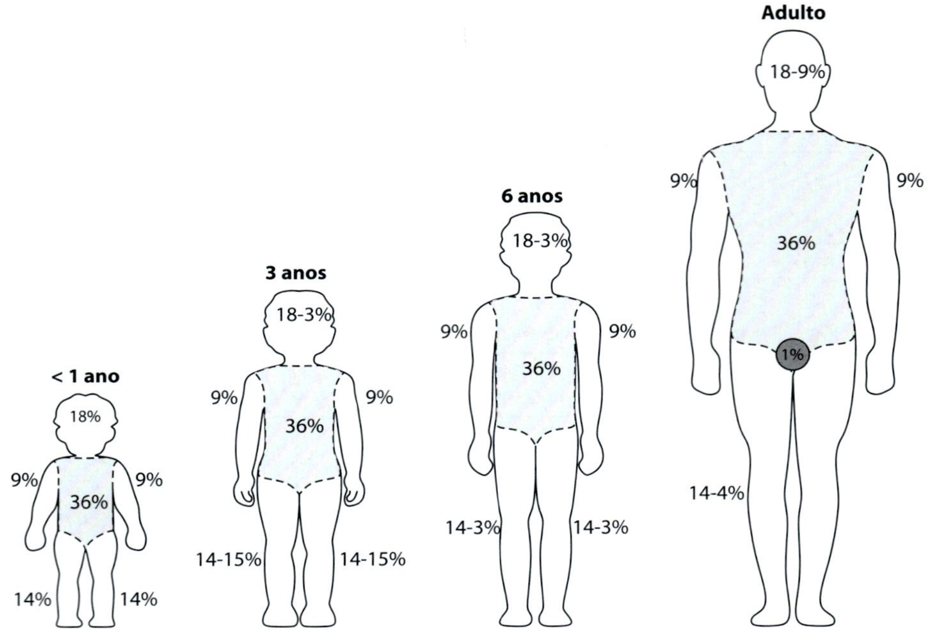

Figura 88.2. *Modelo esquemático para cálculo da área queimada pela regra dos nove (% superfície corporal). A cabeça da criança é proporcionalmente maior que a do adulto, ocupando maior extensão.*

Febre alta ou hipotermia podem ocorrer por desequilíbrio termorregulatório até a cicatrização completa, mesmo na ausência de infecção. A reepitelização começa dentro de vários dias, sendo mais lenta nas mucosas e naquelas áreas submetidas à pressão, maceração ou infecção.

Cuidados pré-hospitalares

- Aproximação segura: o paciente deve ser afastado da fonte de emissão de calor, evitando o contato com possíveis cabos com eletricidade ou fontes com calor residual.
- Interrupção do processo de queimadura: o resfriamento da área queimada (medida importante, porém que só tem valor quando aplicada imediatamente após o acidente) pode ser feito envolvendo-se a vítima com um lençol embebido em água, bloqueando a onda de calor que continua agindo no tecido queimado por alguns minutos. A água não precisa estar gelada, pois pode provocar hipotermia e a temperatura ambiente já se encontra bem abaixo da temperatura do tecido queimado.
- O paciente deve ser coberto com um lençol seco para evitar hipotermia.
- Analgesia.

Critérios de internação

A American Burn Association e o Curso Nacional de Normatização de Atendimento ao Queimado (CNNAQ) recomendam o encaminhamento a um centro de tratamento de queimados (CTQ) os pacientes que apresentem os seguintes critérios:

- 10% de superfície comprometida em crianças < 10 anos;
- ≥ 20% superfície comprometida em pacientes > 10 anos;
- queimaduras em zonas especiais (face, mãos, pés, genitais e articulações);
- inalação;
- queimaduras químicas, elétricas;
- qualquer outro trauma em que a queimadura seja a lesão mais grave;
- comorbidades.

Tratamentos e abordagens (Tabela 88.2)

Tabela 88.2. *Curativos e abordagens práticas indicadas para cada tipo de queimadura*

Profundidade	Abordagem	Curativo	Troca de Curativo
1º Grau	◗ Compressas frias ◗ Analgesia via oral– paracetamol, dipirona, tramadol	◗ Curativo exposto com hidrogel, vaselina estéril ou hidratantes	12/12h
2º Grau Superficial	◗ Analgesia endovenosa: • meperidina; • tramadol. ◗ Flictena íntegra: caso a bolha esteja tensa e causando dor, drenar em condições assépticas ◗ Flictena rota: desbridar	◗ Curativo não aderente com sulfadiazina de prata 1% nas primeiras 72h para evitar infeção ◗ Alginato de cálcio e sódio/ curativos oclusivos absorventes ◗ Tópico desbridante caso tenha tecido necrótico superficial -fibrase, colagenase ◗ Tópico que estimulem a epitelização: base de vitamina E, gel de silicone, pantenol, gel amorfo	72 h/72 h
2º Grau Profundo (Ambiente Hospitalar)	◗ Analgesia endovenosa: meperidina, tramadol ◗ Desbridar tecidos desvitalizados ◗ Curativos úmidos com SF0,9% embebidos em gazes trocadas de 2/2h nas primeiras 12h	◗ Alginato; colágeno + alginato; hidrofibra; hidropolímero; hidrofibra + prata; hidropolímero + prata ◗ Curativo não aderente com prata	Quando saturar
3º Grau	Tratamento especializado por cirurgião plástico, com desbridamentos e fechamento das feridas por autoenxertia cutânea ou rotação de retalhos cutâneos.		

Cuidados pós-epitelização de queimaduras em qualquer profundidade: hidratação e proteção solar.

Tratamento hospitalar

Observe a **Figura 88.3**.

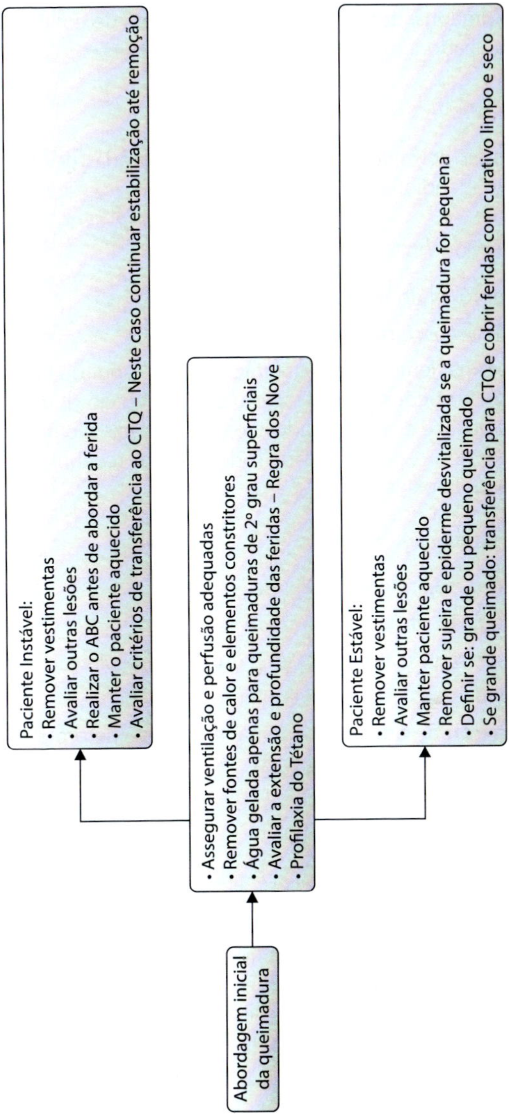

Figura 88.3 *Fluxograma resume a abordagem das queimaduras no contexto do atendimento hospitalar.*

Condutas imediatas

A avaliação inicial do paciente queimado corresponde à de qualquer paciente com trauma. O roteiro inicial baseia-se nos princípios do Advanced Trauma Life Support (ATLS) do American College of Surgeons, que estabelece como norma de conduta para o politraumatizado a metodologia ABCDE:

A (via aérea)

- Garantir permeabilidade das vias respiratórias desde o primeiro atendimento

B (ventilação ou *breathing*)

- Expor tórax do paciente;
- Realizar ausculta pulmonar bilateral.

Qualquer paciente exposto à fumaça ou ao vapor que apresente rouquidão, broncoespasmo, escarro com resquício de carbono, queimadura de face e chamuscados nos pelos nasais são potenciais portadores de lesão por inalação. Todos devem receber máscara com alto fluxo de oxigênio.

Critérios de intubação

- Estridor respiratório;
- Rouquidão progressiva;
- Uso de musculatura acessória durante a respiração;
- Queimaduras profundas em face ou pescoço;
- Formação de bolhas ou edema importante de orofaringe;
- Insuficiência respiratória aguda;
- Coma;
- Hipoxemia ou hipercarbia.

C (circulação)

Segundo o ATLS, paciente com queimaduras de 2º ou 3º graus com acometimento maior de 20% SC necessitam de acesso venoso com jelco de grande calibre e resposição volêmica, que deverá ser realizada por punção periférica ainda que sobre a pele queimada.

A reposição com Ringer-lactato, 2.000 mL em bólus para adultos e 20 mL/kg em 20 min para crianças deve ser iniciada.

Pode-se utilizar ainda como base de cálculo a fórmula de Parkland:

- 3 a 4 mL × peso × superfície corporal queimada;
- metade desse volume é infundida nas primeiras 8 h e a outra metade, nas 16 h seguintes.

Os coloides são iniciados após 24 h, quando a superfície corporal queimada for maior que 20% e seguindo o valor da albumina sérica.

A aferição da pressão arterial pode ser difícil e a taquicardia é comum, mesmo após reposição volêmica. Assim, como avaliar a eficácia da reposição volêmica? Por meio do débito urinário (>0,5ml/kg/h ou em crianças de até 30kg a diurese deve ser de 1ml/kg/h).

D (disfunção)

Classicamente, o paciente queimado está lúcido e orientado, sendo necessário verificar o nível de consciência e avaliar se houve traumatismo craniano concomitante.

Se houver desorientação atentar-se as causas, como, hipoxia.

E (exposição)

- Roupas e os acessórios devem ser removidos.
- Queimaduras químicas devem ser lavadas abundantemente.

Para evitar hipotermia, logo que for completamente examinado, o paciente deve ser coberto com pano limpo e seco.

Cuidados com a queimadura

O curativo da queimadura profunda deve ser planejado e integrado entre equipe médica e de enfermagem. Pela sua abrangência, o cirurgião plástico deve estar presente com apoio de outros especialistas. Os procedimentos para resolução da ferida podem incluir:

- Curativos especiais.
- Desbridamento cirúrgico de tecidos necróticos - utilização de aparelhos que providenciem estado de pressão subatmosférica na ferida (aparelho a vácuo) para controle do edema, drenagem de exsudato e preparo do leito da ferida para a reconstrução.

- Uso de substitutos cutâneos naturais (pele de doador cadáver ou âmnio), matrizes de regeneração dérmica e outros.
- Reconstrução dos tecidos perdidos com enxertos de pele ou com transplantes pediculados locais (retalhos), ou por transplante de áreas doadoras distantes com microcirurgia vascular.
- Aplicação de princípios de engenharia de tecidos (cultura de células – queratinócitos, fibroblastos e células-tronco derivadas de adipócitos) na reconstrução.

Antibiótico

Não se preconiza a profilaxia antibiótica sistêmica para a prevenção de infecção em queimados. A única condição em que a profilaxia está indicada é no ato cirúrgico agudo de queimados (autoenxerto e desbridamento), pois o tecido queimado é considerado potencialmente infectado para efeitos operatórios. Atualmente se recomenda cefalosporina de primeira geração.

Vacinação

Profilaxia contra o tétano deve ser realizada em todos os pacientes com queimaduras não superficiais, conforme instruções abaixo:

- Se seguramente imunizado (3 doses) → necessidade de reforço se última dose há mais de 5 anos.
- Imunização desconhecida ou incompleta → reforço com toxóide tetânico e aplicar 250 mg de gamaglobulina hiperimune para tétano.

Bibliografia

1. Azulay RD, Azulay DR, Azulay, Azulay- Abulafia L. Azulay Dermatologia - 6. ed. - Rio de Janeiro: Guanabara Koogan, 2013.
2. Enoch S, Roshan A, Shah M. Emergency and early management of burns and scalds. BMJ. 2009; 338:b1037.
3. Hettiaratchy S, Papini R. Initial management of a major burn: I - overview. BMJ 2004; 328:1555-7.
4. Novaes FN. Primeiro atendimento ao paciente queimado Bras Med. 2003;84:56-62.
5. Ramzy PI, Barret JP, Herndon, DN. Thermal injury. Crit Care Clin. 1999; 15:333–352.
6. Vale ECS. Inicial management of burns: approach by dermatologists. An Bras Dermatol. 2005;80(1):9-19.

89

Manejo de Estados Respiratórios em Emergências Pediátricas

Flávia Nassif Gumieiro
Flora Zancaner Aranha Pereira
Ricardo Luiz Affonso Fonseca

Introdução

A abordagem de emergências pediátricas apresenta inúmeros desafios, entre os quais as diferentes idades e as dificuldades na obtenção do acesso vascular e no manejo da via aérea. O reconhecimento e as intervenções terapêuticas precoces são fundamentais, aumentando as chances de sobrevida da criança. Serão abordados a avaliação e o manejo iniciais do paciente diante das principais emergências pediátricas: distúrbios respiratórios na infância; abordagem inicial do choque; principais distúrbios do ritmo cardíaco e ressuscitação cardiopulmonar (RCP).

Avaliação inicial

A abordagem inicial ao paciente pediátrico na sala de emergência se assemelha à do adulto segundo protocolos da American Heart Association, os quais seguem um modelo que facilita a avaliação e as intervenções em condições rápidas. Essa abordagem inclui: impressão inicial; e avaliação primária, secundária e terciária. A impressão inicial se caracteriza pela aparência/consciência (acordado, sonolento, letárgico, confuso), padrão respiratório (diminuição das incursões respiratórias, *gasping*, esforço respiratório) e coloração (corado, cianótico, mosqueado) da criança. Após esta, três etapas serão importantes: a avaliação primária, na qual ocorre a abordagem sistematizada ABCDE, maneira rápida e prática para avaliar função respiratória, cardíaca e neurológica, incluindo sinais vitais; a avaliação secundária, que consiste na análise do histórico médico (mnemônico SAMPLE) e exame físico específico; e, por fim, os exames complementares, compostos de dados laboratoriais, radiológicos e outros métodos específicos para diagnosticar a criança. Segundo orientações do Suporte Avançado de Vida em Pediatria (PALS), a sequência "avaliar, identificar, intervir" deve ser periodicamente realizada. Se em qualquer momento for identificado um problema potencialmente fatal, as medidas necessárias para salvar o paciente devem ser tomadas imediatamente. Observe a **Tabelas 89.1**, **Figura 89.1** e a **Tabela 89.2**

Emergências respiratórias

O desconforto respiratório é uma das principais queixas de crianças que procuram atendimento médico, sendo a principal causa de óbito naquelas com menos de 5 anos. A avaliação de uma criança com dificuldade respiratória aguda inclui a determinação da gravidade e a causa subjacente. Conforme o algoritmo ABCDE, dividem-se os quadros em: obstrução das vias aéreas superiores; obstrução das vias aéreas inferiores; doença do tecido pulmonar; e distúrbios do controle respiratório. A gravidade do distúrbio é avaliada conforme a alteração do padrão respiratório e a oxigenação dos tecidos. O desconforto respiratório é caracterizado por uma condição de frequência respiratória anormal ou presença de esforço respiratório. Engloba padrões respiratórios alterados como taquipneia, retrações, *gasping* agônico. Em crianças, deve ser prontamente reconhecido e tratado de forma agressiva, pois elas podem descompensar rapidamente e ter sua oxigenação e/ou ventilação prejudicada, situação em que o desconforto respiratório é classificado como insuficiência respiratória. Fatores que contribuem para o comprometimento respiratório rápido na faixa etária pediátrica incluem menor diâmetro das vias aéreas, aumento das demandas metabólicas, diminuição das reservas respiratórias e mecanismos compensatórios inadequados em comparação aos adultos. A parada respiratória é a causa mais comum de parada cardíaca em crianças. Dessa forma, é de extrema importância que o médico emergencista determine prontamente a gravidade do desconforto respiratório e a necessidade de intervenção emergente. Independentemente da etiologia, o manejo inicial do desconforto respiratório em crianças requer avaliação imediata e cuidados de suporte das vias aéreas, respiração e circulação. Com a abordagem adequada e imediata, a maioria das crianças se recupera sem sequelas. Observe a **Figura 89.2** e as **Tabelas 89.3**, **89.4**, **89.5** e **89.6**.

Tabela 89.1 - *Escala de coma de Glasgow modificada para bebês e crianças*

Resposta	Criança	Bebê	Valor codificado
Abertura dos olhos	Espontânea		4
	Em resposta a pedido verbal		3
	Em resposta à dor		2
	Nenhuma		1
Melhor resposta verbal	Orientada, apropriada	Murmura e balbucia	5
	Confusa	Irritável, chora	4
	Palavras inapropriadas	Chora em resposta à dor	3
	Palavras incompreensíveis ou sons inespecíficos	Geme em resposta à dor	2
	Nenhuma		1
Melhor resposta motora	Obedece a comandos	Movimentação espontânea e objetivamente	6
	Localiza estímulo doloroso	Retira em resposta ao toque	5
	Retira em resposta à dor		4
	Flexão em resposta à dor	Postura de flexão anormal em resposta a dor	3
	Extensão em resposta à dor	Postura de extensão anormal em resposta à dor	2
	Nenhuma		1

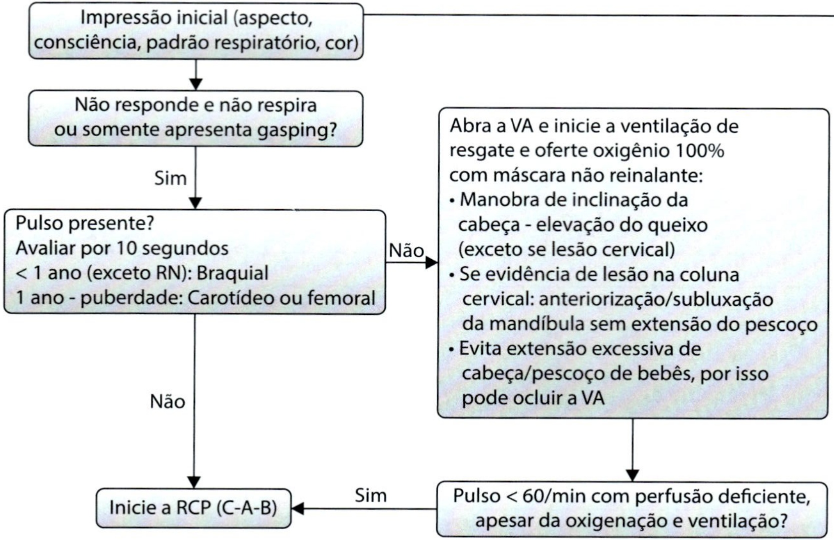

Avaliação primária

A - Avaliar se via aérea pérvia e patente -> Considerar via aérea avançada

B - Avaliar expansão torácica, sat O2 (manter >>94% e < 100%), FR, ausculta pumonar -> Considerar via aérea avançada e capnografia com forma de onda

C - Avaliar PA**, FC***, TEC (normal até 2 segundos), coloração cutânea, ausculta cardíaca -> Considerar ressuscitação volêmica e/ou vasopressor, inotrópico

D - Avaliar nível de consciência - Escala de com de Glasgow modificada para bebês e crianças****

E - Avaliar presença de lesões cutâneas (ex.: trauma, sinais de sangramento, petéquias)

Avaliação secundária

S - Sinais e sintomas

A - Alergias

M - Medicações

P - Passado médico, problemas de saúde

L - Líquidos e alimentos, última refeição

Avaliação terciária - Testes diagnósticos

Exames (laboratorial geral, gasometria arterial, lactato, ECG, Rx de tórax, EEG, Ecocardiograma) conforme necessidade

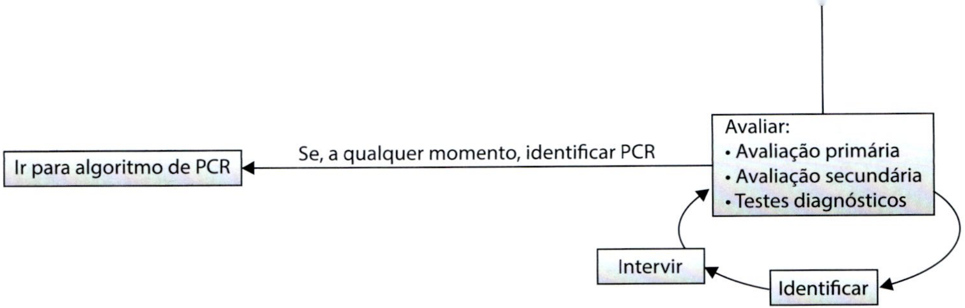

Figura 89.1 *Fluxograma da abordagem sistemática. RN: recém-nascido; PA: pressão arterial; FC: frequência cardíaca; TCE: trauma cranioencefálico; RCP: ressuscitação cardiopulmonar; ECG: eletrocardiograma; EEG: eletroencefalograma; PCR: parada cardiorrespiratória. Fonte: PALS, 2018.*

Tabela 89.2 - *Frequências respiratórias normais (por minuto) por faixa etária*

Bebês (menos de 1 ano)	30 a 60 irpm
1 a 3 anos	24 a 40 irpm
4 a 5 anos	22 a 34 irpm
6 a 12 anos	18 a 30 irpm
13 a 18 anos	12 a 16 irpm
Apneia	Cessação da respiração por 20 segundos ou cessação por menos de 20 segundos, se acompanhada por bradicardia, cianose ou palidez.

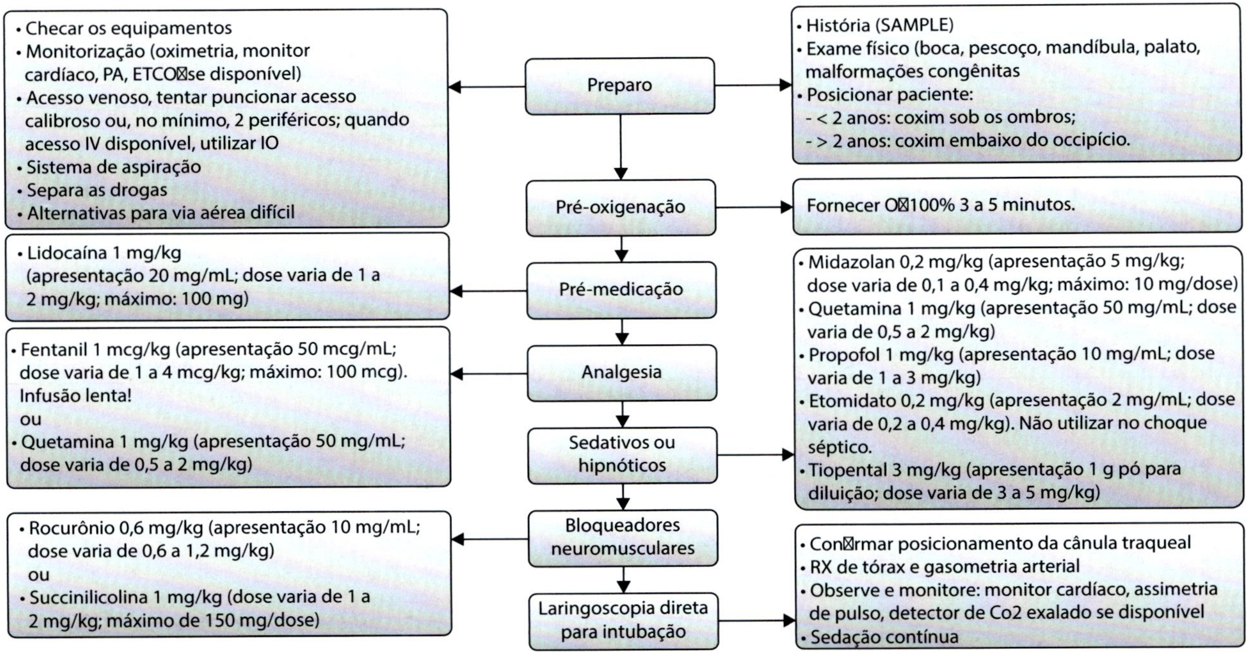

Figura 89.2 *Sequência Rápida de Intubação.*

Tabela 89.3 *Avaliação das emergências respiratórias*

	Avaliar	Variações comuns aos problemas respiratórios	Intervenções (conforme indicadas)
A	Via aérea (VA)	Aberta e preservável/não preservável	◗ Forneça suporte a uma via aérea aberta (posição de conforto) ou, se necessário, abra a VA com: ◗ Inclinação da cabeça e elevação do queixo; ◗ Anteriorização/subluxação da mandíbula (se suspeita de lesão cervical). ◗ Desobstrua a VA (aspiração ou retirada de corpo estranho) ◗ Considere uma VA orofaríngea ou nasofaríngea para melhorar a patência da VA ◗ Avalie necessidade de realizar sequência rápida de intubação
B	Frequência/esforço respiratório	Aumentado	
	Movimento do tórax à entrada de ar	Reduzido	
C	Frequência cardíaca	Precoce: taquicardia	◗ Monitore FC, ritmo cardíaco e PA ◗ Estabeleça acesso vascular conforme indicado ◗ O IO pode ser obtido em crianças de todas as idades e, por ser uma via de acesso rápido, pode ser escolhida como tentativa inicial em certas circunstâncias (PCR ou choque com vasoconstrição intensa)
		Tardia: bradicardia	
	Pele	Precoce: palidez, pele fria	
		Tardia: cianose	
D	Nível de consciência	Precoce: ansiedade, agitação	
		Tardia: letargia, incapacidade de responder	
E	Temperatura	Variável	

VA; via aérea; PA: pressão arterial; FC: frequência cardíaca; IO: intraósseo; PCR: parada cardiorrespiratória.

Tabela 89.4 *Medicações na sequência rápida de intubação*

Sugestão de medicações de acordo com o quadro clínico	
Asma/broncoespasmo	Quetamina + Rocurônio ou Fentanil + Midazolan + Rocurônio
Choque	Atropina + Quetamina + Rocurônio
Trauma/TCE	Se hipotensão: Lidocaína + Etomidato + Rocurônio Ausência de hipotensão: Lidocaína + Tiopental + Rocurônio

TCE: trauma cranioencefálico.

Tabela 89.5 *Informações importantes na intubação*

Considerações da IOT		
Lâmina do laringoscópia (tamanho)	1 – reta para crianças até 11 kg (exceto RN) 2 – reta para crianças > 12 kg 3 – reta ou curva para crianças > 19 kg 3 – reta ou curva para crianças > 30 kg	
Cânula	Sem *cuff*	< 1 ano: 3,5 1-2 anos: 4 > 2 anos: 4 + (idade/4)
	Com *cuff*	< 1 ano: 3-3,5 1-2 anos: 3,5-4 > 2 anos: 3,5 + (idade /4)
Fixação da cânula	Diâmetro da cânula x 3	Fixar no lábio superior

IOT: intubação orotraqueal.

Tabela 89.6 *Tratamento direcionados nas principais doenças respiratórias*

<table>
<tr><th colspan="3">Tratamento direcionado</th></tr>
<tr><td colspan="3">Obstrução das vias aéreas superiores estridor (normalmente inspiratório); tosse espasmódica; rouquidão</td></tr>
<tr><td rowspan="4">Laringite aguda</td><td>Crupe leve; tosse espasmódica ocasional, pouco ou nenhum estridor em repouso, retrações ausentes ou leves.</td><td>◗ Considere dexametasona 0,6 mg/kg IM/IV (máximo 16 mg).</td></tr>
<tr><td>Crupe moderada: tosse espasmódica frequente, estridor facilmente audível em repouso, retrações em repouso, pouca ou nenhuma agitação e boa entrada de ar na ausculta dos campos pulmonares periféricos.</td><td rowspan="2">◗ Administre O_2 umidificado.
◗ Não administre nada por VO.
◗ Administre epinefrina nebulizada: 5 ampolas.
◗ Observe por, no mínimo, 2 h após a administração de epinefrina nebulizada.
◗ Administre dexametasona 0,6 mg/kg IM/IV (máximo 16 mg).
◗ Considere o uso de heliox.</td></tr>
<tr><td>Crupe grave: tosse espasmódica frequente, estridor inspiratório proeminente e expiratório ocasional, retrações nítidas, agitação significativa, entrada de ar reduzida na ausculta pulmonar.</td></tr>
<tr><td>Insuficiência respiratória iminente: tosse espasmódica (pode não ser frequente); estridor audível em repouso, retrações; letargia ou redução do nível de consciência; e, às vezes, palidez ou cianose, movimento de ar deficiente na ausculta.</td><td>◗ Administre O_2 umidificado em alta concentração, utilize máscara não reinalante.
◗ Auxilie ventilação se necessário, IOT se indicação (tubo endotraqueal com metade do tamanho previsto para a idade da criança).
◗ Administre dexametasona 0,6 mg/kg IM/IV (máximo 16 mg).</td></tr>
<tr><td>Aspiração de corpo estranho</td><td colspan="2">◗ Manobra para retida de corpo estranho:
• < 1 ano: 5 goles em dorso seguidos de 5 compressões torácicas;
• >= 1 ano: compressões abdominais.
◗ Providencie uma posição de conforto.
◗ Consulte um especialista.</td></tr>
</table>

Continua

Continuação

Tratamento direcionado	
Obstrução das vias aéreas inferiores Sibilos (normalmente expiratórios), fase expiratória prolongada	

Bronquiolite	• Aspiração oral ou nasal conforme necessidade.
	• Suporte ventilatório.
	• Hidratação venosa conforme necessidade.
	• Inalação com SF 0,9% para fluidificar secreções.
	• Teste com broncodilatador (manter broncodilatador apenas se apresentar melhora após o teste terapêutico. Geralmente crianças mais velhas apresentam melhor resposta).
	• Salbutamol:
	  • *Spray* 100 µg: 4 a 10 jatos via inalação a cada 20 min, conforme necessidade, com espaçador;
	  • Nebulizado: 2,5 mg/dose (peso < 20 kg) via inalação a cada 20 min, conforme necessidade.

Continua

Continuação

Tratamento direcionado	
Doença de tecido pulmonar Gemido, crepitações, diminuição dos sons respiratórios	
Pneumonia/Pneumonite Aspiração química infecciosa	◗ Trate o broncoespasmo com salbutamol. • *Spray* 100 µg: 4 a 10 jatos via inalação a cada 20 minutos, conforme necessidade, com espaçador; • Nebulizado: 2,5 mg/dose (peso < 20 kg) via inalação a cada 20 min, conforme necessidade. ◗ Antibioticoterapia.
Edema pulmonar cardiogênico ou não cardiogênico (SDRA)	◗ Considere suporte ventilatório não invasivo ou invasivo com PEEP. ◗ Considere vasoativo (inotrópico). ◗ Considere diurético. ◗ Furosemida 0,5 a 6 mg/kg/dose.
Distúrbio do controle respiratório Sons respiratórios normais	
PIC elevada	◗ Evite hipoxemia, hipercarbia e hipertermia.
Envenenamento/Overdose	◗ Antídoto (se disponível). ◗ Contate centro de informações toxicológicas.
Doença neuromuscular	◗ Considere suporte ventilatório não invasivo ou invasivo.

IM: (via) intramuscular; IV: (via) intravenosa; VO: via oral; IOT: intubação orotraqueal; h: hora(s); min: minuto(s); SDRA: síndrome do desconforto respiratório agudo; PEEP: pressão positiva expiratória final, do inglês *positive end expiratory pressure*.

Bibliografia

1. Aehlert B. PALS Pediatric advanced life support study guide. Burlington: Jones & Bartlett Learning, 2018.
2. Carcillo JA, Fields AI. Clinical practice parameters for hemodynamic support of pediatric and neonatal patients in septic shock. Critical Care Medicine Journal 2002; 30:1365.
3. Carvalho P, et al. PALS Suporte avançado de vida em pediatria. Texas: American Heart Association, 2012.
4. Carvalho WB, et al. Algoritmos em terapia intensiva pediátrica, neonatologia e emergências pediátricas. São Paulo: Atheneu, 2007.

90

Manejo de Estados Circulatórios em Emergências Pediátricas

Flávia Nassif Gumieiro
Flora Zancaner Aranha Pereira
Ricardo Luiz Affonso Fonseca

Choque

É uma condição aguda em que há uma incapacidade do corpo de fornecer oxigênio suficiente para suprir as demandas metabólicas do organismo. Decorre disso uma mudança para o metabolismo anaeróbio e, como consequência, acidose láctica progressiva e deterioração clínica, que, na ausência de intervenção precoce e adequada, resultam em instabilidade fisiológica.

Sistemas de classificação definem os cincos principais tipos de choque: hipovolêmico; cardiogênico; obstrutivo; distributivo; e séptico.

O objetivo é o reconhecimento rápido e a categorização do tipo de choque para priorizar as opções de tratamento, junto à rápida transferência de pacientes críticos para unidade de terapia intensiva (UTI) (**Figura 90.1**).

A definição de frequência cardíaca e de hipotensão varia de acordo com a idade (**Tabelas 90.1** e **90.2**).

Tabela 90.1 – *Frequências cardíacas normais (por minuto) por idade*

Idade	Frequência em vigília	Frequência em sono
Recém-nascido a 3 meses	85 a 205	80 a 160
3 meses a 2 anos	100 a 190	75 a 160
2 anos a 10 anos	60 a 140	60 a 90
> 10 anos	60 a 100	50 a 90

Síndrome da resposta inflamatória sistêmica (SIRS)
Presença de dois dos quatro critérios, sendo um deles a alteração de temperatura ou contagem de leucócitos

- Temperatura corpórea > 38,5 ºC ou < 36 ºC
- Taquicardia: definida como 2 desvios padrão acima do normal para a idade na ausência de estímulo, drogas, dor ou bradicardia em menores de 1 ano de idade, definida como frequência abaixo do percentil 10 para idade
- Frequência respiratória aumentada em mais que 2 desvios padrão para a idade ou necessidade de ventilação mecânica decorrente de processo agudo, não relacionado à doença neuromuscular ou anestesia
- Alteração do número de leucócitos: leucocitose, leucpenia ou mais de 10% de celular jovens

→ + Evidência de infecção (suspeita ou comprovada) →

Sepse: resposta sistêmica à infecção (SIRS causada por uma infecção)

↓ Sepse + um dos ítens:

- Disfunção cardiopulmonar
- Síndrome da angústia respiratória aguda
- Disfunção de outros dois ou mais órgãos

Sepse grave

Choque séptico: sepse e disfunção cardiopulmonar mantida após infusão de 40 mL/kg de solução cristaloide ou coloide

↓

0 min

Reconheça alterações do estado mental e de perfusão
Forneça oxigênio e ventilação de suporte; estabeleça acesso vascular e comece a ressucitação de acordo com as diretrizes do PALS
Considere gasometria venosa ou arterial, lactato, glicose, cálcio ionizado, culturas, hemograma completo

↓

5 min

Administrar bolus de 20 mL/kg de cristaloide isotônico para tratar o choque, conforme necessidade, até melhora da perfusão tecidual. Reavaliar após cada infusão, máximo de 60 mL/kg. Não administre bolus caso o paciente apresente estertores/crepitações, desconforto respiratório ou hepatomegalia

- Corrija a hipoglicemia e a hipocalcemia
- Realize busca ativa do foco
- Administre a primeira dose de antibiótico

↓

Responde a fluído (isto é, normalização hemodinâmica/perfusão)?

Sim → Considere monitorização em UTI

Não ↓

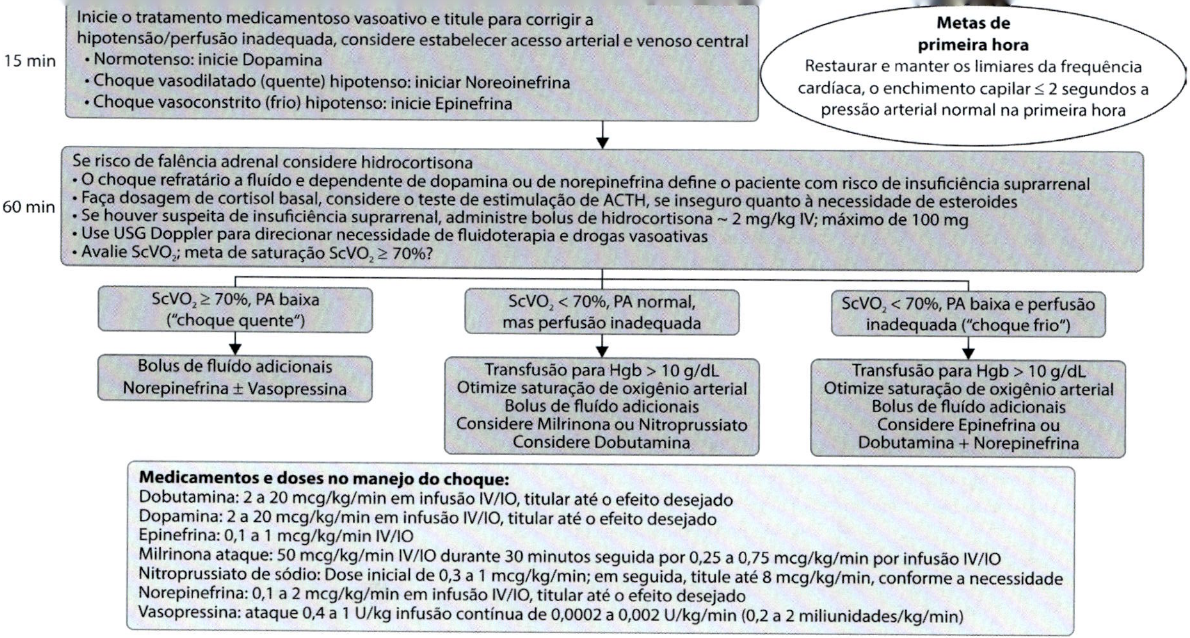

Figura 90.1 – *Fluxograma na abordagem da sepse. Fonte: Davis, 2017 modificado. PA: pressão arterial; VM: ventilação mecânica; SIRS: síndrome da resposta inflamatória sistêmica; SDRA: síndrome do desconforto respiratório agudo; PALS: suporte avançado de vida em pediatria, do inglês pediatric advanced life support; UTI: unidade de terapia intensiva; USG: ultrassonografia.*

Tabela 90.2 – *Tipos de Choque*

Choque hipovolêmico (baixo DC e alta RVS)	O choque volêmico é caracterizado por volume sanguíneo circulante inadequado. Causas comuns são perdas secundárias a hemorragias ou perda de fluidos (diarreia, diurese osmótica, perdas do terceiro espaço, queimaduras) ou, ainda, por ingesta inadequada de líquidos	◗ Não hemorrágico • Bólus de 20 mL/kg de cristaloide aberto, reavaliar com frequência, repetir se necessário • Considerar coloide ◗ Hemorrágico • Controlar hemorragia externa • Bólus de 20 mL/kg de cristaloide, repetir conforme a necessidade • Transfusão de concentrado de hemácias, conforme indicação
Choque distributivo (alto CD e baixo RVS)	O CD é consequência de um volume sanguíneo distribuído de forma imprópria, tipicamente associado à diminuição da resistência vascular sistêmica, vasodilatação periférica, com consequente diminuição da pré-carga e do volume sistólico. Causas comuns incluem choque séptico, choque anafilático e choque neurogênico	◗ Choque séptico: vide fluxograma sobre choque séptico ◗ Choque anafilático: Administre epinefrina IM por autoinjetor ou seringa normal a cada 10 a 15 minutos, conforme necessidade Epinefrina: • Autoinjetor IM 0,3 mg (para pacientes com peso > 30 kg) ou autoinjetor IM júnior 0,15 mg (para pacientes de 10 a 30 kg) • 0,01 mg/kg (0,01 mL/kg da alta concentração de 1:1000) IM a cada 15 minutos, conforme necessidade (dose única máxima: 0,3 mg) ◗ Trate o broncoespasmo com salbutamol Salbutamol • *Spray* 100 µg: 4 a 10 jatos via inalação a cada 20 minutos, conforme necessidade, com espaçador • Nebulizado: 2,5 mg/dose (peso < 20 kg) ou 5 mg/dose (peso > 20 kg) via inalação a cada 20 minutos, conforme necessidade

Continua

Continuação

Tabela 90.2 – *Tipos de Choque*

Choque distributivo (alto CD e baixo RVS)	O CD é consequência de um volume sanguíneo distribuído de forma imprópria, tipicamente associado à diminuição da resistência vascular sistêmica, vasodilatação periférica, com consequente diminuição da pré-carga e do volume sistólico. Causas comuns incluem choque séptico, choque anafilático e choque neurogênico	IOT se necessário ▸ Para tratamento de hipotensão: • Posição de Trendelenburg • Administre cristaloide em bólus de 20 mL/kg, repita conforme a necessidade ▸ Administre difenidramina e bloqueador de H_2 (p. ex.: ranitidina) • Difenidramina: 1 a 2 mg/kg IV/IO/IM a cada 4 a 6 horas (dose única máxima: 50 mg) lento em 5 a 10 minutos • Ranitidina: 1 mg/kg, máximo de 50 mg EV ▸ Administre metilprednisolona ou corticosteroide equivalente IV • Metilprednisolona: ataque de 2 mg/kg, máximo de 60 mg; manutenção de 0,5-1 mg/kg a cada 6 h, máximo de 120 mg/dose ▸ Neurogênico • Bólus de 20 mL/kg cristaloide, repetir conforme a necessidade • Vasopressor
Choque obstrutivo	No choque obstrutivo, a hipotensão é secundária à obstrução mecânica ao fluxo sanguíneo para o coração ou grandes vasos. Causas comuns incluem tamponamento cardíaco, embolia pulmonar maciça, pneumotórax hipertensivo e lesões cardíacas congênitas ductais dependentes	▸ Dependente do canal arterial (obstrução de saída do VE) • Prostaglandina E1 0,05 a 0,01 µg/kg/min IV/IO inicialmente, em seguida, 0,01 a 0,05 µg/kg/min • Consultar um especialista ▸ Pneumotórax • Descompressão por agulha • Toracocentese

Continua

Continuação

Tabela 90.2 – *Tipos de Choque*		
Choque obstrutivo	No choque obstrutivo, a hipotensão é secundária à obstrução mecânica ao fluxo sanguíneo para o coração ou grandes vasos. Causas comuns incluem tamponamento cardíaco, embolia pulmonar maciça, pneumotórax hipertensivo e lesões cardíacas congênitas ductais dependentes	◗ Tamponamento cardíaco • Pericardiocentese • Bólus de 20 mL/kg de cristaloide ◗ Embolismo pulmonar • Bólus de 20 mL/kg de cristaloide conforme a necessidade • Considerar tromboembolíticos, anticoagulantes • Consultar um especialista
Choque cardiogênico	Nesta forma de choque, a contratilidade cardíaca se encontra debilitada. Causas comuns incluem cardiopatia congênita, miocardite, cardiomiopatia, arritmias, intoxicação por drogas e lesão miocárdica (trauma)	◗ Bradicardia ◗ Taquicardia ◗ Outros (p. ex.: miocardite, cardiomiopatia, envenenamento) • Bólus de 5 a 10 mL/kg de cristaloide, repetir conforme a necessidade • Infusão vasoativa (dobutamina, dopamina, milrinona) • Considerar consultar um especialista

CD: choque distributivo; RVS: resistência vascular sistêmica; IM: (via) intramuscular; IOT: intubação orotraqueal; IV: (via) intravenosa; IO: intraósseo; EV: (via) endovenosa; VE: ventrículo esquerdo.

Bibliografia

1. Carcillo JA, Fields AI. Clinical practice parameters for hemodynamic support of pediatric and neonatal patients in septic shock. Critical Care Medicine Journal 2002; 30:1365.
2. Carvalho P, et al. PALS Suporte avançado de vida em pediatria. Texas: American Heart Association, 2012.
3. Carvalho WB, et al. Algoritmos em Terapia Intensiva Pediátrica, Neonatologia e Emergências Pediátricas. São Paulo: Atheneu, 2007.
4. Chameides L, et al. PALS Pediatric advanced life support provider manual. Dallas: American Heart Association, 2012.
5. Davis AL. American College of Critical Care Medicine Clinical Practice Parameters for Hemodynamic Support of Pediatric and Neonatal Septic Shock. Critical Care Medicine Journal. Mount Prospect, p. 1061-1093. jun. 2017.

91

Arritmias e Parada Cardiorrespiratória em Emergências Pediátricas

Flávia Nassif Gumieiro
Flora Zancaner Aranha Pereira
Ricardo Luiz Affonso Fonseca

Arritmia

As arritmias têm como etiologia alterações na formação ou condução do estímulo elétrico, atribuídas às alterações anatômicas presentes nas cardiopatias, e também disautonomias e alterações metabólicas, hidroeletrolíticas e tóxicas. Mesmo com mecanismos, diagnósticos e tratamentos similares aos adultos devemos atentar às particularidades da faixa etária pediátrica e destacar a importância do reconhecimento das causas reversíveis do problema que, na maioria das vezes, são suficientes para restabelecer o ritmo cardíaco normal (**Tabela 91.1**).

Bradicardia

A bradicardia é definida como uma frequência cardíaca menor que o normal para a idade e é clinicamente significativa quando associada à perfusão sistêmica inadequada. São exemplos a bradicardia sinusal e os diferentes graus de bloqueio atrioventricular (BAV), BAV congênito, bloqueios secundários à correção cirúrgica de cardiopatias congênitas, transplante cardíaco, miocardite inflamatória e as bradicardias secundárias a lesões de sistema nervoso central (SNC).

Na criança frequência cardíaca menor que 60 bpm requer muita atenção, pois se apresentar perfusão inadequada é uma indicação para o início da ressuscitação cardiopulmonar (**Figura 91.1**).

Taquicardia

A taquicardia é uma frequência cardíaca muito rápida para a idade, nível de atividade e condição clínica. Em crianças, a taquicardia

Tabela 91.1 *Abordagem do paciente com arritmia*

	Avaliar	Intervenções (conforme indicadas)
A	Via aérea	◗ Forneça suporte a uma VA aberta (posição de conforto) ou, se necessário, abra uma VA com: • Inclinação da cabeça e elevação do queixo • Anteriorização/subluxação da mandíbula (se suspeita de lesão cervical) ◗ Desobstrua a VA (aspiração ou retirada de corpo estranho) ◗ Considere uma VA orofaríngea ou nasofaríngea para melhorar a potência da VA
B	Frequência/ esforço respiratório Movimento do tórax à entrada de ar	◗ Monitore saturação de O_2 por oximetria de pulso ◗ Administre O_2 (umidificado, se disponível) por máscara não reinalante ◗ Auxilie ventilação com bolsa-válvula-máscara/insuflador manual e O_2 suplementar, se necessário ◗ Prepare para intubação endotraqueal, se necessário
C	Frequência cardíaca Pele	◗ Monitore FC, ritmo cardíaco e PA ◗ Estabeleça acesso vascular conforme indicado • O IO pode ser obtido em crianças de todas as idades; por ser uma via de acesso rápido, pode ser optada como tentativa inicial em certas circunstâncias (PCR ou choque com vasoconstrição intensa) ◗ ECG de 12 derivações, se disponível

VA: via aérea; FC: frequência cardíaca; PA: pressão arterial; IO: intraósseo; PCR: parada cardiorrespiratória.

sinusal geralmente representa hipovolemia, febre, resposta fisiológica ao estresse ou medo, ou efeito de drogas. Taquiarritmias são ritmos anormais rápidos originados nos átrios ou nos ventrículos. Certas arritmias, como taquicardia supraventricular e taquicardia ventricular, podem levar a choque e parada cardíaca. Os ritmos instáveis levam à má perfusão tecidual com queda do débito cardíaco, má perfusão das artérias coronárias e aumento da demanda miocárdica de oxigênio, o que pode levar ao choque cardiogênico. As prioridades do tratamento no controle de taquicardias dependem da instabilidade hemodinâmica e da diferenciação entre taquicardia de complexo QRS estreito (taquicardia sinusal, taquicardia supraventricular, flutter atrial) e taquicardias de complexo QRS largo (taquicardia ventricular, taquicardia supraventricular com condução intraventricular aberrante). O manejo das principais taquicardias pediátricas com pulso e perfusão inadequadas se encontra descrito no algoritmo (**Figura 91.2**).

Parada cardiorrespiratória (pcr)

Parada cardíaca refere-se à ausência da circulação sanguínea causada por atividade mecânica cardíaca ausente ou ineficaz. Geralmente, nas crianças, são ocasionadas por hipóxia e resultam de progressão de falência respiratória e do choque, devido principalmente a acidentes, síndrome da morte súbita, insuficiência respiratória e sepse.

A abordagem da PCR, com o passo a passo da ressuscitação cardiopulmonar, está descrita na **Figura 91.3**. A **Tabela 91.2** ilustra os cuidados pós-PCR.

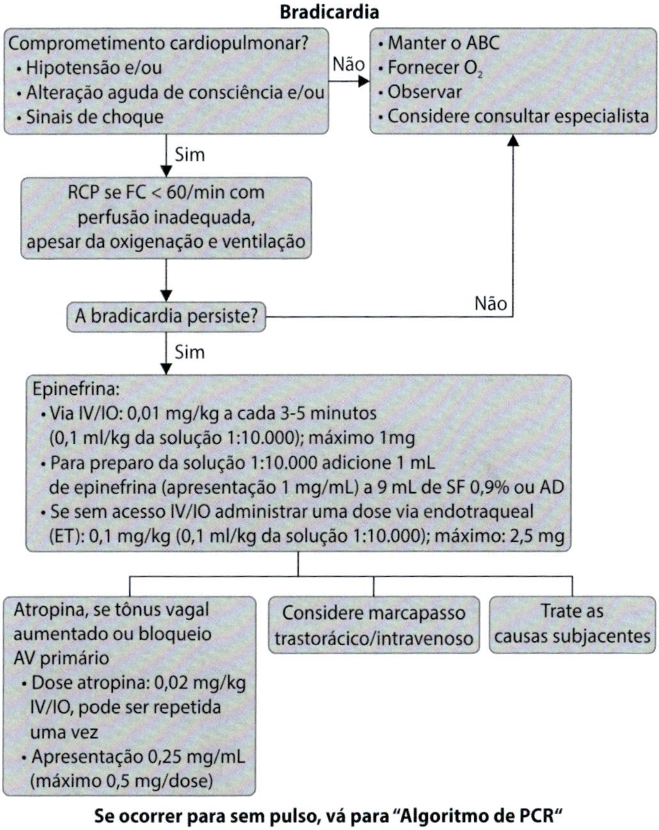

Figura 91.1 *Fluxograma na abordagem da Bradicardia. Fonte: PALS, 2018 modificado.*

Taquicardia

Avaliar duração do complexo QRS

Estreito (≤ 0,09 s)

Avaliar o ritmo com ECG de 12 derivações ou monitor

Provável taquicardia sinusal:
- Histórico compatível consiste com causa conhecida
- Ondas P presentes/normais
- R-R variável
- P-R constante
- Bebês: frequência normalmente < 220/min
- Crianças: frequência normalmente < 180/min

Tratar a causa

Provável taquicardia supraventricular:
- Histórico compatível (vago, inespecífico); histórico de alterações abruptas na frequência cardíaca
- Onda P ausente/normal
- FC que não varia
- Bebês: frequência normalmente ≥ 220/min
- Crianças: frequência normalmente ≥ 180/min

Considere manobra vagal (sem retardos):
- Bebês: bolsa com água e gelo sobre metade superior do rosto (sem obstruir VA)
- Criança mais velha: assoprar em um canudo obstruído ou realizar massagem no seio carotídeo

Largo (> 0,09 s)

Possível taquicardia ventricular

Comprometimento cardiopulmonar?
- Hipotensão e/ou
- Alteração aguda de consciência e/ou
- Sinais de choque

Sim

Não

Considerar Adenosina se ritmo regular e QRS monomórfico

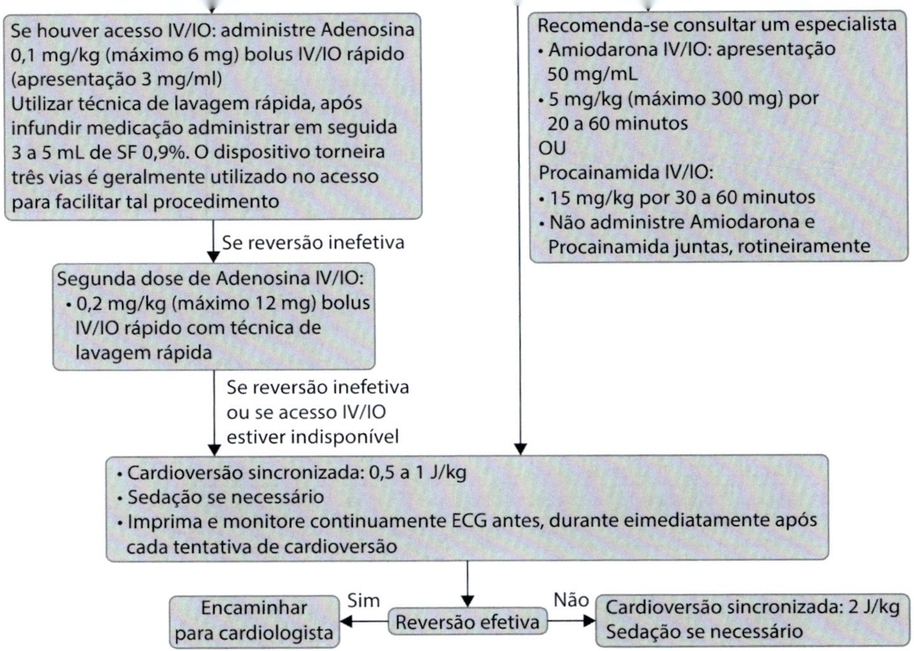

Figura 91.2 *Fluxograma na abordagem da Taquicardia. Fonte: PALS, 2018 modificado. ECG: eletrocardiograma; FC: frequência cardíaca; VA; via aérea; IV: (via) intravenosa; VO: via oral.*

Parada cardíaca

Iniciar RCP (C-A-B)
Oferecer oxigênio e checar ritmo

	Bebês	Crianças
Método de compressão	1 socorrista: 2 dedos 2 socorristas: 2 polegares	Apenas o calcanhar de uma mão ou uma mão sobre a outra
	No mínimo 1/3 do diâmetro ântero-posterior do tórax	
	Cerca de 4 cm	Cerca de 5 cm
Relação compressão-ventilação	1 socorrista: 30:2/2 socorristas: 15:2	
	No mínimo 100/minutos (no máximo 120)	
Se VA avançada: 1 ventilação a cada 6-8 seg.; 8-10 ventilações/min com compressões torácicas contínuas		

Ritmo chocável?

Sim → FV / TV

Fibrilação ventricular (VF)

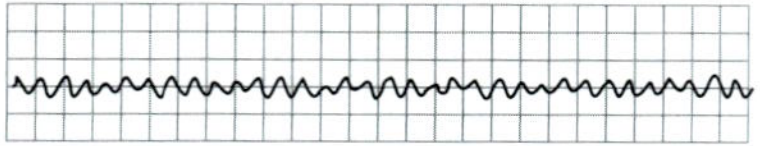

Taquicardia ventricular sem pulso (TV)

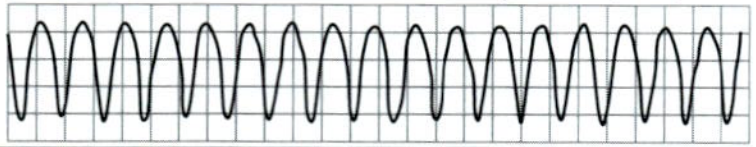

Não → Assistolia / AESP

Ritmo de PCR mais comum em pacientes pediátricos. Checar conexão adequada em cabos, ganho do aparelho e derivações

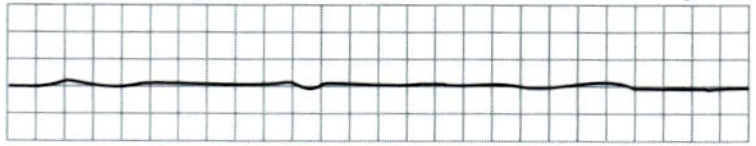

Atividade elétrica sem pulso

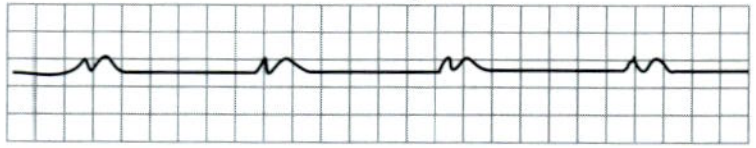

Desfibrilar 2 J/kg
- < 1 ano/< 10 kg: pás manuais infantis pequenas (4,5 cm)
- ≥ 1 ano/> 10 kg: pás manuais adultas grandes (8 a 13 cm)

Deixar um espaço de pelo menos 3 cm entre as pás
- Reiniciar RCP por 2 minutos logo após administração do choque
- Providenciar acesso venoso IV/IO

- RCP por 2 minutos
- Providenciar acesso venoso IV/IO
- Epinefrina a cada 3 a 5 minutos
- Considere IOT

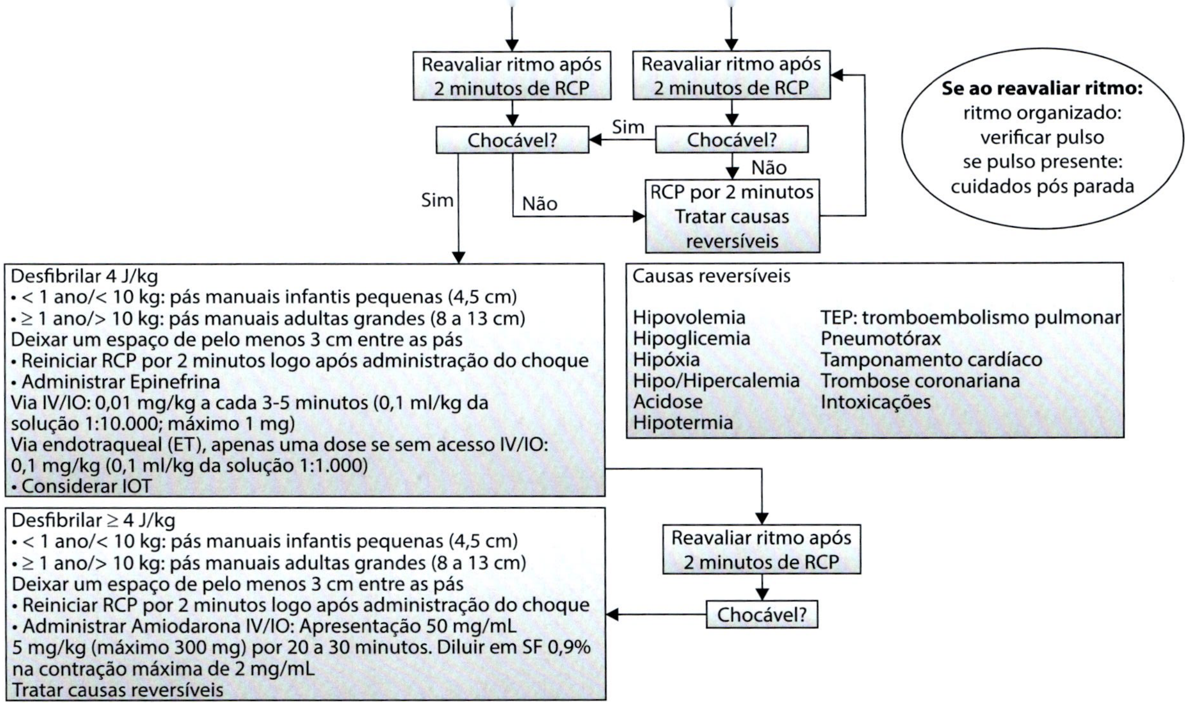

Figura 91.3 *Fluxograma na abordagem da Taquicardia. Fonte: PALS, 2018 modificado.*

Tabela 91.2 – *Cuidados Pós-PCR*

Avaliação primária	
A – Avaliar se via aérea pérvia e patente. Considerar via aérea avançada.	
B – Avaliar expansão torácica, $SatO_2$ (manter > 94% e < 100%), FR, ausculta pulmonar. Considerar VA avançada e capnografia com forma de onda.	
C – Avaliar PA, FC, TCE, coloração cutânea, ausculta cardíaca. Considerar ressuscitação volêmica e/ou vasopressor, inotrópico.	
D – Avaliar nível de consciência, se não responsivo. Controle de temperatura e glicemia. Considere hipotermia terapêutica (32 a 34 °C), se paciente permanecer comatoso após a ressuscitação de uma PCR.	
E – Avaliar presença de lesões cutâneas (p. ex.: trauma, sinais de sangramento, petéquias). Exames (laboratorial geral, gasometria arterial, ECG, radiografia de tórax, EEG). Encaminhar para UTIP (se necessário).	
Avaliação secundária	
S – Sinais e sintomas	
A - Alergias	
M – Medicações	
P – Passado médico, problemas de saúde	
L – Líquidos e alimentos, última refeição	
E – Evento	
Alvos do manejo hemodinâmico em TCE pós-PCR	
PAM: normal para a idade	
PVC: 8-12 mmHg	
Lactato: redução progressiva/normal	
$SVCO_2$: > 70%	
Diurese: > 1 mL/kg/h em bebês e crianças, ou > 30 mL/h em adolescentes	
Estimativa das necessidades de fluido de manutenção	
Peso (kg)	Necessidade de fluido/hora
< 10	4 mL/kg/h
10 a 20	40 mL/h + 2 mL/kg/h para cada kg entre 10 e 20 kg
> 20	60 mL/h + 1 mL/kg/h para cada kg acima de 20 kg

Continua

Continuação

Ajustes iniciais do ventilador	
O_2	100%. Titule para manter a saturação de O_2 > 94% e < 100%.
Volume corrente (ventiladores por volume)	6 a 8 mL/kg
Tempo inspiratório (ventiladores de ciclo, limitados por pressão)	0,5 a 1 segundo
Pressão inspiratória de pico (ventiladores limitados à pressão)	20 a 30 cmH_2O (nível mais baixo capaz de produzir expansão torácica adequada)
Frequência respiratória	• Bebês: 20 a 30 respirações por minuto • Crianças: 16 a 20 respirações por minuto • Adolescentes: 8 a 12 respirações por minuto
PEEP	3 a 5 cmH_2O (podem ser necessários níveis mais altos em caso de doença pulmonar, para otimizar a oxigenação)

PCR: parada cardiorrespiratória; FR; frequência respiratória; VA: via aérea; PA: pressão arterial; FC; frequência cardíaca; TCE: traumatismo cranioencefálico; ECG: eletrocardiograma; EEG: eletroencefalograma; UTIP: unidade de terapia intensiva pediátrica; PEEP: pressão positiva expiratória final.

Bibliografia

1. Aehlert B. PALS Pediatric Advanced Life Support Study Guide. Burlington: Jones & Bartlett Learning, 2018.
2. Carcillo JA, Fields AI. Clinical practice parameters for hemodynamic support of pediatric and neonatal patients in septic shock. Critical Care Medicine Journal 2002; 30:1365.
3. Carvalho P, et al. PALS Suporte avançado de vida em pediatria. Texas: American Heart Association, 2012.
4. Carvalho WeB, et al. Algoritmos em terapia intensiva pediátrica, neonatologia e emergências pediátricas. São Paulo: Atheneu, 2007.

92

Crise Convulsiva em Emergências Pediátricas

Flávia Nassif Gumieiro
Flora Zancaner Aranha Pereira
Ricardo Luiz Affonso Fonseca

Crise convulsiva

A crise convulsiva é o resultado de uma disfunção transitória de parte ou de todo o cérebro, decorrente de uma descarga anormal e excessiva de alguns neurônios hiperexcitados. Trata-se da principal ocorrência neurológica no setor de emergência pediátrica. Uma criança, sem histórico de doença neurológica prévia, que manifesta uma convulsão não provocada, sem causa aguda evidente, apresenta um risco de aproximadamente 25% de ter outra convulsão no ano seguinte e um risco de 45% nos 3 anos seguintes. O tratamento do estado convulsivo deve centrar-se na administração de drogas anticonvulsivantes, no tratamento das causas subjacentes e nas consequências sistêmicas concomitantes para prevenir lesões secundárias relacionadas às crises. O intuito deve ser o de cessar a crise o mais precocemente possível, pois a duração desta tem relação exponencial com o dano neurológico e com o dano sistêmico. A abordagem está resumida na **Figura 92.1**.

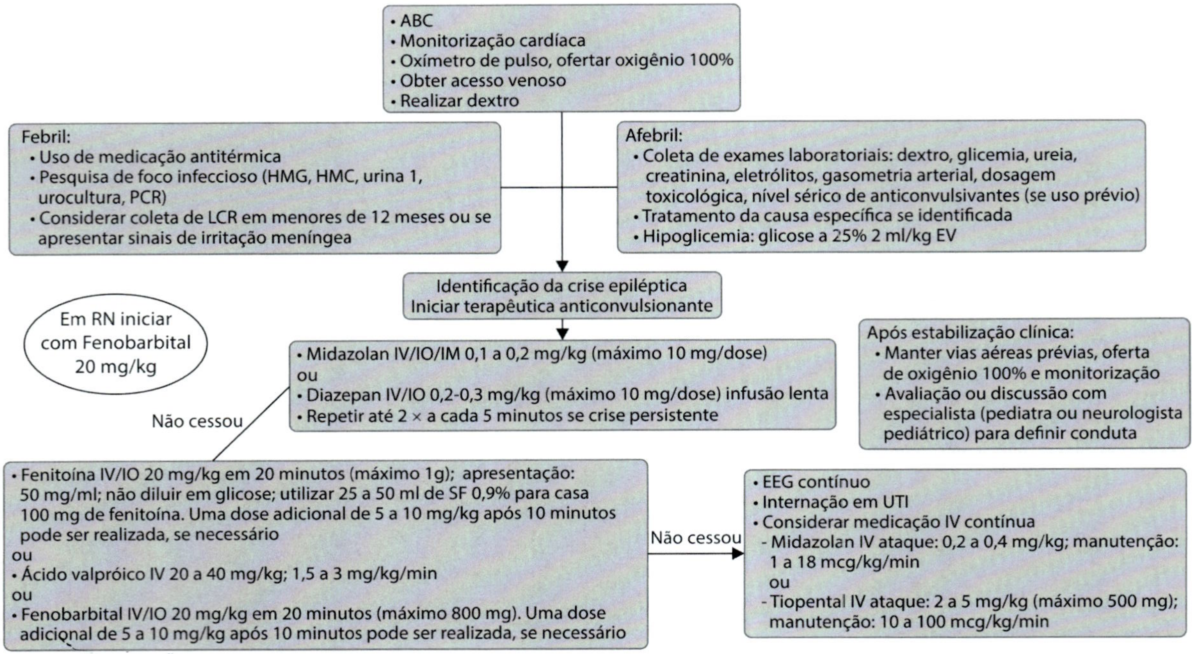

Figura 92.1 *Abordagem da crise convulsiva.1-4PCR: reação em cadeia da polimerase, do inglês polymerase chain reaction; LCR: líquido cefalorraquiano; EV: (via) endovenosa; RN: recém-nascido; IV: (via) intravenosa; IO: intraósseo; IM: (via) intramuscular; EEC: eletroencefalograma; UTI: unidade de terapia intensive.*

Bibliografia

1. Son, Yu Yun, et al. Need for lumbar puncture in children younger than 12 months presenting with simple febrile seizure. Pediatric Emergency Care. EUA, p. 212-215. mar. 2018.
2. Sutter R, et al. Acute Systemic Complications of Convulsive Status Epilepticus--A Systematic Review. Critical Care Medicine Journal. EUA, p. 138-145. jan. 2018.
3. Trinka E, et al. Efficacy and Safety of Intravenous Valproate for Status Epilepticus: A Systematic Review. Salzburg: CNS Drugs. p. 623-639. jul. 2014.
4. Zhao Zi-yu, et al. A Comparison of midazolam, lorazepam, and diazepam for the treatment of status epilepticus in children. Journal of Child Neurology. EUA, p. 1093-1107. mar. 2016.

Índice Remissivo

A

B

C

■ D

■ E

F

H

I

L

M

N

P

Q

R

S

■ T

U

IMPRESSÃO:

PALLOTTI
GRÁFICA

Santa Maria - RS | Fone: (55) 3220.4500
www.graficapallotti.com.br